W0254760

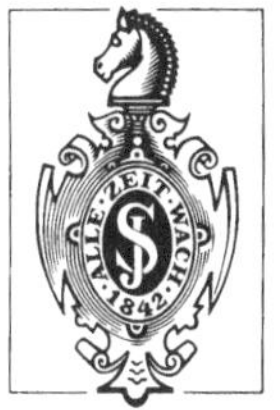
ALLE·ZEIT·WACH
1842

H. Pichlmaier (Hrsg.)
J. M. Müller I. Jonen-Thielemann (Mithrsg.)

Palliative Krebstherapie

Mit Beiträgen von
R. Böhm-Porath, A. Bolte, W. Buzello, V. Diehl, D. Eberhard, B. Eichler, R. Engelking, R. Fischer, W. Franzen, G. Friedmann, R. A. Frowein, K. L. Gerlach, G. Germann, W. Gross-Fengels, R. Grundmann, M. H. Hackenbroch, O. Hadjianghelou, H. Heidemann, H. J. Helling, W. Holzmüller, R. Huber, I. Jonen-Thielemann, W. F. Jungi, H. W. Keller, H. O. Klein, I. Krüger, W. Kruis, K. Kürten, J. M. Müller, R. P. Müller, K. Nanassis, U. Nelle-Rublack, H.-D. Pape, M. Pfreundschuh, H. Pichlmaier, M. Raab, K. E. Rehm, K. Reusch, J. Rütt, S. Said, P. Sanker, G. Spilker, H. Stark, M. Stelzner, P. Thul, M. Vierbuchen, R. Vorreuther, M. Walter, R. Zankovich, D. Zech, H. R. Zielinski, H.-U. Zieren

Mit 119 Abbildungen und 231 Tabellen

Springer-Verlag Berlin Heidelberg New York
London Paris Tokyo Hong Kong Barcelona

Herausgeber:
Professor Dr. Heinz Pichlmaier

Mitherausgeber:
Professor Dr. Joachim Michael Müller
Dr. Ingeborg Jonen-Thielemann

Chirurgische Klinik und Poliklinik
der Universität zu Köln
Joseph-Stelzmann-Straße 9
W-5000 Köln 41

ISBN-13:978-3-642-75784-6 e-ISBN-13:978-3-642-75783-9
DOI: 10.1007/978-3-642-75783-9

CIP-Titelaufnahme der Deutschen Bibliothek
Palliative Krebstherapie / H. Pichlmaier (Hrsg.). J. M. Müller ; I. Jonen-Thielemann (Mithrsg.). Mit Beitr. von R. Böhm-Porath ... - Berlin ; Heidelberg ; New York ; London ; Paris ; Tokyo ; Hong Kong ; Barcelona : Springer, 1991
ISBN-13:978-3-642-75784-6
NE: Pichlmaier, Heinz [Hrsg.]; Böhm-Porath, Renate

Softcover reprint of the hardcover 1st edition 1991

24/3145-543210 - Gedruckt auf säurefreiem Papier

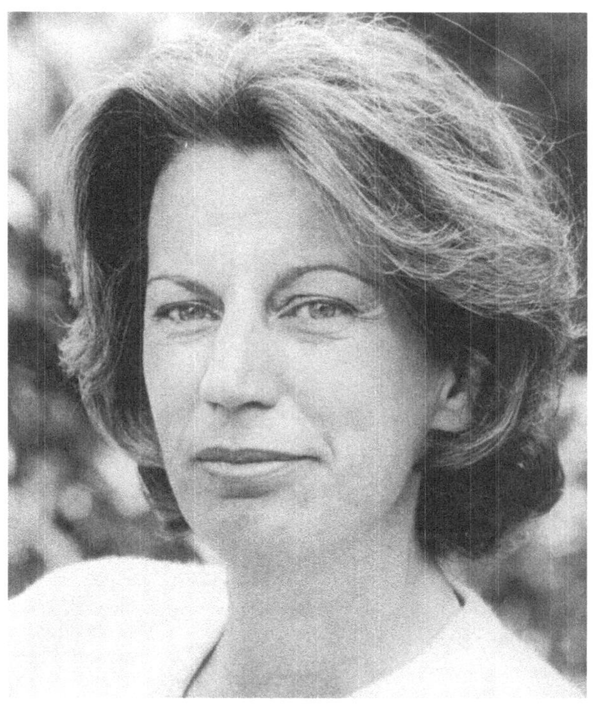

Frau Dr. Mildred Scheel gewidmet

Vorwort

Die Heilung von Krebs ist Wunsch aller Betroffenen und Ziel der mit Krebsbehandlung befaßten Ärzte. Die Heilungsziffern sind der Maßstab dieser Bemühungen, ihr Anstieg gilt aus Ausdruck medizinischen Fortschritts. Es ist natürlich, daß alle Diskussion um diese Begriffe kreist. Doch viele Krebspatienten können trotz aller therapeutischer Bemühungen noch nicht geheilt werden.

So stellt die lindernde Behandlung dieser Kranken eine der wichtigsten Aufgaben interdisziplinärer Medizin dar. Langjährige Erfahrungen in der Tumornachsorge und der palliativen stationären und ambulanten Betreuung fortgeschritten Krebskranker waren für uns der Ansporn, das nunmehr vorliegende Buch *Palliative Krebstherapie* zusammenzustellen.

Ausgehend von der Beobachtung, daß tumorkranke Menschen im Endstadium ganz besonders hilfsbedürftig sind und daß sie in unserem Land diese Hilfe noch immer nicht in dem Maß erhalten, in dem sie ihrer bedürfen und in dem sie heute möglich ist, wurde das Buch geschrieben. Überwiegend konnte für diesen Gedanken die interdisziplinäre Kölner Arbeitsgruppe gewonnen werden, in einigen Fällen haben wir auswärtige Autoren hinzugebeten. Erst bei der detaillierten Bearbeitung des Themas wurde uns bewußt, daß die Aufgabe größer war, als sie schien, obwohl eine Begrenzung auf diejenigen inkurablen Tumoren versucht wurde, die in unser chirurgisches Blickfeld kamen, sei es als primär oder sekundär chirurgisch Kranke, sei es als Hilfesuchende im Endstadium ihres Leidens. Unberücksichtigt bleiben neben anderen pädiatrische Krebskranke und Patienten mit malignen Systemerkrankungen, beispielsweise hämatologischer Art. So ist diese Zusammenstellung nicht vollständig und kann es wohl auch nicht sein. Auch waren gelegentlich gewisse Überschneidungen unvermeidlich.

Die Initiative zu diesem Buch geht zu einem nicht geringen Teil auf zahlreiche Gespräche zurück, die mit Frau Dr. Mildred Scheel, der Gründerin der Deutschen Krebshilfe, in gesunden und leider allzubald kranken Tagen geführt wurden. Wir verdanken ihr und der Deutschen Krebshilfe die großzügige Unterstützung beim Aufbau der Kölner Palliativstation, des Hausbetreuungsdienstes, der Schmerzambulanz und des Informationszentrums. Viele Gedanken und Überlegungen, die in diesem Buch niedergelegt sind, stammen aus dieser Zeit, viele Erfahrungen aus der Arbeit in den genannten Einrichtungen. So haben wir das Buch dem Andenken an Frau Dr. Mildred Scheel gewidmet.

Die Herausgeber möchten sich an dieser Stelle bei allen Autoren bedanken, die mit ihren Beiträgen Wesentliches geleistet haben. Unser Dank gilt auch all denen, die an der Bearbeitung des Textes mitgewirkt haben. Nicht zuletzt bedanken wir uns auch bei der Deutschen Krebshilfe für ihre Unterstützung bei der Erstellung dieses Buches.

Wir danken dem Springer-Verlag, insbesondere Herrn Bergstedt, der uns zu diesem Vorhaben von Anfang an ermutigt und die Gestaltung des Buches in der vorliegenden Form ermöglicht hat.

Es bleibt der Wunsch, daß dieses Buch den Ärzten Hilfe und Rat biete und damit den schwerkranken Tumorpatienten zugute komme.

Köln, im Januar 1991 Die Herausgeber

Inhaltsverzeichnis

I Allgemeiner Teil

II Spezieller Teil

III Anhang

Autorenverzeichnis

Böhm-Porath, Renate, Dipl.-Psych., Bildungsforum Chirurgie, Joseph-Stelzmann-Str. 20, W-5000 Köln 41

Bolte, A., Prof. Dr., Direktor der Frauenklinik der Universität zu Köln, Kerpener Str. 34, W-5000 Köln 41

Buzello, W., Prof. Dr., Direktor des Anaesthesiologischen Instituts der Universität zu Köln, Joseph-Stelzmann-Str. 9, W-5000 Köln 41

Diehl, V., Prof. Dr., Direktor der Medizinischen Klinik I der Universität zu Köln, Joseph-Stelzmann-Str. 9, W-5000 Köln 41

Eberhard, Dagmar, Dr., Klinik für Plastische Chirurgie, Städtisches Krankenhaus Merheim, Ostmerheimer Str. 200, W-5000 Köln 91

Eichler, Birgit, Dipl.-Sozialarb., Chirurgische Klinik und Poliklinik der Universität zu Köln, Joseph-Stelzmann-Str. 9, W-5000 Köln 41

Engelking, R., Prof. Dr., Direktor der Urologischen Klinik der Universität zu Köln, Joseph-Stelzmann-Str. 9, W-5000 Köln 41

Fischer, R., Prof. Dr., Direktor des Pathologischen Instituts der Universität zu Köln, Joseph-Stelzmann-Str. 9, W-5000 Köln 41

Franzen, W., Dr., Urologische Klinik der Universität zu Köln, Joseph-Stelzmann-Str. 9, W-5000 Köln 41

Friedmann, G., Prof. Dr., Direktor des Radiologischen Instituts der Universität zu Köln, Joseph-Stelzmann-Str. 9, W-5000 Köln 41

Frowein, R. A., Prof. Dr., Direktor der Neurochirurgischen Klinik der Universität zu Köln, Joseph-Stelzmann-Str. 9, W-5000 Köln 41

Gerlach, K. L., Dr., Zahn- und Kieferklinik der Universität zu Köln, Kerpener Str. 32, W-5000 Köln 41

Germann, G., Priv.-Doz. Dr., Klinik für Plastische Chirurgie, Städtisches Krankenhaus Merheim, Ostmerheimer Str. 200, W-5000 Köln 91

Gross-Fengels, W., Priv.-Doz. Dr., Institut für Radiologische Diagnostik der Universität zu Köln, Joseph-Stelzmann-Str. 9, W-5000 Köln 41

Grundmann, R., Prof. Dr., Firma Braun, Stadtwaldpark, Carl-Braun-Str. 1, W-3508 Melsungen

Hackenbroch, M. H., Prof. Dr., Direktor der Orthopädischen Klinik der Universität zu Köln, Joseph-Stelzmann-Str. 24, W-5000 Köln 41

Hadjianghelou, O., Prof. Dr., Klinik für Kiefer- und Gesichtschirurgie der Universität zu Köln, Joseph-Stelzmann-Str. 9, W-5000 Köln 41

Heidemann, H., Dipl.-Theol., Bildungsforum Chirurgie, Joseph-Stelzmann-Str. 20, W-5000 Köln 41

Helling, H. J., Dr., Chirurgische Klinik und Poliklinik der Universität zu Köln, Joseph-Stelzmann-Str. 9, W-5000 Köln 41

Holzmüller, W., Priv.-Doz. Dr., Chirurgische Klinik und Poliklinik der Universität zu Köln, Joseph-Stelzmann-Str. 9, W-5000 Köln 41

Huber, R., Dr., Chirurgische Klinik und Poliklinik der Universität zu Köln, Joseph-Stelzmann-Str. 9, W-5000 Köln 41

Jonen-Thielemann, Ingeborg, Dr., Chirurgische Klinik und Poliklinik der Universität zu Köln, Joseph-Stelzmann-Str. 9, W-5000 Köln 41

Jungi, W. F., Dr., Leitender Arzt der Abteilung für Onkologie und Hämatologie, Medizinische Klinik C, Kantonsspital St. Gallen, CH-9007 St. Gallen

Keller, H. W., Priv.-Doz. Dr., Chirurgische Klinik und Poliklinik der Universität zu Köln, Joseph-Stelzmann-Str. 9, W-5000 Köln 41

Klein, H. O., Prof. Dr., Medizinische Klinik I der Universität zu Köln, Joseph-Stelzmann-Str. 9, W-5000 Köln 41

Krüger, I., Dr., Klinik für Herzchirurgie der Universität zu Köln, Joseph-Stelzmann-Str. 9, W-5000 Köln 41

Kruis, W., Prof. Dr., Abteilung für Gastroenterologie, Medizinische Klinik I der Universität zu Köln, Joseph-Stelzmann-Str. 9, W-5000 Köln 41

KÜRTEN, K., Dr., Chirurgische Klinik und Poliklinik der Universität zu Köln, Joseph-Stelzmann-Str. 9, W-5000 Köln 41

MÜLLER, J. M., Prof. Dr., Chirurgische Klinik und Poliklinik der Universität zu Köln, Joseph-Stelzmann-Str. 9, W-5000 Köln 41

MÜLLER, R. P., Prof. Dr., Direktor der Klinik für Strahlentherapie der Universität zu Köln, Joseph-Stelzmann-Str. 9, W-5000 Köln 41

NANASSIS, K., Dr., Neurochirurgische Klinik der Universität zu Köln, Joseph-Stelzmann-Str. 9, W-5000 Köln 41

NELLE-RUBLACK, URSULA, Dipl.-Soziol., Frauen-Selbsthilfe nach Krebs e. V., Heilwigstr. 158b, W-2000 Hamburg 20

PAPE, H.-D., Prof. Dr. Dr., Direktor der Zahn- und Kieferklinik der Universität zu Köln, Kerpener Str. 32, W-5000 Köln 41

PFREUNDSCHUH, M., Prof. Dr., Medizinische Klinik I der Universität zu Köln, Joseph-Stelzmann-Str. 9, W-5000 Köln 41

PICHLMAIER, H., Prof. Dr. Dr., geschäftsf. Direktor der Chirurgischen Klinik und Poliklinik der Universität zu Köln, Joseph-Stelzmann-Str. 9, W-5000 Köln 41

RAAB, M., Priv.-Doz. Dr., Chirurgische Klinik und Poliklinik der Universität zu Köln, Joseph-Stelzmann-Str. 9, W-5000 Köln 41

REHM, K. E., Prof. Dr., Direktor der Klinik für Unfallchirurgie der Universität zu Köln, Joseph-Stelzmann-Str. 9, W-5000 Köln 41

REUSCH, KAROLA, Priv.-Doz. Dr., Frauenklinik der Universität zu Köln, Kerpener Str. 34, W-5000 Köln 41

RÜTT, J., Dr., Orthopädische Klinik der Universität zu Köln, Joseph-Stelzmann-Str. 24, W-5000 Köln 41

SAID, S., Dr., Chirurgische Klinik und Poliklinik der Universität zu Köln, Joseph-Stelzmann-Str. 9, W-5000 Köln 41

SANKER, P., Dr., Klinik für Stereotaxie und Neurochirurgie der Universität zu Köln, Joseph-Stelzmann-Str. 9, W-5000 Köln 41

SPILKER, G., Prof. Dr., Direktor der Klinik für Plastische Chirurgie, Städtisches Krankenhaus Merheim, Ostmerheimer Str. 200, W-5000 Köln 91

STARK, HILDEGARD, Krankenschwester, St. Petersberg, A-6424 Silz

STELZNER, M., Dr., Department of Internal Medicine, Renal Division, Brigham and Women's Hospital, 75 Francis Street, Boston, MA 02115, USA

THUL, P., Priv.-Doz. Dr., Chirurgische Klinik und Poliklinik der Universität zu Köln, Joseph-Stelzmann-Str. 9, W-5000 Köln 41

VIERBUCHEN, M., Dr., Pathologisches Institut der Universität zu Köln, Joseph-Stelzmann-Str. 9, W-5000 Köln 41

VORREUTHER, R., Dr., Urologische Klinik der Universität zu Köln, Joseph-Stelzmann-Str. 9, W-5000 Köln 41

WALTER, M., Priv.-Doz. Dr., Chirurgische Klinik und Poliklinik der Universität zu Köln, Joseph-Stelzmann-Str. 9, W-5000 Köln 41

ZANKOVICH, R., Priv.-Doz. Dr., Hämatologisch-onkologische Praxis, Josef-Haubrich-Hof 5, W-5000 Köln 1

ZECH, D., Dr., Anaesthesiologisches Institut der Universität zu Köln, Joseph-Stelzmann-Str. 9, W-5000 Köln 41

ZIELINSKI, H. R., M. litt. cantab., Bildungsforum Chirurgie, Joseph-Stelzmann-Str. 20, W-5000 Köln 41

ZIEREN, H.-U., Dr., Chirurgische Klinik und Poliklinik der Universität zu Köln, Joseph-Stelzmann-Str. 9, W-5000 Köln 41

Abkürzungen

A	Adriamycin
ACTH	adrenokortikotropes Hormon
ADH	antidiuretisches Hormon
AG	Aminoglutethimid
AJCCS	American Joint Committee for Cancer Staging
ALM	akrolentiginöses Melanom
AP	alkalische Phosphatase
ASS	Azetylsalizylsäure
AWO	Arbeiterwohlfahrt
BCG	Bacille Calmette-Guérin
BCNU	1,3-Bis(2-chlorethyl)-1-nitroso-harnstoff (Carmustin)
BSG	Blutsenkungsgeschwindigkeit
BWK	Brustwirbelkörper
BWS	Brustwirbelsäule
CCNU	1-(2-chlorethyl)-3-cyclohexyl-1-nitroso-harnstoff (Lomustin)
CEA	karzinoembryonales Antigen
CISCA	Cisplatin/Zyklophosphamid/Adriamycin
CMF	Zyklophosphamid/Methotrexat/5-Fluorouracil
CMFP	Zyklophosphamid/Methotrexat/5-Fluorouracil/-Prednison
CMFVP	Zyklophosphamid/Methotrexat/5-Fluorouracil/-Vincristin/Prednison
CSF	koloniestimulierender Faktor
CT	Computertomographie
CUSA	Cavitron ultrasonic surgical aspirator
CV	Caritas-Verband
DBS	Hirnstimulation (deep brain stimulation)
DCS	Hirnstrangstimulation (dorsal column stimulation)
DNS	Desoxyribonukleinsäure
DÖSAK	Deutsch-Österreichisch-Schweizerischer Arbeitskreis für Tumoren im Kiefer- und Gesichtsbereich
DPWV	Deutscher Paritätischer Wohlfahrtsverband
DRK	Deutsches Rotes Kreuz
DSA	digitale Subtraktionsangiographie
DTIC	Dimethyltriazenoimidazolcarboxamid

E	4-Epidoxorubicin
EAC	Eldisine/Adriamycin/Zyklophosphamid
EAP	Etoposid/Adriamycin/Cisplatin
EORTC	European Organization for Research on Treatment of Cancer
ER	Östrogenrezeptor
ERC	endoskopische retrograde Cholangiographie
FA	5-Fluorouracil/Adriamycin
FAB	5-Fluorouracil/Adriamycin/Bleomycin
FAC	5-Fluorouracil/Adriamycin/Zyklophosphamid
FAM	5-Fluorouracil/Adriamycin/Mitomycin
FAMETH	5-Fluorouracil/Adriamycin/Methotrexat
FEC	5-Fluorouracil/Epirubicin/Zyklophosphamid
FLIC	functional living index: cancer
FMC	5-Fluorouracil/Mitoxantron/Zyklophosphamid
FNJ	Feinnadeljejunostomie
FSH	follikelstimulierendes Hormon
5-FU	5-Fluorouracil
FUDR	Fluorodesoxyuridin
GABA	Gammaaminobuttersäure
GAG	Glukosaminoglykan
G-CSF	Granulozyten-Kolonie-stimulierender Faktor
GdB	Grad der Behinderung
GM-CSF	Granulozyten-Makrophagen-Kolonie-stimulierender Faktor
GnRH	Gonadotropin-releasing-Hormon
GOT	Glutamat-Oxalazetat-Transaminase
GPT	Glutamat-Pyruvat-Dehydrogenase
γ-GT	Gammaglutamyltransferase
HBD	Hausbetreuungsdienst
HCG	humanes Choriongonadotropin
HD-MPA	hochdosiertes Medroxyprogesteronazetat
HHL	Hypophysenhinterlappen
HLA	Histokompatibilitätsantigen
HWS	Halswirbelsäule
IFN	Interferon
IL	Interleukin
ILCO	Ileostomie-Colostomie e. V.
IORT	intraoperative Radiotherapie
KSOI	kontinuierliche subkutane Opiatinfusion
K-Zellen	Killerzellen
LAK-Zellen	durch Lymphokine aktivierte Killerzellen
LASA	linear analogue self-assessment
LDH	Laktatdehydrogenase
LGL	große granulierte Lymphozyten (large granular lymphocytes)
LH	luteinisierendes Hormon

LHRH	luteinisierendes Hormon-releasing-Hormon
LMM	Lentigo-maligna-Melanom
LPS	Lipopolysaccharid
LWS	Lendenwirbelsäule
MA	Megestrolazetat
MFH	malignes fibröses Histiozytom
MHC	Haupthistokompatibilitätskomplex (major histocompatibility complex)
MPA	Medroxyprogesteronazetat
M-VAC	Methotrexat/Velbe/Adriamycin/Cisplatin
M-VEC	Methotrexat/Velbe/Epirubicin/Cisplatin
NAS	numerische Analogskala
NC-Zellen	natürliche zytotoxische Zellen
Nd-YAG	Neodymium-Yttrium-Aluminium-Granat
NIF	neutrophile immobilizing (oder: migration inhibitory) factor
NK-Zellen	natürliche Killerzellen
NM	noduläres Melanom
NMR	Kernspinresonanz (nuclear magnetic resonance)
NSA	nichtsteroidale Antiphlogistika
OAF	osteoklastenaktivierender Faktor
PCA	patient controlled analgesia
PEG	perkutane endoskopische Gastrostomie
PEH	parenterale Ernährung zu Hause
PG	Prostaglandin
PgR	Progesteronrezeptor
PHS	parathormonartige Substanz
PN	perkutane Nephrostomie
PNA	Erdnußlektin (peanut agglutinin)
PTC	perkutane transhepatische Cholangiographie
PTCD	perkutane transhepatische Choledochusdrainage
PTD	perkutane transhepatische Drainage
PTFE	Polytetrafluoräthylen
PTT	partielle Thromboplastinzeit
PVC	Polyvinylchlorid
SHG	Selbsthilfegruppe
SSM	superfiziell spreitendes Melanom
STF	Serum-Thymus-Faktor
TAA	tumorassoziiertes Antigen
TGF	transforming growth factor
THF	thymus humoral factor
TNF	Tumornekrosefaktor
TNS	transkutane elektrische Nervenstimulation
TPI	therapieabhängiger Prognoseindex
TRAM	transverse lower rectus abdominal myocutaneous flap
TSH	thyreotropes Hormon, Thyreotropin (thyroid stimulating hormone)

TUR	transurethrale Elektroresektion
TUUCS	Transureteroureterokutaneostomie
TWiST	time without symptoms and toxicity
UCS	Ureterokutaneostomie
UICC	Union Internationale Contre le Cancer
VAC	Vincristin/Adriamycin/Zyklophosphamid
VAS	visuelle Analogskala
VRAM	vertical rectus abdominal myocutaneous flap
VRS	verbal rating scale
WHO	World Health Organization
ZNS	Zentralnervensystem

I Allgemeiner Teil

1 Das Problem

H. Pichlmaier

Die Chirurgie lebt vom Erfolg. Tumorchirurgie mißt sich an der Radikalität der Geschwulstentfernung, ihren Risiken und dem Ergebnis der Operation über 5 oder 10 Jahre.

Die Radikalität ist definiert als Tumorentfernung im Gesunden und Resektion der regionalen Lymphbahnen und -knoten. Beides setzt Wissen über das biologische Verhalten bösartiger Geschwülste insgesamt und im besonderen voraus. Notwendig sind Kenntnisse über die jeweils individuelle Situation.

Der chirurgische Behandlungsansatz geht von der regionalen Begrenztheit der Geschwulsterkrankung aus. Tumoren, die unizentrisch entstanden sind und ein Stadium nicht überschritten haben, in dem die Geschwulst örtlich begrenzt ist und in gesunder Umgebung entfernt werden kann und in dem höchstens und ausschließlich die regionalen Lymphknoten befallen sind, sind in einem Teil der Fälle mit chirurgischen Mitteln heilbar.

Nur bei einem Teil der Kranken sind diese Voraussetzungen gegeben. Selbst sog. „Organtumoren“ entstehen gelegentlich multizentrisch (Lunge: [1]; Speiseröhre: [5]; Magen: [4]; Dickdarm: [6]).

Häufig ist das Stadium der regionalen Ausbreitung überschritten. Auch muß eine vielleicht schon erfolgte hämatogene Aussaat oft unberücksichtigt bleiben. Die Möglichkeit, auf die individuelle Abwehrlage des Betroffenen einzuwirken, ist bisher gering, obwohl über die Immunbiologie der Krebskrankheit bereits vieles bekannt ist.

Diese und andere Gründe führen dazu, daß die Zahl der Kranken, die trotz Operation nicht geheilt werden können, groß ist. Bei einem Teil von ihnen tritt vor Ort erneutes Tumorwachstum auf, es entsteht ein lokales Rezidiv. Dabei handelt es sich um makroskopisch oder mikroskopisch fortbestehende Tumoren oder um die Folge einer intra- oder perioperativ erfolgten Tumorzellinokulation. Ein anderer Teil der Patienten leidet bereits zum Zeitpunkt der Primäroperation an bekannten oder unbekannten Geschwulstabsiedlungen, die über den Blut- oder Lymphweg, gelegentlich auch über die Pleura- oder Peritonealflüssigkeit, im Organlumen (Darm, Bronchialsystem, Liquor u. a.) oder auch durch direkten Kontakt entstanden sind. Auch bei der Operation können derartige Absiedlungen erfolgen.

Unterschiedlich hinsichtlich lokaler Ausbreitung und Metastasierung ist die Aggressivität des einzelnen Tumors. Hinweise geben die Zellteilungsgeschwindigkeit und der Grad der Unordnung bei der Zellteilung, die Aneuploidie. Beide Größen können mit modernen Techniken [3] im Einzelfall bestimmt werden.

Wenn auch 40–50% der Kranken mit malignen Tumoren durch die verschiedenen Formen der Behandlung geheilt werden [2], so ergibt sich trotz Therapie ein hoher Anteil von Nichtgeheilten. Zwar fehlt diesen Angaben in der Regel die Alterskorrektur, eine Größe, die schwer zu bestimmen ist. Nimmt man generelle, altersgruppenspezifische Sterbekurven zum Vergleich, so enthalten diese auch das Kollektiv von tumorbedingten Sterbefällen als Anteil. Zieht man von den Werten der tumorbedingten Sterbekurve die dieser allgemeinen Sterbekurve ab, so entsteht die günstigste Variante. Trotzdem verbessert diese Grobkorrektur die Heilungsergebnisse nur wenig. Eine erhebliche Zahl von sog. kurativ operierten Kranken wird in den folgenden Jahren wieder Tumoraktivität entfalten. Dies gilt vermehrt für diejenigen, die primär palliativ operiert und anschließend onkologisch behandelt wurden. Diese Kranken werden nach ihrer Erstoperation vielleicht erneut, manchmal öfter operiert, ein Teil wird bestrahlt, ein Teil ausschließlich oder zusätzlich internistisch-onkologisch behandelt. Mit fortschreitendem Leiden werden die therapeutischen Möglichkeiten geringer, die angewandten Maßnahmen orientieren sich immer weniger an dem Primärziel der Tumorbeseitigung oder -wachstumshemmung, die Behandlung von Einzelerscheinungen (Symptomkontrolle) und von Schmerzen tritt mehr und mehr in den Vordergrund. Schließlich sind die Betroffenen in ihrer Umgebung nicht mehr lebensfähig. Sie bedürfen einer teilweisen oder ständigen Betreuung durch geschulte Ärzte und Schwestern oder einen erfahrenen häuslichen Helfer.

Während sich dieser Ablauf für den inkurablen Krebskranken mit innerer Gesetzmäßigkeit vollzieht, sind unsere Gesellschaft und ihre Medizin hierauf nicht vorbereitet. Der Kranke geht an einer Reihe von spezialisierten Medizinern vorbei, doch es fehlt ihm in der Regel der Arzt, der ihn auf diesem Weg begleitet. Nur selten ist die heutige Familie geeignet und in der Lage, von sich aus die nötige Hilfe zu geben. Der unheilbar Tumorkranke ist allein - zu Hause, bei seinem Arzt, im Krankenhaus oder im Pflegeheim.

Die palliative Behandlung Tumorkranker befaßt sich mit diesen Patienten. Sie versucht, ein möglichst umfassendes Behandlungskonzept anzubieten. Dieses schließt neben der Sorge für somatische, psychische und soziale Bedürfnisse die Familie des Kranken mit ein. Sie bedient sich ambulanter, halbstationärer und stationärer Möglichkeiten und besteht aus einem breiten Kern ärztlich-medizinischer Leistungen, unterstützt von pflegerischen und sozialen Hilfen. Sie versteht sich selbst als ganzheitliche Medizin, die jedes ärztliche und menschliche Angebot wahrnimmt, aber keinem Spezialbereich angehört. Sie ist ausschließlich dem einzelnen Kranken verpflichtet. Allerdings sollte die palliative Tumortherapie von *einer* medizinischen Institution organisiert und koordiniert werden.

Literatur

1. Cahan WG (1977) Multiple primary cancers of the lung, esophagus, and other sites. Cancer 40: 1954
2. Liotta LA (1987) Overview of the biology of cancer invasion an metastases. In: Rosenberg SA (ed) Surgical treatment of metastatic cancer. Lippincott, Philadelphia
3. Matsuura H, Sugimachi K, Ueo H, Kuwano H, Koga Y, Okamura T (1986) Malignant potentiality of squamous cell carcinoma of the esophagus predictable by DNA analysis. Cancer 57: 1810
4. Moertel CG (1973) The Stomach. In: Holland JF, Frei E (eds) Cancer medicine. Lea & Febiger, Philadelphia
5. Pradoura JP (1981) L'oesophage du cancereux O. R. L. Edit. Laboratoire Jacques Logeais
6. Surgarbaker PH, Macdonald JS, Gunderson LL (1982) Coloractal cancer. In: De Vita VT jr, Hellmann SA, Rosenberg SA (eds) Cancer principles and practice of oncology. Lippincott, Philadelphia, Toronto

2 Biologie und Pathologie fortgeschrittener Tumoren

R. Fischer, M. Vierbuchen

Der Prozeß eines Tumorleidens stellt eine komplexe Sequenz von Ereignissen dar, in deren Rahmen zahlreiche biologische Interaktionen zwischen dem Tumorgewebe und dem Wirtsorganismus ablaufen. Sieht man von Patienten mit einem lokal ausgedehnten Tumorgeschehen ab, das über die Freisetzung von biologisch aktiven Mediatoren die Physiologie des Gesamtorganismus beeinflussen kann, so wird die fortgeschrittene Tumorerkrankung in erster Linie durch den Prozeß der *Metastasierung* bestimmt. Trotz aller Fortschritte bei der operativen Behandlung des Primärtumors und den Bemühungen um eine (adjuvante) Chemo- und Radiotherapie stellt die Metastasierung bei vielen bösartigen Organtumoren mehr denn je die häufigste Todesursache eines Krebspatienten dar. Von daher gesehen kommt dem Verständnis der Mechanismen, mit denen Zellen eines malignen Tumors zu Metastasen führen, eine zentrale Bedeutung für die Biologie und Pathologie eines fortschreitenden und fortgeschrittenen Tumorleidens zu. Somit stellt die Metastasenforschung heute für die klinische und experimentelle Onkologie eine der großen Herausforderungen dar, der sich in den letzten Jahren die unterschiedlichsten Forschungszweige gestellt haben und zu der inzwischen eine Fülle von neuen Erkenntnissen vermittelt wurde [Übersichten: 18, 21, 36, 42, 50, 51, 55].

So wie die Transformation normaler Körperzellen in maligne Geschwulstzellen in einem mehrstufigen Prozeß abläuft, so handelt es sich auch nicht nur bei dem Phänomen des infiltrativ-destruierenden Wachstums und dem Vorgang der Gefäßinvasion, sondern vor allem bei der Metastasierung bösartiger Tumoren um eine äußerst komplexe *Sequenz* von kaskadenförmig ablaufenden Ereignissen mit vielfältigen, hemmenden und fördernden Tumorzell-Wirt-Wechselbeziehungen. Es hat sich außerdem mehr und mehr herausgestellt, daß der Vorgang der Metastasierung letztlich nicht ein Zufallsprodukt darstellt, sondern zumindest in einem hohen Maße einen *selektiven Charakter* hat, für dessen Verständnis sowohl die Erkenntnisse über das Phänomen der *Tumorzellheterogenität* wie auch die neuen Untersuchungsergebnisse über die *Oberflächeneigenschaften* und das *Adhäsionsverhalten* von Tumorzellen von großer Bedeutung sind.

2.1 Tumorprogression und Tumorheterogenität

Entscheidend für das Verständnis der biologischen Grundlagen bei der Evolution maligner Tumoren ist das Phänomen der *Tumorheterogenität* [Übersichten: 18-20, 27, 37, 41, 49, 55]. Trotz eines auch für die meisten Neoplasien des Menschen anzunehmenden monoklonalen Ursprungs [5, 16, 17] entwickelt sich im Rahmen der *Tumorprogression* [44] eine offenbar bereits frühzeitig einsetzende Diversifizierung in Zellpopulationen, die ein weites Spektrum unterschiedlicher biologischer Charakteristika aufweisen (Abb. 1). Zahlreiche zellbiologische Untersuchungen belegen inzwischen die Heterogenität maligner Tumoren im Hinblick auf eine ganze Reihe von Merkmalen: Proliferationskinetik, Karyotyp bzw. DNS-Gehalt, Immunogenität und Antigenität, Rezeptorstatus, Radio- und Zytostatikasensitivität usw.

Es ist davon auszugehen, daß in den meisten Fällen die Diversifizierung eines Tumors in unterschiedliche Subpopulationen zum Zeitpunkt der Diagnosestellung bereits weit fortgeschritten ist, so daß ein komplexes zelluläres Mosaik mit sehr unterschiedlichen biologischen Eigenschaften vorliegt. Durch Klonierungsversuche ließ sich zeigen, daß auch nur bestimmte Varianten der Tumorzellen in der Lage sind, die einzelnen Schritte der Metastasierung zu durchlaufen und metastatische Kolonien zu bilden. Somit stellt sich also die Metastasierung als das Ergebnis eines *Selektionsprozesses* dar, wobei die einzelnen, spezifisch angepaßten Subpopulationen des Primärtumors offenbar ein differentes metastatisches Potential besitzen. Es sind außerdem nur solche Tumorzellen befähigt, Metastasen zu bilden, die sämtliche Stufen der metastatischen Kaskade absolvieren können.

Eine Heterogenität von Zellmerkmalen ist an sich keine spezielle Eigenschaft eines malignen Tumors. Sie besteht vielmehr auch in normalen Geweben, wo z. B. Enzymmuster, Antigenexpression oder Rezeptormoleküle unterschiedlich ausgeprägt sein können. Allerdings zeigen maligne Tumoren im Vergleich zu Normalgeweben ein ungleich breiteres Spektrum in der Expression heterogener Zelleigenschaften.

Überdies ist das Phänomen der Tumorheterogenität bereits seit längerem aus der Pathologie bekannt. Es spiegelt sich in dem bemerkenswerten Spektrum histologischer Formvarianten und unterschiedlicher Differenzierungsgrade wider, die nicht selten innerhalb ein und desselben Tumors zu beobachten sind. Beispielhaft ist in diesem Zusammenhang das Bronchialkarzinom zu nennen (Abb. 2), bei dem in mehr als 30% der Fälle eine Heterogenität im histologischen Erscheinungsbild aufzudecken ist [38, 53]. Es ist ebenfalls bereits seit längerem geläufig, daß Metastasen signifikante Abweichungen vom histologischen Bild des Primärtumors aufweisen können [33]. Durch die Anwendung immunhistochemischer Verfahren (Abb. 3) hat sich das Spektrum der intratumoralen Heterogenität noch erweitern lassen [10, 45]. Erst mit Hilfe

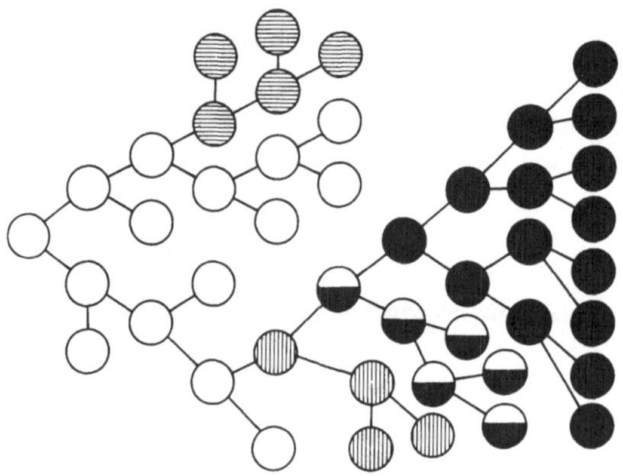

Abb. 1. Schematische Darstellung der biologischen Tumorzellheterogenität. Trotz des monoklonalen Ursprungs kommt es im Rahmen der Tumorprogression zu einer rasch einsetzenden Diversifizierung unter Ausbildung zahlreicher Subpopulationen mit unterschiedlichen biologischen Eigenschaften

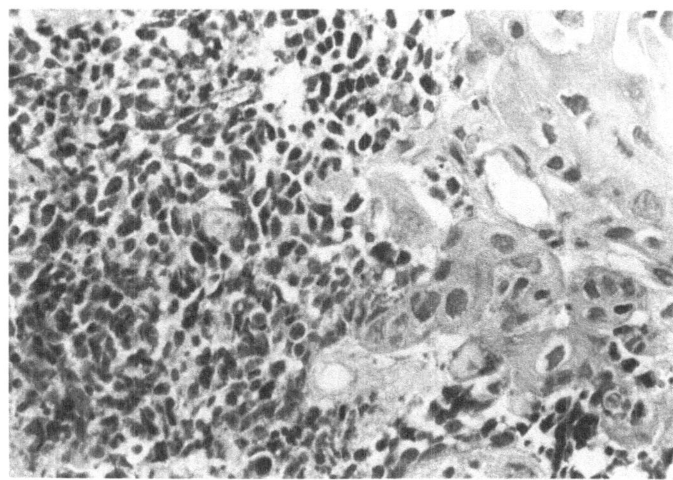

Abb. 2. Histologische Tumorheterogenität am Beispiel eines Bronchialkarzinoms mit plattenepithelialer Differenzierung *(rechte Bildhälfte)* und kleinzelliger Komponente *(linke Bildhälfte)*

genetischer, biochemischer, immunologischer und enzymologischer Analysen ist jedoch das volle Ausmaß der Tumorzellheterogenität evident geworden.

Zahl und Art der Subpopulationen können während der Evolution und Progression eines malignen Tumors mannigfachen, z. T. zyklischen Änderungen unterworfen sein, die entweder auf komplexe Interaktionen zwischen den einzelnen Zellklonen zurückzuführen sind oder durch Faktoren des Wirtsorganismus, u. U. auch durch therapeutische Einwirkungen induziert werden [6, 49]. Ab einer bestimmten Phase dürfte die Entstehung neuer Tumorzellvarianten zwar im allgemeinen durch autoregulatorische Mechanismen reduziert sein. Wird jedoch infolge eines intratumoralen oder durch Bedingungen des Mikromilieus zustande kommenden Selektionsdrucks eine größere Zahl von Subklonen eliminiert, oder werden durch therapeutische Einflüsse die zytostatika- oder radiosensitiven Tumorzellen zerstört, so kann von den überlebenden Zellklonen relativ rasch eine Diversifizierung in neue Subpopulationen mit geänderten biologischen Eigenschaften erfolgen. Eine derartige *klonale Evolution* geht, wie auch vielfältige klinische Beobachtungen belegen [39], häufig nicht nur mit einer zunehmenden Tendenz zur Metastasierung, sondern auch mit einer fortschreitenden *Autonomie* des Tumorwachstums und einer *Resistenz* gegenüber Zytostatika oder Strahleneinwirkungen einher.

Es ist derzeit noch schwierig, die Ursachen der klonalen Evolution während der Tumorprogression im einzelnen zu analysieren. Wahrscheinlich handelt es sich jedoch auch hierbei um komplexe Mechanismen und Interaktionen, die sowohl in der Natur der Tumorzellen selbst wie auch in Einflüssen des Wirtsorganismus liegen können. Auf seiten der Tumorzellen ist vor allem das Phänomen der *genetischen Instabilität* [5, 8, 44] postuliert worden, auf dessen Basis im Ablauf des Tumorwachstums Varianten mit strukturell veränderten Genen oder bestimmten Chromosomenveränderungen (z. B. Translokationen, Deletionen, Duplikationen usw.) auftreten können. Obwohl derartige Mutanten vielfach eliminiert werden, können offenbar einige Zellklone überleben und Selektionsvorteile gegenüber der ursprünglichen Tu-

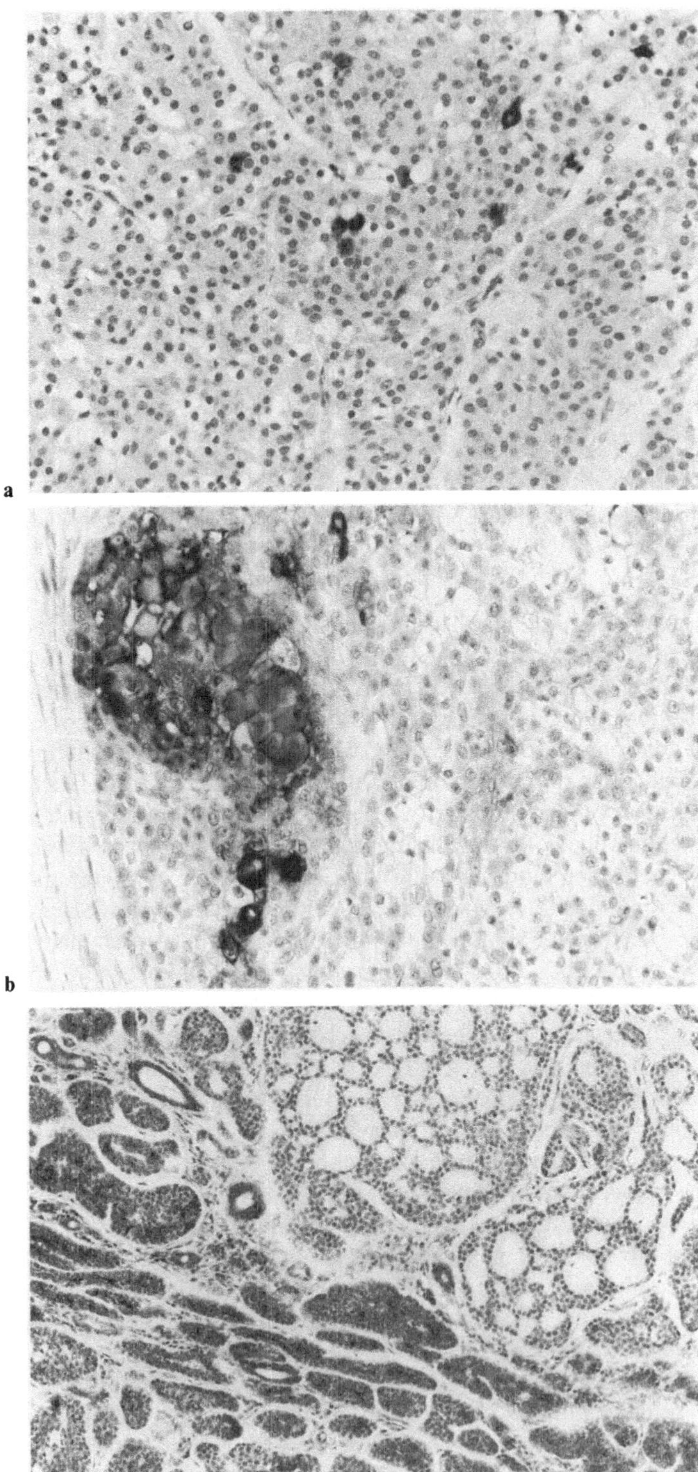
a
b
c

morzellpopulation gewinnen. Es ist jedoch zweifelhaft, daß die klonale Evolution allein auf eine genetische Instabilität der Tumorzellen zurückzuführen ist. Diskutiert werden daher zunehmend auch *epigenetische Mechanismen*, bei denen es durch externe Einflüsse zu einer Änderung der Genexpression kommt, ohne daß Veränderungen in der DNS-Nukleotidsequenz hervorgerufen werden. Hierzu gehören etwa Agenzien (z. B. 5-Azacytidin), die den Methylierungsgrad der DNS verändern und über eine Hypomethylierung die Genregulation beeinflussen können. In jüngster Zeit ist noch ein weiterer Mechanismus aufgedeckt worden, der den Prozeß der *somatischen Zellhybridisierung* betrifft und ebenfalls von Bedeutung für die Tumordiversifizierung und Variantenbildung sein könnte [56]. Es handelt sich dabei um die Möglichkeit einer Verschmelzung zwischen Tumor- und Wirtszellen (z. B. Lymphozyten oder Makrophagen). Obwohl die so entstehenden Hybridzellen normalerweise instabil sind, kann es offenbar durch einen Segregationsprozeß (z. B. durch Verlust von einzelnen Chromosomen, die suppressive Einflüsse auf das Wachstum ausüben) zu einer Entwicklung von Hybridzellsegregationsvarianten kommen, die über einen anschließenden Selektionsvorgang zu neuen Zellklonen heranwachsen. Welche Bedeutung den zellulären Onkogenen im Rahmen der Tumorprogression und Metastasierung zukommt, läßt sich bislang noch nicht sicher abschätzen.

2.2 Zelloberflächeneigenschaften und Adhäsionsphänomene

Zahlreiche Untersuchungen der letzten Jahre legen die Vermutung nahe, daß Eigenschaften der Tumorzelloberfläche sowie zelluläre Adhäsionsphänomene eine herausragende Bedeutung für die verschiedenen Schritte der Metastasierung haben [Übersichten: 11, 12, 30, 40, 42, 43, 52, 54, 55, 57, 63]. Entscheidend sind in diesem Zusammenhang membranintegrierte *Kohlenhydratstrukturen*, die auch unter normalen Bedingungen in Form von komplexen Glykokonjugaten bei zahlreichen biologischen Vorgängen der Zellerkennung und -adhäsion beteiligt sind. Membranglykokonjugate können mit den ebenfalls membranintegrierten Rezeptoren anderer Zellen in Wechselwirkung treten. Bei diesen Erkennungsfaktoren handelt es sich um sog. *endogene Lektine*, die zuckerbindende Moleküle von Protein- oder Glykoproteinnatur darstellen.

Tumorzellen besitzen an ihrer Oberfläche vielfach *unvollständige Zuckerketten*, die entweder nur Vorstufensubstanzen normaler Glykoproteine und -lipide darstellen oder im Verlauf der malignen Transformation durch Verlust terminaler Kohlenhydrate entstehen. Sie entsprechen meist den sog. Tumormarkern und weisen unter serologischen Gesichtspunkten Beziehungen zu den verschiedenen Blutgruppensystemen des Menschen auf.

Die Bedeutung der tumorassoziierten Kohlenhydratstrukturen an der Zellober-

Abb. 3a–c. Heterogene Expression des Tumormarkers CA 50 in Speicheldrüsentumoren: **a** Azinuszelltumor mit nur vereinzelt positiv reagierenden Zellen; **b** Mukoepidermoidtumor mit Synthese des Tumormarkers in einem umschriebenen Areal; **c** adenoid-zystisches Karzinom mit ausgedehntem immunhistochemischen Nachweis des Kohlenhydratantigens

fläche wird inzwischen durch zahlreiche experimentelle Studien belegt. Je nach Art und Ausprägung einer gestörten Biosynthese von Zelloberflächenglykoproteinen lassen sich z.B. Zell-Linien mit einem hohen oder einem geringen metastatischen Potential charakterisieren. Ein modulierender Einfluß auf die Metastasierungskapazität kommt dabei auch dem Grad der Sialinisierung an der Zellmembran zu [11, 57, 66].

Die offensichtlich auf verschiedenen Stufen der metastatischen Kaskade notwendigen Erkennungs- und Adhäsionsphänomene betreffen sowohl Zell-Matrix-Interaktionen als v.a. auch Zell-Zell-Wechselwirkungen. So können sich z.B. die Tumorzellen mit Hilfe spezifischer Kohlenhydratstrukturen an Komponenten der extrazellulären Matrix (z.B. Kollagen IV und Fibronektin) oder an Zellen des Tumorstromas binden [12, 28]. Während des Disseminationsvorgangs sind Tumorzellen in der Lage, miteinander zu aggregieren *(homotypische Aggregation)* oder Aggregate mit Blutzellen (Lymphozyten, Thrombozyten) zu bilden *(heterotypische Aggregation).*

Eine fundamentale Rolle dürften Kohlenhydrat-Rezeptor-Interaktionen bei der *Organotropie* der Metastasierung spielen [1, 4, 40, 42]. So besteht die Möglichkeit, daß Tumorzellen mit spezifischen Oberflächeneigenschaften von den komplementären endogenen Lektinen an der Oberfläche bestimmter Endothel- oder Organzellen erkannt und abgefangen werden (Abb.4). Vermutlich sind dabei die endogenen Lektine des Rezeptororgans nicht nur für die Adhäsion zirkulierender Tumorzellen verantwortlich. Sie könnten vielmehr mittels ihrer mitogenen Eigenschaften auch einen Stimulus auf das Wachstumsverhalten der sich bildenden metastatischen Klone ausüben.

Es ist weiterhin gezeigt worden, daß die erkennenden endogenen Lektine nicht nur auf den Zellen des „Metastasenorgans", sondern auch an der Oberfläche der Tumorzellen selbst lokalisiert sein können [23, 24]. Durch ihre Bindung an die entsprechenden membranintegrierten Kohlenhydratsequenzen von Wirtszellen würde somit ebenfalls das Phänomen der Organspezifität bei der Entwicklung hämatogener Fernmetastasen eine Erklärung finden (Abb.4). Möglicherweise ist sogar - ähnlich wie bei der Induktion der Immunantwort - auch für die Interaktio-

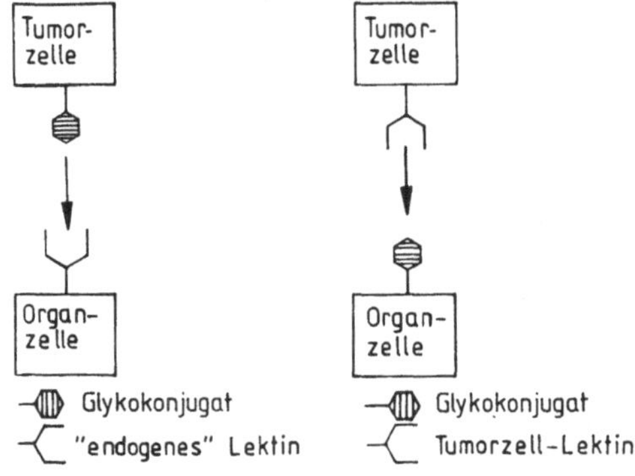

Abb.4. Bedeutung der Zelloberflächenkohlenhydrate als Erkennungssignale für die Organotropie der Metastasierung. Bindung der Tumorzelle über ein Glykokonjugat der Tumorzellmembran an ein Organzell (endogenes)-Lektin oder Interaktion eines Tumorzell-Lektins mit einem „passenden" Zucker der Zielzelle

nen zwischen der Tumorzelle und den Komponenten des Wirtsorganismus ein dualer Erkennungsmechanismus erforderlich, bei dem Oberflächenlektine sowohl der Tumor- als auch der Wirtszelle mit den jeweils korrespondierenden Kohlenhydratstrukturen der Partnerzelle in Verbindung treten müssen [52].

Aus experimentellen Studien gibt es verschiedene Hinweise darauf, daß sich das Metastasierungsverhalten maligner Tumoren beeinflussen läßt, indem z. B. die exprimierten Kohlenhydratsequenzen maskiert bzw. in ihrer Biosynthese beeinflußt oder die entsprechenden Lektinrezeptoren blockiert werden [3, 51, 61, 62]. Inwieweit sich derartige Manipulationen der Zelloberflächeneigenschaften auch als therapeutische Ansätze bei Neoplasien des Menschen verwerten lassen, kann derzeit noch nicht abgeschätzt werden. Es bestehen jedoch keine Zweifel, daß auch die Metastasierungseigenschaften menschlicher Tumoren entscheidend von der Biosynthese alterierter Zelloberflächenglykoproteine beeinflußt werden.

Grundsätzlich kann es im Rahmen der onkogenen Transformation wie auch im Verlauf der metastatischen Aussaat von Tumorzellen sowohl zu einem Verlust von bestimmten biologischen Kapazitäten als auch zu einer Expression neuer biochemischer Determinanten kommen.

So wird z. B. die sekretorische Komponente als funktionsorientierter Marker von den nicht schleimbildenden Zylinderepithelien der normalen Dickdarmschleimhaut gebildet, während es in Kolonkarzinomen, besonders aber in deren Metastasen, zu einer generellen Reduktion dieses Markers kommt (Abb. 5). Gleichzeitig manifestiert sich in den verschiedenen Tumorzellen und -arealen häufig eine Heterogenität in der Expression der sekretorischen Komponente (Abb. 5b). Insgesamt wird aus vergleichenden histochemischen Untersuchungen und klinisch-pathologischen Analysen deutlich, daß das Vorkommen der sekretorischen Komponente in kolorektalen Karzinomen im allgemeinen einen funktionell differenzierten Tumortyp mit geringer biologischer Aggressivität anzeigt, während ein zunehmender Verlust dieses Differenzierungsmarkers eine prognostisch ungünstige Tumorform widerspiegelt (Abb. 6 und 7).

Als Beispiel für eine tumorassoziierte Neubildung von Kohlenhydratkomponenten in kolorektalen Karzinomen ist die Expression des Disaccharids Galβ1-3GalNAc (Thomsen-Friedenreich-Antigen) zu nennen (Abb. 8), das in der normalen Dickdarmschleimhaut nicht nachweisbar ist [64]. Histochemisch läßt sich diese Kohlenhydratsequenz mittels einer „Lektinsonde", dem Erdnußlektin (PNA, peanut agglutinin), darstellen. Durch Anlagerung eines Sialinsäurerests können die Bindungsstellen bei einem Teil der kolorektalen Karzinome maskiert sein, so daß sich das Disaccharid Galβ1-3GalNAc erst nach enzymatischer Abspaltung der Sialinsäure (durch Neuraminidase) nachweisen läßt. Bei anderen Karzinomen liegt der Zuckerrest in freier Form vor, während eine weitere Gruppe lektinhistochemisch einen Phänotyp aufweist, der dem der normalen Dickdarmschleimhaut entspricht. Es ergeben sich somit grundsätzlich 3 Modalitäten der PNA-Reaktivität, die eine Korrelation mit dem jeweiligen Tumorstadium zum Zeitpunkt der Operation erkennen lassen (Abb. 9).

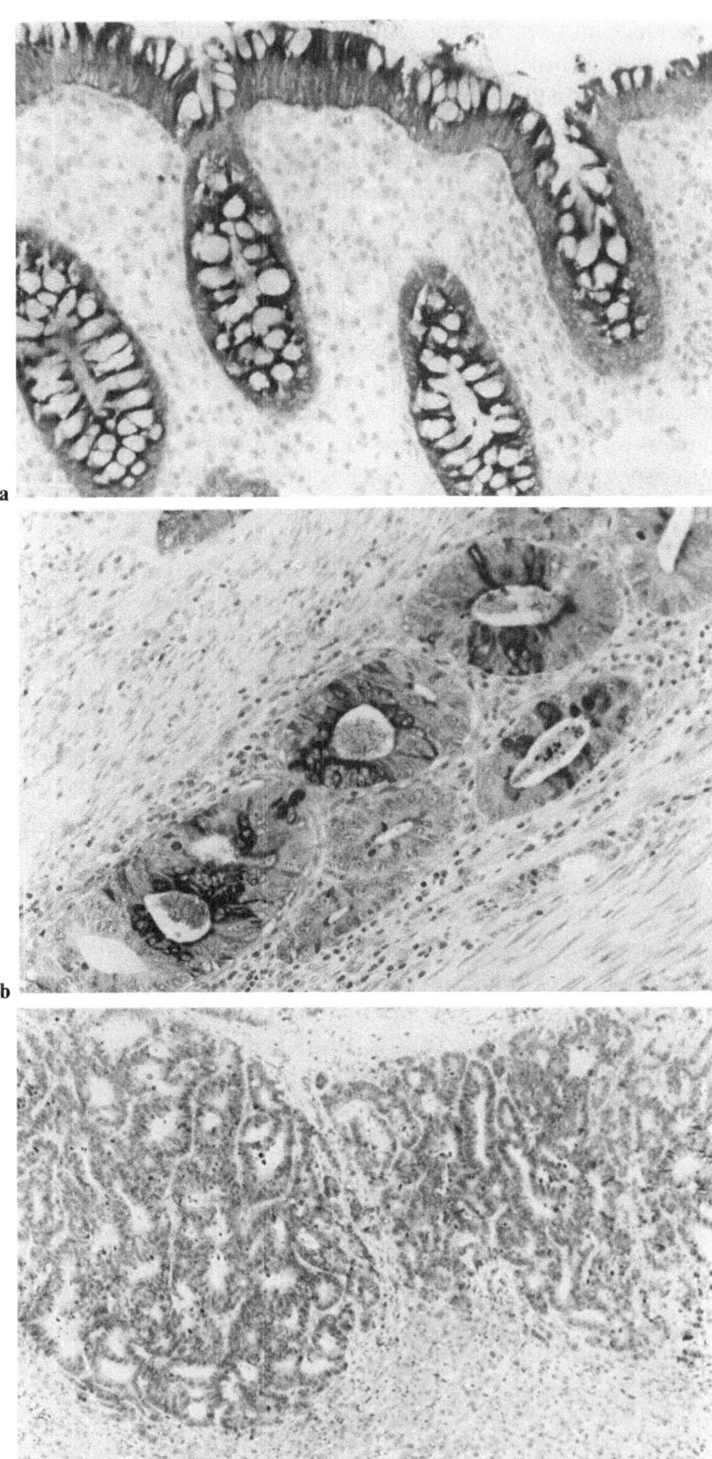
a
b
c

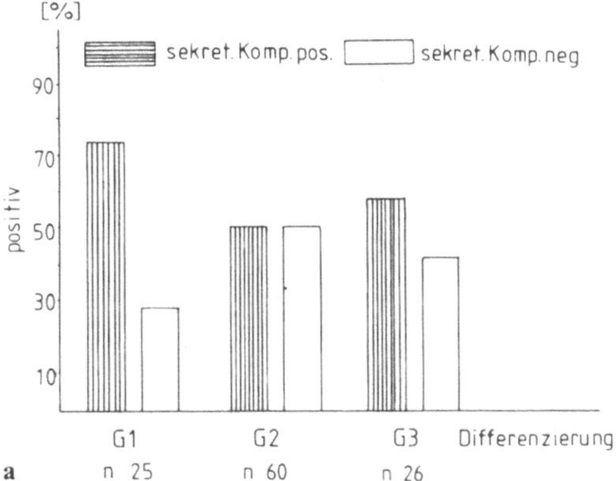

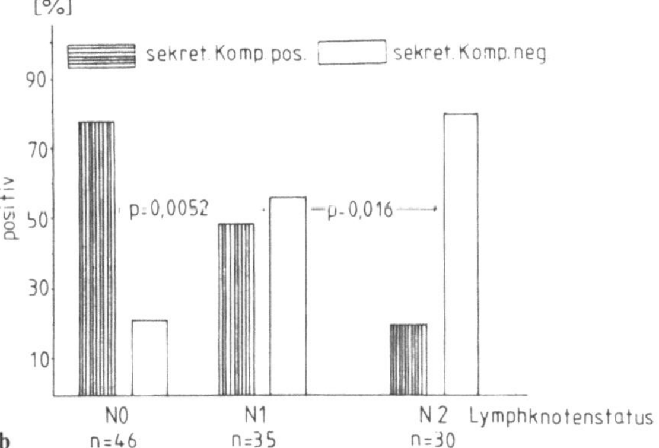

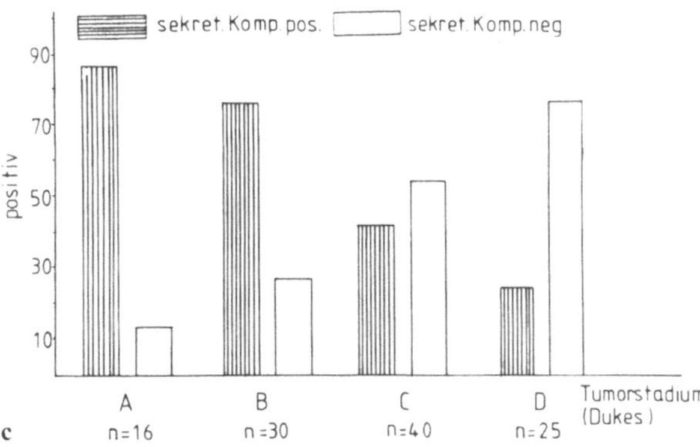

Abb. 6a–c. Korrelation des Vorkommens der sekretorischen Komponente in kolorektalen Karzinomen mit der histologischen Differenzierung **(a)**, dem Lymphknotenstatus **(b)** sowie dem Dukes-Tumorstadium **(c)**

Abb. 5a–c. Vorkommen der sekretorischen Komponente in normaler Dickdarmschleimhaut im Vergleich zu einem kolorektalen Karzinom mit gleichzeitiger Lebermetastasierung. **a** Homogene Verteilung des Markers in der normalen Kolonschleimhaut; **b** heterogene Expression im Karzinomgewebe; **c** vollständiger Verlust des Antigens in der Lebermetastase

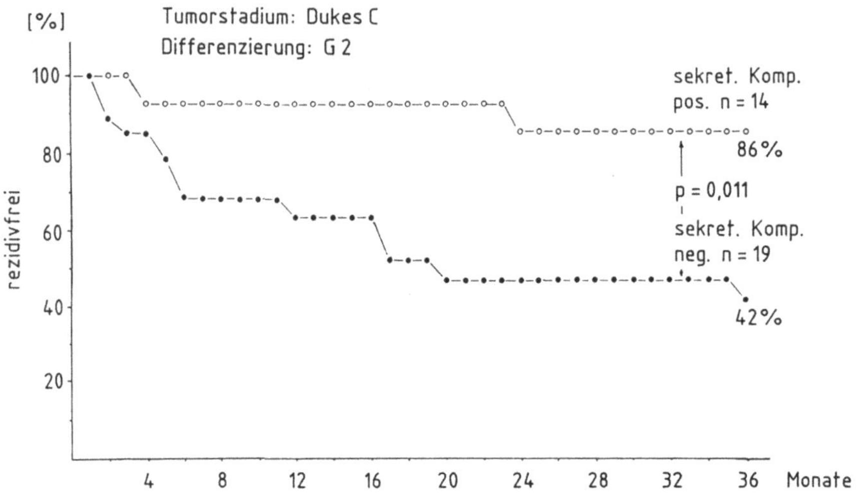

Abb. 7. Rezidivfreiheit von Kolonkarzinomen im Dukes-C-Tumorstadium in Abhängigkeit vom Vorkommen der sekretorischen Komponente

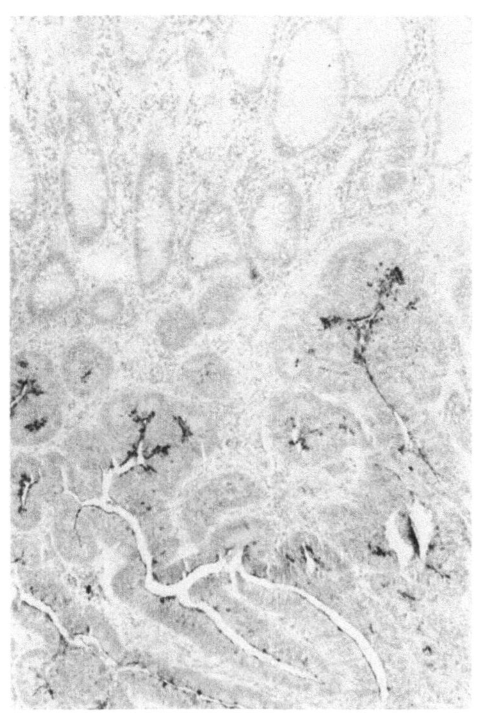

Abb. 8. Histochemischer Nachweis des Disaccharids Galβ1-3GalNAc mit dem Erdnußlektin (PNA): apikales Reaktionsmuster in Karzinomgewebe bei fehlender PNA-Reaktivität in der nichttumorös veränderten Kolonschleimhaut

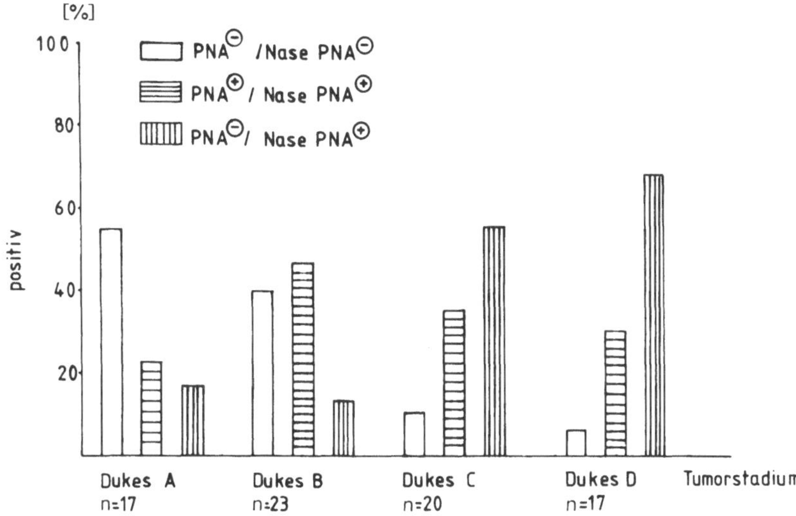

Abb. 9. Beziehung zwischen dem Tumorstadium und dem PNA-Bindungsmuster in Dickdarmkarzinomen (*Nase* Neuraminidasevorbehandlung, *PNA*$^{+}$ Bindung des Erdnußlektins, *PNA*$^{-}$ keine Bindung des Erdnußlektins)

2.3 Mechanismen und Mediatoren der lokalen Tumorinvasion

Unter den zahlreichen Teilschritten der metastatischen Kaskade nimmt die lokale Invasion des Tumors in das angrenzende Wirtsgewebe (Abb. 10) und dessen Gefäße eine entscheidende Stellung ein [Übersichten: 13, 22, 47, 58, 59]. Voraussetzung für die hierbei ablaufenden komplexen Vorgänge ist das Vorhandensein einer grundsätzlich metastasierungsfähigen Population von Tumorzellen (s. S. 6), die sich entweder als Einzelzellen oder in kleinen Zellkomplexen aus dem Tumorverband lösen müssen. Während die Bedeutung eines geänderten Proliferationsverhaltens für den Invasionsprozeß nach wie vor umstritten ist, dürfte aufgrund morphologischer Befunde die möglicherweise temporäre und reversible Entdifferenzierung der Tumorzellen im Bereich der Inversionsfront eine wichtige Rolle spielen [22]. Zusammen mit einem Verlust von spezifischen interzellulären Haftstrukturen werden hierdurch auch die Voraussetzungen für eine *aktive Lokomotion* geschaffen, als deren Substrat pseudopodienartige Zytoplasmaprotrusionen anzusehen sind. Diese Möglichkeiten der Tumorzelldissoziation und -lokomotion werden unterstützt durch ein häufig nachweisbares interstitielles Ödem, das im tumornahen Wirtsgewebe entwickelt ist.

Im Rahmen ihrer Invasion werden die Tumorzellen mit zahlreichen natürlichen Barrieren und unterschiedlichen Abwehrreaktionen des Wirtssystems konfrontiert. Von besonderer Bedeutung ist dabei die *extrazelluläre Matrix* [28, 32, 35, 47, 54], die ein komplexes Netzwerk und dreidimensionales Filtersystem darstellt und aus einer Grundsubstanz aus Proteoglykanen und Glykoproteinen mit eingelagerten Faserproteinen (Kollagen, Elastin) besteht. Offenbar erfolgt in einem ersten Schritt des Invasionsprozesses durch kohlenhydratbindende Proteine an der Oberfläche der Tumorzellen (s. S. 9) eine spezifische *Adhäsion* an Komponenten der extrazellulären Matrix (z. B. Laminin, Fibronektin). Dies gilt auch für die Basalmembranen, die als

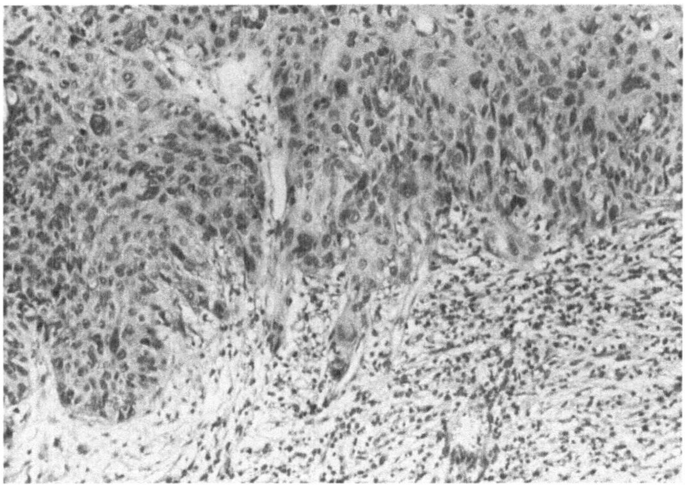

Abb. 10. Carcinoma in situ der Portio mit beginnender Infiltration in das angrenzende, ödematös aufgelockerte und von Rundzellen durchsetzte Stroma

besonders widerstandsfähige Barrieren einer Ausbreitung der Tumorzellen entgegenstehen [32].

Es sind des weiteren verschiedene Mechanismen bekannt, die die Tumorzellen befähigen, einen modifizierenden Einfluß auf die extrazelluläre Matrix auszuüben [35]. Zu erwähnen sind in diesem Zusammenhang hydrolytische *Enzymaktivitäten,* durch die es zu einer *Degradation* von Matrixsubstanzen kommt und die wahrscheinlich gleichermaßen durch Tumorzellen wie durch normale Zellen des Tumorstromas vermittelt werden können. Im Gegensatz zu der Bedeutung, die eine proteolytische Degradation für die Tumorzellinvasion des Extrazellularraums haben dürfte, läßt sich die nachfolgende „Destruktion" des Wirtsgewebes nicht auf derartige Mechanismen zurückführen. Vielmehr müssen hierbei die Folgen einer metabolischen Mangelsituation angenommen werden, in die die Wirtsgewebszellen geraten, wenn die ungehindert proliferierenden Tumorzellen die präexistenten Zellen von ihren nutritiven Gefäßen abdrängen oder zu einem kompetitiven Entzug von Sauerstoff und Nährstoffen führen [13, 22]. Es handelt sich also bei dem destruierenden Wachstum eines malignen Tumors nicht um ein einfaches, enzymatisch bedingtes „Wegschmelzen", sondern im Grunde genommen um eine fortschreitende Atrophie, die schließlich in den Untergang der Zellen des Wirtsorgans einmündet.

Neben der geschilderten Möglichkeit eines Abbaus von Matrixsubstanzen im Zusammenhang mit der Tumorzellinvasion kann es auch zu einer vermehrten Produktion von Matrixkomponenten durch Fibroblasten bzw. Myofibroblasten des Wirtssystems kommen, die als *desmoplastische Stromareaktion* aus der pathologischen Histologie zwar bereits seit längerem bekannt, deren Bedeutung allerdings noch weitgehend unklar ist. Es ist jedoch anzunehmen, daß es sich hierbei um einen Komplex von Bindegewebsveränderungen handelt, die den Tumorzellen neue Umgebungsbedingungen sowohl für ihr Überleben als auch für ihre Proliferationsfähigkeit und Lokomotion schaffen [13, 35].

2.4 Tumorzelldissemination und Extravasation

Zirkulierende Tumorzellen in Blut- oder Lymphgefäßen stellen zwar eine Voraussetzung für die Entwicklung hämatogener oder lymphogener Metastasen dar. Es ist jedoch bekannt, daß nur ca. 0,1% der in das strömende Blut gelangenden neoplastischen Zellen überleben können, während die weitaus überwiegende Zahl durch spezifische und unspezifische Mechanismen eliminiert wird. Hinzu kommt, daß einzelne Tumorzellen kaum in der Lage sind, metastatische Kolonien in anderen Organen zu bilden. Voraussetzung hierfür ist vielmehr in den meisten Fällen eine *homo-* oder *heterotypische Aggregation* (s. S. 10). Kommt es in den Lymphgefäßen bereits zu einem weiteren Tumorwachstum, so resultiert das bekannte Bild der Lymphangiosis carcinomatosa.

Der Extravasation geht bei der hämatogenen Metastasierung das Haftenbleiben der Tumorzellaggregate in den Kapillargefäßen oder Venolen eines (Ziel-)Organs voraus, während bei der lymphogenen Verschleppung der *Tumorzellarrest* im allgemeinen im Bereich der Randsinus erfolgt. Auch im Stadium des Tumorzellarrests dürften jedoch noch relativ viele Tumorzellen untergehen oder in diesem verharren. Möglicherweise bieten solche „schlafenden“ Tumorzellaggregate eine Erklärung für das aus der klinischen Onkologie hinlänglich bekannte Phänomen der Spätmetastasierung.

Neben der Möglichkeit einer unspezifischen Arretierung besonders größerer Tumorzellkomplexe spielen bei dem Vorgang des Tumorzellarrests nach heutiger Ansicht organspezifische *Erkennungs-* und *Adhäsionsmechanismen* zwischen den Tumorzellen und den Endothelzellen oder Basalmembranstrukturen eine entscheidende Rolle [2, 48].

Bei der *Extravasation* laufen im Prinzip ähnliche Vorgänge ab, wie sie im Zusammenhang mit der Tumorinvasion am Sitz des Primärtumors erörtert wurden. Zugleich kommt es erneut zu komplexen Interaktionen zwischen den eindringenden Tumorzellen und dem betreffenden Metastasenorgan. Nur wenn alle lokalen Abwehrmechanismen überwunden werden können und die extravasal entstandenen kleinen Tumorkomplexe über die Abgabe eines *Angiogenesefaktors* eine Neubildung von Gefäßen induziert haben, ist eine *Mikrometastase* entstanden.

2.5 Metastasierungswege und Organotropie

Die Frage, wodurch die Wege und Prädilektionsorte der hämatogenen Metastasierung bestimmt werden, hat bereits seit langem in der klinisch-pathologischen Tumorforschung ein besonderes Interesse gefunden. Auf der einen Seite steht die Vorstellung, daß es sich bei der Metastasierung letztlich um einen Zufallsprozeß handelt, in dessen Rahmen sich irgendwelche Tumorzellen vom Primärtumor ablösen und nach anatomisch-hämodynamisch bedingten Wahrscheinlichkeitsgesetzen in bestimmten (Filter-)Organen ansiedeln können. Demgegenüber steht ein Konzept, nach dem der Metastasierung ein selektiver und zielgerichteter Vorgang zugrunde liegt (Abb. 11): Nur spezifisch angepaßte Varianten einer heterogen zusam-

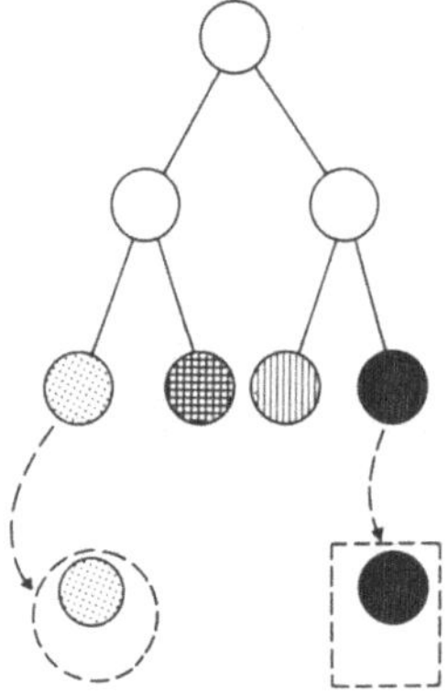

Abb. 11. Schematische Darstellung der Organotropie bei der hämatogenen Metastasierung. Im Zusammenhang mit der Tumorzellheterogenität entstehen metastasierungsfähige und organspezifisch angepaßte Subpopulationen

mengesetzten Tumorzellpopulation sind danach in der Lage, zu metastasieren und aufgrund ihrer Zelloberflächeneigenschaften (s. S. 10) in einem entsprechend „konditionierten" Zielorgan metastatische Kolonien zu bilden. Die Eckpunkte dieser beiden entgegengesetzten Auffassungen werden durch die „mechanisch-hämodynamische" Hypothese [15, 65] und die bereits 1889 von Paget [46] konzipierte „Seed-and-soil-Theorie" markiert.

Analysiert man daraufhin das empirisch bekannte Metastasierungsmuster menschlicher Tumoren, oder legt man die Ergebnisse tierexperimenteller Studien zugrunde, so lassen sich Argumente für beide Vorstellungen anführen [29, 42]. Ausgehend von klinisch-pathologischen Beobachtungen läßt sich das hämatogene Metastasierungsverhalten bestimmter Organtumoren - zumindest was das primäre Metastasenorgan angeht - grundsätzlich mit den entsprechenden Ausbreitungswegen in Beziehung setzen. So stellen die Lungen bei Primärtumoren in Organen mit einem Blutabfluß in die V. cava inferior (z. B. Karzinome der Leber oder Niere, tiefsitzende Rektumkarzinome) den bevorzugten und auch ersten Metastasenort dar (Hohlvenentyp). Andererseits führen Primärtumoren im Quellgebiet der Pfortader (hochsitzende Rektum- oder Kolonkarzinome) häufig zu Absiedlungen in der Leber (Pfortadertyp). Durch die Ausbreitungsmöglichkeit über das umfangreiche prävertebrale und das hiermit anastomosierende intravertrebrale Venensystem wird die vielfach primäre Skelettmetastasierung sowohl bei Prostatakarzinomen als auch bei einem Teil der Mammakarzinome erklärt (vertebraler Venentyp). Bei dem sog. arteriellen Typ kann es (bei Primärtumoren der Lunge) zu einer Tumorzellverschleppung über die Lungenvenen und nach Passage des linken Herzens zu einer Tumorzellausbreitung im arteriellen System kommen. Es ist anzunehmen, daß bei derartigen Metastasierungstypen besonders größere Tumorzellaggregate im Kapillarbett eines Filterorgans arretiert werden und unter bestimmten Voraussetzungen zur Metastasenbildung führen können (sog. *unspezifischer Tumorzellarrest*).

Andererseits gibt es jedoch genügend Beispiele aus der klinischen Onkologie, die sich kaum mit der Vorstellung einer allein hämodynamisch gesteuerten Metastasierung in Einklang bringen lassen. Dies wird besonders deutlich, wenn man das Metastasierungsmuster von histologischen Subtypen eines bestimmten Organtumors analysiert. So weisen z. B. Magenkarzinome vom *intestinalen Typ* die Leber als primäres und häufigstes Metastasenorgan auf, während bei dem sog. *diffusen Typ* der

Laurén-Klassifikation eine Lebermetastasierung nur selten zu beobachten ist. Vielmehr sind bei dem zuletzt genannten Subtyp - abgesehen von einer häufig bestehenden Peritonealkarzinose - vorrangig das Skelettsystem und die Lunge betroffen [14]. Vergleichbare Unterschiede im Metastasierungsmuster lassen sich auch zwischen dem infiltrierend wachsenden lobulären und duktalen Karzinom der Mamma nachweisen [26]. Infiltrierend wachsende *lobuläre Mammakarzinome* neigen mehr zu einer frühzeitigen Metastasierung in das Knochenmark, zu einer meningealen Karzinomatose sowie zu einer diffusen Ausbreitung im Peritoneum und Retroperitoneum, nicht selten auch assoziiert mit einer diffusen Infiltration der Magen- oder Darmwandung (nach Art einer „Linitis plastica"). Demgegenüber werden bei dem infiltrierend wachsenden *duktalen Typ* des Mammakarzinoms häufiger Metastasen im Lungenparenchym beobachtet. Kutane maligne Melanome zeigen ebenso wie kleinzellige Bronchialkarzinome eine bemerkenswerte Tendenz zur Hirnmetastasierung, okuläre Melanome dagegen führen gehäuft zu einer Lebermetastasierung. Des weiteren wurde über Änderungen des Metastasierungsmusters unter dem Einfluß einer Radio- oder Chemotherapie berichtet [9]. Diese und zahlreiche weitere Beispiele aus der klinischen Onkologie unterstreichen die auch aus experimentellen Befunden abzuleitende Bedeutung einer *Organotropie* [30, 42] im Rahmen des Metastasierungsvorgangs *(spezifischer Tumorzellarrest).* Die nunmehr bereits gut 100 Jahre zurückliegende „Seed-and-soil-Hypothese" von Paget [46] hat damit, nicht zuletzt auch durch die Erkenntnisse der modernen Tumorbiologie, eine wesentliche Stütze erfahren. Es muß im übrigen davon ausgegangen werden, daß die Selektion metastasierungsfähiger und zumindest z.T. organspezifisch angepaßter Subpopulationen nicht nur im Primärtumor, sondern auch in den Metastasen stattfinden kann, gleichgültig ob sich diese auf dem Boden eines „spezifischen" oder „unspezifischen" Tumorzellarrests entwickelt haben. Durch die Etablierung neuer Subklone mit geänderten biologischen Eigenschaften können dann weitere Organe metastatisch befallen werden, so daß sich der Metastasierungsvorgang auch in dieser Hinsicht als ein sowohl selektiver wie sequentieller, kaskadenförmig ablaufender Prozeß darstellt.

Zumindest für die meisten Karzinome wird angenommen, daß die ersten Metastasen auf dem Lymphweg entstehen. Dementsprechend stellt der *Lymphknotenstatus* zusammen mit der Tumorgröße einen wichtigen Parameter bei der prognostischen Einschätzung eines malignen Tumors dar. Wie kürzlich anhand einer Analyse von über 24000 Mammakarzinomen demonstriert werden konnte [7], müssen jedoch Tumordurchmesser und Lymphknotenstatus als unabhängige, allerdings additive prognostische Indikatoren angesehen werden, so daß davon auszugehen ist, daß z.B. die metastatische Ausbreitung eines Mammakarzinoms nicht ausschließlich über die regionalen Lymphknoten zu erfolgen braucht. Der Lymphknotenstatus spielt allerdings eine wichtige Indikatorrolle für die generelle Metastasierungsfähigkeit eines Karzinoms, so daß ihm zu Recht ein besonderer Stellenwert im TNM-System zukommt.

Es existiert außerdem sowohl beim Mammakarzinom wie auch z.B. bei den Bronchialkarzinomen [31, 60] eine Gruppe von relativ kleinen, offenbar jedoch hochmalignen sowie rasch lymphogen und hämatogen metastasierenden Tumoren, die eine Ausnahme von der Regel, nach der das metastatische Potential mit der Tumorgröße ansteigt, darstellen. Auch diese klinisch-pathologischen Beobachtungen dokumentieren letztendlich jedoch nur die Komplexität der inzwischen bekanntgewordenen biologischen Vorgänge bei der Tumorprogression und Metastasierung.

2.6 Schlußbemerkungen

Im Licht der neuen Forschungsergebnisse stellt sich die Metastasierung eines malignen Tumors als eine Serie von stochastischen, sequentiellen und selektiven Ereignissen dar, die jeweils durch eine Vielzahl von Mechanismen kontrolliert und beeinflußt werden [55]. Tumorzellen, die sich aus dem Verband des Primärtumors lösen können und auf dem Blut- und Lymphweg disseminiert werden, müssen eine Sequenz komplexer Interaktionen mit dem Wirtssystem überleben, um Metastasen zu entwickeln. Alle Versuche, den kaskadenförmig ablaufenden Metastasierungsprozeß therapeutisch zu beeinflussen, haben gleichermaßen die Eigenschaften der Tumorzellen wie die vielfältigen Reaktionen des Wirtsorganismus zu berücksichtigen. Als entscheidendes Hindernis für eine effektive Behandlung bei der Evolution maligner Tumoren hat sich die biologische Heterogenität eines neoplastischen Prozesses herausgestellt. Dieses biologische Phänomen wirft eine Fülle von Problemen auf, die nicht nur die Entwicklung neuer Behandlungsstrategien betreffen, sondern zugleich auch die Prinzipien und Wirkungsmechanismen bislang geübter Therapiekonzepte in Frage stellen [18, 20, 49, 55]. Erst wenn im einzelnen bekannt ist, welche Gesetzmäßigkeiten dem ursprünglich als überwiegend zufällig und willkürlich erscheinenden Prozeß der Metastasierung unterliegen, wird eine rationale Basis für eine Behandlung fortgeschrittener Tumoren möglich sein. Ausgehend von der Bedeutung der biologischen Heterogenität und Instabilität für den Prozeß der Tumorprogression liegt dabei das Prinzip neuer Therapiekonzepte möglicherweise weniger auf dem Einsatz zytostatischer Substanzen als auf dem Versuch einer tumorstabilisierenden Wirkung.

Literatur

1. Auerbach R (1988) Patterns of metastasis: organ selectivity in the spread of cancer cells. Lab Invest 58: 361-364
2. Azzarelli B, Easterling K, Norton JA (1989) Leukemic cell interactions in leukemic cell dissemination. Lab Invest 60: 45-64
3. Beuth J, Ko HL, Oette K, Pulverer G, Roszkowski K, Uhlenbruck G (1987) Inhibition of liver metastasis in mice by blocking hepatocyte lectins with arabinogalactan infusions and D-galactose. J Cancer Res Clin Oncol 113: 51-55
4. Beuth J, Ko HL, Pulverer G, Uhlenbruck G (1988) Bedeutung der Lektine für Tumormetastasen und bakterielle Infektionen. Med Klin 83: 682-686
5. Bishop JM (1987) The molecular genetics of cancer. Science 235: 305-311
6. Braun OM, Neumeister B, Popp W et al. (1989) Histologic tumor regression grades in squamous cell carcinoma of the head and neck after preoperative radiochemotherapy. Cancer 63: 1097-1100
7. Carter CL, Allen C, Henson DE (1989) Relation of tumor size, lymph node status, and survival in 24740 breast cancer cases. Cancer 63: 181-187
8. Cifone MA, Fidler IJ (1981) Increasing metastatic potential is associated with increasing genetic instability of clones isolated from murine neoplasms. Proc Natl Acad Sci USA 78: 6949-6952
9. De La Monte S, Hutchins GM, Moore GW (1988) Altered metastatic behavior of small cell carcinoma of the lung after chemotherapy and radiation. Cancer 61: 2176-2182

10. Denk H (1988) Immunohistologic heterogeneity of malignant tumors. Pathol Res Pract 183: 693-697
11 Dennis JW, Laferte S (1987) Tumor cell surface carbohydrate and metastatic phenotype. Cancer Metastasis Rev 5: 185-204
12. Dennis J, Waller C, Timpl R, Schirrmacher V (1982) Surface sialic acid reduces attachment of metastatic tumour cells to collagen type IV and fibronectin. Nature 300: 274-276
13. Dingemans KP (1988) What's new in the ultrastructure of tumor invasion in vivo? Pathol Res Pract 183: 792-808
14. Eder M (1984) Die Metastasierung: Fakten und Probleme aus humanpathologischer Sicht. Verh Dtsch Ges Pathol 68: 1-11
15. Ewing J (1928) A treatise on tumours. 3rd edn. Saunders, Philadelphia
16. Fearon ER, Hamilton SR, Vogelstein B (1987) Clonal analysis of human colorectal tumors. Science 238: 193-197
17. Fialkow PJ (1976) Clonal origin of human tumors. Biochim Biophys Acta 458: 283-321
18. Fidler IJ, Balch CM (1987) The biology of cancer metastasis and implications for therapy. Curr Probl Surg 24: 137-209
19. Fidler IJ, Hart IR (1982) Biological diversity in metastatic neoplasms: origins and implications. Science 217: 998-1003
20. Fidler IJ, Poste G (1985) The cellular heterogeneity of malignant neoplasms: implications for adjuvant chemotherapy. Semin Oncol 12: 207-221
21. Fuchshuber P (1985) Experimentelle Untersuchungen zum Wachstumsverhalten von Metastasen des transplantablen Mammacarcinoms HB der C-3 H-Maus. Med Dissertation, Universität Köln
22. Gabbert H (1985) Mechanism of tumor invasion: evidence from in vivo observation. Cancer Metastasis Rev 4: 293-309
23. Gabius HJ, Engelhardt R, Casper J et al. (1985) Cell surface lectins of transplantable human teratocarcinoma cells: purification of a new mannan-specific endogenous lectin. Tumour Biol 6: 145-156
24. Gabius HJ, Engelhardt R, Cramer F (1986) Endogenous tumor lectins: a new class of tumor markers and target for therapy. Med Hypotheses 18: 47-53
25. Goldie JH, Coldman AJ (1984) The genetic origin of drug resistance in neoplasms: implications for systemic therapy. Cancer Res 44: 3643-3653
26. Harris M, Howell A, Chrissohou M, Swindell RIC, Hudson M, Sellwood RA (1984) A comparison of the metastatic pattern of infiltrating lobular carcinoma and infiltrating duct carcinoma of the breast. Br J Cancer 50: 23-30
27. Heppner GH (1984) Tumor heterogeneity. Cancer Res 44: 2259-2265
28. Iozzo RV (1988) Proteoglycans and neoplasia. Cancer Metastasis Rev 7: 39-50
29. Kawaguchi T, Nakamura K (1986) Analysis of the lodgement and extravasation of tumor cells in experimental models of hematogenous metastasis. Cancer Metastasis Rev 5: 77-94
30. Kieran MW, Longenecker BM (1983) Organ specific metastasis with special reference to avian systems. Cancer Metastasis Rev 2: 165-182
31. Kunze E, Reckels M, Eiardt B (1985) Der hämatogene Metastasierungsmodus des Bronchialkarzinoms in Abhängigkeit von der Tumorgröße und vom metastatischen Knotenbefall. Eine Autopsiestudie. Pathologe 6: 71-79
32. Liotta LA (1986) Tumor invasion and metastases - role of the extracellular matrix: Rhoads memorial award lecture. Cancer Res 46: 1-7
33. Löhrs U (1986) Heterogenität von Metastasen. In: Schildberg FW (Hrsg) Chirurgische Behandlung von Tumormetastasen. Melsunger Medizinische Mitteilungen, Bd 58, S 31-45
34. Lotan R, Raz A (1983) Low colony formation in vivo and in culture as exhibited by metastatic melanoma cells selected for reduced homotypic aggregation. Cancer Res 43: 2088-2093
35. Martinez-Hernandez A (1988) The extracellular matrix and neoplasia. Lab Invest 58: 609-612
36. McMillan TJ, Hart IR (1987) Why do tumours metastasize? Baillière's Clin Oncol 1: 461-471
37. Miller FR (1982) Intratumor immunologic heterogeneity. Cancer Metastasis Rev 1: 319-334
38. Müller K-M, Fisseler-Eckhoff A (1989) What's new in lung tumor heterogeneity? Pathol Res Pract 184: 108-115
39. Nagel GA, Ammon A, Holtkamp W, Meyer D (1989) Klinische Modellvorstellung der Evolution maligner Tumoren: Implikationen für die Hormontherapie des Mammakarzinoms. Onkologie 12: 69-80

40. Nicolson GL (1984) Cell surface molecules and tumor metastasis. Regulation of metastatic phenotypic diversity. Exp Cell Res 150: 3-22
41. Nicolson GL (1987) Tumor cell instability, diversification, and progression to the metastatic phenotype: from oncogene to oncofetal expression. Cancer Res 47: 1473-1487
42. Nicolson GL (1988) Organ specificity of tumor metastasis: role of preferential adhesion, invasion and growth of malignant cells at secondary sites. Cancer Metastasis Rev 7: 143-188
43. Nicolson GL, Winkelhake JL (1975) Organ specificity of blood-borne tumour metastasis determined by cell adhesion? Nature 255: 230-232
44. Nowell PC (1986) Mechanisms of tumor progression. Cancer Res 46: 2203-2207
45. Osborne CK (1985) Heterogeneity in hormone receptor status in primary and metastatic breast cancer. Semin Oncol 12: 317-326
46. Paget S (1889) The distribution of secondary growth in cancer of the breast. Lancet I: 571-573
47. Pauli BU, Knudson W (1988) Tumor invasion: a consequence of destructive and compositional matrix alterations. Hum Pathol 19: 628-639
48. Pauli BU, Lee C-L (1988) Organ preference of metastasis. The role of organ-specifically modulated endothelial cells. Lab Invest 58: 379-387
49. Poste G (1986) Pathogenesis of metastatic disease: implications for current therapy and for the development of new therapeutic strategies. Cancer Treat Rep 70: 183-199
50. Poste G, Fidler IJ (1980) The pathogenesis of cancer metastasis. Nature 283: 139-146
51. Pulverer G, Beuth J, Ko HL, Yassin A, Ohshima Y, Roszkowski K, Uhlenbruck G (1988) Glycoprotein modification of sarcoma L-1 tumor cells by tunicamycin, swainsonine, bromoconduritol or 1-desoxynojirimycin treatment inhibits their metastatic lung colonization in Balb/c-mice. J Cancer Res Clin Oncol 114: 217-220
52. Raz A, Lotan R (1987) Endogenous galactoside-binding lectins: a new class of functional tumor cell surface molecules related to metastasis. Cancer Metastasis Rev 6: 433-452
53. Roggli VL, Vollmer RT, Greenberg SD, McGavran MH, Spjut HJ, Yesner R (1985) Lung cancer heterogeneity: a blinded and randomized study of 100 consecutive cases. Hum Pathol 16: 569-579
54. Roos E (1984) Cellular adhesion, invasion and metastasis. Biochim Biophys Acta 738: 263-284
55. Schirrmacher V (1985) Cancer metastasis: experimental approaches, theoretical concepts, and impacts for treatment strategies. Adv Cancer Res 43: 1-73
56. Schirrmacher V (1986) Entstehung metastatischer Tumorzellen durch Verschmelzung mit Wirtszellen. In: Deutsches Krebsforschungszentrum (Hrsg) Krebsforschung heute
57. Schirrmacher V, Altevogt P, Fogel M et al. (1982) Importance of cell surface carbohydrates in cancer cell adhesion, invasion and metastasis. Does sialic acid direct metastatic behavior? Invasion Metastasis 2: 313-360
58. Seifert G (1983) Zur Pathomorphologie der hämatogenen Metastasierung. Pathologe 4: 194-203
59. Thorgeirsson U, Turpeenniemi-Hujanen T, Liotta LA (1985) Cancer cells, components of basement membranes, and proteolytic enzymes. Int Rev Exp Pathol 27: 203-234
60. Uehlinger E (1965) Das Lungenkarzinom: Metastasensyndrome. Bibl Tuberc 20: 99-122
61. Uhlenbruck G, Beuth J, Oette K, Roszkowski W, Ko HL, Pulverer G (1986) Prevention of experimental liver metastases by arabinogalactan. Naturwissenschaften 73: 626-627
62. Uhlenbruck G, Beuth HJ, Oette K et al. (1986) Lektine und die Organotropie der Metastasierung. Dtsch Med Wschr 111: 991-995
63. Urushihara H, Ikawa Y, Tsuruo T (1984) Adhesive properties of weakly and highly metastatic melanoma cell lines. Gan 75: 534-539
64. Vierbuchen M (1987) Lektinhistochemie - Ein neues diagnostisches Prinzip in der Pathologie und Biologie. Verh Dtsch Ges Pathol 71: 492-502
65. Walther HE (1948) Krebsmetastasen. Schwabe, Basel
66. Yogeeswaran G, Salk PL (1981) Metastatic potential is positively correlated with cell surface sialylation of cultured murine tumor cell lines. Science 212: 1514-1516

3 Die Betreuung und Versorgung unheilbar Krebskranker

3.1 Der Umgang des Arztes mit dem Kranken

I. Jonen-Thielemann

3.1.1 Verhalten am Krankenbett

Wirkung durch die Person

Im Augenblick der ersten Begegnung zwischen Arzt und Patient geschieht bereits alles Wesentliche, was die Beziehung dieser beiden Menschen kennzeichnen wird.

Der Arzt berührt die ureigene Welt des Patienten. Schon durch das Erscheinungsbild des Arztes, das Ausdruck seiner Persönlichkeit ist, werden seine Gedanken und Gefühle, die Essenz seiner Lebensgeschichte und seines Wissens sowie sein derzeitiger Ordnungszustand dargestellt. Diese erste Wirkung auf den Patienten entsteht allein durch das Sosein des Arztes als Mensch. Die auffälligsten äußerlichen Entsprechungen sind körperliche Gestalt, Haltung, Gesichtsausdruck, Blick, Bewegungen, auch Kleidung - neben der so schwer beschreibbaren geistig-seelischen Ausstrahlung.

Diese Wirkung wird verstärkt durch die Stimme und den Inhalt der gesprochenen Worte. Aber Worte haben wenig Bedeutung, wenn die Persönlichkeit des Arztes Gegenteiliges vermittelt. Der Patient hat ein feines Empfinden für die Echtheit der verbalen und auch der nonverbalen Äußerungen. So beginnt die Wahrhaftigkeit in der Arzt-Patient-Begegnung bereits bei der Kongruenz der äußeren Darstellung des Arztes und seines Selbst.

Ein „natürliches", ehrlich-offenes Auftreten ist deshalb nur möglich, wenn - neben der Fortbildung auf medizinischem Gebiet - ein lebenslanges Bemühen um die Weiterentwicklung der eigenen Persönlichkeit besteht. Und der Arzt, der sich in die Behandlung unheilbar Kranker einläßt und Sterbende begleitet, erfährt zudem die unumgängliche Notwendigkeit, sich mit dem Thema Tod und transzendentalen Fragen zu beschäftigen. Nur wenn er für sich selbst Antworten gefunden hat und diesbezüglich seine Gedanken und Gefühle zu ordnen vermochte, kann er auch dem schwerstkranken Patienten ruhig und angstfrei begegnen und ordnende Kräfte in die Beziehung einbringen.

Vorgehen auf der Palliativstation

Es ist wichtig zu erinnern, daß Krankheiten keine eigenständigen Vorkommnisse sind. Es gibt nur *kranke Menschen*, und jeder Mensch reagiert einmalig im Kranksein wie auch in seinem Leben und Sterben.

Diese *Individualität* des Patienten sollte soweit wie möglich beachtet und geachtet werden. Wenn der Arzt neben den körperbezogenen Krankheitsfakten auch die höchsteigene Biographie des kranken Menschen erfährt, werden ihm Verhalten und Wünsche seines Patienten leichter verständlich und nachfühlbar.

So ist das Verhalten des Arztes auf einer *Palliativstation* (s. Kap. I.5.2.1) daran ausgerichtet, daß der kranke *Mensch* in seiner Individualität - mehr als sonst auf Krankenstationen möglich - im Mittelpunkt der Überlegungen und Handlungen steht. Er soll medizinisch, pflegerisch und menschlich seinem Krankheitsstadium entsprechend bestmöglich versorgt werden. Hierzu ist erforderlich, daß *alle* Mitarbeiter der Station dieses Ziel haben. Der Arzt hat nicht nur die Verantwortung für sein eigenes Verhalten am Krankenbett, sondern sollte bedenken, daß er auch unausgesprochen und unbewußt Vorbild für das Stationspersonal ist und die Stimmung sowie die Motivation seiner Mitarbeiter weitgehend beeinflußt.

Auch in einer Universitätsklinik und dazu unter räumlich nicht optimalen Bedingungen ist es möglich, Kranken z. B. auf einer Palliativstation einen verhältnismäßig großen Freiraum für eigene Gewohnheiten und Besonderheiten zu lassen. So dürfen unsere Patienten u. a. mitbestimmen, wann sie aufstehen und essen möchten. Sie können, wenn es ihr Zustand zuläßt, im gemeinsamen Wohnzimmer mit dem Pflegepersonal und den Mitpatienten die Mahlzeiten einnehmen, dort ihren Besuch zum Kaffee einladen und auch kleine Feiern ausrichten. Hier besteht immer die Möglichkeit für ein ungezwungenes Gespräch von Mensch zu Mensch, z. B. auch mit der Stationsärztin.

Die Angehörigen dürfen an der Versorgung und Pflege der Kranken teilnehmen und bei Schwerstkranken und Sterbenden auch die Nächte im Patientenzimmer verbringen. Alle Mitarbeiter der Station bemühen sich, jedem einzelnen Patienten menschliche Zuwendung zu geben. Und kein Kranker soll sich allein gelassen fühlen, erst recht nicht in den Stunden seines Sterbens.

Umgangsformen am Krankenbett

Unser Verhalten dem Patienten gegenüber ist Symbol der inneren Einstellung zu ihm. Das nimmt der Patient auch sehr genau wahr. Selbstverständliche zwischenmenschliche Umgangsformen werden von ihm so oft als auffallende Besonderheit des ärztlichen Auftretens erwähnt, daß sie hier genannt sein sollen.

Die *Visite* ist eine spezielle Form der Kommunikation zwischen Arzt und Patient: ein Besuch am Krankenbett. Bei dieser Krankenvisite sollte es selbstverständlich sein, daß der Arzt an der Tür anklopft, bevor er das Krankenzimmer betritt. Weiter sollte es selbstverständlich sein, daß er bei der Begrüßung dem Patienten die Hand reicht, ihm in die Augen sieht, ihn freundlich anlächelt und ihn mit seinem Namen anspricht, während er ganz bewußt z. B. einen „Guten Tag“ wünscht. Wenn der Arzt dann die Frage „Wie geht es Ihnen heute?“ ruhig und abwartend stellt, sich dabei auf den Bettrand oder auf einen Stuhl am Bett setzt und für die Zeit des Gesprächs seine ganze Aufmerksamkeit auf diesen einen Menschen konzentriert, wird der Patient ihm vertrauensvoll seine Sorgen und Ängste mitteilen.

Auch wenn nicht viel Zeit für die Visite zur Verfügung steht, ist nach meiner Erfahrung dieses Vorgehen anzustreben. Sitzen neben dem Patienten schafft durch räumliche Nähe und gleiche Augenhöhe ein Gefühl von Vertrautheit und Gleichwertigkeit. Es zeigt an, daß der Arzt bereit ist, dem Patienten auf der Ebene seines derzeitigen Lebens zu begegnen. Stehen am Fußende des Krankenbetts verursacht dagegen eine räumliche und menschliche Distanz und ist schon durch die körperliche Ermüdung des Arztes bei längerem Stehen auf eine „Stippvisite“ (Kölner Ausdruck für Kurzbesuch) angelegt. Besonders negativ wird vom Patienten erlebt, wenn außerdem mehrere Visitenteilnehmer anhand der Krankenakte über den „Fall“ diskutieren, ohne die Hauptperson einzubeziehen.

Ich mache meine Visite auf der Palliativstation aufgrund der längeren Dauer in der Regel allein. Wenn ein weiterer Arzt, eine Pflegekraft oder einige Studenten mitkommen, gilt auch für sie, am Bett Platz zu nehmen. Nach dem Visitengespräch sollte der Arzt nicht vergessen, sich vom Patienten zu verabschieden und ihm zu sagen, wann er wieder nach ihm sehen wird („Bis heute nachmittag“, „Bis morgen früh“), falls sich nichts ereignet, was sofortiges Kommen erfordert. Beim Verlassen des Krankenzimmers ist es eine besondere Geste, sich noch einmal umzudrehen und dem Patienten zuzulächeln. Der Arzt erhält dann ein glückliches Lächeln zurück, oft noch dazu ein angedeutetes Winken. Ich bewerte meine Patientengespräche vor mir selbst nur dann als erfolgreich, wenn der Kranke in ihrem Verlauf wenigstens einmal gelächelt hat. Dies kann bei allen Krebspatienten gelingen, auch bei Schwerstkranken und Sterbenden.

Wenn 2 oder mehr Patienten sich ein Krankenzimmer teilen, sind bei der Visite möglichst jedem Patienten die gleiche Zeit und die gleiche Intensität der Zuwendung zu schenken. Kranke beobachten sehr genau und fühlen sich schnell benachteiligt.

Zeitbedarf

Der Zeitbedarf für eine Arzt-Patient-Begegnung dieser intensiven Art ist unterschiedlich. Patienten wünschen sich vom Arzt ihres Vertrauens meist unendlich viel Zeit. Wieviel Zeit aber der Arzt dem einzelnen Patienten zu geben imstande ist, hängt von der Anzahl seiner Patienten sowie von seiner eigenen psychischen Stabilität und emotionalen Belastbarkeit ab.

Im Rahmen der täglichen Visite auf der Palliativstation erhält jeder Patient zunächst 10-20 min intensive ärztliche Zuwendung. Diese „Basiszuwendung“ wird je nach Schwere des Krankheitsstadiums, aktuellen Fragen und Problemen, freudigen oder traurigen Ereignissen bis auf ungefähr 30 min erhöht. Außerdem werden besondere Gespräche, z. B. das Erstgespräch mit dem Patienten sowie gemeinsame Gespräche mit Patient und Angehörigen vereinbart, die ungefähr 30 (20-45) min beanspruchen.

Das Begleiten in der Sterbephase, wenn es ganz wenig oder nichts zu sprechen gibt, dauert noch länger, bisweilen über mehrere Stunden. In einer tragfähigen Arzt-Patient-Beziehung zeigt der Kranke aber auch Verständnis, wenn sein Arzt einmal wegen anderer Arbeiten nur Zeit für einen kurzen, herzlichen Gruß hat.

Wünsche an den Arzt

Zu den Eigenschaften, die der Patient sich bei seinem Arzt wünscht, gehört zunächst als unerläßliche Basis für eine auch das Sterben bestehende Beziehung die erlebte berufliche Kompetenz. Danach folgt Vertrauenswürdigkeit hinsichtlich seiner Aussagen und Versprechen, also Wahrhaftigkeit und Verläßlichkeit. Ein weiterer wichtiger, wenn auch irrationaler Punkt ist so etwas Unbeschreibliches wie Sympathie und Zuneigung. Dann folgen die Wünsche nach viel Zeit des Arztes für Gespräche und Zuwendung, nach einer menschlichen Beziehung zwischen Arzt und Patient.

Intensive ärztliche Zuwendung zu geben ist harte Arbeit. Der Arzt setzt sich ja selbst, nämlich seine Persönlichkeit mit ihrem Ordnungspotential, als Instrument ein. Im Austausch zwischen Arzt und Patient fließt viel Energie. Einstimmen des Arztes nacheinander auf die verschiedenen Patienten ist zusätzlich anstrengend. Der Energieverlust bei Gesprächen und bei Körperkontakten, z. B. durch Handhalten, mit schwerstkranken Krebspatienten wird deutlich als Müdigkeit erlebbar. Diese ist weniger belastend, wenn die Zuwendung zum Patienten Freude macht, wenn der Arzt seine Patienten im umfassenden Sinn liebt, wenn er in jedem Menschen ein Geheimnis sieht, das fasziniert.

Erlebnis der Grenzen

Diese Arzt-Patient-Begegnungen zeichnen sich durch das Erleben einer Schicksalsgemeinschaft aus, die alle Menschen einschließt. Der Arzt erfährt beim täglichen Umgang mit fortgeschrittenen Krebspatienten immer wieder seine eigenen Grenzen und die der Medizin. Er erlebt, daß es nicht in der Macht eines Arztes steht zu heilen.

Der Arzt kann nur seine Person, sein Verständnis und seine Zuwendung, seine Ideen sowie die Therapiekonzepte einbringen. Damit kann er günstigenfalls den Heilkräften, die jeder Mensch in sich selbst hat, einen Anstoß geben. Vielleicht ist diese nicht zu umgehende Erkenntnis der menschlichen Grenzen und der daraus folgenden Hilflosigkeit und Angst oder der daraus abzuleitenden Demut und Bescheidenheit der Grund, warum der unheilbar Kranke in der Regel ein ungeliebter Patient ist. Es wird ihm üblicherweise weniger Zeit und Beachtung geschenkt als dem Patienten, bei dem die ärztlichen Bemühungen um Heilung erfolgreich sind.

3.1.2 Das Gespräch mit dem Kranken und seinen Angehörigen

Bedeutung des Gesprächs

Sprechen und Behandeln (im wörtlichen Sinne) sind die beiden ursprünglichen Therapieweisen des Arztes. Heute, in der Zeit der High-Tech-Medizin, klagen die Patienten über Kommunikations- und Informationsmangel. Das Gespräch mit dem Arzt ist durch kein technisches Gerät zu ersetzen. Das wichtigste Instrument des Arztes ist sein eigener „psychischer Apparat", sein Selbst. Und die Sprache hat - als eine Ausdrucksform des Selbst - eine höchst bedeutende Übermittlerfunktion zwischen den beiden Persönlichkeiten Arzt und Patient.

Es gehört zu den täglichen Aufgaben des Arztes, mit seinen Patienten zu sprechen. Ziel dieser Gespräche ist, daß sich Arzt und Patient gegenseitig verstehen. Nur dann kann der Arzt dem kranken Menschen beim Umgang mit seinem Gesundheitsproblem helfen [9, 14, 15, 25, 27].

Gesprächsrahmen

Zunächst sind die äußeren Umstände für das Gespräch zu beachten: der Raum, die Sitzordnung, die Zeit in Qualität und Quantität.

Das Gespräch am Krankenbett während der täglichen *Visite* ist ein kontinuierlicher Dialog zwischen Arzt und Patient über den weiteren Krankheits- und Behandlungsverlauf. Für die Mitteilung von Informationen mit vermutlicher Trefferwirkung sollte der Arzt einen *zusätzlichen Gesprächstermin* vereinbaren. Dieses vertrauliche Gespräch kann besser gelingen, wenn es in einem separaten Besprechungsrahmen ohne äußere Störungen durchgeführt wird. Auch die Zeitqualität und -quantität müssen hierzu passen, d. h., Patient und Arzt sollten innerlich für dieses Gespräch bereit sein und eine bestimmte Zeitdauer einplanen können.

Bei Aufklärungsgesprächen benötige ich meistens 20–30 (–45) min Zeit. Ich bitte den Patienten gerne in das Wohnzimmer unserer Palliativstation, sage z. B. bei der Visite: „Wir müssen uns einmal alleine unterhalten. Wie wäre es heute mittag um 14 Uhr bei einem Tee im Wohnzimmer?" Der Patient ist hierdurch schon eingestimmt in die Erwartung einer nicht alltäglichen, ernsten Botschaft und wird von dieser nicht unvorbereitet getroffen. Wir sitzen dann gemeinsam an einem runden Tisch, auf dem eine farbige Decke liegt, meist Blumen stehen und fast immer eine Kerze brennt, können auf das Aquarium und die übrige wohnliche Einrichtung blikken. Diese Gesprächssituation gibt dem Patienten das Gefühl der Geborgenheit. Aber auch ohne diese günstigen, leider sehr selten gegebenen äußeren Bedingungen kann das Gespräch gut gelingen, wenn die persönliche Beziehung zwischen Arzt und Patient stimmt.

Gesprächsführung

Der Arzt ist im Gespräch mit dem Kranken ein Mitmensch, der medizinisch-berufliche Kompetenz besitzt. Er ist bemüht, sich in den Patienten einzufühlen, spricht so, als ob er selbst der Kranke wäre, der die folgenschwere Nachricht erhält. Er wird ruhig sprechen, nicht zu laut, nicht zu schnell, den Patienten dabei ansehen, freundlich und aufgeschlossen, anteilnehmend. Er wird dem Patienten Zeit lassen, seine Beschwerden und Ängste zu schildern, und ihn bei seinen Ausführungen möglichst nicht unterbrechen. Er wird ihn ermutigen, Fragen zu stellen, aber auch bemüht sein, indirekte Fragen und nonverbale Äußerungen, die Körpersprache, zu verstehen. Und er wird insbesondere zuhören, *aktiv zuhören* mit Interesse und Aufmerksamkeit.

Der Arzt wird den Patienten als berechtigten Partner ansehen und die für ihn bedeutenden medizinischen Zusammenhänge verständlich und anschaulich erklären. Er wird dabei keine Fremdwörter und keine Fachausdrücke verwenden und auch das Aufnahmevermögen des Patienten berücksichtigen. Was ein Arzt wirklich selbst verstanden hat, kann er auch einfach und klar sagen.

Rogers [25] erkannte, daß für eine erfolgreiche *Gesprächspsychotherapie* 3 Voraussetzungen an die Person des Therapeuten gestellt sind:

- Echtheit und Wahrhaftigkeit (Kongruenz),
- Annahme und Wertschätzung (Akzeptierung) des Patienten und
- tiefes, einfühlendes Verstehen (Empathie).

„Was auch immer geschieht, scheint nicht als Resultat von verbalem Austausch zu geschehen.“ Der Patient soll sich nicht weiter als wertlose, ungeliebte Person erleben, sondern sich in der begrenzten Beziehung zum Therapeuten akzeptiert, respektiert und geliebt erfahren. „Geliebt hat hier vielleicht seine tiefste und allgemeinste Bedeutung - nämlich die, tief verstanden und tief akzeptiert zu werden“ [25].

Es gibt bewährte *Techniken der Gesprächsführung*. Sie sind bei jedem ärztlichen Gespräch von Wert, nicht nur in der Psychotherapie, die ja insbesondere eine Therapie via Sprache ist [9].

Ein *strukturiertes ärztliches Gespräch* wird in 3 Abschnitte gegliedert:

- Eröffnung: weitgehend unstrukturierte, offene Einführung, Adaptation von Arzt und Patient an ein gemeinsames psychisches Feld,
- Thematisierung: strukturierter Gesprächsteil, Benennung und Aufarbeitung des Themas,
- Abschluß: Gesprächsbilanz und konstruktiver Plan.

Vorwiegend sollte die *Dialogform* angewandt werden. Sie ermöglicht ein individuell auf den Patienten abgestimmtes Gespräch, denn der Arzt erhält einen Zugang zu dem Vorwissen, den Gedanken und Gefühlen des Patienten und im Gesprächsverlauf immer wieder eine Rückmeldung darüber, wie seine Worte verstanden und aufgenommen werden. Zweckmäßig ist auch eine weiterführende *Fragetechnik*, speziell mit offenen Fragen und Wiederholungen von Patientenaussagen.

Aber auch ohne Fortbildung auf dem Gebiet der Gesprächsführung wird ein kompetenter Arzt immer ein befriedigendes Gespräch führen, wenn er den Wunsch hat, den Patienten zu verstehen und von ihm verstanden zu werden, wenn er ihm bestmöglich in seiner körperlichen, seelischen und geistigen Notlage helfen will, ihn achtet und - liebt.

Gesprächsinhalte

Der Inhalt eines zusätzlich zur Visite geplanten Gesprächs ist bei palliativ behandelten Patienten fast immer tiefgreifend. Meist betrifft er die *Diagnose Krebs*, das derzeitige Ausbreitungsstadium der Erkrankung und die noch verbleibenden Therapiemöglichkeiten. Der Arzt informiert den Patienten über dessen Krankheitszustand (s. Kap. I.3.1.3). Die Wahl des weiteren therapeutischen Vorgehens ist natürlich dem Patienten vorbehalten. Dazu braucht er ärztliche Entscheidungshilfe, die um so bereitwilliger von ihm einbezogen wird, je größer sein Vertrauen zum Arzt ist. Bei uneingeschränktem Vertrauen überläßt der Patient oft erleichtert seine Entscheidung dem Arzt („Sagen Sie mir, was ich tun soll. Ich vertraue Ihnen ganz.“).

Wenn sich der Patient verstanden fühlt, werden im Gespräch auch regelmäßig *Gefühle* wie Angst, Schuld, Traurigkeit, Enttäuschung angesprochen oder Ärger, Zorn und Wut geäußert.

Nicht selten besteht ein Bedürfnis, über *unerledigte Angelegenheiten* zu sprechen, die den Kranken belasten und nicht zur Ruhe kommen lassen. Es kann eine alte Schuld sein, die er sich nicht vergeben konnte, oder ein Konflikt im Zusammenhang mit seinem Glauben und der Kirche, es können familiäre Unstimmigkeiten sein, auch unterbliebene Erbschaftsregelungen oder aber die Sorge um den zurückbleibenden Ehepartner, die Kinder, das Haustier. Hierbei vermag der Arzt oft zu helfen, indem er seine Erfahrungen einbringt und manchmal auch Lösungsmöglichkeiten aufzeigt. Weiter kann es hilfreich sein, Mitarbeiter anderer Berufsgruppen, wie Pfarrer und Sozialarbeiter, oder Familienangehörige - wenn der Patient dem zustimmt - in die Bearbeitung des Problems einzubeziehen.

Bei der Begleitung von Patienten, die zum Sterben krank sind, ist es ganz natürlich, daß irgendwann in den Gesprächen auch das *Thema Tod* erscheint (s. Kap. I.3.1.4).

Und es gibt Situationen, in denen *Worte entbehrlich* oder sogar störend sind, z. B., wenn die Erklärung für das Leid eines unheilbar Kranken schwerfällt. Tröstend ist es dann, wenn der Arzt mitfühlend seinen Arm um den Kranken legt oder dessen Hand faßt, wenn er schweigend dasitzt und das Leid des Patienten ein Stück mitaushält, ihm für seine Tränen ein Taschentuch reicht, ihn anschaut und nonverbal verspricht: „Ich lasse Sie nicht im Stich. Sie sind nicht allein gelassen mit Ihrem Leid, auch wenn ich es nicht verhindern kann.“ Wo Vertrauen und Verstehen die Arzt-Patient-Beziehung kennzeichnen, gibt es auch einen wortlosen Dialog zwischen Arzt und Patient. Schweigen ist dann die Krone des Gesprächs.

Jede effiziente Hilfe erfordert jedoch inneren Abstand. Und so hat eine dauerhaft gute Arzt-Patient-Beziehung neben Empathie gleichzeitig Distanz. Einfühlung, Anteilnahme, Mit*gefühl* sind wohltuend für den Patienten. Aber Mit*leid* im Sinne von Mitleiden bedeutet eine Kränkung für ihn und verletzt ihn, denn es betont sein Gefühl der Schwäche und Wertlosigkeit. Und auch für den Arzt hat das Mittragen anderer Schicksale eine Grenze. Eigenbezug und innere Betroffenheit belasten das eigene Leben des Arztes und seine Arbeit.

So sollte auch erwähnt werden, daß es zwischen Arzt und schwerstkrankem Patient nicht ausschließlich Gespräche über todernste Themen gibt. *Lockeres Erzählen,* z. B. über meine Katze, über die Planetenstellung am Abendhimmel, über das Tagesgeschehen und das Wetter, oder ein Spaß und herzliches Lachen werden von allen Beteiligten oft als sehr wohltuend empfunden.

Psychotherapie und der sterbende Patient

Die klassische psychoanalytische Behandlung und die psychoanalytisch orientierte Psychotherapie sind aufdeckende Verfahren. In einem gelungenen, meist langdauernden Prozeß befähigen sie Patienten mit neurotischen und psychosomatischen Störungen zur Einsicht in die zugrundeliegenden unbewußten Konflikte und deren Verarbeitung. Dabei werden mit Hilfe der Interventionstechnik des Arztes (Klarifikation, Konfrontation und Deutung) vor allem das therapeutische Beziehungsphänomen der Übertragung sowie der Widerstand gegen die Aufdeckung von unbewußten Motiven analysiert [6, 20]. Bei Krebskranken in der Endphase ihres Lebens ist dieses Vorgehen jedoch nicht indiziert [17, 19]. Es ist nicht möglich, in der noch verbleibenden Lebenszeit das Leid dieser Kranken aufzuarbeiten oder gar eine Umstrukturierung ihrer Persönlichkeit zu erreichen. Ausnahmen können Krebspatienten sein, die mit kurativem Ziel behandelt wurden und die die Zusammenhänge zwischen den Vorgängen in ihrem Selbst und ihrem Leben verstehen wollen. Für die nur palliativ therapierbaren Krebskranken ist dagegen eine stützende, supportive Behandlung hilfreicher. Hierbei wird als Bedeutung von „*Leben* im Grunde viel eher eine Erweiterung der Sinnhaftigkeit der Existenz als ein zeitliches Hinausschieben des Endes" verstanden [17].

Wie in jeder Arzt-Patient-Beziehung, so sind auch beim Umgang mit dem Schwerstkranken die in der Psychotherapie sehr beachteten Phänomene der Übertragung und Gegenübertragung feststellbar [4].

In der *„Übertragung" des Patienten*, bei der dieser unbewußt frühere Erfahrungen auf die Person des Arztes überträgt, wird häufig die Beziehung zur Mutter wiederbelebt. Meist ist es eine idealisierte Übertragung, die dem Wunsch des Schwerstkranken nach Regression entspricht, nach Rückzug mit der Sehnsucht, sicher, beschützt und geborgen zu sein („Sie sind wie eine Mutter zu mir." „Ich fühle mich wie in Abrahams Schoß.").

Die *„Gegenübertragung" des Arztes*, also seine gefühlsmäßige Reaktion auf den Patienten, hat insbesondere bei der Behandlung und Betreuung des terminal Kranken größte Bedeutung. Die eigenen Gefühle, die der Arzt bei der Konfrontation mit einem sterbenden Menschen, also mit dem Tod, auch *seinem* Tod, empfindet, muß er erkennen und verarbeiten. Er muß die Todesthematik in sich selbst bewältigen. Und er muß lernen, eine durch den Tod zeitlich sehr begrenzte Arzt-Patient-Beziehung einzugehen, die warmherzig und mitfühlend, gleichzeitig aber auch abschiedlich veranlagt ist und die er ohne eigenen Schaden „überlebt". Der Arzt sollte wissen, daß seine Gegenübertragung, auch wenn sie unausgesprochen bleibt, eine starke Wirkung auf den Patienten hat. Gerade Schwerstkranke nehmen die Gefühle und Gedanken anderer Menschen sehr empfindsam wahr.

Der Umgang mit dem sterbenden Patienten sollte an einer *supportiven Psychotherapie* orientiert sein. Der Arzt wird hierbei die weitgehende Zurückhaltung, „Abstinenz", des Analytikers nicht wahren, sondern sich mit seiner ganzen Person in die Begegnung mit dem Kranken einbringen. Er wird im Sinn einer tragenden therapeutischen Beziehung den Patienten stützen, trösten, ihm Verständnis entgegenbringen. Er wird ihn ermutigen, seine Gefühle zu zeigen, statt sie zu unterdrücken, z. B. Angst, Trauer, Wut zuzulassen, auch zu weinen, wenn ihm danach ist. Er wird ihm Zuwendung um seiner selbst willen geben und dadurch das labile Selbstwertgefühl des Patienten stärken, ihm auch das Positive seiner Person und seines Lebens spiegeln, ihm vertrauen und etwas zutrauen. Er wird ihm durch die Gespräche ermöglichen, sich von belastendem Druck zu erleichtern, seine Probleme etwas klarer zu sehen und vielleicht sogar sein Selbst mehr zu entdecken, es anzunehmen und auch am Ende seines Lebens noch weiter zu verwirklichen.

Der Patient muß diese letzte Lebensphase mit körperlicher Krankheit und seelischem Leid aushalten, durchstehen, sich mit dem Prozeß des Sterbens auseinandersetzen, bis es ihm gelingt, das Leben aufzugeben, sich zu ergeben und schließlich loszulassen von materiellen Bindungen und den nahen Tod anzunehmen.

Gespräche mit Angehörigen

Eine Sterbebegleitung kann nur dann für den Kranken bestmöglich gelingen, wenn die Menschen, die er liebt, bis zuletzt in sein Leben einbezogen bleiben. Das bedeutet, daß der Arzt sie als dem Patienten angehörig betrachtet und natürlich auch mit ihnen spricht.

An Gesprächen, die die Person des Kranken und die ärztlichen Befunde thematisieren, sollte der Patient, wenn irgend möglich, teilnehmen.

Es kann sehr wertvolle Arzt-Patient-Angehörigen-Gespräche zu dritt oder im größeren Kreis geben. Nicht selten ist ein solches Gespräch auf der Palliativstation der erste offene Austausch innerhalb einer betroffenen Familie über die Krebserkrankung und deren Bedeutung für Patient und Angehörige. Es entlastet dann sehr vom Druck der unausgesprochenen Sorgen und Ängste.

Aber auch Gespräche des Arztes mit den Angehörigen allein können sehr nötig sein, um ihnen zu helfen, die letzte Krankheitsphase und das Sterben des Patienten durchzustehen. Die Angehörigen brauchen, ebenso wie der Patient, eine stützende (Mit-)Behandlung. Das Wohnzimmer unserer Palliativstation ist ein Ort, wo sie Zuspruch und auch leibliche Stärkung erhalten und so immer wieder die Kraft finden, in das Krankenzimmer zurückzukehren. Die Begleitung der Angehörigen, insbesondere wenn diese viele Tage und Nächte auf der Station „mitwohnen", ist für den Arzt und das Pflegepersonal oft anstrengender als die Betreuung des schwerstkranken Patienten selbst.

3.1.3 Aufklärung

Aufklärungspflicht

Es besteht eine Rechtspflicht zur Aufklärung. In der zur Zeit gültigen Fassung der „Berufsordnung für die deutschen Ärzte" heißt es in § 1a zur Aufklärungspflicht: „Der Arzt hat das Selbstbestimmungsrecht des Patienten zu achten. Zur Behandlung bedarf er der Einwilligung des Patienten. Der Einwilligung hat grundsätzlich eine Aufklärung im persönlichen Gespräch vorauszugehen" [2].

„Aufklärung" ist das umfassende Gespräch des Arztes mit dem Patienten über die Erkrankung. Der Arzt, an den sich der Kranke mit seinen Beschwerden vertrauensvoll gewandt hat, besitzt zunächst einen Wissensvorsprung über den körperlichen Zustand des von ihm untersuchten Patienten. Daß er die Diagnose, wenn sie zweifelsfrei gestellt wurde, dann auch dem Patienten mitteilt, sollte - unabhängig von einer Rechtspflicht - selbstverständlicher Teil des Arzt-Patient-Arbeitsbündnisses sein. Ein Arzt, der nicht wahrhaftig ist, wird das Vertrauen seines Patienten irgendwann während der Behandlung verlieren, spätestens in der Sterbephase.

Mitteilung der Diagnose

Es gibt keine Krankheit, die der Arzt einem Patienten verheimlichen müßte, um gefährdende Reaktionen zu vermeiden. Auch die Diagnose Krebs tötet nicht. Sehr entscheidend für die Wirkung auf den Patienten ist jedoch, wann, unter welchen äußeren Umständen und insbesondere *wie* der Arzt die Mitteilung einer Krebserkrankung macht, ob er eine weitere Behandlung anbietet und Hoffnung beläßt. Ausnahmen vom offenen Austausch zwischen Arzt und Patient sollten begründet sein, z. B. wenn der Patient mit Worten oder nonverbal mitteilt, daß er eine Information über seine Krankheit (noch) nicht wünscht.

In 13 Jahren der Behandlung und Betreuung „aufgeklärter" Krebskranker habe ich keinen Patienten erlebt, der einen Suizidversuch begangen hat. Auch in der Literatur wird von der äußerst geringen Suizidalität der Krebspatienten bei entsprechender psychologischer und therapeutischer Führung berichtet [19].

Zeitpunkt des Gesprächs

Für eine zufriedenstellende Mitteilung der Diagnose ist es entscheidend, den geeigneten Zeitpunkt zu wählen. Die erste Begegnung zwischen Arzt und Patient ist selten der richtige Moment hierzu. Wenn möglich, sollte der Arzt abwarten, bis er spürt, daß das Wissen um den Befund ersehnt wird. Nach der Mitteilung ist der Patient um den Druck der Ungewißheit und der Zweifel erleichtert. Außerdem muß er keine psychische Energie mehr aufwenden, um den Inhalt, den er im Unbewußten sowieso schon „wußte", zu verdrängen.

Gesprächsumstände

Die Aufklärung über einen schwerwiegenden Befund geschieht am günstigsten in einem zusätzlich zur Visite eingeplanten Gespräch. Es sollte in ruhiger, freundlicher Atmosphäre stattfinden, möglichst nicht in Gegenwart weiterer Patienten, sondern unter vier Augen oder auf Wunsch des Kranken in Anwesenheit von Familienangehörigen und anderen ihm nahestehenden Menschen.

Es ist wichtig, daß ein Patient - bis auf wenige, begründete Ausnahmen - selbst bestimmen kann, ob und mit wem er das Wissen um seine Krankheit teilen möchte. Als groben Vertrauensmißbrauch betrachte ich die Mitteilung der Diagnose an andere Personen unter Ausschluß des Patienten selbst. Die Tatsache, daß dann der Patient, die Hauptperson der Krankengeschichte, als einziger in seinem Lebensbereich „im Dunkeln tappt", bedeutet aus meiner Sicht keine „Schonung", sondern eine schwere Kränkung für ihn. Und irgendwann im Krankheitsverlauf erfährt oder erspürt jeder Krebskranke seine Diagnose doch - dann ist er allein gelassen mit seiner furchtbaren Entdeckung. Also sollte sich der Arzt darum bemühen, daß ein offener, ehrlicher Umgang zwischen ihm und dem Patienten entsteht und darüber hinaus auch zwischen dem Kranken und dessen Angehörigen möglich wird.

Wenn der Arzt eine belastende Nachricht mitteilt, muß er auch bereit sein, Angst und Not sowie somatische Störungen, die dann folgen können, aufzufangen. Deshalb sind Aufklärungsgespräche nicht telefonisch, sondern nur im direkten Gegenüber durchzuführen.

Art der Mitteilung

Bei meinen Mitteilungen der Diagnose hat es sich bewährt, vom weitgehend objektiven morphologischen Untersuchungsbefund auszugehen. So zeige und erkläre ich dem Patienten z. B. auch seine Röntgenbilder oder skizziere die nachweisbar befallenen Organe. Die anschauliche Darstellung des körperlichen Befunds nimmt schon ein Teil der Angst, denn Angst wird verstärkt durch Mangel an Wissen. Unklare

Vorstellungen über das Krankheitsgeschehen lassen den Patienten die Krebskrankheit diffuser und bedrohlicher erleben und verschlimmern seine Gefühle von Hilflosigkeit, Abhängigkeit und Ausgeliefertsein.

Zur vollständigen Beschreibung seines Zustands erfährt der Kranke im Gespräch aber auch von den nicht betroffenen Bereichen seines Körpers und daß dieser einen starken Antrieb hat, das Leben zu erhalten. Ganz wichtig ist es, auch noch im fortgeschrittenen Krebsstadium Möglichkeiten der - dann palliativen - Therapie aufzuzeigen und einen Behandlungsvorschlag zu machen. Bei einer vertrauensvollen Arzt-Patient-Beziehung wird die Bereitschaft des Patienten zur Kooperation, seine *Compliance*, gut sein.

Hoffnung

Eine für ein Aufklärungsgespräch unerläßliche Forderung ist es, auch Hoffnung und Zuversicht zu vermitteln, sonst wäre das Gespräch mißlungen und besser unterblieben.

Hoffnung ist unendlich mit der menschlichen Natur verknüpft. Einem Menschen die Hoffnung zu nehmen bedeutet, ihn dadurch im wahrsten Sinne des Wortes zu töten. Ein Patient, der sich aufgegeben fühlt, erlebt sich als wertlos und verlassen. Er verzweifelt dann an einem „psychosozialen Tod", der dem physischen Tod vorausgeht. Positive Gefühle, Hoffnung und Glaube sind der Schlüssel zur Heilung oder zu einem erträglichen, wenn auch mit dem Tod endenden Krankheitsverlauf. Das bedeutet für den Arzt, daß er einen Kranken auch im Endstadium nicht aufgeben darf, was aber nicht heißt, einem Sterbenden Heilung zu versprechen; wie Aufklärung andererseits niemals heißt, einem Sterbenden den Tod zu verkünden.

Es ist wichtig festzuhalten, daß „Hoffnung" auch im fortgeschrittenen Krebsstadium *nicht* gleichbedeutend mit Verheimlichen von Befunden oder mit „Lüge" ist. Der Arzt kann dem Kranken die Tatsachen über dessen körperlichen Zustand ehrlich mitteilen, ihn darüber in Kenntnis setzen und ihm trotzdem die Hoffnung erhalten. Hoffen hat eine wesentlich andere Bedeutung als Kenntnishaben, Informiertsein. Hoffen liegt im irrationalen Bereich, bedeutet etwa glauben, daß es trotz allem irgendwie gut wird, weitergeht. Und Hoffnung vermittelt der Arzt dann, wenn er den Kranken - auch bei medizinisch gesehen infauster Prognose - in seiner Vorstellung nicht schon als „gestorben" wahrnimmt, sondern wenn er *mit* ihm *hofft,* an sein Leben *glaubt,* solange der kranke Mensch lebt.

Genaue Kenntnis über einen weit fortgeschrittenen Krebsbefund und dessen Auswirkungen zu haben und trotzdem große, vernunftsferne Hoffnung zu bewahren, also das synchrone Umgehen mit dem rationalen und irrationalen Bereich, ist auch oder gerade bei intelligenten Menschen eindrucksvoll zu beobachten.

Die Ausgestaltung der Hoffnung hängt von der Persönlichkeit des Patienten und dem Krankheitsstadium ab, sie ist im Verlauf der Erkrankung immer wieder veränderlich. Nach der ersten Mitteilung der Diagnose Krebs, wenn günstigenfalls die Behandlung eines sog. lokalisierten Tumors mit kurativer Zielsetzung erfolgt, besteht begründete Hoffnung auf Heilung. Bei bereits ausgedehntem Tumorbefall oder wenn das Krebswachstum trotz aller Therapieversuche unaufhaltsam fortschreitet und der Kranke letztlich das Endstadium erreicht, ist die Hoffnung unvermindert wichtig. Der Kranke hat dann möglicherweise Hoffnung auf Stillstand des Krebswachstums oder auf besonders langsames Wachstum oder Hoffnung auf eine von ihm genannte, später regelmäßig verlängerte Lebensfrist. Sehr häufig und weitgehend durch den Arzt erfüllbar, ist die Hoffnung auf einen erträglichen Zustand, bei dem starke Schmerzen und andere quälende Symptome nicht zu erleiden sind.

Ganz allmählich wächst der Patient *selbst* in die Wahrheit seiner Unheilbarkeit und eigenen Sterblichkeit hinein, ohne daß der Arzt ihm dies ausdrücklich mitteilen müßte oder sollte. Dann nimmt die Hoffnung des Kranken eine andere Dimension an und gilt oft einem würdigen Tod. Doch auch wenn der Tod angenommen ist, entstehen immer wieder Lebensfunken als Hoffnung auf Weiterleben, Besserung, Heilung ... („Es wird schon wieder werden. Ich gebe die Hoffnung nicht auf."). Gedanken an den baldigen Tod und Glauben an ein (endlos) auch weiterhin dauerndes Leben werden von vielen Kranken unmittelbar nacheinander geäußert. Bis zum Tage ihres Todes schlagen manche Patienten noch nicht angewandte, meist biologische Arzneimittel vor oder fragen nach radikal-chirurgischen Eingriffen oder machen große Pläne. In dem Gedicht *Bevor ich sterbe* heißt es „... Noch einmal sprechen vom Glück der Hoffnung auf Glück ..." [8].

Die Verdrängung der Realität, daß das Lebensende unmittelbar bevorsteht und der Tod sich ankündigt, ist ein Abwehrmechanismus, den der Patient dann notwendig braucht, um sein Leben auch in dieser kritischen Phase noch befriedigend leben zu können. Hier sind Korrekturen, Ermahnungen an den Ernst der Erkrankung, nicht angebracht. Selbst wenn der aufgeklärte Patient im Endstadium an ein Wunder glaubt, das ihn gesund werden läßt, sollte er das dürfen. Hoffnung auf Wunder haben wir doch alle - und manchmal geschehen sie auch.

Aussagen zur Prognose

Während des Aufklärungsgesprächs stellen viele Patienten die Frage: „Wieviel Zeit bleibt mir noch?" Über die Dauer der noch verbleibenden Lebenszeit sollte der Arzt auch bei sonst größter Gesprächsbereitschaft grundsätzlich keine Aussage machen.

Selbst ein erfahrener Arzt kann sich bei einer konkreten Zeitangabe sehr irren, denn es steht nicht in seiner Macht, den Todestag eines anderen Menschen vorherzusagen. Ein außergewöhnliches Beispiel hierfür ist die Krankengeschichte einer Patientin, die in diesen Tagen auf unserer Palliativstation infolge ihres vierten (!) Primärtumors verstarb. Sie berichtete, daß ihr vor 35 Jahren (!) im Zusammenhang mit der ersten Krebserkrankung angekündigt worden sei, sie habe nicht mehr lange zu leben.

Auch wenn ein Arzt über prophetische Fähigkeiten verfügte, wäre die Mitteilung der Restlebenszeit unbarmherzig, da nur wenige Patienten diesem Tag nicht mit steigender, erstarrenlassender Angst entgegensähen. Und außerdem ist es überflüssig, denn der Kranke weiß im Unbewußten selbst, wann er sterben wird. Dies war z. B. im Mittelalter allgemeine Erkenntnis: Der Tod läßt „Zeit vor Vorahnung ...". „Der Todgeweihte allein ermißt die Frist, die ihm noch verbleibt" [1].

Chancen durch die Aufklärung

Mit der Aufklärung über die Diagnose Krebs erhält der Patient gleichzeitig Möglichkeiten von höchstem Wert:

- Der Patient lernt sich selbst besser kennen. Eine Krebskrankheit überfällt einen Menschen nicht im Schlaf, ist kein „Unglücksfall". Sie ist wie andere Krankheiten eine Information über den betreffenden Menschen, beschreibt seine körperlichen Gegebenheiten und ermöglicht darüber hinaus Einblick in den Zustand seiner Seele und seines Geistes. Sie kann als morphologisches Zeichen einer gestörten Ordnung und Disharmonie des Menschen gesehen werden.

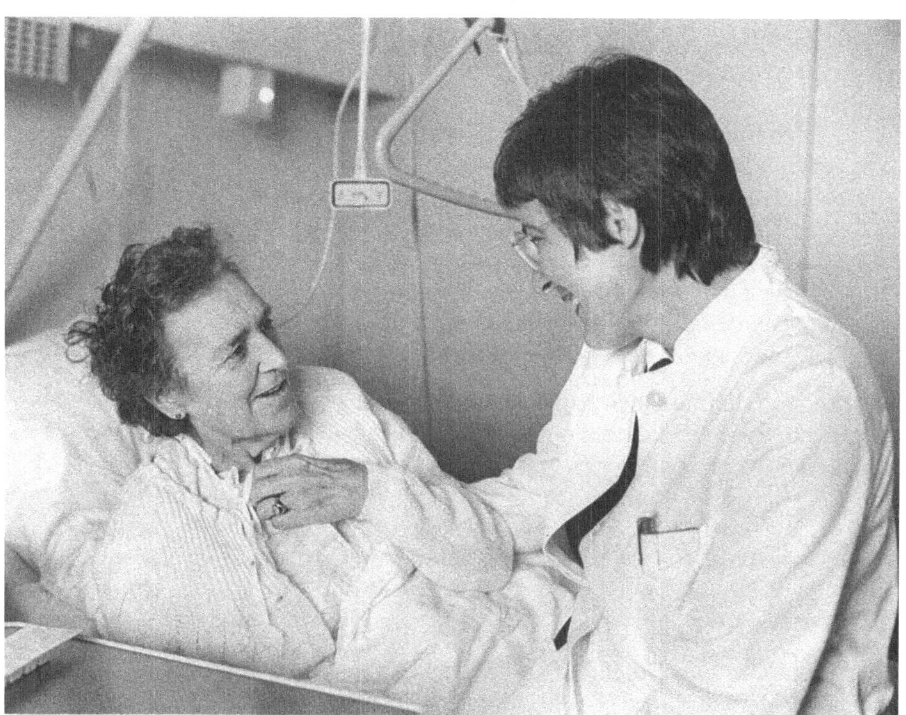

Abb. 1. Arzt-Patient-Beziehung auf der Kölner Palliativstation. Stationsärztin im Gespräch mit einer Patientin 6 Wochen vor deren Tod (Foto: A. Koch)
Frau G. S., geb. 1915, seit 1976 Patientin der Chirurgischen Universitätsklinik Köln. Erste Krebsoperation 2/1976; Rezidivoperationen 1978, 1980; palliative Strahlenbehandlung 1978, 1983.
Regelmäßige Untersuchungen in der Nachsorgesprechstunde seit deren Einrichtung (8/1976). Die Patientin lehrte uns, daß der Kranke ein Urrecht auf die Mitteilung seiner Diagnose und seines Krankheitsverlaufes hat: Sie verzieh uns unseren Fehler der „barmherzigen Lüge" nach Feststellung des ersten Rezidivs und verpflichtete uns zur Wahrhaftigkeit für immer („Es ist *mein* Körper und *mein* Leben ...").
Seit Bestehen der Palliativstation (4/1983) regelmäßige Kurzbesuche im Wohnzimmer der Station, wenn die Patientin zur ambulanten Nachsorge in der Klinik war („Ich komme zu Euch, wenn es mit mir mal schlechter wird."). Erster Aufenthalt auf der Palliativstation 2-3/1987. Nach Entlassung Unterstützung durch den Hausbetreuungsdienst der Station. Erneute stationäre Aufnahme 10/1987.
Die Patientin, eine lebenskluge Frau, Kellnerin, hatte ihr Leben trotz frühem Leid, Entbehrungen und Härte gemeistert. Am Ende dieses Lebens fand sie zu der Weisheit, ihren Tod anzunehmen. Auch bei realistischer Einschätzung des terminalen Krankheitsstadiums behielt sie bis zuletzt Hoffnung („Ich habe nicht mehr lange. Das spüre ich. Ich bete jeden Abend, daß ich am Morgen nicht mehr aufwache." Unmittelbar danach: „Vielleicht erlebe ich doch noch Weihnachten. Das wäre schön ..."). Sie starb am 07.12. 1987 um 03.45 Uhr in Gegenwart ihrer Kinder auf unserer Palliativstation - würdig, mit menschlicher Größe, so wie sie gelebt hatte.

- Der Patient behält die Verantwortung für sich und seine Krankheit. Er ist Partner des Arztes, kann sich über medizinische Behandlungsmöglichkeiten informieren und für das ihm entsprechende Vorgehen entscheiden. Er wird als ein Mensch geachtet, der sein Schicksal tragen kann, wie immer es auch verlaufen wird.
- Der Patient bekommt einen Anstoß, nach dem Sinn seiner Krankheit und seines Lebens zu fragen. Über die Diagnose Krebs berührt ihn die eigene Endlichkeit. Das Prinzip Hoffnung gibt ihm die Kraft zum Weiterleben. Dadurch, daß der Arzt beides vermittelt, Begrenztheit des Lebens und Hoffnung auf Zukunft, erhält der Patient die große Chance der persönlichen Entwicklung und Reifung - gerade in seiner Krankheit, denn wir lernen vor allem durch Leid. „Er (Zeus) wies den Weg zur Weisheit, uns zwingt die ew'ge Satzung durch Leiden lernen ... Auch wider Willen kommt der Mensch zur Einsicht, Gott lenkt das Weltenregiment gewaltsam. Doch Gott ist gütig" (Aischylos, 525-456 v. Chr. [zit. in 22]). Der Patient hat den Leidensdruck, über sein Leben nachzudenken, kann vielleicht zu mehr Erkenntnis gelangen, sein Bewußtsein erweitern und als Folge versuchen, seine Lebensweise zu ändern.
- Der Patient und seine Angehörigen, aber auch der Arzt und alle Mitarbeiter der Station werden durch einen offenen, wahrhaftigen Austausch entlastet, und ihr Miteinanderumgehen entwickelt sich freier.

Die Reaktion der Patienten nach einem Aufklärungsgespräch ist eigentlich immer die gleiche: Sie bedanken sich und schauen mich lange und fest an, als wollten sie das Bündnis bestärken.

3.1.4 Sterben und Tod - Fragen und Erleben

Definition des Todes

Der Tod gehört zum Leben: Er ist das natürliche und unvermeidliche Ende alles Lebenden. Sterben ist der Vorgang, der zum Zustand des Todes führt.

Der Tod wird rechtsverbindlich durch den Arzt festgestellt. Die klassischen Zeichen des eingetretenen Todes sind Fehlen von Atmung, Herzschlag, Körpertemperatur und Reflexen. Für die besonderen Erfordernisse der Intensiv- und Transplantationsmedizin genügt die Feststellung des Hirntodes [12].

Diese medizinisch-technische Definition des Todes führt nur seine Merkmale auf. Aber der Tod ist mehr als das Fehlen der Körperfunktionen. In der ältesten Geschichte wurde der Todeseintritt als der Zeitpunkt verstanden, an dem die Seele den Körper verläßt [1].

Der Tod erscheint auch heute in einem modernen Großklinikum als geheimnisvoller Seinsbereich, das Sterben als äußerste Grenzerfahrung. Die Medizin ist im Bereich Sterben und Tod eng verknüpft mit Philosophie und Religion. Und der Arzt, der einen Sterbenden begleitet, ist Zeuge eines der großen Ereignisse des Lebens.

Beginn des Sterbens

Wann beginnt das Sterben? Wann beginnt der Tod? Leben ist kein stationärer Zustand, kein Ziel, ist ein Prozeß. Auch Sterben ist ein Prozeß. Ein Prozeß, der das ganze Leben über abläuft: in Form realer Zelluntergänge und als symbolische Tode im Sinne von Goethes „Stirb und Werde" („... Und solang du das nicht hast, dieses: Stirb und Werde! Bist du nur ein trüber Gast auf der dunklen Erde" [11]). Sterben ist als Polarität zum Leben gehörig.

Nach allgemeinem Verständnis beginnt das Sterben dann, wenn uns die Diagnose einer mit großer Wahrscheinlichkeit unheilbaren, tödlichen Krankheit gestellt und uns bewußt wird, daß wir in absehbarer Zeit *selbst* sterben müssen. Der Sterbeprozeß hat keinen genau festlegbaren Zeitraum, er endet mit dem Tod [26]. Und der Zeitpunkt, an dem der Tod beginnt, also das Leben endet, kann ebensowenig genau bestimmt werden wie der Zeitpunkt, an dem das Leben anfängt.

Sterbephasen

Jedes *Lebe*wesen will leben. Auch Menschen wollen nicht ohne schwerwiegenden Grund sterben, dies gilt ohne Einschränkung für Krebskranke.

Kübler-Ross [15] hat 5 Phasen beschrieben, welche den Reaktionen von Kranken entsprechen, die sich mit ihrem eigenen Sterben und ihrem nahenden Tod auseinandersetzen müssen:

1. Phase: Nichtwahrhabenwollen und Isolierung („Das kann doch nicht wahr sein!"),
2. Phase: Zorn („Warum gerade ich?"),
3. Phase: Verhandeln („Ja, also ich, aber jetzt noch nicht..."),
4. Phase: Depression („Ich bin nichts mehr wert. Ich werde alles verlieren."),
5. Phase: Zustimmung („Es ist in Ordnung so.").

Diese Phasen des Sterbens treten nicht gesetzmäßig bei allen zum Tode Kranken auf. Nach unserer Beobachtung auf der Palliativstation ist es eher die Ausnahme, wenn ein Patient alle 5 Stadien hintereinander durchmacht. Häufiger ist es, daß Phasen ganz ausbleiben oder immer wieder auftreten oder daß verschiedene Phasen gleichzeitig bestehen. Trotzdem ist die Kenntnis der möglichen Sterbephasen hilfreich, um die emotionalen Reaktionen und Verhaltensweisen unheilbar Kranker besser zu verstehen. Im folgenden werden daher Erklärungen zu den einzelnen Phasen gegeben.

Phase 1

Nach der Aufklärung über eine aller Wahrscheinlichkeit nach zum Tod führende Krankheit versuchen fast alle Patienten zunächst, die Diagnose vor sich selbst zu leugnen. Dies ist eine notwendige Abwehrreaktion des Patienten, wenn die Angst vor dem eigenen Sterbenmüssen nicht erträglich ist. Als Abwehrmechanismen werden in der Psychoanalyse die Bewältigungsversuche der Angst bezeichnet [6]. Zu den möglichen Angstinhalten gehören u.a. die biologischen Gefahren Krankheit und Tod. Und auch bei der Angst vor dem Tod können die verschiedenen Formen der Angstabwehr entsprechend der individuellen Charakterstruktur des Patienten festgestellt werden, z.B. *Verleugnung* und *Verdrängung*, Rationalisierung, Identifikation mit dem Aggressor, Projektion, Reaktionsbildung, Sublimierung. In der Phase des Nichtwahrhabenwollens sollte der Arzt hinter dem Abwehrmechanismus die Angst des Patienten spüren und behutsam damit umgehen, d.h., er sollte diese

Schutzhaltung nicht zerstören, aber auch nicht bekräftigen. Später wird sie meist durch eine wenigstens teilweise Akzeptierung abgelöst, tritt aber immer wieder auf, wenn die Vorstellung des nahenden Todes zu schmerzvoll ist.

Phase 2
In dieser Phase entlädt sich der Zorn des Patienten weitgehend ziellos in alle Richtungen: gegen Angehörige, Pflegepersonal, Ärzte. Dieses aggressive Verhalten ohne äußerlich erkennbaren Grund ist Ausdruck des Unglücklichseins über das eigene Schicksal. Der Arzt sollte sich nicht persönlich betroffen fühlen und das Verhalten hinnehmen.

Phase 3
In der Phase des Verhandelns hat der Patient erkannt, daß es für ihn keine Heilung gibt. Er versucht nur noch, einen Aufschub seines unvermeidlichen Todes zu erreichen, meistens indem er Gott wohlgefälliges Verhalten als Gegenleistung für eine längere Lebensfrist verspricht. Es gehört zur Natur des Menschen, daß nach Ablauf der vereinbarten Zeit die Verhandlungen immer wieder neu aufgenommen werden. Trotzdem sollten der Arzt oder ein Pfarrer prüfen, ob außer dem normalen Wunsch, leben zu wollen, noch ein verborgenes Schuldgefühl besteht, das den Patienten zu diesen Versprechungen veranlaßt.

Phase 4
Die Phase der Depression ist gekennzeichnet vom Gefühl des Verlusts. Traurigkeit, Schmerz und Verzweiflung lassen sich zwei unterschiedlichen Formen der Depression zuordnen. Die *reaktive Depression* kann als Folgeerscheinung der Krebskrankheit auftreten, verursacht durch den Verlust der körperlichen Gesundheit und Unversehrtheit, aber auch mittelbar durch den Verlust der Berufstätigkeit sowie der finanziellen und sozialen Unabhängigkeit. Hier kann der Arzt versuchen, mit Worten Trost zu geben und ggf. soziale Hilfen durch die Mitarbeit eines Sozialarbeiters erschließen. Die *„vorbereitende Depression"* bezieht sich auf den bevorstehenden Verlust des ganzen Lebens, auf den eigenen Tod. In dieser Phase der Depression bereitet sich der Kranke auf sein nahes Ende vor. Das Leiden scheint notwenig, um das letzte Stadium der Zustimmung erreichen zu können. Deshalb sind jetzt Ablenkung und Ermunterung nicht sinnvoll, wichtig dagegen ist Zeit zum Nachdenken und Trauern. Der Arzt sollte so oft wie möglich, wenn auch nur kurz, nach dem Patienten sehen und ihm zeigen, daß er ihn versteht.

Phase 5
In der letzten Phase eines längeren Sterbeprozesses sieht der Kranke seinem Tod „mit mehr oder weniger ruhiger Erwartung entgegen", er nimmt sein Schicksal an. Der Sterbende hat sich aus der aktiven Welt auf sich selbst zurückgezogen, ist meistens schwach und müde, reagiert mit dankbarem Blick, wenn seine Hand schweigend gehalten wird und er nicht allein gelassen ist. Für ihn und seine Angehörigen ist es jetzt gleichermaßen ein Trost, wenn der Arzt durch häufige Besuche am Krankenbett erkennen läßt, daß er den Patienten auch sterbend als Menschen nicht aufgibt.

Längst nicht jeder Mensch erreicht das Stadium, in dem er den Tod ruhig annehmen kann. Jeder stirbt auf seine Weise, dies müssen *wir* annehmen. Selbst wenn ein Patient bis zu seinem Lebensende in der Phase des Nichtwahrhabenwollens bleibt und seine fortschreitende Krebskrankheit vor der Umwelt leugnet, kann er in Würde sterben - es ist dann *seine* Art, mit dem Problem umzugehen [5].

Als Phänomen läßt sich immer wieder feststellen, daß das Lebensprinzip Hoffnung in alle Sterbephasen mit eingeht und auch noch in der Phase der Zustimmung zum Tod erscheint.

Akzeptieren von Sterben und Tod

Es fällt uns Menschen offenbar schwer, das Ende des Lebens in vollem Einverständnis anzunehmen oder gar den Tod als Ziel eines vollendeten Lebens zu erkennen. Bei der Arbeit mit Krebspatienten zeigt sich immer wieder, daß diese alle verfügbaren, auch belastenden, medizinischen Möglichkeiten nutzen, um ihr Leben zu erhalten oder wenigstens das Ende einige Zeit hinauszuzögern („Ich möchte so gern noch etwas leben ..."). Dies gilt uneingeschränkt für Kranke unserer Palliativstation, bei denen keine Hoffnung auf Heilung besteht und die häufig tumor- oder therapiebedingte körperliche Einschränkungen und z.T. auch entstellende Defekte ertragen müssen.

Bei den Patienten, die ihren Tod annehmen konnten, war meist eine lange Krankheitsdauer vorausgegangen, welche genug Zeit und Leid geboten hat, um den Abschied vom Leben zu erleichtern. Eine ausgesprochen glückliche Einstellung zum Tod, wie sie Mozart 1787 im Alter von 30 Jahren beschrieb, ist wohl heute, zumindest bei Krebskranken, selten und wurde von mir nicht beobachtet: „Da der Tod der wahre Endzweck unseres Lebens ist, so habe ich mich seit ein paar Jahren mit diesem wahren, besten Freund des Menschen so bekanntgemacht, daß sein Bild allein nichts Schreckliches für mich hat, sondern recht viel Beruhigendes und Tröstendes. Und ich danke meinem Gott, daß er mir das Glück gegönnt hat, ihn als den Schlüssel zu unserer wahren Glückseligkeit kennenzulernen ..." [zit. in 18].

Fehlende Akzeptanz des Todes kann schwerpunktmäßig verschiedene Gründe haben: Lebenswillen oder Todesangst [17, 26, 30].

Wunsch und *Wille zum Weiterleben* und Ablehnung des Todes ganz einfach deshalb, weil es schön und sinnvoll ist zu leben, können (auch) bei Krebskranken nicht selbstverständlich angenommen werden. Im Gegenteil, es fällt einem Menschen dann besonders schwer zu sterben, wenn „ungelebtes Leben" vergangen ist, wenn er sein Selbst nicht verwirklichen konnte, wenn viele Wünsche und Erwartungen an das Leben und an sich selbst unerfüllt blieben bzw. Sinn und Wert des eigenen Leids nicht verstanden wurden. Loslassenkönnen vom irdischen Leben fällt Kranken mit zunehmendem Alter häufig leichter als jüngeren Sterbenden, korreliert aber ebenso wie Reife nicht unbedingt mit dem Lebensalter. Eine Voraussetzung, den Tod zu akzeptieren, ist die Zufriedenheit mit einem erfüllten Leben.

Beim Erleben der *Todesangst* ist zu unterscheiden zwischen der Angst (oder früher differenziert als Furcht) vor dem Sterbevorgang und der Angst vor dem Zustand des Todes. Sehr viele Patienten unserer Palliativstation berichten im vertraulichen Gespräch von ihrer *Angst vor dem Sterben* („Ich habe Angst vor dem Sterben, vor dem Tod nicht."). Diese Angst bezieht sich auf das Leiden vor dem Tod, z. B. darauf, bei vollem Bewußtsein hilflos und allein gelassen unter qualvollen Schmerzen zu sterben, möglicherweise zu ersticken. Außerdem befürchten die Patienten, während eines längeren Krankenlagers zunehmend pflegebedürftig und abhängig von der Hilfe anderer zu werden und dadurch Selbstbestimmung und persönliche Würde zu verlieren.

Angst vor dem Totsein ist dagegen weniger vordergründig und wird nicht so häufig geäußert. Hier ist die Angst auf das „Danach" bezogen, auf das Unbekannte, das dem Sterben folgt: Gibt es ein Weiterexistieren in irgendeiner Form, die Unsterblichkeit der Seele? Wird die Bilanz unseres Lebens gezogen? Was folgt auf unsere Schuld? Gibt es einen strafenden Gott, ein Jüngstes Gericht? Erlebt der Mensch die Wiedergeburt? Ein anderer Aspekt der Angst ist, nach dem Tod als Individuum vollständig ausgelöscht zu sein, betrifft also das Nichtmehrdasein, Wegsein, die Endlichkeit des persönlichen Lebens. Überdauern ausschließlich weitergegebene Gedanken, besondere Taten und Kinder unser Leben?

Die Angst vor der Vergänglichkeit und Unsicherheit wie letztlich auch die Angst vor dem Tod lassen tiefenpsychologisch als Gemeinsames die „Angst vor der Wandlung" erkennen. Diese entspricht unserem Streben nach Dauer und unserem Wunsch nach Unsterblichkeit und ist eine der Grundformen der unvermeidlich zu unserem Leben gehörenden Angst [23]. Es ist unumgänglich für unsere Weiterentwicklung, den großen Ängsten nicht auszuweichen, sondern ihnen zu begegnen, sie anzunehmen und sich mit ihnen auseinanderzusetzen.

Doch letztendlich kann kein Mensch mit Sicherheit sagen, was nach dem Sterben sein wird. Und obwohl wir wissen, daß jedes Lebewesen stirbt - im tiefsten Innern glauben wir (fast alle) an unsere eigene Unsterblichkeit.

Umgang mit der Angst des Patienten

Die Angst des Patienten sollte der Arzt wahrnehmen und ansprechen („Das muß eine sehr schwere Zeit für Sie sein. Ich kann mir vorstellen, daß viel Angst dabei ist . . ."). Gespräche des Arztes mit dem Kranken können die Angst fast immer lindern. Insbesondere der *Angst vor dem Leiden beim Sterben* kann der Arzt viel entgegensetzen. Er kann versichern, daß starke oder gar unerträgliche Schmerzen und andere quälende körperliche Beschwerden auch im letzten Krankheitsstadium nicht sein müssen, daß nahezu alle Symptome durch die fachkundige Anwendung geeigneter Medikamente auf ein erträgliches Maß eingestellt werden können, daß der Kranke die Schmerzmittel in ausreichender, individueller Dosierung nach vorgegebenem Zeitplan erhalten wird, ohne ständig darum bitten zu müssen, und daß danach weder dauernde Müdigkeit noch Verwirrtheit auftreten. Er sollte versprechen, daß der Patient in schwierigen Situationen nicht allein gelassen wird und sich mit Fragen und Problemen stets an ihn wenden kann.

Weiter sollte der Arzt erklären können, daß die Schwestern und Pfleger der Station erfahrene, von ihm geschätzte Mitarbeiter sind, die sorgfältiges Pflegen als ihre selbstverständliche Aufgabe ansehen und bemüht sind, auf die besonderen Erfordernisse und Wünsche des einzelnen Kranken einzugehen. Der Arzt kann außerdem mitteilen, daß die Angehörigen des Patienten zu jeder Zeit auf der Palliativstation willkommen sind, daß sie sich an der Pflege beteiligen dürfen und es ihnen erlaubt ist, dem Kranken bei Verschlechterung des Zustands auch nachts beizustehen, daß sie mitversorgt werden und auch ihnen geholfen wird, falls dies nötig sein sollte.

Die *Angst vor dem baldigen Zustand des Todes* erfordert dagegen Gespräche, welche den philosophisch-religiösen Bereich einbeziehen. Alle Patienten, die lange genug (Leidens-)Zeit haben, sich auf ihren Tod vorzubereiten, machen sich in irgendeiner Form Gedanken über den Sinn des Lebens, des Leidens und des Sterbens sowie darüber, was dem Sterben folgen wird. Diese uralten Sinnfragen richten sie dann an den oder die Menschen ihres Vertrauens. Es kann der Krankenhauspfarrer sein, der ausgewählt wird, sehr häufig aber auch der Arzt, oder es ist eine Schwester.

Ich denke, daß ein Arzt, der persönlich zu metaphysischen Themen angesprochen wird, nicht auf Spezialisten für Seele und Geist, z. B. Seelsorger und Psychologen, verweisen darf. Er muß sich selbst diesen Fragen stellen, wenn er nicht nur körperliche Defekte reparieren will, sondern dem kranken Menschen als Einheit von Körper, Seele und Geist begegnen und helfen möchte.

Erlöst wird nur das, was angenommen wird - dieses Gesetz gilt auch im Sterben. Und Sterben bejahend zu akzeptieren gelingt restlos eigentlich nur dann, wenn der Mensch religiös ist. Hierbei wird unter Religion kein kirchlich orientiertes Glaubensbekenntnis verstanden, sondern „religio“ im ursprünglichen Sinn als Rückbindung an einen transzendenten Hintergrund in uns, an den Kosmos, an Gott. Toleranz gegenüber jedem Glauben und seiner Ausübung sollte für den Arzt selbstverständlich sein. Er kann sogar seine Behandlung erweitern, wenn er den Glauben des Kranken miteinbezieht. Alle großen Religionen der Erde aus verschiedenen Kulturen und Zeitaltern lehren letztlich „doch gleichartige Grundsätze der Ethik und Geistigkeit“ [10]. Glauben an ein Weiterleben der Seele nach dem Ende ihres sinnlich wahrnehmbaren Seinszustands bedeutet Hoffnung auch noch im Sterben. Und Hoffnung erleichtert nicht nur zu leben, sondern hilft auch, leichter zu sterben.

Vorbereitung auf das Sterben

Der zum Sterben Kranke kann sich dann auf sein Sterben vorbereiten und auch seine Angehörigen einbeziehen, wenn ein *ehrlicher, offener Umgang* mit ihm besteht. Ein Patient, der den Wunsch und die Möglichkeit hat, über sein Sterben zu sprechen, fühlt sich nicht mehr isoliert, ist wie von einer schweren Last befreit, wird ruhiger, und seine Angst läßt nach.

Die Not eines Menschen, der feststellt, daß er ein Sterbender ist, dieses Wissen um sein Sterben aber mit seinem Arzt und seiner Familie nicht teilen kann, beschrieb Tolstoj [28] vor ungefähr 100 Jahren mit unveränderter Gültigkeit: „Für Iwan Iljitsch war nur die eine Frage wichtig: Ist mein Zustand gefährlich oder nicht? Der Doktor jedoch ignorierte diese unpassende Frage ... Iwan I. sah, daß er sterben müsse, und war in ununterbrochener Verzweiflung ... Die Hauptqual für Iwan I. lag in der Lüge, in der von allen anerkannten Lüge, daß er nur krank und nicht ein Sterbender sei ... Die Lüge, die sich an seinem Sterbebett breitmachte, mit der sie immer wieder den furchtbaren, feierlichen Akt seines Todes ihren Gesellschaften, Fenstervorhängen und Diners mit Fischspeisen gleichstellten ... Diese Lüge um ihn und in ihm vergiftete mehr als alles andere die letzten Lebenstage von Iwan I. ...

Iwan I. sieht den Doktor an, als wollte er ihn fragen: Wirst du dich niemals schämen, so zu lügen?" (*Der Tod des Iwan Iljitsch*, 1886).

Sterben wurde in anderen Kulturkreisen und zu früheren Zeiten als Kunst verstanden. Zeugnisse der alten Weisheitslehren und der Anweisungen zum Sterben sind das *Tibetanische Totenbuch*, das *Ägyptische Totenbuch* und die *Ars moriendi*, ein Traktat über die Kunst des Sterbens aus dem mittelalterlichen Deutschland. Eine Botschaft dieser Lehren ist, daß die Kunst zu sterben und die Kunst zu leben gleichermaßen wichtig sind und sich gegenseitig bedingen [7].

Viele Patienten unserer Palliativstation haben uns gelehrt, daß auch noch oder ganz besonders in Nähe des Lebensendes und im Sterben eine persönliche Weiterentwicklung möglich ist. Ein Sterbender, der um seine Situation weiß, kann die letzte Zeit nutzen für einen Lebensrückblick, für Erklärungen, für Verstehen und zum Verzeihen, vielleicht auch, um Verzeihung zu erbitten oder zum Danken. Es gibt noch eine Zeit zum Regeln von Angelegenheiten, zum Ordnen und Verteilen von irdischem Besitz, aber auch zum Ordnen von Gedanken und Gefühlen, zum Aussöhnen mit seinem Schicksal und mit Gott - vielleicht sogar zum Ganzwerden und Einssein mit sich selbst, dem Kosmos und dem Göttlichen. Der nicht plötzliche Tod bietet dem Kranken die große Chance, sein Leben noch vollenden zu können. Hierbei zu helfen ist Sterbebegleitung im weitesten Sinne.

Wer sich mit dem Sterben versöhnt hat, spricht nicht vom verlorenen Kampf gegen den Tod. Sterben bedeutet dann keinen Abbruch, sondern das bereitwillig angenommene Ende des Lebens. Ein Mensch, der letztlich einverstanden ist zu gehen, der sich verabschiedet und das Leben loslassen kann, hat die Weisheit erlangt, das unabänderliche Naturgesetz von Geburt - Leben - Sterben - Tod anzunehmen. Er fühlt sich im Gesamtschicksal der Menschheit aufgehoben. Den Tod anzunehmen bedeutet, den Lösungs- in einen Erlösungsprozeß zu verwandeln.

Aber nicht jedem Kranken gelingt das. Auch im Sterben bleibt ein Mensch ganz er selbst. Und jedes Sterben ist so einmalig wie der Mensch, der stirbt. Diese Einmaligkeit der Person auch im Sterben zu achten und zuzulassen, sie nicht durch professionell festgelegte, routinierte Sterbebegleitung verändern zu wollen ist ein Geschenk für den Sterbenden. So gibt es keine allgemeingültigen Regeln dafür, wie „dem Sterbenden" zu begegnen ist. Der Arzt sollte sich so natürlich wie möglich verhalten und erfühlen oder auch erfragen, was gerade dieser ganz besondere Sterbende braucht. Der Dichter sagt es in seiner Sprache: „O Herr, gib jedem seinen eignen Tod. Das Sterben, das aus jenem Leben geht, darin er Liebe hatte, Sinn und Not... Denn dieses macht das Sterben fremd und schwer, daß es nicht *unser* Tod ist; einer, der uns endlich nimmt, nur weil wir keinen reifen. Drum geht ein Sturm, uns alle abzustreifen" [24].

Die meisten Patienten unserer Palliativstation erhoffen sich ein ruhiges, schmerzfreies Sterben („Ich möchte einmal friedlich einschlafen..."), wünschen sich die Nähe wenigstens eines vertrauten Menschen, der ihre Hand hält und den Sterbeakt beschützt. Es gibt aber auch Kranke, die allein sterben können und wollen - oder müssen, da sie durch Angehörige oder sogar durch alle Menschen in ihrem Sterben gehindert sind. Und es ist auch in Ordnung und zu achten, wenn ein Patient sich für ein anderes Sterben entscheidet, als wir es ihm gewünscht hätten, wie z.B. bei dem Kranken, Naturwissenschaftler, der sich eine Woche vor seinem Tod für eine aggressive Behandlung entschied, von unserer Palliativstation in eine andere

Klinik verlegt wurde und dort auf der Intensivstation verstarb. Jeder Mensch hat den Tod, für den er reif ist, der ihm und seinem Wesen entspricht.

Ich habe den Eindruck, daß sich Schwerkranke schon einige Zeit vor ihrem Tod im geheimen den oder die Menschen zur Begleitung in ihrer Todesstunde aussuchen. Der Sterbende hat offenbar Einfluß darauf, wann er stirbt. Er kann seinen Sterbetermin nämlich so einrichten, daß die ihm hierfür wichtigen Personen dabei sind; z. B. kann er warten, bis die Tochter aus dem Ausland angereist ist, eine bestimmte Schwester oder die Stationsärztin Dienst haben. Er kann aber auch gerade dann sterben, wenn der Ehepartner nach stundenlangem Wachen das Krankenzimmer für wenige Minuten verlassen hat oder kurzfristig eingeschlafen ist. Auch das ist, so wie es ist, in Ordnung. Dies sollte der Arzt den Angehörigen erklären, die sich oft wegen des ihrerseits verfehlten Todeszeitpunkts mit Schuldgefühlen quälen.

Ein Mensch stirbt

Bei den vielen Todesereignissen, die ich auf der Palliativstation miterlebt habe, verließ jeder Sterbende das Leben auf eine andere, seine eigene Weise, hat dabei seinen persönlichen Lebensstil fortgeführt.

Es gibt das gesellschaftlich einsame Sterben, wenn ein Sterbender keine nahestehenden Angehörigen hat oder sich „entscheidet", ohne ihre Anwesenheit zu sterben. Auf unserer Palliativstation ist es dann ein selbstverständliches Vorgehen, daß abwechselnd wenigstens ein Mitarbeiter an seinem Bett wacht. Kein Patient soll sich im Sterben allein gelassen fühlen.

Andere Sterbende wünschen sich, mit einem ihnen sehr verbundenen Menschen ihr Sterben möglichst ungestört durchzustehen.

Das Sterben kann jedoch auch, falls es dem Sterbenden entspricht, als feierliches Ereignis im Familien- und Freundeskreis auf der Station zelebriert werden. Beispielsweise sitzen dann der Lebenspartner und die Kinder, manchmal auch nahestehende Freunde versammelt um das Krankenbett, streicheln den Sterbenden liebevoll, halten seine Hände, sprechen beruhigend zu ihm oder kühlen im schweigend die Stirn, befeuchten seine Lippen. Fast immer brennt eine Kerze, gelegentlich wird leise klassische Musik gespielt. Es ist eine erhabene, ganz besondere Atmosphäre im Sterbezimmer, die Stimmung erinnert zuweilen an den Geist und sakralen Zauber alter, kunstvoller Kirchen.

Der Arzt kann die körperlichen Schmerzen des Sterbenden oft durch zusätzliche Medikation erleichtern. Auch hierbei sollte er individuell vorgehen und eine bewußte Erfahrung des Sterbens nicht routinemäßig durch die Medikamentengabe verhindern. Bereits durch seine Gegenwart vermag der Arzt eine beruhigende Wirkung auf den Sterbenden und dessen Angehörige auszuüben. Er wird die Anwesenden behutsam in der Sterbebegleitung unterweisen, z. B. wird er ihnen erklären, daß der Sterbende, auch wenn er auf Ansprache nicht mehr sichtbar reagiert, die Situation doch wahrnimmt, die Stimmen der Angehörigen hört und ihre Berührungen spürt, daß sie also den Sterbenden in Gespräche und Handlungen so einbeziehen sollten, als wäre er wach.

Dieser Endzustand des Sterbeprozesses kann viele Stunden andauern. Der Arzt und die diensthabenden Schwestern oder Pfleger werden immer wieder ihre anderen Arbeiten unterbrechen und nach dem Sterbenden und seinen Angehörigen sehen. Wenn sich die Zeit des Todeseintritts nähert, werden auch sie vom Sterbebett nicht mehr weggehen, obwohl das Warten auf den letzten Atemzug meist länger dauert, als sich zunächst einschätzen läßt.

Auch wenn viele Menschen um den Sterbenden versammelt sind, in seinem Erleben des Übergangs vom Leben zum Tod ist er doch allein. Dahin kann ihm kein Mensch folgen, der nicht eigene Sterbeerfahrung hat, denn wir erschließen Fremdseelisches nur über uns selbst. Letztlich macht der Tod uns alle sprachlos. Und laute Geräusche erschrecken auch den Sterbenden, während Ruhe, Stille in den letzten Stunden offenbar wohltuend und wichtig zur Vorbereitung auf den Tod sind.

Fast immer ist es notwendig, die Angehörigen zu stützen, damit sie diese schwierige Zeit durchstehen können. Nicht selten ist es das erste Sterben, das sie miterleben. Und zu der Angst vor dem ihnen unbekannten Vorgang kommt noch eine tiefe Betroffenheit, weil sie hierbei einen nahestehenden oder sogar ihren liebsten Menschen endgültig verlieren. Hilfreich können in dieser Situation ein freundlicher Blick und ein Lächeln sein, ein Papiertaschentuch, eine Hand, Schweigen im Sinne eines stillschweigenden Verstehens. Manchmal hilft mehr das Mitteilenkönnen ihrer Angst und Verzweiflung oder eine kleine Erzählung, die aus der Starre wieder in das Leben lenkt. Nicht zuletzt können den Angehörigen eine Tasse Kaffee, ein kleiner Imbiß oder, wenn die Zeit des Sterbens und Begleitens lange dauert, ein handfestes Essen guttun.

Es wird von einem Arzt erwartet, daß er auch in der Sterbesituation erfahren, sicher und verläßlich ist, daß er fachlich kompetent Schmerzen jeder Art, den körperlichen, seelischen und geistigen, begegnen kann, daß er zu dem Naturvorgang Sterben seine persönliche Einstellung gefunden hat und ihn nicht wegen eigener Ängste abwehren muß, daß er dem Sterbenden und dessen Angehörigen eine belastbare Stütze ist und trotzdem ein Mensch, der weiß, daß ihn das gleiche Ereignis auch einmal betrifft. Und der Arzt sollte seinem Patienten die gleiche Würde im Sterben gewähren, die er dann für sich selbst wünscht.

Nach dem Sterben

Wenn der meist lang erwartete Tod des Patienten eingetreten ist, weinen seine Angehörigen oft fassungslos am Sterbebett, als hätten sie das Sterben eigentlich doch nicht für möglich gehalten. Sie benötigen dann tröstenden Beistand.

Auf unserer Palliativstation bitten wir die Hinterbliebenen üblicherweise zunächst zu einer Tasse Kaffee in das Wohnzimmer. Während dieser Zeit wird der Verstorbene entsprechend den Erfordernissen gewaschen, frisch gekleidet und sorgfältig gebettet. Hierbei gilt, daß der Körper im Zustand des Todes mit der gleichen Würde zu behandeln ist wie zu Lebzeiten des Patienten. Dann wird das Zimmer hergerichtet, der Nachttisch mit Blumen, einer Kerze und, so es dem Glauben des Verstorbenen entspricht, einem Kreuz geschmückt.

Anschließend begleiten alle diensthabenden Stationsmitglieder die Angehörigen in das Sterbe- bzw. Totenzimmer, und gemeinsam nehmen wir Abschied vom Patienten. Die Angehörigen haben danach die Möglichkeit, allein bei ihrem Verstorbenen zu bleiben, so lange es ihnen Bedürfnis ist. Sie empfinden es fast alle als wohltuend, daß der Leichnam nicht kurz nach Eintritt des Todes fortgebracht wird, sondern zum Abschiednehmen einige Zeit auf der Station verbleibt.

Später gibt es oft ein weiteres Gespräch im Wohnzimmer. Die Angehörigen berichten dann häufig unter Tränen von dem Verstorbenen, insbesondere von seinen letzten Tagen und Stunden, den wertvollen letzten Worten. Sie sind trotz ihrer Trauer erleichtert und dankbar, daß er „es geschafft" hat, friedvoll und ruhig, und daß sie sein Sterben begleiten und miterleben durften. Einige sprechen auch vom Beginn und Verlauf der Krebserkrankung, suchen nach Schuld für deren Entstehung und den tödlichen Ausgang, machen anderen oder sich selbst Vorwürfe. Viele Angehörige beklagen verzweifelt den großen Verlust, den der Tod des Patienten für sie bedeutet. Es gibt aber auch nicht wenige Menschen, die dem Ableben ihres Familienmitglieds distanziert gegenüberstehen. Dies können und sollten wir nicht bewerten oder gar verurteilen: Positive Gefühle, die es während des Lebens nicht gab, sind auch im Sterben und nach dem Tod nicht zu erwarten.

Der Arzt sollte den Angehörigen anteilnehmend und ruhig zuhören, er kann vielleicht noch einiges zum Krankheitsgeschehen erklären, wird Lob geben, wenn z.B. die Angehörigen über lange Zeit einen großen persönlichen Einsatz geboten haben, oder wird ganz einfach den Arm um die Trauernden legen. Wenn diese letztlich die Palliativstation verlassen, haben sie einen ersten Trost erfahren und das Angebot erhalten, uns auf der Station zu besuchen, so oft sie möchten.

Nach dem Todesfall sollte der Arzt unbedingt wenigstens kurz mit den anwesenden Schwestern bzw. Pflegern über den Sterbeverlauf des Patienten sprechen. Wie haben *wir* dieses Sterben empfunden? Haben wir bei der Medikation, Pflege und Begleitung alles bedacht? Diese Gespräche werden möglichst am gleichen oder am nächsten Tag geführt, da ein zeitlicher Aufschub bis zur wöchentlich stattfindenden Stationskonferenz die Mitarbeiter sehr belasten kann.

Auch bei den übrigen Kranken der Station ist das Sterben ihres Mitpatienten offen anzusprechen, falls sie es miterlebt oder davon erfahren haben. Wenn in einem Zweibettzimmer außer dem Sterbenden ein weiterer schwerkranker Patient „mitbegleitet" werden muß, ist das für Arzt und Pflegende stets eine schwierige Aufgabe. Der Mitpatient ist nämlich der kritischste Beobachter des Sterbeverlaufs, da er sich als potentiell nächsten Sterbenden sieht. Aber auch diese, nach Möglichkeit zu vermeidende räumliche Situation kann eine gute Auswirkung haben, denn häufig erklärt danach der Mitpatient: „Jetzt habe ich keine Angst mehr vor dem Sterben. So wie mein Bettnachbar möchte ich auch sterben ..."

Trauerphasen

Die Angehörigen erleben durch den Tod eines geliebten Menschen einen tiefgehenden Verlust. Um dieses Gefühl von Verlust aufzuarbeiten, ist es nötig, sich dem Trauerprozeß zu stellen, also Tod, Trauer, Schmerz zu akzeptieren.

Vergleichbar mit den Phasen des Sterbens hat Kast 4 *Phasen des Trauerns* beschrieben, die Menschen nach dem Abschiednehmen verschiedenster Art durchleben:

1. Phase: Nichtwahrhabenwollen,
2. Phase: aufbrechende Emotionen (z.B. Zorn, Angst, Trauer, Schuldgefühle),
3. Phase: Suchen und Sichtrennen,
4. Phase: neuer Selbst- und Weltbezug.

Nach erfolgreich beendeter Trauerarbeit sind die Werte, die in der Beziehung zu dem Verstorbenen lagen, in die eigene Persönlichkeit integriert worden. Es geschieht eine Wandlung zu einem neuen Selbst- und Weltverständnis - als Chance für einen menschlichen Reifungsprozeß [13].

Viele Angehörige fühlen sich den Mitarbeitern unserer Palliativstation noch Jahre nach dem Todesereignis verbunden und kommen immer wieder zu Besuchen in das Wohnzimmer. Gespräche über den Verstorbenen, Erinnerungen an seine letzte Lebenszeit und an sein Sterben helfen, daß der Trauerprozeß gelingt.

Gedanken beim Sterben eines Patienten

Einen Menschen in seiner letzten Lebensstunde zu begleiten ist für mich wie an einem heiligen Akt teilzuhaben. Wenn ich am Bett eines Sterbenden sitze, beim Warten auf den Eintritt des Todes, wird mir immer wieder bewußt, wie geheimnisvoll diese Situation ist. Was geschieht eigentlich wirklich im Augenblick des Sterbens? Es ist etwas Unfaßbares, Großes. Nach dem letzten Atemzug ist alles anders. Es ist etwas Wesentliches geschehen, das einer anderen Dimension angehört. Das Phänomen Tod ist ein Rätsel, das im Sterberaum gelöst vorliegt, aber für mich nicht greifbar ist.

Behält der sterbende Patient sein Bewußtsein, nimmt er seinen eigenen Körper und seine Umgebung aus einiger Distanz wahr, wie das Menschen berichtet haben, die für „klinisch tot" erklärt worden waren und nach erfolgreicher Reanimation zum Leben zurückkehrten? Und sind die Erfahrungen, die diese Patienten außerhalb ihres Körpers gemacht haben, allgemeingültig: das Wiedersehen bereits verstorbener nahestehender Angehöriger, die Begegnung mit dem Licht, der Lebensrückblick, das Gefühl von Frieden, Ganzheit, Glück?

Leben Tote auf einer anderen Seinsebene weiter unter uns? Was vermögen sie? „Immer sind die Toten inmitten der Lebenden gegenwärtig, an bestimmten Orten und zu bestimmten Zeiten. Aber ihre Gegenwart ist sinnlich wahrnehmbar nur für die, die dem Tode nahe sind" war Klosterwissen im Mittelalter [1]. Haben zum Leben Zurückgekehrte tatsächlich keine Todesangst mehr, sondern im Gegenteil eine „stille Sehnsucht" nach dem Sterbeerleben? Fragen dieser Art werden am Sterbebett nicht selten von den Angehörigen an den Arzt gestellt, wenn sie spüren, daß er solchen Gedanken zugänglich ist. Viele Angehörige haben durch das oft lange Krebsleiden ihres Familienmitglieds dazu gefunden, Bücher über diese Thematik zu lesen [16, 21, 29].

Gespräche mit Kranken in Todesnähe werden reduziert auf das Einfache und Wesentliche. Es gibt meist keine Zeit mehr für Unwahrhaftiges und Bedeutungsloses.

Und im besonderen die Sterbestunde ist eine Zeit, die ganz wahr ist. Sterben ist ein intimer Vorgang ohnegleichen. In der Zeit des Sterbens offenbart sich dem hierfür sensiblen Arzt schlaglichtartig das ganze Wesen und Leben des Patienten. Wie ein Mensch lebt, so wird er sterben. In der Umkehrung besagt der Satz: Wie ein Mensch stirbt, so hat er gelebt. Das Ende ist das verkleinerte Abbild des Ganzen. Diese Beobachtung, die ich bei jedem Sterbenden auf unserer Palliativstation machen konnte, findet ihre Entsprechung in einem alten Gesetz, welches besagt, daß jeder Anfang das Ende in sich trägt, d.h., daß im Beginn einer Sache bereits Verlauf und Ende festgelegt sind [3].

Die Art der Krankheit, die unmittelbare Todesursache, die äußeren Umstände am Sterbeort, das Verhalten des Patienten und seiner Angehörigen beim Sterben, die anwesenden Menschen und ihre Beziehungsqualitäten, die Uhrzeit, die Stimmung im Raum - die Gesamtheit dieser Eindrücke zeigt mehr über die Persönlichkeit und das Schicksal des Patienten, als dieser möglicherweise zu sagen bereit wäre. Sterbende fürchten sich vielleicht auch aus diesem Grund davor, die Kontrolle über ihr Leben zu verlieren. Der oft geäußerte Wunsch der Patienten, in Würde sterben zu wollen, beinhaltet auch, daß all das, was im Sterben erkannt wurde, mit Verständnis, Achtung und Diskretion zu handhaben ist. Ärztliche Schweigepflicht gilt über den Tod des Patienten hinaus [2].

Sterbequalität

Die Qualität der Zeit, d.h. die ganz bestimmte Eigenschaft eines Augenblicks mit seinen originalen Möglichkeiten, die in früheren Kulturen große Bedeutung hatte, ist heute wiederentdeckt. Sie wird der Quantität der Zeit, wie sie durch Uhren gemessen wird, zunehmend häufiger gegenübergestellt [3]. So wurde auch das Wort „Lebensqualität" geprägt, welches die Qualität der Zeit (oder einer bestimmten Zeit) des Lebens meint.

Folgerichtig ist es, von *„Sterbequalität"* zu sprechen, von der Qualität der Lebenszeit im Sterben. Sie soll durch umfassende palliative Therapie möglichst günstig beeinflußt werden. Hierbei ist zu beachten, daß die Sterbequalität, ebenso wie die Lebensqualität, für jeden Menschen subjektiv eine andere Beschaffenheit hat, die außerdem mit der linearen Zeit veränderlich ist.

Unter der Bezeichnung *„Thanatopsychologie"* entstand in den letzten Jahrzehnten eine Teildisziplin der Psychologie, die sich mit der wissenschaftlichen Erforschung „todbezogener Erlebens- und Verhaltensweisen" befaßt [30].

Thanatopsychologische Untersuchungen sind wohl von theoretischem Interesse. Was in der Praxis dem sterbenden Menschen hilft, sind vor allem jedoch so einfache, altbekannte Phänomene wie mitmenschliche Zuwendung, Verstehen, Wärme und Liebe.

Kriterien zur Verbesserung der Sterbequalität

Die Qualität in der Sterbephase kann verbessert werden, wenn der Arzt und alle Mitarbeiter einer Station um folgende Punkte nicht nur wissen, sondern sie auch schlichtweg in die Tat umsetzen:

- Das Sosein des Patienten erkennen, annehmen und wertschätzen,
- sich um einfühlendes Verstehen bemühen,
- Selbstbestimmung des Patienten beachten,
- gute Schmerz-/Symptomkontrolle durchführen,
- sorgfältige Pflege leisten,
- mitmenschliche Begegnung und Gesprächsbereitschaft bieten,
- Wahrhaftigkeit *und* Hoffnung erhalten,

- Angehörige einbeziehen,
- Wärme, Herzlichkeit und Liebe schenken,
- den Patienten bis zuletzt nicht aufgeben,
- jedem Patienten seinen persönlichen, individuellen Tod ermöglichen,
- den Patienten im Sterben nicht allein lassen (außer, er wünscht es),
- Würde und Diskretion über den Tod hinaus wahren,
- die eigene Echtheit immer wieder überprüfen und lebenslang an der persönlichen Weiterentwicklung arbeiten.

Der Gewinn

Umfassende Sterbebegleitung erfordert vom Arzt wie auch von allen anderen Berufsgruppen, die auf einer Palliativstation arbeiten, den Einsatz der ganzen Person. Aber dafür erhalten wir alle eine Bereicherung des eigenen Lebens von unschätzbarem Wert zurück.

Jedes Sterben eines Patienten erinnert an unsere eigene Sterblichkeit und wiederholt in individueller Variation immer die gleichen Lektionen über das Leben:

- „Es ist einfach herrlich zu leben" (Zitat aus einer Urlaubskarte, die eine Patientin unserer Palliativstation zwischen zwei stationären Aufenthalten schrieb).
- Die Zeit ist fließend: Gegenwart und Zukunft werden schnell eins mit der Vergangenheit.
- Am Ende des Lebens haben alle Menschen gleichermaßen nichts in Händen außer ihrer Weiterentwicklung als Mensch, die sich in Gedanken, Worten und Handlungen ausgedrückt hat.
- Die Kunst des Sterbens schon im Leben lernen.
- Demut vor dem Leben, der Weisheit, der Liebe und dem höheren Sinn.

Die Begleitung eines unheilbar Kranken bis zum Ende seines Lebens ist eine der vornehmsten Aufgaben des Arztes. Sie ist für Patient *und* Arzt von gleich wesentlicher Bedeutung.

Literatur

1. Ariès Ph (1980) Geschichte des Todes. 2. Aufl. Hanser, München Wien
2. Bundesärztekammer (1988) Berufsordnung für die deutschen Ärzte. Dtsch Ärztebl 85: 2547
3. Dethlefsen Th (1987) Schicksal als Chance. 21. Aufl. Goldmann, München
4. Dreifuss E, Meerwein F (1984) Die Psychotherapie Sterbender - der Beitrag der Psychoanalyse. In: Spiegel-Rösing I, Petzold H (Hrsg) Die Begleitung Sterbender. Junfermann, Paderborn
5. Duda D (1983) Für Dich da sein, wenn Du stirbst. Papyrus, Hamburg
6. Elhardt S (1986) Tiefenpsychologie. 10. Aufl. Kohlhammer, Stuttgart Berlin Köln Mainz
7. Evans-Wentz WY (Hrsg) (1987) Das Tibetanische Totenbuch. 11. Aufl. Walter, Olten Freiburg
8. Fried E (1987) Vorübungen für Wunder. Gedichte. Wagenbach, Berlin
9. Geisler L (1987) Arzt und Patient - Begegnung im Gespräch. Pharma, Frankfurt
10. Ghai OP (1987) Einheit in der Vielfalt. Horizonte, Rosenheim
11. Goethe JW von (1982) Goethes Gedichte in zeitlicher Folge. Insel, Frankfurt
12. Illhardt FJ (1985) Medizinische Ethik. Springer, Berlin Heidelberg New York Tokyo
13. Kast V (1986) Trauern. Phasen und Chancen des psychischen Prozesses. 6. Aufl. Kreuz, Stuttgart
14. Köhle K, Simons C, Kubanek B (1986) Zum Umgang mit unheilbar Kranken. In: Uexküll Th von et al. (Hrsg) Psychosomatische Medizin. 3. Aufl. Urban & Schwarzenberg, München Wien Baltimore

15. Kübler-Ross E (1977) Interviews mit Sterbenden. 11. Aufl. Kreuz, Stuttgart Berlin
16. Kübler-Ross E (1985) Über den Tod und das Leben danach. 3. Aufl. Die Silberschnur, Melsbach/Neuwied
17. LeShan L (1982) Psychotherapie gegen den Krebs. Klett-Cotta, Stuttgart
18. Mattern H (1982) Im Grenzbereich von Leben und Tod. Mk Ärztl Fortb 32: 11
19. Meerwein F (1985) Die Arzt-Patienten-Beziehung des Krebskranken. In: Meerwein F (Hrsg) Einführung in die Psycho-Onkologie. 3. Aufl. Huber, Bern Stuttgart Toronto
20. Mentzos S (1988) Neurotische Konfliktverarbeitung. Fischer, Frankfurt
21. Moody RA (1986) Leben nach dem Tod. 2. Aufl. Rowohlt, Reinbek
22. Müller A, Ammon R (1972) Die sieben Weltwunder der Antike. 2. Aufl. Kaiser, Klagenfurt
23. Riemann F (1987) Grundformen der Angst. Reinhardt, München Basel
24. Rilke RM (1972) Das Stunden-Buch. Insel, Frankfurt
25. Rogers CR (1988) Die klientenzentrierte Gesprächspsychotherapie. Fischer, Frankfurt
26. Schmied G (1985) Sterben und Trauern in der modernen Gesellschaft. Leske u. Budrich, Opladen
27. Tausch A (1981) Gespräche gegen die Angst. Rowohlt, Reinbek
28. Tolstoj LN (1985) Der Tod des Iwan Iljitsch. Insel, Frankfurt
29. Wiesenhütter E (1977) Blick nach drüben. Selbsterfahrungen im Sterben. 4. Aufl. Gütersloher Verlagshaus GTB, Gütersloh
30. Wittkowski J (1978) Tod und Sterben. Ergebnisse der Thanatopsychologie. Quelle u. Meyer, Heidelberg

3.2 Die Tumornachsorge

H.-U. Zieren, H. Pichlmaier

3.2.1 Inhalte

Da die Behandlung maligner Tumoren das körperliche und seelische Wohlbefinden des Patienten vielfältig beeinflußt, Tumoren häufig fortbestehen oder erneut auftreten und Therapiefolgen einer Behandlung bedürfen, ist die Notwendigkeit einer regelmäßigen weiteren Betreuung unbestritten. Die Gesamtheit der hierzu erforderlichen medizinischen, psychischen und sozialen Maßnahmen wird als Tumornachsorge bezeichnet. Bislang gibt es keine allgemein gültige Begriffsbestimmung der Tumornachsorge. Nach der viel zitierten Definition von Schmidt [15] ist Nachsorge im eigentlichen Sinn die kontinuierliche Betreuung Tumorkranker nach Abschluß einer mit kurativer bzw. deutlich lebensverlängernder Intention durchgeführten Primärtherapie. Andere Beschreibungen schließen hingegen auch die Betreuung von primär palliativ behandelten Patienten mit ein [4, 12, 13]. Primäre Absicht der Nachsorgebemühungen ist das frühzeitige Erkennen von Rezidiven und/oder Metastasen mit dem Ziel einer rechtzeitigen Intervention [6, 17]. In diesem Sinn kann Nachsorge auch als Rückfallprävention verstanden werden [3]. Unter diesem Gesichtspunkt sind für die meisten Tumoren interdisziplinäre Nachsorgeempfehlungen erarbeitet worden [1, 4, 10, 12, 14]. Die routinemäßige Durchführung standardisierter Untersuchungen in regelmäßigen Abständen ist jedoch nur nach einer erhofft kurativen Behandlung sinnvoll und spielt in der palliativen Nachsorge außerhalb von wissenschaftlichen Studien keine Rolle. Die palliative Nachsorge orientiert sich in Art, Umfang und Intervallen an den konkreten Bedürfnissen des einzelnen Patienten.

Im Rahmen der chirurgischen Nachsorge entsteht Bedarf an palliativer Betreuung aufgrund unterschiedlicher Krankheitsverläufe: Ein Teil der Patienten erleidet nach zunächst kurativ beabsichtigten Operationen im Nachsorgeverlauf einen unheilbaren Tumorrückfall, während der andere Teil schon primär palliativ oder überhaupt nicht onkologisch behandelt wurde. Wenn keine onkologische Therapie erfolgte, ist der Begriff Nachsorge eigentlich nicht zutreffend, da es sich vielmehr um eine fortgesetzte palliative Behandlung auf ambulanter Basis handelt. Um einer begrifflichen Verwirrung entgegenzuwirken, sollte jedoch auch in diesem Zusammenhang der Begriff Nachsorge beibehalten werden.

3.2.2 Formen

Prinzipiell ist die Tumornachsorge eine interdisziplinäre Aufgabe und nicht an bestimmte Institutionen gebunden [17]. Sie kann vom Krankenhaus, vom Hausarzt oder von niedergelassenen Fachärzten jeweils ganz oder teilweise durchgeführt werden. Obwohl auch stationäre Heilbehandlungen zum Gesamtspektrum der Krebsnachsorge gehören [13], erfolgt der überwiegende Teil der Nachsorge ambulant. Die meisten speziellen Nachsorgeambulanzen entstanden zunächst an Tumorzentren und sog. onkologischen Schwerpunkten. Entsprechende Schwerpunktkrankenhäuser bieten die Vorteile maximaler technisch-apparativer Ausrüstung, großer onkologischer Erfahrung und interdisziplinärer Kooperation. Da solche Zentren einen überregionalen Auftrag haben, ergeben sich für viele Patienten Probleme durch lange Anreisewege. Von Patientenseite immer wieder geäußerte Kritikpunkte bestehen in der von diesen Zentren ausgestrahlten Anonymität und dem Fehlen einer kontinuierlichen Bezugsperson bei interdisziplinärer Behandlung. Hier kommt dem Hausarzt, der darüber hinaus das soziale Umfeld des Patienten kennen sollte, eine wesentliche Bedeutung zu [9]. Die Notwendigkeit der guten Zusammenarbeit zwischen Klinikern, Hausärzten und niedergelassenen Fachärzten ist immer wieder betont worden. Trotz großer Bemühungen und fruchtbarer Ansätze [7, 8] ist die Kooperation nicht immer optimal [11]. Zur Verbesserung der Zusammenarbeit und des gegenseitigen Informationsaustauschs wurden zentrale Krebsregister eingerichtet [5-7].

Eine grundsätzliche Empfehlung, wer bei der Nachsorge federführend sein sollte, ist weder sinnvoll noch möglich. Im Einzelfall wird das Vorgehen durch das Krankheitsbild und den Wunsch des Patienten sowie das Interesse und die Möglichkeiten des Hausarztes bestimmt. Erfordern palliative Behandlungen regelmäßige spezielle Anwendungen, ist die Betreuung durch eine Spezialambulanz sinnvoll. Darüber hinaus würde vielen Patienten, die sich in regelmäßiger Nachsorge am Tumorzentrum befanden, die Ausweglosigkeit ihres Schicksals bewußt, wenn sie dort nicht mehr regelmäßig behandelt würden. Bestehen andererseits keine konkreten Behandlungsnotwendigkeiten oder -möglichkeiten, ist der Allgemeinzustand des Patienten reduziert und die Anreise beschwerlich, sollte die Nachsorge am Heimatort erfolgen. In jedem Fall sollte jedoch durch persönliche Kontaktaufnahme zwischen Kliniker und niedergelassenem Arzt Art und Umfang der weiteren Betreuung im Einzelfall abgestimmt werden.

3.2.3 Ziele

Kann ein Krebsleiden nicht geheilt werden, dient die palliative Behandlung der Verlängerung des Lebens, der Linderung von allgemeinen und spezifischen Beschwerden und der psychosozialen Unterstützung mit dem Ziel der längstmöglichen sozialen Integration (Tabelle 1). Obwohl sie primär patientenorientiert ist, soll die Nachsorge auch Grundlagen für wissenschaftliche Untersuchungen bilden.

Die Nachsorge am Tumorzentrum kann alle palliativen Behandlungen einleiten und teilweise auch durchführen. Sie hat somit Schlüsselfunktion für die palliative Therapie und soll Ansprechpartner für Patient und Hausarzt sein (Abb. 2).

3.2.4 Methoden

Die palliativen onkologischen und symptomatischen Behandlungsmöglichkeiten der einzelnen Tumoren sind vielgestaltig und werden in den einzelnen Kapiteln dieses Buches ausführlich dargestellt.

Aufbauend auf den Erfahrungen und Bedingungen der Tumornachsorge an der Chirurgischen Universitätsklinik Köln [16], seien im folgenden die häufigsten und wichtigsten Maßnahmen aus Sicht der Nachsorge skizziert.

Symptomatische Therapie

Viele Patienten leiden mit fortschreitender Erkrankung unter Schmerzen. Jeder Arzt, der Krebskranke betreut, sollte die Grundzüge der Schmerztherapie beherrschen. Aufbauend auf den Erfahrungen unserer Schmerztherapeuten (vgl. Kap. I.4.13 und [18]) beginnen wir in der Regel mit einem peripheren Analgetikum (z. B. Novalgin, 20-40 Trpf./4 h) und fügen bei nicht ausreichender Wirkung ein zentrales Analgetikum (z. B. Tramal, 20-40 Trpf./4 h) hinzu. In einem Großteil der Fälle kann mit diesem relativ einfachen Schema eine gute Schmerzbekämpfung erzielt werden. Bei ungenügender Wirkung stellen wir dann die Patienten in der speziellen Schmerzambulanz vor.

Vor allem Patienten mit abdominalen Tumoren leiden häufig unter Verdauungsstörungen. Im Vordergrund steht die Obstipation, die auch durch eine eventuelle Opiatgabe bedingt sein kann. Wir behandeln diese mit milden Laxanzien (z. B. Bifiteral oder Laxoberal). Bei Übelkeit und Erbrechen rezeptieren wir Neuroleptika (z. B. Megaphen 5-10 mg/8 h) und/oder Metoclopramid (z. B. Paspertin

Tabelle 1. Ziele der palliativen Nachsorge

Einleitung oder Durchführung von
- palliativ onkologischen Behandlungen
- symptomatischen Behandlungen
- ambulanter oder stationärer Pflege
- psychosozialen Hilfen

Grundlage für wissenschaftliche Studien

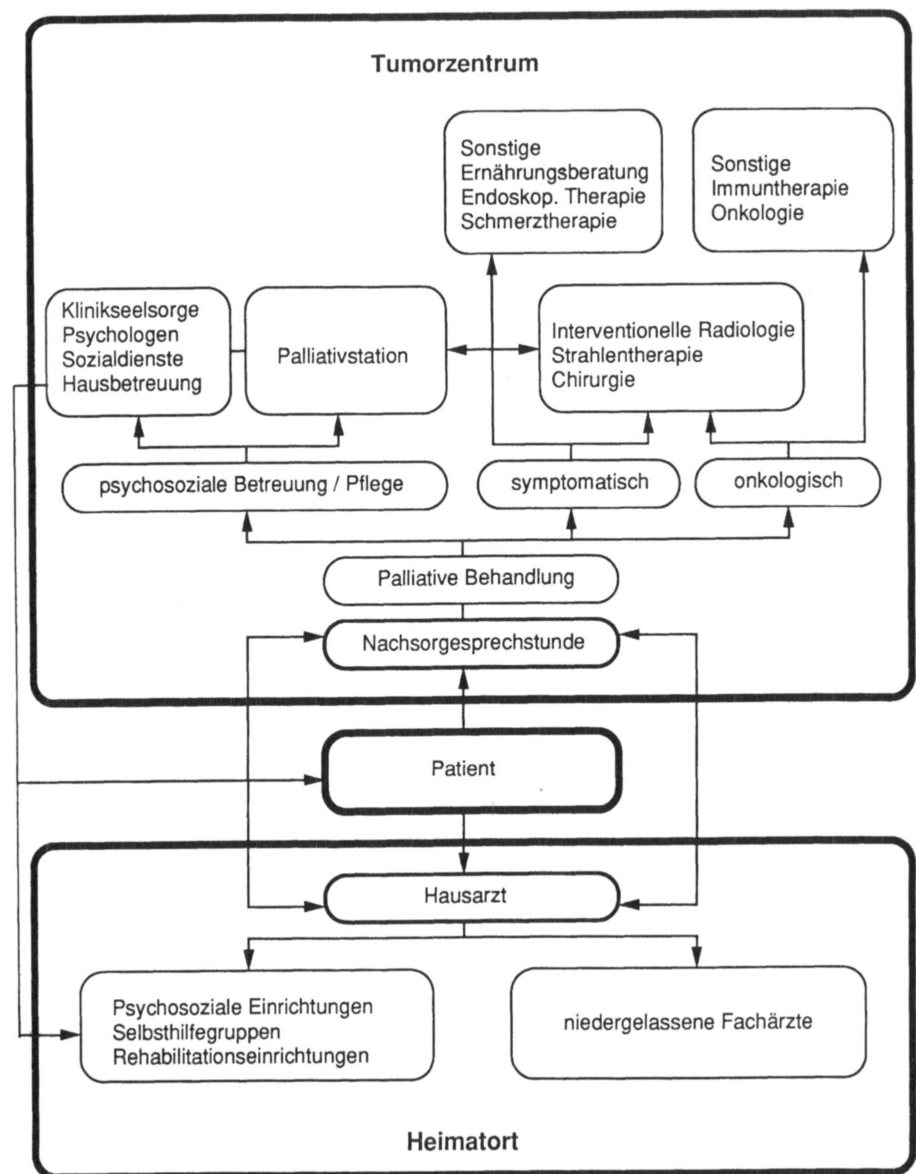

Abb. 2. Nachsorge am Tumorzentrum

10 mg/8 h). Durch Tumoren des Tracheobronchialtrakts und durch Lungenmetastasen entstehen oft übermäßige Schleimproduktion, Reizhusten und Luftnot. Die Therapie mit Mukolytika (z. B. Fluimucil) gilt als Basisbehandlung, beseitigt jedoch häufig nicht die Beschwerden. Bei therapieresistenter Verschleimung haben wir verschiedentlich auch ohne Nachweis entzündlicher Veränderungen gute Erfahrungen mit der kurzfristigen Gabe von Antibiotika (z. B. Erythromycin) und Kortikosteroiden gemacht. Bei quälender und sonst nicht behandelbarer Luftnot ist die Rezeptur

von Morphin in individueller Dosierung Therapie der Wahl (vgl. Kap. I.4.12 und I.4.13). Bestehen Geruchsbelästigungen durch zerfallende Tumoren, kann in vielen Fällen eine Reduktion durch orale Langzeitgabe von Metronidazol erreicht werden (z. B. Clont-Tbl., in der Regel 200-400 mg/Tag oral ausreichend, bei nicht ausreichender Wirkung Steigerung bis zur maximalen antibiotischen Dosierung möglich).

Bei narben- oder tumorbedingten Stenosen des oberen Gastrointestinaltraktes und des anorektalen Bereichs können durch ambulante endoskopische Maßnahmen häufig rasche Linderungen erreicht werden. Hierzu zählen lokale Abtragungen, Auflaserungen und Bougierungen.

Psychosoziale Hilfen und Pflege

Die Betreuung unheilbarer Kranker erfordert ein hohes Maß an Einfühlungsvermögen und mitfühlender Begleitung. Die mitmenschliche Zuwendung wird zunächst durch die Einstellung und das persönliche Engagement des einzelnen Arztes bestimmt. Nicht selten bestehen Defizite, die in Klinik und Praxis z. T. durch zeitliche Zwänge und großen Patientenandrang, aber auch durch Ärzterotation in den Kliniken bedingt sind. Um die diesbezüglichen Bedürfnisse unserer Patienten gezielt zu erfassen, untersuchen wir z. Z. in einem Pilotprojekt die Lebensqualität und die psychosoziale Versorgung unserer Nachsorgepatienten in Zusammenhang mit Diplompsychologen.

Die Eröffnung von sozialen Hilfen verlangt subtile theoretische Kenntnisse und praktisches Geschick. Der heutzutage an den meisten Kliniken eingerichtete Sozialdienst ist dem Arzt sehr hilfreich und leistet hierdurch einen wichtigen Beitrag zur psychosozialen Versorgung [2].

Vor allem bei fortgeschrittenem Leiden bedürfen viele Patienten einer intensiven Betreuung, die die Möglichkeiten der ambulanten Nachsorgesprechstunde übersteigt. Die ideale Hilfe ist dann ein Hausbetreuungsdienst, auf den wir glücklicherweise zurückgreifen können (vgl. Kap. I.5.2.2). Hierdurch ist die häusliche Betreuung in praktisch allen Lebensbereichen gewährleistet. Viele Patienten, die sonst stationär gepflegt werden müßten, können so bis zu ihrem Tod in ihren Familien verbleiben, was auch zur Entlastung des sozialen Systems beiträgt. Ein weiterer Vorteil ist, daß ein unmittelbarer Kontakt mit ambulanten und stationären Einrichtungen der Klinik besteht.

Ist eine ambulante Betreuung nicht mehr möglich, müssen die Patienten stationär behandelt und gepflegt werden. Die stationäre Behandlung von terminal Krebskranken bringt viele Besonderheiten mit sich (vgl. Kap. I.5). Die Behandlung auf der Normalstation entspricht in der Regel nicht den speziellen Bedürfnissen. Durch die Einrichtung einer gesonderten Station für palliative Therapie an unserer Klinik verfügen wir über eine geeignete stationäre Ergänzung unserer ambulanten Nachsorgesprechstunde (vgl. Kap. I.5.2.1).

3.2.5 Schlußfolgerung

Die palliative Nachsorge unterscheidet sich von der Nachsorge nach kurativen Behandlungen in Zielsetzung, Art und Umfang. Sie ist individuell patientenorientiert und ihrem Wesen nach eine fortgesetzte ambulante Behandlung. Die Abstimmung zwischen Kliniker und niedergelassenen Kollegen ist Voraussetzung für eine gute Versorgung, die durch Hausbetreuung und spezielle Pflegestationen wesentlich erleichtert wird.

Literatur

1. Beck L, Scherer E, Westerhausen M (1987) Nachsorgeempfehlungen der Aktionsgemeinschaft nordrhein-westfälischer Tumorzentren und onkologischer Arbeitskreise (ATO) in der Gesellschaft zur Bekämpfung der Krebskrankheiten NW e.V. (GBK). Eigendruck
2. Bender HG (1984) Der Sozialdienst bei der Betreuung Krebskranker. Verh Dtsch KrebsGes 5: 85-88
3. Bokelmann D, Scheibe O, Wagner G (1980) Einleitung und Problemstellung. In: Scheibe O, Wagner G, Bokelmann D (Hrsg) Krebsnachsorge. Urban & Schwarzenberg, München Wien Baltimore S 1-4
4. Delbrück H (Hrsg) (1986) Tumornachsorge. Thieme, Stuttgart New York
5. Flesch R, Hofrichter S (1987) Nachsorge nach Krebsoperationen. In: Gall FP, Hermanek P, Tonak J (Hrsg) Chirurgische Onkologie. Springer, Berlin Heidelberg New York Tokyo, S 211-215
6. Gruenagel HH, Krapp J, Molzahn E (1988) Nachsorge bei Malignom- und Risikoerkrankungen als gemeinsame Aufgabe von Krankenhausärzten und niedergelassenen Ärzten. Zusammenarbeit im offenen Verbund. Internist 29: 13-21
7. Grundmann E (1988) Wege und Ziele der Tumornachsorge. Internist 29: 1-12
8. Hölzer KH, Bokelmann D, Gallmeier MW, Haas DJ, Hohage I, Isele H, Ott GH, Jung K, Kleeberg UR, Leonhardt H (1980) Regionale onkologische Versorgung in der Bundesrepublik Deutschland. Empfehlungen der Arbeitsgemeinschaft Deutscher Tumorzentren. Heidelberg, Eigendruck
9. Kleeberg UR (1984) Die Aufgaben des niedergelassenen Arztes in der Tumorbehandlung und -Nachsorge. Verh Dtsch KrebsGes 5: 79-83
10. Linder F, Sack H, Gross R, Eigler F-W, Höffken K (Hrsg) (1989) Maligne Tumoren und Systemerkrankungen. Empfehlungen zur Diagnostik, Therapie und Nachsorge. Deutscher Ärzteverlag, Köln
11. Lippross O (1980) Kritische Gedanken zur Nachsorge in der ärztlichen Praxis. In: Grundmann E, Flaskamp W (Hrsg) Krebsnachsorge. Fischer, Stuttgart New York, S 83-86
12. Ott G, Schunck R (1980) Das Bad Godesberger Modell - Krebsnachsorge als Gemeinschaftsaufgabe. In: Grundmann E, Flaskamp W (Hrsg) Krebsnachsorge. Fischer, Stuttgart New York, S 51-57
13. Riehemann W, Schwarz I (1980) Stationäre Nachsorge für Krebskranke in Nordrhein-Westfalen. Erfahrungen, Wege und Möglichkeiten aus der Sicht der Gesetzlichen Kranken- und Rentenversicherung. In: Grundmann E, Flaskamp W (Hrsg) Krebsnachsorge. Fischer, Stuttgart New York, S 31-40
14. Scheibe O, Wagner G, Bokelmann D (Hrsg) (1980) Krebsnachsorge. Urban & Schwarzenberg, München Wien Baltimore
15. Schmidt CG (1980) Möglichkeiten und Probleme der Nachsorge bei Krebskrankheiten. In: Grundmann E, Flaskamp W (Hrsg) Krebsnachsorge. Fischer, Stuttgart New York, S 21-29
16. Thielemann-Jonen I (1981) Aufbau einer Krebsnachsorge in der Chirurgischen Universitätsklinik Köln, dargestellt am Beispiel des Kolonkarzinoms. Med Dissertation, Universität Köln
17. Wagner G (1980) Organisation der Krebsnachsorge in Klinik und Praxis. In: Scheibe O, Wagner G, Bokelmann D (Hrsg) Krebsnachsorge. Urban & Schwarzenberg, München Wien Baltimore, S 10-20
18. Zech D, Schug StA, Horsch M (1988) Therapiekompendium Tumorschmerz. Perimed, Erlangen

3.3 Die Erfassung von Lebensqualität

H. PICHLMAIER, H.-U. ZIEREN, R. BÖHM-PORATH

3.3.1 Ziele

Traditionsgemäß bemißt sich der Erfolg einer chirurgischen Krebsbehandlung zunächst einmal nach dem Verhältnis von Komplikations- und Mortalitätsraten zu den Überlebenszeiten der Behandelten. Da in den letzten Jahrzehnten für die meisten Tumoren zwar die Therapierisiken verringert, nicht jedoch die Heilungsaussichten entscheidend gebessert werden konnten, ist ein zusätzliches Erfolgskriterium medizinischer Leistungen in den Vordergrund gerückt: Neben harten Daten wie Überlebenszeiten interessieren in zunehmendem Maß die Auswirkungen der Erkrankung und Behandlung auf das alltägliche Leben der Patienten; dies vor allem dann, wenn eine dauerhafte Heilung nicht möglich ist und die Erhaltung eines lebenswerten Zustands - was darunter auch immer konkret zu verstehen ist - zum Hauptziel palliativer Bemühungen wird. Zur Beschreibung der Befindlichkeit des Patienten wird die Gesamtheit der vielfältigen und individuellen Ebenen der menschlichen Existenz unter dem Begriff „Lebensqualität" zusammengefaßt. Mittlerweile wird Lebensqualität in diversen Fachrichtungen aus unterschiedlichen Gründen und Blickwinkeln erfaßt und erforscht. In der Medizin sollen in erster Linie konkrete Hilfen entwickelt werden um

- verschiedene Therapien auch hinsichtlich ihrer psychosozialen Effekte vergleichen zu können *(Bewertungshilfe);*
- im Einzelfall das Abwägen zwischen erhofftem Nutzen und Risiken bzw. Nebenwirkungen einer Behandlung zu erleichtern *(Entscheidungshilfe);*
- Behandlungen auch hinsichtlich ihrer psychosozialen Konsequenzen zu optimieren *(Handlungshilfe).*

3.3.2 Probleme

Obwohl jeder eine intuitive Vorstellung von Lebensqualität in diesem oder jenem Zusammenhang hat, gibt es bislang weder eine allgemeingültige Definition noch ein generell akzeptiertes theoretisches Modell zur Lebensqualität. Dies liegt z.T. daran, daß sowohl die inhaltliche Auslegung als auch die Bewertung von Lebensqualität durch verschiedene und sehr variable Dimensionen beeinflußt werden (Tabelle 2).

Lebensqualität ist weder pauschal beobachtbar noch direkt meßbar. Sie kann daher nur aus verschiedenen Einzelkomponenten erschlossen werden [4-6, 14] (Tabelle 3).

Die Bewertung einzelner Komponenten wird durch verschiedene, mitunter gar nicht genau bekannte individuelle Größen wie Persönlichkeit, Vorstellungen, Wünsche und Lebensumstände des einzelnen Patienten beeinflußt. Daher besteht ein allgemeiner Trend, Lebensqualität auch über konkrete Krankheitsfolgen hinaus zu erfassen. Die Erfassung dieser Vielzahl von Komponenten ist jedoch methodisch,

Tabelle 2. Dimensionen von Lebensqualität

Dimensionen von Lebensqualität
Individuelle Dimension
Zeitliche Dimension
- Lebensabschnitt
- Zeitgeist
Kulturelle Dimension
Politische Dimension
Philosophische Dimension
Soziologische Dimension
Religiöse Dimension

Tabelle 3. Wesentliche Komponenten von Lebensqualität

Wesentliche Komponenten von Lebensqualität
Körperliche Verfassung z. B. Gesundheitszustand, Beschwerden, körperliche Integrität
Psychisches Befinden z. B. Angst, Depression, Wohlbefinden, Zufriedenheit
Soziale Beziehungen z. B. Partner, Familie, Freunde, Kollegen
Funktions- und Leistungsfähigkeit in verschiedenen Lebensbereichen z. B. Selbstversorgung, Beruf, Haushalt, Freizeit
Sonstige z. B. finanzielle Situation

zeitlich und personell aufwendig. Besondere Schwierigkeiten können sich hier beim terminal Krebskranken durch dessen eingeschränkte Belastbarkeit ergeben. Weitere methodische Probleme bestehen, da es weder einen allgemeingültigen Bewertungsmaßstab für Lebensqualität noch einen sog. „Goldenen Standard" für die Meßinstrumente gibt [26].

3.3.3 Methoden

Mittlerweile gibt es eine Vielzahl von Methoden zur Erfassung von Lebensqualität. Diese unterscheiden sich nach ihrem theoretischen, inhaltlichen und methodischen Ansatz. Von den vielen Instrumenten können in diesem Rahmen nur die in der Onkologie verbreitetsten Methoden vorgestellt werden. Darüber hinaus sei auf neuere Übersichten verwiesen [4, 7, 11, 23].

Krebsspezifische Methoden

Standardskalen zur Fremdeinschätzung
Im medizinischen Alltag werden Fremdeinschätzungen nach vorgegebenen Skalen am häufigsten angewandt.

Der *Karnofsky-Index* [13] ist wohl die bekannteste Methode. Seine ursprüngliche Intention war jedoch nicht die Einschätzung von Lebensqualität, sondern die Beurteilung von Pflegebedürftigkeit. Auf einer 11stufigen Skala wird innerhalb dreier großer Kategorien die allgemeine Fähigkeit des Patienten zur Ausübung bestimmter täglich notwendiger physischer Aktivitäten eingestuft (Tabelle 4).

Ein ähnliches Instrument zur Fremdeinschätzung des Leistungsstatus des Patienten ist das 5stufige *WHO-Grading* der Weltgesundheitsorganisation [27] (Tabelle 5).

Diese oder ähnliche Standardskalen (z. B. [29]) dienen in erster Linie zur globalen Einschätzung der physischen Leistungsfähigkeit des Patienten. Ihr Vorteil ist die hohe Praktikabilität und die scheinbar relativ objektive Bewertung. Reliabilität und Validität dieser Methoden sind jedoch z. T. fraglich [10, 23]. Die Korrelation solcher

Tabelle 4. Karnofsky-Aktivitätsindex

Bedingung	Aktivitätsstatus [%]	Kommentare
A. In der Lage, normale Aktivität auszuüben und zu arbeiten; Keine spezielle Pflege nötig	100	Keine Beschwerden, keine Evidenz der Erkrankung
	90	In der Lage, normale Aktivität auszuüben; geringe Zeichen oder Symptome der Erkrankung
	80	Normale Aktivität mit Erfolg ausführbar, aber deutliche Zeichen oder Symptome der Erkrankung
B. Nicht in der Lage, zu arbeiten; in der Lage, zu Hause zu leben und für die meisten persönlichen Dinge zu sorgen; unterschiedliches Maß an Hilfe nötig	70	Pflegt sich selbst, ist aber nicht in der Lage, eine normale Aktivität auszuüben oder aktiv zu arbeiten
	60	Benötigt gelegentlich Mithilfe, ist aber in der Lage, die meisten persönlichen Bedürfnisse selbst zu verrichten
	50	Benötigt Pflege und häufig allgemeine medizinische Betreuung
C. Nicht in der Lage, für sich selbst zu sorgen; benötigt adäquate institutionale oder hospitale Pflege; rapider Fortschritt der Erkrankung möglich	40	Nicht mehr in der Lage, sich selbst zu pflegen; benötigt spezielle medizinische Pflege und Hilfe
	30	Schwere Hilflosigkeit; Hospitalisation ist angezeigt; tödlicher Ausgang noch nicht drohend
	20	Sehr krank; Hospitalisierung und aktive Pflege notwendig
	10	Moribund; rascher Fortschritt der Erkrankung
	0	Tot

Tabelle 5. WHO-Aktivitätsstatus

Grad	Aktivitätsstatus
0	Normale Aktivität ohne Einschränkung
1	Eingeschränkt bei körperlich anstrengenden Aktivitäten, aber ambulant und in der Lage, leichte Arbeit auszuführen
2	Ambulant und in der Lage, sich selbst zu versorgen, aber unfähig zu jeglicher Arbeit; muß sich weniger als 50% der Tageszeit hinlegen/ruhen; nicht bettlägerig
3	Nur eingeschränkt in der Lage, sich selbst zu versorgen; mehr als 50% der Tageszeit ruhebedürftig (Bett/Stuhl); Pflege/Hilfe notwendig
4	Komplett hilfsbedürftig; nicht in der Lage, sich selbst zu versorgen; bettlägerig

Skalen mit den Gefühlen und Wahrnehmungen des Patienten bezüglich seiner Lebensqualität ist nicht sehr hoch, wie wir in einer eigenen Untersuchung zeigen konnten [20].

Andere Instrumente zur Fremdeinschätzung erfassen zusätzlich auch psychische und soziale Aspekte (z. B. [9]). Mit dem bekannten *„Quality-of-life-Index" von Spitzer* [24] werden anhand einer 10-Punkte-Skala neben Aktivität und Selbstversorgungsfähigkeit des Patienten auch das subjektive gesundheitliche und psychische Befinden sowie die soziale Kontaktaufnahme bewertet (Tabelle 6).

Spitzer et al. [24] fanden in eigenen Untersuchungen eine konvergente Diskriminanz-, Konstrukt- und Inhaltsvalidität der Methode zwischen Tumorpatienten und Patienten mit anderen chronischen körperlichen Erkrankungen. Die Reliabilität dieser Methode in Form der internalen Konsistenz und der Interrater-Übereinstim-

Tabelle 6. Spitzer-Lebensqualitätsindex

	Während der letzten Woche hat/war der Patient ...
Aktivität	
2 =	... ganztags oder überwiegend in seinem Beruf/Haushalt oder anderen freiwilligen Aktivitäten (ob berentet oder nicht) gearbeitet
1 =	... in seinem Beruf/Haushalt/freiwilliger Aktivität gearbeitet, jedoch war größere Hilfe nötig, oder die Arbeitszeit mußte gekürzt werden
0 =	... nicht arbeiten oder seinen Haushalt führen können
Alltagsleben	
2 =	... sich selbst waschen, anziehen, mit Nahrung versorgen, den eigenen Wagen fahren oder öffentliche Verkehrsmittel benutzen können
1 =	... mit spezieller Hilfe (anderer Personen/spezielle Ausrüstungen) seine täglichen Aktivitäten bewerkstelligen können
0 =	... sich nicht selbst versorgen oder leichte Aufgaben übernehmen oder seine Wohnung verlassen können
Gesundheit	
2 =	... gesagt, er fühle sich „sehr gut", und zwar überwiegend, oder es schien so
1 =	... keine Energie gehabt und sich überwiegend „nicht so gut" gefühlt, und zwar häufiger als nur gelegentlich
0 =	... sich sehr krank gefühlt; er erschien schwach und hinfällig, und zwar überwiegend, oder er war bewußtseinsgetrübt
Umweltbeziehung	
2 =	... gut zu anderen Kontakt aufgenommen und zumindest mit einem Familienmitglied und/oder Freund regelmäßigen Kontakt aufrecht erhalten
1 =	... eingeschränkten Kontakt zur Familie und/oder Freunden gehabt, oder der Kontakt war durch seinen Zustand nur beschränkt möglich
0 =	... selten oder nur, wenn es absolut notwendig war, Kontakt zur Familie und/oder zu Freunden gehabt, oder er war bewußtlos
Zukunft	
2 =	... in ruhiger und positiver Gemütsverfassung und akzeptierte und beherrschte seine persönlichen Umstände
1 =	... manchmal betrübt, weil er seine persönlichen Umstände nicht akzeptierte, oder er hatte Perioden von Angst und Depression
0 =	... erheblich verwirrt oder sehr angstvoll, depressiv oder bewußtlos
Ges.: ... =	Totaler Lebensqualitätsindex

mung von 2 Ärzten wurde nach eigenen Untersuchungen von Spitzer als zufriedenstellend bewertet. Beim Vergleich von Fremdeinschätzung durch einen Arzt und Selbsteinschätzung des Patienten zeichnete sich jedoch eine Tendenz ab, daß die Selbstbewertungen der Patienten um 1-2 Punkte höher lagen als die Bewertungen der Ärzte. Die Korrelation mit der globalen Einschätzung seiner Lebensqualität durch den Patienten selbst war in einer eigenen Untersuchung für den Spitzer-Index (Fremdeinschätzung durch einen Psychologen) höher als für den Karnofsky-Index (Fremdeinschätzung durch einen Arzt).

Tabelle 7. Kerninstrument des „EORTC-Fragebogens zur gesundheitlichen Verfassung"

Dimensionen und Iteminhalte		Antwortmöglichkeiten	
Funktioneller Status (7 Items)			
1. Anstrengende Aktivitäten	2. Kurze Strecke rennen	*2stufig*	
3. Längerer Spaziergang	4. Kurze Strecke gehen	Nein	=1
5. Tagsüber im Bett oder Sessel	6. Ans Haus gebunden	Ja	=2
7. Hilfe bei Selbstversorgung			
Einschränkung der Arbeitsfähigkeit (2 Items)			
8. Einschränkung ...	9. Unfähigkeit ...		
der Arbeitsfähigkeit in Beruf oder Haushalt			
Allgemeine körperliche Symptome (14 Items)			
10. Kurzatmigkeit	11. Schmerzen	*4stufig*	
12. Ruhebedürfnis	13. Krankheitsgefühl	Überhaupt nicht	=1
14. Schlafstörungen	15. Schwächegefühl	Wenig	=2
16. Appetitmangel	17. Übelkeit	Mäßig	=3
18. Erbrechen	19. Verstopfung	Sehr	=4
20. Durchfall	21. Müdigkeit		
22. Konzentrations- oder Erinnerungsschwierigkeiten			
31. Körperliches Wohlbefinden			
Psychische Befindlichkeit (8 Items)			
Angst (4 Items)			
23. Entspannungsfähigkeit	25. Ruhelosigkeit		
27. Angstgefühle	29. Anspannung		
Depression (4 Items)			
24. Interesse am eigenen Äußeren	26. Freude		
28. Genußfähigkeit	30. Humor		
Beeinträchtigung des Familienlebens (2 Items)			
32. Durch den Zustand	33. Durch die Behandlung		
Finanzielle Beeinträchtigung (1 Item)			
34. Finanzielle Schwierigkeiten durch Zustand oder Behandlung			
		7stufig	
Globale Selbsteinschätzung des körperlichen Zustands (1 Item)		Sehr schlecht	=1
35. Körperlicher Zustand insgesamt während der letzten Woche			=2
			=3
			=4
Globale Selbsteinschätzung der Lebensqualität (1 Item)			=5
36. Lebensqualität insgesamt während der letzten Woche			=6
		Ausgezeichnet	=7

Fragebögen zur Selbsteinschätzung
Methoden zur Selbsteinschätzung der Lebensqualität durch den Patienten beruhen auf der Vorstellung, daß man den Patienten selbst befragen muß, um valide Maße seiner Lebensqualität erfassen zu können. Die Erhebung erfolgt in der Regel anhand von Fragebögen mit vorgegebenen Antwortmöglichkeiten.

Zur Verfügung stehen verschiedene Instrumente [Übersicht bei 23]. Ein Teil wurde speziell für bestimmte Tumorpatientengruppen entwickelt, z. B. die „linear analogue self-assessment (LASA) scale" von Priestman und Baum [21] für Brustkrebspatientinnen. Andere Methoden sind als alleiniges Meßinstrument für klinische Studien nicht ausreichend, da wichtige symptomspezifische Bereiche nicht berücksichtigt sind, z. B. „die functional living index: cancer (FLIC) scale" von Schipper et al. [22].

Der *Fragebogen der Forschungsgruppe der „European Organization for Research on Treatment of Cancer" (EORTC) zur gesundheitlichen Verfassung* ist eine multidimensionale Methode zur Selbsteinschätzung durch den Patienten [1, 2]. Das Instrument wurde von Bullinger und Küchler [4, 6, 16, 17] in einer deutschen Fassung erstellt und besteht in seinem Kern aus 36 Items zu unterschiedlichen Dimensionen der Lebensqualität (Tabelle 7).

In Ergänzung zu diesem Kerninstrument können anhand von sog. Organmodulen spezielle organ- und tumorspezifische Symptome erfaßt werden. Erste Untersuchungen zum Kerninstrument zeigen zufriedenstellende Daten zu Reliabilität und Validität der Methode. In Vorformen wurde dieser Fragebogen bereits seit 1982 in verschiedenen Studien eingesetzt [1]. Die Ergebnisse dieser Untersuchungen werden nach und nach zusammengetragen und sollen erstmals einen transkulturellen Vergleich unterschiedlicher Patientengruppen ermöglichen. Im Verhältnis zu den Standardskalen erfaßt dieses Instrument sowohl krebsspezifische als auch krankheitsübergreifende Dimensionen von Lebensqualität, ist jedoch auch zeitlich und personell aufwendiger und erfordert eine differenzierte Auswertung, um zu einer globalen Aussage zu kommen.

Allgemeine Methoden

Viele Methoden zur Erfassung von Lebensqualität wurden primär für spezielle Anforderungen außerhalb der Onkologie entwickelt und erfassen meist nur bestimmte Spektren (Tabelle 8). Obwohl die meisten dieser Instrumente hinsichtlich ihrer Reliabilität und Validität bislang nur für spezielle Patientengruppen evaluiert wurden, können sie auch für spezielle onkologische Fragestellungen hilfreich sein.

3.3.4 Schlußfolgerung

Nicht nur in der palliativen Krebstherapie gewinnt die systematische Erfassung von Lebensqualität zunehmend an Bedeutung. Eine einzige und allgemeingültige Erhebungsmethode für sämtliche Anforderungen existiert bislang nicht. Eine solche soll umfassend, praktikabel und akzeptabel sein und eine hohe Validität und Reliabilität besitzen. Angesichts der Tatsache, daß die interdisziplinäre Erfassung von Lebens-

Tabelle 8. Beispiele primär nichtonkologischer Methoden zur Erfassung von Lebensqualität

Bereich/Instrument	Autor	Inhalte
Körperlicher Bereich		
Activities of daily living index	Katz [15]	Skalen zur Selbstversorgung
Barthel-Index	Mahoney [18]	Skalen zu körperlichen Grundfunktionen
Psychosozialer Bereich		
Psychosocial adjustment to illness scale	Morrow [19]	Soziale Beziehungen und psychische Belastungen
General health questionnaire	Goldberg [8]	Angst und Depression incl. körperlicher Symptome
Hospital anxiety and depression scale	Zigmond [28]	Angst und Depression
Breiter Anwendungsbereich		
Sickness impact profile	Bergner [3]	Auswirkungen auf Verhalten und Funktion
Personal health survey	Thorne [25]	Physische und psychische Funktionen
Index of well-being	Kaplan [12]	Physische und soziale Aktivitäten, Mobilität

qualität in der Medizin ein erst relativ junges Forschungsgebiet ist, können zukünftig weitere Fortschritte erwartet werden.

Literatur

1. Aaronson NK, Bakker W, Stewart AL, van Dam FSAM, van Zandwijk N, Yarnold JR, Kirkpatrick A (1987) Multidimensional approach to the measurement of quality of life in lung cancer clinical trials. In: Aaronson NK, Beckmann J (eds) The quality of life of cancer patients. Raven Press, New York pp 63-82
2. Aaronson NK, Bullinger M, Ahmedzai S (1988) A modular approach to quality-of-life-assessment in cancer clinical trials. Recent Results Cancer Res 111: 231-249
3. Bergner M, Bobitt RA, Carter WB et al. (1981) The sickness impact profile: development and final revision of a health status measure. Med Care 19: 787-805
4. Bullinger M (im Druck) Forschungsinstrumente zur Erfassung der Lebensqualität bei Krebs - ein Überblick. In: Verres R, Hasenbring M (Hrsg) Psychosoziale Onkologie, Springer, Berlin Heidelberg New York Tokyo (Jahrbuch der Medizinischen Psychologie, Bd III)
5. Bullinger M, Hasford J (in press) Evaluating quality of life measures for german clinical trials. Controlled Clin Trials
6. Bullinger M, Pöppel E (1988) Lebensqualität in der Medizin: Schlagwort oder Forschungsansatz. Dtsch Ärztebl 85: 504-505
7. De Haes JCJM, van Knippenberg FCE (1987) Quality of life of cancer patients: review of the literature. In: Aaronson NK, Beckmann J (eds) The quality of life of cancer patients. Raven Press, New York pp 167-182
8. Goldberg DP (1972) Detection of psychiatric illness by questionnaire. Oxford University Press, Oxford
9. Grogono AW, Woodgate DJ (1971) Index for measuring health. Lancet 1: 1024-1026
10. Hutchinson TA, Boyd NF, Feinstein AR (1979) Scientic problems in clinical scales as demonstrated in the Karnofsky index of performance status. J Chronic Dis 32: 661-666
11. Jones DR, Fayers PM, Simons J (1987) Measuring and analyzing quality of life in cancer clinical trials: a review. In: Aaronson NK, Beckmann J (eds) The quality of life of cancer patients. Raven Press, New York pp 41-61

12. Kaplan RM, Bush JW, Berry CC (1976) Health status: types of validity for an index of well-being. Health Serv Res 11: 478-507
13. Karnofsky D, Burchenal JH (1949) Clinical evaluation of chemotherapeutic agents in cancer. In: Macleod CM (ed) Evaluation of chemotherapeutic agents. Columbia University Press, New York
14. Katz S, (1987) The science of quality of life. J Chronic Dis 40: 459-464
15. Katz S, Akpom CA (1976) A measure of primary sociobiologial functions. Int J Health Serv 6: 493-499
16. Küchler Th (1987) Der Krebspatient - Lebensqualität zwischen Angst und Hoffnung. Arzt und Krankenhaus 11: 343-347
17. Küchler Th, Schreiber HW, Lebensqualität in der Allgemeinchirurgie. Konzepte und praktische Möglichkeiten der Messung. Hamburger Ärztebl, in Druck
18. Mahoney FI, Barthel DW (1965) Functional evaluation: the Barthel index. Md Med J 14: 61-65
19. Morrow GR, Chiarello RJ, Derogatis LR (1978) A new scale for assessing patients' psychological adjustment to medical illness. Psychol Med 8: 605-610
20. Pichlmaier H, Zieren H-U, Böhm-Porath R (1989) Lebensqualität in der Toraxchirurgie. Vortrag auf dem 106. Kongreß der Deutschen Gesellschaft für Chirurgie, München, 29.3. bis 1.4. 1989; Publikation in Vorbereitung
21. Priestmann TJ, Baum M (1976) Evaluation of quality of life in patients receiving treatment for advanced breast cancer. Lancet i: 899-901
22. Schipper H, Clinch J, McMurray A et al (1984) Measuring the quality of life of cancer patients. The functional living index - cancer: development and validation. J Clin Oncol 2: 472-483
23. Selby P (1988) Measuring the quality of life of patients with cancer. In: Walker SR, Rosser RM (eds) Quality of Life: Assessment and Application. MTP, Lancaster pp 181-203
24. Spitzer WO, Dobson AJ, Hall J et al. (1981) Measuring the quality of life of cancer patients. A concise QL-index for use by physicians. J Chronic Dis 34: 585-597
25. Thorne FC (1978) The personal health survey. J Clin Psychol 34: 262-268
26. Walker SR, Rosser RM (1988) Quality of life: assessment and application. MTP, Lancaster
27. World Health Organization (1979) Handbook for Reporting Results of Cancer Treatment. WHO Offset Publ 48. WHO, Geneva
28. Zigmond A, Snaith P (1983) The hospital anxiety and depression questionnaire. Acta Psychiatr Scand 67: 361-368
29. Zubrod CG, Schneiderman M, Frei E et al. (1960) Appraisal of methods for the study of chemotherapy of cancer in man: Comparative therapeutic trial of nitrogen mustard and triethylene thiophosphoramide. J Chronic Dis 11: 7-33

3.4 Seelsorge bei Schwerstkranken und Sterbenden

H. R. Zielinski

Kaum ein Bereich der Seelsorge ist so stark in den Blickpunkt gerückt und war in jüngster Zeit so sehr einem Wandel unterzogen, wie dies bei der Seelsorge am Schwerstkranken der Fall ist.

Obwohl „Seelsorge" im Neuen Testament unterschiedlich ausgelegt wird [4] und als Wort, ebenso wie die Bezeichnung „Seelsorger" [3], in der Bibel nicht vorkommt, bezeichnen alle Jesus als „den Seelsorger". Er selbst nennt sich einen „guten Hirten" (Joh. 10,11), der gekommen ist, zu suchen und zu retten, was verloren ward (Luk 19,10f.). „Seine Seelsorge" ist Zeichen des Gottesreiches, das er heraufführt [4]. Eine an Jesus orientierte Seelsorge ist daher „ganzheitliche Glaubenshilfe", die sowohl das zeitliche Wohl als auch das ewige Heil des Menschen umfaßt [6], wohingegen die Wortzusammensetzung „Seel-Sorge" lange als Rettung der Seele von der ewigen Verdammnis mißverstanden wurde und auch heute noch wird.

So wurde noch 1934 im *Lexikon für Theologie und Kirche* der Hauptzweck der Krankenseelsorge beschrieben als „... aufrichtende Tröstung des Kranken, Belehrung über den Zweck der Krankheit vom Glaubensstandpunkt aus (als Einkehrzeit für die Seele und Mittel der Läuterung, Prüfstein für die Festigkeit im Guten, Mittel zur Erwerbung übernatürlicher Verdienste, Rettungsmittel aus Gottentfremdung, Strafe für frühere Sünden) und Mahnung an den Kranken, auf sein ewiges Heil bedacht zu sein" [7].

Um dieses Mißverständnis bzw. die Verkürzung zu bereinigen, sollte man vielleicht eher von einer „Heilsorge" sprechen.

Natürlich stellt sich sofort die Frage, ob das innere Heilsgeschehen, der Heilsprozeß, der sich in der unmittelbaren personalen Begegnung zwischen Gott und dem Menschen abspielt, überhaupt an eine kirchliche Mittlertätigkeit gebunden sein kann. Wenn dem so ist, ergibt sich die weitere Frage nach dem konkreten Anteil einer derartigen Mittlertätigkeit und dem ihr eigentümlichen und gemäßen Charakter.

Das Christentum kennt keine christuslose Gottunmittelbarkeit. Christentum ist eine Religion des Mittlers [1], denn nach christlicher Heilsordnung gibt es keinen anderen Weg zu Gott als den über Christus (Joh. 14,6f.), er überbrückt den Weg zum Vater [2]. Dieser Weg wiederum führt durch die Einheit des Heiligen Geistes, d.h. durch jene Gemeinschaft, die Christus im Heiligen Geist und durch ihn zusammenschließt. Diese Einheit ist die Kirche [1].

Seelsorge als Vermittlung des Heils ist somit lediglich ein Dienst, der einzelne Seelsorger ist nur ein Werkzeug, dessen sich Gott bedient, um sein Werk zu tun [8]. Der primäre Vorgang ist also der Heilsprozeß, das innere Heilsgeschehen. Diesem zugeordnet ist - als sekundärer Vorgang - die Heilsvermittlung durch die Kirche als der ordentliche Weg, auf dem der Heilsprozeß realisiert wird [3].

Da die Kirche nicht außerhalb der Welt ist, sondern „Christus in der Welt" repräsentiert, muß der Heilsdienst der Kirche in die konkrete Situation hinein erfolgen [9].

Somit muß sich die Seelsorge am Schwerstkranken und Sterbenden auch auf dessen Situation einstellen. Voraussetzung hierfür ist das einfühlsame Einlassen auf den Patienten und dessen Angehörige.

Ein schmerzgequälter Patient muß zunächst von seinen physischen Schmerzen befreit werden, um sich auf Gespräche jeglicher Art einlassen zu können.

Schon der Arzt wird erfahren, daß der Patient nicht nur an physischen, sondern oft auch an psychischen Schmerzen leidet, wenn z.B. die Beziehungen zum Partner oder zur Partnerin gestört sind oder der Patient den nahen Tod fühlt und seine innere Ruhe erreichen möchte, indem ihm der Seelsorger das Heil in der Vergebung der Schuld zuspricht. Nicht zuletzt sind es auch die sozialen Schmerzen, wenn der Kranke sich Sorgen um das weitere Wohlergehen seiner Angehörigen macht.

Der Seelsorger, der mit den anderen Berufsgruppen, die den Patienten betreuen, zusammenarbeitet, wird sehr bald auf den ihm eigenen Bereich der Begleitung aufmerksam. Allerdings wird er erfahren, daß er - der mit leeren Händen kommt - vom Patienten herausgefordert wird, mit ihm über Fragen der Krankheit, des Lebenssinns, des Sterbens und des Lebens nach dem Tod zu sprechen. Das aber bedeutet, daß er sich zunächst selbst mit diesen Fragen auseinandersetzt, für sich eine Antwort gefunden hat, eine Antwort, die ihn auch trägt.

Der Patient spürt die Glaubwürdigkeit oder Unglaubwürdigkeit seines Gesprächspartners, hat er doch schon zu oft die Erfahrung machen müssen, daß Menschen vor der Wahrheit davongelaufen sind.

Wahrheitsmitteilung aber ist auch Voraussetzung für die Möglichkeit einer guten seelischen Begleitung, wobei Wahrheitsmitteilung nichts mit der Diagnosemitteilung zu tun hat. Die Diagnose kann richtig oder falsch sein.

Die Wahrheitsmitteilung hingegen ist kein einmaliger Vorgang, sondern ein Prozeß, in den auch der Seelsorger mit dem Patienten eintritt. Die Wahrheit - auch des Todes - wird dem Patienten wie Schilder entlang einer Autobahn an den Weg gestellt. Er kann sie ansehen oder auch vorbeisehen, je nachdem wie er sich gerade fühlt.

Auf der Station für palliative Therapie konnten wir in einer retrospektiven Untersuchung feststellen, daß alle Patienten, die dem Tode nahe waren, spätestens 3-4 Tage vor ihrem Tod einen Seelsorger ihrer Konfession hatten rufen lassen.

Das dürfte der Annahme von Kübler-Ross widersprechen, daß der Patient im Stadium der „Annahme" der Krankheit nun „sein nahendes Ende mit einem Grad ruhiger Erwartung" betrachtet. „Er wird müde und in den meisten Fällen auch sehr schwach sein. Er dämmert dahin oder schläft viel in kurzen Intervallen, anders als das Schlafbedürfnis während der Zeit der Depression . . ." [5].

Wir glauben vielmehr, daß gerade in dieser Phase der Patient den oben beschriebenen Prozeß eingehen möchte. Er sucht den Seelsorger, um mit ihm über metaphysische Fragen sprechen zu können und von ihm, als Vermittler, das innere Heil zugesprochen zu bekommen. So ist gerade zu diesem Zeitpunkt das sakramentale Angebot der Schuldvergebung, der Krankensalbung und der Wegzehrung eine Hilfe auf dem letzten Gang des Patienten.

Es ist daher nicht verwunderlich, daß Patienten, die eine intensive Begleitung durch alle Mitarbeiter erfahren, in der letzten Phase den Seelsorger ihrer Konfession bitten, ihnen die Wege aufzuzeigen, die ihre Religionsgemeinschaft oder Kirche anbietet, um das Heil zu finden.

Literatur

1. Arnold FX (1949) Grundsätzliches und Geschichtliches zur Theologie der Seelsorge. Herder, Freiburg
2. Dunstan GR (1984) Discerning the duties. In: Saunders C (ed) The management of terminal malignant disease. Arnold, London
3. Feifel E (1963) Seelsorge. In: Fries H (Hrsg) Handbuch theologischer Grundbegriffe, Bd II. Koesel, München, S 525-535
4. Holtz G (1961) Seelsorge. In: Galling K (Hrsg) Die Religion in Geschichte und Gegenwart, Bd V. Mohr, Tübingen, S 1640-1646
5. Kübler-Ross E (1977) Interviews mit Sterbenden, 10. Aufl. Kreuz, Stuttgart Berlin
6. Schiller KE (1975) Seelsorge. In: Gastager H et al. (Hrsg) Praktisches Wörterbuch der Pastoralanthropologie. Herder, Wien Freiburg/Breisgau Basel; Vandenhoeck & Ruprecht, Göttingen, S 954-956
7. Schubert F (1934) Krankenseelsorge. In: Buchberger M (Hrsg) Lexikon für Theologie und Kirche, Bd VI. Herder, Freiburg, S 230-232
8. Thurneysen E (1968) Seelsorge im Vollzug. EVZ, Zürich
9. Zielinski HR (1988) Wo Schmerzen ihre Schrecken verlieren. Grünewald, Mainz

3.5 Soziale Hilfen für die Kranken und ihre Angehörigen

B. EICHLER

Die wichtigste soziale Hilfe für den Krebskranken und seine Familie ist das Gespräch.

Dieser so einfach erscheinende Satz ist die Grundlage für die Vermittlung von Hilfen jeder Art, macht einige sogar durch sich selbst überflüssig.

Viele Krebskranke berichten, daß ihnen mit dem Ausbruch der Krankheit nur wenig Menschen für ein Gespräch geblieben sind, die Einsamkeit eine Kette von somatischen und psychosozialen Symptomen nach sich gezogen hat.

So möchte ich das Gespräch verstehen als Bei-Stand im eigentlichen Sinn und als Aufgabe an den behandelnden Arzt, den Sozialarbeiter, den Mit-Menschen: wirklich *stehen* zu bleiben bei und mit dem Kranken an der Krankheit Krebs und ihrer individuellen Bedeutung, mit ihm allen Bedrückungen, Ängsten und Fragen *stand*zuhalten, die nun das Weiterleben bestimmen.

Ein solches Gespräch impliziert die Wahrhaftigkeit des Arztes in der Achtung der Persönlichkeit des Kranken, welchem prinzipiell zugetraut werden sollte, mit seiner Krankheit zu leben.

Soziale Hilfen als Unterstützung ärztlicher Behandlung sind überhaupt nur dann sinnvoll eingesetzt, wenn der Patient um Bedeutung und Prognose seiner Krebskranheit weiß.

Die folgende Übersicht listet in alphabetischer Reihenfolge die verschiedenen sozialen Hilfseinrichtungen mit den entsprechenden Leistungsträgern bzw. Kontaktstellen auf. Querverweise sind mit * gekennzeichnet.

Art der sozialen Hilfe	Zuständiger Leistungsträger/ Ansprechpartner
Anschlußheilbehandlung Medizinische Rehabilitation in Spezialeinrichtungen (Kurkliniken) im nahen Anschluß an eine Krankenhausbehandlung	Rentenversicherungsträger Krankenkassen
Angehörigengruppen Sie sind wichtige Einrichtungen, in denen sich Angehörige von Krebskranken miteinander austauschen und entlasten können. Es gibt sie bundesweit kaum als feste Institution, jedoch ist der Bedarf so groß, daß verschiedene Kirchengemeinden beginnen, solche Gruppen zu initiieren und durch Fachkräfte zu begleiten * Freie Wohlfahrtsverbände	Kirchengemeinden
Beratung, persönliche * Freie Wohlfahrtsverbände * Deutsche Krebshilfe e. V. * Kirchengemeinden * Sozialdienst * Tumorzentren	

Art der sozialen Hilfe	Zuständiger Leistungsträger/ Ansprechpartner
Bewegungstherapie * Krankengymnastische Behandlung	Krankenkassen
Deutsche Krebshilfe e. V. Informations- und Beratungsdienst Thomas-Mann-Str. 40 5300 Bonn Tel. 0228/729900	Deutsche Krebshilfe e. V.
Ernährungsberatung Die Verbraucherzentralen jeder größeren Stadt geben durch Ernährungsberater/innen fachkundige und individuelle Ernährungsberatung	Verbraucherzentrale am Ort
„Essen auf Rädern" * Freie Wohlfahrtsverbände Eine gute Alternative bieten auch einige Metzgereien und Gastronomiebetriebe am Wohnort, Preis nach Vereinbarung	
Freie Wohlfahrtsverbände Ambulante Kranken-, Haus-, Familien- und Altenpflege; „Essen auf Rädern"; Erholungsmaßnahmen; Kontakt- und Koordinierungsstellen für Selbsthilfegruppen; spezielle Krebsberatungsstellen; Behinderten- und Krankentransport; Notrufsystem; Telefonseelsorge u. v. m. * Sozialdienst	Caritas-Verband (CV) Diakonisches Werk Deutsches Rotes Kreuz (DRK) Deutscher Paritätischer Wohlfahrtsverband (DPWV) Arbeiterwohlfahrt (AWO) Jüdische Gemeinde am Ort
Härtefond Gewährung einmaliger Barleistung bei wirtschaftlichen Notlagen	Deutsche Krebshilfe e. V.
Haushaltshilfe Hilfe zur Weiterführung des Haushalts während - einer Rehabilitationsmaßnahme, - häuslicher Pflegebedürftigkeit. Voraussetzung: Im Haushalt lebt ein Kind, das das 8. Lebensjahr noch nicht vollendet hat oder behindert und auf Hilfe angewiesen ist	Rentenversicherungsträger Krankenkassen
Häusliche Krankenpflege * Freie Wohlfahrtsverbände * Sozialstation Private Krankenpflegeverbände mit Kassenzulassung (zu erfragen bei den Krankenkassen) bieten Ergänzung * Sozialdienst	Krankenkassen
Hilfsmittel, medizinisch-pflegerische Unter Vorlage eines ärztlichen Attests, vor allem, wenn durch die Bewilligung ein Krankenhausaufenthalt verkürzt/vermieden, die häusliche Pflege nur dadurch gesichert werden kann * Krankenpflegebett * Sanitätshäuser	Krankenkassen

Art der sozialen Hilfe	Zuständiger Leistungsträger/ Ansprechpartner
Kirchengemeinden Sie stehen mit ihren Mitarbeitern im persönlichen Gespräch, in der Seelsorge und im Krankenpflegebereich zur Verfügung * Nachbarschaftshilfe * Sozialstation	Kirchengemeinden am Ort
Krankengeld Geldleistung zur wirtschaftlichen Sicherung bei Arbeitsunfähigkeit infolge der Krebserkrankung	Krankenkassen
Krankengymnastische Behandlung	Krankenkassen
Krankenpflegebett Toiletten- und Rollstühle stellen wichtige Hilfsmittel für die Sicherung der Pflege dar. Ärztliche Bescheinigung erforderlich. Die Beschaffungsverfahren sind unterschiedlich: Die Krankenkasse kauft das Hilfsmittel und stellt es als Leihgabe zur Verfügung oder verweist auf örtliche Einrichtungen (z. B. Heime), die über ein Hilfsmitteldepot verfügen * Sanitätshäuser	Krankenkassen
Kur * Stationäre Nachbehandlung	Rentenversicherungsträger Krankenkassen
Logotherapie * Sprachtherapie	Krankenkassen
Lymphdrainage	Krankenkassen
Mütterkuren Viele Kurkliniken bieten die Möglichkeit, daß krebskranke Mütter ihre sonst zu Hause unversorgten Kinder mitnehmen können	Rentenversicherungsträger Krankenkassen
Nachbarschaftshilfe Meist ehrenamtlich tätige Menschen, die bei persönlichen Problemen, Besorgungen, Amtsgängen und im Haushalt helfen * Freie Wohlfahrtsverbände	Kirchengemeinden Sozialstation
Nachteilsausgleich * Schwerbehindertenausweis * Versorgungsamt	Versorgungsamt
Pflegeeinrichtungen Heime sind in der Regel Altenpflegeheime und können damit im allgemeinen nicht den Bedürfnissen fortgeschritten Krebskranker, vor allem jüngerer Menschen gerecht werden. Sollte eine häusliche Pflege und Versorgung des Krebskranken unter Einsatz aller Entlastungen für die Angehörigen nicht möglich sein, so sollte das Pflegeheim so ausgewählt sein, daß es den Angehörigen die Möglichkeit bietet, so viel Zeit wie möglich bei dem Kranken zu verbringen (z. B. Gästezimmer, zusätzliches Bett im Raum). Leider lassen der Mangel an Pflegeplätzen und die meist lange Wartezeit kaum andere Auswahlkriterien zu * Sozialdienst	Kostenträger: selbst bzw. örtlicher/überörtlicher Träger der Sozialhilfe

Art der sozialen Hilfe	Zuständiger Leistungsträger/ Ansprechpartner
Rentenzahlung Es gilt der Grundsatz: Rehabilitation vor Rente * Stationäre Nachbehandlung Bei Erwerbs- oder Berufsunfähigkeit wird, auch befristet möglich, Rente auf Antrag gezahlt. Hilfe beim Ausfüllen der Umfangreichen Anträge durch ehrenamtlich tätige Versichertenälteste im Wohnbezirk, Anschrift durch die Rentenversicherungsträger	Rentenversicherungsträger
Sanitätshäuser Sie verfügen vielfach über Außendienstmitarbeiter, welche die verschiedenen Pflegehilfsmittel und -produkte sowie deren Finanzierung auch zu Hause ausführlich, sachkundig und kostenlos demonstrieren	Sanitätshäuser Orthopädische Fachgeschäfte
Schwerbehindertenausweis Als Nachteilsausgleich bei einem Grad der Behinderung (GdB) von wenigstens 50%. Wesentliche Vorteile: Steuervergünstigungen, Vergünstigungen im Nah- und Fernverkehr, am Arbeitsplatz besonderer Kündigungsschutz und Zusatzurlaub, Vergünstigungen bei Rundfunk, Fernsehen, Telefon u.a. Bei Fortschreiten der Krebserkrankung sollte ein Antrag auf Höherfeststellung des GdB gestellt werden * Sozialdienst	Versorgungsamt des Wohnorts
Selbsthilfegruppen nach Krebs Zusammenschluß von an Krebs erkrankten Menschen, die anderen Kranken mit persönlichem Rat, Erfahrungen sowie nützlichen Anschriften und sozialrechtlichen Hinweisen beistehen. Gruppenaktivitäten, gemeinsame Freizeitgestaltung, Krankenbesuche u.v.m.	Deutsche Krebshilfe e.V.
Sozialdienst - im Krankenhaus; - in Kureinrichtungen; - der freien Wohlfahrtsverbände; - der Kommunen; - der Betriebe. Sozialdienste bieten u.a. psychosoziale Beratung des Krebskranken und seiner Angehörigen, Einleitung rehabilitativer und wirtschaftlicher Maßnahmen unter dem Aspekt der häuslichen Sicherung	
Sozialstation Wohnortnahe, ambulante Kranken-, Haus-, Familien- und Altenpflege * Freie Wohlfahrtsverbände * Kirchengemeinden * Sozialdienst	Krankenkassen
Sprachtherapie	Krankenkassen

Art der sozialen Hilfe	Zuständiger Leistungsträger/ Ansprechpartner
Stationäre Nachbehandlung Wiederholbare Maßnahme zur medizinischen und beruflichen Rehabilitation. Voraussetzung: Diagnosestellung, abgeschlossene chirurgische und strahlentherapeutische Behandlung (biologische und zytostatische Therapien können in den Kureinrichtungen weitergeführt werden), ausreichende Belastbarkeit und Reisefähigkeit des Krebskranken * Sozialdienst	Rentenversicherungsträger Krankenkassen
Stomatherapeuten Krankenpfleger/innen mit spezieller Ausbildung für die Anuspraeter-Versorgung * Sanitätshäuser * Sozialdienst	Krankenkassen
Testament Die Regelung der persönlichen und wirtschaftlichen Dinge muß handschriftlich erfolgen mit den Formkriterien Ort, Datum, Unterschrift. Ein Erkrankter, der nicht in der Lage ist, selbst zu schreiben, braucht einen Notar	Notare
Tumorzentren Psychosoziale Beratung von Krebskranken und/oder ihren Angehörigen, Einleitung rehabilitativer Hilfen, Kontaktstellen zu onkologischen Arbeitskreisen und Modelleinrichtungen * Sozialdienst	Deutsche Krebshilfe e. V.
Übergangsgeld Geldleistung zur wirtschaftlichen Sicherung während einer medizinischen oder berufsfördernden Maßnahme zur Rehabilitation	Rentenversicherungsträger Arbeitsamt
Versichertenälteste Sachkundige und kostenlose Hilfe beim Ausfüllen von Rentenanträgen * Rentenzahlung	Rentenversicherungsträger
Versorgungsamt Zuständig für Anträge auf Anerkennung als Schwerbehinderter * Schwerbehindertenausweis	
Wirtschaftliche Sicherung * Härtefond * Krankengeld * Nachteilsausgleich * Rentenzahlung * Sozialdienst * Übergangsgeld	

3.6 Selbsthilfegruppen

U. Nelle-Rublack

3.6.1 Entstehung, Verbreitung, Legitimation

Lokale Selbsthilfegruppen (SHG) bei Krebs entstanden zuerst in den 70er Jahren. Sie sind eingebunden in unterschiedliche verbandliche Organisationsstrukturen auf Länder- und Bundesebene.

Am bekanntesten sind die großen Krebsselbsthilfeverbände, die spezifische Patientenkollektive vertreten und betreuen: die Deutsche ILCO, der Bundesverband der Kehlkopflosen, die Arbeitsgemeinschaft der Pankreatektomierten und die Frauenselbsthilfe nach Krebs.

Krebs-SHG haben einen kontinuierlich wachsenden Verbreitungs- und Anerkennungsgrad.

Das sich zunehmend durchsetzende Konzept der *Selbsthilfeförderung* bezweckt den Ausbau lokaler SHG zu einem flächendeckenden Netz solidarischer, kollektiver Selbsthilfe durch wechselseitige Unterstützung Gleichbetroffener in Gruppen [4].

Die Wirksamkeit von Krebs-SHG wird vorrangig gemessen an deren Beitrag zur Krankheitsbewältigung.

Badura [1, 2] hat im Rahmen sozialepidemiologischer Forschung die Bedeutung sozialer Unterstützung für den Prozeß der Krankheitsbewältigung bei chronisch Kranken nachgewiesen. Inzwischen stellen Krebs-SHG eine anerkannte Ergänzung des professionellen Hilfesystems dar. Die Bedeutung der praktischen Kooperation zwischen Ärzten und SHG chronisch Kranker wurde von Moeller [6], Röhrig [7], Weiss [10] und anderen dargestellt.

Zu gering entwickelt sind bis heute Kooperationsmöglichkeiten zwischen Ärzten und Krebs-SHG vor Ort in der Betreuung und Versorgung fortgeschritten Kranker.

3.6.2 Handlungs- und Zielorientierung von Krebsselbsthilfegruppen

Die Handlungs- und Zielorientierung von Krebs-SHG basiert auf einem ganzheitlichen Gesundheits- und Krankheitsverständnis. Sie berücksichtigt den in der Krebsnachsorge lange Zeit vernachlässigten Aspekt der psychosozialen und lebenspraktischen Krankheitsbewältigung. Ziele der Gruppenarbeit sind vor allem:

- Vermeidung bzw. Aufhebung von Isolation,
- Förderung sozialer Integration durch das Knüpfen neuer Beziehungsnetze,
- Motivation zu einer vertrauensvollen Arzt-Patienten-Beziehung,
- Verminderung von Unsicherheit und Angst,
- Vermittlung von Kompetenz im Umgang mit operationsbedingten Veränderungen,
- Förderung einer gesundheitsgerechten Lebensweise zur Stärkung der körpereigenen Abwehrkräfte,

- Stärkung des Selbstwertgefühls, der Selbsthilfe- und Durchsetzungsfähigkeit (Ermutigung),
- Aufbau einer neuen Lebensqualität.

3.6.3 Arbeitsweise von Krebsselbsthilfegruppen

Die Arbeitsweise von Krebs-SHG ist durch solidarisches Laienhandeln charakterisiert. Sie basiert auf der Konzeption: „Krebskranke helfen Krebskranken". Wichtige Bestandteile des Gruppengeschehens sind:

- Erfahrungsaustausch,
- Informationsaustausch,
- voneinander Lernen durch vorgelebte Bewältigungsformen,
- Zuhören und einfühlsames Verstehen,
- wechselseitige Vermittlung von Zustimmung, Ermutigung, Hoffnung und Trost.

Krebs-SHG sind Kommunikationsgruppen. Die Zugehörigkeit zu und das Eingebundensein in eine solche Gruppe eröffnen Krebsbetroffenen die Möglichkeit, psychosoziale Krankheitsfolgen und praktische Fragen der Alltagsbewältigung nach einer Krebsoperation mit in gleicher bzw. ähnlicher Weise Betroffenen offen zu besprechen. Diese Form der wechselseitigen sozialen Unterstützung in SHG trägt zur Entlastung überforderter primärer Netzwerke, insbesondere der Familie, bei. Wie die Forschungen von Trojan et al. belegen, schafft sie auch einen Ausgleich für emotionale Defizite in der Alltags- und Lebenswelt der Betroffenen [9]. Die Solidaritätsformen in SHG wirken vertrauensbildend.

Im Rahmen dieser problemorientierten Darstellung ist es jedoch wichtig, nicht nur die Chancen und Möglichkeiten der Krebs-SHG, sondern auch deren Probleme und Grenzen zu sehen.

3.6.4 Probleme und Grenzen der Selbsthilfe in Gruppen

In Krebs-SHG spielen sich Prozesse wechselseitiger Unterstützung wie auch Belastung ab. Betroffenengruppen stellen ein kompliziertes Beziehungsgefüge dar, das psychosozialen Schwankungen unterliegt. Die Dynamik des jahrelangen Gruppenprozesses mit ihren unterstützenden wie auch ggf. belastenden Einflüssen auf den Krankheitsbewältigungsprozeß der einzelnen Teilnehmer ist im Langzeitverlauf noch nicht erforscht.

Eine hilfreiche Begleitung fortgeschritten Krebskranker ist nur in erfahrenen Selbsthilfegruppen möglich. Krebs-SHG beziehen ihre Überlebenskraft eigentlich aus den aggregierten Erfolgserlebnissen jedes Gruppenmitglieds auf dem Weg zu einer ganzheitlichen Rehabilitation. Das Auftreten von Rezidiven und Metastasen und die Verschlimmerung im Krankheitsbild bedeuten eine schwere Belastung nicht nur für den davon Betroffenen, sondern für die gesamte Gruppe, da sie zwar große Anteilnahme, oft aber auch Bestürzung, Ratlosigkeit und Verwirrung auslösen. Die Konfrontation mit dem fortschreitenden Leiden von SHG-Teilnehmern wird von weitgehend stabilisierten Betroffenen u. U. als Rückfall in ein bereits überwunden geglaubtes Stadium der Krankheit, Angst und Bedrohung erlebt. So kann eine im Hinblick auf das Überleben optimistische, hoffnungsvolle Einstellung zusammenbrechen. Im Extremfall breitet sich in der ganzen Gruppe Hoffnungslosigkeit aus.

Das Auftreten und die Intensität der beschriebenen Probleme sind durch die Gruppenstruktur beeinflußt. Aus eigenen langjährigen Erfahrungen der Arbeit in und mit Krebs-SHG (seit 1970) kann folgendes gesagt werden: Wenn die Anzahl der fortgeschritten Kranken mehr als 1/3 der Gesamtteilnehmerzahl der SHG beträgt, dann kippt das Ressourcen- und Hilfepotential der Gruppe um. Es kommt sowohl zu Krisensituationen im Hinblick auf die Gruppenstabilität als auch zur Nichtbefriedigung individueller Bedürfnisse. Diese Problematik stellt hohe Anforderungen an die psychosoziale Belastbarkeit der Gruppeninitiatoren, die in der Lage sein müssen, Spannungen auszuhalten.

3.6.5 Die Notwendigkeit der Einzelbetreuung

Krebskranke im fortgeschrittenen Stadium bedürfen neben der Gruppenunterstützung einer engagierten Einzelbetreuung. Sie haben zunehmend das Bedürfnis nach einer stabilen, vertrauensvollen und verläßlichen Zweierbeziehung innerhalb der Gruppe.

Entgegen verbreiteter Annahmen sind *selbstbetroffene* Laienhelfer aus Krebs-SHG nicht voraussetzungslos geeignet und in der Lage, diese besondere Hilfe zu leisten, die auch die Sterbehilfe als Lebenshilfe in der letzten Lebensphase umfaßt. Engelke et al. [3] sowie Sporken [8] haben in der Bundesrepublik Deutschland schon Ende der 70er/Anfang der 80er Jahre notwendige Voraussetzungen für Hilfe und Anleitung zu einer angemessenen Begleitung Todkranker insbesondere in der Klinik aufgezeigt.

3.6.6 Voraussetzungen für hilfreiche Begleitung

Selbstbetroffene aus Krebs-SHG, die fortgeschritten Kranken bis zum Lebensende beistehen, brauchen als unverzichtbare persönliche Voraussetzungen hinreichende physische Stabilität, psychische Belastbarkeit, Persönlichkeitsstärke, Erfahrungswissen und die Fähigkeit zu einfühlsamem Verstehen. Wichtig sind erlerntes hilfreiches Gesprächsverhalten und Empathie, letztere ohne die Fehlhaltung der Identifikation mit dem Leidenden und seinem Schicksal aus Gleichbetroffenheit.

Als institutionelle Voraussetzung ist die Möglichkeit zur Supervision unverzichtbar. Selbstbetroffene Laienhelfer brauchen um so mehr Entlastung durch Supervision, als das Helfenwollen und die eigene Betroffenheit immer ineinander verschränkt bleiben.

3.6.7 Problemorientierter Kooperationsbedarf

Die Weiterentwicklung der Therapiemöglichkeiten und die damit verbundenen längeren Überlebenszeiten - bei unterschiedlicher Lebensqualität - stellen die Krebs-SHG vor neue Aufgaben, denen nicht jede Selbsthilfegruppe immer gewachsen ist.

Jede Krebs-SHG ist von ihrer eigenen Geschichte geprägt. Unterstützungsressourcen und Hilfemöglichkeiten im Rahmen von SHG-Laienaktivitäten sind situationsabhängig, weder standardisierbar noch dauerhaft kalkulierbar und daher nicht zu institutionalisieren.

Angesichts der Begrenztheit der einzelnen Hilfesysteme entsteht ein zunehmender Bedarf, integrierte Hilfesysteme für die Betreuung und Versorgung fortgeschritten Kranker zu entwickeln, d.h. Laienhandeln und professionelles Handeln müssen miteinander verknüpft werden.

Eine Abstimmung der Hilfemöglichkeiten erfordert eine enge Kooperation aller an der Hilfe Beteiligten. Nur so können sich die Hilfemöglichkeiten je nach fachlicher Eignung und Kompetenz, nach Erfahrungswissen und Nähe zur Lebenswelt der Betroffenen sinnvoll ergänzen.

Nur wenn die Kooperation mit den Krebs-SHG kontinuierlich auf lokaler Ebene gepflegt wird, kann in aller Offenheit geklärt werden, welche Betreuungsmithilfe wann durch die SHG möglich ist.

Krebs-SHG gelten oft als „Spezialisten für Menschlichkeit und Nächstenliebe". So finden „Überweisungen" fortgeschritten Krebskranker in nicht näher bekannte SHG zunehmend häufig statt. Das sollte nicht so bleiben, auch nicht quasi als *Ultima ratio* eines sich am Ende seiner Hilfemöglichkeiten wähnenden Arztes.

Die Erwartung, daß aus der Mitte der SHG das „menschlich Notwendige und Beste" an Zuwendung und Betreuung in naturwüchsiger Selbstverständlichkeit geschehe, geht an den Realitäten der komplexen Problematik vorbei.

Fortgeschritten Krebskranke haben ein Bedürfnis nach umfassender, ganzheitlicher Versorgung, Betreuung und Begleitung. Krebs-SHG können nur im Rahmen ihrer Möglichkeiten dazu beitragen. Entscheidend sind allein die Betreuungsmöglichkeiten am Ort zum Zeitpunkt der Nachfrage.

Literatur

1. Badura B (Hrsg) (1981) Soziale Unterstützung und chronische Krankheit. Zum Stand sozialepidemiologischer Forschung. Suhrkamp, Frankfurt
2. Badura B (1985) Zur Soziologie der Krankheitsbewältigung. Z Soziol 14/5: 339-348
3. Engelke E, Schmoll H-J, Wolff G (Hrsg) (1979) Sterbebeistand bei Kindern und Erwachsenen. Enke, Stuttgart
4. Ferber C Von, Badura B (Hrsg) (1983) Laienpotential, Patientenaktivierung und Gesundheitsselbsthilfe. Oldenbourg, München Wien
5. Keupp H, Röhrle B (Hrsg) (1987) Soziale Netzwerke. Campus, Frankfurt New York
6. Moeller ML (1981) Anders helfen. Selbsthilfegruppen und Fachleute arbeiten zusammen. Klett-Cotta, Stuttgart
7. Röhrig P (1989) Kooperation von Ärzten mit Selbsthilfegruppen. Zwischenbericht eines Forschungsprojektes zur Effektivitätsverbesserung der ambulanten Versorgung. Brendan-Schmittmann-Stiftung des NAV - Verband der niedergelassenen Ärzte Deutschlands, Köln
8. Sporken P (1981) Die Sorge um den kranken Menschen. Grundlagen einer neuen medizinischen Ethik, 2. Aufl. Patmos, Düsseldorf

9. Trojan A, Deneke C, Guderian H et al. (1986) „Seitdem ich diese Gruppe habe, lebe ich richtig auf...". Aktivitäten, Ziele und Erfolge von Selbsthilfegruppen. In: Trojan A (Hrsg) Wissen ist Macht. Eigenständig durch Selbsthilfe in Gruppen. Fischer, Frankfurt
10. Weiss G (1983) Selbsthilfegruppen für den chronisch Kranken. In: Pöldinger W, Weiss G (Hrsg) Beziehungsdiagnostik und Beziehungstherapie. Wo stehen wir heute? Springer, Berlin Heidelberg New York Tokyo

3.7 Die Pflege von Schwerstkranken

H. STARK

Die Pflege von Schwerstkranken bis zum Tod erfordert einen intensiven Einsatz des Pflegepersonals, um den körperlichen Bedürfnissen und den seelischen, religiösen und sozialen Anliegen des Patienten gerecht zu werden. Da eine Besserung des Krankheitsbilds nicht mehr erwartet werden kann, liegt - neben der psychischen Betreuung - das Hauptaugenmerk auf der körperlichen Grundpflege mit ihren verschiedenen Prophylaxen.

Nach unserer Erfahrung sind - neben den Schmerzen - die häufigsten Beschwerden der sterbenden Patienten Müdigkeit, Angst, Beschwerden beim Liegen, Hunger und Durst, Übelkeit und Erbrechen sowie Luftnot.

Der Patient verspürt eine zunehmende *Müdigkeit* bis hin zur Erschöpfung schon bei kleinsten Anstrengungen wie Pflegeverrichtungen, Besuchen und längeren Gesprächen. Es ist deprimierend für ihn zu sehen, daß seine Kraft immer mehr schwindet. Um so mehr muß das Pflegepersonal darauf bedacht sein, übermäßige Anstrengungen des Patienten zu vermeiden. Dazu gehört auch, die Angehörigen in ihrem Verhalten dem Kranken gegenüber anzuleiten. Viele Patienten empfinden mehrere Menschen um sich und lange Gespräche als Belastung.

Zur Müdigkeit gesellt sich oft eine große *Angst:* die Angst, nicht mehr aufzuwachen, aber auch die Angst vor Luftnot und dem Sterben ganz allgemein. Helfende Gespräche können eine große Erleichterung verschaffen, besonders die Erfahrung: „Ich bin nicht allein gelassen." Es ist für den Sterbenden sehr beruhigend, wenn er erfährt, daß an seinem Bett immer jemand sitzt. Für diese Hilfeleistung ist jedoch die Unterstützung durch Angehörige und ehrenamtliche Helfer notwendig.

Patienten, die über längere Zeit bettlägerig sind und sich kaum mehr helfen können, geben häufig *Beschwerden beim Liegen* an - oft schon nach kurzer Zeit des Bettens. Ein kleiner Handgriff kann genügen, um wieder für einige Zeit Linderung zu schaffen.

Da die Mobilität stark reduziert ist, ist eine gezielte Dekubitusprophylaxe unumgänglich, deren Ziel darin besteht, den gesunden Hautstoffwechsel zu fördern und die besonders gefährdeten Stellen wie Sakral- und Fersengegend, Trochanter- und Maleolargegend sowie die Sitzbeinhöcker zu schonen. Um eine Druckentlastung soweit wie möglich zu gewährleisten, verwenden wir auf unserer Station ein Fell und das Wasserbett, womit wir gute Erfahrungen gemacht haben. Diese Maßnahme ersetzt aber nicht die Notwendigkeit des häufigen Umlagerns. Eine 30^0-Schräglage ist der 90^0-Seitenlage vorzuziehen (weniger Druck auf den Trochanter!); sie ist meist auch im fortgeschrittenen Krebsstadium möglich. Zur Förderung der Durchblutung werden die gefährdeten Stellen mit Salben eingerieben, was vom Patienten auch als sehr angenehm empfunden wird. Wir haben gute Erfahrungen mit Transpulmin gemacht.

Störungen des „äußeren Milieus", z. B. durch Inkontinenz und starke Transpiration, müssen soweit wie möglich behoben werden. Häufiger Wechsel der Wäsche, Abwaschen der feuchten Haut und Eincremen sind der beste Hautschutz.

Wenn der Patient mit Dekubitalulzera eingeliefert wird, ist es oft äußerst schwer, eine Heilung zu erreichen. Auf Druckentlastung und Hautschutz ist dann besonderer Wert zu legen. Befindet sich das Geschwür in der Sakralgegend, so gewährleistet eine Varihesive-Platte guten Schutz vor Feuchtigkeit. Ansonsten ist es empfehlenswert, die betroffenen Stellen mit Mercuchrom R-Lösung einzusprühen und die umliegende Haut mit durchblutungsfördernden Salben anzuregen. Wenn sich das Finalstadium über längere Zeit entwickelt, ist ein Dekubitus oft unvermeidlich. Das Bemühen muß dann dahin gehen, dessen Fortschreiten einzudämmen.

Hunger- und Durstgefühl sind bei den Patienten sehr unterschiedlich. Ist die Nahrungsaufnahme eingeschränkt, so ist es nicht so sehr der Hunger, der den Patienten quält, sondern vielmehr die Angst, verhungern zu müssen. Große Erleichterung bringt es, wenn dem Patienten kleine Mahlzeiten angeboten werden, so daß ihn nicht von vornherein zu große Portionen entmutigen, überhaupt mit dem Essen zu beginnen. Es ist von größter Bedeutung, auf die individuellen Wünsche des Patienten einzugehen, ihn aber auch dahingehend zu beraten, daß nicht alles, worauf er Gelüste hat, auch immer gut verträglich für ihn ist. Wenn der Kranke nicht mehr in der Lage ist, selbst zu essen, ist es wichtig, die Nahrung mit viel Einfühlungsvermögen zuzuführen und ihm genügend Zeit zu lassen.

Von ebenso großer Bedeutung ist es, den Patienten zum Trinken anzuhalten, denn oft ist er gerade im Finalstadium zu sehr geschwächt, um selbst das Glas zu nehmen und zu trinken. Wenn der Kranke nicht mehr schlucken kann, oder wenn er alles erbricht, kann das Lutschen eines Eiswürfels große Erleichterung bringen. Ein mit Zitronensaft angereicherter Eiswürfel, regt zusätzlich die Speichelsekretion an, so daß das Durstgefühl deutlich reduziert wird.

Wenn die Nahrungsaufnahme schwer beeinträchtigt oder nicht mehr möglich ist, ist eine besonders sorgfältige *Mundpflege* notwendig. Solange der Kranke sich noch selbst die Zähne putzen kann, stellt die Mundpflege kein Problem dar. Ein trockener Mund, durch Mundatmung und Nahrungskarenz hervorgerufen, verursacht Unbehagen. Das Wohlbefinden kann erst eintreten, wenn der Mund sauber und feucht gehalten wird. Der einzig wirksame Weg ist eine ausreichende systemische Hydration, die das Gewebe feucht hält. Von der Industrie werden verschiedene Präparate angeboten. Wir haben jedoch die Erfahrung gemacht, daß der Patient es als am angenehmsten empfindet, wenn der Mund mit einer Lösung aus Kamillentee und Glyzerin (im Verhältnis 2:1) angefeuchtet wird. Oft ist es notwendig, den Mund wenigstens stündlich mit der vorbereiteten Lösung anzufeuchten. Außerdem wird auf Lippen, die leicht zur Rhagadenbildung neigen, eine dünne Schicht Vaseline aufgetragen. Am einfachsten bleiben alle notwendigen Utensilien auf einem Tablett im Krankenzimmer. Wenn bei einer stark borkigen Zunge das Auswischen des Munds nicht zum Ziel führt, lassen sich die Borken mit 1%iger Wasserstoffperoxidlösung aufweichen.

Eine weitere Belastung stellen für viele Patienten *Übelkeit und Erbrechen* dar, entweder aufgrund zerebraler Ursachen oder durch Stenosen im Verdauungstrakt. Antiemetika können zwar Linderung verschaffen, da aber die Ursache selten zu beheben ist, muß vor allem das Essen leicht verträglich sein und oft in flüssiger Form gegeben werden. Wenn der Patient erbrechen muß, besteht die pflegerische Hilfeleistung darin, ihn zu stützen, und die Nierenschale sowie Zellstoff zum Abwischen bereitzuhalten. Selbstverständlich wird die Schwester so lange beim Patienten bleiben, bis dieser sich wieder beruhigt hat und keinen Brechreiz mehr verspürt. Anschließend wird dem Patienten angeboten, den Mund mit einem erfrischenden Getränk zu spülen.

Die *Luftnot* ist immer mit Angst verbunden, denn der Patient hat dabei die Vorstellung, einmal ersticken zu müssen. Wichtig ist es dann, beim Kranken zu bleiben, bis die Luftnotattacke vorbei ist, ihm beruhigend und geduldig zuzureden und mit der Hand den Rücken zu stützend, damit der Patient leichter Luft bekommt. Die für den Notfall angeordneten Medikamente (vgl. Kap. I.4.12) werden verabreicht. Erst, wenn der Patient die Gewißheit hat, daß ihm jemand zu Hilfe kommt und er nicht allein ist, bessert sich sein Zustand.

Bei all diesen Maßnahmen, die dem Schwerstkranken Linderung verschaffen, scheint es mir von ebenso großer Bedeutung, daß das Pflegepersonal dem Kranken neben den verschiedenen Hilfeleistungen Taktgefühl und Liebe entgegenbringt, da er in dieser Phase seiner Krankheit besonders das Gefühl der Geborgenheit und des Angenommenseins braucht.

Literatur

1. Glaus A, Senn HJ (1988) Unterstützende Pflege beim Krebskranken. Springer, Berlin Heidelberg New York Tokyo
2. Juchli L (1988) Krankenpflege und Praxis. Thieme, Stuttgart
3. Royal Marsden Hospital (1989) Stationshandbuch. Bibliomed, Melsungen

4 Medizinische Behandlungsmaßnahmen

4.1 Chirurgische und orthopädische Strategien der palliativen Behandlung

4.1.1 Primär- und Rezidivtumor, Metastasen

H. PICHLMAIER

Ein maligner Primärtumor ist inkurabel, wenn er nicht entfernt oder seine Entfernung wegen der damit verbundenen Folgen nicht hingenommen werden kann und wenn es keine kurativ wirksame konservative Behandlung gibt. Die nichtchirurgische kurative Behandlung ist bis heute als alleinige Maßnahme nur bei wenigen Organtumoren möglich, so daß sich das Schicksal des Kranken meistens mit der Frage nach der chirurgischen Kurabilität entscheidet. Es lag nahe zu versuchen, durch möglichst weitgehende Radikalität des Eingriffs die Grenzen auszudehnen. Dieses Konzept hat für viele Tumoren enttäuscht und ist zum Teil wieder verlassen (z. B. Pankreaskarzinom, Rektumkarzinom, nach unserer Meinung Ösophaguskarzinom, gynäkologische Karzinome u. a.). Für verschiedene Geschwülste wurden kombinierte Schemata der primären Behandlung (Operation, Bestrahlung, Chemotherapie, Immuntherapie) entwickelt und dabei eine weniger radikale und weniger verstümmelnde Operation als Teil eingefügt (z. B. Analkarzinom, Extremitätensarkome, verschiedene kindliche Malignome wie Neuroblastome oder Wilms-Tumore, differenzierte Schilddrüsenkarzinome u. a.).

Erst im individuellen Verlauf erweist sich, ob ein zunächst als kurabel angesehener Tumor auch wirklich heilbar ist. So liegt die lokoregionäre Rezidivrate gastrointestinaler Karzinome um 30% (Ösophagus 30-40%; Magen 25-70%; Kolon 15-20%; Rektum 10-35% [4]). Die Rückfallquote für Bronchialkarzinome im 1. postoperativen Jahr beträgt 30-35% [13, 19, 22, 26]. Dies hängt nicht nur vom Stadium der Geschwulsterkrankung, sondern auch von deren Art hinsichtlich des Ausgangsgewebes und der individuellen Malignitätscharakteristik der Zellen ab. Eigenschaften des Wirtsorganismus und Wirt-Tumor-Interaktionen - veränderlich in der Zeit - spielen eine wichtige, in vielen Details bis heute nicht geklärte Rolle. So wissen wir, daß eine Operation [9, 12, 20, 21], aber auch eine Bestrahlung oder Chemotherapie die immunologische Abwehrlage befristet verändern, daß perioperative Blutgaben möglicherweise immunologische Folgen haben [14, 24], daß zwischen

Primärtumor und Metastasen immunologische Beziehungen bestehen [7, 23], daß Tumorzellen nach Jahren und Jahrzehnten der Ruhe aktiv werden und zu einem Wiederaufleben von Tumoraktivität führen können (z. B. Mammakarzinom, Prostatakarzinom u. a.). In gewisser Weise sind Erfahrungen aus der Transplantationsmedizin spiegelbildlich, da hier durch Unterdrückung der überwiegend zellulären Immunreaktion die Einheilung von allogenen Organen erzwungen wird. Es ist inzwischen unstrittig, daß unter den Bedingungen der Immunsuppression die Entstehung bestimmter Tumoren begünstigt werden kann [15]. Auch können sich Metastasen solcher Tumoren nach Absetzen der immunsuppressiven Behandlung spontan zurückbilden. Aus diesem Bereich stammt auch die Beobachtung, daß mehrfache Bluttransfusionen vor Transplantation u. U. begünstigend wirken. Gerade dies wäre bei Krebs unerwünscht. Allerdings ist diese Wirkung von Transfusionen bisher noch immer strittig. Schließlich kennen wir Geschwülste, deren Bösartigkeit erst in so langen Zeiträumen erkennbar wird, daß manche Kranke dieses Stadium nicht erleben. So wurden z. B. die Bronchusadenome lange Zeit für gutartig gehalten. Heute wissen wir, daß sie malignes Potential besitzen, das allerdings gelegentlich erst in Jahrzehnten sichtbar wird. Die WHO hat sie deshalb als Karzinome klassifiziert. Aus diesen Gründen ist die Prognose bei malignen Tumoren immer fraglich, und der Begriff der sog. 5-Jahres-Heilung oft irreführend.

Um zu generellen Prognosen zu kommen und Therapieansätze erstzubewerten, ist die Kenntnis des natürlichen Verlaufs bestimmter Tumorerkrankungen wichtig. Dieser natürliche Verlauf ist allerdings nur von wenigen Tumoren bekannt, da seit jeher versucht wird, ihn zu beeinflussen.

Die Wiederkehr der Geschwulsterkrankung nach Primärtherapie zeigt sich im Auftreten von *Rezidiven* und *Metastasen*.

Das sog. lokale Rezidiv - der Begriff meint die Tumorwiederkehr am Ort - hat in Abhängigkeit vom Primärtumor verschiedene Ursachen, immer aber müssen Tumorzellen beim Ersteingriff im Tumorbett verblieben oder dorthin gelangt sein. Drei Möglichkeiten sind denkbar [5]: zurückgelassene Zellen infolge ungenügender Resektion (d. h. das Fortbestehen von Tumor); bei der Operation freigesetzte Zellen, die sich nachfolgend im Operationsgebiet implantiert haben; schließlich bereits vor dem Eingriff bestehende lokale Metastasen, auch Mikrometastasen, meist in schwer zugänglichen oder unberücksichtigten örtlichen Lymphknoten, Lymphbahnen oder auch Perineuralscheiden. So wissen wir, daß beispielsweise das Frühkarzinom des Magens in 3-20% für T_{1a}-T_{1b} in unmittelbarer Tumornachbarschaft Lymphknotenmetastasen setzt. Daher ist dieses Tumorstadium durch Ulkusoperation nicht adäquat behandelt [6, 17] (Abb. 1). Tumoren, die kein gut erreichbares gebündeltes Abstromgebiet besitzen (Magen, Ösophagus, Pankreas, Mamma u. a.), deren Umgebung ein weites Ausgreifen bei der Operation verhindert (iliakale Region beim Rektumkarzinom, zentral wachsendes Bronchialkarzinom, Weichteiltumoren u. a.), neigen daher zum Rezidiv. Aber auch eine allzu restriktiv gehandhabte Tumoroperation fördert den Rückfall. Im Streben nach der weniger verstümmelnden Operation mußten wir z. B. eine vergleichsweise hohe Rezidivrate [16] nach Rektumresektion in Dukes-A-Fällen hinnehmen. Erst durch strengere Auswahl zur Resektion konnte das Ergebnis verbessert werden.

Die *Diagnose* des Tumorrezidivs erfolgt im symptomlosen Stadium durch organisierte, programmierte Nachsorge oder gezielt bei entsprechenden Beschwerden.

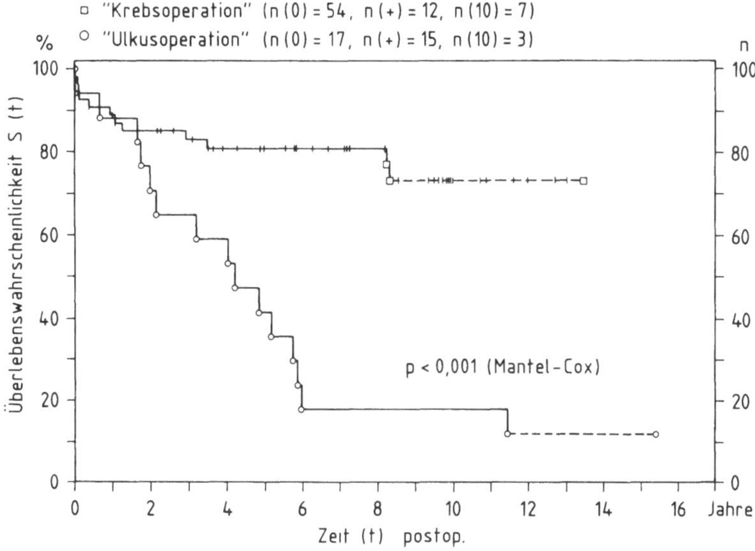

Abb. 1. Magenfrühkarzinom (1968-1987, n = 120), Überlebensraten bei 71 Patienten mit Submukosainfiltration in Abhängigkeit von der Operationsmethode (*n(0)* Zahl der Patienten zu Beginn der Nachuntersuchungszeit, *n(+)* Zahl der in der Nachbeobachtungszeit verstorbenen Patienten, *n(10)* Zahl der Patienten, welche tatsächlich 10 Jahre nachbeobachtet werden konnten)

Die Verlaufskurve primär positiver Tumormarker (CEA, CA/19-9, α-Fetoprotein, HCG u.a.) und die Kontrollsonographie, im gegebenen Fall ergänzt durch das Computertomogramm und gelegentlich durch weitere spezielle Untersuchungsverfahren (z.B. Feinnadelaspirationszytologie, Immunszintigraphie), sind nach der Anamnese und der klinischen Untersuchung für die meisten Tumoren brauchbare Suchverfahren. Ihr Einsatz ist dort sinnvoll, wo sich *therapeutische Konsequenzen* ergeben. Diese können gelegentlich in erneuter Operation mit kurativem Ansatz (z.B. Melanom, Darmtumor, Weichteilsarkom u.a.) oder - häufiger - in palliativen chirurgischen Maßnahmen (z.B. Umgehungsanastomose im Magen-Darm-Trakt, Blasenfistel, innere und äußere Nierenableitung, Endotubus, Tracheostoma u.ä.) bestehen. Chirurgisch-plastische und orthopädische Eingriffe (s. Kap. I.4.1.2 und I.4.1.3) stellen eine wesentliche Ergänzung oder Alternative dar. Verstümmelnde Maßnahmen sind als Palliativeingriffe nur in besonderen Fällen angezeigt, gelegentlich dann, wenn sichtbares Tumorwachstum erhebliche seelische Belastungen verursacht oder ein zerfallender Tumor zu sozialen Behinderungen führt.

Palliative Operationen bei Tumorrezidiven sind hinsichtlich Risiko und Gewinn kritisch zu bewerten [18]. Allerdings sind die Akzente insofern verschoben, als nicht mehr die Verlängerung des Lebens der entscheidende erste Gesichtspunkt ist. Die wesentliche Frage geht vielmehr dahin, ob eine operative Maßnahme eine Verbesserung des Lebens erwarten läßt. Wichtige Kriterien sind dabei auch die operationsbedingte Morbidität und die Dauer der Hospitalisierung. Das Ziel muß eine Verbesserung der Lebensumstände in möglichst kurzer Zeit und mit möglichst geringer Belastung des Kranken sein. Häufig kommt man diesem Ziel durch multimodale Therapien näher, d.h. durch zusätzlichen und häufig kombinierten Einsatz von Bestrahlung und Chemotherapie, von sog. „biologic response modifiers" und von lokalen Maßnahmen (Embolisation, Chemoembolisation, regionale Perfusion, intraoperative Bestrahlung, Afterloading, Hyperthermie u.a.). Ob die Anwendung spezieller Heilverfahren z.B. durch Gabe von spezifisch an Tumorzellen haftenden, mit antitumoralen Wirkstoffen beladenen Antikörpern oder antigenblockierenden Substanzen ein geeigneter Ansatz ist, muß die Zukunft zeigen. Ebensowenig ist z.Z. der Nutzen der Anwendung monoklonaler, gegen bestimmte Krebszellen gerichteter Antikörper geklärt.

Metastasenchirurgie ist in der Mehrzahl der Fälle palliative Chirurgie. Sie ist sinnvoll, wenn es gelingt, durch Entfernung von Tochtergeschwülsten das Leben zu verlängern oder quälende Symptome zu beseitigen. Sie kann im Rahmen einer übergeordneten Therapie zur Tumormassenverkleinerung eingesetzt werden und schließlich diagnostisch der Beurteilung und Steuerung einer bestimmten Gesamtbehandlung dienen. Von fundamentaler Bedeutung ist die Kenntnis vom Metastasierungsverhalten der einzelnen Geschwülste. Diese Kenntnis ist limitiert und betrifft im wesentlichen besonders häufig auftretende Geschwülste. Soweit es Lebermetastasen angeht, beruht unser klinisches Wissen in erster Linie auf der Beobachtung von Karzinommetastasen des Dick- und Mastdarms. Ein Charakteristikum der Dickdarmkrebse ist die venöse Abflußbündelung im Portalsystem, der wohl erhebliche Bedeutung zukommt für ihre Neigung zur hämatogenen Metastasierung in die Leber und erst nachfolgend in die Lunge („Kaskadentheorie" [2]). Diese Eigenschaft scheint allen Tumoren eigen, die in das Portalsystem drainieren (Magen, Pankreas, Gallenwege u.a.). Die übrigen häufigeren Geschwülste (Bronchialkarzinom, Mammakarzinom, Melanom, Nierentumoren u.a.), aber auch die selteneren Knochen- und Weichteiltumoren folgen offenbar anderen Mustern der Tumoraussaat, doch scheinen hier z.T. für den Primärtumor charakteristische Prävalenzen vorzuliegen. So werden unter den verschiedenen Arten mit häufigem extrahepatischen Metastasensitz (Lunge, Knochen, ZNS, endokrine Organe, Lymphknoten u.a.) deutliche Prädilektionsmuster erkennbar, die über die einfache, vehikelbedingte (hämatogen, lymphogen, intrakavitär etc.) Zellverschleppung hinaus [10] anderer Erklärungen bedürfen.

Diese Zusammenhänge sind für die chirurgisch-onkologische Behandlungsstrategie entscheidend. So ist es sinnlos, disseminierte Metastasen eines aggressiv wachsenden Tumors chirurgisch behandeln zu wollen. Dagegen kann auch die Entfernung mehrerer Metastasen angezeigt sein, wenn dies in das begründete onkologische Gesamtkonzept paßt (z.B. Entfernung auch mehrerer Lungenmetastasen bei bestimmten multiklonalen Hodentumoren, die unter onkologischer Therapie möglicherweise zu einer weiteren Zelldifferenzierung bzw. einer Selektionierung differenzierter Klone bis hin zum Malignitätsverlust gebracht werden können (Abb.2) [11, 25].

Die Frage nach dem Sinn der Metastasenbehandlung, vor allem der Operation, ist eine Nutzen-Kosten-Analyse im menschlichen Bereich. Der Nutzen ist zuerst in der erreichbaren Lebensverlängerung definiert. Kontrollierte, randomisierte, prospektive Untersuchungen hierzu gibt es nicht. Ihre Durchführung ist unter rechtlichen und ethischen Gesichtspunkten nicht mehr zu begründen. Um so mehr sind wir auf Beobachtungen über den *Spontanverlauf* angewiesen, die auf retrospektiven und damit weichen Daten beruhen. Auf derart unscharfer naturwissenschaftlicher Basis können nur erhebliche Unterschiede im Gewinn von Lebenszeit gewertet wer-

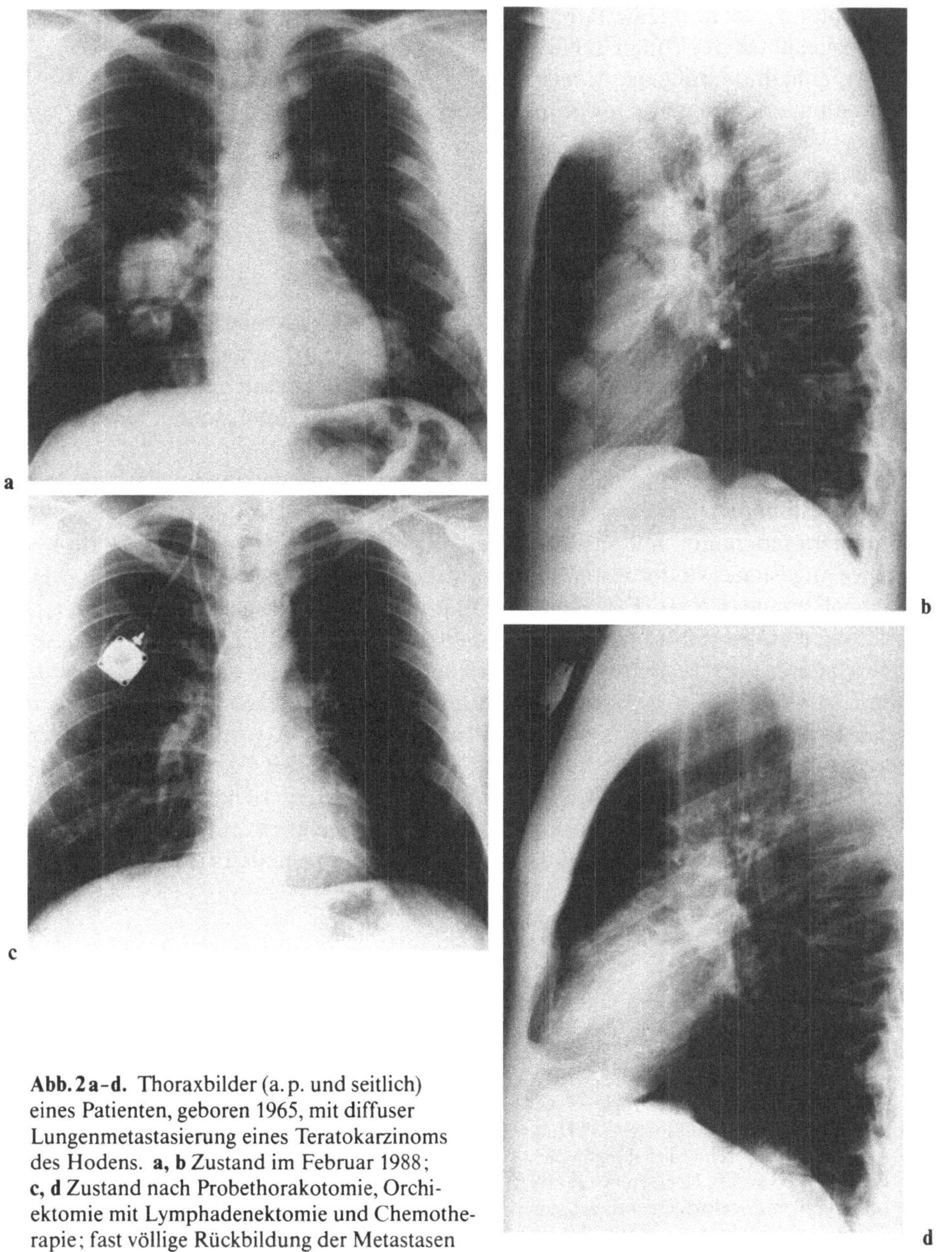

Abb. 2a–d. Thoraxbilder (a.p. und seitlich) eines Patienten, geboren 1965, mit diffuser Lungenmetastasierung eines Teratokarzinoms des Hodens. **a, b** Zustand im Februar 1988; **c, d** Zustand nach Probethorakotomie, Orchiektomie mit Lymphadenektomie und Chemotherapie; fast völlige Rückbildung der Metastasen

den, und die Beurteilung von Therapiemaßnahmen muß besonders kritisch erfolgen. Dabei ist die Ausgangsbasis - gut dokumentierte Krankheitsverläufe ohne chirurgische Therapie - schmal oder nicht vorhanden. So wissen wir einiges über den Spontanverlauf bei Lebermetastasen, vor allem kolorektaler Tumoren, weniger bei Lungenmetastasen. Um aber im Einzelfall zu einer nachvollziehbaren Operationsindikation zu kommen, sind weitere Kriterien erforderlich. Sie beziehen sich auf

- die biologischen Eigenschaften des Primärtumors (Grading, Verdopplungszeit, Mengenanteil der Tumor-DNS, Ploidie, Hormonsensibilität u.a.),
- Ort, Zahl und Größe der Metastasen,
- Stadium und Prognose des Primärtumors,
- das Geschlecht,
- das Operationsrisiko,
- den immunologischen Status einschließlich besonderer individueller Voraussetzungen (z.B. transplantierter Patient u.a.),
- das Gesamtkonzept der Behandlung.

Dagegen sind Faktoren wie Alter, zeitliches Intervall zwischen Primärtumor und Metastasen und - bis zu einem bestimmten Grad - die Größe der Metastase zumindest für die Beurteilung von Lebermetastasen kolorektaler Karzinome von geringerem Wert [1]. In Obduktionsstatistiken waren nur 8% aller untersuchten Lebermetastasen solitär [3].

Für die Indikation zur Entfernung von Lungenmetastasen spielen die röntgenologisch bestimmten Verdopplungszeiten, die Metastasenzahl in Röntgenbild und Computertomogramm und das freie Intervall eine entscheidende Rolle [8]. Besonders wichtig ist die Art des Primärtumors, wobei Gruppierungen nach der Bösartigkeit möglich sind (s. Kap. II.10.3) und der Indikation zugrunde gelegt werden sollten.

Zusammenfassend ist festzuhalten, daß die alleinige Operation von Rezidivtumoren nur in einer begrenzten Zahl von Fällen möglich ist. Meistens hat sie palliativen Charakter, nur in wenigen Fällen führt sie zu einer echten Heilung. Die chirurgische Behandlung von Leber- und Lungenmetastasen wurde in den letzten Jahrzehnten mit zunehmender Häufigkeit durchgeführt. Der Wert dieser Maßnahme ist noch nicht endgültig definiert, doch werden die Kriterien, die eine sinnvolle Metastasentherapie ermöglichen, aufgrund unseres zunehmenden Wissens schärfer. Bezüglich der Einzelheiten sei auf die Organkapitel im speziellen Teil dieses Buches verwiesen.

Literatur

1. Adson MA (1987) Resection of liver metastases - when is it worthwhile? World J Surg 11: 511
2. Bross IDJ, Blumenson E (1976) Metastatic sites that produce generalized cancer: Identification and kinetics of generalized sites. In: Weiss L (ed) Fundamental aspects of metastasis. North-Holland, Amsterdam New York
3. Eder M (1987) In: Schildberg FW (Hrsg) Chirurgische Behandlung von Tumormetastasen. Melsungen, Medizinische Mitteilungen 58: 49
4. Eigler FW, Gross E, Heckemann R (1985) Wertigkeit der diagnostischen Verfahren und Nachsorgeprobleme bei lokalen und regionalen Tumorrezidiven im Gastrointestinaltrakt. Chirurg 56: 485
5. Herfarth Ch, Schlag P, Hohenberger P (1985) Therapeutische Möglichkeiten bei locoregionären Rezidiven der Carcinome des Gastrointestinaltraktes. Chirurg 56: 492
6. Junginger Th, Wahl W, Pichlmaier H (1989) Die chirurgische Behandlung des Magenfrühkarzinoms. Langenbecks Arch Chir 374: 175-180
7. Keller R (1985) Surgical intervention and metastases. In: Metzger U, Largiadèr F, Senn HJ (eds) Perioperative chemotherapy. Springer, Berlin Heidelberg New York Tokyo (Recent results in cancer research, vol 98)
8. Kern KA, Pass HI, Roth JA (1987) Surgical treatment of pulmonary metastases. In: Rosenberg SA (ed) Surgical treatment of metastatic cancer. Lippincott, Philadelphia

9. Kinnaert P, Mahieu A, van Geertruyden M (1983) Effect of surgical trauma on delayed type hypersensitivity. J Surg Res 34: 227
10. Liotta LA (1987) Overview of the biology of cancer invasion and metastases. In: Rosenberg SA (ed) Surgical treatment of metastatic cancer. Lippincott, Philadelphia
11. Löhrs U (1986) Heterogenität von Metastasen. In: Schildberg FW (Hrsg) Chirurgische Behandlung von Tumormetastasen. Melsungen, Medizinische Mitteilungen 58
12. Metzger U, Röthlin M, Largiadèr F (1988) Perioperative Chemotherapy bei gastrointestinalem Carcinom. Chirurg 59: 225
13. Mountain CF (1977) A surgeon's insight into tumor behavior. In: Williams TE, Wilson HE, Yohn DS (eds) Perspective lung cancer. Karger, Basel
14. Parrott NR, Lennard TWJ, Taylor RMR , Sehlton BK, Jonston IDA (1986) Effect of perioperative blood transfusion on recurrence of colorectal cancer. Br J Surg 73: 970
15. Pichlmaier H, Grundmann R (1989) Transplantation and cancer. In: Veronesi U (ed) European Handbook of Surgical Oncology. Springer, Berlin Heidelberg New York Tokyo
16. Pichlmaier H (1988) Das kolorektale Karzinom. Arzt und Krankenhaus 5: 165-173
17. Raab M, Stützer H, Walgenbach S, Junginger Th (1985) Einfluß der chirurgischen Behandlungsmethode auf die Prognose des Magenfrühkarzinoms. Helv Chir Acta 52: 237-240
18. Schildberg FW, Meyer G (1988) Palliative Operationsverfahren beim fortgeschrittenen Coloncarcinom. Chirurg 59: 625
19. Shields TW (1977) Thoughts, concerning the management of patients with carcinoma of the lung. In: Williams TE, Wilson HE, Yohn DS (eds) Perspectives in lung cancer. Karger, Basel
20. Slade MS, Simmons RL, Eunice E, Greenberg LJ (1975) Immunodepression after major surgery in normal patients. Surgery 78: 363
21. Tarpley JL, Twomey PL, Kattalona WJ, Chretian PD (1977) Suppression of cellular immunity by anesthesia and operation. J Surg Res 22: 195
22. Vogt-Moykopf I, Branscheid D, Bülzebruck H, Probst G (1989) Aktuelle Aspekte der neuen Stadieneinteilung beim Bronchialcarcinom und ihre klinischen Konsequenzen. Chirurg 60: 16
23. Weese JL, Ottery FD, Emoto SE (1986) Do operations facilitate tumor growth? An experimental model in rats. Surgery 100: 273
24. Weiden PL, Beam MA, Shultz P (1987) Perioperative blood transfusion does not increase the risk of colorectal cancer recurrence. Cancer 60: 870
25. Willig GW, Hajdu SI (1973) Histological benign teratoid metastasis of testicular embryonal carcinoma: report of five cases. Am J Chir Pathol 59: 338
26. Wilkens EW, Scanell JG, Graver JG (1978) Four decades of experience with resections for bronchogenic carcinoma at the Massachusetts General Hospital. J Thorac Cardiovasc Surg 76: 364

4.1.2 Chirurgisch-plastische Behandlung

G. Spilker, G. Germann

Allgemeines

Die Wiederherstellung von Form und Funktion von Geweben bzw. von Funktionseinheiten ist die vordringlichste Aufgabe der rekonstruktiven Chirurgie. Gerade aus der Primärbehandlung maligner Haut- und Weichteiltumoren ist die plastische Chirurgie nicht mehr wegzudenken. Sie ermöglicht heute eine ästhetisch anspruchsvolle operative Behandlung unter Beachtung chirurgischer Radikalitätskriterien und trägt durch Vermeidung einer unnötigen Stigmatisierung wesentlich zur Verbesserung der psychologischen Situation des Patienten bei.

Bei der Primärtherapie maligner Weichteiltumoren liegt der Schwerpunkt auf der Wiederherstellung der Funktion nach ausgedehnten radikalen Resektionen. Mit modernen chirurgischen Möglichkeiten, gerade auch der Mikrochirurgie, ist es gelungen, bei gleicher Überlebensrate und Prognose die Lebensqualität der Patienten deutlich zu steigern und eine frühe soziale Reintegration zu erreichen [6, 7] (Abb. 3).

Trotz großer Fortschritte im Bereich der Früherkennung und ständiger Verbesserung der operativen Techniken sind viele Eingriffe bei malignen Tumoren trotzdem als palliativ anzusehen. Dies kann zum einen bedeuten, daß bereits eine okkulte lymphogene/hämatogene Metastasierung vorliegt, zum anderen, daß bei Tumoren mit ungünstiger Prognose wie z. B. Mundbodenkarzinomen zwar eine kurative Operation angestrebt wird, der Eingriff aber prinzipiell als palliativ gewertet werden muß [1, 3, 9, 18, 28].

Therapeutischer Nihilismus ist dennoch nicht angebracht. Ist auch keine Heilung zu erzielen, so kann doch in vielen Fällen mit einem Eingriff eine deutliche

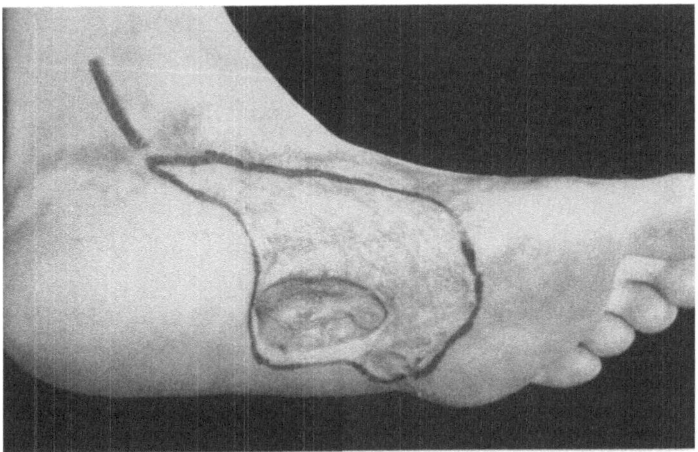

a

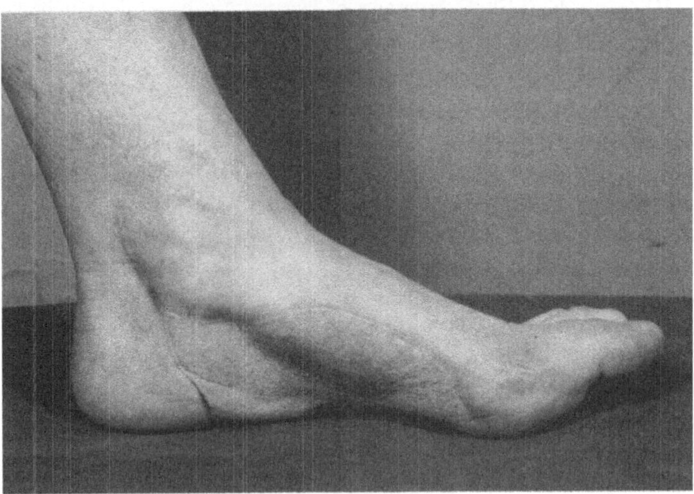

b

Abb. 3 a, b. 29jährige Patientin mit einem auswärts operierten malignen fibrösen Histiozytom der Fußsohle. **a** Zustand nach Resektion des Tumors mit temporärer Spalthautdeckung. **b** Defektdeckung mit freiem sensiblen Unterarmlappen. Die Patientin geht nach 1 Jahr bei kompletter Resensibilisierung der Fußsohle mit normalen Schuhen

Tabelle 1. Einsatzgebiete der plastischen Chirurgie

1. Malignes Melanom (T4-Tumoren, „High-risk-Melanom")
2. Primär palliative Eingriffe mit Funktionsrekonstruktion
   - Ösophaguskarzinom
   - Mundbodenkarzinom
   - Larynxkarzinom
   - Vulvakarzinom
   - Analkarzinom
   - maligne Weichteiltumoren
3. Rezidivtumoren mit Infiltration der Umgebung, ulzerierende Rezidivtumoren, z. B.
   - Kolonkarzinom
   - Mammakarzinom
   - malignes Melanom
4. Tumor-/Behandlungsfolgen
   - Strahlenschäden
   - Nekrosen nach Paravasaten von Zytostatika
   - Dekubitalulzera

Steigerung der Lebensqualität erreicht werden, z. B. durch Verbesserung der Schluckfähigkeit von Patienten mit Ösophaguskarzinomen oder durch Konturrekonstruktion bei Patienten mit rezidivierenden, destruierenden Gesichtstumoren. Hier ist der plastischen Chirurgie mit ihren Möglichkeiten der Defektdeckung bzw. der Funktionswiederherstellung ein wichtiger Platz im Therapiekonzept einzuräumen (Tabelle 1).

Durch die modernen Techniken der Defektdeckung wird in vielen Fällen die Erweiterung der lokalen Radikalität, z. B. bei malignen Weichteiltumoren, erst möglich [6, 27, 39, 42, 46]. Im folgenden soll versucht werden, die Möglichkeiten und die Bedeutung plastisch-rekonstruktiver Operationsverfahren für die einzelnen Indikationsbereiche aufzuzeigen.

Grundsätze der Defektdeckung

Das Spektrum der rekonstruktiven Möglichkeiten ist in den letzten Jahren durch neue Erkenntnisse über die Durchblutung von Haut und Muskulatur deutlich erweitert worden.

Auf diesen anatomischen Grundlagen wurden, alternativ zu den klassischen Methoden der Spalthauttransplantation und den lokalen Lappenplastiken, faszio- und muskulokutane Lappen entwickelt, welche die technischen Möglichkeiten der Defektdeckung entscheidend verbessern konnten [1, 4, 7, 8, 11, 17, 19, 24, 31, 39] (Tabelle 2).

So spielt die Transplantation von Spalthaut zur Defektdeckung nach radikaler Tumorchirurgie keine überragende Rolle mehr, da sowohl die ästhetischen als auch die funktionellen Ergebnisse oft unbefriedigend sind. Dagegen konnten die Variabilität und die Indikationsbreite lokaler Lappenplastiken durch die anatomischen Grundlagenforschungen erweitert werden. Lokale Lappen konnten bis dahin nur als sog. „random pattern flaps" gehoben werden, d. h., das Gefäßmuster unterlag einer Zufallsverteilung, und die Länge der Lappen durfte die Breite nur um den Faktor 1,5-2 übersteigen [13, 19, 33] (Abb. 4).

Tabelle 2. Methoden der Defektdeckung

1. Transplantation autologer Spalthaut
2. Lokale Lappenplastiken
   - kutane Lappen („random pattern flaps")
   - fasziokutane Lappen
   - muskulokutane Lappen
3. Freier Gewebetransfer
   - kutane, fasziokutane, muskulokutane Lappen
   - Jejunum/Ileum
   - Knochen, Sehnen

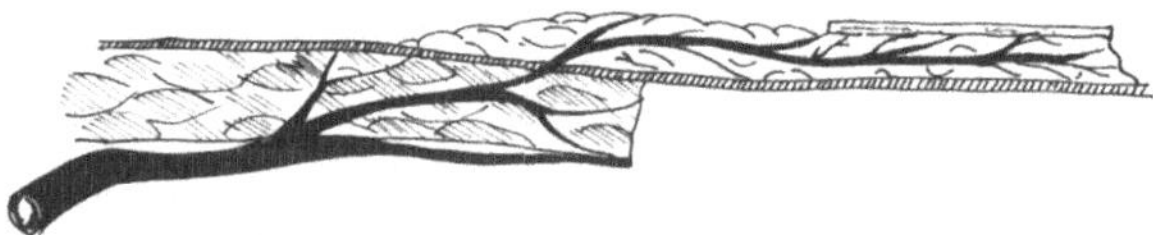

Abb. 4. Schematische Darstellung der Hautdurchblutung als Basis der sog. „random pattern flaps". Das Gefäßmuster unterliegt einer Zufallsverteilung und limitiert dadurch die Lappengröße

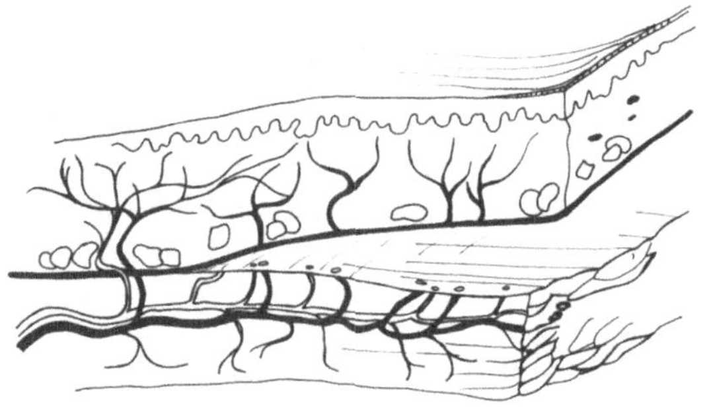

Abb. 5. Schematische Darstellung des Prinzips des „fasziokutanen" Lappens. Durch Mitnahme der Faszie mit ihrem eigenen Gefäßnetz ist es möglich, die Lappenlänge im Verhältnis zur Breite erheblich auszudehnen

Mit der Entwicklung fasziokutaner Lappen auf der Basis der faszieneigenen Gefäßnetze durch Ponten und McCormack [19, 31] wurde es möglich, lokale Lappen über das herkömmliche Längen-Breiten-Verhältnis hinaus zu extendieren (Abb. 5). Ein weiterer wichtiger Schritt war die Entdeckung von „axialen" Lappen, d. h. Hautgebieten, welche durch eigene kutane Arterien versorgt werden; als Beispiele klinischer Anwendung seien der Deltoideopektoral-, der A. dorsalis-pedis- oder der Unterarmlappen (A. radialis-Lappen) genannt. Auch der Leistenlappen ist ein axialer Lappen. Diese Lappen lassen sich unabhängig von der Breite der Basis über die ganze Länge der versorgenden Gefäße heben und können sowohl gefäßgestielt als Nah-, aber auch als Fernlappen mit mikrovaskulären Gefäßanschlüssen transferiert werden [13, 19, 31, 37, 38, 41, 45, 46], (Abb. 6).

Die Entwicklung muskulärer und muskulokutaner Lappen bedeutete einen weiteren Fortschritt. Anatomische Studien zeigten, daß die Gefäßversorgung der Skelettmuskulatur mit einer hohen Konstanz bestimmten Versorgungsmustern folgt.

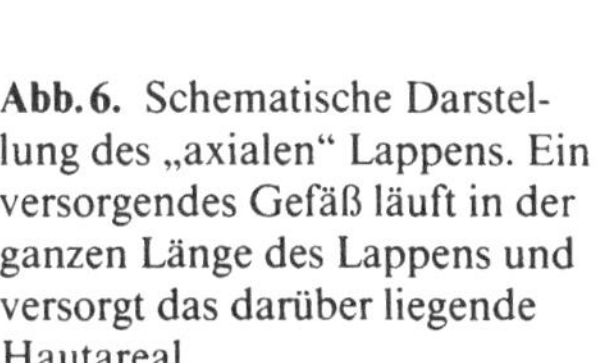
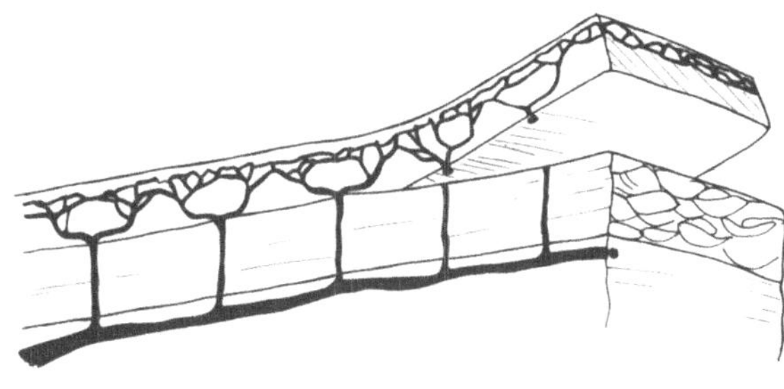

Abb. 6. Schematische Darstellung des „axialen" Lappens. Ein versorgendes Gefäß läuft in der ganzen Länge des Lappens und versorgt das darüber liegende Hautareal

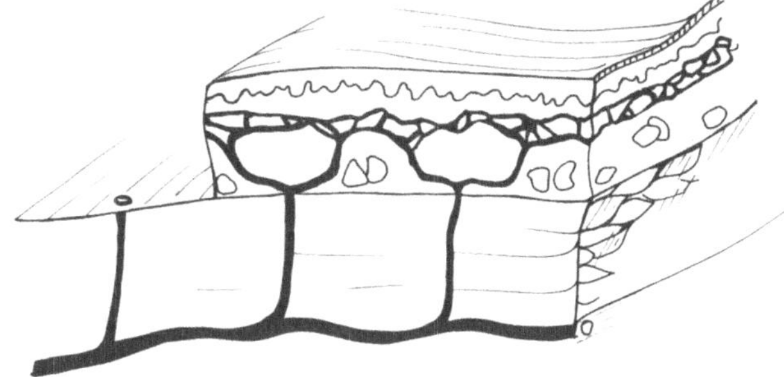

Abb. 7. Prinzip des „muskulokutanen" Lappens. Die über dem Muskel liegende Hautinsel wird durch Perforansgefäße aus der Muskulatur ernährt

Aus dieser Einteilung in 5 Versorgungstypen ließen sich völlig neue klinische Applikationen ableiten [19]. Die Ernährung der Haut durch Perforansgefäße aus der darunterliegenden Muskulatur ermöglichte die Bildung sog. muskulokutaner Lappen, die das Spektrum der technischen Möglichkeiten nochmals erweiterten [1, 14, 22, 34] (Abb. 7).

Der Transfer gut durchbluteter Muskulatur, sei es als gestielter Transpositionslappen oder als freier mikrovaskulärer Lappen, ist ideal zur Auffüllung großer Substanzdefekte. Wird eine Hautinsel mitgehoben, so kann der Muskel ebenfalls als Transpositions- bzw. als echter Insellappen verwendet werden [14, 34]. Bei Belassen des neurovaskulären Stiels oder der Rekonstruktion der nervalen Versorgung im Fall eines freien Transfers können transponierte Muskeln als Funktionsersatz nach ausgedehnten Resektionen, z. B. nach Entfernung maligner Weichteiltumoren, dienen. Als klinisches Beispiel sei hier die Wiederherstellung der Armbeuge- und -streckfunktion nach Resektion des M. biceps brachii bzw. des M. triceps brachii durch Transfer des M. latissimus dorsi oder des M. pectoralis major genannt (Abb. 8).

Die Infektresistenz dieser Lappen ist überragend, weshalb sie auch bei kontaminierten Defekten, wie nach Resektion ulzerierter Tumoren, optimal einzusetzen sind [1, 4, 6, 7, 19, 22, 29, 34, 40, 43].

Alle axialen kutanen, muskulären oder fasziokutanen Lappen sind auch frei mit mikrochirurgischem Gefäßanschluß transferierbar. Neben der motorischen Funktion läßt sich durch nervalen Anschluß auch die protektive Sensibilität wiederherstellen. Hierdurch wird gerade die Möglichkeit bezüglich des Funktionsersatzes erhöht. Eine weitere Möglichkeit der Rekonstruktion ist der Ersatz resezierter

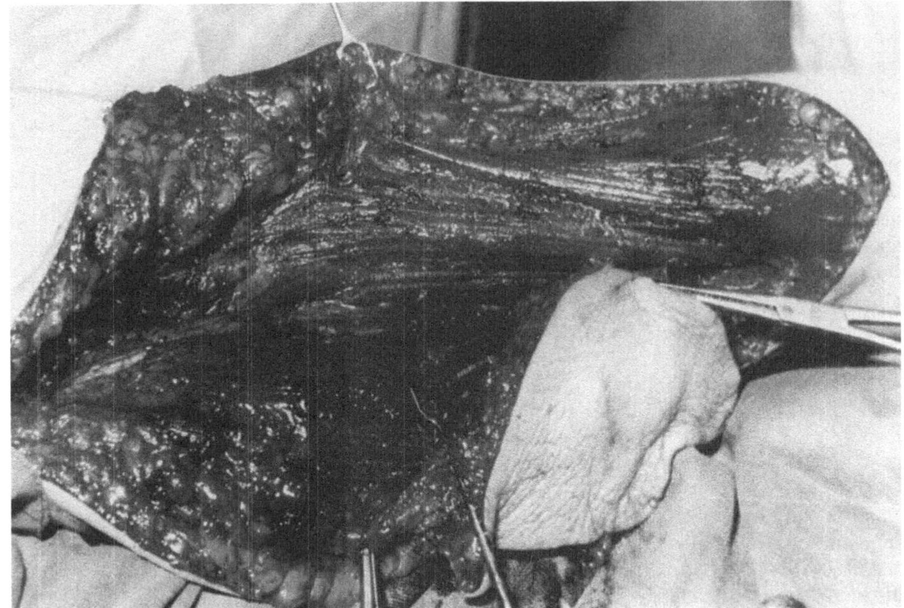

a

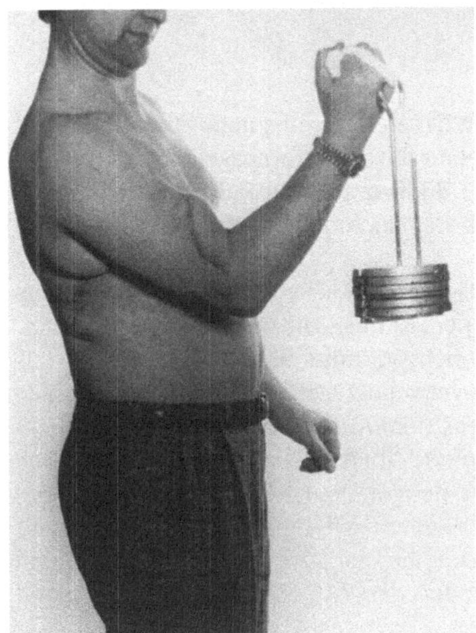

b

Abb. 8 a, b. 47jähriger Patient mit einem malignen fibrösen Histiozytom am Oberarm. **a** Zustand nach Resektion des Tumors und des M. biceps brachii. **b** Ein Jahr nach Transposition des M. latissimus dorsi zum Ersatz der Beugefunktion des M. biceps brachii. Der Patient ist voll arbeitsfähig

Sehnengruppen durch den Transfer vaskularisierter, in fasziokutanen Lappen eingeschlossener Sehnen [37].

Chirurgische Radikalität und Wiederherstellung der Funktion werden auch bei Benutzung freier Dünndarm- oder vaskularisierter Knochentransplantate nach ausgedehnten Tumorresektionen kombiniert [9, 12, 14, 17, 18, 28, 35, 39, 45].

Anwendungsbereiche der plastischen Chirurgie

Bei der Behandlung des malignen Melanoms spielt die plastische Chirurgie v. a. in der kurativen Primärtherapie eine bedeutsame Rolle. Unter Beibehaltung chirurgischer Radikalitätskriterien kann so eine funktionell und ästhetisch befriedigende Defektdeckung erzielt werden. Viele Eingriffe beim malignen Melanom (ca. 35%) sind grundsätzlich als palliativ anzusehen, da es bei Tumoren der „High-risk-Gruppe" oder bei Tumordicken von > 3 mm [5] in einem hohen Prozentsatz (ca. 80%) zu einer systemischen Aussaat von Mikrometastasen gekommen ist [5, 16]. Eine Ausweitung des Resektionsrands über 3 cm verbessert die Prognose des Patienten nicht, so daß häufig unter der Vorstellung der potentiellen Kurabilität operiert wird. Trotz des weitgehend palliativen Charakters der Operation sollte ein möglichst unauffälliger Defekt angestrebt werden [5, 16, 36, 44].

Zumeist genügen lokale kutane Lappen im Sinne einer Verschiebeschwenklappenplastik, an Stellen ohne genügende Weichteilreserve kommen Spalthauttransplantate zur Anwendung. Früher gehegte Befürchtungen der erhöhten Gefahr regionaler Rezidive durch Verwendung lokaler Lappen konnten durch die Arbeiten von Lang et al. [20] sowie Cuono u. Ariyan [10] ausgeräumt werden.

Größeren operativen Aufwand erfordern dagegen lokale Rezidive, In-transit-Metastasen oder eine Satellitosis, vor allem, wenn bei einer Lokalisation am Stamm eine isolierte Extremitätenperfusion nicht mehr möglich ist [25]. In diesen Fällen sind häufiger ausgedehnte Lappenplastiken erforderlich. An den Extremitäten sind auch in dieser Situation Spalthauttransplantate das Verfahren der Wahl.

Primär palliative Eingriffe mit Funktionsrekonstruktion
In diese Gruppe müssen vor allem die Tumoren des Pharynx, des Larynx, des Mundbodens und des proximalen Ösophagus eingereiht werden.

Bei allen Tumoren dieser Gruppe liegt die mittlere Überlebenszeit zwischen 8 und 12 Monaten. Die Prognose ist auch bei früher Diagnose in der Regel infaust. Schlucken und Sprechen sind aber sicherlich zu den wichtigsten Kriterien der Lebensqualität zu rechnen, und auch oder gerade bei Palliativeingriffen sollte die Wiederherstellung dieser Funktionen ein wichtiges Ziel darstellen.

Aus dieser Erkenntnis wurden schon früh Verfahren zum Ersatz des proximalen Ösophagus und des Mundbodens entwickelt. Das Spektrum der Methoden reicht vom tubulären Hautschlauch über den Deltoideopektorallappen bis zur Verwendung des M. pectoralis major [2, 18, 24, 34].

Durch die Einführung moderner mikrochirurgischer Techniken konnte eine neue Dimension eröffnet werden. Mit der freien Transplantation von Jejunum/Ileum zum Ersatz des Mundbodens bzw. des Ösophagus kann die Rekonstruktion des tumorbefallenen Gewebes mit weitgehend ähnlichen Strukturen erreicht werden. Die Schluckfähigkeit kann ohne Bypassoperation des Magens wiederhergestellt, bei Verlust des Kehlkopfs aus einer doppelten Jejunumschlinge sogar ein Resonanzboden geformt werden. Im Bereich des Mundbodens erfährt die Jejunalschleimhaut eine morphologische Wandlung; die anfängliche Sekretion läßt zunehmend nach, die mechanische Belastbarkeit nimmt mit der Zeit zu. So sind Läsionen durch Speisen außerordentlich selten. Die mikrochirurgische Technik ist aufgrund des Gefäßdurchmessers weitgehend unproblematisch, als Nachteil der Methode sind die zusätzliche Laparotomie und die Dünndarmresektion anzusehen. Die endgültige Beurteilung muß einer längeren Nachbeobachtungszeit vorbehalten werden, die ersten Ergebnisse sind allerdings ermutigend [18, 28, 35].

Rezidivtumoren mit Infiltration der Umgebung, ulzerierende Rezidivtumoren
Einen weiteren Anwendungsbereich der palliativen plastischen Chirurgie stellt die Rekonstruktion und Defektdeckung bei Rezidivtumoren mit Infiltration der Umgebung dar.

Hier entstehen nach radikalen chirurgischen Eingriffen oft Defekte, die nur durch umfangreiche plastische Verfahren zu decken sind. Diese Situationen können in allen Bereichen des Körpers auftreten. Die Methode der Defektdeckung richtet sich nach Tumortyp, Ausdehnung, Prognose des Patienten, Lokalisation, Defektgröße und Ausmaß der funktionellen Beeinträchtigung. Grundsätzlich stehen alle in Tabelle 2 angeführten Verfahren zur Verfügung. Die endgültige Entscheidung muß der individuellen Situation angepaßt werden. So ist z. B. bei Thoraxwandrezidiven eines Mammakarzinoms der M. latissimus dorsi der Lappen der Wahl, bei der Infiltration der Bauchwand wird man große lokale Hautlappen benutzen (s. Kap. I.12.5.1). Ist die Wunde kontaminiert bzw. infiziert, ist es wichtig, gut durchblutetes Gewebe wie Muskel- bzw. muskulokutane Lappen zur Defektdeckung zu verwenden. Auch zur Auffüllung großer Substanzdefekte sind diese Lappentypen prädestiniert [23, 31]. Dies gilt ebenfalls für rezidivierende Lymphknotenstationen bzw. ulzerierende Rezidivtumoren.

Tumorfolgen - Behandlungsfolgen
Auch die Chirurgie der Tumor-Behandlungsfolgen ist Bestandteil der palliativen plastischen Chirurgie. Hier ist an erster Stelle noch immer das Strahlenulkus zu nennen. Die Radiatio ist bei vielen gynäkologischen Tumoren fortgeschrittener Ausdehnung oder auch beim Mammakarzinom Teil der Primärbehandlung oder des Behandlungskonzepts bei bereits vorliegender Lymphknotenbeteiligung. Trotz wesentlich verfeinerter Technik und computergesteuerter Bestrahlungsplanung kommt es immer noch zu Strahlenschäden, die unter konservativen Behandlungsmaßnahmen nicht abheilen [22, 28, 30].

Strahlenschäden müssen, oft wie der Primärtumor, radikal exzidiert werden. Die Schädigung des bestrahlten Gewebes im Sinne einer Endarteriitis reicht weit über den makroskopisch sichtbaren Bereich hinaus und führt bei zu sparsamer Exzision zwangsläufig zu Wundheilungsstörungen. Bei suffizienter Resektion eines Strahlenulkus ist der Defekt nur mit plastischen Maßnahmen zu decken. Da diese Wunden häufig kontaminiert sind, bieten sich hier vor allem gut vaskularisierte, faszio- bzw. muskulokutane Lappen mit einer hohen Infektresistenz an [19, 29].

Demgegenüber verursachen Paravasate von Zytostatika umschriebene Nekrosen, die nach chirurgischer Exzision in der Regel mit lokalen Lappenplastiken versorgt werden können [19].

Ein selteneres Problem ist die Entstehung von Dekubitalulzera bei Paraplegikern mit Wirbelsäulen- und/oder ZNS-Metastasen. Bei Abschätzung der Gesamtkonstitution und der Prognose der Patienten kann sich doch die Indikation zur Dekkung solcher Ulzera ergeben, um eine mögliche Eintrittspforte einer Sepsis zu eliminieren. Hier haben sich vor allem fasziokutane, in den letzten Jahren aber besonders muskulokutane Lappen bewährt.

Schlußfolgerungen

Mit der Erweiterung der chirurgischen Zielkriterien vom rein kurativen Versuch hin zur palliativen Therapie mit der Absicht der Verbesserung der Lebensqualität auch bei schlechter Prognose quoad vitam hat sich der Indikationsbereich für die plastische Chirurgie im Rahmen der onkologischen Therapie deutlich erweitert. Gerade die Möglichkeiten der Rekonstruktion von Form und Funktion spielen bei der Steigerung der Lebensqualität eine entscheidende Rolle. Dabei darf nicht vergessen werden, daß palliative Tumorresektionen mit suffizienter plastischer Defektdekkung die Hospitalisierungszeit verkürzen und so die dem Patienten verbleibende Zeit „lebenswerter" machen.

Aus der Vielfalt der Faktoren, welche bei den oft schwierigen Fragestellungen berücksichtigt werden müssen, läßt sch folgern, daß das ganze Spektrum der plastischen Deckungsmöglichkeiten zur Verfügung stehen sollte, um allen Situationen gerecht werden zu können. Durch eine enge interdisziplinäre Kooperation, wie sie sich zwischen den an diesem Buch beteiligten Kliniken bereits bewährt hat, werden häufig palliative Eingriffe erst möglich, und weitere Sekundäreingriffe mit unnötiger Stigmatisierung des Patienten können vermieden werden.

Literatur

1. Ariyan S (1980) Pectoralis major, sternomastoid and other musculocutaneous flaps for head and neck reconstruction. Clin Plast Surg 7: 89
2. Bakamjian VY, Long M, Rigg B (1971) Experience with the medially based deltopectoral flap in reconstructive surgery of the head and neck. Br J Plast Surg 24: 17406
3. Bekamjian VY, Cervino L, Miller S, Hentz VR (1973) The concept of cure and palliation by surgery in advanced cancer of the head and neck. Am J Surg 126: 482
4. Bertotti JA (1979) Trapezius musculocutaneous island flap in the repair of major head and neck cancer. Plast Reconstr Surg 65: 1
5. Breslow A (1970) Thickness, cross-sectional areas and depth of invasion in the prognosis of cutaneous melanoma. Ann Surg 172: 902
6. Brones MF, Wheeler ES, Lesavoy MA (1982) Restoration of elbow flexion and arm contour with the latissimus dorsi myocutaneous flap. Plast Reconstr Surg 69: 329
7. Caroll RE, Kleinmann WB (1979) Pectoralis major transplantation to restore elbow flexion to the paralytic limb. J Hand Surg (Br) 4: 501
8. Chicarilli ZN, Ariyan S, Cuono CB (1986) Single stage repair of complex scalp and cranial defects with free radial forearm flap. Plast Reconstr Surg 77: 577
9. Conley J (1972) Use of composite flaps containing bone for major repairs in the head and neck. Plast Reconstr Surg 49: 22
10. Cuono CB, Ariyan S (1985) Versalility and safety of flap coverage for wide exzision of cutaneous melanoma. Plast Reconstr Surg 76: 28
11. Daniel RK (1973) Direct transfer of skin flaps by microvascular anastomoses. Masters thesis, McGill University Montreal
12. Daniel RK (1978) Mandibular reconstruction with free tissue transfers. Ann Plast Surg 1: 346
13. Daniel RK, Kerrigan CL (1979) Skin flaps: An anatomical and hemodynamic approach. Clin Plast Surg 6: 181
14. Dufresne C, Cutting C, Valauri F, Klein M, Colen S, McGarthy JG (1987) Reconstruction of mandibular and floor of mouth defects using the trapezius osteomyocutaneous flap. Plast Reconstr Surg 79: 687

15. Donski PK, Buechler U, Tschopp HM (1982) Surgical dissection of the fibula for free microvascular transfer. Chir Plast 6: 15
16. Elder DE, Heiberger RM, LaRossa D et al. (1983) Optimal resection margin for cutaneous malignant melanoma. Plast Reconstr Surg 71: 66
17. Hentz VR, Pearl RM (1983) The irreplaceable free flap: Skeletal reconstruction by microvascular free bone transfer. Ann Plast Surg 10: 36
18. Hester TR, McConnel FM, Nahai F, Jurkiewicz MJ, Brown RG (1980) Reconstruction of esophagus, hypopharynx, and oral cavity using free jejunal transfer. Am J Surg 140: 487
19. Hodges P, Tebbetts JB (1984) Principles of flaps. Selected readings. Plast Reconstr Surg 3: 1
20. Lang NP, Stair JM, Degges RD, Thompson C, Garner M, Baker GF, Westbrook KC (1984) Melanoma today does not require radical Surgery. Am J Surg 149: 723
21. Larson DL (1985) What is the appropriate management of tissue extravasation by antitumor agents? Plast Reconstr Surg 5: 397
22. Latham WD (1966) Operative treatment for post radiation defects of the chest wall. Am Surg 32: 700
23. Logan SE, Mathes SJ (1984) The use of a rectus abdominis myocutaneous flap to reconstruct a groin defect. Br J Plast Surg 37: 351
24. Longmire WP jr (1947) A modification of the Roux technique for antethoracic esophageal reconstruction - Anastomosis of the mesenteric and internal mammary blood vessels. Surgery 22: 94
25. McCarthy JG, Haagensen CD, Herter FP (1974) The role of groin dissection in the management of melanoma of the lower extremity. Ann Surg 179: 156
26. McGovern VJ, Shaw HM, Milton GW, Farago GA (1979) Prognostic significance of the histological features of malignant melanoma. Histopathology 3: 385
27. McGregor JC, Palmer JH (1985) A critical review of flap repairs in the lower limb - One unit's experience over the past five years. Chir Plastica 8: 95
28. Nozaki M, Huang TT, Hayashi M, Endo M, Hirayama T (1985) Reconstruction of the pharyngoesophageous following pharyngoesophagectomy and irradiation therapy. Plast Reconstr Surg 76: 386
29. Olivari N (1976) The latissimus flap. Br J Plast Surg 29: 126
30. Ostrup LT, Fredrickson JM (1975) Reconstruction of mandibular defects after irradiation using free living bone grafts by microvascular anastomoses. Plast Reconstr Surg 55: 563
31. Ponten B (1981) The fasciocutaneous flap: its use in soft tissue defects of the lower leg. Br J Plast Surg 34: 215
32. Pitt TTE (1980) Aspects of surgical treatment for malignant melanoma. Clin Exp Dermatol 5: 313
33. Radovan C (1984) Tissue expansion in soft-tissue reconstruction. Plast Reconstr Surg 74: 482
34. Rees RS, Ivey GL, Shack BR, Franklin JD, Lynch JB (1986) Pectoralis major musculocutaneous flaps: Long-term follow-up of hypopharyngeal reconstruction. Plast Reconstr Surg 77: 586
35. Roberts RE, Douglass FM (1961) Replacement of the cervical esophagus and hypopharynx by a revascularized free jejunal autograft. N Engl J Med 264: 342
36. Roses DF, Harris MN, Rigel D, Carrey Z, Friedman R, Kopf AW (1983) Local and intransit metastasis following definitive excision for primary cutaneous malignant melanoma. Ann Surg 98: 65
37. Rovira-Vila R,, Ferreira BJ, Guinot A (1985) Transfer of vascularized extensor tendons from the foot to the hand with a dorsalis pedis flap. Plast Reconstr Surg 76: 421
38. Soutar DS, Scheker LR, Tanner NSB, McGregor IA (1983) The radial forearm flap: a versatile method for intraoral reconstruction. Br J Plast Surg 36: 1
39. Swartz WM, Banis JC, Newton DN, Ramasastry SS, Jones NF, Acland R (1986) The osteocutaneous scapular flap for mandibular and maxillary reconstruction. Plast Reconstr Surg 77: 530
40. Tansini I (1906) Sopra il mio nuovo processo di amputazione della mammaella. Gazz Med Ital 57: 141
41. Taylor GI, Daniel RK (1973) The free flap: Composite tissue transfer by vascular anastomosis. Aust NZ J Surg 31: 17
42. Taylor GI., Corlett RJ, Boyd JB (1984) The versatile deep inferiorepigastric (inferior rectus abdominis) flap. Br J Plastic Surg 37: 330
43. Tizian C, Borst HG, Berger A (1985) Treatment of total sternal necrosis using the latissimus dorsi muscle flap. Plast Reconstr Surg 76: 703

44. Treidman L, McNeer G (1963) Prognosis with local metastasis and recurrence in malignant melanoma. Ann NY Acad Sci 100: 123
45. Wei FG, Chen HC, Chuang CC, Noordhoff SM (1986) Fibular osteoseptocutaneous flap: Anatomic study and clinical application. Plast Reconstr Surg 78: 191
46. Zuker RM, Manktelow RT (1986) The dorsalis pedis free flap: Technique of elevation, foot closure, and flap application. Plast Reconstr Surg 77: 93

4.1.3 Orthetische und prothetische Versorgung

M. H. Hackenbroch, J. Rütt

Einführung

Nachdem an anderer Stelle die operativen Maßnahmen der Tumorchirurgie an Stammskelett und Gliedmaßen beschrieben werden (s. Kap. II.1.3), nennt dieses Kapitel Möglichkeiten konservativ-palliativer Behandlung bei Tumoren und Tumormetastasen des Skeletts mit orthopädietechnischen Hilfsmitteln. Diese Therapieformen betreffen überwiegend die Wirbelsäule und dienen dort als alleinige oder etwa eine Bestrahlungsbehandlung ergänzende Maßnahme zur Stützung und Entlastung. Aber auch an den Gliedmaßen können bei Nichtanwendbarkeit oder Versagen chirurgischer Maßnahmen stabilisierende oder entlastende Apparate, Schienen und sonstige Hilfsmittel nötig sein; sie haben das Ziel, die Alltagstauglichkeit des betroffenen Gliedmaßenabschnitts zu erhalten oder wiederherzustellen, ohne ihn durch Amputation opfern zu müssen. Es soll auch kurz auf den Gliedmaßenersatz im Rahmen der palliativen Tumortherapie und auf Gehhilfen und sonstige praktisch wichtige Alltagshilfen eingegangen werden (weiterführende Lit. [2, 3]).

Orthetische Versorgung

Allgemeine Gesichtspunkte
Orthesen sind orthopädietechnische Hilfsmittel, die nicht etwa eine Gliedmaße ersetzen, sondern deren krankheitsbedingten Funktionsverlust zu verbessern suchen. Neben Stabilisierung, Immobilisation und Entlastung kann es auch Aufgabe von Orthesen sein, Asymmetrien auszugleichen und Achsenfehlstellungen zu korrigieren. Gewöhnlich werden mehrere Funktionen gleichzeitig verlangt. Eine Einführung in die allgemeine Problematik findet sich bei Baumgartner-Ritter [1].

Beim Tumorpatienten hat die Orthese zumeist stabilisierende, immobilisierende und entlastende Funktion. Da oberstes Ziel die möglichst vollständige Erhaltung der allgemeinen Mobilität und Aktivität ist, muß sich die Ruhigstellung auf den kleinstmöglichen Abschnitt der Bewegungskette beschränken. Im Einzelfall kann zunächst probatorisch eine Immobilisation mit Gipsverband oder ähnlichen Materialien erfolgen; aus der Wirkung dieser temporären Ruhigstellung kann auf den zu erwartenden Wert der geplanten Orthese geschlossen werden. Diese Technik erlaubt darüber hinaus, Bestrahlungsfelder auszusparen.

Auf eine besondere Problematik sei noch hingewiesen: Orthesen werden vom Betroffenen und von der Umwelt oft als recht auffallend empfunden und erscheinen dem Patienten selbst häufig zu groß und zu schwer und damit übertrieben. Abgesehen davon, daß es gerade beim Tumorpatienten auf möglichst leichte und unauffällige Orthesen ankommt, ist es Aufgabe des betreuenden Arztes, dem Betroffenen und seiner Umgebung Wirkungsweise und funktionelle Verbesserung durch die Orthese begreiflich zu machen.

Stammskelett

Die Forderung nach Leichtigkeit und Unauffälligkeit der Orthese ist besonders bei der Versorgung des Stammskeletts zu berücksichtigen; moderne, gut zu verarbeitende Kunststoffe von geringem Gewicht sowie vorgefertigte Paßteile in Modulbauweise erleichtern eine individuell optimale und rasche Anpassung. Erfahrungsgemäß werden tumorbedingte Veränderungen an der Wirbelsäule oft nur zufällig und dann in fortgeschrittenem Stadium beim bis dahin voll mobilen Menschen festgestellt, mit der Konsequenz, daß eine rasche und massive Immobilisierung notwendig wird. Diese kann in der ersten Phase sogar Lagerung in einer Gipsliegeschale bedeuten. Zu entscheiden, wann auf eine Rumpforthese übergegangen werden kann, erfordert viel Erfahrung und hängt nicht nur vom Röntgenbild, sondern auch vom Allgemeinbefund und insbesondere vom neurologischen Status ab. Man muß auch berücksichtigen, daß zur Erzielung einer guten Paßgenauigkeit häufig ein Gipsabdruck erforderlich ist, der wiederum nur im Stehen gemacht werden kann. Schließlich sollte auch dafür Sorge getragen werden, daß der Patient in der Lage ist oder durch Gebrauchsschulung dahin gebracht wird, seine Orthese selbst an- und abzulegen.

Halswirbelsäule. Da die in Frage kommenden Orthesen effizient abstützen und immobilisieren müssen, sind weiche Bandagen und sog. Halskrawatten ungeeignet. Statt dessen sind „Halskragen" zu fordern, die sich an Thorax oder Schultergürtel bzw. Hinterhaupt und Kinn abstützen können und aus steifem Material gefertigt sind. In der Regel kann man auf Fertigprodukte zurückgreifen, die individuell anzupassen sind. Einige Modelle besitzen eingearbeitete Teleskopstäbe, die dies leicht möglich machen. Die Abstützflächen können aus Polyäthylen oder Kunststoffplatten geformt sein (Abb. 9a, b).

Man muß darauf achten, daß eine je nach Schmerzgrad dosierte begleitende krankengymnastische Übungsbehandlung mit dem Ziel erfolgt, die in der Orthese immo-

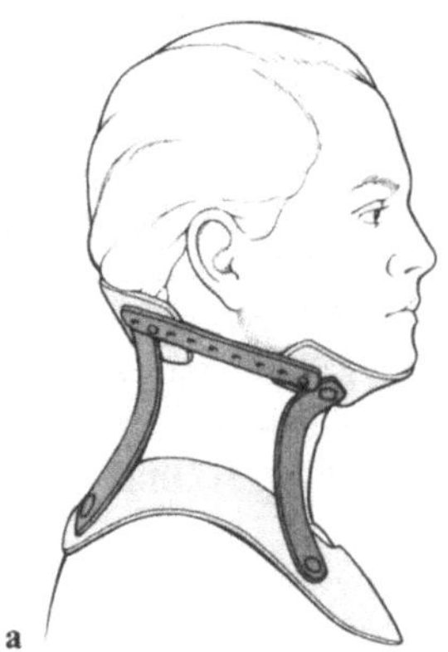

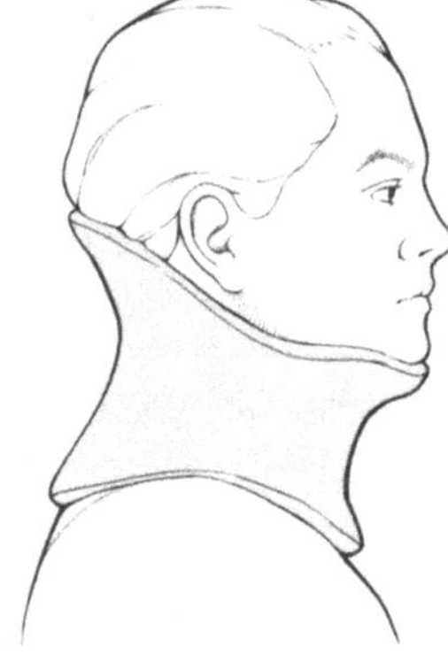

Abb. 9. a. Verstellbarer Halskragen. **b.** Halskragen aus Hartschaummaterial

bilisierte Muskulatur auf einem guten Leistungsstand zu halten. Dies ist besonders wichtig, wenn abzusehen ist, daß die Orthese nur vorübergehend getragen werden muß. Zu beachten ist, daß die Immobilisation von Kopf und Hals häufig eine Einschränkung des Gesichtsfelds bedeutet; auf die damit verbundenen Gefahren, vor allem beim Führen eines Kraftfahrzeugs, muß der Patient hingewiesen werden.

Brustwirbelsäule. Eine wirksame Ruhigstellung der unteren und mittleren Brustwirbelsäule gelingt nur, wenn ein entsprechend fester Gegenhalt auf der Thoraxvorderseite entweder über dem Manubrium sterni oder unterhalb der Schlüsselbeine in Höhe der Rippen II-V gegeben ist. Die Ruhigstellung der oberen Brustwirbelsäule kommt ohne Einbeziehung der Halswirbelsäule zumindest mit Abstützung der Hinterhauptschuppe nicht aus. Grundsätzlich wirken die immobilisierenden Orthesen an der Brustwirbelsäule - ähnlich den Verhältnissen an der Lendenwirbelsäule - nach dem Dreipunkteabstützprinzip.

Der obere Brustwirbelsäulenbereich kann zumeist mit einer vorgefertigten Orthese, die den speziellen Erfordernissen angepaßt wird, versorgt werden. Dabei ist besonders die Ausdehnung des pathologischen Prozesses zu beachten. Letzteres trifft auch für die übrigen Wirbelsäulenabschnitte zu; ist nämlich der Wirbelkörper ohne Beteiligung der Hinterkante betroffen, so können Orthesen kleinerer Ausführung gewählt werden, d.h., bei Ruhigstellung der unteren bis mittleren Brustwirbelsäule reicht in diesen Fällen das Dreipunktekorsett, das auch unter dem Namen Bähler-Korsett bekannt ist (Abb. 10). Sind dagegen die Destruktionen höhergradig, betreffen sie auch die Hinterkante, den Wirbelbogen oder auch einen weiteren Wirbelkörper, so muß die Immobilisation im Stützkorsett in Rahmen- oder Schalenbauweise erfolgen; in diesen Fällen ist eine individuelle Anfertigung nach Gipsabdruck erforderlich, was bedeutet, daß der Patient in der Lage sein muß, ca. 20 min aufrecht zu stehen.

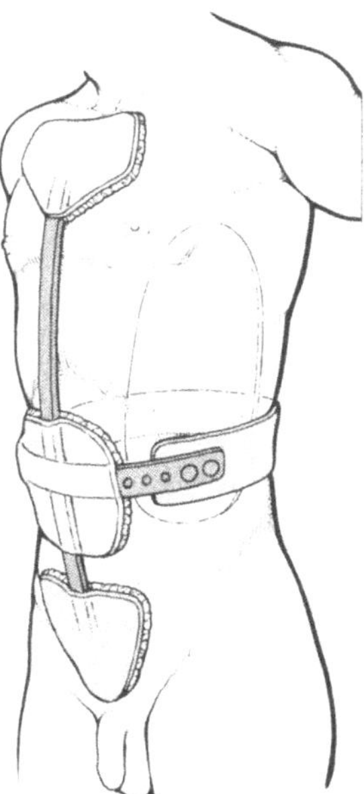

Abb. 10. Bähler-Korsett

Der Gipsabdruck für Rumpforthesen wird in der Regel vom Orthopädietechniker in Zusammenwirkung mit dem Arzt angefertigt. Bei der Herstellung müssen die speziellen Bedürfnisse des einzelnen Patienten besonders beachtet werden, wie z. B. umschriebene Bestrahlungsfelder, evtl. vorhandene Hautschäden und im Röntgenbild besonders erkennbare Deformierungen sowie Krankheitszustände in den Bereichen, die zur Abstützung der Orthese dienen. In diesem Sinn sind besonders jene Regionen gefährdet, in denen Knochen oder Knorpel lediglich von Haut überzogen sind, wie vorderer Beckenkamm, Symphyse, Kreuzbein, Dornfortsätze, Rippenbogen, Schlüsselbeine, Kehlkopf und Unterkiefer. Zu beachten ist auch, daß es beim Sitzen nicht zur Kompression von Gefäß- und Nervensträngen an Hals, Axilla und Leisten kommt. Auch die Atmung darf selbstverständlich nicht behindert werden. Da manche Patienten in einer Rumpforthese ähnliche Gefühle wie bei Klaustrophobie entwickeln, sind besonders geschickte und konsequente Aufklärung und Führung durch den Arzt erforderlich.

Während früher zur Fertigung der Orthese schwere Werkstoffe wie Stahl und Leder verwendet wurden, ist heute PVC das bevorzugte Material. Allergische Hauterscheinungen kommen kaum vor. Eine zusätzliche, von innen einfügbare Weichteilpolsterung wird praktisch immer verwendet (Abb. 11).

Auch im Bereich der Brustwirbelsäule sollte nach Möglichkeit eine begleitende und ergänzende muskelkräftigende Übungsbehandlung durchgeführt werden. Andernfalls ist mit einer massiven Atrophie der rückenstabilisierenden Muskulatur zu rechnen, was erhebliche Probleme beim Abbau der Orthese bereitet.

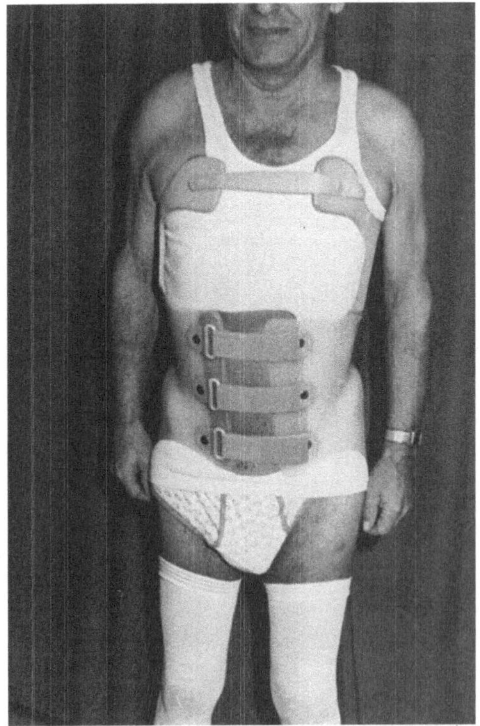

Abb. 11. PVC-Rahmenstützkorsett

Lendenwirbelsäule. Im Bereich der Lendenwirbelsäule sind vergleichsweise die meisten tumorösen Veränderungen lokalisiert, insbesondere Metastasen. Zur stabilisierenden Ruhigstellung ist in leichten Fällen das oben bereits erwähnte Bähler-Korsett geeignet. Zumeist muß jedoch auch hier ein Rahmenstützkorsett angefertigt werden. An dieser Stelle sei ausdrücklich erwähnt, daß die Benutzung des PVC-Rahmenstützkorsetts durch zusätzliche Hilfsmittel erleichtert wird; einerseits kann eine „helfende Hand" (Abb. 12), andererseits können Hilfsmittel zur Eigenhygiene verordnet werden.

Die orthetische Versorgung im Bereich der Lendenwirbelsäule setzt eine ausreichende knöcherne Stabilität voraus. Ist diese nicht gegeben, muß eine Lagerung im Gipsbett bis zum Abschluß der Bestrahlungs- bzw. Konsolidierungsphase vorgeschaltet werden. Alternativ kann auch die einfache Flachlagerung oder die Versorgung im Gipsmieder mit Bestrahlungsfenster angezeigt sein.

Obere Gliedmaßen

Sollten ausnahmsweise ausschließlich konservative oder aber chirurgische Maßnahmen wie Tumorprothesen am proximalen Oberarmende oder Verbundosteosynthesen nicht oder nur unzureichend eine Alltagstauglichkeit mindestens als Beiarm ermöglichen, müssen zusätzlich Orthesen verwendet werden. Da sie auf jeden Fall eine ausreichende Stabilisierung bewirken müssen, wird es oft nicht zu vermeiden sein, daß Nachbargelenke gleichzeitig immobilisiert werden, was allerdings im Einzelfall sehr kritisch zu prüfen ist.

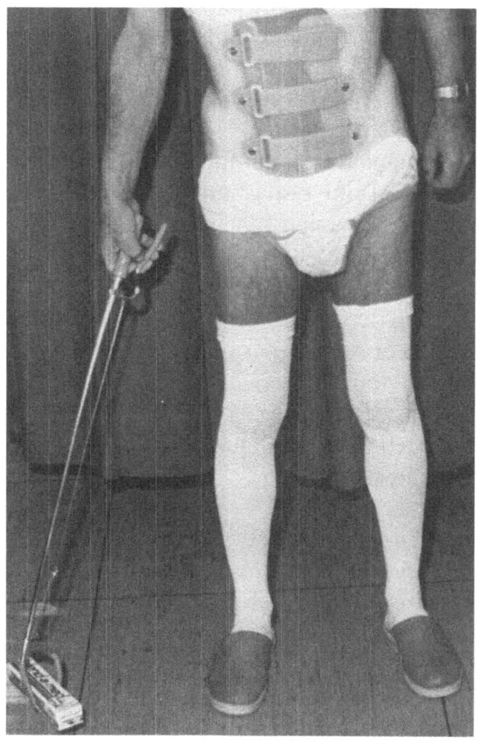

Abb. 12. Gebrauch der „helfenden Hand"

Bei tumorbedingter Schultergelenkresektion ist eine formschlüssige Einbettung von Schultergürtel und Teilen des Thorax in eine Gießharzschale zweckmäßig, an der eine gelenkige Verbindung für die Führung des Arms angebaut ist. Als weniger aufwendige Maßnahmen sind Bandagenaufhängungen möglich; sie bieten jedoch in der Regel keine präzise Führung von Arm und Hand. Bestehen inoperable Defektzustände, einer schlaffen Pseudarthrose vergleichbar, so müssen Orthesen gefertigt werden, an deren Fähigkeit zur Stabilisierung besonders hohe Anforderungen gestellt werden, was bei Befall des Humerus in der Regel eine Einbeziehung von Schulter und Ellenbogengelenk erfordert. Ist nur der Unterarm oder einer der Unterarmknochen befallen, reicht meist eine einfache Hülse entsprechend dem „fracture bracing" nach Sarmiento.

Untere Gliedmaßen
Anders als an der oberen Extremität kann und muß je nach Erkrankungszustand auch eine entlastende und stabilisierende Maßnahme zur Aufrechterhaltung des zweibeinigen Gangs angestrebt werden. Dies kann auch nach Versagen eines zunächst implantierten Ersatzgelenks erforderlich werden, um eine Amputation zu vermeiden. Oberstes Ziel ist die Aufrechterhaltung der Steh- und Gehfähigkeit und damit der Mobilität.

Entlastende Orthesen. Je nach Lokalisation der Tumorerkrankung kommen entweder die modifizierte Thomas-Schiene oder der Allgöwer-Apparat in Frage. Die Thomas-Schiene ist indiziert, wenn sich der pathologische Befund im Bereich zwischen mittlerem Ober- und mittlerem Unterschenkeldrittel befindet. In Kniehöhe kann diese Orthese mit einem Gelenk ausgestattet sein, das sperrbar ist; auf diese Weise sind sowohl sicheres Stehen und Gehen als auch Sitzen mit angewinkeltem Bein möglich. Die Abstützung erfolgt am Tuber ischiadicum, am Trochanter major und am seitlichen Beckenkamm; dies bedeutet, daß in diesen Regionen weder Haut- noch stabilitätsmindernde oder druckschmerzhafte Skelettveränderungen vorliegen dürfen. Ist eine Entlastung bzw. Führung des oberen Oberschenkelendes bis in den Hüftgelenkbereich hinein erforderlich, so muß ein Beckenring angefügt werden. Letzterer muß ebenso wie der Oberschenkelschaft bei der Thomas-Schiene nach Gipsabdruck angefertigt werden (Abb. 13).

Muß der distale Unterschenkel- und Fußbereich entlastet werden, so kann dies mit einem Allgöwer-Apparat geschehen. Diese Orthese wird aus vorgefertigten Teilen individuell angepaßt.

Ein wesentlicher Vorteil der genannten entlastenden Apparate besteht darin, daß nach einer Einübungsphase zusätzliche Gehhilfen überflüssig sind, so daß die Arme frei sind.

Stabilisierende Orthesen. Während beim ausschließlich entlastenden Apparat in erster Linie ein Schellensystem zur Führung der Gliedmaße verwendet wird, erfordern stabilisierende Orthesen eine Hülsenversorgung. Da die Orthese absolut paßgerecht sein muß, ist in der Regel ein Gipsabdruck erforderlich. Der Apparat kann - ggf. mit Fußteil - so gebaut werden, daß direkte und volle Belastung möglich ist; wird nur Teilbelastung gewünscht, kann eine zusätzliche Abstützung am Tuber ischiadicum vorgesehen werden. Die kombiniert stabilisierende und entlastende Orthese ist bei

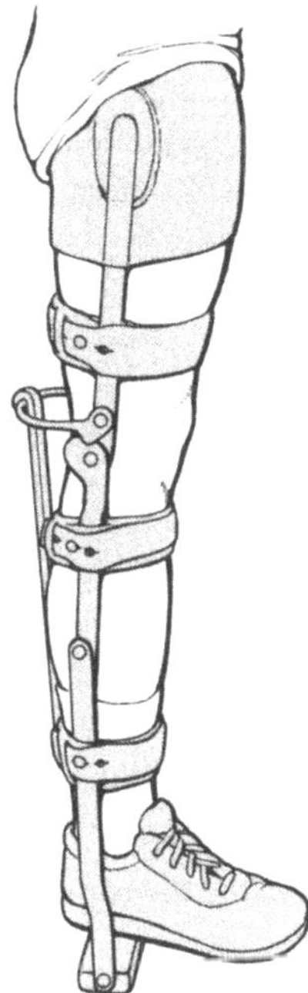

Abb. 13. Modifizierte Thomas-Schiene mit arretierbarem Kniegelenk

kniénahen Resektionszuständen ohne Gelenkersatz oder nach Entfernung einer Knieendoprothese indiziert.

Wenn es nur auf eine Stabilisierung im Fuß- oder distalen Unterschenkelbereich ankommt, genügt gewöhnlich ein sog. Gießharzstiefel, der ebenfalls nach Gipsabdruck angefertigt wird und unter einem Konfektionshalbschuh getragen werden kann. Dieser Orthesentyp ist auch indiziert, wenn im genannten Bereich nur mehr eine Minimalosteosynthese möglich ist, die langfristig eine volle Belastung nicht erlaubt.

Sonstige Orthesen. Bisweilen kommt es im Verlauf von Tumorerkrankungen zu korrekturbedürftigen Beinlängenverlusten. Diese sollten, wenn sie etwa 2 cm überschreiten oder wenn es bereits bei geringeren Beinlängendifferenzen zu Lumbalgien kommt, mechanisch ausgeglichen werden. Bis zu 1 cm kann durch Einlage oder Fersenkeil im Konfektionsschuh oder durch Absatzerhöhung korrigiert werden. Darüber hinaus gehende Längenausgleiche erfolgen unter dem gesamten Schuh. Bei Werten über 5 cm kann ein Innenschuh in Spitzfußeinstellung benutzt werden. Man muß auch daran denken, daß entlastende Beinapparate mit Tuberaufsitz eine Schuherhöhung auf der „gesunden" Seite von annähernd 5 cm erfordern. Zuständig für die Herstellung dieser Hilfsmittel ist nicht der Orthopädiemechaniker, sondern der Orthopädieschuhmacher.

In diesem Zusammenhang sei auch auf die Notwendigkeit einer Einlagenversorgung nach langer Bettlägerigkeit hingewiesen. Es besteht nämlich die Gefahr, daß es mit Wiederaufnahme der Steh- und Gehbelastung zu Fußschmerzen infolge Durchtretens des Längsgewölbes und bei Spreizfuß auch des vorderen Quergewölbes kommt, was durch gewölbestützende Einlagen verhindert werden kann.

Gehhilfen

Im Rahmen der tumorbedingten Beinentlastung, nach längerer Immobilisation oder bei allgemeiner Gehunsicherheit in reduziertem Allgemeinzustand können Gehhilfen erforderlich werden. Im letztgenannten Fall genügen 1 oder 2 Handstöcke. Sollen diese auch zum Abstützen dienen, empfiehlt sich ihre Ausstattung mit anatomisch geformtem Handgriff. Sicherer und effizienter kann mit Unterarmgehstützen entlastet werden, deren Höhe korrekt - 15°-Beugestellung im Ellenbogengelenk - eingestellt ist; sie erlauben im Dreipunktegang alle Belastungsgrade zwischen vollständiger und minimaler Entlastung, während im Zweipunktegang oder bei einseitiger Benutzung einer Unterarmgehstütze bis zu $^1/_3$ des Körpergewichts entlastet werden kann. Für den Sonderfall gleichzeitig geringer Belastbarkeit der Arme oder bei älteren Patienten mit Amputation ohne Prothesenversorgung können Achselgehstützen noch mehr Sicherheit geben. Reichen auch diese nicht aus, kann oft noch mit Hilfe des sog. Deltarads die Gehfähigkeit erhalten werden, weil es stabil, gut regierbar und leicht zu tragen ist und wegen seiner großen Ballonreifen auch gut außerhalb des Hauses benutzt werden kann (Abb. 14).

Gliedmaßenersatz

Obwohl heute wirkungsvolle chirurgische, strahlentherapeutische und medikamentöse Therapien zur Verfügung stehen, kann ein Gliedmaßenverlust oder -teilverlust nicht immer vermieden werden. Deshalb sollen einige Anmerkungen zum Gliedmaßenersatz durch Prothesen folgen.

a

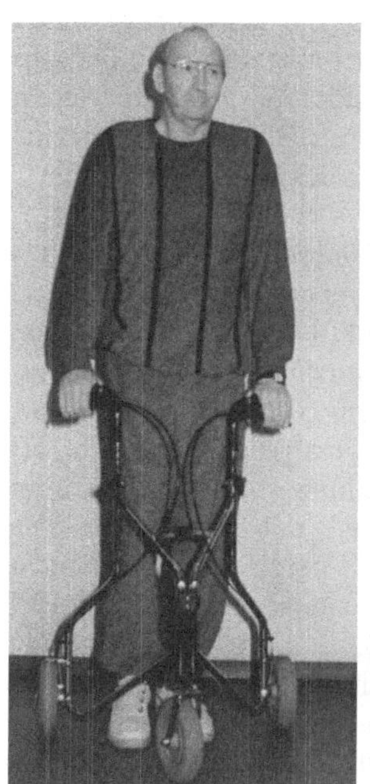

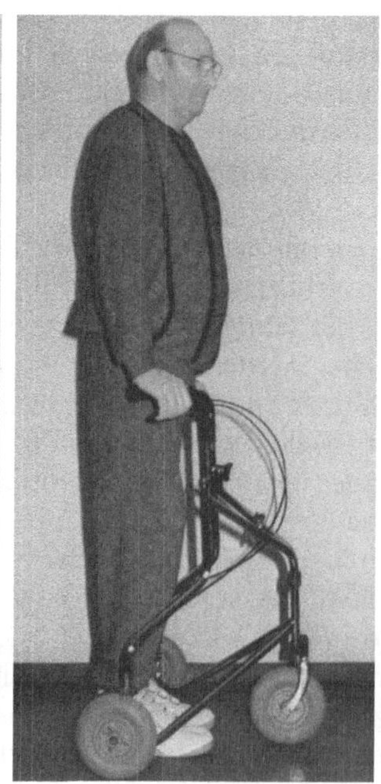

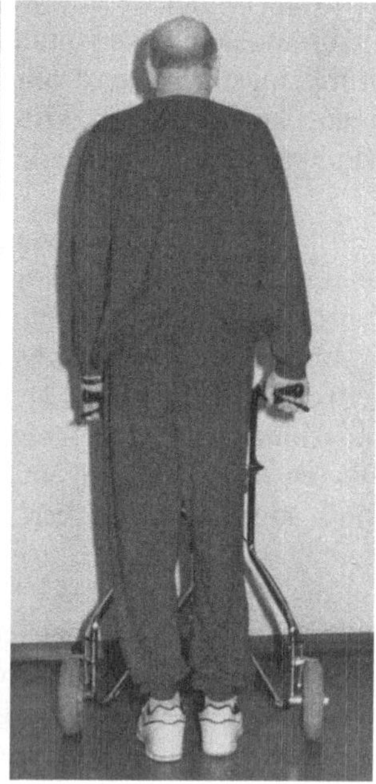

b, c

Abb. 14a–c. Deltarad von vorn (**a**), von der Seite (**b**) und von hinten (**c**)

Obere Gliedmaßen
Man unterscheidet zwischen passiven und aktiven Armprothesen. Bei den passiven Prothesen müssen Verstellungen durch die Gegenhand vorbereitet werden, was bei der aktiven Prothese durch Körperbewegung oder Kontraktion eines einzelnen Muskels geschieht. Zur erstgenannten Gruppe zählen Schmuck- und Arbeitsarme. Schmuckarme sorgen dafür, daß die Amputation nicht auffällt, und dienen gleichzeitig zur besseren Kräfteverteilung an der Wirbelsäule. Die Arbeitsarme sind weitgehend durch aktive Greifarme ersetzt worden. Gerade beim Tumorpatienten, der oft älter ist oder nur mehr eine kurze Lebenserwartung hat, muß vor allem bei der geplanten Verwendung von Fremdenergiesystemen geprüft werden, ob deren Bedienung überhaupt noch erlernt werden kann und der Kostenaufwand vertretbar ist.

Auch nach Exartikulation im Schultergelenk kann durchaus noch eine prothetische Versorgung erfolgen. Fremdenergetische Systeme bieten ausgezeichnete Bedienungsmöglichkeiten, die aber erfahrungsgemäß nur von jüngeren Patienten und bei längerer Lebenserwartung genutzt werden.

Untere Gliedmaßen
Eine Beinprothese soll einerseits voll belastbar sein und andererseits einen annähernd natürlichen Gehablauf ermöglichen. Sie baut sich auf entweder steifem oder gelenkigem Kunstfuß auf. Es folgt der Unterschenkelköcher oder, bei höheren Amputationen, ein Rohraufbau mit Kniegelenkkonstruktion und anschließendem Oberschenkelköcher. Exartikulationen der Hüfte oder Hemipelvektomien können ebenfalls mit einem Kunstbein versorgt werden, wobei jedoch zusätzlich ein Bekkenkorb erforderlich ist.

Insgesamt soll der Energieaufwand beim Prothesengang gering sein, d.h., die Prothese darf nicht zu schwer wiegen. Außerdem sollte der Gliedmaßenersatz auch kosmetisch akzeptabel sein. Der Köcher wird in jedem Fall nach Gipsabdruck gefertigt und entweder aus Kunststoff oder aus Holz gearbeitet. Die vorläufige Versorgung erfolgt spätestens mit Entfernung der Wundfäden; die endgültige Versorgung ist erst nach Festigung des Stumpfes und Normalisierung der Hautverhältnisse möglich. Im übrigen ist zu beachten, daß die Konstruktion aus bewährten Bauteilen aufgebaut wird, damit sich die Reparaturanfälligkeit in Grenzen hält.

Bei Amputationen im Vorfuß und in der Fußwurzel erfolgt die Versorgung durch einen entsprechenden Innenschuh, der vom Orthopädieschuhmacher angefertigt wird.

Alltagshilfen

Neben den bereits angesprochenen Alltagshilfen – „helfende Hand" und verschiedene Gehhilfen – gibt es weitere Hilfsmittel, die das tägliche Leben des orthetisch oder prothetisch versorgten Tumorpatienten erleichtern. So ist der einfache verlängerte Schuhlöffel hilfreich beim Anlegen von Schuhwerk. Es gibt verschiedene Hilfen in Bad und Toilette, so z.B. die aufsetzbare Toilettensitzerhöhung, die für Patienten mit Rahmenstützkorsett oder Beinprothesen und bestimmten Beinorthesen ebenso hilfreich sind wie die Benutzung hoher fester Stühle anstelle tiefer Sessel. Für Patient wie auch Pflegeperson bringt die einfache Erhöhung eines normalen Bettgestells durch Ziegelstein- oder Holzunterlage eine große Erleichterung. Bei bettlägerigen Patienten sollte man an Spezialmatratzen, Dekubitusschutzauflagen und Bettunterlagen denken, ferner an eine Prismenbrille, die ermüdungsfreies Lesen und Fernsehen ermöglicht. Gegebenenfalls ist ein individuell zu rezeptierender Rollstuhl indiziert. Der Ergotherapeut spielt bei der Auswahl dieser Mittel ebenso wie beim Selbsthilfetraining des Patienten eine entscheidende Rolle.

Schlußfolgerungen

Die orthetische und prothetische Versorgung des Tumorpatienten ist neben der operativen, strahlentherapeutischen und onkologischen Betreuung der vierte unverzichtbare Therapiepfeiler. Sie orientiert sich an den funktionellen Bedürfnissen des Gliedmaßengebrauchs und der Tragfähigkeit des Achsenorgans und bedient sich der am wenigsten beeinträchtigenden Mittel der mechanischen Entlastung, Stabilisierung oder Ruhigstellung. Zur Versorgung mit orthopädietechnischen Hilfsmitteln und Alltagshilfen gehören neben angemessener Auswahl und technisch sauberer Fertigung auch die Gebrauchsschulung und der Abbau initialer Hemmungen im Umgang mit diesen Hilfen beim Patienten und bei seiner Umgebung.

Literatur

1. Baumgartner-Ritter R (1981) Orthesen. In: Witt AN, Rettig H, Schlegel KF, Hackenbroch M, Hupfauer W (Hrsg) Orthopädie in Praxis und Klinik, Bd II. Thieme, Stuttgart
2. Hohmann D, Uhlig R (1982) Orthopädische Technik. Enke, Stuttgart
3. Jäger M, Wirth CJ (1986) Praxis der Orthopädie. Thieme, Stuttgart

4.2 Endoskopische Tumorbehandlung

S. SAID

Endoskopische Methoden können in der palliativen Tumorbehandlung wesentliche Hilfen leisten, die so gut wie immer darauf beruhen, daß Wegehindernisse, die durch Radikaloperation nicht mehr behandelt werden können oder durch Tumorrezidive entstanden sind, so wirksam wie möglich beseitigt werden. Die Behandlung muß in vielen Fällen wiederholt werden, da ihre Wirkung zeitlich begrenzt ist. Aber auch akute Verlegungen vor allem der oberen Luftwege (z. B. Aspiration etc.), auch der Speiseröhre (z. B. Bolus bei liegendem Endotubus), sind Indikationen zur Endoskopie. Dementsprechend sind es vor allem die Luftwege, der obere und der untere Intestinaltrakt sowie die ableitenden Harnwege, die sich zur Anwendung derartiger Techniken anbieten (s. entsprechende Organkapitel). Dabei geht es häufig darum, unter endoskopischer Sicht die Wiederherstellung der Passage auf mechanischem Weg zu erreichen (Elektroresektion, Endotubus) oder gewebezerstörende Energie unter Sicht an den Ort des Tumors heranzubringen (Wärme, Kälte). Als transportable Energien haben sich in letzter Zeit vor allem die Laserstrahlen, β- oder γ-Strahlen beim Afterloading und - durch diese Energieformen allerdings zunehmend verdrängt - die Kälteapplikation durch Kryosonden bewährt. Auch die Kombination verschiedener Maßnahmen ist möglich (mechanische Dehnung oder Wegbahnung durch Lasereinsatz mit nachfolgender endoluminaler Bestrahlung).

Die endoskopischen Techniken selbst beruhen auf zwei grundsätzlichen Verfahren, nämlich der Schaffung eines einheitlichen Sicht- und Arbeitskanals durch ein starres, röhrenförmiges Endoskop (klassisches Bronchoskop, Ösophagoskop, Rektoskop) oder der Nutzung flexibler Geräte mit einem lenkbaren optischen Teil und einem zusätzlichen, allerdings kleinen Arbeitskanal. Da sich die Laserenergie über dünnlumige Lichtträger übertragen läßt, hat diese Technik in den letzten Jahren die größten Fortschritte erzielt.

4.2.1 Tracheobronchialsystem

Im Bereich der Luftröhre und der großen Bronchien hat sich der Einsatz tumorzerstörender Laserenergie über flexible Bronchoskope in den letzten Jahren durchgesetzt. Mit ihrer Hilfe ist es möglich, ein weitgehend verlegtes Tracheal- oder Bronchiallumen in mehreren Sitzungen „aufzulasern", was in geübten Händen ohne nennenswertes Risiko und meistens in Schleimhautanästhesie möglich ist. Gerade hierin sehen wir einen großen Vorteil, da bei lumenverlegenden Tumoren des Tracheobronchialsystems eine Allgemeinnarkose mit Beatmungszwang ein zusätzliches Risiko bedeutet. Auch eine Blutstillung ist mit dieser Technik erreichbar, so daß die Elektrokoagulation über ein starres Bronchoskop zu diesem Zweck geringere Bedeutung besitzt. Die Wegbereitung mit Hilfe des Laserstrahls kann auch für eine nachfolgende Afterloading-Bestrahlung genutzt werden (s. S. 128, 131).

4.2.2 Oberer Gastrointestinaltrakt

Im Bereich der Speiseröhre und des Magens spielen endoskopische Methoden eine große Rolle für die palliative Tumorchirurgie, aber auch für die subportive Behandlung bei anderweitig inkurablen Tumoren. So werden Tumorstenosen beispielsweise mit der Stufenbougie [9] unter endoskopischer Sicht gedehnt und für eine Afterloading-Bestrahlung vorbereitet. In gleicher Weise kann durch Dehnung die Einlage eines Endotubus vorbereitet werden.

Ebenso wie im Tracheobronchialbaum läßt sich über ein flexibles Endoskop Laserenergie in die Speiseröhre applizieren. Häufig wird auch dieses Verfahren mit der nachfolgenden Tubusimplantation oder einer Afterloading-Bestrahlung kombiniert.

Schließlich wird die Endoskopie benutzt, um u.a. bei inkurablen Tumorpatienten perkutan eine Magensonde zu applizieren. Zu diesem Zweck wird der Magen endoskopisch eingestellt und mit Luft gefüllt. Durch die Haut des Abdomens wird mit einem speziellen Set zur perkutanen endoskopischen Gastrostomie (PEG) der Magen durch die Bauchdecke punktiert (s. Kap. I.4.11.2). Dieses Manöver kann endoskopisch überwacht und damit sicher durchgeführt werden. Ein spezieller Schlauch wird vorgeführt, und die Abziehnadel wird entfernt. Der mit einem Ballon armierte Tubus wird nach Aufblähen des Ballons zurückgezogen und fixiert so die Magen- an der Bauchwand. Der dünne Schlauch wird in dieser Position befestigt.

Nach einigen Tagen ist eine Verklebung der Magenwand an dieser Stelle der Bauchwand eingetreten, so daß nunmehr mit der künstlichen Ernährung begonnen, u. U. aber auch bei sonst inkurablem Tumorileus eine Saftabsaugung vorgenommen werden kann (s. S. 219).

4.2.3 Anorektalbereich

Große Bedeutung haben endoskopische Methoden in der palliativen Tumorchirurgie des Rektumkarzinoms (s. Kap. II.7.1). Neben der klassischen Rektoskopie mit Elektro- und Infrarotkoagulation [4, 11] spielt die Kryochirurgie über ein Parks-Spekulum unter direkter Sicht in Allgemein- oder Spinalanästhesie eine Rolle. Auch Lasertherapie ist in diesem Bereich anwendbar geworden [8, 10, 12]. Schließlich wurde in unserem Haus eine endorektale mikrochirurgische bioptische Operationsmethode entwickelt [2]. Die Möglichkeiten bei der Lasertherapie, der Kälteapplikation und der intraluminalen Tumorbestrahlung werden in den entsprechenden Kapiteln angesprochen (s. Kap. I.4.3 - I.4.5).

Elektrochirurgische Therapie

Der Eingriff erfolgt in Allgemeinnarkose oder Spinalanästhesie. Das Anorektum wird mit Analspreizern offen gehalten. Ein urologisches Rektoskop, ähnlich einem Zystoskop, kann ebenfalls verwendet werden [3, 9]. Die Operation wird durch Anwendung eines weitlumigen Rektoskops einfacher und schneller. Der Tumor wird entweder mit Sonden oder mit der Schlinge elektrochirurgisch koaguliert, und das koagulierte Material wird abgesaugt oder mechanisch entfernt [6].

Hauptnachteil dieser Methode ist die Notwendigkeit mehrerer Behandlungen. Die Morbidität beträgt bei der Elektrokoagulation um 20% und ist im einzelnen durch Blutung, Abszedierung, Perforation, Stenosierung, postoperatives Fieber und rektovaginale Fistelbildung bedingt [4, 5, 7].

Mit dem Ziel, die transanalen Operationen im gesamten Rektum durchführen zu können, ist in unserem Haus eine mikrochirurgische endoskopische Technik entwikkelt worden. Die Rektumhöhle wird dabei durch eine Kombination aus mechanischer Dehnung (weitlumiges Rektoskop) und automatischer Gasinsufflation (CO_2-Gas) konstant entfaltet gehalten. Das Rektoskop ist durch eine Abdichtplatte gasdicht abgeschlossen und wird durch einen Haltearm am Operationstisch befestigt. Die Rektumhöhle kann über eine stereoskopische Winkeloptik, die in die Abdichtplatte eingeführt ist, eingesehen werden. Mehrere abgedichtete Arbeitsöffnungen erlauben die Rauchabsaugung und das instrumentelle bimanuelle Hantieren. Ein wesentlicher Vorteil dieses Verfahrens besteht darin, daß auch breitbasige Tumoren in nur einer Operationssitzung unter genauer Sicht entfernt werden können (Abb. 15).

Infrarotkontaktkoagulation

Diese Behandlungsform benutzt die Emission von infrarotem Licht, wodurch im Gewebe Wärme erzeugt wird, und dieses verdampft. Allgemein-, Spinal- oder Peri-

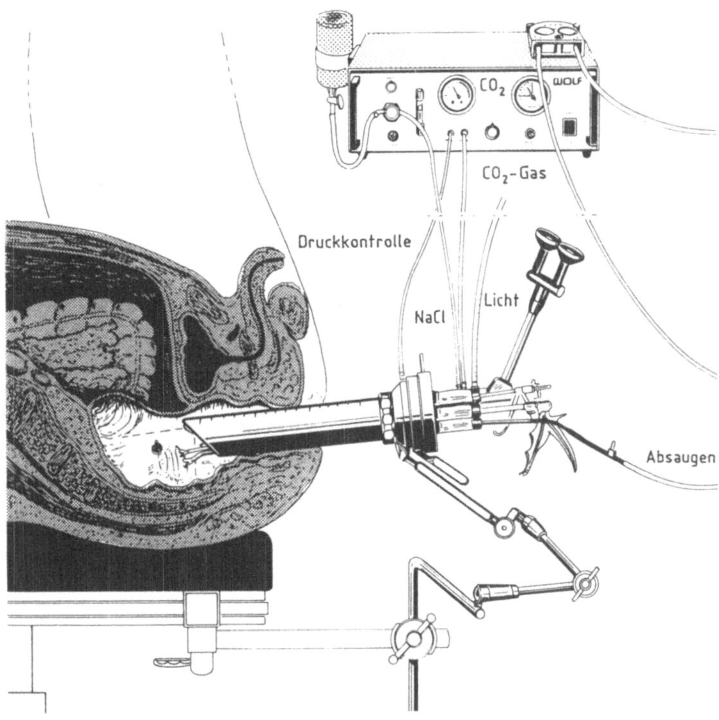

Abb. 15. Aufbau des Systems für die transanale endoskopische Operation

duralanästhesie sind notwendig. Mit Hilfe einer transanal eingeführten Sonde wird über einen der üblichen Rektumspreizer die Tumormasse eingestellt und koaguliert [1]. Die Erfahrungen mit dieser Technik sind begrenzt, und man darf annehmen, daß sie durch die Laserapplikation überholt wird.

4.2.4 Zusammenfassung

Endoskopische Techniken stellen eine sinnvolle Alternative zu herkömmlichen palliativen Operationen dar. Wichtig erscheint die Wahl des geeigneten Verfahrens abhängig vom Ort der geplanten Applikation. Die Kenntnis der möglichen Komplikationen ist für palliative Therapieverfahren, die möglichst ambulant oder halbambulant durchgeführt werden sollten, besonders wichtig. Endoskopische Techniken werden häufig interdisziplinär angewandt.

Literatur

1. Arlt B, Graßhoff H, Strelow M (1986) Die palliative Infrarot-Kontakt-Coagulation beim tiefsitzenden Rektumcarcinom. Chirurg 57: 469
2. Bueß G, Theiß R, Günter M, Hutterer F, Hepp M, Pichlmaier H (1984) Endoskopische Operationen zur Polypabtragung im Rektum. Coloproctology 5: 254

3. Campbell WB (1987) Transanal resection in the palliation of rectal cancer. Ann Acad Med 16: 466
4. Eisenstat TE, Deak ST, Rubin RJ (1982) Five year survival in patients with carcinoma of the rectum treated by electrocoagulation. Am J Surg 143: 127
5. Fritsch A, Seidl W, Walzel C (1982) Palliative and adjunctive measures in rectal cancer. World J Surg 6: 569
6. de Graaf PW, Roussel JG, Gortzak E (1985) Early stage rectal cancer: electrofulguration in comparison to abdominoperineal exstirpation or low-anterior resection. J Surg Oncol 29: 123
7. Kurz KR, Reid Pitts W, Speer D (1988) Palliation of carcinoma of the rectum and pararectum using the urologic rectoscope. Surg Gynecol Obstet 166: 60
8. Mathus-Vliegen EMH, Tytgat GNJ (1986) Laser ablation and palliation in colorectal malignancy: results of a multicenter inquiry. Gastrointest Endosc 32: 393
9. Pichlmaier H, Schildberg FW (1989) Thoracic surgery. Springer, Berlin Heidelberg New York Tokyo
10. Riemann JF, Mas R, Ginsbach Ch (1988) Palliative Lasertherapie fortgeschrittener Rektumkarzinome. Dtsch Med Wochenschr 113: 1057
11. Salvati EP, Rubin RJ, Eisenstat TE (1988) Electrocoagulation of selected carcinoma of the rectum. Surg Gynecol Obstet 166: 393
12. Weese JL, Bruskewitz RC (1984) Endoscopic transrectal resection of rectal carcinomas using the urologic rectoscope. Dis Colon Rectum 27: 123

4.3 Laserbehandlung

W. Kruis

4.3.1 Einleitung

In dem Bestreben nach Nutzung von Energie zur Zerstörung von Geschwülsten wurden schon bald nach der Entdeckung des Laserstrahls die Möglichkeiten, die dieser bietet, erkannt. Laser ist ein Kunstwort, das sich aus den Anfangsbuchstaben von „light amplification by stimulated emission of radiation" zusammensetzt. Damit ist bereits das Prinzip des Lasers angedeutet. Es handelt sich, vereinfacht ausgedrückt, um eine Verstärkung von Lichtstrahlung durch erzwungene Strahlungsemission aus einem Medium.

In der Medizin wurde der Laser zuerst in der Ophthalmologie eingesetzt. Durch die stetige technische Entwicklung, die die Weiterleitung der Laserstrahlenergie mittels flexibler Sonden ermöglichte, haben sich die Anwendungsgebiete des Lasers ständig erweitert. So wird er heute in vielen chirurgischen Disziplinen und auch in der inneren Medizin, hier vor allem in der Gastroenterologie und der Pulmologie, unter verschiedenen Indikationen eingesetzt. Eines der wichtigsten Einsatzgebiete ist die palliative Tumortherapie.

4.3.2 Physikalische Grundlagen

Lichtwellen aus herkömmlichen Lichtquellen breiten sich regellos aus, sie sind also nicht polarisiert. Diese Regellosigkeit erklärt sich aus dem Zustandekommen der

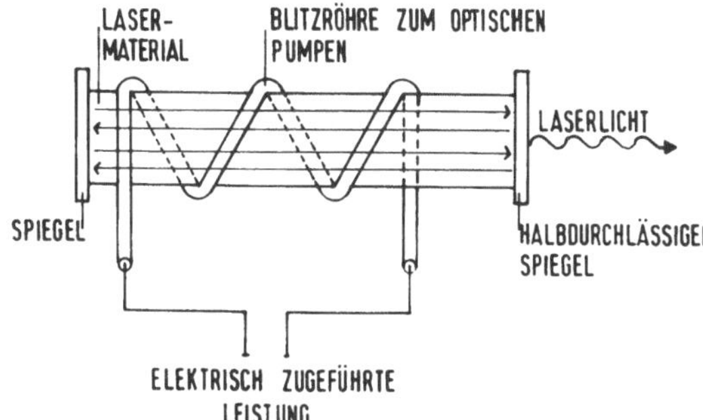

Abb. 16. Funktionsweise eines Lasers

Lichtwellen. Das Phänomen Licht ist durch Lichtquanten oder Photonen gekennzeichnet, die beim Hinüberwechseln von Elektronen einer atomaren Bahn auf eine andere entstehen. Diese Elektronensprünge geschehen in den verschiedenen Atomen einer leuchtenden Substanz unabhängig voneinander. Entsprechend regellos sind die emittierten Wellenzüge und entsprechend ist die Energie dieser Strahlung.

Jedes Atom weist bestimmte Bahnen auf, denen eine definierte Energie zugeordnet ist. Die meisten Atome befinden sich in einem Zustand niedriger Energie, dem sog. Grundzustand. Trifft Wellenstrahlung geeigneter Wellenlänge auf diese Atome, kann sich die Energieverteilung ändern, indem Atome unter Aufnahme von Energiequanten aus dem eingestrahlten Licht von dem unteren auf das obere Niveau gehoben werden, d. h., sie werden in einen angeregten Zustand gebracht. Dieser Prozeß wird als optisches Pumpen bezeichnet. Durch eine von außen ankommende Lichtwelle bzw. durch die damit von außen ankommenden Photonen kann ein angeregtes Atom veranlaßt werden, in den Grundzustand zurückzuspringen. Dabei werden Photonen mit gleicher Energie ausgesandt. Dieser atomphysikalische Mechanismus ist die Grundlage der Verstärkung von Lichtstrahlung, wie er in dem Begriff Laser ausgedrückt ist.

In Abb. 16 ist die Funktionsweise eines Lasers schematisch dargestellt. Durch Licht geeigneter Frequenz, z. B. durch eine Blitzröhre, wird das Lasermaterial, z. B. Rubin, bestrahlt. Durch dieses „optische Pumpen" wird die Mehrzahl der Atome in einen angeregten Zustand gehoben. Das Lasermaterial ist auf der einen Stirnseite verspiegelt, während sich auf der anderen Stirnseite eine halbdurchlässige, teilverspiegelte Schicht befindet. Wenn es nun nach dem oben beschriebenen Vorgang zur Aussendung von Photonen kommt, dann werden, bedingt durch die Spiegelanordnung, diejenigen Photonen, die sich mit dem Lasermaterial achsenparallel bewegen, in dieses zurückgespiegelt.

Dadurch läuft die Strahlung zwischen den beiden Spiegeln hin und her und bleibt dabei genau in Phase, da die jeweils getroffenen, angeregten Ionen im Lasermaterial phasenrichtige Strahlung abgeben. Nach einigen Durchläufen tritt die Strahlung aus dem halbdurchlässigen Spiegel aus.

Die besonderen Eigenschaften des durch Laser erzeugten Lichtstrahls sind

- Monochromasie,
- Kohärenz und Polarisation,
- Intensität und Bündelung.

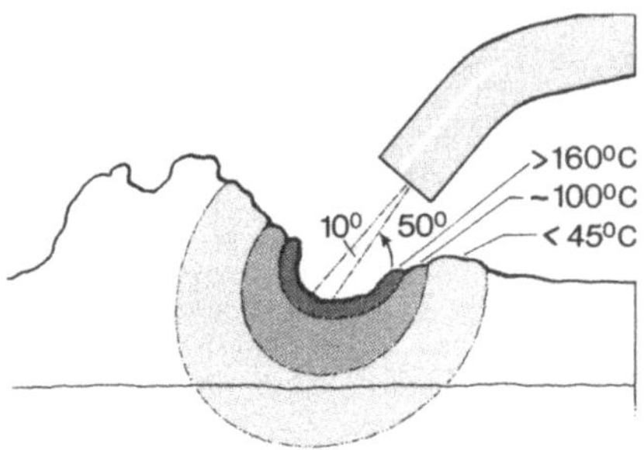

Abb. 17. Thermische Effekte am Gewebe bei der endoskopischen Laseranwendung

Die genaue Bündelung und die hohe Intensität sind die wichtigsten Eigenschaften für die Anwendung des Lasers in der Medizin. Als laserfähige Materialien werden heute Gase, Flüssigkeiten und Festkörper benutzt. Für die medizinische Anwendung wird als Lasermaterial bevorzugt ein Gemisch aus Neodymium-Yttrium-Aluminium-Granat (Nd-YAG) verwendet.

Die tumordestruierende Wirkung des Lasers entsteht durch thermische Effekte. Daraus ergeben sich jedoch nicht nur gewünschte Wirkungen, sondern auch unerwünschte Effekte wie regionale Gewebsüberhitzung und Wärmeweitertransport durch das zirkulierende Blut. Diesen Problemen wird mit einer pulsförmigen Energieabgabe von 0,5-2 s/Puls begegnet. Je nach Entfernung der Laserfaser vom Gewebe ergeben sich damit bei Verwendung heute handelsüblicher Nd-YAG-Lasergeräte (Leistung zwischen 80 und 120 W) Energiedichten von unter 1000 J/cm^2, die zur Koagulation führen, und bis zu mehr als 1000 J/cm^2, die die Verdampfung von Gewebe bewirken. In Abb. 17 sind die thermischen Effekte dargestellt, die bei Verwendung einer solchen Anordnung am Gewebe entstehen.

4.3.3 Historische Entwicklung

Das Prinzip der Lichtverstärkung durch angeregte Emission wurde von Einstein 1917 vorausgesehen [7]. In den 50er Jahren gelang es Townes von der Columbia University sowie Basov und Prokkorov vom Lebedev-Institut, die Theorie der Quantenmechanik umzusetzen und deren praktische Anwendbarkeit aufzuzeigen. Sie erhielten dafür 1964 den Nobelpreis. Den ersten praktisch arbeitenden Laser konstruierte Maiman 1960 [17]. In den folgenden Jahren wurden der Nd-YAG- und der Argonlaser beschrieben [11, 13]. Goddale [12] berichtete 1970 über die erste erfolgreiche Behandlung einer Magenblutung mit einem CO_2-Laser. Allerdings mußte er dazu ein starres Endoskop verwenden, da eine Weiterleitung des Laserstrahls über flexible Sonden zu dieser Zeit noch nicht möglich war. Dies gelang erst 1973 an der Universität München durch die Weiterentwicklungen von Nath und Kiefhaber [18], die über eine flexible Sonde mittels eines Argonlasers eine Blutung nach Leberpunktion zum Stehen brachten. Damit war der Start für eine rasche Entwicklung in der endoskopischen Laserbehandlung gegeben. Zuerst stand die Möglichkeit der Blutstillung im Gastrointestinaltrakt im Mittelpunkt des Interesses. Kiefhaber berichtete 1979 [16] über die endoskopische Behandlung mittels Nd-YAG-Laser bei 587 gastrointestinalen Blutungen, wobei er in 94% eine bleibende Blutstillung erreichte. Zu dieser Zeit wurde auch begonnen, bei den stenosierenden Tumoren des oberen und unteren Gastrointestinaltrakts durch Anwendung des Laserstrahls die Passage wiederherzustellen. Die Gruppe um Fleischer berichtete zuerst über eine erfolgreiche Laserbehandlung bei Plattenepithelkarzinomen des Ösophagus [10], dann auch bei Adenokarzinomen des Magens [9]. Kiefhaber beschrieb später die symptomatisch erfolgreiche Lasertherapie von Karzinomen des Rektums [14]. Aber nicht nur im Gastrointestinaltrakt ermöglichte die Laserbehandlung über flexible Endoskope eine erfolgreiche Tumorpalliation: Bereits 1982 wurde über eine erfolgreiche Laserbehandlung eines Tumors im Tracheobronchialsystem berichtet [13], und 1984 lagen bereits die Ergebnisse größerer Patientenserien vor, in denen mit großem Erfolg eine freie Passage in diesem System bei obstruierenden Tumoren wiederhergestellt wurde [5, 22].

4.3.4 Sicherheitsüberlegungen

Die Verwendung des Laserstrahls verursacht nicht nur spezifische Risiken bei der Behandlung von Patienten, sondern sie führt auch zu einer Gefährdung des Anwenders und weiterer in der Umgebung anwesender Personen. Die größte Gefahr besteht dabei in einer Verletzung der Retina. Aufgrund dieser Problematik unterliegen die Installation und die Anwendung von Vorrichtungen zur Erzeugung von Laserstrahlen strengen gesetzlichen Vorschriften. Es wurde über Laserskotome bei Endoskopikern berichtet. Schon mit dem Ziel, „einäugige" Endoskopiker zu vermeiden, sollten die Betriebsvorschriften nicht nur bekannt sein, sondern auch befolgt werden.

4.3.5 Laserstrahltechnik in der Endoskopie

Endoskopische Anwendungsmöglichkeiten und Effekte der Laserstrahlapplikation hängen entscheidend von der Konstruktion der Lasersonde und von der endoskopischen Technik ab. Bevorzugtes Lasersystem ist heute in der Endoskopie der Nd-YAG-Laser. Nach der Entwicklung des flexiblen Laserskalpells [18] bestand der wesentliche Fortschritt in der Konstruktion einer trikonischen Quarzsonde [15], die fest im Endoskop installiert ist. Bei dieser Sonde war jedoch ein mehrkanaliges Endoskop notwendig, da über einen Extrazugang CO_2 oder ein Wasserstrahl gegeben werden mußten. Die physikalischen Eigenschaften dieser Sonde sind ausgezeichnet, jedoch kam es zu häufigen Sondenbrüchen. Deshalb wurde eine bewegliche Quarz-Silikon-Sonde entwickelt, die mit CO_2 durchströmt wird (Entwicklung von MBB, München). Nachteile dieser Sonde sind jedoch ein unerwünscht großer Austrittswinkel ($>10°$) des Laserstrahls (trikonische Quarzsonde 4,2°) und der ständige CO2-Fluß, der zu teils erheblichen Beschwerden des Patienten führt. Deshalb wird durch Verwendung verschiedener Linsensysteme versucht, den Austrittswinkel, der die Streuung determiniert, zu verringern und einen intermittierenden oder einen Gasfluß „on demand" zu gewährleisten. Bei diesen Details, die für den erfolgreichen endoskopischen Einsatz des Laserstrahls bestimmend sind, können noch entscheidende Fortschritte erwartet werden.

Eine andere wichtige Frage, die die Reflexion und damit die Eindringtiefe und Energieapplikation im Gewebe betrifft, ist der vom Endoskopiker einzustellende Einfallswinkel des Laserstrahls. Hier hat sich ein Winkel von 50° als optimal erwiesen [19].

4.3.6 Anwendung des Laserstrahls zur palliativen Tumortherapie

In folgenden medizinischen Disziplinen wird Laserenergie zur Tumorbehandlung eingesetzt: Chirurgie, Dermatologie, Gastroenterologie, Gynäkologie, Otorhinolaryngologie, Neurochirurgie, Pulmologie und Urologie. Oft steht dabei der Wunsch nach einer möglichst schonenden, nichtsdestotrotz aber kurativen Tumortherapie im Vordergrund. Zahlreiche Untersuchungen belegen in den verschiedenen Fächern die Möglichkeit der radikalen Tumorentfernung. Dabei handelt es sich in aller Regel um Frühmalignome oder nur um transitionelle, sozusagen prämaligne Veränderungen oder zumindest um Carcinomata in situ. Darüber hinaus wurde bei anderweitig nicht zu kurierenden Tumoren verschiedenster Art auch eine Palliation mit dem Laserstrahl versucht. Über die Ergebnisse dieser Bemühungen liegen sehr viel weniger, insgesamt nicht befriedigende Untersuchungen vor. Am besten dokumentiert ist die palliative Lasertumortherapie in der Gastroenterologie und der Pulmologie.

Gastroenterologie

Ziel der Lasertherapie sind bösartige Tumoren des Ösophagus, der Kardia, des Magens und des Dickdarms, wobei es von vornherein nicht um Heilung, sondern um Wiederherstellung der Passage geht. Die Technik der endoskopischen Laserbehandlung ist in Abb. 18 dargestellt. Im Idealfall, der jedoch nicht allzu häufig ist, kann der Tumor mit dem Endoskop passiert und dann von distal nach proximal laserkoaguliert werden. Da dies unter Sicht des Lumens geschieht, ist bei dieser Technik die Perforationsgefahr am geringsten. Diese ist wesentlich größer wenn der Tumor nicht passierbar ist und deshalb von proximal nach distal laserkoaguliert wird. Einen Kompromiß stellt eine weitere Technik dar, bei der das durch den Tumor stenosierte Restlumen dilatiert wird und so das Endoskop passieren kann.

Über die wahrscheinlich größte Serie einer palliativen gastroenterologischen Lasertherapie wurde von Ell berichtet [8]. Bei 1359 Patienten mit einer malignen Stenose wurden in 83% ein klinisch positiver Therapieeffekt durch den Laser erzielt. Dabei wurden Perforationen in 2,1% und eine laserbedingte Mortalität von 1% beobachtet. Ähnliche Ergebnisse fanden sich auch in anderen Gruppen [2]. Völlig offen bleiben dabei die Fragen, ob die Laserbehandlung lebensverlängernd wirkt und wie sie im Vergleich zu anderen palliativen Behandlungsverfahren abschneidet. Schließlich sei an dieser Stelle noch auf die Möglichkeit einer kombinierten Laserbehandlung verwiesen. Die Verbindung einer Laseranwendung mit einer Afterloading-Strahlentherapie hat in ersten unkontrollierten klinischen Beobachtungen vielversprechende Ergebnisse gezeigt [1].

Bei Dickdarmtumoren sind die Zahl der Patienten, die einer palliativen Lasertumorbehandlung unterzogen werden, und die Erfahrungen mit dieser Methode we-

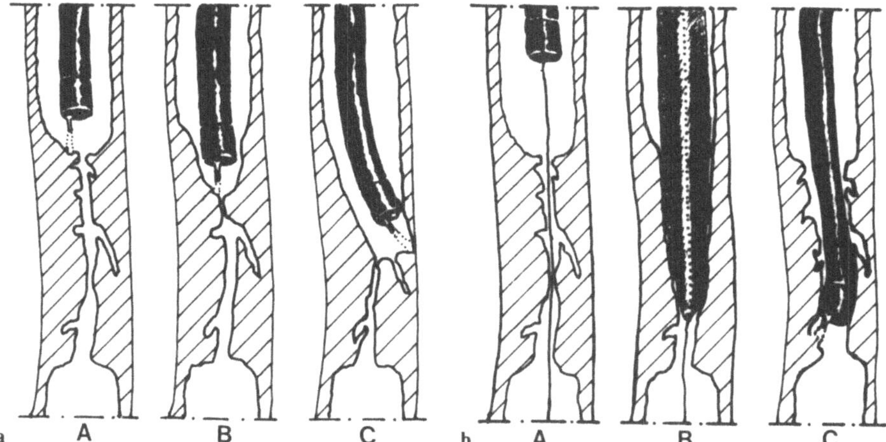

Abb. 18a, b. Technik der endoskopischen Laserbehandlung bei Stenosen. **a** Laserkoagulation von proximal nach distal: Die Stenose wird prograd durch Laserenergie beseitigt *(A, B)*. Bei zerklüfteten Tumoren mit hochgradigen Stenosen können leicht ein falscher Weg gebahnt und eine Perforation erzeugt werden *(C)*. **b** Sicherer ist es, die Stenose zunächst in Seldinger-Technik mit Führungsdraht *(A)* und Dehnbougie *(B)* passierbar zu machen, um sie dann retrograd mit dem Laser zu erweitern *(C)*

sentlich geringer als bei Tumoren des oberen Gastrointestinaltrakts. Oft wird erst anläßlich einer Laparotomie die Unmöglichkeit einer kurativen Tumorresektion definitiv festgestellt. An diese Feststellung schließt sich dann meist eine palliative Resektion an. So werden in der Regel nur besonders weit fortgeschrittene Malignome des Rektums einer palliativen Lasertherapie zugeführt. Hier kann der Laserstrahl in vielen Fällen zu einer klinischen Besserung führen; so berichtet Van Gossum [21] in 52% über einen therapeutischen Erfolg. Diese Zahlen hängen jedoch entscheidend von der Art des Tumors ab. Auch bei dieser Indikation fehlen aussagekräftige vergleichende Untersuchungen zu anderen Palliativverfahren.

Pulmologie

Auch in der Pulmologie geht es in erster Linie um die Wiederherstellung der Passage, hier im Tracheobronchialsystem. Ein weiterer Effekt der Laserbehandlung besteht bei tracheobronchialen Tumoren in der Blutstillung.

Über die wohl größte Behandlungsserie von 331 Patienten berichtet Dumon [5]. Für den klinischen Behandlungserfolg war die Lokalisation der Tumorstenose bestimmend: Trachea 95%, rechter Hauptbronchus 93%, linker Hauptbronchus und Bronchialsystem im rechten oberen und unteren Lappen 75%, andere Lokalisationen 50%. Die Komplikationsrate war niedrig. Zirkulatorische und respiratorische Nebenwirkungen traten bei 2% der Patienten, Blutungen bei 5% auf. Über ähnlich gute Ergebnisse mit eher noch niedrigeren Komplikationsraten berichteten auch andere Gruppen [4, 20, 23]. Auch bei der pulmologischen Indikation gibt es weder eine sichere Aussage über einen möglichen lebensverlängernden Effekt der Laserbehandlung noch einen Vergleich mit anderen palliativen Therapieverfahren. Um die

Behandlungsergebnisse zu verbessern, wurde auch eine Kombinationsbehandlung versucht. Die zweizeitige Anwendung des Lasers und einer externen Bestrahlung zeigte in ersten Berichten hervorragende Resultate bei einer verschwindend geringen Komplikationsrate [6].

Literatur

1. Bader M, Dittler HJ, Ultsch B, Ries G, Siewert JR (1986) Palliative treatment of malignant stenoses of the upper gastrointestinal tract using a combination of laser and afterloading therapy. Endoscopy 18: 27-31
2. Cox J, Bennett JR (1987) Light at the end of the tunnel? Palliation for oesophageal carcinoma. Gut 28: 781-785
3. Dumon JR, Reboud E, Garbe L, Aucomte F, Meric B (1982) Treatment of tracheobronchial lesions by laser photoresection. Chest 81: 278-284
4. Dumon JF, Bourecerean J, Meric B, Jahjah F, Aucomte F, Dupin B (1983) Report of 100 Laser endobronchial resections. In: Joffe SN, Muckerheide MC, Goldman L (eds) Neodymium-YAG laser in medicine and surgery. Elsevier, New York, pp 59-69
5. Dumon JR, Shapshay S, Bourecerean J, Cavaliere S, Meric B, Garbi N et al (1984) Neodymium: YAG laser in bronchology. Chest 86: 163-168
6. Eichenhorn MS, Kvale PA, Miks VM, Seydel HG, Horowitz B, Radke JR (1986) Initial combination therapy with YAG Laser photoresection and irradiation for inoperable non-small cell carcinoma of the lung. Chest 89: 782-785
7. Einstein A (1917) Zur Quantentheorie der Strahlung. Phys Z 18: 121
8. Ell Ch, Riemann JF, Lux G, Demling L (1986) Palliative laser treatment of malignant stenoses in the upper gastrointestinal tract. Endoscopy 18: 21-26
9. Fleischer D, Sivak M (1983) Recurrent gastric adenocarcinoma treated by endoscopic Nd:YAG laser therapy. Gastrointest Endosc 29: 161
10. Fleischer D, Kessler F, Hage O (1982) Endoscopic Nd:YAG Laser therapy for carcinoma of the esophagus: A new palliative approach. Am J Surg 143: 280
11. Gensic JE, Marcos HM, Uitert LG (1964) Laser oscillations in Nd-doped yttrium aluminium, yttrium gallium and gadolinium garnet. Appl Phys Lett 4: 182-184
12. Goodale RL, Okada A, Gozalez R (1970) Rapid endoscopic control of bleeding gastric erosions by laser radiation. Arch Surg 101: 211
13. Kahida EF, Gordon FI, Miller RC (1965) Continuous duty argon ion lasers. IEEE J Quantum Electron I: 273-279
14. Kiefhaber P (1984) Indikationen für die endoskopische Verwendung des Lasers im Gastrointestinaltrakt. Münch Med Wschr 5: 103
15. Kiefhaber P, Nath G, Moritz K (1977) Endoscopical control of massive gastrointestinal hemorrhage by irradiation with a high-power Neodymium-Yag laser. Progr Surg 15: 140-150
16. Kiefhaber P, Moritz K, Heldwein W, Lehnert P, Weidinger P (1979) Endoskopische Blutstillung blutender Ösophagus- und Magenvarizen mit einem Hochleistungs Neodym YAG Laser. In: Demling L, Rösch W (Hrsg) Operative Endoskopie. Acrm, Berlin
17. Maiman TH (1960) Stimulated optical radiation in ruby. Nature 187: 493-494
18. Nath G, Gorisch W, Kiefhaber P (1973) First laser endoscopy via a fiberoptic transmission system. Endoscopy 5: 208-213
19. Nishioka NS, Jacques SL, Richter JM, Anderson RR (1988) Reflection and transmission of laser light from the esophagus: The influence of incident angle. Gastroenterology 94: 1180-1185
20. Unger M, Atkinson G, William MD (1983) Nd:YAG Laser applications in pulmonary and endobronchial lesions. In: Joffe SN, Muckerheide MC, Goldman L (eds) Neodymium-YAG laser in medicine and surgery. Elsevier, New York, pp 71-81
21. Van Gossum A, Adler M, Des Marez B, Cemachovic I, Cremer M (1987) Endoscopic Nd-YAG laser therapy. A safe and effective form of palliative treatment for rectal adenocarcinoma. Acta Gastroenterol Belg 50: 218-224
22. Wolfe WG, Cole PH, Sabiston DC (1984) Experimental and clinical use of the YAG laser in the management of pulmonary neoplasms. Am Surg 199: 526-531

23. Wolfe WG, Sabiston DC, Durham NC (1986) Management of benign and malignant lesions of the trachea and bronchi with the neodymium-yttrium-aluminium-garnet laser. J Thorac Cardiovasc Surg 91: 40-45

4.4 Kryotherapie

S. Said

Durch die zu Beginn der 60er Jahre entwickelten Geräte, bei denen flüssiger Stickstoff [3, 4] innerhalb einer geschlossenen Sonde verdampft und der Stickstoffstrom temperaturkontrolliert steuerbar ist, fand die Kryotherapie eine breitere Anwendung [1]. Ihr Prinzip beruht auf der lokalen Zerstörung von Gewebe durch Gefrieren.

Folgende *Indikationen* zur Kryotherapie als palliative Maßnahme werden genannt [6, 16]:

- allgemeine Inoperabilität;
- lokale Inoperabilität (Infiltration in angrenzendes Gewebe, nicht resezierbares Rezidiv oder Verdacht auf zurückgelassenen Tumorherd);
- ausgedehnte Fernmetastasierung;
- Schmerztherapie;
- Operationsverweigerung.

Die Kryotherapie wurde von verschiedenen Disziplinen angewandt (Neurochirurgie, Dermatologie, Hals-Nasen-Ohren-Heilkunde, Lungenheilkunde, Allgemeinchirurgie, Gefäßchirurgie, Urologie, Gynäkologie, Knochenchirurgie).

In der Allgemeinchirurgie haben sich bisher besonders in der palliativen Rektumchirurgie Vorteile für den Einsatz der Methode herausgestellt [5, 9, 11, 12, 15].

Ziel der Kryotherapie des Mastdarmkrebses sind die Prophylaxe und die Beseitigung der typischen Tumorsymptome wie Blutungen, Schmerzen, Darmverschluß, übelriechende Tumorverjauchung. Besondere Bedeutung kommt der Methode hierbei in der Vermeidung eines künstlichen Darmausgangs zu. In unserem Krankengut von 32 Patienten konnte 19mal die Anlage eines Anus praeternaturalis vermieden werden. Die mittlere Überlebenszeit nach Kryotherapie betrug in einer Statistik von Peitsch et al. [12] 8 Monate.

Die typischen *Komplikationen* des Verfahrens sind Perforation, Nachblutung, Narbenstenose und Fistelbildung. Ihre Häufigkeit ist der Tabelle 3 zu entnehmen.

Die Erfahrungen mit der Kryotherapie in anderen Gebieten sind begrenzt (z. B. Karzinome der Vagina und der Cervix uteri, der Vulva, der Prostata, der Tube, des Ovars und des Corpus uteri [14]).

In Hals-Nasen-Ohren-Heilkunde und Kieferchirurgie [2, 6] ist das palliative Ziel der Kryotherapie die Verhinderung von Atem- und Schluckbeschwerden sowie Geruchsminderung, die Schmerzlinderung und die Kontrolle diffuser Blutungen.

Dagegen besitzt die Kryotherapie in der Dermatologie zur lokalen Kältebehandlung maligner Hauttumoren, insbesondere wegen der guten kosmetischen Ergebnisse, einen festen Platz [18].

Tabelle 3. Komplikationen kryochirurgischer Behandlungen

Autor	Jahr	Patienten	Nachblutung	Stenose	Perforation	Rate	Davon letal
		n	n	n	n	[%]	n
Walzel [17]	1980	151	12	14	8	22,5	4
Peitsch et al. [12]	1988	86	2	–	1	3,5	1
Fritsch et al. [5]	1982	219	31	57	6	42,0	6
Reifferscheid u. Langer [13]	1980	162	6	7	3	10,0	1
Unsere Klinik	1988	32	2	3	2	21,8	1

Zusammenfassend ist festzuhalten, daß die Kryotherapie nur dort eingesetzt werden soll, wo sie eine Verbesserung der herkömmlichen Behandlungsverfahren verspricht. Damit ist ihr Einsatz bisher in den meisten Bereichen begrenzt.

Diskutiert wird eine Auslösung immunologischer Reaktionen durch die Kältetherapie [8, 10], die möglicherweise die Abwehrlage des Körpers verbessert. Nach bisherigem Wissen kann die Überlebenszeit von Patienten mit Fernmetastasen durch die lokale Kältetherapie nicht nachweisbar beeinflußt werden [7].

Literatur

1. Ablin R (ed) (1980) Handbook of cryosurgery. Dekker, New York Basel
2. Chilla R, Opiatz M (1982) Die Bedeutung der Kryotherapie für die Behandlung benigner und maligner Mundschleimhautveränderungen. Rhinol Otol 61: 445
3. Cooper IS, Lee AS (1961) Cryostatic congelation: a system for producing a limited controlled region of cooling or freezing of biological tissues. J Nerv Ment Dis 133: 259
4. Cooper IS, Hirose T (1966) Application of cryogenic surgery to resection of parenchymal organs. J Med 274: 15
5. Fritsch A, Seidl W, Walzel C, Moser K, Schiessel R (1982) Palliative and adjunctive measures in rectal cancer. World J Surg 6: 569
6. Gage AA (1984) Cryosurgery for cancer. Compr Ther 10 (1): 61
7. Heberer G, Deneke H, Demmel N, Wisching R (1987) Local procedures in the management of rectal cancer. World J Surg 11: 499
8. Helpap B (1980) Der kryochirurgische Eingriff und seine Folgen. Thieme, Stuttgart New York
9. Kogel H, Willmen HR, Pichlmaier H, Junginger Th (1983) Kryotherapie des Mastdarmkrebses. Chir Praxis 31: 633
10. Kogel H, Grundmann R, Fohlmeister I, Pichlmaier H (1985) Zur Kryotherapie des Rektumkarzinoms. Zentralbl Chir 110: 147
11. Langer S (1981) Kryo-Chirurgie. Langenbecks Arch Chir 355: 475
12. Peitsch W, Schafmeyer A, Lange W (1988) Die Behandlung inoperabler Rektumkarzinome durch Kryochirurgie. Dtsch Ärztebl 85: 581
13. Reifferscheid M, Langer S (1980) Der Mastdarmkrebs. Schließmuskelerhaltende Therapieverfahren und ihre Indikationsgrenzen. Thieme, Stuttgart New York
14. Sommer J, Renziehausen K, Neuhauser H, Neuhauser M, Hecker J (1986) Möglichkeiten und Grenzen der Kryochirurgie des Vulvakarzinoms - 12jährige Therapieergebnisse. Zentralbl Gynäkol 108: 649
15. Theiß R, Schmidt KH, Bueß G, Junginger Th (1985) Kryochirurgie beim inoperablen Rektumkarzinom. Zentralbl Chir 110: 142
16. Walzel C (1978) Der heutige Stand der Kryochirurgie. Chirurg 49: 202
17. Walzel C (1980) Kryochirurgie des Rektumkarzinoms. Krebsgeschehen, Klin Prax Onkol 3: 60
18. Zacarian SA (1985) Complications, indications and contraindications. Cryosurgery for skin cancer and cutaneous disorders. Mosby, St Louis, pp 283-297

4.5 Palliative Strahlentherapie

R.-P. Müller

4.5.1 Einführung

Ziel der palliativen Strahlenbehandlung eines inkurablen Tumorpatienten muß es sein, dessen Lebensqualität für die noch verbleibende Zeit zu verbessern oder zumindest zu halten. Eine dabei möglicherweise erzielbare Lebensverlängerung ist nicht primäres Ziel der Strahlenbehandlung, andererseits darf aber auch durch die Radiotherapie bei einem moribunden Patienten das Leben nicht zwanghaft verlängert werden. Man bewegt sich auf einem schmalen Grat.

So kann es manchmal auch sinnvoller sein, einen Patienten nicht zu bestrahlen. Diese Entscheidung wird leider von den überweisenden Ärzten häufig mit wenig Verständnis aufgenommen.

Häufige Indikationen zur palliativen Strahlenbehandlung sind
- Schmerzen;
- Stabilitätsgefährdung/Spontanfraktur;
- Einflußstauung;
- Querschnitt (akut);
- Hirndruck/neurologische Symptomatik;
- Atelektase/Hämoptoe;
- „Raumforderung".

Viele Faktoren können die Indikation beeinflussen: die erwartete Überlebenszeit des Patienten, das Ausmaß und die Dauer therapiebedingter Nebenwirkungen und die dadurch möglicherweise notwendige Hospitalisation, die Häufigkeit der Behandlung und die Länge von Transportwegen.

Noch vor 6-8 Jahren wurden überwiegend Patienten mit einer oder nur wenigen umschriebenen Metastasen zur palliativen Strahlenbehandlung überwiesen, und die Radiotherapie war dann die primäre Behandlung.

Heute werden die Patienten überwiegend nach ausgiebiger zytostatisch-chemotherapeutischer Vorbehandlung oder Hormontherapie dem Radioonkologen vorgestellt. Dadurch hat sich die Ausgangssituation für die Strahlenbehandlung gewandelt. Bedingt durch die zytostatische Chemotherapie liegt meist eine Suppression des Knochenmarks vor. Dadurch ist die Möglichkeit der Strahlenbehandlung im Hinblick auf die Ausdehnung des Bestrahlungsvolumens, die Gesamtdosis und die Dosis pro Einzelbestrahlung limitiert.

Zusätzlich müssen die Organtoxizitäten einiger Zytostatika (z. B. Kardiotoxizität bei Adriamycin, Nephrotoxizität bei Cisplatin, Lungentoxizität bei Bleomycin) vor Einleitung einer palliativen Strahlenbehandlung bedacht werden. Es ist, auch im Hinblick auf möglicherweise nur kurze Überlebenszeiten, ethisch nicht vertretbar, bei palliativ zu bestrahlenden Patienten entsprechende Toleranzgrenzen ohne zwingende Gründe zu überschreiten.

Die palliative Strahlenbehandlung muß immer in das Gesamttherapiekonzept eingebunden sein.

Da es bisher kein einheitliches Staging-System für Metastasen gibt, sollen im folgenden einige Anhaltspunkte gegeben werden, aus denen eine gute oder schlechte Ausgangssituation für den palliativ zu bestrahlenden Patienten ersichtlich wird. Abgesehen von der Lokalisation der Metastasen, die schon eine schlechte Prognose beinhalten kann (z. B. multiple Hirn-, Lungen- und Lebermetastasen) sind Bettlägerigkeit, Anämie, Hyperkalzämie und 4 oder mehr Metastasenlokalisationen ungünstige prognostische Parameter.

Vor Einleitung der palliativen Strahlenbehandlung müssen folgende Punkte geklärt werden:

1. Das Behandlungs*ziel* muß festgelegt werden: Beispielsweise kann ein Patient mit einer Solitärmetastase nach *langem* erscheinungsfreien Intervall noch mit „kurativer" Intention behandelt werden (d. h. mit einer höheren Strahlendosis), im Gegensatz zu einem Patienten mit multiplen Knochen- und/oder Organmetastasen nach *kurzem* erscheinungsfreien Intervall.
2. Das Behandlungsziel muß mit dem Patienten, dessen Angehörigen und allen am palliativen Behandlungsprogramm Beteiligten gemeinsam besprochen und festgelegt werden.
3. Insbesondere bei *solitärer* Metastasenmanifestation muß sicher sein, daß es sich wirklich um eine *metastatische* Absiedlung handelt. Es muß abgeklärt sein, daß z. B. Rückenschmerzen nicht durch Osteoporose und/oder degenerative Wirbelsäulenveränderungen bedingt sind (insbesondere bei lange bettlägerigen Patienten).
4. Es sollte möglichst vermieden werden, zusätzliche Beeinträchtigungen des Patienten durch die Strahlenbehandlung hervorzurufen, so z. B. eine radiogen induzierte Enteritis, Pneumonitis oder Hautveränderungen.
5. Auch unter dem Aspekt der palliativen Strahlenbehandlung dürfen bestimmte Risiken für den Patienten nicht eingegangen und die kritischen Toleranzgrenzen des Rückenmarks oder anderer Organe, wie z. B. Lunge, Leber und Nieren, nicht ohne besondere Indikation überschritten werden.
6. Die sorgfältige Berücksichtigung des Allgemein- und Ernährungszustands des Patienten ist wesentlich.

4.5.2 Bestrahlungstechnik

Prinzipiell sollte die Strahlenbehandlung heute mit Hochvolttherapiegeräten, d. h. mit Linearbeschleunigern oder ^{60}Co-Telecurietherapiegeräten durchgeführt werden. In ausgewählten Fällen sind auch die interstitielle Applikation radioaktiver Nuklide (z. B. ^{198}Au-Seeds in oberflächliche lokal rezidivierende Tumoren) bzw. die Instillation einer mit radioaktiven Substanzen versetzten Flüssigkeit in Körperhöhlen (z. B. ^{32}P in den Pleuraraum) möglich.

Da in den meisten Fällen die dem Patienten verbleibende Überlebenszeit absehbar und kurz ist, muß die palliative Strahlenbehandlung in einem möglichst *kurzen* Zeitraum durchgeführt werden. Das heißt, daß man mit relativ hohen täglichen Einzeldosierungen bestrahlt, z. B. 3 Gy im Gegensatz zu der normalen täglichen Einzeldosis von 2 Gy, was wiederum bedeutet, daß z. B. eine in 12 Fraktionen von täglich

3 Gy nominell erreichte Gesamtdosis von 36 Gy einer *biologisch* wirksamen Dosis von 46 Gy in 23 Einzelfraktionen à 2 Gy entspricht. Diese höhere biologische Wirksamkeit größerer täglicher Einzelfraktionen muß für die Tolerabilität des im Bestrahlungsvolumen liegenden gesunden Gewebes und der Risikoorgane, zu denen das Rückenmark, die Nieren, die Leber, der Dünn- und der Dickdarm (Rektum) sowie die Blase gehören, berücksichtigt werden.

Auch bei palliativer Zielsetzung ist es häufig sinnvoll, einen computerisierten Bestrahlungsplan auf der Basis computertomographischer Körperquerschnitte zu erstellen, um dem Patienten unnötige Nebenwirkungen zu ersparen. Für vorbestrahlte Körperregionen ist die sorgfältige Ermittlung der Daten der Vorbestrahlung nötig, um die Möglichkeiten einer palliativen Strahlenbehandlung im Hinblick auf die Strahlendosishöhe ausschöpfen zu können. Hier sind besonders im Wirbelsäulenbereich (Risikoorgan Rückenmark) frühere Bestrahlungsfelder nachzusimulieren, um so auf jeden Fall eine Überschneidung zu vermeiden, die die Gefahr eines radiogen induzierten Querschnitts wahrscheinlich machen würde.

4.5.3 Morbidität, Toxizität

Um eine unzumutbare behandlungsbedingte Morbidität zu vermeiden, müssen vor Einleitung der palliativen Strahlenbehandlung in jedem Einzelfall bestimmte Faktoren bedacht werden. Zu erwarten, daß der Patient nicht lang genug leben wird, um eine einkalkulierte Toxizität zu erleben, heißt, ein unakzeptables Risiko für den Patienten einzugehen. Es gibt eine ausreichende Menge substantieller Daten über die normale Toleranz kritischer Organe wie Gehirn, Rückenmark, Herz, Dünn- und Dickdarm, Leber, Nieren, Lunge und Haut. Die für diese Organe angeführten Toleranzdosen müssen modifiziert werden, wenn zuvor eine zytostatische Chemotherapie durchgeführt wurde oder noch geplant ist. Es muß bekannt sein, ob Medikamente mit Organtoxizität oder mit strahlensensibilisierender (additiver oder potenzierender) Wirkung konsekutiv oder simultan zur Strahlenbehandlung appliziert werden sollen.

Zusätzlich muß bei den Überlegenen zur Gesamtdosis und Einzelfraktionierung berücksichtigt werden, ob anatomisch ein ganzes Organ (z. B. Leber) oder nur Teile desselben bestrahlt werden.

Es muß zwischen den akut (z. B. Enteritis, Zystitis, Mukositis etc.) und den später auftretenden Nebenwirkungen der Strahlenbehandlung (Hautfibrosen und Gefäßveränderungen, insbesondere der kleinen Gefäße) unterschieden werden. Nebenwirkungen der palliativen Strahlenbehandlung in Abdomen und Becken sind Durchfall/Proktitis und Dysurie/Pollakisurie. Eine frühzeitige symptomatische Therapie ist wichtig. Es kann evtl. nötig sein, die Einzeldosis zu reduzieren oder eine Bestrahlungspause einzulegen.

4.5.4 Indikationen

Akute Notfälle

Außer der Kompression des Rückenmarks und der oberen Einflußstauung gibt es keine Krankheitsbilder, die eine Strahlenbehandlung innerhalb weniger Stunden notwendig machen. Da aber auch der drohende Querschnitt und die obere Einflußstauung in den allermeisten Fällen Prodrome zeigen, die beide Krankheitsbilder absehbar werden lassen, muß dringend darauf hingewiesen werden, daß - und dies gilt prinzipiell auch für alle anderen Indikationen zur palliativen Strahlenbehandlung - bei frühzeitiger Einleitung und nur minimaler klinischer Symptomatik die Radiotherapie zu den besten palliativen Effekten für den Patienten führt.

Rückenmarkkompressionssyndrom
Im Verlauf ihrer Erkrankung entwickeln 5% aller Patienten mit malignen Tumoren ein drohendes oder akutes Querschnittssyndrom, das in 95% der Fälle durch eine *epidurale* Raumforderung bedingt ist. In der Regel haben diese Patienten eine ausgedehnte Metastasierung ihrer Grunderkrankung und eine schlechte Prognose. Die Ausdehnung solcher epiduraler Raumforderungen erstreckt sich meist über mehrere Wirbelkörper.

Intramedulläre Metastasen sind sehr selten und werden bei Mamma- oder Bronchialkarzinomen gesehen.

Bei entsprechender klinischer bzw. neurologischer Symptomatik muß eine sorgfältige Lokalisation der Höhe der spinalen Raumforderung mittels bildgebender Verfahren durchgeführt werden, ein multipler Befall ist abzuklären, und es sollte möglichst eine Untersuchung des Liquors auf Tumorzellen erfolgen. Die genaue Lokalisation der Raumforderung ist nötig, um die Grenzen des Bestrahlungsfelds festzulegen.

Unverzüglich nach Diagnosestellung beginnt die aktuelle antiödematöse Therapie mit Dexamethason (ca. 60 mg/Tag mehrere Tage in unveränderter Dosis durchgeführt und in Abhängigkeit vom Ansprechen auf die Strahlenbehandlung langsam reduziert).

Eine dekompressive Laminektomie ist nur dann nötig und sinnvoll, wenn 1. die histologische Diagnose eines Primärtumors nicht bekannt ist; 2. die neurologische Symptomatik unter der Strahlenbehandlung zunimmt; 3. ein Rezidiv an einer Stelle auftritt, die bereits bis zur Toleranzgrenze bestrahlt worden ist; 4. man annehmen muß, daß der zugrundeliegende Primärtumor nicht strahlensensibel ist. Alle chirurgisch dekomprimierten Patienten sollten *postoperativ* bestrahlt werden, da eine vollständige Entfernung der epiduralen Tumoren kaum möglich ist.

Will man eine möglichst hohe Effektivität der Strahlenbehandlung erreichen, muß diese innerhalb weniger Stunden nach Diagnose und Dokumentation des epiduralen Stops beginnen, und zwar mit initial hohen Strahlendosen. Nach 2- oder 3mal 4 Gy täglicher Einzeldosis wird dann die Fraktionierung auf 1,8-2 Gy zurückgenommen und bis zu einer Gesamtzielvolumendosis von 30-36 Gy fortgesetzt, die bei oben beschriebener Fraktionierung mit einer biologisch wirksamen Dosis von 44-46 Gy anzusetzen ist. Nur bei den sehr strahlensensiblen Lymphomen ist ein guter Behandlungserfolg mit den konventionellen täglichen Einzeldosen von 2 Gy zu erwarten (Gesamtzielvolumendosis 40-44 Gy).

Der Behandlungserfolg hängt von 3 wesentlichen Faktoren ab: 1. dem Ausmaß der *prätherapeutischen* neurologischen Symptomatik; 2. dem Zeitraum, innerhalb dessen die neurologische Symptomatik entstanden ist; 3. der Histologie des Primärtumors. Prognostisch negative Faktoren sind: 1. Lokalisation tief thorakal; 2. Einwachsen des epiduralen Tumors in Wirbelkörper; 3. länger bestehende neurologische Symptomatik.

Patienten, bei denen prätherapeutisch ausgeprägte neurologische Funktionsstörungen bestehen, können nur selten voll rehabilitiert werden; so sind z. B. weniger als 10% der Patienten mit einer zu Behandlungsbeginn bestehenden Paraplegie später wieder bewegungsfähig. Dagegen kann bei 60% der Fälle mit einer zu Behandlungsbeginn nur geringen neurologischen Symptomatik eine komplette Regression erreicht werden. Patienten mit Lymphomen und Plasmozytomen haben eine bessere Prognose.

Obere Einflußstauung

Die Obstruktion der V. cava superior ist in 75% der Fälle durch ein Bronchialkarzinom bedingt, wobei die kleinzelligen Bronchialkarzinome die häufigere Ursache sind. In den restlichen 25% ist die Symptomatik überwiegend durch eine lymphatische Systemerkrankung, eine Leukämie oder ein Schilddrüsenmalignom bedingt.

Bei oberer Einflußstauung und unbekanntem Primärtumor sollte zunächst auf nichtinvasivem Weg der Versuch gemacht werden, eine histologische bzw. zytologische Diagnose aus dem Sputum oder dem Bronchialsystem zu erlangen. Die Exzision eines supraklavikulären Lymphknotens ist nur selten indiziert.

Die Ausdehnung der *mediastinalen* Raumforderung kann meist schon anhand der Röntgenaufnahme des Thorax beschrieben werden. Eine computertomographische Untersuchung bringt jedoch zusätzliche Informationen, die für Planung und Durchführung der Strahlenbehandlung wichtig sein können, insbesondere dann, wenn in der Folge keine weiteren Manifestationen der Grunderkrankung gefunden werden und die Strahlenbehandlung deshalb bis zu einer hohen (kurativen) Gesamtdosis durchgeführt werden soll. Das heißt jedoch nicht, daß man unter dem Eindruck eines akuten klinischen Bildes die Strahlentherapie zugunsten der Durchführung einer Computertomographie unnötig verzögern sollte.

Initial muß auch bei der oberen Einflußstauung mit hohen täglichen Einzeldosen begonnen werden, d. h. über 3 Tage je 4 Gy, dann Weiterbestrahlung mit täglichen Fraktionen von 1,8-2 Gy bis zu einer Gesamtdosis, die vom klinischen Zustand des Patienten und der Histologie des Primärtumors abhängig ist. Bei Lymphomen muß, wenn eine zusätzliche zytostatische Chemotherapie vorgesehen ist, eine Dosis von 36-46 (-54) Gy appliziert werden, während Karzinome eine Dosis von 46-56 (-66) Gy erfordern.

Niedrigere Gesamtdosen (ca. 30-36 Gy) sind dann vorzusehen, wenn der klinische Gesamtzustand des Patienten bei ausgedehnter Metastasierung die volle Bestrahlungsdosis (s. oben) nicht sinnvoll erscheinen läßt und eine kurzfristige Palliation das Behandlungsziel ist. Sollte sich der klinische Zustand des Patienten deutlich bessern, ist später eine Dosiserhöhung vorzusehen.

Bei ca. 75% der Patienten kann ein Rückgang der Symptome der oberen Einflußstauung schon 3-4 Tage nach Beginn der Strahlenbehandlung objektiviert werden, und 90% der Patienten geben eine deutliche subjektive Besserung der Beschwerden innerhalb 1 Woche nach Bestrahlungsbeginn an.

Um das Bestrahlungsvolumen im Mediastinum und damit die Mitbestrahlung von Lungenanteilen möglichst gering zu halten, sollten, insbesondere bei Lymphomen und Leukämien, nach jeweils 3-4 Bestrahlungen eine Thoraxkontrollaufnahme erstellt und das Bestrahlungsfeld dem aktuellen Ausmaß der Raumforderung angepaßt werden.

Wenn die klinische Symptomatik der oberen Einflußstauung nach etwa 1 Woche nicht deutlich besser wird, ist abzuklären, ob zusätzlich eine Thrombose der V. cava superior vorliegt, die entsprechend mit Antikoagulanzien behandelt werden muß.

Knochenmetastasen

Knochenmetastasen sind der häufigste Anlaß zur palliativen Strahlenbehandlung. Häufigste Primärtumoren sind Mamma-, Bronchial- und Prostatakarzinome.

Nicht immer weisen Knochenmetastasen eine ausgeprägte und typische klinische Symptomatik auf. Um eine möglichst effektive Strahlenbehandlung durchführen zu können, sollte deshalb die klinische Symptomatik mittels bildgebender Verfahren (konventionelle Röntgenaufnahmen, Computertomogramm, Kernspintomogramm oder Knochenszintigramm) objektiviert werden. Bei relativ unspezifischer klinischer Symptomatik, insbesondere im Wirbelsäulenbereich, muß differentialdiagnostisch eine nichtmaligne Ursache der Schmerzen ausgeschlossen werden (z. B. Feinnadelpunktion einer mit bildgebenden Verfahren nicht sicher malignen Veränderung). Das muß insbesondere dann erwogen werden, wenn die Symptomatik in einem vorbestrahlten Bereich auftritt und so Tumorwachstum gegen -nekrose abzuklären ist.

Ein asymptomatischer Patient, bei dem nur ein positiver Befund im Knochenszintigramm vorliegt, welcher aber mittels aller anderen bildgebenden Verfahren nicht reproduzierbar ist, sollte m. E. nicht bestrahlt werden. Eine engmaschige Kontrolle ist anzuraten.

Sind auf konventionellen Röntgenaufnahmen mehr als 50% der Substantia corticalis metastatisch destruiert, besteht ein sehr hohes Risiko für eine pathologische Fraktur. Das trifft besonders für lasttragende Knochen zu, und es müssen in diesen Fällen chirurgische (orthopädische) Konsultationen erfolgen und möglicherweise eine orthopädische Abstützung oder eine prophylaktische operative Stabilisierung vorgenommen werden. Kurzfristig sollte dann aber die Strahlenbehandlung in jedem Fall durchgeführt werden.

Wenn eine Schmerzsymptomatik unter der Strahlenbehandlung zunimmt, muß abgeklärt werden, ob es sich um einen Progreß handelt, zusätzlich eine pathologische Fraktur eingetreten oder das Metastasenwachstum über die Grenze der Bestrahlungsfelder fortgeschritten ist.

Abgesehen vom Ausmaß der kortikalen Destruktion kann erwogen werden, bei allen Patienten, bei denen die im Röntgenbild nachvollziehbare Läsion in den langen Röhrenknochen ein Ausmaß von 3 cm überschreitet, die osteosynthetische Stabilisierung prophylaktisch durchzuführen.

Es gibt keine Standardbedingungen für das Bestrahlungsvolumen, die Gesamtdosis oder die Einzelfraktionierung bei schmerzhaften Knochenmetastasen. Es wurden unterschiedliche Behandlungsschemata ausprobiert, die letztlich alle zum gleichen Ergebnis geführt haben. Praktikabel ist es z. B., bei täglicher Einzelfraktionierung von 3 Gy, eine Gesamtzielvolumendosis von 36 Gy zu applizieren, was nur einen Gesamtbehandlungszeitraum von ca. $2^1/_2$ Wochen bedeutet. Die biologische Wirksamkeit dieser 36 Gy entspricht bei gegebener Fraktionierung (3 Gy/Tag) einer konventionell applizierten Dosis (2 Gy/Tag) von ca. 46 Gy. Dieses Behandlungsschema läßt sich jedoch nur bei relativ kleinen Bestrahlungsfeldern (z. B. bei der Wirbelsäule nicht mehr als 3 Segmente) anwenden. Bei größeren Bestrahlungsvolumina, insbesondere im Abdominal- und Beckenbereich, muß, um die Reaktionen an Darm und Blase gering zu halten, auf die konventionelle tägliche Fraktionierung von 2 Gy zurückgegriffen und eine Gesamtdosis von 40-46 Gy vorgesehen werden.

Insgesamt kann man bei 80-85% der Patienten mit einem *langfristigen* Rückgang der Schmerzsymptomatik rechnen (Tabelle 4), der manchmal jedoch erst 3-6 Wochen *nach Ende* der Strahlenbehandlung für den Patienten voll wirksam wird.

Eine röntgenologische Kontrolle der bestrahlten Knochenmetastasen muß, bei sonst unauffälligem klinischen Verlauf, nur alle 2-3 Monate erfolgen. Die Reossifikation osteolytischer Läsionen ist nicht vor 3-6 Monaten zu erwarten.

Wenn sich die Schmerzsymptomatik nicht innerhalb eines Monats nach Ende der Strahlenbehandlung deutlich bessert, muß nach weiteren Metastasen in der Nachbarschaft des Bestrahlungsfelds gesucht werden. Dies ist insbesondere bei Metastasen in Femur und Becken sowie im thorakolumbalen Wirbelsäulenbereich und im Bereich der Lendenwirbelsäule selbst häufig der Fall.

Unter Berücksichtigung der Gesamtprognose sollten die Patienten, die nur wenige Metastasenlokalisationen aufweisen und bei denen aufgrund des bisherigen Krankheitsverlaufs (langes erscheinungsfreies Intervall) eine weitere Überlebenszeit von zumindest 1 Jahr zu erwarten ist, mit insgesamt höheren Gesamtstrahlendosen bei geringeren täglichen Einzelfraktionen behandelt werden.

Obwohl die durchschnittlichen Überlebenszeiten bei Patienten mit Knochenmetastasen zwischen 3 Monaten und 1 Jahr liegen (Bronchialkarzinom 3 Monate; Prostatakarzinom 6 Monate; Mammakarzinom 1 Jahr; Abb. 19a, b), ist die Lebenserwartung für Patienten mit den oben angeführten Karzinomen und nachweislich nur

Tabelle 4. Vor- und Nachteile einer Schmerzbestrahlung

Vorteile	*Nachteile*
- Lokale Maßnahme ohne wesentliche allgemeine Nebenwirkungen	- Verzögerter Wirkungseintritt
- Hohe Erfolgsquote	- Behandlungsdauer ca. 2-3 Wochen
- Ambulante Durchführung	
Wichtig: frühzeitig einleiten!	
Durchschnittliche Ansprechrate ca. 85% (abhängig vom Primärtumor)	
- Komplette Schmerzfreiheit ca. 53%	
- Partielle Besserung ca. 32%	
- Kein Effekt ca. 15%	

a

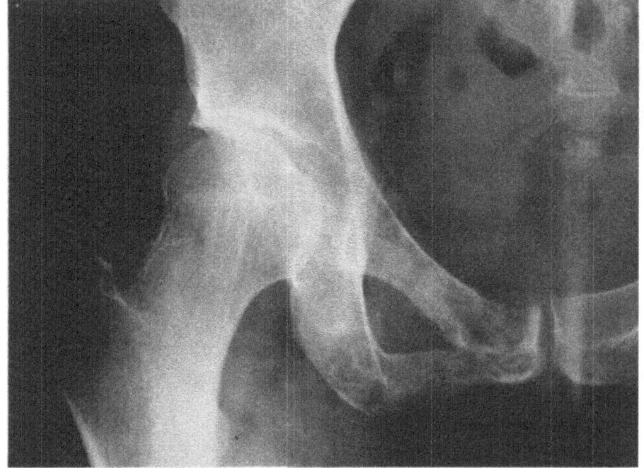

b

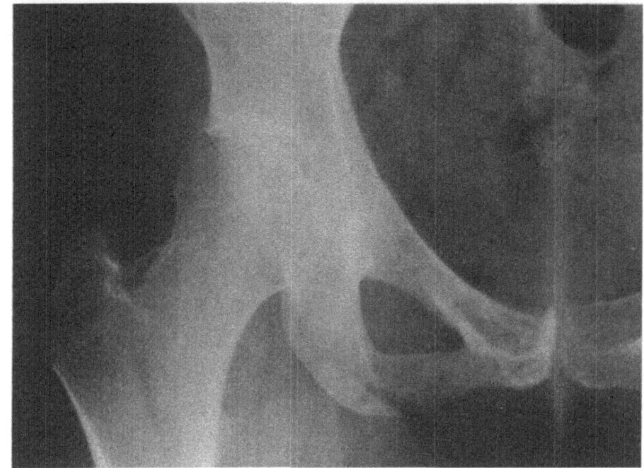

Abb. 19 a, b. Osteolytische Metastasen bei Mammakarzinom. **a** Vor Strahlenbehandlung: Destruktion im Os pubis und Os ischii bis zur Symphyse; **b** 7 Monate nach Strahlenbehandlung mit 46 Gy: Reossifikation und Stabilisierung der Osteolysen

1-2 Knochenmetastasen durchschnittlich länger als 1 Jahr. Patientinnen mit Knochenmetastasen nach Mammakarzinom haben dann bessere Überlebenszeiten, wenn vorher ein Ansprechen auf zytostatische Chemotherapie oder endokrine Therapie objektivierbar war.

Insgesamt sind alle Parameter der Erfolgsbeurteilung, außer dem Rückgang der Schmerzsymptomatik und der Remobilisation, unsicher, da das Knochenszintigramm unspezifisch ist, die konventionelle Röntgenaufnahme und weitere bildgebende Verfahren die Tumorregression ungenügend und spät darstellen und eine Reossifikation 4 Monate und länger dauert.

Bei Patienten mit ausgedehnter diffuser Knochenmetastasierung kann eine Halbkörperbestrahlung, sei es des Ober- oder des Unterkörpers, mit einer einzeitigen Applikation von 6-8 Gy durchgeführt werden. Hiermit wird häufig innerhalb von 48 h eine deutliche Besserung der Schmerzsymptomatik erreicht. Dieses Behandlungsschema sollte jedoch nur dann eingesetzt werden, wenn erkennbar ist, daß keine anderen therapeutischen Maßnahmen mehr bestehen.

Insgesamt ist bei der Strahlenbehandlung von Knochenmetastasen zu überlegen, wie man den Patienten möglichst mobil hält und erreicht, daß die Behandlungszeit nicht einen wesentlichen Teil der dem Patienten noch verbleibenden Überlebenszeit ausmacht. Bei derartigen Überlegungen sprechen folgende Faktoren für eine *erfolgreiche* Beeinflussung durch die Strahlentherapie:

- Patient nicht bettlägerig;
- umschriebene, lokalisierbare Schmerzen;
- mittels bildgebender Verfahren nachweisbare Herde;
- keine Hyperkalzämie;
- keine Anämie.

Hirnmetastasen

Mehr als 25% aller Patienten, bei denen eine intrakranielle Raumforderung diagnostiziert wird, haben Hirnmetastasen. Die häufigsten Primärtumoren sind Bronchial-, Mamma- und Nierenkarzinome, des weiteren kutane maligne Melanome sowie Karzinome des Gastrointestinaltrakts. Die überwiegende Mehrzahl der Patienten hat *multiple* Hirnmetastasen, nur bei weniger als 20% liegen solitäre Metastasen vor.

Bei allen Patienten mit gesicherter Hirnmetastasierung ist auf jeden Fall unverzüglich mit einer Dexamethasonbehandlung schon vor Einsatz der Strahlenbehandlung zu beginnen. Man kann mit einer Tagesdosis von 16 mg beginnen, die dann auf die minimale Dosis eingestellt werden sollte, um Symptomfreiheit zu erreichen.

Nach Operation einer Hirnmetastase muß auf jeden Fall eine *postoperative* Strahlenbehandlung durchgeführt werden.

In Kenntnis der Tatsache, daß bei 80% aller Patienten multiple Hirnmetastasen vorliegen, muß eine Bestrahlung des *gesamten* Hirnschädels durchgeführt werden. In der eigenen Klinik hat es sich bewährt, 36 Gy, bei täglicher Einzelfraktionierung von 3 Gy, innerhalb von $2^1/_2$ Wochen zu applizieren. Bei umschriebenen größeren Metastasen kann eine *lokale* Dosisaufsättigung auf 46 Gy (2 Gy/Tag) durchgeführt werden. Eine begleitende Kortikosteroidtherapie ist erforderlich.

Unter diesem Behandlungsschema kommt es meist schon nach 1 Woche zu einer deutlichen Symptombesserung für die Patienten, die Kopfschmerzen gehen zurück, das subjektive Wohlbefinden wird besser, und die neurologische Symptomatik ist objektivierbar rückläufig. Insgesamt läßt sich bei ca. $^2/_3$ der Kranken eine objektivierbare Regression erreichen, obwohl die Überlebenszeiten insgesamt schlecht sind (Abb. 20a, b).

Patienten, bei denen mittels bildgebender Verfahren eine komplette Regression der Hirnmetastasen nachweisbar ist, haben eine durchschnittliche Überlebenszeit von 6 Monaten, diejenigen, bei denen nur eine partielle Regression stattfindet, haben eine Überlebenszeit von ca. 3 Monaten. Bisher läßt sich kein statistisch gesicherter Zusammenhang zwischen den verschiedenen Primärtumoren und der Überlebenszeit bei Patienten mit Hirnmetastasen nachweisen.

Des weiteren kann man die Besserung des neurologischen Status nach Kortisontherapie als prognostischen Parameter heranziehen. Erfahrungsgemäß wird der Effekt der Strahlentherapie dann nicht besonders gut sein, wenn innerhalb von 72 h nach Medikation von 16 mg Dexamethason keine deutliche Besserung der neurologischen Symptomatik eintritt.

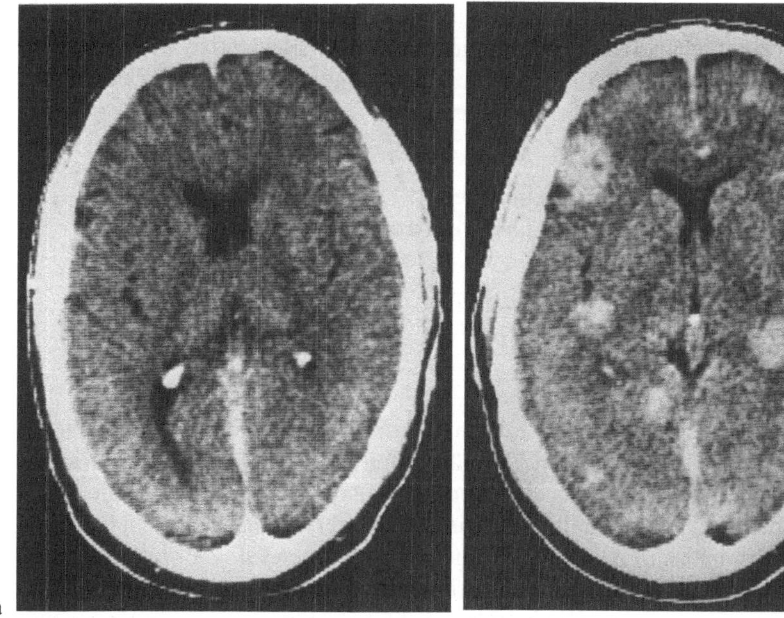

Abb. 20 a, b. Hirnmetastasen bei Bronchialkarzinom. **a** Vor Strahlenbehandlung im CT multiple Hirnmetastasen ohne wesentliches Ödem; **b** 6 Wochen nach Strahlenbehandlung mit 36 Gy (3 Gy/Tag) komplette Remission

Bei Patienten mit *Kleinhirnmetastasen* und schwerer Ataxie sowie bei Patienten mit großen zystischen metastatischen Raumforderungen in einer Hemisphäre sollte primär eine Operation erwogen werden.

Bei diffuser fortgeschrittener Hirnmetastasierung muß kritisch erwogen werden, ob überhaupt bestrahlt werden soll. Der Tod an Hirnmetastasen ist möglicherweise weniger schmerzhaft und qualvoll als der an anderen Metastasen. In der eigenen Klinik gilt als relative Kontraindikation zur Bestrahlung von Hirnmetastasen ein schlechter Allgemeinzustand, der eine Überlebenszeit von zumindest 4–6 Monaten nicht erwarten läßt.

Metastasen im Bereich der Orbita

Mammakarzinome metastasieren häufiger retrobulbär oder in die knöcherne Orbita. In vielen Fällen greift aber auch eine Metastasierung der Schädelbasis auf die knöcherne Orbita über. Klinische Zeichen sind der schmerzhafte Exophthalmus und Doppelbilder. Dabei ist die Sehschärfe vielfach unverändert.

Chorioidea- oder Retinametastasen treten häufig zusammen mit Lungenmetastasen auf. Die Sehschärfe der Patienten ist beeinträchtigt, teilweise durch die Raumforderung, aber auch durch die Ablatio retinae.

Bei einer Strahlentherapie im Bereich des Bulbus und der Orbita muß die Linse geschont werden, bzw. sie sollte nur einen Teil der Dosis erhalten. Dabei darf jedoch die Bestrahlung der Raumforderung nicht unterdosiert werden. Es besteht aber heute auch keine große Schwierigkeit, eine möglicherweise durch Strahlenbelastung getrübte Linse durch ein Implantat zu ersetzen.

Wenn möglich, sollte die Tränendrüse geschont werden, denn ein „trockenes" Auge bereitet dem Patienten erhebliche Schwierigkeiten.

Eine Tumordosis von 36 Gy, bei täglicher Einzelfraktionierung von 2 Gy, reicht in der Regel aus, die metastatische Absiedlung im Bereich der Orbita oder des Bulbus zur Regression zu bringen. Bei ausgedehnter Osteodestruktion kann bis 44 Gy weiterbestrahlt werden.

Da nur weniger als 1/3 der Patienten kontralaterale Orbita- oder Bulbusmetastasen hat, sollte zunächst nur die klinisch nachweisbar befallene Seite bestrahlt werden. In der Nachsorge muß jedoch mit besonderer Sorgfalt auch die andere Orbita bzw. der andere Bulbus beobachtet werden.

Lebermetastasen

Die Strahlenbehandlung von multiplen inoperablen Lebermetastasen führt in den meisten Fällen zu einer deutlichen Linderung der durch die Organvergrößerung und Kapselspannung bedingten Schmerzen. Bei mehr als 2/3 der Patienten normalisieren sich pathologische Leberwerte wieder.

Bei *alleiniger* Strahlenbehandlung sollte auf das ganze Organ eine Dosis von 24-27 Gy, bei täglicher Einzelfraktionierung von 1,8 Gy, in ca. 3 Wochen kontinuierlich appliziert werden. Umschriebene größere Metastasen, z. B. in einem Leberlappen, können auch bis 36 Gy bestrahlt werden. Obstruierende Lymphknoten in der Leberpforte dürfen bis 46 Gy bestrahlt werden.

Bei Lebermetastasen gastrointestinaler Tumoren, insbesondere von Kolonkarzinomen, hat sich eine *kombinierte simultane* Radio-Chemo-Therapie als effektiv herausgestellt. Dabei wird in der 1., 3. und 5. Woche, bei simultaner intravenöser Infusion von 5-Fluorouracil (5-FU), täglich eine Dosis von 1,8 Gy (9 Gy/Woche) appliziert. In den Wochen 2 und 4 findet keine simultane Radio-Chemo-Therapie statt. Somit erhält die ganze Leber eine Dosis von 27 Gy. In einigen wenigen Fällen mit Befall eines Leberlappens ist anschließend die Resektion möglich.

Bei den meisten Patienten gehen die klinischen Zeichen des Ikterus zurück, und die Bilirubinwerte sinken. Die Patienten fühlen sich insgesamt wohler, können wieder besser essen und nehmen an Körpergewicht zu. Unter Berücksichtigung des Ausmaßes der Lebermetastasierung haben die bestrahlten Patienten, bei denen eine Regression der Lebermetastasen objektivierbar ist, eine durchschnittliche Überlebenszeit von 9 Monaten.

Lungenmetastasen

Die palliative Strahlenbehandlung intrapulmonaler Metastasen sollte nur dann durchgeführt werden, wenn eine operative Entfernung nicht möglich ist oder die zytostatische Chemotherapie nicht erfolgversprechend erscheint.

Singuläre intrapulmonale Rundherde können umschrieben, je nach Primärtumor, mit einer Dosis von 26-36 Gy, bei täglicher Einzelfraktionierung von 1,6-1,8 Gy, über kleine Gegenfelder erfolgversprechend bestrahlt werden. Besonders strahlensensibel sind Metastasen von Seminomen und hypernephroiden Nierenkarzinomen.

Bei multiplen Rundherden kann eine ganze Lunge mit einer Dosis von 15-20 Gy, bei täglicher Einzeldosierung von 1,3-1,6 Gy, belastet werden.

Die kombinierte simultane Radio-Chemo-Therapie von Lungenmetastasen gastrointestinaler Malignome (5-FU und Strahlenbehandlung) wird bisher nur experimentell erprobt und kann noch nicht abschließend beurteilt werden.

Bei 50% der Patienten kommt es zu einer deutlichen Regression der Lungenmetastasen, bei 25% nur zu einem partiellen Ansprechen, und 25% der Patienten zeigen keinerlei Verkleinerung der Lungenmetastasen nach Strahlenbehandlung.

Die Strahlenbehandlung selbst ist gut verträglich, bei der Mehrzahl der Patienten geht der quälende Reizhusten deutlich zurück, und die manchmal diffuse, nicht lokalisierbare Schmerzsymptomatik bessert sich.

Bei Vorliegen eines Pleuraergusses, Zeichen einer ausgedehnten intrapulmonalen Dissemination, ist die Aussicht auf Erfolg nach Strahlentherapie gering einzuschätzen.

Beckenschmerzen

Diffuse Beckenschmerzen, unter Einschluß ischialgiformer Beschwerden, sind häufig durch Knochenmetastasen im Becken verursacht, die in den Plexus lumbosacralis einwachsen. Die positive Beeinflussung dieser häufig quälenden Schmerzen durch eine palliative Strahlenbehandlung ist nur dann zu erreichen, wenn mittels bildgebender Verfahren die Raumforderung selbst nachgewiesen werden kann und somit eine gezielte Weiterbestrahlung möglich ist. Nur bei Lymphomen, die häufig retrograd die Nervenscheiden peripherer Nerven bzw. intervertebral die Nervenwurzeln infiltrieren, kann nach möglichst genauer neurologischer Lokalisation eine Strahlenbehandlung auch ohne Tumornachweis durchgeführt werden.

Beckenschmerzen sind seltener durch eine meningeale karzinomatöse Infiltration bedingt.

In Kenntnis des Primärtumors sind die Metastasen bzw. Lokalrezidive an typischen Stellen zu suchen. Bei Rektumkarzinomen findet man in der Mehrzahl der Fälle eine präsakrale Raumforderung. Bei Patienten mit Schmerzen nach Zystektomie wegen eines Blasenkarzinoms läßt sich vielfach eine paravaginale Raumforderung (Frauen) bzw. ein Tumor in der Nähe der Prostata (Männer) nachweisen. Bei gynäkologischen Malignomen sind meist neben Lokalrezidiven auch regionäre Lymphknotenmetastasen Ursache der Beckenschmerzen.

Ein Patient, bei dem eine Schmerzsymptomatik unter Zuhilfenahme aller bildgebenden Verfahren nicht als lokalisierte Raumforderung objektivierbar ist, sollte zunächst nicht bestrahlt werden, da eine großvolumige Bestrahlung des gesamten Beckens zu Nebenwirkungen führen kann (Diarrhö, Zystitis, Proktitis) und ein Rückgang der Schmerzsymptomatik nicht sicher ist.

Bei umschriebenen Beckenraumforderungen sollte möglichst nach computertomographischer Lokalisation gezielt mit einer Dosis von 36-46 Gy, bei täglicher Einzelfraktionierung von 1,8-2 Gy, bestrahlt werden. Stellt sich nach dieser Dosis keine deutliche Besserung der Schmerzsymptomatik ein, ist auch von einer höheren Dosis kein Erfolg zu erwarten.

Bei deutlicher subjektiver Besserung der Beschwerden sollte nach Kontrolle mittels bildgebender Verfahren das Feld kleinvolumig auf 56 (-66) Gy, bei täglicher Einzelfraktionierung von 2 Gy, aufgesättigt werden. Hohe Einzeldosen bei großvolumigen Feldern (mehr als 1,8-2 Gy) sind im Beckenbereich wegen der zu erwartenden Nebenwirkungen nicht sinnvoll. Auch sollte darauf geachtet werden, das Perineum möglichst aus dem Bestrahlungsfeld herauszuhalten, da hier rasch stärkere Hautreaktionen zu erwarten sind. Des weiteren muß man durch eine geeignete Wahl der Bestrahlungstechnik versuchen, Teile der Vulva bzw. des Skrotums aus dem Strahlenfeld auszublocken.

Bei terminalen Patienten mit ausgedehnter Metastasierung sollte keine Beckenbestrahlung durchgeführt werden, da die positiven Auswirkungen der Bestrahlung erst mit Verzögerung einsetzen. Eine rasch wirkende medikamentöse Schmerztherapie ist vorzuziehen. Dies gilt auch für Patienten mit ausgedehnter Fernmetastasierung und Anämie, Nierenversagen, Hyperkalzämie oder insgesamt schlechtem Karnofsky-Index.

Hautmetastasen

Umschriebene Hautmetastasen unterschiedlicher Primärtumoren sollten nach Exzision dann bestrahlt werden, wenn die Absetzung nicht ganz sicher im Gesunden erfolgen konnte. Insbesondere bei thorakalen Hautmetastasen nach Mammakarzinom muß eine relativ großflächige Strahlenbehandlung durchgeführt werden. Technisch sollte in Form der Halbtiefenbestrahlung mit schnellen Elektronen zunächst eine Dosis von 30-36 Gy, bei täglicher Einzelfraktionierung von 1,8 Gy, appliziert werden. Nach 2-3wöchiger Pause wird dann, unter Berücksichtigung des Ausmaßes der Regression und der lokalen Hautreaktionen die Dosis auf 46 Gy, umschrieben bei manifesten Metastasen auch auf 60 Gy, bei identischer täglicher Einzelfraktionierung von 1,8 Gy, aufgesättigt. Nur bei Applikation einer solch hohen Dosis ist eine langfristige lokale Rezidivfreiheit zu erwarten.

Bei simultaner zytostatischer Chemotherapie muß die tägliche Einzelfraktionierung erniedrigt werden, z.B. auf 1,6 Gy, und eine besonders sorgfältige Hautpflege ist durchzuführen. Bei Andeutung übermäßiger Reaktionen ist eine ca. 1-2wöchige Bestrahlungspause einzulegen, um dann entweder die zytostatische Chemotherapie oder die Strahlentherapie zunächst einmal allein weiterzuführen.

Lymphknotenmetastasen

Bei relativ oberflächlichen Lymphknotenmetastasen (axillar, supraklavikulär, inguinal) wird zunächst eine Lymphadenektomie durchgeführt, deren Radikalität sich daran orientiert, ob die Lymphknotenmetastasen die derzeit einzigen nachweisbaren Absiedlungen des jeweiligen Primärtumors sind.

Eine *postoperative* Strahlenbehandlung sollte in jedem Fall durchgeführt werden, insbesondere dann, wenn Lymphknoten komplett von Tumorgewebe durchsetzt waren bzw. die Kapsel durchbrochen war und/oder Tumorzellen im Fettgewebe histologisch nachgewiesen wurden.

Unter Berücksichtigung des Ausmaßes der Radikalität der Lymphadenektomie müssen die tägliche Einzelfraktionierung auf 1,6-1,8 Gy reduziert und zunächst eine

Gesamtdosis von 46 Gy appliziert werden. Nach Exzision nur weniger Lymphknoten und bei klinisch vorhandenen weiteren metastatisch befallenen Lymphknoten muß die Dosis umschrieben auf 56 (-66) Gy aufgesättigt werden.

Je nach Lokalisation kann eine sog. „Mixed-beam-Technik" angewendet werden, das bedeutet, daß die eine Hälfte der Gesamtdosis mittels ultraharter Röntgenstrahlen, die andere mittels schneller Elektronen einzustrahlen ist.

4.5.5 Palliative Strahlenbehandlung spezieller Organmanifestationen

Bronchialkarzinom

Die meisten Patienten mit fortgeschrittenen Bronchialkarzinomen leider unter einer chronischen obstruktiven (poststenotischen) Pneumonie, unter Dyspnoe und Hämoptyse.

Kleinere, bis zu 3 cm große endobronchiale Läsionen, die eine Atelektase bzw. Dystelektase mit konsekutiver Dyspnoe und Pneumonie verursachen, können mit sehr guter Aussicht auf Erfolg bestrahlt werden (Abb. 21 a, b). Größere Raumforderungen mit gleichzeitigem extra- und intrabronchialen Wachstum sind mittelfristig nur schlecht mittels Strahlenbehandlung zu kontrollieren, da die notwendige hohe Strahlendosis zu ausgeprägten Nebenwirkungen führt. Deshalb müssen sowohl das Bestrahlungsvolumen als auch die Gesamtzielvolumendosis jeweils individuell festgelegt werden. Ist das nächstliegende Behandlungsziel nur die Wiedereröffnung einer komplett atelektatischen Lunge, muß man kleinvolumig mit zunächst erhöhten Einzeldosen von 3-4 Gy über 2-3 Tage und dann mit konventioneller täglicher Fraktionierung von 2 Gy bis zu einer Gesamtzielvolumendosis von 36-46 Gy bestrahlen. Sollte sich dann röntgenologisch eine Wiederbelüftung nicht nachweisen lassen, ist auch bei höherer Gesamtzielvolumendosis kein Erfolg zu erwarten.

Insgesamt ist in ca. 60% der Fälle mit einer ausreichend guten Wiederbelüftung der atelektatischen Lunge zu rechnen.

Bei nachweisbarer Wiederbelüftung nach ca. 44-46 Gy sollte dann die Dosis, so es der Allgemeinzustand des Patienten sinnvoll erscheinen läßt, auf 56 (-60) Gy erhöht werden.

Ösophaguskarzinom

Bei inoperablen fortgeschrittenen Ösophaguskarzinomen sollte, wenn immer es der Allgemeinzustand des Patienten erlaubt, eine perkutane kombinierte simultane Radio-Chemo-Therapie mit 5-FU durchgeführt werden. Eine lokale Dosisaufsättigung im Tumorbereich kann mittels endoösophagealer Brachycurietherapie (^{192}Ir) in Form des High-dose-rate-Afterloadings erfolgen.

Bei simultaner Radio-Chemo-Therapie ist eine Gesamtdosis von 50-55 Gy, bei täglicher Einzelfraktionierung von 1,8 Gy, perkutan zu applizieren. Das Afterloading erfolgt jeweils mit einer Einzeldosis von 6-7 Gy (in 0,7-1 cm) in wöchentlichem Abstand.

Bei Patienten mit kompletter Verlegung der Passage wird zunächst mittels Bougierung oder Lasertherapie eine Möglichkeit zur Plazierung der Afterloading-Sonde

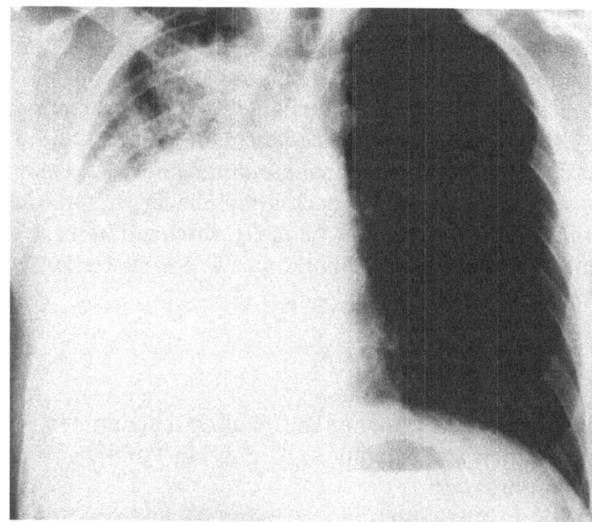

a

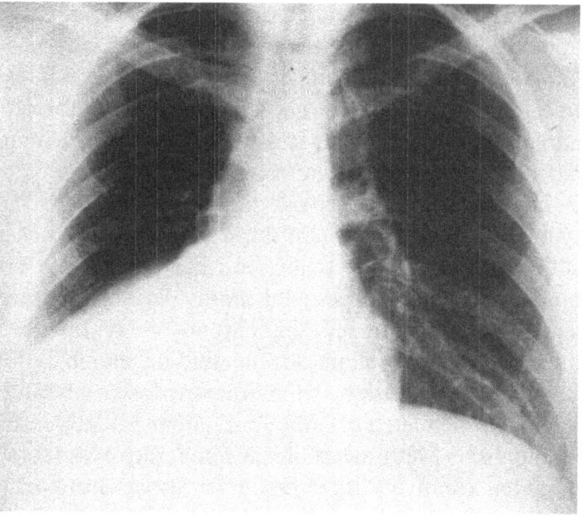

b

Abb. 21. **a** Totalatelektase des rechten Lungenunter- und -mittellappens bei Bronchialkarzinom, Minderbelüftung und pneumonische Infiltrate im rechten Oberlappen; **b** nach 44 Gy kleinvolumiger hilärer/mediastinaler Strahlenbehandlung noch Minderbelüftung rechts basal, sonst ausreichende Wiederbelüftung des rechten Ober- und -mittellappens

geschaffen, und das alleinige Afterloading wird in 4-6 Fraktionen von 6-7 Gy in wöchentlichem Abstand durchgeführt. Hierbei läßt sich in ca. 50% der Fälle eine Wiederherstellung der Schluckfähigkeit des Patienten erreichen.

Gerade bei Patienten mit Ösophaguskarzinomen, die häufig in einem ausgeprägt reduzierten Allgemeinzustand sind, muß eine spezielle Ernährungstherapie durchgeführt werden, und es sollte frühzeitig auf die perkutane Gastroenterostomie zurückgegriffen werden.

Magenkarzinom

Bei primär inoperablen und blutenden Magenkarzinomen kann insbesondere bei älteren Patienten eine palliative Strahlenbehandlung mit ca. 36 Gy, bei täglicher Einzelfraktionierung von 2 Gy, durchgeführt werden, die unter Einschluß des ganzen Magens das Ziel hat, ein Sistieren der Blutung zu bewirken und die Zahl der notwendigen Bluttransfusionen zu senken. Bei gut der Hälfte der Patienten kann dies erreicht werden, in fast allen Fällen geht die Schmerzsymptomatik zurück.

Bei primär inoperablen Magenlymphomen kann die Strahlentherapie auch als einzige Behandlungsmaßnahme durchgeführt werden. Dann ist großvolumig eine Dosis von ca. 46-50 Gy nach individueller Bestrahlungsplanung und bei täglicher Einzelfraktionierung von 1,8-2 Gy durchzuführen. Bei etwa der Hälfte der Patienten kann eine lokale Tumorkontrolle erzielt werden, die Prognose wird durch die Metastasen bestimmt.

Pankreaskarzinom

Leider kommen Patienten mit Pankreaskarzinomen überwiegend in fortgeschrittenen Stadien zur Operation, so daß ein kurativer Eingriff nur in wenigen Fällen durchführbar ist.

Bei nicht komplett resezierbaren Pankreaskarzinomen ist deshalb eine postoperative perkutane Strahlenbehandlung in Kombination mit zytostatischer Chemotherapie (5-FU) und einer Gesamtzielvolumendosis von 46-60 Gy anzuraten. In vielen Fällen können die quälende Schmerzsymptomatik beseitigt und das erscheinungsfreie Intervall verlängert werden. Die Gesamtüberlebenszeit läßt sich jedoch nur marginal beeinflussen, da selbst bei Applikation von mehr als 66 Gy bei fast $^{2}/_{3}$ der Patienten Lokalrezidive auftreten.

Die Strahlentherapie wird zunächst über ein großes Feld, welches die regionären Lymphknotenstationen umfaßt, auf den Oberbauch mit einer Dosis von ca. 40-44 Gy durchgeführt. Anschließend erfolgen auf der Basis eines aktuellen computertomographischen Körperquerschnitts die Rechnerplanung und die lokal umschriebene Dosiserhöhung auf möglichst 60-66 Gy. Im Oberbauch muß natürlich auf die unvermeidlich partiell im Strahlenfeld liegenden Teile des Magens bzw. des Dünndarms geachtet werden, deren Toleranzdosis zu berücksichtigen ist.

Eine in den letzten Jahren mit gutem palliativen Erfolg eingeführte neue radioonkologische Methode ist die „intraoperative Strahlenbehandlung“, die auch schon mit guten kurativen Ergebnissen bei fortgeschrittenen Magenkarzinomen durchgeführt wurde. Bei dieser Bestrahlungstechnik wird intraoperativ mittels schneller Elektronen in Form der Halbtiefentherapie einzeitig eine Dosis von ca. 15-20 Gy auf ein Bestrahlungsfeld appliziert, welches, vom Chirurgen markiert, den Primärtumor und die nächstliegenden regionären Lymphknoten umfaßt. Eine solch hohe Einzeldosis ist perkutan wegen der Toleranz von Haut und Darm nicht möglich. Mit Hilfe intraoperativ gesetzter Clips kann dann postoperativ auf das Pankreasbett bzw. den Resttumor die volle Tumordosis von ca. 56-66 Gy perkutan appliziert werden.

Mit dieser noch neuen und aufwendigen intraoperativen Strahlenbehandlung haben sich bisher bei primär inkurablen Tumoren gute palliative Effekte im Hinblick auf eine komplette Schmerzbefreiung für ca. 6 Monate und länger erreichen lassen. Eine Verbesserung der Prognose läßt sich bei den bisher behandelten Patienten jedoch noch nicht statistisch belegen.

Kolorektales Karzinom

Pelvine Rezidive kolorektaler Tumoren sind, da sie sowohl das Os sacrum als auch die Nervengeflechte infiltrieren, für die Patienten in den meisten Fällen mit ausgeprägten Schmerzen verbunden. Die Patienten sollten frühzeitig dem Strahlentherapeuten zugewiesen werden, da bei kleiner Tumormasse und noch gutem Allgemeinzustand mit einer hohen Strahlendosis eher eine längerfristige lokale Tumorkontrolle zu erzielen ist.

Die nach Rechnerplan in Mehrfeldertechnik zu applizierende Gesamtdosis sollte, wann immer es der Allgemeinzustand der Patienten zuläßt, 66-70 Gy, bei täglicher Einzelfraktionierung von 1,8-2 Gy, betragen.

Die Patienten werden in Bauchlage bei gefüllter Blase bestrahlt, um möglichst viele Dünndarmschlingen, die nach abdominoperinealer Rektumresektion häufig im kleinen Becken liegen, nach kranial zu verlagern und damit die Gefahr einer Dünndarmreaktion zu mindern.

Bei distal sitzenden primär inoperablen Tumoren oder bei Lokalrezidiven kontinenzerhaltend operierter distaler Rektumkarzinome kann, abgesehen von der perkutanen Strahlentherapie, auch eine intraluminale endorektale High-dose-rate-Afterloading-Therapie mit ^{192}Ir durchgeführt werden. Eine Dosis von 1mal wöchentlich 6-7 Gy, 3-4mal appliziert, bewirkt meist eine gute lokale Tumorkontrolle und kann in nicht allzu fortgeschrittenen Fällen, ergänzt durch die perkutane Strahlenbehandlung (mindestens 56-66 Gy nach Rechnerplan), eine mittel- bis langfristige lokale Tumorkontrolle erbringen.

Literatur (Grundlagenartikel)

1. Bader M, Dittler HJ, Ries G, Ultsch B, Lehr L, Siewert JR (1985) Endokavitäre Strahlentherapie in Afterloading-Technik bei malignen Stenosen des oberen Gastrointestinaltraktes und der Gallenwege. Leber Magen Darm 15: 247-255
2. Heilmann H-P (Hrsg) (1985) Palliative Therapie. Zuckschwerdt, München Bern Wien (Aktuelle Onkologie, Bd 23)
3. Kagan AR (1987) Radiotherapy management of metastasis. Refresher course. 29th Annual Scientific Meeting of the American Society for Therapeutic Radiology and Oncology, Boston/Mass. 18.-23.X.1987
4. Kagan AR (1987) Radiotherapeutic management of the patient for palliation. In: Perez CA, Brady LW (eds) Radiation oncology. Lippincott, Philadelphia
5. Kagan AR (1988) Dose-time relationship in the palliation of metastasis to liver, lung, brain and bone by radiation. Front Radiat Ther Oncol 22: 165-176
6. Montague ED, Delclos L (1980) Palliative radiotherapy in the management of metastatic disease. In: Fletcher GH (ed) Textbook of radiotherapy, 3rd edn. Lea & Febiger, Philadelphia, pp 943-948
7. Richter MP, Coia LR (1985) Palliative radiation therapy. Semin Oncol 12: 375-383
8. Rubin Ph, Salazar O, Zagars G, Constine LS, Keys H, Poulter CA, van Ess JD (1985) Systemic hemibody irradiation for overt and occult metastases. Cancer 55: 2210-2221
9. Tepper JE, Wood WC, Cohen AM, Shipley WU, Orlow E, Hedberg SE, Warshaw AL et al. (1985) Intraoperative radiation therapy. In: deVita VT, Hellman S, Rosenberg SA (eds) Important advances in oncology. Lippincott, Philadelphia, pp 226-242

4.6 Palliative systemische Chemotherapie

R. Zankovich, M. Pfreundschuh, V. Diehl

4.6.1 Definition und Zielsetzung

Bei den Therapiezielen in der internistischen Onkologie unterscheiden wir zwischen kurativer und palliativer Zielsetzung (s. Abb. 22). Eine kurative Chemotherapie hat das Ziel, den Patienten langfristig von seiner Tumorerkrankung zu befreien, d.h., zu heilen. Dies kann sowohl bei vorhandenem Tumor als auch in der adjuvanten Form der Fall sein, d.h., wenn kein Tumor mehr nachweisbar ist (z.B. nach einer Operation), die Chemotherapie jedoch die Heilungswahrscheinlichkeit erhöht (z.B. in bestimmten Stadien des Mammakarzinoms und der Hodenkarzinome und vor allem bei kindlichen soliden Tumoren).

Palliation bedeutet Verminderung von Leiden ohne Heilung. Eine palliative Chemotherapie hat das Ziel, tumorbedingte Beschwerden zu lindern. Dies ist in den meisten Fällen nur dann möglich, wenn es gelingt, den Tumor zu verkleinern oder ein weiteres Fortschreiten des Tumorwachstums zu verhindern.

Während dem internistischen Onkologen die Beschränkung seines palliativen Wirkens durch die begrenzte Überlebenszeit seiner Patienten stets vor Augen geführt wird, sollte nicht vergessen werden, daß die Palliation in fast allen Gebieten der inneren Medizin, von den Infektionskrankheiten abgesehen, das übliche Therapieziel darstellt. Weder Hochdruck noch Diabetes mellitus sind heilbar, können aber durch adäquate Therapie langfristig kontrolliert werden. Diese Beispiele aus nichtonkologischen Teilgebieten der inneren Medizin veranschaulichen, wie weit das Spektrum der palliativen Therapie reicht: von der oft lebenslangen und z.T. normale Lebenserwartung bewirkenden Befreiung von Symptomen bis zur Linderung der Schmerzen eines Tumorpatienten in seinen letzten Lebenstagen. Da die Öffentlichkeit und unbewußt viele Therapeuten selbst Therapie mit Heilung gleichsetzen, läuft jede therapeutische Maßnahme Gefahr, unberechtigte Erwartungshaltungen hervorzurufen, die beim

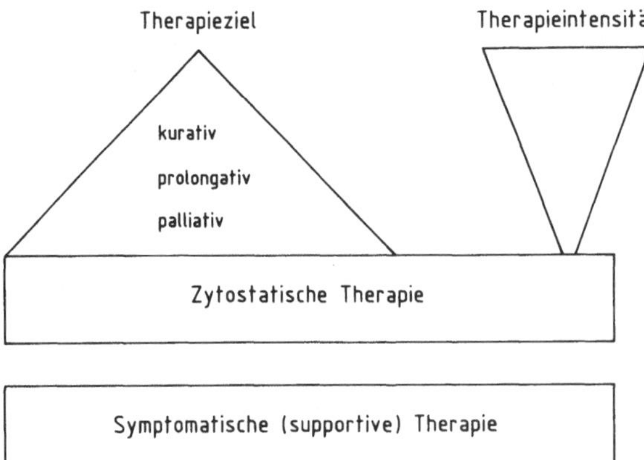

Abb. 22. Verhältnis zwischen Therapieziel und der zu rechtfertigenden Therapieintensität. Eine hohe Therapieintensität bedingt relativ hohe Nebenwirkungen und ist daher nur bei kurativer Behandlung zu rechtfertigen. Eine palliative Therapie sollte möglichst nebenwirkungsarm sein; die Nebenwirkungen einer prolongativen Behandlung müssen durch den zu erwartenden Gewinn an Überlebenszeit zu rechtfertigen sein.

weiteren Fortschreiten der Erkrankung häufig zu Frustration und Schuldgefühlen bei Ärzten und Pflegepersonal führen. Dabei sollten alle mit der Behandlung von Tumorpatienten Betrauten nicht vergessen, daß eine palliative Therapie für den Patienten existentiell eine der Heilung vergleichbare Lebensqualität bedeuten kann.

Palliation als Therapieziel steht an einem Ende des Spektrums, an dessen anderem Ende die Kuration, die Heilung, steht. Speziell in der Onkologie wird in der täglichen Praxis noch ein drittes Therapieziel (oft unbewußt) verfolgt: die Lebensverlängerung oder Prolongation. Ob die Einführung dieses Begriffs als Sonderform der Palliation berechtigt ist, mag dahingestellt bleiben; sicher aber werden bei lebensverlängernder Therapieindikation wesentlich höhere Nebenwirkungen in Kauf genommen als bei der Palliation im engeren Sinne.

Grundsätzlich bestehen vielfältige Überlappungen zwischen Kuration, Prolongation und reiner Palliation. Letztendlich kommt es aber bei jedem Patienten zu einem Punkt, an dem sich das Kontinuum zwischen Heilung und Palliation nur noch in einer Richtung entwickelt.

Ebenso wie Kuration und Palliation Überschneidungen zeigen können, werden kurative und palliative Therapie häufig gemeinsam eingesetzt: Ein durch eine kurative Chemotherapie induziertes Erbrechen muß durch eine entsprechende symptomlindernde symptomatische (oder supportive) Therapie behandelt werden.

4.6.2 Beurteilung des Therapieerfolgs

In der internistischen Onkologie wird der Erfolg einer Chemotherapie an den Parametern Ansprechen des Tumors und Einfluß auf das Überleben, z.T. auch noch an der Dauer einer Remission gemessen. Objektives Ansprechen des Tumors wird als partielle Remission bezeichnet, wenn mindestens 50% der ursprünglichen Tumormasse durch die Chemotherapie verschwunden sind. Von einer kompletten Remission sprechen wir, wenn nach einer Therapie keine objektiven und subjektiven Tumorparameter mehr nachweisbar sind.

Bei vielen Tumorerkrankungen führt eine komplette Remission zu einer signifikanten Lebensverlängerung und in bestimmten Fällen sogar zur Heilung. Bei Patienten, die nur eine partielle Remission erreichen, ist der Einfluß der Chemotherapie auf die Überlebenszeit oft nur schwer abzuschätzen. Zwar haben Patienten mit einer partiellen Remission meist eine bessere Lebenserwartung als solche, deren Tumor auf dieselbe Chemotherapie nicht anspricht; unklar ist allerdings, ob in diesen Fällen die Chemotherapie zu einem längeren Überleben führt oder ob eine Remission nicht nur eine günstigere biologische Variante der Tumorerkrankung signalisiert. Letztlich könnte die Frage nach dem tatsächlichen Lebensgewinn bei Patienten mit Tumoren, die nur eine partielle Remission nach Chemotherapie zeigen, nur durch Phase-III-Studien (randomisierter Vergleich der Überlebenszeiten von Patienten mit und ohne Therapie) beantwortet werden.

Auch bei der Beurteilung des Erfolgs einer palliativen Therapie sollte man zunächst versuchen, objektiv meßbare Parameter wie Tumorrückbildung, Remissionsdauer und Überlebenszeit heranzuziehen, da Tumorrückbildung, oder zumindest die Verhinderung von Tumorprogredienz, fast immer die Voraussetzung für die Linderung somatischer Beschwerden ist. Noch wichtiger als die Beurteilung der Remission und der Lebensverlängerung ist es, den Erfolg einer Chemotherapie in den Kontext ihres Effekts auf die Lebensqualität des Patienten zu stellen. Diese Lebensqualität, u.a. gemessen am sog. Karnofsky-Status (s. Kap. I.3.3.3, Tabelle 3), ist in manchen Fällen das einzige Kriterium, an dem der Erfolg der palliativen Therapie sichtbar gemacht werden kann, dann nämlich, wenn diese Therapie nicht zu einer deutlichen Tumorrückbildung führt. Allerdings ist die Lebensqualität nur schwer meßbar. Indirekte Parameter sind z. B. die Zeit, die der Patient im Bett verbringt oder ohne Schmerzen ist, sein Appetit ebenso wie die von ihm empfundenen Nebenwirkungen der Therapie, die eine negative Wirkung auf die Lebensqualität ausüben können. In jüngerer Zeit wurde versucht, die Lebensqualität mittels Analogskalen zu quantifizieren [15]. Eine zweite Möglichkeit besteht darin, die Überlebenszeit ohne Symptome und Nebenwirkungen der Therapie durch eine TWiST-Analyse (time without symptoms and toxicity) zu bestimmen [20].

4.6.3 Voraussetzungen für die Entscheidung über die Therapiestrategie

Voraussetzungen zur Festlegung der Therapieintention sind eine exakte Diagnose und eine genaue Bestimmung der Ausbreitung der Tumorerkrankung *(„Stadieneinteilung")*. Häufig entscheidet die Diagnose allein darüber, ob bei einem Patienten noch ein kuratives Konzept verfolgt werden kann. Bei Tumorarten, die auch in fortgeschrittenen Stadien noch heilbar sind, beeinflußt das Ergebnis der Stadieneinteilung Art, Intensität und Dauer der *kurativen Therapie.* Als Beispiel seien an dieser Stelle die Hodgkin-Lymphome herangezogen: Hier sind in den frühen Stadien eine alleinige Strahlentherapie, in fortgeschrittenen Stadien eine kombinierte Radio-Chemo- oder eine alleinige Chemotherapie indiziert. Bei Hodenkarzinomen ist die Therapie der Wahl je nach Stadium die Operation, Operation mit Chemotherapie, alleinige Standardchemotherapie oder intensivierte Chemotherapie für Patienten mit hohem Risiko für das Auftreten eines Rezidivs. Bei anderen Tumorarten entscheidet das Ergebnis der Stadieneinteilung darüber, ob eine Tumorerkrankung noch heilbar ist, nur noch eine prolongative Therapie möglich ist oder keine signifikante Lebensverlängerung mehr erreicht werden kann, das Therapieziel also palliativ im engeren Sinne ist. Über die Stadieneinteilung zur Festlegung der Therapiestrategie hinaus ist die genaue Kenntnis der Tumorausbreitung Voraussetzung für die Einordnung der vom Patienten geklagten Beschwerden, die durchaus nicht immer tumorbedingt sein müssen, sondern Hinweise auf Begleiterkrankungen sein können.

Neben der Diagnose und dem Ergebnis der Stadieneinteilung ist für die Therapieentscheidung jedoch ausschlaggebend, ob der Patient bereit oder überhaupt in der Lage ist (Alter, Begleiterkrankungen, Karnofsky-Status), sich einer Therapie mit kurativem oder prolongativem Ziel zu unterziehen. Ist dies nicht der Fall, bleibt nur die Palliation im engeren Sinn.

4.6.4 Zeitpunkt der palliativen Chemotherapie

Da die Diagnose einer bösartigen Erkrankung häufig die Angst vor Siechtum und nahendem Tod auslöst, ist es verständlich, daß die meisten Patienten auf eine umgehende Therapie drängen. Während ein sofortiger Beginn der Chemotherapie bei kurativer Intention grundsätzlich richtig ist, muß bei nur palliativer Therapiemöglichkeit der Zeitpunkt des Therapiebeginns sorgfältig bedacht werden. Voraussetzung hierfür ist eine gute Kenntnis des natürlichen Verlaufs ohne Behandlung des jeweiligen Tumors, des Tumorstadiums sowie der Tatsache, ob es sich um ein Rezidiv handelt. Um eine Entscheidung über die notwendige Intensität einer Chemotherapie fällen zu können, muß der Therapeut wissen, ob überhaupt und in welchem Ausmaß eine Chemotherapie beim jeweiligen Patienten eine Lebensverlängerung erreichen kann.

Bestehen die Möglichkeit und der Wunsch, durch eine Chemotherapie eine Lebensverlängerung zu erreichen, so sollte die Therapie möglichst bald beginnen, da die Lebensverlängerung, von Ausnahmen abgesehen, nur erreicht werden kann, wenn die Chemotherapie eine Remission zu erzielen vermag. Bei vielen soliden Tumoren (z. B. bei Magen- und Kolonkarzinomen) hängt die Remissionswahrscheinlichkeit von der Tumormasse, d. h. der Ausbreitung des Malignoms im Körper, ab. Man wird in diesen Fällen die Chemotherapie solbald wie möglich beginnen und nicht erst warten, bis die Tumormasse so groß geworden ist, daß sie zu Symptomen z. B. Ikterus bei multiplen Lebermetastasen) führt und jenseits einer therapeutischen Beeinflußbarkeit liegt.

Anders ist die Situation bei Tumoren, die sehr langsam wachsen und keine Beschwerden verursachen. Hier empfiehlt sich bei Beschwerdefreiheit eine abwartende Haltung: Beispielsweise sollten Patienten mit asymptomatischem ossär metastasierenden Prostatakarzinom engmaschig beobachtet und erst behandelt werden, wenn Schmerzen auftreten oder es zu einem akzelerierten Progreß kommt. Dann sollte jedoch sofort mit der Behandlung begonnen werden.

Neben der Behandlungsindikation des Auftretens von Beschwerden besteht bei indolenten, langsam wachsenden Tumoren eine weitere Indikation zu umgehender palliativer Therapie dann, wenn dadurch lebensbedrohende Komplikationen vermieden werden können: Beispiele sind das V. cava-superior-Syndrom bei kleinzelligen Bronchialkarzinomen und Lymphomen, Querschnittslähmungen bei prä- oder paravertebral lokalisierten Tumoren.

4.6.5 Beispiele für die Anwendung palliativer Therapiemodalitäten

Ösophaguskarzinom

Primäre Karzinome des Ösophagus sind histologisch zu 95% Plattenepithelkarzinome. Primäre Adenokarzinome des unteren Ösophagusdrittels sind den Magenkarzinomen zuzurechnen. Plattenepithelkarzinome der Speiseröhre sind nur mäßig chemotherapiesensibel. Die Remissionsraten werden bei (milden) Chemotherapiekombinationen (4-Epidoxorubicin, 5-Fluorouracil, Vindesin) kaum 20% übersteigen, während cisplatin-haltige Kombinationstherapien in einem höheren Prozentsatz partielle und vereinzelt sogar komplette Remissionen erzielen. Auch hierbei ist der Allgemeinzustand vor Einleitung der Chemotherapie entscheidend. Im fortgeschrittenen, ausgedehnt metastasierten Stadium sind mit cisplatin-haltigen Kombinationen (mit höherer Toxizität) kaum effektivere Ansprechraten zu erzielen als z. B.

mit einer Vindesinmonotherapie. Gesicherte Indikationen für die Durchführung einer palliativen Chemotherapie beim Ösophaguskarzinom gibt es nicht.

Magenkarzinom

Histologisch liegen hier zu 95% (tubuläre, papilläre oder muzinöse) Adenokarzinome vor (bis hin zum sog. Siegelringzelltyp). Magenkarzinome sind gegenüber einer Chemotherapie mäßig sensibel. Einzelsubstanzen (Adriamycin, 4-Epidoxorubicin) sind relativ gut verträglich, jedoch nur schwach wirksam (Remissionsraten bis 15%). Kombinationstherapien (z.B. „FAM", 5-Fluorouracil/Adriamycin/Mitomycin) können bei nur mäßiger Toxizität eine Remissionsrate bis 30% zeigen. Die Dauer dieser Remissionen ist jedoch mit 6-9 Monaten relativ kurz. Betrachtet man die mittlere Überlebenszeit der Responder (12,5 Monate) im Vergleich zu den Nonrespondern (3,5 Monate), so ergeben sich gute Argumente für die Durchführung einer Chemotherapie, zumal FAM, die am häufigsten gegebene Kombinationstherapie, auch ambulant durchgeführt werden kann. Voraussetzung ist allerdings ein hoher Karnofsky-Status. Bessere Ergebnisse, bei freilich auch beträchtlich höherer Toxizität, sind zu erzielen bei neoadjuvanter (präoperativer) Anwendung des Etoposid/Adriamycin/Cisplatin („EAP") - oder bei inoperablen Patienten des 5-Fluorouracil/Adriamycin/Methotrexat („FAMETH")-Protokolls [32]. Hierbei können Remissionsraten über 40% (bei EAP 70%) erreicht werden, jedoch sind wegen der damit verbundenen ausgeprägten Nebenwirkungen die Ergebnisse der laufenden Studie der EORTC abzuwarten (FAM gegen FAMETH). Demgegenüber führt aufgrund kürzlich vorgelegter Ergebnisse [35] eine adjuvante (postoperative) Chemotherapie (5-Fluorouracil, Doxorubicin, Methyl-CCNU) zu keiner Verlängerung der Überlebenszeit. Als palliative Therapie bei Patienten mit schlechtem Allgemeinzustand, höherem Alter und/oder Begleiterkrankungen kann z.Z. noch das FAM- oder das 5-Fluorouracil/Adriamycin („FA")-Schema angesehen werden. Ob Adriamycin (A) unter dem Gesichtspunkt einer verringerten Toxizität durch 4-Epidoxorubicin (E) ersetzt werden kann, ist gegenwärtig noch offen.

Pankreaskarzinom

Pankreaskarzinome entstammen überwiegend dem Gangepithel und stellen zu 75% Adenokarzinome dar. Nach wie vor gilt, daß das Pankreaskarzinom zu den bösartigsten Tumoren gehört (5-Jahres-Überlebensrate unabhängig vom Stadium <1%). Die Überlebenszeit des unbehandelten inoperablen Pankreaskarzinoms liegt bei 3 Monaten. Bei kombinierter Therapie (Operation, Radiatio, Chemotherapie) wird die Überlebenszeit signifikant verlängert (10-12 Monate). Pankreaskarzinome sind relativ resistent gegenüber einer Chemotherapie. Die Monotherapie mit 5-Fluorouracil, Adriamycin bzw. 4-Epidoxorubicin oder Ifosfamid ist nur gering wirksam (Remissionsrate 10-20%). Die Kombinationstherapie nach dem FAM-Protokoll (s. Magenkarzinome) ist bei Patienten mit gutem Karnofsky-Index möglicherweise effektiver und erzielt höhere Remissionsraten. Beim radikal operierten Pankreaskarzinom kann eine postoperative kombinierte Strahlen- und Chemotherapie das rezidivfreie Überleben nur wenig verlängern. Beim nicht mehr radikal operablen Pankreaskarzinom kann die Kombinationstherapie das beschwerdefreie Intervall und die

Überlebenszeit deutlich verlängern. Eine Chemotherapie sollte jedoch frühzeitig nach Diagnosestellung eines inoperablen fortgeschrittenen Pankreaskarzinoms eingeleitet werden, um sinnvoll zu wirken [41].

Kolonkarzinom

Die histologische Aufarbeitung zeigt, daß über 90% der Kolonkarzinome Adenokarzinome darstellen. Die Möglichkeiten der palliativen Chemotherapie sind eher begrenzt. Eine Verlängerung der Überlebenszeit scheint nicht gesichert zu sein. Wirksamste Monosubstanz ist nach wie vor 5-Fluorouracil. In Verbindung mit hochdosiertem Leukovorin (sog. „Biomodulation") und konsequenter Dosiseskalation beträgt die Ansprechrate bis zu 48% [50]. Aufgrund der Untersuchungsergebnisse mehrerer Arbeitsgruppen [17, 59] wirkt sich diese erhöhte Ansprechrate (komplette und partielle Remissionen) positiv auf die Zeitdauer des Überlebens aus. Außerhalb von Studien besteht bei inoperablen metastasierten oder lokal progredienten Kolonkarzinomen keine gesicherte Therapieindikation! Bei Vorhandensein tumorbedingter Symptome oder rascher Progredienz ist eine Therapie jedoch sinnvoll. Die Nebenwirkungen, insbesondere die Mukositis, können durch konsequente supportive Therapie begrenzt werden.

4.6.6 Bedeutung der regionalen Chemotherapie in der palliativen Situation

Nachdem die Entscheidung zur Durchführung einer palliativen Chemotherapie gefallen ist, stellt sich die Frage, ob diese in Form einer systemischen Therapie oder regional begrenzt durchgeführt werden kann. Während in den meisten Fällen eine systemische Chemotherapie durchgeführt werden muß, gibt es Sonderfälle, bei denen eine regionale Chemotherapie vorzuziehen ist. Die Vorteile einer regionalen Chemotherapie beruhen auf der Überlegung, daß höhere Konzentrationen der Zytostatika im Tumor erzielt werden können, während die Gesamtdosis der jeweils zu applizierenden Zytostatika oft niedriger gehalten werden kann als bei systemischer intravenöser Gabe. Dadurch wird die systemische Toxizität verringert. Für regionale Chemotherapien der Leber gilt zusätzlich, daß gewisse Zytostatika dort metabolisiert werden, was zu einer weiteren Reduktion der systemischen Toxizität führt. Außerdem ermöglichen subkutan implantierbare Infusionspumpen eine Dauerinfusion über lange Zeiträume, wodurch sich neue pharmakodynamische Möglichkeiten mit potentiell erhöhter Tumorzerstörung ergeben. Schließlich gibt es Situationen, in denen eine systemische Therapie keine ausreichenden Zytostatikakonzentrationen erzielen kann, z. B. bei der Meningiosis neoplastica.

Folgende regionale palliative Chemotherapien haben in letzter Zeit eine gewisse Bedeutung erlangt: Chemotherapien von Lebermetastasen bei kolorektalen Karzinomen, intraperitoneale Chemotherapie des malignen Aszites, Chemotherapie der Kopf-Hals-Tumoren sowie der Meningiosis neoplastica, in geringerem Ausmaß auch der malignen Pleura- und Perikardergüsse. Das jeweilige Vorgehen soll im folgenden kurz besprochen werden.

Regionale Chemotherapie von Lebermetastasen bei kolorektalen Karzinomen
In einer randomisierten Studie der Northern Californian Oncology Group führte eine Therapie mit FUDR über die A. hepatica zu höheren Remissionsraten von Lebermetastasen und zu einer Verlängerung der progreßfreien Überlebenszeit im Hinblick auf die Lebermetastasen gegenüber einer systemischen 5-FU-Therapie. Eine Verlängerung der Überlebenszeit wurde jedoch nicht beobachtet [24]. Bemerkenswert ist außerdem, daß die regionale Chemotherapie ein Ansprechen der Lebermetastasen in 30-40% der Fälle auch dann erzielt, wenn ein Progreß unter systemischer Chemotherapie vorausgegangen ist. Patienten, die auf eine regionale Chemotherapie ansprechen, erfahren eine Verminderung ihrer tumorbedingten Beschwerden; allerdings werden z. T. beträchtliche Nebenwirkungen beobachtet (toxische Hepatitis, sklerosierende Cholangitis und katheterbedingte Komplikationen). Daß die regionale Leberperfusion mit Zytostatika eine wirksame Alternative zur systemischen Chemotherapie in der Palliation von Lebermetastasen darstellt, ist nach den vorliegenden Daten jedoch nicht gesichert [1, 24].

Intraperitoneale Chemotherapie bei malignem Aszites
Da Ovarialkarzinome auch in weit fortgeschrittenen Stadien häufig auf das Abdomen beschränkt sind, scheint eine intraperitoneale Chemotherapie vom theoretischen Ansatz her sinnvoll zu sein. Auch bei einer von Magen- oder kolorektalen Karzinomen ausgehenden Peritonealkarzinose kann durch eine intraperitoneale Applikation häufig eine wirksame Palliation der durch den Aszites bedingten Beschwerden erreicht werden.

Zunächst müssen die Diagnose eines *malignen* Aszites durch eine diagnostische Punktion gesichert und ein Stauungsaszites z. B. infolge von Lebermetastasen ausgeschlossen werden. Manche Autoren [47] empfehlen, die ungehinderte intraperitoneale Verteilung durch Applikation von ^{99}Tc-markiertem Albumin oder durch ein abdominelles Computertomogramm nach intraperitonealer Kontrastmittelapplikation sicherzustellen.

Die intraperitoneale Applikation von Zytostatika sollte erst nach vollständigem Ablassen des Aszites erfolgen, um die intraperitoneale Eiweißbindung von Zytostatika gering zu halten. Vollständige Drainage des Aszites und intraperitoneale Applikation der Chemotherapie (in 2-3 l Volumen) erfolgen über einen intraperitonealen Tenckhoff-Katheter [28] oder einen intraperitoneal implantierten Port [51].

Die intraperitoneale Applikation folgender Zytostatika wurde in Phase-I- und -II-Studien bisher untersucht: Ara-C, Bleomycin, Cisplatin, Doxorubicin, 5-Fluorouracil, Melphalan, Methotrexat, Mitoxantron und Vinblastin. Dabei wurden je nach Zytostatikum in der Peritonealflüssigkeit bis zu 500mal höhere Konzentrationen erreicht als im Plasma. Die Auswahl der Zytostatika richtet sich nach der Grunderkrankung. Häufigste Nebenwirkungen der intraperitonealen Chemotherapie sind chemische und bakterielle Peritonitiden [10]. Chemische Peritonitiden wurden v.a. bei Doxorubicin und 5-Fluorouracil beobachtet. Ihr Auftreten hängt von der Verweildauer des Zytostatikums im Peritoneum ab. Deshalb sollen die empfohlenen Verweildauern des Zytostatikums nicht überschritten und die großvolumige Zytostatikalösung rechtzeitig abgelassen werden, wobei zwischen 60-80% der Zytostatikadosis wiedergewonnen werden können.

Palliative Therapie des malignen Pleuraergusses
Bei der Palliation des malignen Pleuraergusses stellt die Chemotherapie mit Tetrazyklin die Therapie der Wahl dar. Die Applikation eines Tetrazyklins (Doxycyclin, Rolitetracyclin) führt über eine unspezifische Entzündung zu einer Verklebung des Pleuralraums (chemische Pleurodese). Wichtig ist auch hier die vollständige Entleerung des malignen Pleuraergusses durch eine Saugdrainage. Zur Verminderung der bei der chemischen Pleurodese entstehenden Schmerzen sollte der Tetrazyklinapplikation die Injektion eines Lokalanästhetikums vorausgehen. Die Erfolgsrate liegt bei ca. 75% [2]. Alternativ kann eine Fibrinpleurodese versucht werden.

Bei der palliativen Therapie des malignen Pleuraergusses ist die Sklerosierung das eigentliche Therapieziel, sie steht vor dem antineoplastischen Effekt. Deshalb hat die lokale Applikation von Zytostatika beim malignen Pleuraerguß eine geringere Bedeutung als bei der Therapie des malignen Aszites. Hinzu kommen die systemische Nebenwirkung der intrapleural applizierten Zytostatika und ihre erratische Pharmakokinetik [34]. Erfahrungen mit intrapleuraler Applikation von Zytostatika liegen für Bleomycin, Doxorubicin, Mitoxantron, Methotrexat, Mustargen und Thiotepa vor. Dabei liegen die eingesetzten Dosen im allgemeinen im Bereich der systemischen Anwendung. Die Zytostatika sollten ebenfalls über einen Pleurakatheter appliziert und nicht länger als 24 h belassen werden. Danach sollte die erneute vollständige Drainage erfolgen.

4.6.7 Bedeutung der systemischen Chemotherapie in der palliativen Situation

Bei einer systemischen Therapie ist die zu erwartende Toxizität ein zentrales Problem bei der Therapieplanung. Allgemeinzustand des Patienten, Lebenserwartung und Lebensqualität spielen eine Rolle bei der Überlegung, welche Toxizität man zu akzeptieren bereit ist. Als nächstes stellt sich die Frage, inwieweit Dosiskompromisse innerhalb des gewählten Schemas eingegangen werden können. Für Tumoren, bei denen durch die Chemotherapie keine komplette Remission erzielt werden kann, ist bisher nicht bewiesen worden, daß eine enge Dosis-Wirkungs-Korrelation der eingesetzten Zytostatika besteht [25]. Offenbar ist hier die Situation ganz anders als in der adjuvanten Behandlung und bei Tumoren, bei denen komplette Remissionen möglich sind: Bei vielen kurativen Chemotherapien konnten enge Dosis-Wirkungs-Korrelationen nachgewiesen werden [16, 27] Dosisreduktionen bei solchen Therapien können daher, anders als bei palliativen Therapien, fatale Auswirkungen auf den Therapieerfolg haben.

Bevor aber Dosisanpassungen zur Reduktion subjektiver Nebenwirkungen der palliativen Therapie vorgenommen werden, muß der Therapeut überprüfen, ob geklagte Beschwerden auf die Grunderkrankung oder auf andere Ursachen zurückzuführen sind. Dies ist meist der Fall, wenn Müdigkeit, Anorexie, Gewichtsverlust und Schmerz länger als 1 Woche nach Therapieabschluß andauern.

Ist eine palliative Chemotherapie erfolgreich und führt zu einem Verschwinden der Beschwerden, so stellt sich die Frage, ob und wie lange sie fortgesetzt werden soll. Für die meisten Therapien mit prolongativer oder palliativer Intention liegen hier keine Ergebnisse kontrollierter Studien vor. In den wenigen Fällen, wo solche Tumoren untersucht wurden, bei denen mit einer Chemotherapie komplette Remissionen nicht erzielt werden konnten, führte eine Chemotherapie, die über das maximale Ansprechen hinaus fortgeführt wurde, nicht zu einem Überlebensvorteil [22, 44]. Daraus folgt, daß es erst recht in der nichtprolongativen Palliativsituation gerechtfertigt ist, die palliative Chemotherapie auszusetzen, sobald die Beschwerden unter Kontrolle sind, spätestens aber, wenn das maximale Tumoransprechen erreicht ist.

Die Wahl der Zytostatika für eine systemische palliative Monochemotherapie sollte sich an den in Phase-II-Studien ermittelten Ansprechraten orientieren und die zu erwartende Toxizität für den Patienten ebenso in Betracht ziehen wie bei dem jeweiligen Patienten möglicherweise bereits zuvor eingesetzten Zytostatika. Obwohl in der palliativen Situation nicht der maximale Tumorzell-Kill das Therapieziel darstellt, können auch hier Kombinationen Monotherapien überlegen sein. In manchen Fällen sind die Nebenwirkungen von Zytostatikakombinationen geringer, weil die für einen palliativen Effekt notwendigen Dosen der eingesetzten Zytostatika niedriger gehalten werden können als bei einer entsprechend wirksamen Monotherapie. Leider gibt es kaum veröffentlichte Daten über die Wirksamkeit von Zytostatikakombinationen, die in nichtprolongativer palliativer Absicht eingesetzt wurden; die Wahl einer bestimmten Kombination wird daher in vielen Fällen von der Erfahrung des jeweiligen Therapeuten abhängen.

Literatur (Auswahl)

1. Aigner KR (1987) Isolated liver perfusion - pharmacokinetic considerations and clinical results. In: Aigner KR, Patt YZ (eds) Regional cancer treatment contributions to oncology. Karger, Basel
2. Austin EH, Wayne FM (1979) The treatment of recurrent malignant pleural effusion. Ann Thorac Surg 28: 190-203
3. Beahrs OH, Sanfelippo PM (1971) Prognostic factors in carcinoma of the colon and rectum. Cancer 28: 213-217
4. Bedikian AY (1983) Regional and systemic chemotherapy for advanced colorectal cancer - a review. Dis Colon Rectum 26: 327-332
5. Beecham J, Blessing J, Creasman W, Hatch K (1987) Tamoxifen is effective as second line therapy for certain patients with advanced, chemotherapy-resistant epithelial ovarian cancer: a gynecologic oncology group study for 105 patients. Proc Am Soc Clin Oncol 7: 522
6. Beretta G, Labianca R, Locatell C et al. (1985) Epirubicin evaluation phase II-III studies at OSCB-Milan. Proc Am Soc Clin Oncol 4: 246
7. Bitrann JD, Desser RK, Kozloff MF et al. (1979) Treatment of metastatic adenocarcinoma of the pancreas with 5-fluorouracil, adriamycin and mitomycin C (FAM). Cancer Treat Rep 63: 2049-2051
8. Blumenreich MS, Yagoda A, Natale RB, Watson RC (1982) Phase II trial of vinblastine sulfate for metastatic urothelial tract tumors. Cancer 50: 435-441
9. Brandes LJ, Israels LG (1982) Treatment of advanced plasma cell myeloma with weekly cyclophosphamide and alternate-day prednison. Cancer Treat Rep 66: 1413-1415
10. Brenner DE (1986) Intraperitoneal chemotherapy: a review. J Clin Oncol 4: 1135-1147
11. Brunner KW (1987) Palliative Tumor-Chemotherapie und Lebensqualität: was ist optimal? Schweiz Med Wochenschr 117: 688-692
12. Buroker TR (1985) A controlled evaluation of recent approaches to biochemical modulation or enhancement of 5-fluorouracil in colorectal carcinoma. J Clin Oncol 3: 1624-1631
13. Cullinan S, Moertel C, Fleming T et al. (1984) A randomized comparison of 5-FU alone (F), 5-FU + adriamycin (FA) and 5-FU + adriamycin + mitomycin-CX (FAM) in gastric and pancreatic cancer. Proc Am Soc Clin Oncol 3: 137
14. Cummings B, Keane T, Thomas G et al. (1984) Results and toxicity of the treatment of anal canal carcinoma by radiation therapy or radiation therapy and chemotherapy. Cancer 65: 2062-2068

15. DeHaes JCM, von Kippenberg CE (1985) The quality of life of cancer patients. A review of the literature. Soc Sci Med 20: 809-817
16. DeVita VT (1986) Dose-response is alive and well. J Clin Oncol 4: 1157-1158
17. Ehrlichman C, Fine S, Wong A, Elhakim T (1988) A randomized trial of fluorouracil and folinic acid in patients with metastatic colorectal carcinoma. J Clin Oncol 6: 469-475
18. Gastrointestinal Tumor Study Group (1982) Randomized study of combination chemotherapy in unresectable gastric cancer. Cancer 53: 13-17
19. Gralla RJ, Raphael BG, Young CW (1979) Phase II evaluation of vindesine in patients with nonsmall cancer of the lung. Cancer Treat Rep 63: 1343-1346
20. Gelber RD, Goldhirsch A (1986) A new endpoint for the assessment of adjuvant therapy in post-menopausal women with operable breast cancer. J Clin Oncol 4: 197-201
21. Gyves JW, Ensminger WD, Stetson P et al. (1984) Constant intraperitoneal 5-fluorouracil infusion through a totally implanted system. Clin Pharmacol Ther 35: 83-89
22. Hakes TB, Chalas E, Saigo P, Geller N, Lewis JL (1987) Randomized prospective trial of cyclophosphamide, doxorubicin, and cisplatin (CAP) chemotherapy: 5 versus 10 cycles in stage III & IV ovarian carcinoma. Proc Am Soc Clin Oncol 6: 456
23. Hartlapp JH, Hollunder A (1987) Polychemotherapy for the treatment of extensive stage small cell lung cancer (SCLC). Proc Eur Conf Clin Oncol Cancer Nurs 4: 88
24. Hohn D, Stagg R, Friedman M, Ignoffo R, Rayner A, Hannigan J, Lewis B (1987) The NCOG randomized trial of intravenous vs. hepatic arterial FUDR for colorectal cancer metastatic to the liver. Proc Am Soc Clin Oncol 6: 333
25. Hortobagyi GN, Bodey GP, Buzdar AU et al. (1987) Evaluation of high-dose versus standard FAC chemotherapy for advanced breast cancer in protected environment units: a prospective randomized study. J Clin Oncol 5: 354-364
26. Howell SB, Chu BB, Wung WE et al. (1981) Long-duration intracavitary infusion of methotrexate with systemic leucovorin protection in patients with malignant effusions. J Clin Invest 67: 1161-1170
27. Hryniuk W, Levine MN (1986) Analysis of dose intensity for adjuvant chemotherapy trials in stage II breast cancer. J Clin Oncol 4: 1162-1170
28. Jenkins J, Sugarbaker P, Gianola F et al. (1982) Technical considerations in the use of intraperitoneal chemotherapy administered by Tenckhoff catheter. Surg Gynecol Obstet 154: 858-864
29. Jarakousis CP (1982) Prednimustin in advanced soft tissue sarcomas. Cancer Treat Rep 66: 201-202
30. Kelsen D (1984) Chemotherapy of esophageal cancer. Semin Oncol 11: 159-169
31. Kelsen D (1985) Chemotherapy of esophageal cancer. Eur J Cancer Clin Oncol 21: 5-7
32. Klein HO, Wickramanayake PD, Farrokh G-R (1986) 5-fluorouracil (5-FU), adriamycin (ADM) and methotrexat (MTX) - a combination protocol (FAMTX) for metastasized stomach cancer. Proc Am Soc Clin Oncol 84: 825
33. Kolaric K (1983) Studies with epirubicin in gastric cancer. In: Bonadonna G (ed) Advances in anthracycline chemotherapy: epirubicin. Masson, Milan, pp 111-118
34. Kreuser ED (1985) Maligne Pleuraergüsse: Pathophysiologie, Diagnostik und Therapie. Dtsch Med Wochenschr 110: 1381-1386
35. Krook JE, O'Connell MJ, Wieand HS (1988) Surgical adjuvant therapy of gastric cancer with doxorubicin and 5-fluorouracil. A joint Mayo Clinic / North Central Cancer Treatment Group study. Proc Am Soc Clin Oncol 7: 93
36. Kühnle H (1986) A phase II study of etoposide in advanced ovarian cancer with primary and secondary resistance to high dose cisplatin. Proc Am Assoc Cancer Res 27: 761
37. Labrie F, Dupont A, Belanger A (1985) Complete androgen blockade for the treatment of prostate cancer. In: DeVita VT, Hellman S, Rosenberg SA (eds) Important advances in oncology. Lippincott, Philadelphia, pp 193-217
38. Lober J, Mouridsen HT, Christiansen IE et al. (1983) A phase III trial comparing prednimustine (LEO 1031) to chlorambucil plus prednisolone in advanced breast cancer. Cancer 52: 1570-1575
39. Machover D, Schwarzenberg L, Goldschmidt E (1982) Treatment of advanced colorectal and gastric adenocarcinoma with 5-FU combined with high-dose folinic acid: a pilot study. Cancer Treat Rep 66: 1803-1807
40. Machover D, Goldschmidt E, Chollet P et al. (1986) Treatment of advanced colorectal and gastric adenocarcinomas with 5-fluorouracil and high-dose folinic acid. J Clin Oncol 4: 685-696

41. Mallinson CN (1980) Chemotherapy in pancreatic cancer: results of a controlled, prospective, multicenter trials. Br Med J 281: 1589-1591
42. Malt RA (1983) Treatment of pancreatic cancer. JAMA 250: 1433-1443
43. McDonald JS, Schein PS, Woolley PV (1980) 5-fluorouracil, doxorubicin, mitomycin (FAM) combination chemotherapy for advanced gastric cancer. Ann Intern Med 93: 533
44. McKelvey EM, Gottlieb JA, Wilson HE (1976) Hydroxydaunomycin combination chemotherapy in malignant lymphoma. Cancer 38: 1481-1488
45. Meyers FJ, Lewis B, Mitchell E et al. (1985) Phase II-trial of 4-epidoxorubicin in advanced colorectal carcinoma: a Northern California Oncology Group study. Cancer Treat Rep 69: 143-144
46. Moertel CG (1984) Treatment of the carcinoid tumor and the malignant carcinoid syndrome. J Clin Oncol 1: 727-740
47. Myers C (1984) The use of intraperitoneal chemotherapy in the treatment of ovarian cancer. Semin Oncol 11: 275-284
48. Natale RB, Yagoda A, Watson RC, Whitmore WF, Blumenreich M, Braun DW (1981) Methotrexate: an active drug in bladder cancer. Cancer 47: 1246-1250
49. O'Connell MJ (1985) Current status of chemotherapy for advanced pancreatic and gastric cancer. J Clin Oncol 3: 1032-1039
50. Petrelli N, Stablein D, Bruckner H et al. (1988) A prospective randomized phase III trial of 5-fluorouracil (5-FU) versus 5-FU + high dose leucovorin (HDCF) versus 5-FU + low dose leucovorin (LDCF) in patients with metastatic colorectal adenocarcinoma. A report of the gastrointestinal tumor study group. Proc Am Soc Clin Oncol 7: 94
51. Pfeifle CE, Howell SB, Markman M, Lucas W (1984) Totally implantable system for peritoneal access. J Clin Oncol 2: 1277-1280
52. Rhomberg WU, Mesche E (1981) Vindesine in the treatment of advanced solid tumors. Experience with a twice weekly schedule. In: Brade W, Nagel GA, Seeber S (eds) Proceedings of the International Vinca Alkaloid Symposium - Vindesin. Karger, Basel, pp 222-226
53. Ross MB, Buzdar AV, Smith TL et al. (1985) Improved survival of patients with metastatic breast cancer receiving combination chemotherapy. Cancer 55: 341-346
54. Schein PS (1985) The role of chemotherapy in the management of gastric and pancreatic carcinomas. Semin Oncol 12: 49-60
55. Sikic BI, Ballon SC, Suey L et al. (1986) Activity of high-dose megestrol acetate in patients with epithelial ovarian cancers refractory to chemotherapy. A phase II study of the Northern California Oncology Group. Proc Am Soc Clin Oncol 5: 477
56. Speyer JL, Collins JM, Dedrick RL et al. (1984) Phase I and pharmacological studies of 5-fluorouracil administered intraperitoneally. Cancer Res 40: 567-572
57. Tapazoglou E, Kish J, Ensley J, Al-Sarraf M (1986) The activity of a single-agent-5-fluorouracil infusion in advanced and recurrent head and neck cancer. Cancer 57: 1105-1109
58. Ten Bokkel Huinink WW, Dubbelman R, Aartsen A et al. (1985) Experimental and clinical results with intraperitoneal cisplatin. Semin Oncol 12 [Suppl 4]:43-46
59. Valone FH, Drakes T, Flam M, Hannigan J (1988) Randomized trial of 5-FU vs. leucovorin plus 5-FU vs. sequential methotrexate, 5-FU, leucovorin in patients with advanced colorectal carcinoma. Proc Am Soc Clin Oncol 7: 95
60. Weiß J, Schmoll HJ (1984) Aminogluthetimid beim metastasierten Nebennierenkarzinom: Hochdosisbehandlung und Tachyphylaxie. In: Nagel GA, Schmidt-Matthiesen H, Drees N (Hrsg) Aminogluthetimid: ein Antiöstrogen mit Aromatasehemmung. Zuckerschwerdt, München, S 152-156
61. Wils J, Bleiberg H, Blijham G et al. (1985) Phase II study of epirubicin in advanced adenocarcinoma of the pancreas. Eur J Cancer Clin Oncol 21: 191-194
62. Zinser JW, Hortobagyi N, Buzdar A, Smith TL, Fraschini G (1987) Clinical course of breast cancer patients with liver metastases. J Clin Oncol 5: 773-782

4.7 Regionale Chemotherapie - Regionale Perfusion

I. KRÜGER

4.7.1 Regionale Chemotherapie der Leber

Das Schicksal von Patienten mit kolorektalen Karzinomen wird hauptsächlich durch das Auftreten von Lebermetastasen bestimmt. Verschiedene retrospektive historische Studien ergaben eine mittlere Überlebenszeit der Patienten nach Auftreten der Lebermetastasen von 4-6 Monaten [3, 14].

Eine systemische Chemotherapie läßt bei disseminierten Lebermetastasen nur relativ geringe Ansprechraten um 20% bei nicht unerheblichen Nebenwirkungen für den Patienten erwarten. Die Kenntnis der überwiegend arteriellen Versorgung makroskopisch erkennbarer Lebermetastasen führte zur Entwicklung der lokalen intraarteriellen Zytostatikaapplikation. Hierdurch ergeben sich folgende Vorteile:

- Die lokale Applikation eines Zytostatikums führt im Vergleich zur systemischen Applikation zu einer deutlich höheren Zytostatikakonzentration am Wirkort.
- Durch die lokale Applikation wird die systemische Toxizität vermindert.
- Bei speziellen Medikamenten (insbesondere FUDR) kann, abhängig von der Infusionsgeschwindigkeit und der Metabolisierungskapazität der Leber, eine fast vollständige Aufnahme in die Leber erreicht werden.

Daraus ergeben sich allerdings auch einige prinzipielle Nachteile:

- Durch die Verminderung der systemischen Konzentrationen wird auch die systemische Wirkung vermindert oder aufgehoben.
- Durch die Erhöhung der lokalen Konzentration des Zytostatikums besteht die Gefahr lokaler arzneimitteltoxischer Reaktionen (toxische Hepatitis, biliäre Sklerose, Cholezystitis, gastrointestinale Nebenwirkungen bei Fehlperfusion).

Mit der Einführung vollständig implantierbarer Kathetersysteme konnten die technischen Probleme (Dislokation, Blutung, Infektion) mit den zunächst transkutan ausgeleiteten Kathetern weitgehend überwunden werden [2]. Bei normaler Gefäßversorgung der Leber wird ein Silastic-Katheter in die A. gastroduodenalis implantiert. Zur Vermeidung lokaler arzneimitteltoxischer Nebenwirkungen werden die distal des implantierten Katheters aus der A. hepatica abgehenden Gefäße unterbunden und die Gallenblase reseziert. Der Katheter wird aus der Bauchhöhle ausgeleitet und mit einem subkutan implantierten Portsystem als Zuspritzteil oder mit einer ebenfalls subkutan implantierten Pumpe verbunden. Über dieses Kathetersystem lassen sich verschiedene Zytostatika direkt intraarteriell in die Leber infundieren. Erste Erfahrungen mit diesem neuen Therapiekonzept bestätigten in den folgenden Jahren die Verbesserung der Ansprechrate gegenüber der systemischen Chemotherapie (Tabelle 5).

In letzter Zeit wird vermehrt über das Auftreten extrahepatischer Metastasen während der lokalen Chemotherapie berichtet, die von der lokalen Chemotherapie nicht oder nicht ausreichend beeinflußt werden [8]. So ist der Nutzen der lokalen

Tabelle 5. Ergebnisse der lokalen Chemotherapie der Leber

Autor	Jahr	Patienten n	Ansprechen [%]	Mediane Überlebenszeit [Monate]
Balch u. Urist [2]	1984	110	80	24
Niederhuber et al. [15]	1984	93	79	19
Cohen et al. [4]	1985	69	51	12
Shepard et al. [18]	1985	62	33	17
Sammelstatistik [8]	1986	647	42	12,9
Eigenes Krankengut		24	42	21,4

Chemotherapie immer mehr in Frage gestellt worden. Erste Ergebnisse amerikanischer Studien lassen einen Vorteil für die lokale Chemotherapie erahnen, doch ist die Interpretation dieser Studien aufgrund eines komplizierten Crossover zwischen den verschiedenen Studienarmen und den relativ geringen Fallzahlen erschwert [13].

Nach neuesten Ergebnissen einer prospektiven randomisierten Studie von Sugarbaker et al. [21] kann jedoch von einer statistisch signifikanten Verlängerung der Überlebenszeit durch die lokale Chemotherapie ausgegangen werden. Es wurden 64 Patienten in die Studie aufgenommen, randomisiert und entweder einer lokalen intraarteriellen Therapie mit FUDR oder einer systemischen Therapie mit FUDR zugeführt. Die Verbesserung der Ansprechrate von 17% auf 62% durch die lokale intraarterielle Applikation war bei Patienten mit fehlendem extrahepatischen Tumorbefall mit einer signifikanten ($p < 0{,}03$) Verbesserung der Überlebenszeit verbunden (mediane Überlebenszeit bei lokaler Therapie ca. 17 Monate gegenüber ca. 12 Monaten bei systemischer Therapie).

Im eigenen Krankengut konnten wir eine Ansprechrate (computertomographisch nachgewiesene Tumorverkleinerung über 50%) von 42% erzielen. Bei Patienten im Tumorstadium III (Frankfurter Klassifikation) entsprechend einem Tumorvolumen >75% des Lebervolumens, konnten wir keine wesentliche Tumorverkleinerung erreichen, wogegen wir bei allen Patienten in den Tumorstadien I (Tumorvolumen unter 25% des Lebervolumens) und II (Tumorvolumen 25–75% des Lebervolumens) eine zumindest teilweise Tumorreduktion nachweisen konnten.

Die mediane Überlebenszeit aller Patienten (n = 24) lag bei 21,4 Monaten. Im Tumorstadium I (n = 9) betrug sie 29 Monate, im Tumorstadium II (n = 9) 22 Monate und im Tumorstadium III (n = 6) 4,3 Monate. Bei 3 Patienten beobachteten wir eine Thrombose der A. hepatica. Bei 1 Patienten trat eine Penetration des Katheters in das Duodenallumen, bei 1 weiteren Patienten ein arzneimitteltoxisches Magenulkus auf. Eine toxische Hepatitis, eine biliäre Sklerose, eine Dislokation des Katheters, eine Blutung oder Infektion haben wir nicht beobachtet.

Nach den oben genannten Besonderheiten und den bisherigen Ergebnissen sollte die lokale Chemotherapie der Leber bei nicht resektablen Lebermetastasen und fehlendem extrahepatischen Tumorbefall durchgeführt werden. Bei Metastasen kolorektaler Karzinome konnte ein statistisch signifikanter Beweis für die Überlegenheit der Methode gegenüber der systemischen Chemotherapie geführt werden. Für

Metastasen anderer Karzinome steht ein solcher Beweis noch aus. Nach unseren Ergebnissen sollten Patienten mit weit fortgeschrittener Metastasierung (Tumorbefall >75% des Lebervolumens), sowie Patienten in bereits deutlich reduziertem Allgemeinzustand (Karnofsky-Index <70%) oder mit eingeschränkter Leberfunktion von der Therapie ausgeschlossen werden.

4.7.2 Regionale Perfusion

Das Prinzip der regionalen Perfusion besteht darin, daß ein tumortragendes Organ von der zentralen Gefäßversorgung abgeriegelt und mit Hilfe einer Herz-Lungen-Maschine in Rezirkulation temporär mit einem Zytostatikum durchspült wird. Dadurch ergeben sich folgende Vorteile bei der Behandlung:

- Durch die Applikation der einfachen systemischen Dosis in den regionalen Kreislauf wird eine Steigerung der Konzentration um das 6-10fache erreicht.
- Die intraarterielle Gabe eines Zytostatikums führt, verglichen mit der intravenösen Applikation, zu einem deutlich höheren zytotoxischen Effekt.
- Bei der Erhöhung des Sauerstoffpartialdrucks wird eine signifikant bessere Bindung des Zytostatikums im Tumorgewebe erreicht.
- Durch die Kreislaufisolierung wird die Belastung des Gesamtorganismus durch das Zytostatikum erheblich reduziert.
- Heparin, das bei jeder extrakorporalen Zirkulation gegeben wird, vermindert die Adhäsion von Tumorzellen an den Gefäßwänden und damit ihr weiteres Wachstum.
- Zum Ende der Perfusion wird das Organ mit einem frischen Perfusat ausgewaschen; dadurch werden nichtgebundenes Zytostatikum, zerstörte Tumorzellen und „toxische Abbauprodukte" eliminiert.

Basierend auf den oben erwähnten Grundvoraussetzungen haben Creech et al. (1957) am Charity Hospital in New Orleans die erste regionale Extremitätenperfusion bei einem 76jährigen Patienten mit regional metastasierendem malignen Melanom durchgeführt [5]. Die beobachteten Therapieerfolge bei der Extremitätenperfusion ermutigten in der Folgezeit zur Anwendung des neuen Verfahrens bei anderen tumortragenden Organen.

Extremitätenperfusion

Aus anatomischen Gegebenheiten wurden die ersten und bislang auch die meisten Erfahrungen mit der regionalen Perfusion bei tumortragenden Extremitäten gesammelt. Zur Perfusion der oberen Extremitäten werden die A. und V. subclavia infraklavikulär nach proximal abgeklemmt, nach distal kanüliert und über Schlauchverbindungen an eine Herz-Lungen-Maschine angeschlossen. Die Perfusion der unteren Extremitäten erfolgt über die A. und V. iliaca externa, die extraperitoneal freigelegt und kanüliert werden.

Nach Kontrolle der Kreislaufisolierung - hierzu stehen verschiedene Verfahren zur Verfügung - wird das Zytostatikum fraktioniert in den arteriellen Schenkel des Perfusionskreislaufs gegeben, und die regionale Perfusion wird für eine definierte

Zeit fortgeführt. Danach werden die Extremität mit frischem Perfusat ausgewaschen, die Gefäße dekanüliert und verschlossen. Die in ihrer Einfachheit bestechende Originalmethode erfuhr eine wesentliche Ergänzung, als Stehlin im Jahre 1969 die zusätzliche Hyperthermie einführte [20]. Die Erhöhung der Gewebstemperatur auf über 40,5 °C führt zur Zerstörung neoplastischer Zellen und steigert die Wirksamkeit des Zytostatikums. In der Folgezeit wurde die Methode von einigen Arbeitsgruppen übernommen und teils unter normo-, teils unter hyperthermen Bedingungen in der Klinik angewandt. Weil experimentelle Grundlagen fehlten, wurde das Verfahren unterschiedlich gehandhabt, und die Komplikationsraten waren z.T. unvertretbar hoch. Wir haben daher tierexperimentelle Untersuchungen durchgeführt, um einige Teilfragen zur Extremitätenperfusion zu klären. Ausführliche Beschreibungen der Methoden und Ergebnisse der experimentellen Untersuchungen können früheren Veröffentlichungen entnommen werden. [6].

Die Extremitätenperfusion ist indiziert bei Patienten mit sog. „High-risk-Melanomen" - die häufigste Indikation - und bei Weichteiltumoren, wenn der Tumor im distalen oder mittleren Drittel der Extremität lokalisiert ist. Sie ist mittlerweile bei der Behandlung von Extremitätenmelanomen die Methode der Wahl.

In der Literatur liegt eine Reihe von Mitteilungen über Langzeitergebnisse nach der Anwendung der regionalen Extremitätenperfusion bei Patienten mit malignen Melanomen vor [12, 17]. Es wurden Verbesserungen der 5-Jahres-Überlebensraten von etwa 50% auf über 80% berichtet. Die Ergebnisse einer von uns durchgeführten Studie bestätigten die Resultate dieser retrospektiven Untersuchungen und liefern weitere Hinweise für die Effektivität der zusätzlichen Anwendung der regionalen Perfusion [9]. Nähere Angaben können Kap. II. 15 entnommen werden.

Leberperfusion

Die Technik der regionalen Leberperfusion ist aufwendig, und das operative Vorgehen stellt an das Perfusionsteam hohe Anforderungen. Bis Anfang der 80er Jahre lagen von einigen Arbeitsgruppen Mitteilungen über experimentelle Modelle [6] und nur selten klinische Erfahrungen vor. Das Hauptproblem lag darin, daß wegen der unmittelbaren Mündung der Vv. hepaticae in die V. cava inferior eine Umleitung des Lebervenenbluts in der Regel nur unter Ausklemmung des hepatischen Abschnitts der V. cava inferior möglich war, wozu ein extraanatomischer Bypass für die Rückführung des Kavabluts notwendig wurde. Aigner et al. [1] konnten unter Verwendung eines neuentwickelten Kathetersystems eine regionale normotherme Leberperfusion bei der Behandlung von Patienten mit Malignomen der Leber erfolgreich anwenden. Eine hypertherme Perfusion, entsprechend den Bedingungen der Extremitätenperfusion, konnte jedoch nicht durchgeführt werden.

Die Indikation und die Ergebnisse der lokalen normothermen Leberperfusion sind mit den Ergebnissen der lokalen intraarteriellen Chemotherapie über Portsysteme oder implantierbare Pumpen vergleichbar, so daß wir dem zuletzt genannten, technisch ungleich einfacheren Verfahren den Vorzug geben.

Lungenperfusion

Creech et al. [5] waren wohl die ersten, die die regionale Lungenperfusion im Experiment und später in der Klinik bei 4 Patienten anwandten. Nachdem 2 der Patienten postoperativ verstarben, mußte die Methode in das experimentelle Stadium zurückgeführt werden. In der Folgezeit haben sie Pierpont und Blades [16] sowie Jacobs et al. [10] im Tierexperiment mit der regionalen Perfusion der Lunge beschäftigt. Johnston et al. [11] konnten die technischen Probleme im Tierexperiment beseitigen und ein neues, übersichtliches und reproduzierbares Modell zur Lungenperfusion vorstellen. Alle diese Versuche erlangten jedoch nicht die klinische Reife.

Beckenperfusion

Zur Perfusion der Beckenorgane werden die Aorta abdominalis und die V. cava inferior etwa 5 cm proximal der Bifurkation abgeklemmt und nach distal kanüliert. Zwei pneumatische Tourniquets werden jeweils am oberen Drittel des Oberschenkels angelegt, um eine Perfusion der Beine zu verhindern. Inoperable Rektumkarzinome, Harnblasentumoren oder Malignome des weiblichen Genitales konnten auf diese Weise palliativ behandelt werden [19]. Die Methode konnte bis zum gegenwärtigen Zeitpunkt jedoch keine klinische Verbreitung finden.

Hals- und Kopfperfusion

Die Methode wurde zur Behandlung von inoperablen Oropharynx- und Hirntumoren entwickelt. Bei der Perfusion der Hals- und Gesichtsregion erfolgen der arterielle Zufluß über die A. carotis externa und der venöse Rückfluß zur Herz-Lungen-Maschine über die V. facialis. Zur Perfusion des Gehirns wurden die A. carotis interna und die V. jugularis kanüliert [22]. Auch die Hals- und Kopfperfusion hat bis zum gegenwärtigen Zeitpunkt keine klinische Verbreitung erlangt.

Literatur

1. Aigner KR, Walther H, Tonn JC, Link KH, Schoch P, Schwemmle K (1984) Die isolierte Leberperfusion bei fortgeschrittenen Metastasen kolorektaler Carcinome. Onkologie 7: 13
2. Balch CM, Urist MM (1984) Intraarterielle Chemotherapie mit einer implantierbaren Infusionspumpe bei Lebermetastasen colorectaler Carcinome und Hepatomen. Chirurg 55: 485
3. Bengtsson G, Carlsson G, Hafström L, Jönsson PE (1981) Natural history of patients with untreated liver metastases from colorectal cancer. Am J Surg 141: 586
4. Cohen AM, Kaufmann SD, Wood WC (1985) Treatment of colorectal cancer hepatic metastases by hepatic artery chemotherapy. Dis Colon Rectum 28: 389
5. Creech O, Krementz ET, Ryan RF (1958) Chemotherapy of cancer: Regional perfusion utilizing an extracorporeal circuit. Ann Surg 148: 616
6. Ghussen F, Isselhard W (1984) The limit of hyperthermic strain on skeletal muscle tissue during regional perfusion. Res Exp Med 184: 115
7. Ghussen F, Nagel K, Isselhard W, Marx G, Wellart A, Müller EW (1982) Ein neues Verfahren zur isolierten regionalen Leberperfusion in vivo. Langenbecks Arch Chir 356: 251
8. Hottenrott C, Nagel K, Lorenz M (1986) Regionale Chemotherapie der Leber und Extremitäten. Standortbestimmung. Kehrer, Freiburg

9. Huber R, Helling HJ, Groth W, Pichlmaier H (1990) 10 Jahre hypertherme Extremitätenperfusion - Ein Erfahrungsbericht. Zentralbl Chir 115: 578
10. Jacobs JU, Fexner JM, Scott HW (1961) Selective isolated perfusion of the right or left lung. J Thorac Cardiovasc Surg 42: 546
11. Johnston MR, Minchin R, Shull JH, Thenot JP, Mc Manns BM, Terril R, Boyd MR (1983) Isolated lung perfusion with adriamycin. Cancer 52: 404
12. Krementz ET (1986) Regional perfusion. Current sophistication, what next? Cancer 57: 416
13. Kemeny MM, Goldberg D, Beatty D et al. (1986) Results of a prospective randomized trial of continuous regional chemotherapy and hepatic resection as treatment of hepatic metastases from colorectal primaries. Cancer 57: 492
14. Lahr CJ, Soong SJ, Cloud G, Smith J, Urist MM, Balch CM (1983) A multifactorial analysis of prognostic factors in patients with liver metastases from colorectal carcinoma. J Clin Oncol 1: 720
15. Niederhuber JE, Ensminger W, Gyves J, Thrall J, Walker S, Cozzi E (1984) Regional chemotherapy of colorectal cancer metastatic to the liver. Cancer 53: 1336
16. Pierpont H, Blades B (1960) Lung perfusion with chemotherapeutic agents. J Thorac Cardiovasc Surg 39: 159
17. Schraffordt-Koops H, Beekhuis H, Oldhoff J, Osterhuis JW, van der Ploog E, Vermey A (1981) Local recurrence and survival in patients with stage I malignant melanoma of the extremities after regional perfusion. Cancer 48: 1952
18. Shepard KV, Levin B, Karl RC, Faintuch J, DuBrow RA, Hagle M, Cooper RM, Beschorner J, Stablein D (1985) Therapy for metastatic colorectal cancer with hepatic artery infusion chemotherapy using a subcutaneous implanted pump. J Clin Oncol 3: 161
19. Shingleton WW, Parker RY, Mahaley S (1961) Abdominal perfusion of cancer chemotherapy with hypothermia and hyperthermia. Surgery 50: 260
20. Stehlin JS (1969) Hyperthermic perfusion with chemotherapy for cancers of the extremities. Surg Gynecol Obstet 129: 305
21. Sugarbaker P, Chang AE, Schneider PhD, Simpson C, Culnane M, Steinberg SM (1988) A prospective randomized trial of regional versus systemic continuous 5-fluorodoxyuridine chemotherapy in the treatment of colorectal liver metastases. Workshop: Progress in Regional Chemotherapy I Wien, 3.-5. November.
22. Woodhall B, Hall K, Mahaley S, Jackson J (1959) Chemotherapy of brain cancer. Experimental and clinical studies in localized hypothermic brain perfusion. Ann Surg 150: 640

4.8 Embolisation - Chemoembolisation

G. FRIEDMANN, W. GROSS-FENGELS

Bei einer fortgeschrittenen Tumorerkrankung mit Inkurabilität oder weitgehendst ausgeschöpfter Therapie ergibt sich des öfteren die Frage, wie sich das Tumorwachstum noch beeinflussen läßt, bestehende Schmerzen gelindert oder evtl. vorhandene Blutungen zum Stehen gebracht werden können. Bei diesen Überlegungen sind auch die Möglichkeiten interventioneller radiologischer Maßnahmen zu erörtern. Hierzu zählen im Rahmen der palliativen Tumortherapie die Embolisation der organversorgenden Gefäße, evtl. kombiniert mit der gleichzeitigen Injektion von Zytostatika. Diese Maßnahmen kommen v.a. bei Tumoren der Leber und Nieren, selten auch bei Tumoren im Kopf-Hals-Bereich, bei gynäkologischen Tumoren, Weichteiltumoren und Tumorblutungen in Betracht.

Die Voraussetzungen für Embolisationsmaßnahmen, die zur Verfügung stehenden Embolisationsmaterialien bzw. Medikamente, das technische Vorgehen, Indikationen, Kontraindikationen, Komplikationen und die zu erzielenden Ergebnisse werden für die einzelnen Organe bzw. Gefäßprovinzen besprochen.

4.8.1 Leber

Voraussetzung

Vor einer interventionellen Maßnahme an der Leber müssen die Lokalisation des Prozesses, seine Ausdehnung, ob er uni- oder multilokulär ist und die Funktionsfähigkeit des Restparenchyms bekannt und die Frage nach Aszites, einer evtl. schon vorhandenen Peritonealkarzinose oder einer bereits bestehenden Fernmetastasierung geklärt sein. Real-time-Sonographie und Computertomographie geben hierüber in Verbindung mit den klinisch-laborchemischen Befunden Aufschluß.

Da Anomalien der Leberarterien eine wirksame Embolisationsbehandlung erschweren können, ist vor einer derartigen Therapie eine genaue Kenntnis des arteriellen Versorgungstyps des Organs und des Portalkreislaufs erforderlich; hierfür eignet sich die intraarterielle DSA am besten.

Eine lehrbuchmäßige arterielle Versorgung liegt nur bei etwa 55% der Patienten vor. Bei den anderen Patienten muß mit aberranten oder akzessorischen Leberarterien gerechnet werden. Häufig besteht ein atypischer Abgang der A. hepatica dextra (R. dexter) aus der A. mesenterica superior oder der A. hepatica sinistra (R. sinister) der A. gastrica sinistra. Die einzelnen anatomischen Varianten und deren Häufigkeit sind der Tabelle 6 zu entnehmen [9, 57].

Embolisationsmaterialien und Zytostatika

Für eine Embolisation der Lebergefäße können etliche Substanzen verwendet werden. Die Auswahl richtet sich danach, ob ein temporärer oder ein permanenter Verschluß angezeigt ist und ob eine zentrale, eine periphere oder sogar eine kapillare

Tabelle 6. Anatomische Varianten der arteriellen Leberversorgung. (Sammelstatistik nach [57])

Anatomische Varianten	Häufigkeit [%]
A. hepatica sinistra aus der A. gastrica sinistra	20
A. hepatica dextra aus der A. mesenterica superior	14
A. hepatica communis aus der A. mesenterica superior	4
A. hepatica communis aus der Aorta	2
Truncus hepatolienalis (gemeinsamer Abgang der A. hepatica communis und der A. lienalis; isolierter Abgang der A. gastrica sinistra)	6
Truncus gastrolienalis (gemeinsamer Abgang der A. gastrica sinistra und der A. lienalis; isolierter Abgang der A. hepatica communis)	5
Truncus gastrohepaticus (gemeinsamer Abgang der A. gastrica sinistra und der A. hepatica communis; isolierter Abgang der A. lienalis)	1
Truncus coeliacomesentericus (gemeinsamer Abgang aller 4 Oberbauchgefäße)	1
Isolierter Abgang aller 4 Oberbauchgefäße direkt aus der Aorta	1
Zusätzliche A. hepatica dextra aus der A. mesenterica superior	2
Zusätzliche A. hepatica sinistra aus der A. gastrica sinistra	2

Okklusion angestrebt wird [29, 45, 47, 56, 70, 72]. Bewährt haben sich für die Maßnahmen besonders Gelatinewürfel (Gelfoam), Kunststoffpartikel (Ivalon), Metallspiralen, Okklusionsgele (Ethibloc) oder polymerisierende Gewebekleber.

Gelfoam

Es handelt sich um einen Gelatineschwamm, der in Würfel- oder Puderform appliziert wird. Die Partikelgröße kann vom Untersucher variiert werden. Meist werden die Würfel in eine Kantenlänge von 0,5-1,0 mm zugeschnitten. Mit noch kleineren Teilchen lassen sich Arterien mittlerer Größe okkludieren. Das Verschlußprinzip beruht auf mechanischer Verlegung und konsekutiver Thrombosierung. Histologisch wurden in der Umgebung von eingebrachten Gelfoampartikeln mäßige Fremdkörperreaktionen beobachtet. Aufgrund des Kohlenhydratcharakters der Substanz muß besonders bei proximaler Lage des Embolisats mit einer Rekanalisation gerechnet werden, die bereits nach 2 Tagen einsetzen kann. Zur definitiven Tumorembolisation ist daher die alleinige Anwendung von Gelfoampartikeln nicht geeignet, es sei denn, sie werden zusammen mit anderen Substanzen, z.B. bei der Chemoembolisation verwendet [29].

Gelfoampuder besitzt demgegenüber eine geringere Rekanalisationsneigung, da er aufgrund der geringen Partikelgröße von 50-150 µm auch kleine Arterien bzw. Arteriolen verschließt. Die Verteilung der Partikel ist allerdings nach Cho [12] sehr inhomogen. Um die Embolisation besser kontrollieren zu können, empfiehlt Clouse, den Gelfoampuder mit wäßrigen jodhaltigen Röntgenkontrastmitteln zu mischen [15].

Ivalon

Ivalonpartikel bestehen aus einem Polyvinylalkoholschaum; es gelingt damit eine weit nach peripher reichende permanente Okklusion von Gefäßen unter 100 µm Durchmesser. Nach Kontakt mit Blut oder Röntgenkontrastmittel dehnen sie sich rasch und erheblich aus; dies erfordert eine entsprechende Materialvorbereitung, um die Gefahr der Katheterokklusion zu vermeiden. Inzwischen gibt es sterile Suspensionen, die allerdings wie Gelfoam nicht röntgendicht sind, so daß der Zusatz wasserlöslicher Röntgenkontrastmittel zweckmäßig ist [11, 33, 75].
Die sterilen Suspensionen sind mit folgenden Partikelgrößen verfügbar:

a. 149-250 µm,
b. 250-590 µm und
c. 590-1000 µm.

Zur Leberembolisation werden überwiegend Partikel der Größe b., bei peripherer selektiver Katheterlage auch Partikel der Größe a. verwendet.

In der Literatur wird Ivalon gegenüber Gelfoam meist der Vorzug gegeben [13b, 14].

Spiralen (GAW-Coils)

Die Entwicklung von Stahlspiralen zur permanenten Gefäßokklusion geht auf Gianturco et al. [23] zurück. Verwendet werden meist 0,025-0,038 in = 0,6-0,9 mm starke Drähte, die in gestrecktem Zustand eine Länge von 3-5 mm besitzen. Dacron-Fäden an der Spitze beschleunigen die lokale Thrombosierung.

Zur palliativen Therapie von Lebertumoren sind diese Spiralen aufgrund ihres ausschließlich zentralen Okklusionstyps bei alleiniger Anwendung ungeeignet; sie werden daher mit anderen Embolisationen kombiniert verwendet oder zur Blockade bestimmter Stromgebiete bei atypischer Leberarterienanatomie benutzt [9, 56]. Inzwischen stehen auch koaxial plazierbare Mikrospiralen zur Verfügung.

Akrylkleber

Bucrylat und Histoacryl sind flüssige Gewebekleber, die sich über kleinlumige Katheter applizieren lassen und nach Kontakt mit im Blut vorhandenen Anionen polymerisieren. Der Polymerisationsbeginn und damit die Lokalisation des Verschlusses lassen sich durch die Zugabe von öligem Röntgenkontrastmittel (Lipiodol) steuern [24]. Mit einer Verschiebung des Mischungsverhältnisses zugunsten des Kontrastmittels wird der Verschluß von zentral nach kapillar verlagert. Stoesslein et al. [60] haben dabei folgende Polymerisationszeiten ermittelt:

Histoacryl-Kontrastmittel-Gemisch	Polymerisationszeit
1:1	3,2 ± 0,8 s
1:2	4,7 ± 4,5 s
1:3	7,5 ± 0,8 s
1:4	11,8 ± 1,5 s

Vor der Applikation sind Blut- oder Kochsalzreste im Katheter durch eine Spülung mit 50%iger Glukoselösung vollständig zu entfernen, um einen vorzeitigen, noch nicht beabsichtigten Gefäßverschluß zu verhindern; die Untersuchungstechnik ist daher sehr subtil und erfordert den Einsatz von Koaxial- oder Okklusionskathetern.

Die Akrylate führen zu einer mittelschweren entzündlichen Gefäßwandveränderung und zu perivaskulären Fremdkörperreaktionen. Sie werden daher im allgemeinen nur dann verwendet, wenn sich die Embolisation mit anderen Materialien als unzureichend erwies [2].

Ethibloc

Dieses Okklusionsgel ist mit einer hochkonzentrierten alkoholischen Lösung vermischt, die sich über das Kathetersystem einbringen läßt. Der Verschluß reicht je nach Applikationstechnik von den Hauptarterien bis in das Kapillargebiet. Zur Vermeidung eines Refluxes und zur Steuerung der Präzipitation müssen in der Regel Okklusionskatheter verwandt werden; ferner ist eine Vorinjektion von 40%iger Glukoselösung erforderlich.

Jaschke u. Hoevels [25] konnten mit diesem Material v.a. stärkere Blutungen der Leber beherrschen.

Weitere Materialien

Durch abwerfbare Silikonballons läßt sich an bis zu 9 mm starken Gefäßen ein rascher und vollständiger Verschluß erzielen [72]; da es hierbei jedoch zu keiner Ausschaltung der Peripherie kommt, besteht bei palliativer Leberembolisation kaum Bedarf für dieses Verfahren.

Japanische Autoren machten die Erfahrung, daß das ölige Kontrastmittel Lipiodol mit einer Tropfengröße von 10–150 μm nach intraarterieller Applikation über mehrere Monate im Tumorgewebe nachweisbar bleibt; dies veranlaßte sie, an Lipiodol gebundene Zytostatika als palliative Maßnahme in die Leberarterie zu injizieren [49].

Schließlich prüften Doppmann et al. [19, 20] die Möglichkeit, hochkonzentrierte Alkohollösungen zu injizieren; sie beobachteten im Tierexperiment nach intraarterieller Anwendung von Alkohol eine Ausfällung von Blutbestandteilen und Endothelläsionen mit thrombotischem Gefäßverschluß, aber auch sklerosierende Veränderungen an den Gallenwegen bis hin zur Obliteration, so daß vor einer breiteren unkritischen Anwendung dieser Methode zu warnen ist.

Ferner liegen Berichte über palliative Leberembolisationen mit Kollagen (Angiostat) lyophilisierter Dura mater, Silikonpartikeln und auflösbaren Zelluloseteilchen vor [5, 27].

Die arterielle Embolisationsbehandlung mit einer hochdosierten Zytostatikaapplikation zu verbinden liegt die Überlegung zugrunde, daß die Blutflußverlangsamung bzw. -unterbrechung mit protrahierter Freigabe des Chemotherapeutikums zu einem hohen Zytostatikagewebsspiegel im Tumorbereich bei geringer systemischer Belastung führt; des weiteren wird eine Wirkungsverstärkung der Zytostatika

Tabelle 7. Materialien und Zytostatika bei der Chemoembolisation (Auswahl)

Material	Menge	Autor
Primäres Leberzellkarzinom		
Fluorouracil Mitomycin C Gelfoampartikel	1 g 10 mg	Junyuan et al. [26]
Adriamycin Lipiodol oder Gelfoampartikel	60 mg 10 ml	Nakamura et al. [45]
Mitomycin C Adriamycin Gelfoampartikel	10 mg 20-40 mg	Takayasu et al [62]
Mitomycin C Adriamycin FUDR Ivalon 0,250-0,590 mm		Carrasco et al. [9]; Chuang u. Wallace [13b]
Mitomycin C oder Adriamycin Gelatinepartikel	10 mg 20 mg	Yamada et al. [74]
Metastasen[a]		
Mitomycin C FUDR Ivalon 0,250-0,590 mm		Chuang u. Wallace [13b]
Mitomycin C mikroverkapselt	10-30 mg	Kato et al. [27]
Mitomycin C FUDR Gelfoampartikel oder GAW-Spiralen	10-15 mg/m^2 100 mg/m^2	Patt et al. [50]
Fluorouracil Stärkemikrosphären	30 mg/kg KG	Pfeifer et al. [51]

[a] Weitere Substanzen in Abhängigkeit vom Primärtumor.

durch die auftretende Hypoxie vermutet, und schließlich wird angenommen, daß zelluläre Pumpmechanismen, die gegen ein Konzentrationsgefälle Zytostatika aus der Zelle eliminieren, blockiert werden [50, 53, 58, 59, 66].

Tabelle 7 gibt einen Überblick über die in Verbindung mit der Embolisationsbehandlung verwendeten chemotherapeutischen Substanzen [9, 26, 46, 62, 63].

Technisches Vorgehen

In Kenntnis der Gefäßanatomie werden spezielle Viszeral- oder Sidewinder-Katheter der Größe French 5 - French 6 in den Truncus coeliacus und/oder die A. mesenterica superior eingelegt. Zur Sondierung der weiter peripher gelegenen Leberarterienabschnitte sind Führungsdrähte mit beweglicher Seele oder Drähte mit einer progressiv-weichen Spitze (z.B. 0,035 in Bentson) erforderlich. Ferner haben sich koaxial plazierbare Mikrokatheter (Tracke 18) bewährt. Der nicht selten notwendige Katheterwechsel wird durch eine zu Beginn der Untersuchung im Punktionsbereich der Leiste eingeführte Schleuse erleichtert. Um eine vorzeitige Thrombosierung zu vermeiden, empfiehlt sich bei langwierigen Sondierungsmanövern die intraarterielle Gabe von 2500-5000 IE Heparin. Da die Möglichkeit eines iatrogen entstehenden Leberabszesses nicht auszuschließen ist, ist eine strenge Asepsis dringend geboten. Von einigen Autoren wird daher die prophylaktische i.v. Applikation von Antibiotika empfohlen, andere halten diese vorbeugende Maßnahme nicht für erforderlich [13 b, 14, 26, 44].

Bei endokrin aktiven Tumoren ist zu beachten, daß es unter der Embolisationsbehandlung zu einer krisenhaften Hormonausschüttung mit z.B. Bronchokonstriktion, Hypoglykämie und Blutdruckschwankungen kommen kann [56, 58].

Apparativ sollte für Katheterembolisationen eine DSA-Anlage zur Verfügung stehen, da durch die sofortige Bildverfügbarkeit die Sondierungsmanöver erleichtert werden, eine wiederholte Kontrolle des Embolisationseffekts im Verlauf der Untersuchung mit niedrigen Kontrastmittelmengen möglich ist, sich die Untersuchungsdauer merklich verkürzen läßt und so von einer Risikominderung ausgegangen werden darf.

Besteht aufgrund der Ausdehnung des Prozesses die Notwendigkeit, sowohl die den rechten als auch die den linken Leberlapppen versorgende Hauptarterie zu verschließen, sind zumindest 2 Sitzungen im Abstand von z.B. 4 Wochen erforderlich, um die Gefahr eines Infarkts von normalem Parenchym zu vermindern und evtl. zwischenzeitlich aufgetretene ausgedehntere Kollateralen bei der 2. Embolisation mit zu erfassen.

Indikationen und Kontraindikationen

Indikationen zur Embolisation bzw. Chemoembolisation sind gegeben [2, 3, 9, 13b, 31, 41, 61, 62, 65]:

1. als palliative Maßnahme bei nicht mehr operablen primären oder sekundären Lebertumoren (s. Abb. 23 und 24);
2. zur Behandlung nicht beeinflußbarer Schmerzzustände, von Blutungen, AV-Shunts oder arteriobiliären Fisteln;
3. präoperativ, wenn dadurch die Resektion eines Neoplasmas erleichtert wird;

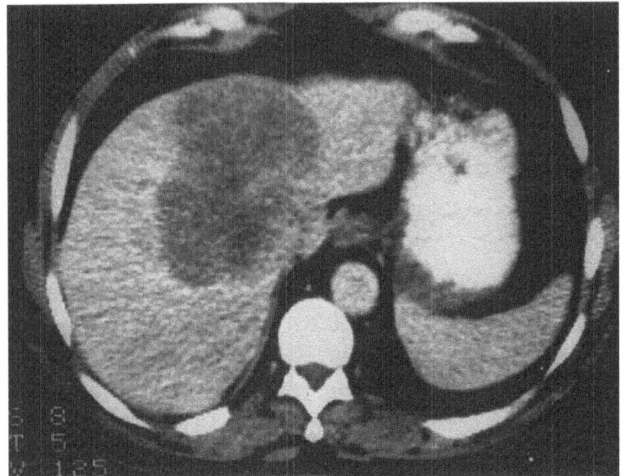

a

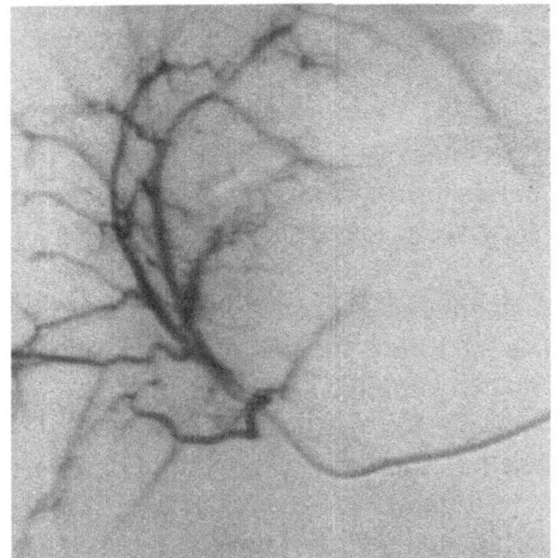

b

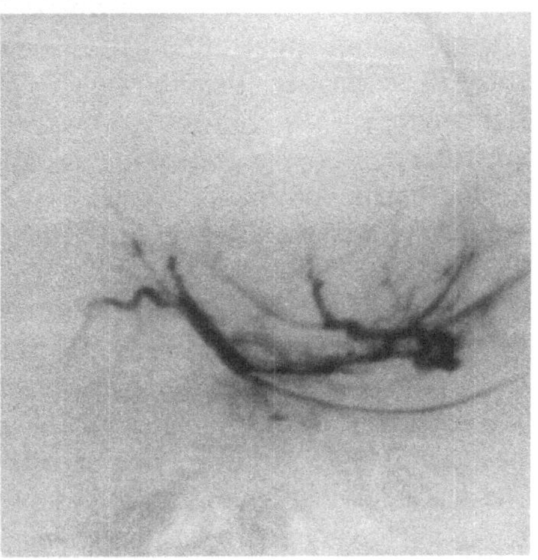

c

Abb. 23 a–c. 56jähriger Patient mit metastasierendem kolorektalen Karzinom. **a** CT der Leber nach oraler und intravenöser Kontrastmittelapplikation: ausgedehnte, zentral gelegene hypodense Raumforderung: **b** Intraarterielle DSA vor Embolisation der rechten Leberarterie: Verlagerung der rechten Leberarterie nach lateral, pathologische Gefäße im Tumorbereich: **c** Intraarterielle DSA nach Chemoembolisation mit kleinsten Ivalonpartikeln und Mitomycin: Okklusion der peripheren Tumorgefäße; die jetzt von der linken Leberarterie noch ausgehenden Tumorgefäße wurden 7 Wochen später embolisiert.

4. postoperativ, um verbleibende Tumorreste oder -rezidive zu beeinflussen;
5. als ergänzende Maßnahme bei systemischer Chemotherapie oder Radiatio;
6. als vorbeugende Maßnahme bei lokal vorgesehener Chemoperfusion mit dem Ziel, den Einstrom der zytotoxischen Substanz in nichttumortragende Abschnitte zu verhindern;
7. zur Ausschaltung hormonproduzierender Tumoren;
8. zur Behandlung nach einer Punktion oder postoperativ entstandener Aneurysmen und Blutungen;
9. zur Herabsetzung des Shuntvolumens bei Leberhämangioendotheliomen mit bestehender Herzinsuffizienz oder der Gefahr einer portalen Hypertension.

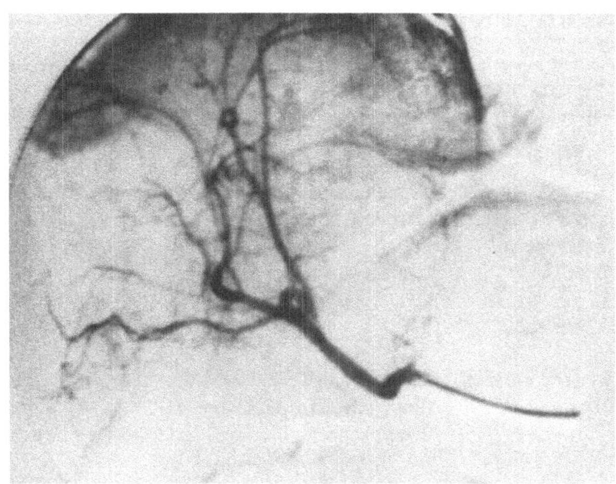

a

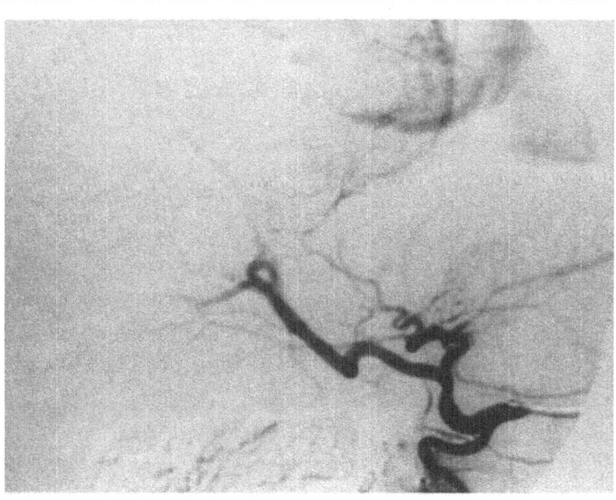

b

Abb. 24 a, b. 48jährige Patientin mit metastasierendem Sigmakarzinom, Metastasen im rechten und linken Leberlappen. **a** Intraarterielle DSA der rechten Leberarterie vor Embolisation: pathologische Tumorgefäße, „Encasement", Gefäßverlagerungen; **b** Intraarterielle DSA nach Embolisation mit Ivalon- und Gelfoampartikeln und Rückzug des Katheters in die A. hepatica communis: periphere Okklusion der rechten Leberarterie, freie Durchgängigkeit der A. gastroduodenalis

Von einer Embolisation sollte abgesehen werden bei [2]:

1. erheblich reduziertem Allgemeinzustand;
2. bekannten Hirn- und Lungenmetastasen;
3. einem vollständigen Verschluß der V. portae;
4. einer bereits fortgeschritteneren Leberzirrhose;
5. einer massiven Cholestase, insbesondere bei einem bereits eingetretenen Verschluß des Ductus hepaticus communis;
6. einer Tumorausdehnung, die 75% und mehr des Lebervolumens umfaßt;
7. Zustand nach portokavaler Shuntanlage.

In Tabelle 8 ist aufgelistet, welche Leberprozesse eher und welche weniger für eine Embolisationsbehandlung geeignet und dann mit einem höheren Risiko behaftet sind. Ferner sollte beachtet werden, daß vorangegangene chirurgische Eingriffe mit einer Unterbrechung peribiliärer und portaler Kollateralen das Risiko einer Leberabszeßbildung und Cholangitis bzw. Cholezystitis nach einer Embolisation erhöhen [17, 52].

Tabelle 8. Differentialindikationen zur Leber- bzw. Chemoembolisation

	geeignet	Weniger geeignet
Histologie	Metastasen endokrin aktiver Tumoren Metastasen kolorektaler Tumoren Leberzellkarzinom Metastasen von Mammakarzinomen	Melanommetastasen Metastasen von Bronchialkarzinomen
Zeitliche Sequenz	Spätmetastasen	Frühmetastasen
Portalsystem	Frei	Einbruch Verminderter portalvenöser Zustrom Verschluß eines Hauptasts
Gallenwege	Frei	Kompression Verschluß eines Hauptasts
Zweiterkrankung	Fehlend	Begleitende Leberzirrhose
Labor	Alkalische Phosphatase <45 U/l Albumin normal	Alkalische Phosphatase >45 U/l Albumin deutlich erniedrigt GOT>100 IE LDH>450 IE

Komplikationen

Komplikationen können sich einmal an der Punktionsstelle ergeben (Hämatom, Aneurysma, Dissektion, Infektion); im Bereich der sondierten Leberarterien ist deren möglichst atraumatische und aseptische superselektive Sondierung wichtig, um einen Reflux von Embolisat in die A. gastroduodenalis oder andere Viszeralarterienabschnitte zu vermeiden. Bei Patienten mit diffuser Leberparenchymerkrankung oder gestörtem Portalkreislauf besteht die Gefahr einer weiteren Beeinträchtigung der Leberfunktion bis hin zur Nekrose nichttumortragender Areale vor allem dann, wenn bei einer Cholestase der portalvenöse Zustrom vermindert ist und die Patienten auf eine intakte Versorgung über die Leberarterien angewiesen sind [19, 20].

Der nach einer Embolisation bei über 40% der Patienten im CT zu beobachtende Nachweis von intrahepatischem Gas ist nicht mit einer Infektion gleichzusetzen, es handelt sich hierbei um Kohlendioxid, das bei anaeroben Stoffwechselprozessen freigesetzt wird, um Sauerstoff des Oxyhämoglobins oder um mit dem Embolisationsgemisch injizierte kleine Luftblasen [10].

Hormonaktive Tumoren können mit einer plötzlichen Hormonfreisetzung reagieren, die durch eine entsprechende Vor- oder Begleittherapie möglichst zu unterdrücken oder abzuschwächen ist [58].

Im einzelnen ist mit folgenden Komplikationen zu rechnen: paralytischer bzw. reflektorischer Ileus oder Subileus 2-13%, Cholezystitis bis 19%, Leberabszeß bis 5,3%, Mesenterialarterieninfarkt bis 1,3%, Leberinfarkt mit Leberversagen bis 10%, hepatorenales Syndrom bis 2%, Milzinfarkt 2-4%, akute Pankreatitis 1,3-4%, Septikämie bis 2,7%, ischämische Kolitis bis 1,3%, hepatische Enzephalopathie 2-6,4% und arterielle Hypertonie bis 2% [2, 13b, 14, 17, 22, 63]. Die Angaben zur Letalität schwanken zwischen 0 und 3%.

Spezifische Komplikationen der Chemoembolisation sind gastroduodenale Ulzera und Enteritis bei Reflux des Chemoembolisats, sklerosierende Cholangitis, Myelodepression, Arteriitis und sekundäre proximale Thrombose sowie Leberparenchymstörungen durch chemotoxische Schädigung der Hepatozyten mit zirrhotischem Umbau.

Postembolisationssyndrom
Neben den bei sorgfältiger Indikation vielfach vermeidbaren oben genannten Komplikationen kommt es bei nahezu allen Patienten unmittelbar nach der Leberembolisation in unterschiedlicher Stärke zu Schmerzen im Oberbauch, Temperaturanstieg bis etwa 38,5°C, Übelkeit, Erbrechen, pleuralen Reizergüssen, Elektrolytstörungen und Dehydratationserscheinungen [14, 74].

Der Temperaturanstieg wird durch die einsetzende Tumornekrose erklärt und kann je nach Tumorgröße und Effektivität der Embolisation bis zu 3-6 Wochen anhalten. Auch eine Erhöhung des Harnsäurespiegels ist auf den Zellzerfall zurückzu-

Tabelle 9. Medikamentöse Zusatztherapie bei der Leberembolisation

Stoffgruppe	Chemische Kurzbezeichnung	Handelsname (Beispiel)
Analgetika[a]	Pentazocin	Fortal
	Indometacin	Amuno
	Morphin[b]	
	Buprenorphin	Temgesic
Lokalanästhetika	Procain (i. a.)	Novocain
Antiemetika	Triflupromazin	Psyquil
	Metoclopramid	Paspertin
Antipyretika	Azetylsalizylsäure	Aspirin
	Paracetamol	ben-u-ron
Urikostatika	Allopurinol	Zyloric
Infusionslösungen	Elektrolytlösungen	
	Glukoselösungen	
Varia	Kortikoide	

[a] ggf. Periduralanästhesie, Intubationsnarkose.
[b] Cave: Serotoninfreisetzung bei Karzinoidsysndrom.

Tabelle 10. Häufige Laborveränderungen bei der Leberembolisation (Auswahl)

Serumwert	Veränderung
GOT	Bis 10facher Anstieg
GPT	Bis 10facher Anstieg
LDH	Bis 5facher Anstieg
Cholinesterase	Abfall
Albumin	Abfall
PTT	Verlängerung
Quick	Abfall
Alkalische Phosphatase	Bis 4facher Anstieg
Bilirubin	Bis 4facher Anstieg
Kreatinin im Serum	Anstieg
Harnsäure im Serum	Deutlicher Anstieg
Leukozyten	Anstieg
CEA[a]	Deutlicher Abfall
α-Fetoprotein[a]	Deutlicher Abfall

[a] In Abhängigkeit vom Tumortyp.

führen. Ausreichende Flüssigkeitszufuhr einschließlich erforderlicher Elektrolytlösungen ist daher unbedingt zu beachten.

Tabellen 9 und 10 zeigen, welche medikamentöse Zusatztherapie empfohlen wird und zu welchen Veränderungen der Laborparameter es besonders häufig kommt [2, 13b, 16, 26, 39, 41, 52, 56, 58, 74].

Ergebnisse

Der Versuch, die außerordentlich ungünstige Prognose primärer und sekundärer Lebertumoren durch Embolisationsmaßnahmen zu verbessern, beruht auf der Überlegung und Kenntnis, daß primäre und sekundäre Lebertumoren ca. 90% ihrer Blutversorgung über die A. hepatica erhalten, während das normale Leberparenchym den Nährstoffbedarf ganz überwiegend über den portalen Kreislauf und nur zu 20-25% aus der Leberarterie bezieht, so daß bei intaktem Portalsystem der pathologische Befund über den arteriellen Weg am ehesten beeinflußt werden kann; dies belegen auch die histologischen, computertomographischen, laborchemischen und klinischen Befunde.

Tabelle 11. Ergebnisse der Embolisation und Chemoembolisation von Lebertumoren (Auswahl)

Autor	Jahr	Patienten	Histologie	Überlebenszeitrate	Technik
Chuang u. Wallace [13a]	1981	47	Metastasen	11,5 Monate (mediane)	Embolisation
Patt et al. [50]	1981	24	Metastasen	15 Monate (mediane)	Chemoembolisation
Yamada et al. [74]	1983	120	Leberzellkarzinom	61% (Überlebenszeitrate 6 Monate) 44% (Überlebenszeitrate 12 Monate)	Chemoembolisation
Clouse et al. [15]	1983	18	Varia	5 Monate (mediane)	Embolisation
Furui et al. [22]	1984	50	Leberzellkarzinom	50,7% (Überlebenszeitrate 12 Monate)	Chemoembolisation
Martensson et al. [39]	1984	8	Endokrine Metastasen	75% (Überlebenszeitrate 12 Monate)	Embolisation
Allison et al. [2]	1985	57			Embolisation
		12	Metastasen	7 Monate (mediane)	
		16	Leberzellkarzinom	9,5 Monate (mediane)	
		22	Endokrine Metastasen	15 Monate (mediane)	
Mitty et al. [44]	1985	18	Endokrine Metastasen	24 Monate (mediane)	Embolisation + systemische Chemotherapie
Ohishi et al. [49]	1985	97	Leberzellkarzinom	89% (Überlebenszeitrate 6 Monate) 69% (Überlebenszeitrate 12 Monate)	Chemoembolisation
Junyuan et al. [26]	1987	29	Leberzellkarzinom	76% (Überlebenszeitrate 6 Monate)	
Pfeiffer et al. [51]	1988	20	Metastasen + endokrine Metastasen	16,5 Monate (mediane)	

Durch eine „reine" Embolisationsbehandlung erreichten Chuang u. Wallace [13b] bei 47 Patienten mit Leberneoplasmen eine mediane Überlebenszeit von 11,5 Monaten. Yamada et al. [74] führten bei 120 Patienten mit inoperablen primären Leberzellkarzinomen eine Chemoembolisation durch. Die kumulative Überlebensrate betrug nach 1, 2 und 3 Jahren 44%, 29% bzw. 15%. Sie war bei einer Beteiligung der Portalvenen jedoch deutlich schlechter. Neunzig Prozent ihrer Patienten, die initial einen α-Fetoprotein-Spiegel von mehr als 400 ng/ml aufwiesen, zeigten nach der Embolisation einen deutlichen Abfall dieses Werts [74].

Allison [2] erreichte bei der Chemoembolisation hepatozellulärer Karzinome eine 12-Monats-Überlebensquote von 44-69% bei einer medianen Überlebenszeit von 9,5 Monaten.

Patt et al. [50] gaben bei alleiniger arterieller Chemoperfusion bei 55 Patienten mit Lebermetastasen kolorektaler Karzinome eine mediane Überlebenszeit von 8 Monaten, bei zusätzlicher Embolisation der Leberarterien jedoch von 15 Monaten an.

Im Vergleich zu den primären Leberzellkarzinomen und Lebermetastasen sind die Ergebnisse bei der Embolisationsbehandlung hormonproduzierender Tumoren etwas günstiger. Allison [2] erzielte hier bei 22 Patienten eine mediane Überlebenszeit von 15 Monaten, eine subjektive Besserung der Beschwerden in 91% und eine objektiv faßbare Tumorrückbildung in 82%. Martenssen et al. [39] beobachteten bei ihren entsprechend behandelten 8 Patienten stets eine signifikante Größenabnahme des Tumors und in 5 Fällen eine Rückbildung des Karzinoidsyndroms. Mitty et al. [44], die 18 Patienten mit hepatischen Karzinoidmetastasen embolisierten und daran eine systemische Chemotherapie anschlossen, sahen 17mal eine Besserung der klinischen Symptomatik, bei $^2/_3$ der Patienten einen deutlichen Abfall des Serotoninspiegels und eine mediane Überlebenszeit von 24 Monaten.

Die Ergebnisse der einzelnen Arbeitsgruppen sind in Tabelle 11 einander gegenübergestellt [2, 13b, 15, 22, 26, 39, 44, 49, 51, 74].

Wertung

Die Weiterentwicklung der Katheter- und Gerätetechnik und besser wirksamer Zytostatika hat die Möglichkeit interventioneller Maßnahmen zur palliativen Therapie der Lerbermalignome deutlich verbessert.

Die Implantation von Portsystemen bietet einen alternativen Weg zur Chemoperfusion der Leber gegenüber wiederholt transfemoral eingeführten Kathetern.

Tumorblutungen oder arteriobiliäre Fisteln lassen sich durch eine Embolisation mit vertretbarem Risiko effektiv behandeln.

Zur Leberembolisation werden häufig Ivalonpartikel unterschiedlicher Größe, vermischt mit wasserlöslichen jodhaltigen Kontrastmitteln oder Lipiodollösungen benutzt. Eine weitere Verbesserung der Embolisate ist wünschenswert.

Die reine Embolisationsbehandlung primärer und sekundärer Lebertumoren sollte mit Ausnahme zu versorgender Blutungen und Fisteln zugunsten der Chemoembolisation verlassen werden, da nach übereinstimmenden Mitteilungen der Literatur hierdurch bessere Ergebnisse zu erzielen sind, die sich in einer als signifikant angegebenen Abnahme der Tumorgröße, einem stärkeren Abfall der Tumormarker, einer Abschwächung der Tumoranfärbung im Angiogramm bzw. des Kontrastmittelenhancements im CT und einer Verlängerung der Überlebenszeit äußern. Dabei sind die Resultate bei der Chemoembolisation endokrin aktiver Tumoren günstiger als die bei Hepatomen und Metastasen [2, 39, 44].

Der lebensverlängernde Effekt ist bisher nicht gesichert, da randomisierte Studien fehlen und ein Vergleich mit den Befunden bei nicht entsprechend behandelten Patienten nur anhand früherer Mitteilungen in der Literatur möglich ist. Auch über die erzielte Lebensqualität liegen noch keine verbindlichen Aussagen vor, wenngleich den Patienten belästigende Symptome bei sorgfältiger Abwägung des Für und Wider zumindest vorübergehend gut beeinflußbar sind. Daraus folgt, daß die Indikation zu einer derartigen Behandlungsmaßnahme sehr sorgfältig unter Berücksichtigung aller zu erwartenden Vor- und Nachteile gestellt werden muß.

4.8.2 Niere

Bei der palliativen oder präoperativen Katheterembolisation maligner Nierentumoren müssen die besondere Gefäßarchitektur des Organs, das nicht zu unterschätzende Behandlungsrisiko und die unterschiedlichen Eigenschaften der Embolisate berücksichtigt werden.

Ziel der Embolisationsbehandlung nicht mehr oder nur begrenzt operabler Patienten ist es, evtl. bestehende Schmerzen zu lindern, eine anderweitig nicht beherrschbare Hämaturie zum Stehen zu bringen, das Tumorwachstum zu verlangsamen und eine ggf. vorliegende endokrine Tumoraktivität günstig zu beeinflussen [69].

Voruntersuchungen und Voraussetzungen zur Embolisation

Zur Entscheidung, ob eine Embolisationsbehandlung sinnvoll ist, müssen die Ergebnisse von Sonographie, Ausscheidungsurogramm und abdomineller Computertomographie vorliegen und die Frage einer möglichen pulmonalen, zerebralen oder ossären Metastasierung geklärt sein. Die seitengetrennte Jod-Hippuran Clearance gibt Aufschluß, inwieweit ein Verlust der tumortragenden Niere durch die Gegenseite kompensiert werden kann oder ob mit einer dialysepflichtigen Niereninsuffizienz zu rechnen ist. Die abdominelle arterielle Übersichtsaortographie und die selektive Renovasographie orientieren über eventuelle Polgefäße, pathologische Kollateralen, AV-Shunts und venöse Tumorthromben; sind hierfür größere Kontrastmittelmengen notwendig, ist auf eine ausreichende Hydration der Patienten zu achten.

Embolisationsmaterialien, technisches Vorgehen

Zur Embolisation von Nierentumoren wurden seit 1971 nach einer Zusammenstellung von Kaufmann u. Richter [30] 26 verschiedene Materialien empfohlen, die sich nach Partikelgröße, Röntgendichte, Viskosität, Okklusionsmechanismus, biologischem Verhalten, Rekanalisationsneigung und Applikationstechnik unterscheiden [5, 30, 35, 48, 64]. In größerem Umfang wurden folgende Substanzen benutzt: GAW-Spirale (s. Kap. I. 4.8,1, S. 150), Ivalonpartikel (s. Kap. I. 4.8.1, S. 150), Histoacryl, Alkohollösungen und Ethibloc (s. Kap. I. 4.8.1, S. 151, 152).

Die 95%igen Alkohollösungen gelangen aufgrund ihrer niedrigen Viskosität und fehlender Festpartikel bis weit in die Peripherie der zu embolisierenden Niere; sie bewirken starke Endothelschädigungen mit Koagulation der Gefäßwand, sekundärer Thrombose und perivaskulären Reaktionen. Die Injektionsmenge beträgt meist 15-25 ml. Anfänglich wurde der Alkohol über einfache Selektivkatheter appliziert; es sollte heute aber auf Okklusionskatheter nicht verzichtet werden, da die geringe Viskosität der Alkohollösungen einen extrarenalen Abstrom mit dann erheblichen Komplikationsmöglichkeiten begünstigt [37]. In letzter Zeit ist diese Form der Nierentumorembolisation deutlich rückläufig.

Besonders gut geeignet scheint Ethibloc zu sein, da hiermit von allen Embolisaten die günstigsten Ergebnisse mitgeteilt werden [29, 30, 55, 71]. Unter Okklusionsbedingungen läßt sich bei hohen Injektionsdrücken, wie an histologischen Präparaten nachgewiesen werden konnte, ebenfalls ein peripherer Verschlußtyp erreichen. Voraussetzung für ein optimales Resultat ist allerdings eine differenzierte Embolisationstechnik, die in der selektiven Sondierung der Nierenarterien, der Bestimmung des Embolisationsvolumens durch eine vorgeschaltete Okklusionsarteriographie, einer Vorinjektion von 40%iger Glukoselösung zur Verzögerung der Präzipitation und der Injektion des Embolisats bei geblocktem Ballon besteht.

Indikation und Kontraindikation

Die Indikation zur Embolisation von Nierentumoren wird heute enger gestellt als noch vor einigen Jahren. Dies gilt insbesondere für die *präoperative Embolisation,* die aufgrund der heute üblichen Operationstechnik mit transperitonealem Zugang statt des früheren Flankenschnitts an Bedeutung verloren hat [40]; sie beschränkt sich inzwischen auf sehr große Tumoren mit Einbruch in das perirenale Fettgewebe oder auf Tumoren mit nachgewiesenem Tumorzapfen in der V. renalis bzw. der V. cava inferior, und soll den Blutverlust mindern, die Präparation erleichtern und damit die Operationszeit verkürzen; die zusätzliche Verhinderung einer intraoperativen Tumorzellverschleppung mit Begünstigung der Metastasierung wurde mehrfach diskutiert, bisher jedoch nicht bewiesen.

Auch die Frage, ob bei der präoperativen Embolisation eine zentrale Okklusion der Nierenarterie ausreicht oder ebenfalls ein peripher-kapillarer Verschluß anzustreben ist, ist strittig [30, 42].

Die Nephrektomie sollte sich innerhalb der nächsten 24-28 h anschließen, da ab dem 2.-6. Tag der Tumor ödematös aufgequollen, weich und mechanisch leicht verletzbar ist [28].

Eine Indikation zur *palliativen Embolisation* inoperabler Nierenkarzinome (s. Abb. 25) ergibt sich bei massiver Hämaturie, zur Linderung schwerer Flankenschmerzen, bei lokal zwar operablen Patienten, deren Allgemeinzustand eine Nephrektomie jedoch nicht zuläßt, und zur Reduktion endokriner Tumoraktivität wie Parathormon (bei ektoper Lokalisation) oder Erythropoetin. Ein möglichst weit nach peripher reichender Gefäßverschluß ist in jedem Fall anzustreben, eine alleinige Okklusion der Nierenarterie ist nutzlos und ohne länger anhaltende Wirkung.

Kontraindikationen zur Tumorembolisation ergeben sich bei nicht zu erreichender korrekter selektiver Katheterlage, bei Pyurien und einer schon bekannten Hirnmetastasierung.

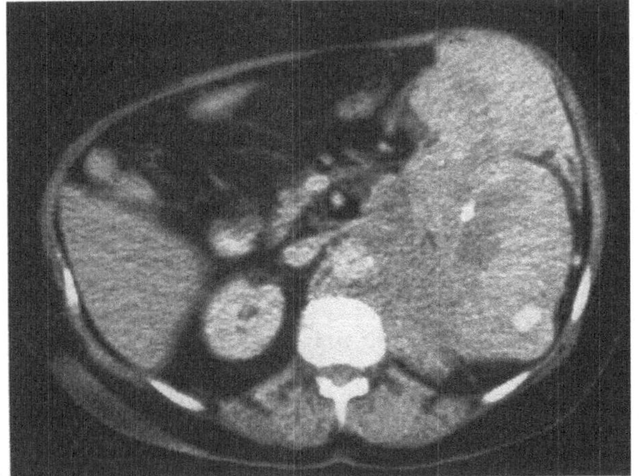

a

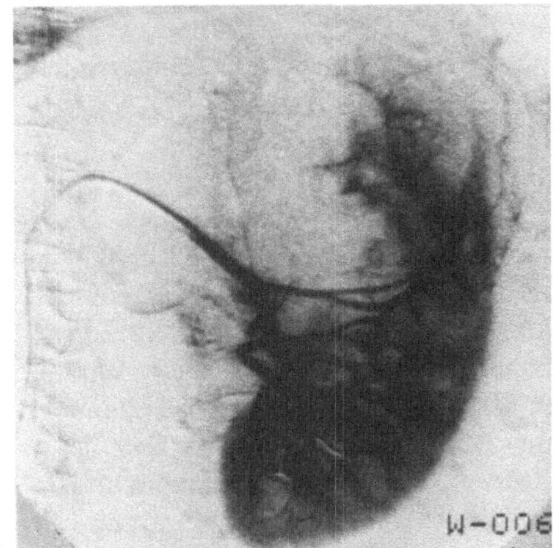

b

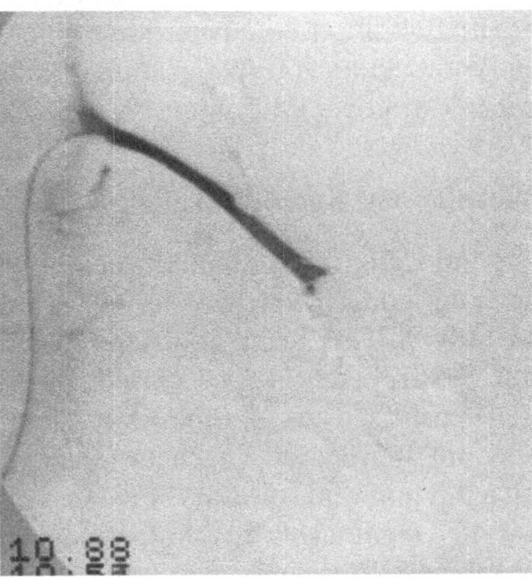

c

Abb. 25 a-c. 73jährige Patientin mit inoperablem linksseitigen Hypernephrom, erheblicher lokaler Druck- und Schmerzsymptomatik. **a** CT des Abdomens unter intravenöser Kontrastmittelgabe: Tumoreinbruch in das perirenale Fettgewebe, die Mesenterialwurzel und die Bauchwand, Ummauerung der Aorta abdominalis; **b** intraarterielle DSA der linken Niere: fleckige Parenchymkontrastierung im Tumorbereich, pathologische Gefäße im Nierenbecken und an der Kapsel; **c** Intraarterielle DSA nach Embolisation: zunächst periphere Embolisation mit kleinsten Ivalonpartikeln, anschließend Applikation von „Minicoils“

Komplikationen

Die Embolisation der Nierentumoren ist mit einer relativ hohen Komplikations- bzw. Nebenwirkungsrate belastet, die von dem verwendeten Embolisat, der Erfahrung des Untersuchers und dem Zustand des Patienten abhängt. Mit klinisch relevanten Komplikationen muß in 3-7% gerechnet werden. Sie ergeben sich vor allem durch Abschwemmen von Embolisat außerhalb des primären Zielgebiets, Herz-Kreislauf-Reaktionen, Infektionen und Thrombosen. Im einzelnen wurde über folgende Zwischenfälle berichtet: akutes Nierenversagen, Urämie aufgrund einer akuten tubulären Nekrose der kontralateralen Niere, Rechtsherzversagen, Mesenterialarterienverschluß, Spinalis-anterior-Syndrom, Hautnekrosen, Abszedierung im Tumorgebiet, Beckenarterien- bzw. -venenthrombose, Lungenembolie und Sepsis [1, 4, 18, 28, 30, 34, 37, 40, 43].

Ursachen für einen letalen Ausgang (1,7-4%) waren u.a. eine unbeeinflußbare hypertensive Krise mit Linksherzinsuffizienz und intrazerebraler Blutung, eine retroperitoneale Phlegmone, die transvenöse Verschleppung des Embolisats mit Lungenembolie, akutes Nierenversagen bei ungewollter Embolisation der kontralateralen Niere und exzessiv hohe Kontrastmittelapplikationen [34, 37, 40].

In Abhängigkeit vom verwendeten Embolisat überwiegen bestimmte Komplikationsarten. Bei zentraler Okklusion (GAW-Spirale, größere Gelfoampartikel) kann es besonders gegen Ende des Eingriffs durch die kürzer werdende Manipulationsstrecke in der A. renalis zur Fehlplazierung des Katheters und zum Reflux von Embolisat in die Aorta abdominalis kommen. Im proximalen Abschnitt der A. renalis liegende GAW-Spiralen können die operative Absetzung der Nierenarterien erheblich erschweren.

Umgehen Kollateralen die zentrale Okklusion, kann der Goldblatt-Mechanismus eine massive arterielle Hypertonie auslösen. Unsachgemäßer Umgang mit dem zur Okklusion verwendeten Ballonkatheter kann zur Nierenarterienruptur führen. Ethibloc, als Embolisat verwendet, ist mit einer vergleichsweise niedrigen Komplikationsrate behaftet, während Alkoholembolisationen besonders bei rechtsseitigen Tumoren mit großen AV-Shunts das Risiko einer schweren Lungenembolie beinhalten [37].

Ergebnisse

Bono u. Caresano [7] führten bei 99 Patienten mit Nierenzellkarzinomen eine Embolisation durch; in 81% schloß sich meist innerhalb von 24-48 h die Nephrektomie an; bei 87 der 99 Patienten ließ sich eine zufriedenstellende Unterbrechung des arteriellen Blutstroms messen. In den anderen Fällen verhinderte dies die extrarenale arterielle Tumorversorgung. Die Autoren verwandten Gelfoampartikel oder Kollagenfasern. Einen günstigen Effekt beobachteten sie besonders bei Patienten mit venösen Tumorthromben, welche nach der Intervention an Größe abnahmen.

Basche et al. [4] verglichen die Behandlungsergebnisse von 139 palliativ behandelten Patienten. Nach palliativer Nephrektomie (n = 57) betrug die durchschnittliche Überlebenszeit 10,6 Monate, bei 48 palliativ embolisierten Patienten im Durchschnitt 15 Monate. Unterschiede zugunsten der Embolisationsbehandlung wurden besonders bei Patienten der Tumorstadien T3 und T4 gesehen.

Kaufmann u. Richter [30] berichteten nach Anwendung der kapillaren Embolisation mit Ethibloc bei 6 von 39 Patienten eine durchschnittliche Überlebenszeit von 29 Monaten.

Andere Autoren geben mittlere Überlebenszeiten von 4 und 5 Monaten an, d.h., sie erreichten durch die palliative Embolisation keinen lebensverlängernden Effekt [2, 21].

Eindeutigere Ergebnisse finden sich für die palliative Embolisationstherapie von Tumorblutungen. Löhr u. Ross [37] konnten bei ihren 9 Patienten die Hämaturie beherrschen. Kaufmann u. Richter [30] erreichten durch kapillare Embolisation bei allen Patienten (n = 44) ein Sistieren der Hämaturie ohne Rezidivblutung, während bei 2 von 29 Patienten mit nur zentraler Okklusion (Gelfoam, GAW-Spirale) neuerliche Blutungen auftraten.

Wertung

Therapie der Wahl bei Nierenzellkarzinomen ist, wenn irgend möglich, die Nephrektomie. Sie stellt derzeit die einzig gesicherte kurative Maßnahme dar. Die präoperative und palliative Embolisation der Nierentumoren muß gesondert betrachtet werden.

Die Indikation zur präoperativen Embolisation wird aufgrund des heute meist üblichen transperitonealen Zugangs selten gestellt und in der Regel nur noch bei sehr großen, reich vaskularisierten Tumoren mit Kavabeteiligung gewünscht.

Markohämaturien lassen sich durch eine palliative Embolisation durchweg effektiv behandeln.

Auch eine anderweitig nicht zu beeinflussende lokale Druck- oder Schmerzsymptomatik kann ebenso wie eine pathologische Hormonausschüttung positiv beeinflußt werden und verbessert dadurch die Lebensqualität, wobei allerdings die Risiken der Methode zu berücksichtigen sind.

Inwieweit durch Embolisationsmaßnahmen eine echte Verlängerung der Überlebenszeit erreicht wird, bleibt strittig; im Einzelfall ist sie möglich, wenn eine weit nach peripher bis in das Kapillarbett reichende Embolisation gelingt.

4.8.3 Kopf-Hals-Bereich

Die Embolisation im Kopf-Hals-Bereich ist nur in seltenen ausgesuchten Fällen (s. unten) teils präoperativ, teils palliativ angezeigt [6, 36, 68, 73]. Profunde Erfahrungen in der selektiven supraaortalen Angiographie, genaue anatomische und pathophysiologische Kenntnisse des Gefäßsystems und der möglichen Zirkulationsverhältnisse, sicherer Umgang mit Embolisationsmaterialien und speziellen Kathetersystemen, geschultes Assistenzpersonal und eine leistungsfähige DSA-Anlage sind Grundvoraussetzungen. Zur Therapieplanung sind eine qualitativ hochwertige selektive Arteriographie der entsprechenden Gefäßprovinz und die Computertomographie unerläßlich. Zur Ödemprophylaxe wird eine 3tägige Behandlung mit 3 × 4 mg Decadronphosphat/Tag empfohlen.

Folgende Materialien kommen in der Regel zur Anwendung: Ivalon, Akrylate, Ethibloc und abwerfbare Silikonballons.

Bei Embolisationen im Stromgebiet der A. carotis externa ist genau zu prüfen, inwieweit ggf. Kollateralen und damit ein möglicher Embolisationsweg zu den Aa. carotis interna und vertebralis bestehen. Diese Kollateralen können u.U. erst unter der Embolisation aufgrund der sich ändernden Hämodynamik sichtbar werden, so daß kurzfristige intermittierende Kontrollangiographien unerläßlich sind. Zu bedenken ist ferner, daß auch die Vasa vasorum der Hirnnerven gefährdet sind, deren Schädigung bzw. Ausfall zu entsprechenden neurologischen Symptomen führen kann.

Bei einer präoperativen Embolisation sollten zwischen Gefäßokklusion und nachfolgender Operation mindestens 12–24 h liegen, da es in dieser Zeit zu einer

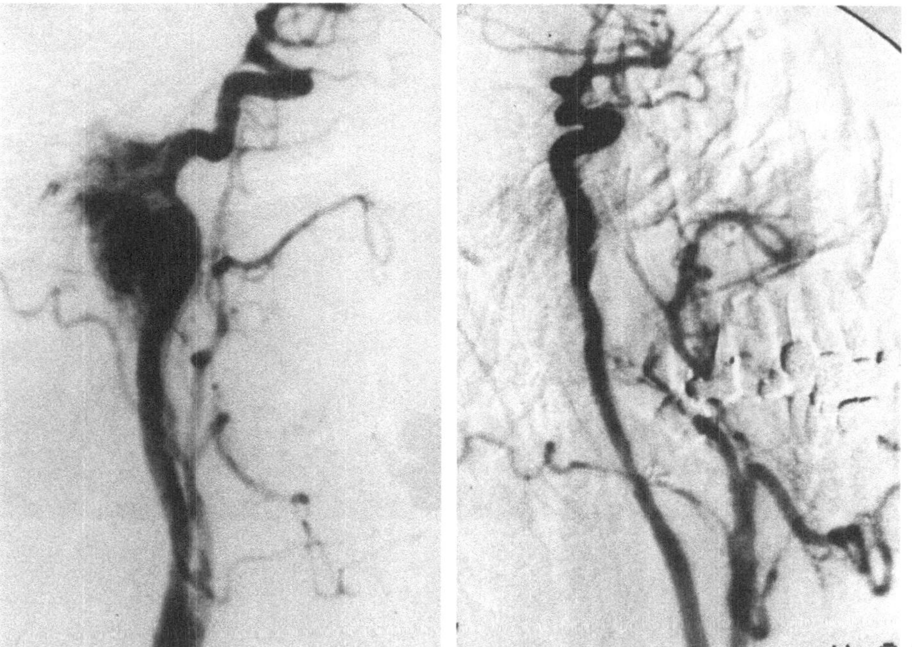

Abb. 26 a, b. 53jährige Patientin mit rezidivierendem, destruierend wachsendem Tumor des Glomus jugulare. **a** Intraarterielle DSA der A. carotis communis: deutliche Tumoranfärbung; **b** Intraarterielle DSA nach selektiver Embolisation der zuführenden Externaäste und Katheterrückzug in die A. carotis communis: vollständige Aufhebung der Tumoranfärbung, freie Durchgängigkeit der A. carotis interna sowie der nicht beteiligten Externaäste

noch fortschreitenden Thrombosierung der embolisierten Gefäße kommt. Auf der anderen Seite sollte wegen der Eröffnung vorgebildeter Kollateralen und einer eventuellen Rekanalisation mit der Operation nicht länger als 7 Tage gewartet werden.

Die meisten Berichte über Embolisation von Tumoren im Kopf-Hals-Bereich betreffen Meningiome (s. Abb. 27), Meningiosarkome, Glomustumoren (s. Abb. 26), tumorartige entstellende Gefäßmißbildungen, blutende juvenile Nasenrachenfibrome und nicht beherrschbare Blutungen aus inoperablen, Oropharynxkarzinomen.

Bei allen Eingriffen dieser Art ist eine enge interdisziplinäre Zusammenarbeit erforderlich; wegen des hohen technischen Aufwands sollten Embolisationen dieser Art hierauf spezialisierten radiologischen Einrichtungen vorbehalten bleiben.

4.8.4 Beckenbereich

Treten bei inoperablen Tumoren im Becken lebensbedrohliche Blutungen auf, die sich durch Tamponade und konservative Therapie nicht mehr beherrschen lassen, sind chirurgische Maßnahmen ausgeschöpft oder durch eine vorangegangene Strahlentherapie erschwert, oder befinden sich die Patienten in einem deutlich reduzierten Allgemeinzustand mit durch die Chemotherapie beeinträchtigter Immunlage, bietet sich die Embolisation als eine effektive Behandlung mit geringer Invasivi-

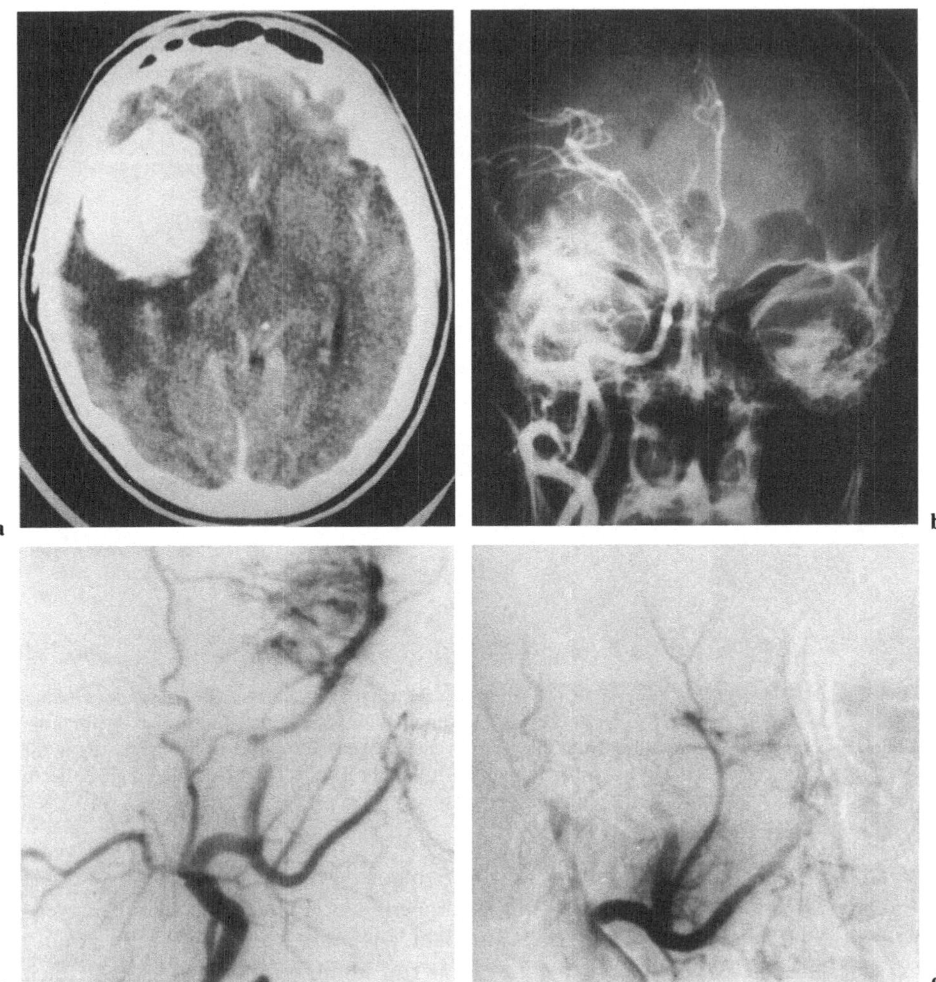

Abb. 27 a–d. Ausgedehntes Meningiomrezidiv bei einer 35jährigen Patientin. **a** CT des Schädels mit intravenöser Kontrastmittelgabe: deutliche Kontrastmittelanreicherung des Tumors, perifokales Ödem, Verlagerung der Mittellinie; **b** konventionelle Blattfilmangiographie: deutlicher „Tumorblush", ausgeprägte Verlagerung der A. cerebri media; **c, d** nach selektiver Sondierung der zuführenden Externaäste periphere Applikation von kleinsten Ivalonpartikeln. Der Tumor konnte wenige Tage später vollständig operativ entfernt werden, Rückbildung der neurologischen Symptomatik

tät an. Entsprechende Berichte liegen über Blasenkarzinome, gynäkologische Tumoren, Prostatakarzinome, Rektumkarzinome, Weichteil- oder Knochensarkome (s. Abb. 28) und Metastasen vor [8, 38]. Eine weitere Indikation wird bei therapieresistenten Schmerzen durch ausgedehnte Knochenmetastasen mit erheblicher Weichteilreaktion gesehen.

Die arterielle Versorgung der Beckenorgane erfolgt hauptsächlich über die beidseitige A. iliaca interna. Darüber hinaus können auch die A. mesenterica inferior, die A. sacralis media und die A. iliaca externa an der Tumorversorgung beteiligt sein; in

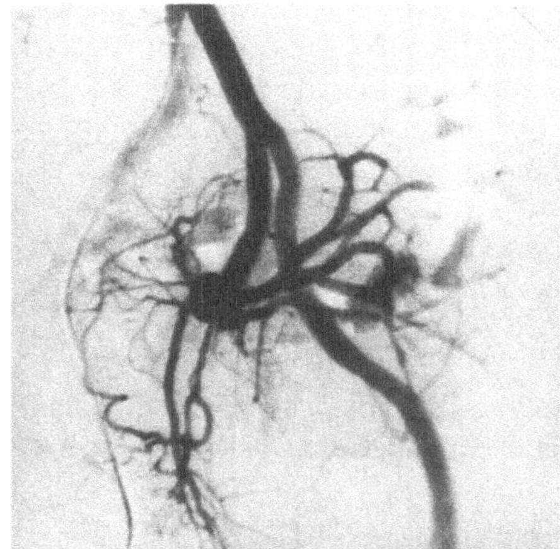
a

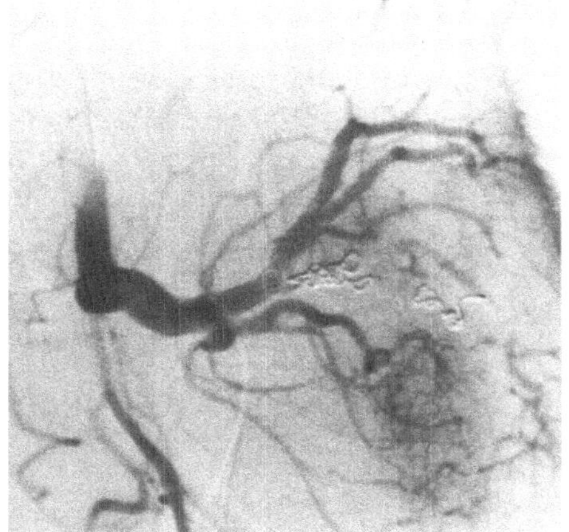
b

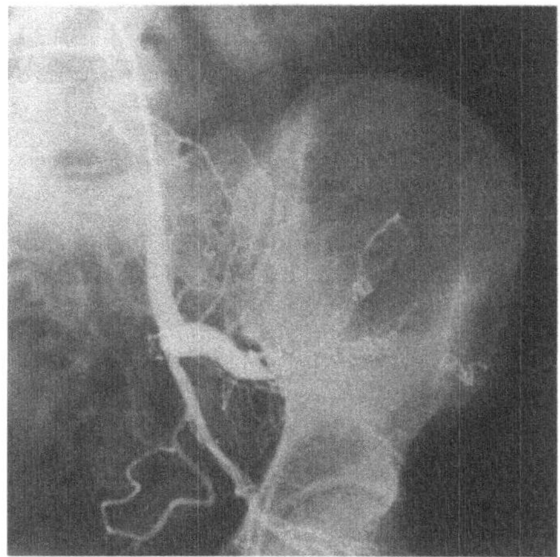
c

Abb. 28a-c. 59jährige Patientin mit rezidivierendem Angiomyoliposarkom in den dorsolateralen Beckenweichteilen links. **a** Intraarterielle DSA der linken A. iliaca interna vor der präoperativen Embolisation: erhebliche Hypertrophie der zuführenden Tumorgefäße, mäßige Tumoranfärbung; **b, c** Zustand nach Embolisation mit Ivalonpartikeln mittlerer Größe und GAW-Spiralen (nach Angaben des Operateurs wurde der erneute Eingriff durch die vorherige Embolisation erleichtert)

seltenen Fällen versorgen auch pathologische Gefäße aus der A. iliaca communis oder der A. profunda femoris den Tumor.

Prätherapeutisch muß eine Beckenübersichtsarteriographie mit Darstellung des Abgangs der A. mesenterica inferior, ergänzt durch eine selektive Darstellung der A. iliaca interna, vorliegen; erfolgt letztere nach Drehung des Patienten zur kontralateralen Seite, erleichtert dies die Zuordnung der einzelnen Internaäste; das anteriore Gefäßbündel versorgt vornehmlich die inneren Beckenorgane, das posteriore mehr die Glutäalmuskulatur.

Zur Embolisation werden verschiedene Materialien wie GAW-Spirale, Gelfoampartikel oder hochkonzentrierte Alkohollösungen empfohlen. Als besonders geeignet müssen Ethibloc, Akrylate und Ivalonpartikel angesehen werden. Die Plazierung der Embolisate hat auch hier möglichst peripher, blutungsnah zu erfolgen. Zeigt die Kontrollangiographie nach erfolgter Embolisation einen Kontrastmittelaustritt aus einem weiteren zuführenden Gefäß der Gegenseite, so ist die superselektive Sondierung und Embolisation auch dieses Internaasts notwendig.

Bei einer zentralen Embolisation der A. iliaca interna ist zu beachten, daß die Gegenseite - abgesehen von einer Notsituation aufgrund einer fortbestehenden Blutung - zur Vermeidung ischämischer Komplikationen erst nach einem 2-3tägigen Intervall verschlossen werden sollte, um die sonst bestehende Gefahr großflächiger Muskel- und Hautnekrosen zu vermeiden. Darüber hinaus ist an die Möglichkeit eines Refluxes mit peripherem Abstrom des Embolisats in die Becken-Bein-Strombahn zu denken. Schließlich besteht die Gefahr einer Schädigung des N. femoralis, des N. ischiadicus und des Plexus sacralis.

Nach Klose et al. [32] lassen sich karzinombedingte Blutungen im Versorgungsgebiet der A. iliaca interna in mehr als 75% beherrschen. Vier ihrer 26 Patienten überlebten die ersten 12 Monate; blutungsfreie Zeiten von bis zu 31 Monaten wurden beobachtet.

Rezidivblutungen machen ggf. Wiederholungsbehandlungen erforderlich; aufgrund der vorangegangenen Embolisation ist dabei mit einer atypischen Gefäßversorgung zu rechnen.

Varna et al. [67] sahen bei 4 ihrer 5 Patienten mit Hypernephrommetastasen einen Rückgang der Schmerzen und eine Besserung des Lokalbefunds.

Im Vordergrund steht bei Embolisationsmaßnahmen im Beckenbereich somit eindeutig die Blutung; sie läßt sich zumeist beherrschen, so daß die Notwendigkeit des Blutersatzes deutlich vermindert werden kann und sich gleichzeitig auch das subjektive und objektive Befinden der Patienten bessert.

4.8.5 Lungentumoren

Bei malignen primären oder sekundären Lungen- bzw. Bronchialtumoren kann es zu rezidividierenden, lebensbedrohlichen Hämoptysen kommen. Sistiert die Blutung unter konservativer Therapie nicht, und ist auch ein chirurgisches Vorgehen aufgrund des schlechten Allgemeinzustands oder technischer Probleme nicht sinnvoll, sollte die Möglichkeit einer Embolisation der Bronchialarterien erwogen werden.

Die Gefäßversorgung tumoröser Lungenprozesse erfolgt hauptsächlich über die Bronchialarterien; beteiligt können aber auch die A. subclavia, A. thoracica interna, A. phrenica inferior, die Aa. intercostales und mitunter die A. pulmonalis durch Arrosion sein.

Zur genauen Tumor- bzw. Blutungslokalisation tragen neben den Thoraxübersichtsaufnahmen vor allem die Computertomographie und die Bronchoskopie bei.

Vor der Angiographie müssen die Herz-Kreislauf-Situation stabilisiert und die Überwachung des Patienten durch einen Anästhesisten gesichert sein.

Die Angiographie beginnt mit der Darstellung des Aortenbogens in DSA-Technik zur Beurteilung der Aorta thoracica und der supraaortalen Gefäßabgänge. Daran schließt sich die selektive Sondierung der Bronchialarterien an, die etliche anatomische Varianten aufweisen können. Rechts gehen die Bronchialarterien in der Regel von einem gemeinsamen Truncus intercostobronchialis im posterolateralen Abschnitt der Aorta thoracica in Höhe des BWK 5 ab. Links befinden sich die Ostien der 1-2, oder selten mehr, Bronchialarterien meist an der ventralen Zirkumferenz der Aorta thoracica in Höhe der BKW 4-8. In 90% liegen die Abgänge der Bronchialarterien zwischen BWK 4 und 6. Die normalerweise schmallumigen Bronchialarterien können bei Tumoren hypertrophieren; dies erleichtert dann die Sondierung. Die prätherapeutische Bronchialarteriographie soll Aufschluß über Art und Umfang der Tumorversorgung und möglicher spinaler Seitenäste geben. Darüber hinaus gelingt u.U. eine direkte Darstellung der Blutungsquelle mit Kontrastmittelextravasation. Die Mitkontrastierung von Rr. spinales stellt nach Ansicht der meisten Autoren wegen der Gefahr einer Rückenmarkschädigung eine Kontraindikation zur Embolisation der jeweiligen Bronchialarterien dar.

Zur Embolisation muß eine sichere, möglichst periphere Lage der Katheterspitze gewährleistet sein, um einen Reflux von Embolisat in die Aorta und insbesondere evtl. naheliegende Spinalarterien zu verhindern. Läßt sich eine stabile Katheterposition nicht erzielen, ist von einer Embolisationsbehandlung abzusehen.

Als Embolisate werden vor allem Gelfoam, Akrylat und Ethibloc eingesetzt.

Unter der Embolisation kann es zu retrosternalen Schmerzen und Dysphagien kommen. Neurologische Komplikationen sollen nach Angaben einiger Autoren bei der rechtsseitigen Bronchial- bzw. Interkostalarteriographie besonders in Höhe des BWK 5 häufiger sein.

Remy et al. [54] behandelten 55 Patienten im blutungsfreien Intervall und 49 Patienten während der akuten Blutung; bei 41 der 49 Patienten (84%) sistierte die Blutung unmittelbar nach der Embolisation; bei 6 dieser Patienten (15%) traten innerhalb von 2-7 Monaten Rezidivblutungen auf.

Die Embolisation der Bronchialarterien als palliative Maßnahme sollte insgesamt gesehen nur bei lebensbedrohlichen, anderweitig nicht beherrschbaren Hämoptysen angewandt werden; bei etwa 4/5 der Patienten ist durch die radiologische Intervention mit einem Stop der Blutung zu rechnen, wobei die Behandlungsrisiken zu beachten sind und eine subtile angiographische Technik Voraussetzung ist.

Literatur

1. Alavi JB, Mc Lean GK (1983) Hypertension with renal carcinoma. An effect of arterial embolization. Cancer 52: 169-172
2. Allison DJ, Jordan H, Hennessy O (1985) Therapeutic embolization of the hepatic artery: A review of 75 procedures. Lancet I: 595-599
3. Attali P, Houssin D, Roche A, Buffet C, Bismuth H, Etienne JP (1984) Hepatic arterial embolization for malignant hypercalcemia in hepatocellular carcinoma. Dig Dis Sci 29: 466-469
4. Basche S, Leisering W, Kachel R (1988) Die Bedeutung der Embolisationstherapie für die Prognose des Nierenzellkarzinoms. In: Schneider GH, Vogler E (Hrsg) Digitale bildgebende Verfahren. Springer, Berlin Heidelberg New York Tokyo
5. Bechtel W, Wright KC, Wallace S, Mosier B, et al. (1986) An experimental evaluation of microcapsules for arterial chemoembolization. Radiology 161: 601-604
6. Berenstein A, Kricheff II (1979) Catheter and material selection for transarterial embolization: Technical considerations. Radiology 132: 619-630
7. Bono AV, Caresano A (1983) The role of embolization in the treatment of kidney carcinoma. Eur Urol 9: 334-337
8. Braedel HU, Zwergel U, Knopp W (1984) Embolization of pelvic bone metastases from renal cell carcinoma. Eur Urol 10: 380-384
9. Carrasco Ch, Soo CS, Chuang VP, Wallace S (1983) Transcatheter management of hepatic neoplasms. Appl Radiol 12: 47-48, 50, 52-54
10. Carroll BA, Walter JF (1983) Gas in embolized tumors: An alternate hypothesis for its origin. Radiology 147: 441-444
11. Cataneda-Zuniga WR, Sanchez R, Amplatz K (1978) Experimental observations on short and long-term effects of arterial occlusion with ivalon. Radiology 126: 783-785

12. Cho KJ, Lunderquist A (1983) Experimental hepatic artery embolization with gelfoam powder. Invest Radiol 18: 189-193
13 a. Chuang VP, Wallace S (1981) Hepatic artery embolization in the treatment of hepatic neoplasms. Radiology 140: 51-58
13 b. Chuang VP, Wallace S (1983) Interventional approaches to hepatic tumor treatment. Semin Roentgenol 18: 127-135
14. Chuang VP, Wallace S, Soo CS, Charnsangavej C, Bowers T (1982) Therapeutic ivalon embolization of hepatic tumors. AJR 138: 289-294
15. Clouse ME, Lee RGL, Duszlak EJ, Lokich JJ et al. (1983) Peripheral hepatic artery embolization for primary and secondary hepatic neoplasms. Radiology 147: 407-411
16. Coldwell D, Roth H, Mortimer J, Press O, Nance D, Harley J, Goldman M (1988) Alternation in liver function tests after hepatic arterial embolization. Proc Annu Meet Am Soc Clin Oncol 7: A422
17. Coldwell DM, Hottenstein DW, Ricci JA, Wengert PA (1985) Emphysematous cholecystitis as a complication of hepatic arterial embolization. Cardiovasc Intervent Radiol 8: 36-38
18. Cox GG, Lee KR, Price HI, Gunter K, Noble MJ, Mebust WK (1982) Colonic infarction following ethanol embolization of renal-cell carcinoma. Radiology 145: 343-345
19. Doppman JL, Girton M, Vermess M (1982) The risk of hepatic artery embolization in the presence of obstructive jaundice. Radiology 143: 37-43
20. Doppman JL, Girton ME (1984) Bile duct scarring following ethanol embolization of the hepatic artery: An experimental study in monkeys. Radiology 152: 621-626
21. Ekelund L, Karp W, Mansson W, Olsson AM (1981) Palliative embolization of renal tumors: follow-up of 19 cases. Urol Radiol 3: 13-18
22. Furui S, Otomo K, Itai Y, Iio M (1984) Hepatocellular carcinoma treated by transcatheter arterial embolization: Progress evaluated by computed tomographie. Radiology 150: 773-778
23. Gianturco C, Anderson JH, Wallace S (1975) Mechanical devices for arterial occlusion. AJR 124: 428-435
24. Goldman ML, Philip PK, Sarrafizadeh MS (1984) Bucrylate, a liquid tissue adhesive for transcatheter embolization. Appl Radiol: 89-94
25. Jaschke W, Hoevels J (1988) Control of hepatic tumor hemorrhage by transcatheter embolization with Ethibloc. Acta Radiol 29: 15-19
26. Junyuan G, Zhicheng H, Pengcheng L, Daoyu H (1987) Intraarterielle Chemotherapie und Embolisierung der Arteria hepatica bei primären Lebercarcinomen. Röntgenpraxis 40: 211-214
27. Kato T, Nemoto R, Mori H, Takahashi M et al. (1981) Arterial chemoembolization with mitomycin C microcapsules in the treatment of primary or secondary carcinoma of the kidney, liver, bone and intrapelvic organs. Cancer 48: 674-680
28. Kauffmann GW, Rohrbach R, Richter G, Rossweiler J, Sommerkamp H (1984) Nierentumorembolisation. Fortschritte, Erfahrungen und Komplikationen. Urologe 23: 109-116
29. Kaufmann G, Richter G (1988) Embolisationsmaterialien. In: Günther R, Thelen M (Hrsg) Interventionelle Radiologie. Thieme, Stuttgart
30. Kaufmann G, Richter G (1988) Embolisation der Niere. In: Günther R, Thelen M (Hrsg) Interventionelle Radiologie. Thieme, Stuttgart
31. Kim Th, Chuang V, Ricketts R, Zaatari G et al. (1986) Improved surgical resectability of childhood hepatic malignancies by primary transcatheter embolization. Proc Am Soc Clin Oncol 5: 203
32. Klose KJ, Thelen M, Günther R, Wanek R (1981) Transcatheter embolization in pelvic malignancy. A summary of 26 cases. Ann Radiol 24: 390-393
33. Lammer J, Justich E, Schreyer H, Ebner F (1983) Therapeutische Embolisation mit Polyvinylalkohol (Ivalon). Klinische Erfahrungen. Röntgenblätter 36: 152-157
34. Lammer J, Justich E, Schreyer H, Pettek R (1985) Complications of renal tumor embolization. Cardiovasc Intervent Radiol 8: 31-35
35. Lang EK (1984) Transcatheter embolization of renal tumors with 1-124 particies. Digitale Bilddiagn 4: 165-170
36. Lasjaunias P (1980) Nasopharyngeal angiofibromas: Hazards of embolization. Radiology 136: 119-123
37. Löhr E, Ross S (1985) Embolisationstherapie von Nierentumoren-Erfahrungen an einem Krankengut von 60 Patienten. Radiologe 25: 354-358

38. Löhr E, Schmitt-Neuerburg P, Heckemann R (1985) Embolisationstherapie von primären Weichteiltumoren und metastatischen Raumforderungen im Beckenbereich. Radiologe 25: 359-363
39. Martensson H, Nobin A, Bengmark S, Lunderquist A, Owman T, Sanden G (1984) Embolization of the liver in the management of metastatic carcinoid tumors. J Surg Oncol 27: 152-158
40. Marx FJ, Chaussy C, Moser E (1982) Grenzen und Gefahren der palliativen Embolisation inoperabler Nierentumoren. Urologe (Aus. A) 21: 206-210
41. Mathias K, Löffler T, Hoffmann G, Hausamen T (1986) Radiologischer Beitrag zur Behandlung primärer und sekundärer Lebertumoren. Radiologe 26: 129-136
42. Mazer MJ, Baltaxe HA, Wolf GL (1981) Therapeutic embolization of the renal artery with Gianturco coils: limitations and technical pitfalls. Radiology 138: 37-46
43. Milewski JB, Malewski AW, Malanowska S, Borkowski A, Skowronski IA, Tomankiewicz Z, Sawicka E (1981) Spinal cord damage as a complication of renal artery embolization in patients with renal carcinoma. Int Urol Nephrol 13: 221-229
44. Mitty HA, Warner RRP, Newman LH, Train JS et al. (1985) Control of carcinoid syndrome with hepatic artery embolization. Radiology 155: 623-626
45. Nakamura H, Hashimoto T, Oi H, Sawada S (1987) Hepatic embolization through periportal collaterals: Balloon occlusion technique. AJR 148: 626-628
46. Nakamura H, Hashimoto T, Oi H, Sawada S (1988) Iodized oil in the portal vein alter arterial embolization. Radiology 167: 415-417
47. Nakao N, Miura K, Takahashi H, Ohnishi M et al. (1986) Hepatocellular carcinoma: Combined hepatic, arterial, and portal venous embolization. Radiology 161: 303-307
48. Nemoto R, Kato T, Iwata K, Mori H, Takahashani M (1981) Evaluation of therapeutic arterial embolization in renal cell carcinoma using microencapsulated mitomycin C. Urology 17: 315-319
49. Ohishi H, Uchida H, Yoshimura H, Ohue S et al. (1985) Hepatocellular carcinoma detected by iodized oil. Radiology 154: 25-29
50. Patt YZ, Chuang VP, Wallace S, Hersh EM et al. (1981) The palliative role of hepatic arterial infusion and arterial occlusion in colorectal carcinoma metastatic to the liver. Lancet: 349-350
51. Pfeifer KJ, Eibl-Eibesfeldt B, Huber RM, Kenn RW, Mangel E, Mayr B (1988) Mikroembolisation von Lebermetastasen. In: Schneider GH, Vogler E (Hrsg) Digitale bildgebende Verfahren. Springer, Berlin Heidelberg New York Tokyo
52. Powell-Tuck J, McIvor J, Reynolds KW, Murray-Lyon IM (1984) Prediction of early death after therapeutic hepatic arterial embolization. Br Med J (Clin Res) 288: 1257-1259
53. Quinn MF, Lundell CJ, Daniels JR, Vegh GB, Engelson ET (1988) Transpancreatic catheterization of the right hepatic artery for chemoembolization using a new infusion system. Cathet Cardiovasc Diagn 14: 115-117
54. Remy J, Arnaud A, Fardou H, Giraud R, Voisin C (1977) Treatment of hemoptysis by embolization of bronchial arteris. Radiology 122: 33-37
55. Richter GM, Kauffmann GW, Wimmer B (1985) Die kapilläre Embolisation des blutenden Nierentumors. Ein ungewöhnlicher Fallbericht. Radiologe 25: 364-370
56. Schild H (1988) Embolisation der Leber. In: Günther R, Thelen M (Hrsg) Interventionelle Radiologie. Thieme, Stuttgart
57. Schoenemann B (1981) Anomalien der Arterien im Oberbauch und ihre chirurgische Relevanz. Inaugural-Dissertation, Med. Fakultät, Universität Köln
58. Schultheis KH (1985) Embolisation - Chemoembolisation. Beitr Onkol 21: 201-228
59. Seifart W, Waigand J, Booss HJ, Slisow W, Uhlig F (1986) Chemoembolisation der A. hepatica kombiniert mit intraportaler Zytostatikum-Infusion. Ein neues Konzept für die regionale Chemotherapie von Lebermetastasen. Arch Geschwulstforsch 56: 445-450
60. Stoesslein F, Ditscherlein G, Romaniuk PA (1982) Experimental studies on new liquid embolization mixtures (Histoacryl-Lipiodol, Histoacryl-Panthopaque). Cardiovasc Intervent Radiol 5: 264-267
61. Suzuki K, Kono N, Ono A, Osuga Y et al. (1988) Transcatheter arterial chemo-embolization for humoral hypercalcemia of hepatocellular carcinoma. Gastroenterol Jpn 23: 29-36
62. Takayasu K, Moriyama N, Muramatsu Y, Suzuki M et al. (1984) Hepatic arterial embolization for hepatocellular carcinoma. Radiology 150: 661-665
63. Takayasu K, Moriyama N, Muramatsu Y, Suzuki M et al. (1984) Splenic infarction, a complica-

tion of transcatheter hepatic arterial embolization for liver malignancies. Radiology 151: 371-375
64. Toelle E, Cramer BM (1983) Klinische Erfahrungen mit der arteriellen Embolisation von Nierentumoren mit Äthanol. Urologe [A] 22: 208-212
65. Triller J, Schröder R (1985) Perkutane intraarterielle Infusion und Embolisation von Lebermetastasen kolorektaler Karzinome. Fortschr Röntgenstr 143: 307-315
66. Tylen U, Dah E, Fredlund P (1981) Angiography after temporary inhibition of blood flow followed by intraarterial 5-fu infusion in the treatment of liver metastases. Acta Radiol 22: 15-23
67. Varna J, Huben RP, Wajsman Z, Pontes JE (1984) Therapeutic embolization of pelvic metastases of renal cell carcinoma. J Urol 131: 647-649
68. Vogelsang H, Schmidt RC (1980) Therapeutische Embolisation von kraniofazialen und spinalen Gefäßfehlbildungen sowie von Gefäßtumoren. Dtsch Aerztebl 14: 881-886
69. Wallace S, Chuang VP, Swanson D, Bracken B, Hersh EM, Ayala A, Johnson D (1981) Embolization of renal carcinoma. Radiology 138: 563-570
70. Wallace S, Charnsangavej, Ch, Carrasco CH, Bechtel W (1984) Ethanol for hepatic artery embolization. Radiology 152: 821-822
71. Weber J, Kaufmann J, Kult K (1984) Palliative Nierentumorembolisation mittels Jodoel-markiertem Ethibloc. Fortschr Röntgenstr 141: 384-389
72. White RI, Kaufmann SL, Barth KH, DeCaprio V et al. (1979) Embolotherapy with detachable silicone balloons. Radiology 131: 619-627
73. Wilner HI, Lazo A, Metes JJ, Beil KA et al. (1987) Embolization in cataclysmal hemorrhage caused by squamous cell carcinomas of the head and neck. Radiology 163: 759-762
74. Yamada R, Sato M, Kawabata M, Kakatsuka H, Nakamura K, Takashima S (1983) Hepatic artery embolization in 120 patients with unresectable hepatoma. Radiology 148: 397-401
75. Zollikofer Ch, Castaneda-Zuniga WR, Galliani C, Rysavy JA et al. (1980) Therapeutic blockade of arteries using compressed ivalon. Radiology 136: 635-640

4.9 Immuntherapie

H.O. KLEIN

4.9.1 Einleitung

Es gibt zwei hauptsächliche zelluläre Immunmechanismen, die bei der Abwehr und Zerstörung von Krebszellen eine wesentliche Rolle spielen: die spezifische und die natürliche zellvermittelte Abwehr. Die *spezifische* zellvermittelte Abwehr wird durch T-Zellen ausgeführt, die *natürliche* zellvermittelte Abwehr durch natürliche „Killerzellen" (NK-Zellen), natürliche zytotoxische (NC) Zellen, (durch Lymphokine) aktivierte „Killerzellen" (LAK-Zellen) und antikörperabhängige „Killerzellen" (K-Zellen) und Makrophagen.

NK-Zellen sind große granuläre Lymphozyten (LGL, large granular lymphocytes), die beim Menschen die Oberflächenmarker CD16 und NKH1 (Leu 19) tragen. Sie gehören nicht den T-Zellen an, d.h. sie sind CD3-negativ. Es gibt darüber hinaus auch noch eine Untergruppe von T-Zellen, die eine NK-ähnliche Aktivität aufweisen. Um ihre zytolytische Wirkung zu erzielen, brauchen NK-Zellen nicht die Exprimierung von Klasse-I- oder -II-Molekülen des Haupthistokompatibilitätskomplexes (MHC major histocompatibility complex) auf der Oberfläche von Zielzellen [37].

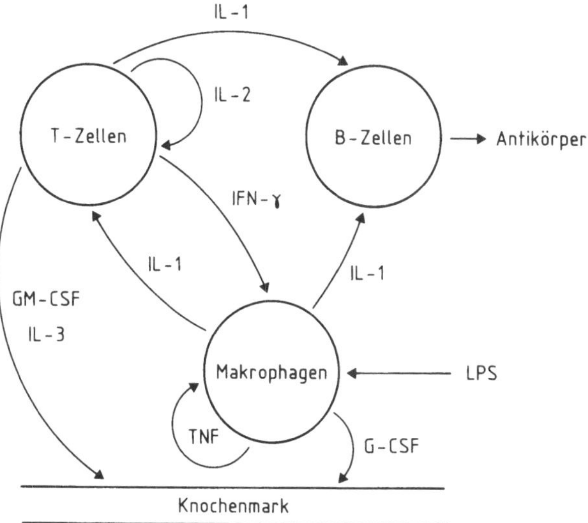

Abb. 29. Netzwerk des Immunsystems. Lipopolysaccharide *(LPS)* und andere bakterielle Stoffe initiieren die Freisetzung von Tumornekrosefaktor *(TNF)*, Interleukin 1 *(IL-1)* und Granulozyten-Koloniestimulierendem Faktor *(G-CSF)* bei Makrophagen. TNF selbst initiiert ebenfalls die Freisetzung von IL-1, das T-Zellen direkt oder indirekt aktiviert. Die aktivierten T-Zellen produzieren Interleukin 2 *(IL-2)* - ein T-Zell-Wachstumsfaktor -, Granulozyten-Makrophagen-Koloniestimulierender Faktor *(GM-CSF)*, Interleukin 3 *(IL-3)*, Interleukin 4 *(IL-4)* - ein B-Zell-Wachstumsfaktor - und Gammainterferon *(IFN-γ)*. IFN-γ aktiviert Makrophagen und verstärkt deren LPS-induzierte TNF-Freisetzung. TNF stimuliert ebenfalls die IL-1- und die GM-CSF-Produktion in Endothelzellen und Fibroblasten. (Nach [62])

Experimentell konnte gezeigt werden, daß NK-Zellen zytozid gegenüber Zellen von Primärtumoren und Metastasen in vivo und in vitro sind. Patienten mit verschiedenen Erkrankungen, die mit einer niedrigen NK-Zell-Konzentration vergesellschaftet sind, entwickeln häufiger maligne Erkrankungen. Etwa $^1/_3$ aller Patientinnen mit unbehandeltem Mammakarzinom weist im peripheren Blut eine deutlich erniedrigte NK-Zell-Aktivität auf [17]. Adoptiver Transfer von NK-Zellen oder deren Stimulation führen zu einem gesteigerten Antitumoreffekt (Lit. bei [52]).

Darüber hinaus gibt es fundierte Hinweise, daß Makrophagen bei tierischen und menschlichen Tumoren aktiv an der Tumorzell-Lyse beteiligt sind und durch Lymphokine und andere Substanzen aktiviert werden können [74, 86].

Aktivierte Makrophagen exprimieren HLA-DR (MHC-Klasse II), produzieren Superoxidanionen und sezernieren zytolytische Proteasen, den Tumornekrosefaktor, Interleukin 1 und den Granulozyten-Kolonie-stimulierenden Faktor (G-CSF, Granulocyte colony stimulating factor; Abb. 29 [32, 44, 59, 62].

4.9.2 Tumor und Haupthistokompatibilitätskomplex (MHC)

Eine wirksame Immunabwehr setzt voraus, daß eine Tumorzelle als fremd erkannt wird. Das bedeutet, daß neben der Exprimierung von tumorassoziiertem(n) Antigen(en) auch die Exprimierung des Rezeptors des MHC-Klassen-I- bzw. II erfolgt.

MHC ist der Haupthistokompatibilitätskomplex (major histocompatibility complex), der für membraneigene individualspezifische Glykoproteine kodiert. Die MHC-Gene liegen beim Menschen auf dem kurzen Arm des Chromosoms 6. Proteine der Klasse I kommen auf allen kernhaltigen Zellen vor und lassen sich serologisch in A, B und C unterteilen. Es besteht ein ausgeprägter Polymorphismus, d.h. für einen Genlocus lassen sich mehrere mit arabischen Zahlen bezeichnete Allele (variable Genprodukte) nachweisen. MHC-Klasse-II-Proteine kommen vorwiegend auf Lymphozyten und Makrophagen vor. Sie werden vom D-Locus kodiert.

Tumorzellen, die neben dem MHC-Klasse-I-Rezeptor auch ein tumorassoziiertes Antigen exprimieren, werden von zytotoxischen Lymphozyten erkannt und zerstört. Tumorzellen, die neben dem MHC-Klasse-II-Rezeptor auch ein tumorassoziiertes Antigen exprimieren, werden von T-Helfer-Zellen erkannt. Ihre Zerstörung kann dann über Effektorzellen, z.B. NK-Zellen, erfolgen, obschon die Zytolyse durch diese Zellen nicht unbedingt an die Exprimierung des MHC-Klasse-II-Rezeptors gebunden ist.

Es gibt zahlreiche theoretische Möglichkeiten für eine Tumorzelle, einer Immunüberwachung zu entgehen:

1. durch Nichtexprimierung des MHC-Klasse-I- oder -II-Rezeptors,
2. durch unvollständige Exprimierung des MHC-Klasse-I- oder II-Rezeptors,
3. durch partiell oder total veränderte Ausbildung des MHC-Klasse-I- oder II-Rezeptors,
4. durch Schwäche oder keine Exprimierung eines tumorassoziierten Antigens.

Untersuchungen an menschlichen Tumoren haben in den letzten Jahren ergeben, daß Zellen kolorektaler Karzinome zu einem Drittel den MHC-Klasse-I-Rezeptor nicht ausprägen. In 44% findet sich dagegen eine Exprimierung des MHC-Klasse-II-Rezeptors. Es zeigte sich jedoch auch, daß Tumorzellpopulationen sehr heterogen reagieren: Neben Tumorarealen mit keiner bis geringer Exprimierung des MHC Klasse I und II finden sich Tumorzellen mit normaler Ausprägung [12, 58, 68].

Neueste Ergebnisse zeigen nun, daß wahrscheinlich das c-myc-Onkogen bei der sog. „down-regulation“ des MHC-Klasse-I-Rezeptors beteiligt ist [77]. Bei menschlichen Melanomzellen konnten die Autoren nachweisen, daß Zellen mit höchster c-myc-Aktivität gar keine oder nur eine sehr geringe Ausprägung des MHC-Klasse-I-Rezeptors aufwiesen.

In diesem Zusammenhang ist eine Untersuchung von Agnantis u. Spandidos [2] sehr interessant. Diese Autoren untersuchten an zahlreichen menschlichen Tumoren mit monoklonalen Antikörpern gegen die Onkogenprodukte p 21 des H-ras-Onkogens und p 62 des c-myc-Onkogens, inwieweit diese Proteine vorhanden waren. In nahezu 100% der untersuchten Tumoren (Kolon-, Mammakarzinome) ließen sich beide Onkogenprodukte nachweisen. Weitere Untersuchungen müssen nun zeigen, ob zwischen c-myc-Aktivität und Exprimierung des MHC-Klasse-I- oder -II-Rezeptors ein Zusammenhang besteht.

4.9.3 Untersuchungen zu Immunreaktionen in regionalen Lymphknoten

Bei den meisten Karzinomen sind die regionalen Lymphknoten die erste Station, in der sich Metastasen finden. Dabei sind in der Regel die Lymphknoten betroffen, die dem Primärtumor besonders nahe gelegen sind. Voraussetzung für das Angehen von Metastasen sind veränderte immunologische Reaktionen in den Lymphknoten und besondere biologische Charakteristika der metastasierenden Tumorzellen.

Mononukleäre Zellen der regionalen Lymphknoten können eine erfolgreiche Abwehr gegen Tumorzellen aufbauen und stellen auf diese Weise eine erste Barriere gegen die Metastasierung dar. Es zeigte sich jedoch, daß die regionalen Lymphknoten heterogen auf Tumoren reagieren. Lymphknoten, die dem Primärtumor besonders nahe benachbart sind, zeigten z. B. bei Patienten mit malignem Melanom eine Unterdrückung ihrer funktionellen Immunkompetenz, während regionale Lymphknoten, die weit vom Tumor entfernt waren, eine noch normale funktionelle Abwehrfähigkeit aufwiesen [16, 42]. Die Funktion des Immunsystems wurde mit Immunhistologie, Mitogenstimulation, mittels Reaktion auf Alloantigene und Lymphokine in vitro an Gewebe von Lymphknoten, die in der Lymphabflußregion des Primärtumors (malignes Melanom, Mammakarzinom) gelegen waren, geprüft. Lymphknoten, deren funktionelle Immunkompetenz unterdrückt war, enthielten hohe Anteile von T-Suppressor-Zellen [41]. Eine deutlich abgeschwächte Immunreaktion in Lymphknoten, die im Abflußgebiet eines malignen Tumors lagen, wurde auch bei Patienten mit Sarkomen, Mamma- und Kolonkarzinomen beobachtet [21, 29, 39, 85].

Der Mechanismus, der zur Unterdrückung der Immunreaktion in regionalen sehr tumornahen Lymphknoten führt, ist komplex und kann durch mehrere Faktoren, die einzeln oder gemeinsam wirken, ausgelöst werden, wie z. B. durch lösliche Tumorantigene [36] oder durch zirkulierende Immunkomplexe [40]. Weitere wesentliche Faktoren werden im folgenden beschrieben.

Suppressorfaktoren der Tumorzellen

Immundefekte können beim Menschen durch Faktoren bewirkt werden, die von Tumorzellen selbst sezerniert werden. Schwarz [78] fand, daß Zellen eines malignen Melanoms des Menschen einen Faktor produzieren und sezernieren, der die Aktivität von Interleukin 1 und NK-Zellen inhibiert. Roth et al. [71] konnten aus menschlichem Tumorgewebe verschiedensten Ursprungs Glykoproteine isolieren, die die Funktion mononukleärer Zellen im peripheren Blut unterdrücken. Hersey et al. [38] zeigten, daß der Überstand von Zellkulturen menschlicher Melanomzellen Faktoren enthielt, die die Produktion von Interleukin 2 durch T-Helfer-Zellen unterdrückt. Die Interleukin-1-Bildung wurde dagegen nicht beeinflußt. Von großem klinischem Interesse ist die Beobachtung, daß die höchste Suppressoraktivität von Melanomzellen stammte, die beim Patienten ein schnelles Tumorwachstum aufwiesen.

Szuro-Sudol u. Nathans [81] fanden heraus, daß zahlreiche menschliche Tumoren Faktoren sezernieren, die bei Makrophagen die Freisetzung von Superoxidanionen blockieren. Schließlich wiesen Cianciolo et al. [14] bei menschlichen Tumoren einen Faktor nach, der Beziehungen zum retroviralen Strukturprotein p 15 (E) hat.

Dieser Faktor inhibiert die Chemotaxis von Makrophagen. Keong et al. [45, 46] untersuchten den Überstand eines menschlichen primären hepatozellulären Karzinoms, das in vitro gezüchtet werden konnte. Sie fanden Hinweise darauf, daß die Tumorzellen Stoffe bilden, die die Aktivität von NK-Zellen blockieren und darüber hinaus T-Suppressor-Zellen aktivieren.

T-Suppressor-Zellen
T-Suppressor-Zellen sind bedeutende Modulatoren im komplexen Netz des Immunsystems [28]. Bei malignen Erkrankungen finden sie sich in großem Ausmaß - zirkulierend im peripheren Blut oder in Lymphknoten, die dem malignen Tumor benachbart sind. Sie sind mitverantwortlich für die funktionell abgeschwächte Immunreaktion bei Patienten mit malignem Melanom [42, 89] und osteogenem Sarkom [91]. Die operative Entfernung des Primärtumors führte bei Patienten mit malignem Melanom wieder zu einer Normalisierung der T-Suppressor-Zell-Aktivität [89].

Prostaglandin E_2
Prostaglandin E_2 (PGE_2) hat im Immunsystem eine regulierende Funktion. Es wird u.a. von Makrophagen synthetisiert und sezerniert. Bei Patienten mit malignen Tumoren finden sich häufig deutlich erhöhte PGE_2-Werte im Serum, so z. B. bei Patienten mit nichtkleinzelligem Bronchial-, Mamma- und Nierenzellkarzinom (Lit. bei [31]). Darüber hinaus zeigte sich, daß maligne Tumoren PGE_2 synthetisieren [31]. Jedoch nicht immer ist bei Tumorpatienten die Quelle erhöhter Serum-PGE_2-Spiegel der Tumor selbst, sondern es sind Makrophagen [31]. Dies gilt für Tumoren unterschiedlichsten Ursprungs [82, 92].

PGE_2 wirkt hemmend auf die Proliferation menschlicher Lymphozyten durch Inhibition der Interleukin-2-Synthese und damit von Interleukin-2-abhängigen Lymphozyten ([7-11, 19, 22-24], weitere Lit. bei [83]). Interleukin 2 wird von T-Helfer-Zellen produziert und führt zur numerischen Expansion sog. LAK-Zellen (lymphokine activated killer cells). Deshalb vermag eine PGE_2-bedingte Suppression von Interleukin 2 zu einer tiefgreifenden Störung des Immunsystems zu führen.

Stimulation des Immunsystems

Spezifische Immunreaktionen gegen autologe Tumoren sind beim Menschen nachgewiesen worden (Lit. bei [61]). Tumorassoziierte Antigene sind aber nur schwach ausgebildet und erscheinen variabel in einer Tumorzellpopulation (Lit. bei [64]). Eine *spezifische* zellvermittelte Abwehr ist daher kaum möglich. Deshalb konzentriert sich die Suche auf effektive Methoden zur Stimulierung der *natürlichen* zellvermittelten körpereigenen Abwehr.

Eine große Zahl von Substanzen ist bislang bezüglich ihrer Immunmodulation untersucht worden (Tabelle 12). Im folgenden sollen kurz einige Substanzen näher beschrieben werden.

Interferone
Nach der heute gültigen Klassifikation werden 3 Interferontypen unterschieden: Alpha-, Beta- und Gammainterferon. Vom Alphainterferon wurden bislang 22 Untertypen beschrieben. Alphainterferon wird von Leukozyten und lymphoblastoiden

Tabelle 12. Verschiedene Ebenen der Immunantwort. Mögliche Angriffspunkte für eine Immunstimulation. (Nach [23])

Angriffspunkt	Möglicher Wirkungsmechanismus	Bekannte Substanzen
Antigenpräsentation	Aufnahme und Prozessierung des Antigens; Expression der MHC-Antigene	Bestandteile der mikrobiellen Zellwand Interferone
Antigenerkennung	Verbesserung der intrazellulären Signalübermittlung im Sinne einer Optimierung ohnehin ablaufender Reaktionen	
Lymphozytenaktivierung	Expression von Interleukin-2-Rezeptoren Synthese von Interleukin 2 und anderen Lymphokinen	Gammainterferon? Interleukin 1
Klonale Expansion	Aktion von Interleukin 2; Verstärkung von T-Helfer-Funktionen	Interleukin 2
Rekrutierung von T-Vorläufer-Zellen	Thymusabhängige Funktion Thymushormone? Dendritische Zellen des Thymus?	 Thymosinfraktion 5 Thymosin α_1
Induktion von zytotoxischen T-Lymphozyten	Thymusabhängig IL-1- und IL-2-abhängig	Isoprinosin (?) Thymosine THF, STF u.a. Thymushormone Interleukin 2
Steigerung per se unspezifischer, aber spezifisch steuerbarer Effektormechanismen	Aktivierung von Makrophagen (Phagozytose, Fc- und C3b-Rezeptoren, MHC-Komplex, sekretorische Leistungen) Rekrutierung von Monozyten und Makrophagen	Mikrobielle Antigene Interferone (Gammainterferon, Levamisol?, Bestatin?) M-CSF CM-CSF
NK-Zellen	Rekrutierung und Aktivierung	Interferone (Gammainterferon) Interleukin 2
Granulozyten	Aktivierung und Rekrutierung	Neutrophil migration inhibitory factors (NIF)? GM-CSF

Zellen Betainterferon von Fibroblasten und Gammainterferon von aktivierten T-Zellen gebildet. Alle Interferone werden heute gentechnisch hergestellt. Das Molekulargewicht der Interferone ist nahezu identisch und liegt bei 20000 [90]. Alpha- und Betainterferon wirken über den gleichen Rezeptor an der Zielzelle, während Gammainterferon einen spezifischen Rezeptor benötigt.

Alle Interferone weisen antiproliferative Wirkung auf. Diese Wirkung wird wahrscheinlich direkt und durch Zell-zu-Zell-Transfer ausgeübt [51]. Die direkte antiproliferative Wirkung der Interferone manifestiert sich während der G_0/G_1-Phase, aber auch während der S- und G_2-Phase des Zellzyklus (Lit. bei [3]).

Interferone entfalten auch immunologische Effekte. Sie gelten als Regulatoren der NK- und der Makrophagenaktivität sowie der B-Zellen [1, 20, 25, 33, 44, 50, 53, 57, 59, 66, 72, 73, 79, 84].

Von wesentlicher Bedeutung scheint die Dosis des Interferons zu sein, um eine Steigerung der Immunantwort zu erreichen. Edwards et al. [25] fanden, daß 2 verschiedene rekombinante Alphainterferone NK-Zellen nur dann zu höchster Aktivität stimulieren, wenn Dosen gewählt werden, die weniger als 10% der maximal tolerablen Dosis betragen. Kleinerman et al. [49] konnten zeigen, daß rekombinantes Gammainterferon nur dann in vivo bei Patienten Monozyten/Makrophagen aktiviert, wenn eine Dosis von 0,25-0,5 mg/m^2 appliziert wird. Hohe Dosen von 1 mg/m^2 supprimieren die Aktivität. Gleiches gilt für Betainterferon [34, 35, 65].

Kombinationen von Gamma- und Beta- oder Alphainterferon wirken offensichtlich synergistisch [5, 7-11, 15, 18, 22, 27, 63, 75, 76, 88].

Interleukin 2

Interleukin 2 (IL-2) ist eine Schlüsselsubstanz in der Regulation der zellulären Immunantwort: T-Zellen, die durch Antigenkontakt oder durch mitogene Substanzen aktiviert wurden, können nur proliferieren, wenn IL-2 auf sie einwirkt (s. Abb. 1). Morgan et al. [56] entdeckten 1976 einen Faktor, der es ermöglicht, T-Zellen des menschlichen Knochenmarks unter dem Einfluß der Überstände mitogenstimulierter Lymphozytenkulturen über Monate hinweg in vitro zu kultivieren. Man einigte sich 1979 darauf, diesen Faktor IL-2 zu nennen. IL 2 wird heute gentechnisch hergestellt. Die Substanz wird von T-Helfer-Zellen synthetisiert und freigesetzt. Gleichzeitig exprimieren diese Zellen und andere T-Zellen einen Rezeptor für IL-2. Dies bedeutet, daß IL-2 ein autokriner Wachstumsstoff ist. Es wird angenommen, daß zur Produktion von IL-2 neben dem Antigenkontakt auch die Wirkung von Interleukin 1 (IL-1) notwendig ist (s. Abb. 1) [43]. IL-2 ist dazu benutzt worden, einzelne T-Zellen zu klonieren und die Klone in vitro beliebig zu expandieren. Auf diese Weise konnten T-Zellen mit Helferaktivität oder mit zytotoxischen Eigenschaften in großer Menge bereitgestellt werden. IL-2 fördert ebenso wie Gammainterferon die Reifung von NK-Zellen. Beide Lymphokine verhalten sich in der NK-Zell-Aktivierung synergistisch. Dem Gammainterferon scheint bei der Reifung eine Initiatorrolle zuzukommen, während IL-2 spätere Stadien des Reifungsvorgangs reguliert. IL-2 vermag auch bei aktivierten T-Zellen die Freisetzung von Gammainterferon zu bewirken. Ob die unter IL-2-Gabe beobachtete Makrophagenaktivierung durch IL-2 allein, oder durch Gammainterferon oder durch die Kombination beider Substanzen ausgelöst wird, ist noch offen. IL-2 induziert offenbar in T-Zellen auch die Bildung von Lymphokinen, die die Proliferation von B-Zellen fördern. Es spielt also eine zentrale Rolle in der Regulation von Proliferation und Differenzierung verschiedener Zelltypen im Immunsystem.

Bei Patienten mit fortgeschrittenen Tumoren wurde häufig eine herabgesetzte Fähigkeit der peripheren Lymphozyten, IL-2 zu bilden und adäquat darauf zu reagieren, festgestellt [13]. Dies gilt besonders für gastrointestinale Tumoren [55].

Tumornekrosefaktor

In jüngster Zeit sind klinische Studien bei Patienten mit malignen Tumoren unternommen worden, um den therapeutischen Wert des Tumornekrosefaktors (TNF) zu ermitteln. Diese Studien wurden möglich, nachdem es gelungen war, TNF gentechnisch in großem Maßstab herzustellen. TNF wird von aktivierten Makrophagen und aktivierten T-Zellen synthetisiert und freigesetzt (s. Abb. 1). Man unterscheidet TNF-α (von den Makrophagen stammend) und TNF-β (von T-Zellen stammend). Beide Substanzen haben eine ähnliche Wirkung. TNF kann eine hämorrhagische Nekrose bei Tumoren auslösen. Seine Wirkung wird durch Gammainterferon verstärkt. Die Toxizität von TNF ist erheblich. Balkwill et al. [4] konnten zeigen, daß 50% der Patienten mit metastasierenden Tumoren erhöhte TNF-Serumspiegel aufweisen. Diese Beobachtung läßt viele Fragen bezüglich der biologischen Bedeutung von TNF bei Tumorpatienten aufkommen, z.B. bezogen auf klinische Symptome und ganz besonders auf die Tumorgenese. In Frage gestellt werden muß auch die klinische Anwendung von TNF bei Tumorpatienten, wenn 50% der Patienten bereits erhöhte Werte aufweisen. Die klinischen Studien sind nur z.T. bereits abgeschlossen. Erste Ergebnisse zeigen aber, daß ein großer therapeutischer Effekt nicht erwartet werden kann.

Granulozyten-Makrophagen-Kolonie-stimulierender Faktor (GM-CSF)
Der GM-CSF (s. Abb. 1) gehört zur großen Gruppe der Glykoproteine, die die weißen Blutzellen (Granulozyten und mononukleäre Zellen) bezüglich Proliferation und Differenzierung regulieren. Erst kürzlich konnte er durch gentechnische Verfahren in großem Maßstab hergestellt werden, so daß klinische Studien begonnen werden können. GM-CSF stimuliert die Produktion von Granulozyten und Makrophagen und beeinflußt die Makrophagenaktivierung, so daß diese Zellen auto- und heterologe Tumorzellen erkennen, abtöten und phagozytieren können. Die Wirkung von GM-CSF ist durch Tumoren bekannt geworden, die diesen Faktor im Übermaß sezernieren. Bei Patienten mit derartigen Tumoren fanden sich sehr hohe Leukozytenzahlen. Weitere Untersuchungen ergaben, daß es unter GM-CSF zu einem negativen Rückkopplungsmechanismus zwischen peripheren Leukozyten und Stammzellen im Knochenmark kommt. Die Stammzellen der Granulozyten und Monozyten werden in der G_0-Phase des Teilungszyklus arretiert [54, 67]. In dieser Phase sind Zellen gegenüber den meisten Zytostatika unempfindlich und damit geschützt. Dies könnte bedeuten, daß die zytostatische Therapie höher dosiert werden kann, ohne daß dabei die Körperabwehr wesentlich zerstört wird. Das Ergebnis könnte eine höhere Tumorheilungsrate sein. Studien müssen diese Hypothese noch beweisen.

4.9.4 Perspektiven für eine zukünftige Immuntherapie

Die Immuntherapie ist noch immer ein experimentelles klinisches Behandlungsprinzip. Aus dem Vorangesagten geht hervor, wie komplex einerseits die Regelweise im normalen Immunsystem und andererseits die Reaktionen und Beeinflussungen zwischen Tumor und Immunsystem sind. Hinzu kommt noch die genetische Instabilität eines Tumors, die zu großer Heterogenität der Tumorsubpopulationen mit wechselndem biologischem Verhalten führt [30]. Tabelle 13 gibt die wesentlichen Möglichkeiten einer immunologischen Tumortherapie wieder [87]. Man unterscheidet zwischen aktiver und passiver sowie unspezifischer und spezifischer Therapie.

LAK-Zell-Therapie

In letzter Zeit hat die Behandlung mit LAK-Zellen, die von Rosenberg et al. [70] inauguriert wurde, große Beachtung gefunden. In Tiermodellen hatte sich gezeigt, daß die Injektion von IL-2 und Effektorzellen (tumorspezifische „Killerzellen"), die

Tabelle 13. Grundsätzliche Möglichkeiten der immunologischen Tumortherapie (Nach [87]).

	Passiv	Aktiv
Unspezifisch	- Mediatoren Interferone Interleukine Lymphotoxine/ Tumornekrosefaktor(en) Koloniestimulierender Faktor - Komplementfaktoren - K-Zellen; NK-Zellen	- Chemoimmuntherapie Mikroorganismen und mikrobielle Produkte Synthetische Chemoimmuntherapeutika Synthetische Immuntherapeutika (Immunmodulatoren)
Spezifisch	- Spezifische Tumorantikörper IgG_{2a} (Maus) Radioaktiv markierte Antikörper Immunzytostatika Immuntoxine Lymphozyten Spezifisch sensibilisierte T-Zellen	- Tumorzellen + Adjuvanzien Tumorzellen + Neuraminidase Tumorzellen + BCG - Tumorantigen + Adjuvanzien - Modifizierte Tumorzellen Hybride von Tumorzellen mit normalen Zellen Virusinfizierte Tumorzellen

Tabelle 14. Monoklonale Antikörper in der Tumortherapie (Nach [87])

Präparat	Wirkungsmechanismus	Bemerkungen
Mäuse-IgG (IgG_{2a}; IgG_3)	- Komplementabhängige Zytotoxizität - Antikörperabhängige zelluläre Zytotoxizität - Induktion von autologen Antiidiotyp-Antikörpern	Wirksamkeit abhängig von der Expression tumorassoziierter Antigene (TAA)
Radioaktiv markierte Antikörper	- Radiotoxizität (antikörpergerichtete Radiotherapie)	Allgemeine Strahlentoxizität (nicht beschränkt auf TAA-positive Zellen)
Immuntoxine, Immunzytostatika	- Zytotoxizität (antikörpergerichtete Chemotherapie)	Begrenzt auf TAA-positive Tumorzellen

in vitro mit IL-2 gezüchtet und expandiert wurden, das Angehen transplantierter Tumoren und die Metastasierung weitestgehend verhindern sowie bereits etablierte Tumoren wieder vollkommen zurückbilden kann [69]. Dieses Behandlungsprinzip ließ sich in die Klinik übertragen. Dabei werden dem Patienten Lymphozyten entnommen und in vitro mit IL-2 behandelt und vermehrt. Anschließend erfolgt ihre Rückinfusion unter weiterer intravenöser Gabe von hohen Dosen IL-2. Die ersten Berichte waren sehr ermutigend. Doch konnten nachfolgende Studien die Ergebnisse nicht ganz bestätigen. Die Nebenwirkungen der Behandlung sind schwer und bedürfen z.T. einer Behandlung auf der Intensivstation. Sie zeigen an, daß die Behandlung unspezifisch wirkt. Es kommt auch zur Autoaggression z.B. gegen Schilddrüsengewebe.

Monoklonale Antikörper

Besonderes Augenmerk verdienen auch die monoklonalen Antikörper, da sie spezifisch gegen tumorassoziierte Antigene gerichtet sind. Tabelle 14 listet die Wirkmechanismen der verschiedenen Kombinationsmöglichkeiten monoklonaler Antikörper mit Toxinen und Zytostatika oder Strahlungskörpern auf.

Grundsätzlich muß kritisch angemerkt werden, daß ein monoklonaler Antikörper zur Behandlung eines malignen Tumors wohl wegen der großen Heterogenität der Subpopulationen in einem Tumor nicht ausreichen wird. Sogenannte Antikörpercocktails gegen verschiedene Antigendeterminanten müßten gegeben werden, um einen therapeutischen Effekt zu erzielen. Bislang liegen bis auf kasuistische Mitteilungen noch keine gesicherten klinischen Daten über die Wirksamkeit einer solchen Therapiemodalität vor.

Interferon und Zytostatika

Eine weitere immunologische Behandlungsmethode ist die Kombination von Interferonen mit Zytostatika. Schon seit langem ist bekannt, daß z. B. Cyclophosphamid in niedriger Dosierung Immunreaktionen auslösen kann. B-Zellen und T-Suppressor-Zellen reagieren besonders empfindlich auf die Substanz (Lit. bei [26]). Der für diese Reaktion verantwortliche Metabolit ist 4-Hydroxy-Cyclophosphamid. Neuere Untersuchungen zeigen, daß mit diesem Metaboliten wahrscheinlich sog. „Suppres-

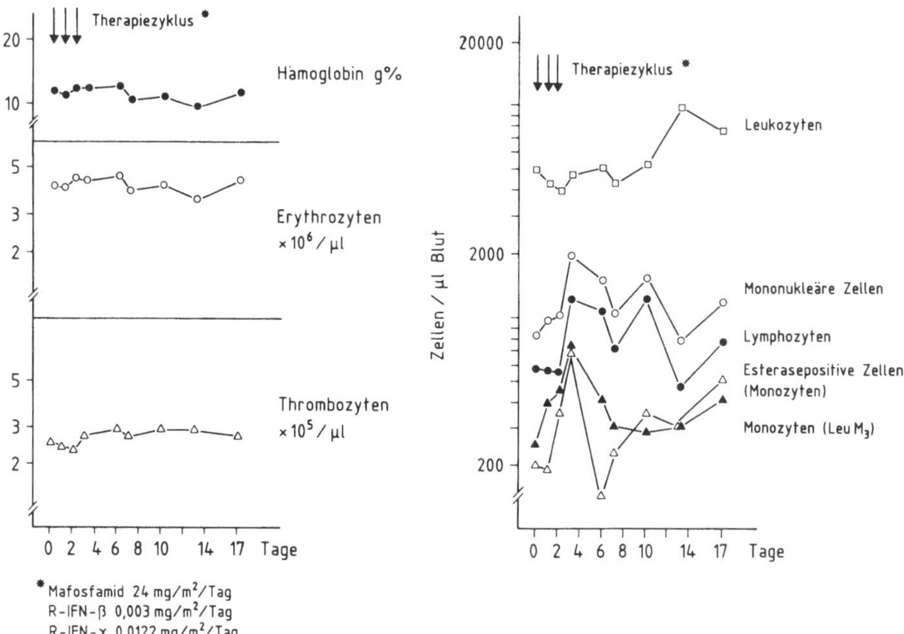

Abb. 30. Hämatologische Parameter der Patientin N.M. (*IFN-β* Betainterferon, IFN-γ *Gammainterferon*)

sor-inducer-Zellen" getroffen werden. Auf diese Weise nimmt die T-Suppressor-Aktivität ab, und es kommt zu einer Steigerung der zellvermittelten Immunität [6, 80].

Dieses Phänomen ist dosisabhängig; es wird nur bei niedrigen 4-Hydroxy-Cyclophosphamid-Dosen beobachtet. 4-Hydroxy-Cyclophosphamid wurde kürzlich synthetisiert und mit Mesna gekoppelt [60] und steht als Mafosfamid zur Verfügung.

Im eigenen Arbeitskreis konnte bei Patienten ein synergistischer Effekt bezüglich Immunmodulation bei einer Kombination, bestehend aus niedrigen Dosen Beta- und Gammainterferon sowie 4-Hydroxy-Cyclophosphamid (Mafosfamid), nachgewiesen werden (Abb. 30 und 31). Es kam, wie in den Abbildungen gezeigt, zu einer über 10 Tage anhaltenden Steigerung der NK-Zell-Population, der Monozyten/Makrophagen und B-Zellen. Darüber hinaus zeigt sich eine lang anhaltende Stimulation der gesamten T-Zell-Population und der Granulozyten. Diese Effekte waren stärker ausgeprägt als nach Gabe der Einzelsubstanzen [47, 48].

Die Interferondosen wurden niedrig angesetzt. Eine Immunmodulation kann schon mit einer Dosis erreicht werden, die $^1/_{10}$ der maximal tolerablen Dosis beträgt [25].

In einer klinischen Phase-II-Studie wird zur Zeit im eigenen Arbeitskreis die therapeutische Wirksamkeit einer derartigen Kombination bei Patienten mit metasta-

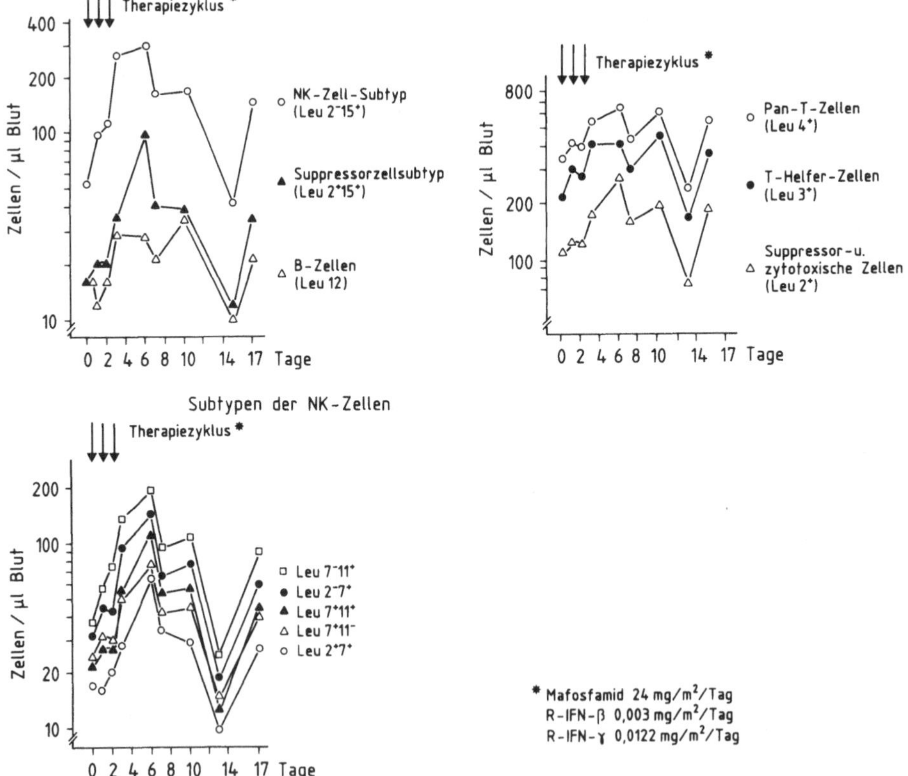

Abb. 31. Immunologische Parameter der Patientin N.M. (*IFN-β* Betainterferon, *INF-γ* Gammainterferon, *NK-Zellen* natürliche Killerzellen)

sierendem Hypernephrom geprüft. In einer früheren Studie ließ sich zeigen, daß Mafosfamid als Monotherapeutikum bereits in der Lage ist, in niedriger Dosierung Remissionen zu erzielen und die mediane Überlebenszeit von Hypernephrompatienten zu verlängern [47]. Wesentliche Nebenwirkungen konnten bei dieser Behandlung nicht beobachtet werden.

4.9.5 Zusammenfassung

Die Immuntherapie menschlicher Tumoren ist ein faszinierendes experimentelles und klinisches Forschungsgebiet. Man beginnt, das komplexe Reaktionsmuster, das sich zwischen Tumor und Immunsystem abspielt, allmählich zu verstehen und auch zu beeinflussen. Fortschritte sind nur in Arbeitsgruppen zu erzielen, in denen sich Kliniker und Experimentatoren zu gemeinsamer Forschung zusammenschließen.

Literatur

1. Aggarwal BB, Eessalu TE, Hass PE (1985) Characterization of receptors for human tumour necrosis factor and their regulation by γ-interferon. Nature 318: 665
2. Agnantis NJ, Spandidos DA (1988) Immunohistochemical analysis of ras and c-myc oncoproteins in human lesions of breast, uterus and colon. Abstracts of the Second International Conference of Anticancer Research, Saronis/Greece, Abstr No 270, p 1102
3. Balkwill FR, Smyth JF (1987) Interferons in cancer therapy: a reappraisal. Lancet II: 317
4. Balkwill F, Burke F, Talbot D, Tavernier J, Osborne R, Naylor St, Durbin H, Fiers W (1987) Evidence for tumour necrosis factor/cachectin production in cancer. Lancet II: 1229
5. Beaupain R, Billard C, Falcoff E (1986) Effects of human recombinant interferons-α_2, -β and -γ on growth and survival of human cancer nodules maintained in continuous organotypic culture. Eur J Cancer Clin Oncol 22: 141
6. Berd D, Mastrangelo MJ (1987) Elimination of immune suppressor mechanisms in humans by oxazaphosphorines. Methods Find Exp Clin Pharmacol 9: 569
7. Boraschi D, Tagliabue A (1984) Multiple modulation of macrophage functions by lymphokines: different effects of interferon and macrophage activating factor. Lymphokines 9: 71
8. Boraschi D, Soldateschi D, Tagliabue A (1982) Macrophage activation by interferon: dissociation between tumorcidal capacity and supressive activity. Eur J Immunol 12: 320
9. Boraschi D, Censini S, Bartalini M, Scapigliati G, Barbarulli G, Vicenzi E, Donati MB, Tagliabue A (1984) Interferon inhibits prostaglandin biosynthesis in macrophages: effects on arachidonic acid metabolism. J Immunol 132: 1987
10. Boraschi D, Censini S, Tagliabue A (1984) Interferon-γ reduces macrophage suppressive activity by inhibiting prostaglandin E_2 release and inducing interleukin 1 production. J Immunol 133: 764
11. Boraschi D, Censini S, Bartalani M, Tagliabue A (1985) Regulation of arachidonic acid metabolism in macrophages by immune and nonimmune interferons. J Immunol 135-502
12. Buckle AM, Potter CW, Rees RC, Rogers K, Jacob G (1988) HLA antigen expression in colon carcinoma cells. Abstracts of the Second International Conference of Anticancer Research, Saronis/Greece, Abstr No 269, p 1102
13. Burger CJ, Elgert KD, Farrar WL (1984) Interleukin 2 (IL-2) activity during tumor growth: IL-2 production, kinetics, absorption of and responses to exogenous IL-2. Cell Immunol 84: 228
14. Cianciolo G, Hunter J, Silva J, Haskill JS, Snyderman R (1981) Inhibitors of monocyte responses to chemotaxins are present in human cancerous effusions and react with monoclonal antibodies to the P_{15} (E) structural protein of retroviruses. J Clin Invest 68: 831
15. Clercq E de, Zhang ZX, Huygen K (1982) Synergism in the antitumor effects of type I and type II interferon in mice inoculated with leukemia L1210 cells. Cancer Lett 15: 223
16. Cochran AJ, Wen DR, Farzad Z, Stene MA, Lana AMA, Hoon DSB, Morton DL (1988) Im-

mune suppression by melanoma cells as a factor in the generation of metastatic disease. Abstracts of the Second International Conference of Anticancer Research, Saronis/Greece, Abstr No 369, p 1130

17. Cunningham-Rundles S, Filippa DA, Braun DW Jr, Antonelli P, Ashikari H (1981) Natural cytotoxicity of peripheral blood lymphocytes and regional lymph node cells in breast cancer in women. JNCI 67: 585
18. Czarniecki CW, Fennie CW, Powers DB, Estell DA (1984) Synergistic antiviral and antiproliferative activities of Escherichia coli-derived human alpha, beta, and gamma interferons. J Virol 49: 490
19. Davies P, Bonney RJ, Humes JL, Kuehl FA jr (1980) The synthesis of arachidonic acid oxygenation products by various mononuclear phagocyte populations. In: Furth R van (ed) Mononuclear phagocytes. Functional aspects. Nijhoff, The Hague, p 1317
20. Dean RT, Virelizier JL (1983) Interferon as a macrophage activating factor. I Enhancement of cytotoxicity by fresh and matured human monocytes in the absence of other soluble signals. Clin Exp Immunol 51: 501
21. Deodhar SC, Crile G, Esselstyn CB jr (1972) Study of the tumor cell-lymphocyte interaction in patients with breast cancer. Cancer 29: 132
22. Didier M (1987) Abstrakt auf dem gemeinsamen Kongreß der Schweizerischen und Französischen Gesellschaften für Allerlogie und Immunologie in Genf
23. Drews J (1986) Immunpharmakologie und Perspektiven. Springer, Berlin Heidelberg New York Tokyo
24. Droller MJ, Perlmann P, Schneider MU (1978) Enhancement of natural and antibody-dependent lymphocyte cytotoxicity by drugs which inhibit prostaglandin production by tumor target cells. Cell Immunol 39: 154
25. Edwards BS, Hawkins MJ, Borden EC (1984) Comparative in vivo and in vitro activation of human natural killer cells by two recombinant α-interferons differing in antiviral activity. Cancer Res 44: 3135
26. Ehrke MJ, Mihich E (1985) Effects of anticancer agents on immune responses. Trends Pharmacol Sci October: 412
27. Fleischmann WR Jr (1982) Potentiation of the direct anticellular activity of mouse interferons: mutual synergism and interferon concentration dependence. Cancer Res 42: 869
28. Gershon RK (1975) A disquisition on Suppressor T cells. Transplant Rev 26: 170
29. Gewant WC, Chasin L, Tilson MD (1972) Lymph node-breast carcinoma interrelations in tissue culture. Surg Gynecol Obstet 133: 959
30. Goldie JH, Coldman AJ (1979) A mathematical model for relating the drug sensitivity of tumors to their spontaneous mutation rate. Cancer Treat Rep 63: 1727
31. Goodwin JS (1981) Prostaglandin E and cancer growth: potential for immunotherapy with prostaglandin synthetase inhibitors. In: Hersh EM et al. (eds), Augmenting agents in cancer therapy. Raven, New York, p 393
32. Hansen K, Mossman BT (1987) Generation of superoxide (O_2) from alveolar macrophages exposed to asbestiform and nonfibrous particles. Cancer Res 47: 1681
33. Heberman RB, Ortaldo JR, Bonnard GD (1979) Augmentation by interferon of human natural and antibody-dependent cell-mediated cytotoxicity. Nature 227: 221
34. Heberman RB, Ortaldo JR, Mantovani A, Hobbs DS, Kung H-F, Pestka S (1982) Effect of human recombinant interferon on cytotoxic activity of natural killer (NK) cells and monocytes. Cell Immunol 67: 160
35. Heideman E, Reichmann K, Wilms K, Trenner J, Niethammer D (1982) Effect of human fibroblast interferon on natural killer cell activity: stimulation in vitro and inhibition in vivo. Klin Wochenschr 60: 625
36. Hellström KE, Hellström J (1974) Lymphocyte-mediated cytotoxicity and blocking serum activity to tumor antigens. Adv Immunol 18: 209
37. Hercend T, Schmidt RE (1988) Characteristics and uses of natural killer cells. Immunol Today 9: 291
38. Hersey P, Bindon C, Czerniecki M, Spurling A, Wass J, McCarthy WH (1983) Inhibition of interleukin 2 production by factors released from tumor cells. J Immunol 131: 2837
39. Hickock DF (1972) The progressive lymph node defect in cancer patients. Surg Forum 21: 114

40. Höffken K, Meredith JB, Robins RA, Baldwin RW, Davies CJ, Blamey RW (1977) Circulating immune complexes in patients with breast cancer. Br Med J 2: 218
41. Hoon DSB, Korn EL, Cochran AJ (1987) Variations in functional immunocompetence of individual tumor-draining lymph nodes in humans. Cancer Res 47: 1740
42. Hoon DSB, Bowker RJ, Cochran AJ (1987) Suppressor cell activity in melanoma-draining lymph nodes. Cancer Res 47: 1529
43. Kaye J, Janeway CA (1984) Induction of receptors for interleukin 2 requires T cell Ag: Ia receptor crosslinking and interleukin 1. Lymphokine Res 3: 175
44. Kelley VE, Fiers W, Strom TB (1984) Cloned human interferon-γ, but not interferon-β or -α, induces expression of HLA-DR determinants by fetal monocytes and myeloid leukemic cell lines. J Immunol 132: 240
45. Keong A, Rabson AR (1983) Supernatant derived from a human hepatocellular carcinoma cell line (PLC/PRF/5) activates a population of T-suppressor cells. Cancer Immunol Immunother 15: 178
46. Keong A, Herman J, Rabson AR (1983) Supernatant derived from a human hepatocellular carcinoma cell line (PLC/PRF/5) depresses natural killer (NK) cell activity. Cancer Immunol Immunother 15: 183
47. Klein HO (1989) Untersuchungen zur Immuntherapie des metastasierenden Hypernephroms und anderer solider Tumoren. In: Kreidler I, Hündgen M (Hrsg) Aktuelle Immunologie 6, Regionale Tumortherapie mit Interferonen. Zuckschwerdt, München, S 13-29
48. Klein HO, Kreysch HG, Coerper C, Voigt P, Ruff I (1987) Preclinical and early clinical trial with mafosfamide as immune modulator. Methods Find Exp Clin Pharmacol 9: 627-640
49. Kleinerman ES, Kurzrock R, Wyatt D, Quesada JR, Gutterman JU, Fidler IJ (1986) Activation or suppression of the tumoricidal properties of monocytes from cancer patients following treatment with human recombinant γ Interferon. Cancer Res 46: 5401
50. Koff WC, Fogler WE, Gutterman J, Fidler JJ (1985) Efficient activation of human blood monocytes to a tumoricidal state by liposomes containing human recombinant gamma interferon. Cancer Immunol Immunother 19: 85
51. Lloyd RE, Blalock JE, Stanton GJ (1982) Cell-to-cell transfer of interferon-induced antiproliferative activity. Science 221: 953
52. Lotzova E (1985) Effector immune mechanisms in cancer. Nat Immun Cell Growth Regul 4: 293
53. Lucero MA, Magdelenat H, Fridman WH, Pouillart P, Billardon C, Billiau A, Cantell K, Falcoff E (1982) Comparison of effects of leukocyte and fibroblast interferon on immunological parameters in cancer patients. Eur J Cancer Clin Oncol 18: 243
54. Metcalf D (1985) Multi CSF-dependent colony formation by cells of a murine hemopoietic cell line: specificity and action of multi-CSF. Blood 65: 357
55. Monson JRT, Ramsden C, Guillou PJ (1986) Decreased interleukin-2 production in patients with gastrointestinal cancer. Br J Surg 73: 483
56. Morgan DA, Ruscetti FW, Gallo RC (1976) Selective in vitro growth of T-lymphocytes from normal human bone marrows. Science 193: 1007
57. Nakamura M, Manser T, Pearson GDN, Daley MJ, Gefter ML (1984) Effect of IFN-γ on the immune response in vivo and on gene expression in vitro. Nature 307: 381
58. Natali PG, Nicotra MR, Venturo I, Bigotti A, Giacomini P, Russo C (1988) Loss of expression of polymorphic determinants of HLA-A,B,C antigens in solid tumors. Abstracts of the Second International Conference of Anticancer Research, Saronis/Greece, Abstr No 417, p 1147
59. Nathan CF, Horowith CR, Harpe J de la, Vadhan-Raj S, Sherwins St, Oettgen HF, Krown SE (1985) Administration of recombinant interferon γ to cancer patients enhances monocyte secretion of hydrogen peroxide. Proc Natl Acad Sci USA 82: 8686
60. Niemeyer U, Engel J, Scheffler G, Molge K, Sauerbier D, Weigert W (1984) Chemical characterization of ASTA Z 7557 (INN mafosfamide, CIS-4-sulfoethylthio-cyclophosphamide), a stable derivate of 4-hydroxy-cyclophosphamide. Invest New Drugs 2: 133
61. Oettgen HF, Old LJ, Boyse EA (1971) Human tumor immunology. Med Clin North Am 55: 761
62. Old L (1987) Polypeptide mediator network. Nature 326: 330
63. Oleszak E, Stewart WE (1985) Potentiation of the antiviral and anticellular activities of interferons by mixtures of HuIFN-γ and HuIFN-α or HuIFN-β. J Interferon Res 5: 361
64. Olsson L, Mathé G, Reizenstein P (1984) The biologic and immunologic response to tumors. In:

Kuemmerle HP (ed) Clinical Chemotherapy, vol III: Antineoplastic chemotherapy. Thieme & Stratton, New York, p 308

65. Ortaldo JR, Timonen T, Mantovani A, Pestka S (1981) The effect of interferon on natural immunity. J Interferon Res 1: 241
66. Peri G, Polentarutti K, Sessa C, Mangioni C, Mantovani A (1981) Tumoricidal activity of macrophages isolated from human ascitic and solid ovarian carcinomas: augmentation by interferon, lymphokines and endotoxin. Int J Cancer 28: 143
67. Pluznik DH, Cunningham RE, Noguchi PD (1984) Colony-stimulating factor (CSF) controls proliferation of CSF-dependent cells by acting during the G_1 phase of the cell cycle. Proc Natl Acad Sci USA 81: 7451
68. Rees RC, Buckle AM, Gelsthorpe K, James V, Potter CW, Rogers K, Jacob G (1988) Loss of polymorphic A and B locus HLA antigens in colon carcinoma. Br J Cancer 57: 374
69. Rosenberg SA (1988) Immunotherapy of cancer using interleukin 2: current status and future prospects. Immunol Today 9: 58
70. Rosenberg SA, Lotz MT, Muul LM et al. (1985) Observations in the systemic administration of autologous lymphokine-activated killer cells and recombinant interleukin 2 to patients with metastatic cancer. N Engl J Med 313: 1485
71. Roth JA, Grimm EA, Gupta RK, Ames RS (1982) Immunoregulatory factors derived from human tumors. I. Immunologic and biochemical characterization of factors that suppress lymphocyte proliferative and cytotoxic responses in vitro. J Immunol 128: 1955
72. Ruggiero V, Tavernier J, Fiers W, Baglioni C (1986) Induction of the synthesis of tumor necrosis factor receptors by interferon-γ. Immunology 136: 2445
73. Saiki J, Dunegan MA, Fann AV, Koff EC (1986) Regulatory effects on macrophages of human recombinant interferons-α. J Interferon Res 6: 603
74. Sakita M, Kageyama N, Majima S (1985) Comparative studies between liposomes containing muramyl dipeptide and various immunomodulators on activation of mouse peritoneal macrophages and NK cells. Oncology 42: 259
75. Schiller JH, Groveman DS, Schmid SM, Willson JKV, Cummings KB, Borden EC (1986) Synergistic antiproliferative effects of human recombinant α 54- or β-interferon with γ-interferon on human cell lines of various histogenesis. Cancer Res 46: 483
76. Schiller JH, Storer B, Willson JKV, Borden EC (1987) Phase I trial of combinations of recombinant interferons and in patients with advanced malignancy. Cancer Treat Rep 71: 945
77. Schrier PI, van't Veer L, Versteeg R, Peltenburg L, Ruiter DJ, Burgering B, Bos HL (1988) Activation of oncogenes in human melanoma: a message to the immune system? Abstracts of the Second International Conference of Anticancer Research, Abstr No 372, p 1131
78. Schwarz T (1988) Melanome hemmen Killerzellen durch eigene Zytokine. Vortrag auf dem Symposium „Immunodeficiency and Skin", Innsbruck
79. Sidman CL, Marshall JD, Shultz LD, Gray PW, Johnson HM (1984) γ-interferon is one of several direct B cell-maturing lymphokines. Nature 309: 801
80. Smith JJ, Mihich E, Ozer H (1987) In vitro effects of 4-hydroxyperoxy-cyclophosphamide on human immunoregulatory T subset function. Methods Find Exp Clin Pharmacol 9: 555
81. Szuro-Sudol A, Nathan CF (1982) Suppression of macrophage oxidative metabolism by products of malignant and nonmalignant cells. J Exp Med 156: 945
82. Thomas Y, Huchet R, Grandjon D (1981) Role of adherent suppressor cells in the depression of cell-mediated immunity in Hodgkin's disease and lung carcinoma. Ann Inst Pasteur Immunol 132 C: 167
83. Tilden AB, Balch CM (1982) A comparison of PGE_2 effects on human suppressor cell function and on interleukin 2 function. J Immunol 129: 2469
84. Tsujimoto M, Yip YK, Vilcek J (1986) Interferon-γ enhances expression of cellular receptors for tumor necrosis factor. J Immunol 136: 2441
85. Vánky F, Stjernswärd J, Nilsonne U (1973) Differences in the tumor-associated reactivity of blood lymphocytes and tumor-draining lymph node cells in sarcoma patients. J Natl Cancer Inst 51: 17
86. Vose BM, Moore M (1985) Human tumor-infiltrating lymphocytes: a marker of host response. Semin Hematol 22: 27
87. Wasielewski E von, Sedlacek HH (1986) Alte und neue Probleme der Tumorforschung. Dtsch Med Wochenschr 111: 630

88. Weigent DA, Langford MP, Fleischmann WR Jr, Stanton GJ (1983) Potentiation of lymphocyte natural killing by mixtures of alpha or beta interferon with recombinant gamma interferon. Infect Immun 40: 35
89. Werkmeister J, McCarthy W, Hersey P (1981) Suppressor cell activity in melanoma patients. I. Relation to tumor growth and immunoglobulin levels in vivo. Int J Cancer 28: 1
90. Yip YK, Barrowclough BS, Urban C, Vilcek J (1982) Molecular weight of human gamma interferon is similar to that of other human gamma interferons. Science 215: 411
91. Yu A, Watts H, Jaffe N, Parkman R (1977) Concomitant presence of tumor-specific cytotoxic and inhibitor lymphocytes in patients with osteogenic sarcoma. New Engl J Med 297: 121
92. Zembala M, Mytar B, Popiela T, Asherson GL (1977) Depressed in vitro peripheral blood lymphocyte response to mitogens in cancer patients: the role of suppressor cells. Int J Cancer 19: 605

4.10 Biologische Tumorbehandlung

W. F. Jungi

4.10.1 Definition

Der Begriff „biologisch“ ist nicht einfach zu definieren. Er wird häufig mit „natürlich“ gleichgesetzt, wobei darunter einerseits ein naturgemäßes Vorgehen, andererseits die Verwendung von Naturprodukten verstanden werden kann. Was hier unter dem Titel *Biologische Tumorbehandlung* besprochen werden soll, wird häufig auch mit den Etiketten „Alternativmedizin“, „Paramedizin“ oder „Erfahrungsheilkunde“ belegt, bzw. es wird von Methoden fraglicher oder unbewiesener Wirksamkeit gesprochen. Alle diese Methoden befinden sich - mit einem breiten Feld gegenseitiger Überschneidung - außerhalb der an den medizinischen Hochschulen gelehrten und wissenschaftlich begründeten Krebsbehandlungsmethoden, der sog. „Schulmedizin“ (Abb. 32).

Blumenschein [3] versteht unter biologischer Krebstherapie „eine auf das harmonische Zusammenwirken aller Lebensfunktionen ausgerichtete Ganzheitstherapie mit naturgemäßen Heilweisen“, Jäger [14] „aus der Natur und der Natur entlehnte Methoden, die geeignet sind, durch ihre Anwendung

- bei Gesunden Krebs zu verhüten,
- bei Krebsvorstadien die Gesundheit wieder herzustellen,
- bei Krebs zusätzlich zur Operation, Strahlen- und Chemotherapie den Organismus zu stärken, die körpereigene Abwehr zu organisieren und so die Besserungs- und Heilungschancen zu verbessern“.

Die Gesellschaft für Biologische Krebsabwehr schließlich sieht ihre Aufgabe darin, „vor allem solche Methoden zur Vorsorge, Therapie und Nachbehandlung zu fördern, die geeignet sind, auf möglichst ungiftige Weise das Schicksal des Krebskranken zu verbessern“ und argumentiert: „Eine wesentliche Rolle dabei spielen Mittel zur Stärkung der körperlichen Abwehrkräfte. Um den Kranken zu helfen und Gesunde zu schützen, sollten *alle* medizinischen Möglichkeiten voll ausgeschöpft werden“ (Inserat der Gesellschaft für Biologische Krebsabwehr in der Frankfurter Allgemeinen Zeitung vom 23. 4. 83).

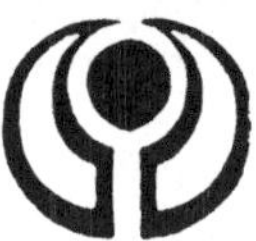

Gesellschaft für Biologische Krebsabwehr

Die Gesellschaft für Biologische Krebsabwehr e.V. ist ein als gemeinnützig anerkannter Verein zur Förderung biologischer Heilverfahren bei Krebs. Die GfBK stellt sich die Aufgabe, alle Bemühungen zu fördern, die das Schicksal der Krebskranken verbessern können.

Sie geht von der Überzeugung aus, daß Krebs nicht nur als eine lokale Erkrankung anzusehen ist, und daß dieses Leiden ganzheitlich behandelt werden muß.

Vor allem in der Stärkung der körpereigenen Abwehrkräfte (gezielte Immunstimulation) sieht sie erfolgversprechende Möglichkeiten. Zahlreiche Erfahrungen und neue klinische Studien sprechen dafür, daß durch biologische ungiftige Zusatztherapien eine Verbesserung der Lebensqualität und der Heilungschancen bei vielen Betroffenen möglich ist.

Die Gesellschaft für Biologische Krebsabwehr e.V. will deshalb besonders solche Mittel und Methoden der Krebsbekämpfung fördern, mit denen die klinischen Maßnahmen wirkungsvoll ergänzt werden können.

Um dies zu erreichen, ist ein Zusammenwirken aller medizinischen Disziplinen nötig. Deshalb sucht die GfBK das Gespräch und die Zusammenarbeit mit allen in der Krebsbekämpfung tätigen Personen und Institutionen.

Das tut die Gesellschaft für Biologische Krebsabwehr:

1. **Förderung biologischer Mittel und Methoden durch finanzielle Unterstützung von Forschungsprojekten und patientengebundenen Studien. Differenzierung wirksamer und unwirksamer Mittel und Methoden.**

2. **Informationen und Beratung von Betroffenen, Angehörigen, Selbsthilfegruppen, Therapeuten, Institutionen.**

3. **Unterstützung aller Bemühungen, die Kostenübernahme biologischer Heilmittel durch die Krankenkassen zu erreichen.**

Bei den folgenden Adressen können sich Betroffene, Angehörige oder Interessierte über die Möglichkeiten biologischer Therapien informieren.

Ges. f. Biologische Krebsabwehr,
Postfach 10 25 49, 6900 Heidelberg
Tel.: 0 62 21/16 15 25

Arbeitskreis NORD der GfBK,
Werfelring 40, 2000 Hamburg 71
Tel.: 0 40/6 40 46 27

Arbeitskreis WEST der GfBK,
Bahnhofstr. 39, 6200 Wiesbaden
Tel.: 0 61 21/37 61 98

Arbeitskreis BERLIN der GfBK,
An der Fließwiese 56,
1000 Berlin 19, Tel.: 0 30/3 04 51 25

Arbeitskreis SÜD der GfBK,
Widenmayerstr. 43
8000 München 22, Tel.: 0 89/29 26 59

Arbeitskreis NORDRHEIN der GfBK,
Karlstr. 6, 4000 Düsseldorf 1

Abb. 32

4.10.2 Charakteristika

Biologische Tumorbehandlung, im eben definierten Sinn, versteht sich also als

- natürlich,
- stoffwechselaktivierend,
- immunmodulierend bzw. -stimulierend,
- ungiftig,
- ganzheitlich („Gesamtkonzept"),
- auf Erfahrung beruhend,
- zusätzlich zu „etablierten" Behandlungsmethoden („additiv").

Die Vertreter der biologischen Tumorbehandlung sehen den entscheidenden Unterschied, ja Gegensatz zur etablierten Krebstherapie darin, daß letztere auf die Zerstörung des Tumors (angeblich als lokales Problem verkannt) ausgerichtet ist, während die biologische Tumorbehandlung ein Malignom indirekt, d.h. durch Stärkung der körpereigenen Abwehr, bekämpft.

Von schulmedizinischer Warte aus gesehen zeichnen sich biologische Methoden durch 4 Haupteigenschaften aus.

1. *Ungenügende Prüfung:* Alle diese Methoden sind bezüglich Pharmakologie, Wirkungen und Nebenwirkungen wissenschaftlich gesehen ungenügend geprüft. Postulierte Wirksamkeit wie Harmlosigkeit ist damit unbewiesen, aber auch nicht ausgeschlossen.

2. *Polypragmasie:* Kaum eine dieser Methoden wird allein, sondern sie werden meist kombiniert, in einer Vielzahl angewendet, so daß weder Wirkung noch Nebenwirkungen mit Sicherheit einer Methode oder einer Substanz zugeordnet werden können.

3. *Geheimnis:* Die meisten dieser Methoden haben eine Aura des Geheimnisvollen, Mystischen, rational nicht voll Faß- und Erklärbaren an sich, ganz im Gegensatz zur Schulmedizin, die sich auf Fakten stützt, alles in Frage stellt und zu erklären sucht. Sie kommen damit einem offensichtlichen Bedürfnis vieler Menschen am Ende des 20. Jahrhunderts entgegen. Dies erklärt ihre Popularität und breite Anwendung, insbesondere in den deutschsprachigen Ländern.

4. *Universelle Wirksamkeit:* Während die Schulmedizin bemüht ist, die verschiedenen Malignome differenziert zu behandeln, wirken biologische Mittel meist gegen jeden Krebs gleich gut, und zwar prophylaktisch wie therapeutisch.

4.10.3 Methoden

Tabelle 15 gibt einen Überblick über die vom Autor als „biologisch" bezeichneten Tumorbehandlungsmethoden. Auswahl und Gruppierung sind willkürlich. In der Folge sollen verschiedene, häufig angewendete, repräsentative Methoden besprochen werden. Die Besprechung muß zwangsläufig kurz sein und kann nicht die Lektüre der vollständigen Unterlagen zur betreffenden Methode bzw. entsprechender Übersichtsarbeiten ersetzen. Sie ist des weiteren durch den Standpunkt des Autors, eines internistischen Onkologen, geprägt. Besprechung und Beurteilung erfolgen aufgrund eines ausgedehnten Literaturstudiums, nicht eigener Erfahrungen in der

Tabelle 15. „Biologische" Krebsbehandlungsmethoden

1. Pflanzliche Produkte
2. Diät, Vitamine, Spurenelemente, Enzyme
3. „Immuntherapie", tierische Produkte
4. Andere, z. B.
   - Krebs-Mehrschritt-Therapie (von Ardenne; [1])
   - Hämatogene Oxidationstherapie (Wehrli)
   - Fiebertherapie, Hyperthermie
   - Magnetfelder, Erdstrahlen, Wasseradern
   - Neuraltherapie
   - Parapsychotherapie (Hamer, Sophrologie u. a.)
   - Kontrasexuelle Hormontherapie (Hackethal)
   - Petrol, Naphtha B (Ganner)
   - Bérès-Tropfen
   - Furfurol („Schluckimpfung gegen Krebs", Drobil)

Handhabung einer bestimmten Methode. Dies ist ein durchaus zulässiges und zuverlässiges, wissenschaftlich verantwortbares Vorgehen, es ist das Prinzip jedes Lehrens und Lernens!

Tumorhemmende Medikamente pflanzlicher Herkunft

- Vinca-Alkaloide,
- Podophyllinpräparate,
- Pilzantibiotika,
- Kolchizin,
- Mistelpräparate,
- Carnivora,
- Eleutherokokk,
- Kombucha,
- Jomol,
- Krallendorntee,
- Antimalignocyt (CH 23),
- Carciviren,
- Ukrain,
- Pestwurz,
- Apotheke Gottes,
- Maytansin,
- Homoharringtonin,
- Lentinan,
- Bamfolin,
- Laetrile,
- Rote Bete, Anthozym Petrasch,
- Alant.

Zytostatika mit gesicherter Wirkung
Im Arsenal der Schulmedizin befinden sich zahlreiche erprobte Zytostatika rein pflanzlicher Herkunft (inkl. Pilze). Dazu zählen in erster Linie die Vinca Alkaloide

Vincristin, Vinblastin und Vindesin, daneben die halbsynthetischen Podophyllumderivate Etoposid und Teniposid sowie die zahlreichen Antibiotika wie Adriamycin und seine Derivate, Bleomycin, Mitomycin, Actinomycin und Mithramycin. Viele andere pflanzliche Zytostatika wurden in gleicher Weise geprüft, aber entweder als zu toxisch oder als zu wenig wirksam befunden und daher verlassen (z. B. Kolchizin, Maytansin, Homoharringtonin und unzählige andere). Oft befriedigten die Ergebnisse mit der ersten, oft zufälligerweise gefundenen Substanz nicht, so daß nach besseren Derivaten geforscht wurde (Beispiel: Podophyllotoxine, Anthrazykline).

Pflanzliche Medikamente unsicherer bis unbewiesener Wirksamkeit
Aus der großen Zahl angeblich tumorhemmender pflanzlicher Präparate können nur wenige modellhaft besprochen werden: einerseits die Mistelpräparate, die nicht nur sehr oft angewendet werden, sondern für deren Beurteilung auch zahlreiche Unterlagen zur Verfügung stehen, andererseits Extrakte, die nach heutigem Wissen als unwirksam und z.T. gefährlich bezeichnet werden müssen.

Mistelpräparate. Die Verwendung der Mistel in der Medizin ist uralt und geht in Europa auf die Kelten und Germanen zurück. Allerdings wurde sie früher vorwiegend als Abwehrzauber, gegen Epilepsie, Hypertonie und „Engbrüstigkeit" eingesetzt [22]. Ihre Stellung in der Krebstherapie verdankt sie der Eingebung des Philosophen Steiner:

„Wenn, ganz schematisch gezeichnet, hier eine Stelle ist im physischen menschlichen Leibe, die sich durch ihre Kräfte auflehnt gegen das Hereinwirken der Aetherkräfte, so daß die Aetherkräfte sich gewissermassen stauen und haltmachen und dadurch das, was wie eine Neubildung aussieht, eben entsteht, so ist es die Mistel, welche dieser Einsackung, die sich da gebildet hat, entgegenwirkt. Sie zieht gewissermaßen das wiederum an die Stelle hin, wo es nicht hin will" (Rudolf Steiner, 20 Vorträge, 1920, zit. in [34]).

Die Mistel kommt als Parasit in verschiedenen Wirtspflanzen vor, was angeblich ihre Wirkung gegen menschliche Tumoren beeinflußt. Die Inhaltsstoffe der Mistel, unabhängig von ihrem Wirtsbaum, sind Lektine, Viskotoxine, Alkaloide, Flavonoide, Phenylpropane, Lignine und Lignane. Einige dieser im frischen Preßsaft der Mistel enthaltenen Substanzen sind ohne Zweifel zytotoxisch, ob dies aber für die kommerziell erhältlichen Präparate noch zutrifft, ist unsicher. Für diese werden die hohen Ansprüche einer „selektiven Kanzerostase und spezifischen Immunstimulation" erhoben (Reklame). Das meistgebrauchte Präparat, Iscador, stellt einen mehrfach verdünnten und durch Laktobazillen fermentierten Extrakt dar, für den zahlreiche präklinische und klinische Untersuchungsresultate vorliegen [21]. Trotzdem zählt die Kommission „Krebsmedikamente mit fraglicher Wirksamkeit" Iscador nach wie vor zu den Medikamenten mit fraglicher Wirksamkeit [23]. Tatsächlich muß immer wieder betont werden, daß die positiven Ergebnisse tierexperimenteller Untersuchungen mit Dosen erzielt wurden, die mehrere Zehnerpotenzen über den am Menschen eingesetzten liegen. Damit überrascht nicht, daß Berger u. Schmähl [2] an verschiedenen Tiertumoren - die durch alle geprüften Zytostatika gehemmt werden - keine tumorhemmende Wirksamkeit gefunden haben. Die chemische Natur der verwendeten Substanz(en) sowie wichtige pharmakologische Tatsachen sind nach wie vor unbekannt, so daß die wirksame Dosis und die therapeutische Breite nicht bestimmt werden können. Auch die angeblich spezifische Immunstimulation ist unbewiesen. Zu den klinischen Untersuchungen hat die erwähnte Kommission „Krebsmedikamente mit fraglicher Wirksamkeit" bereits 1983 klar Stellung genommen. Leider sind seither keine neuen überzeugenden Daten dazugekommen, im Gegenteil: So hat Kjaer [20] in einer Phase-II-Studie gezeigt, daß Iscador beim metastasierenden Hypernephrom unwirksam ist. Analoge Studien sollten auch bei anderen soliden Tumoren durchgeführt werden.

Die angeblich rezidivaufschiebende und palliativ günstige Wirkung von Iscador im *adjuvanten Einsatz* ist weder für Mamma- noch für Magen- oder Bronchialkarzinome bewiesen. Die Studie von Leroi (in [21]) läßt keine Beurteilung zu, da es sich nicht um eine kontrollierte Studie handelt. Auch die prospektive randomisierte Studie von Güntzler (in [21]) läßt aufgrund der kleinen Zahlen keine sichere Wertung des Einsatzes von Iscador beim operierten Mammakarzinom zu. Auch die Untersuchungen von Salzer beim operierten Bronchus- bzw. Magenkarzinom [21, 27, 28] können nicht die erhoffte Auskunft geben. Von der sog. BAR-Studie, einem prospektiven randomisierten Vergleich von Iscador, Polyerga und Plazebo bei fortgeschrittenen nichtkleinzelligen Bronchuskarzinomen [9] liegen noch keine Langzeitergebnisse vor. Die Auswertung der Wiener Magenkarzinomstudie scheitert an der unzulässig hohen Rate verlorener, damit bezüglich Überleben und Rezidiv nicht beurteilbarer Patienten. Ob Iscador tatsächlich das rezidivfreie Überleben beim operierten Melanom verlängern kann, wie aufgrund der Angaben von Schuppli (in [21]) vermutet werden könnte, wird im Rahmen einer europäischen prospektiven randomisierten Studie im Vergleich mit 2 Interferonpräparaten geprüft.

Für ein weiteres Mistelpräparat, Helixor (ein wäßriger Kaltauszug ohne Fermentierung), liegen einige Daten vor, so die prospektive randomisierte Studie von Gutsch et al. beim radikal operierten Mammakarzinom [11]. Die Studie umfaßt zwar 677 auswertbare Patienten, leidet aber an verschiedenen „Schönheitsfehlern": So konnten die „Randomisation nicht voll durchgehalten werden", „die geplante regelmäßige Verlaufsdokumentation bei einem großen Teil der Patientinnen nicht durchgeführt werden", „die vorgesehene Behandlung in rund einem Drittel nicht appliziert werden", und es wurde „der Therapievergleich an der tatsächlich begonnenen Behandlung orientiert". Dies alles weckt Zweifel an der Sicherheit der Aussage, daß Helixor das Überleben in den Stadien II und III verlängern kann. Für die anderen Mistelpräparate (Vysorel/Isorel, Plenosol, Abnoba Viscum und Iscucin) liegen dem Autor keine wissenschaftlich verwertbaren Untersuchungsresultate vor (vgl. [34]).

Carnivora. Dieser Gesamtextrakt aus der Venusfliegenfalle (Dionaea muscipula) wurde 1972 von Keller entdeckt und 1981 in die Tumortherapie eingeführt. Leider sind bisher vom Entdecker bzw. der Herstellerfirma außer einer nicht nachprüfbaren Kasuistik keine akzeptablen Untersuchungsergebnissse publiziert worden [34].

Eine prospektive und kontrollierte klinische Prüfung an der Strahlentherapeutischen Universitätsklinik Erlangen ergab Wirkungslosigkeit bei 27 auswertbaren Patienten mit terminaler Tumorerkrankung bei z.T. sehr starken Nebenwirkungen (Dietzel in [19]). Die parenterale Form wurde in der Folge vom Bundesgesundheitsamt verboten.

Kombucha. Der Teepilz aus China, angeblich dort seit Jahrhunderten als Hausmittel bewährt, ist eine Symbiose verschiedener Pilze. Glukuron- und Milchsäure fördern angeblich den Stoffwechsel und die Drüsentätigkeit. Kombucha sei ein hochpotentes biologisches Lebensmittel mit virustatischer Wirkung, damit auch beim Krebs, angeblich einer viralen Erkrankung, wirksam. Es fehlt jede verwertbare Dokumentation einer tumorhemmenden Wirkung [10].

Jomol. Hier handelt es sich um eine angebliche „Immunmodulatorfraktion" aus Rhodococcus rhodochrous, enthaltend Chymotrypsin, Melatonin, Fluorescein und Kardiolipin. Dieser Extrakt kann entweder in NaCl intravenös oder als Jomoplex (mit Zugabe von Alkohol und anderen Zusätzen) peroral gegeben werden. Jomol soll die zelluläre Abwehr steigern und absolut atoxisch sein. Seine Wirkung wird auf eine Interaktion mit Proteasen und Esterasen in der Krebszelle zurückgeführt. Es wirkt angeblich bei allen Tumoren, bei denen Jomol gespeichert wird, was nuklearmedizinisch nachgewiesen werden kann, ausgenommen aber bei Non-Hodgkin-Lymphomen, Ovarialtumoren und Hirnmetastasen. Dem Autor sind keine wissenschaftlich dokumentierten Behandlungsergebnisse bekannt.

Eleutherokokk. Aus den Wurzeln von Eleutherococcus senticosus, deutsch Teufelsbusch oder Taiga-Wurzel, wird seit alter Zeit in Rußland ein heilender Extrakt gewonnen. Chemische Analysen haben als Inhaltsstoffe Triterpensaponine, Lignane und Eleutheroside gezeigt [4]. Der Extrakt habe in therapeutischen Dosen keine Nebenwirkungen, als einzige Kontraindikation wird Hypertonie angegeben. Die zur Verfügung stehenden Unterlagen geben keine Auskunft über präklinische Untersuchungen. In der UdSSR wird Eleutherokokk angeblich zur Grippevorbeugung und gegen Rheuma und Streß eingesetzt, in den letzten Jahren auch als Adjuvans während Chemo- und/oder Radiotherapie wegen Krebs, insbesondere der Brust, des Magens und der Haut. Die „Wunderwurzel aus der Taiga" wird nun auch in unseren Ländern, insbesondere in Massenmedien, als Heilmittel gegen Krebs propagiert, ohne daß dafür überprüfbare Beweise vorgelegt würden [7].

Diäten, Vitamine, Spurenelemente und Enzyme

Krebsdiäten

Die Zusammenhänge zwischen Ernährung und Krebsentstehung sind unbestritten, im einzelnen für die verschiedenen Malignome aber noch nicht vollständig geklärt. Die vorliegenden Daten erlauben nur vorsichtige, fast banale Empfehlungen im Hinblick auf eine möglicherweise krebshemmende Kostform [8]. Eine eigentliche „Krebsdiät", vergleichbar einer Diabetesdiät, existiert aber nicht, vielleicht noch nicht; wahrscheinlich wird es aber nie eine universelle Krebsdiät geben, angesichts der Vielfältigkeit maligner Tumoren, deren Ursachen nur zum kleinen Teil in der Ernährung liegen dürften (vgl. [18]).

Dennoch werden seit vielen Jahren eigentliche „Krebsdiäten" empfohlen; die wichtigsten sind:

- sog. stoffwechselaktive, krebsfeindliche Vollwertkost (Bircher-Benner, Zabel, Kollaz, Kretz, Schultz-Friese, Anemueller und viele andere),
- Leinöl-Quark-Diät nach Budwig,
- Diät nach Kuhl,

- Diät nach Kousmine,
- Diät nach Moerman,
- Diät nach Gerson,
- orthomolekulare Diät,
- makrobiotische Diät (Kushi, Ohsawa),
- Behandlung nach Leupold und Ohler,
- Metabolic-ecology-Behandlung nach Kelley,
- spezielle Nahrungszusätze,
- hochdosiertes Vitamin C,
- Rote Bete (Randen),
- Krebskur total nach Breuss.

Die unter dem Begriff „stoffwechselaktive, krebsfeindliche Vollwertkost" zusammengefaßten Diäten sind die verbreitetsten. Sie beruhen auf den an und für sich genialen Entdeckungen von Warburg. Er glaubte aber auch feststellen zu können, daß alle Krebszellen gären und daß „die anhaltende Gärung bei Anwesenheit von Sauerstoff das auffälligste Stoffwechselmerkmal maligner Tumoren sei". Dies ist eine unhaltbare Verallgemeinerung und bietet insbesondere keine sichere Grundlage für Diätempfehlungen, die mit Sicherheit Krebs verhüten können. Es handelt sich um eine vorwiegend laktovegetabile Ernährung unter weitgehender Vermeidung von tierischem Fett, Salz und Zucker. Diese Kostform kann heute ganz besonders als gesund und nützlich empfohlen werden, ob sie aber wirklich Krebs verhüten oder gar beeinflussen kann, ist nach wie vor unbewiesen. Dies trifft erst recht für die effektiv und allein zur *Krebsbehandlung* empfohlenen Extremformen nach Kuhl, Gerson, Kelley, Kushi u.a. zu, die bei längerer Anwendung zu einer eigentlichen Mangelernährung führen. Die rigoroseste Form einer „Krebsdiät" ist ohne Zweifel die sog. Krebskur total nach Breuss, eine 42tägige Hungerkur, während der nur der Saft aus roten und gelben Rüben, Sellerie und Kartoffeln sowie Kräutertee getrunken werden können. Der Krebs soll ausgehungert werden, was leider nicht gelingt. Auch die übrigen Diäten, wie die Leinöl-Quark-Diät nach Budwig, die Diät nach Leupold und Ohler bzw. Kousmine, beruhen auf unbewiesenen Hypothesen und sind klinisch nie erfolgreich geprüft worden.

Vitamine

Trotz vieler, z.T. sehr eindrücklicher epidemiologischer Daten einer negativen Korrelation zwischen der Einnahme bestimmter Vitamine, vor allem A und C und dem Auftreten bestimmter maligner Tumoren ist heute keine sicher krebsbeeinflussende Wirkung für ein Vitamin oder Provitamin bewiesen. Am hoffnungsvollsten sieht es zur Zeit für die Provitamine A, insbesondere β-Karotin, aus, während die hochdosierte Vitamin-C-Behandlung nach Pauling und Cameron endgültig als unwirksam bei kolorektalen Karzinomen entlarvt ist [15, 17].

Spurenelemente

Im Vordergrund steht Selen, ein natürlich vorkommendes Metalloid. Bevölkerungen mit vermehrter Selenzufuhr haben tatsächlich weniger Karzinome der Brustdrüse und des Dickdarms. Pathogenetisch scheint eine antioxidative Wirkung bzw. die Aktivierung der Glutathionperoxidase entscheidend zu sein. Bisher liegt aber kein Beweis für eine erfolgreiche prophylaktische oder therapeutische Anwendung vor.

Proteolytische Enzyme
Die Vorstellung, daß damit Krebszellen aufgelöst, aufgefressen werden können, findet immer wieder neue Anhänger, und verschiedene Medikamente sind im Handel (Wobe-Mugos, Carzodelan forte, Trypanosa u.a.; Tabelle 16). Bisher ist nicht bewiesen, daß intakte proteolytische Enzyme überhaupt enteral resorbiert werden bzw. daß sie Krebszellen aufspüren und schließlich zerstören können. Der Werbespruch „Ersparen Sie Ihren Patienten Metastasen" ist daher fragwürdig [36].

„Immuntherapien"

Die auf den Schweizer Chirurgen Niehans zurückgehende Frischzellentherapie erlebt in den letzten Jahren eine Renaissance in Form von lyophilisierten Präparaten und Organextrakten (Tabelle 17). In Analogie zu der aufgrund neuer Einsichten geprägten neuen Terminologie der wissenschaftlichen Immunologie werden sie heute meist mit dem Begriff „biologic response modifiers" bezeichnet. Damit sollen, wie Schumacher prägnant feststellt, Wissenschaftlichkeit und Gleichwertigkeit zu entsprechenden Versuchen der wissenschaftlichen Tumorimmunologie signalisiert werden [33].

Renner (in [19]) faßt die Basisüberlegungen immunologischer Art wie folgt zusammen: „Durch Immunisierung mit fetalen Membranantigenen könnte es gelingen, beim Tumorträger eine kreuzreagierende Immunität gegen onkofetale Membranantigene des Tumors zu erzeugen und eventuell therapeutisch zu nutzen" (vgl. Abb. 33). Eine attraktive, von vielen aufgestellte Hypothese, die es aber wissenschaftlich sauber zu beweisen gilt!

Tabelle 16. Indikationen für Wobe-Mugos nach Professor Wrba. (Aus [36])

Gründe, Wobe-Mugos einzusetzen, sind
- Freilegung der Rezeptoren
- Abbau der Immunkomplexe
- Stimulierung der Abwehrkräfte
- ausgezeichnete Verträglichkeit
- bewiesene Wirkung
- Metastasenprophylaxe
- allgemeine Krebsprophylaxe

Tabelle 17. „Immuntherapeutika"

- Frischzellen
- Lyophilisierte Zellen (Resistocell)
- Organextrakte (Ney-Tumorin, AF-2, Polyerga, Regenaplex, Cefaktivon „Novum")
- Serotherapien (Wiedemann, Serocytol Bogomoletz, immunoaugmentative Therapie, Greek cancer cure etc.)
- Thymuspräparate (Gesamtextrakte, Fraktionen)
- Andere (Regazell Energen, Esberitox)

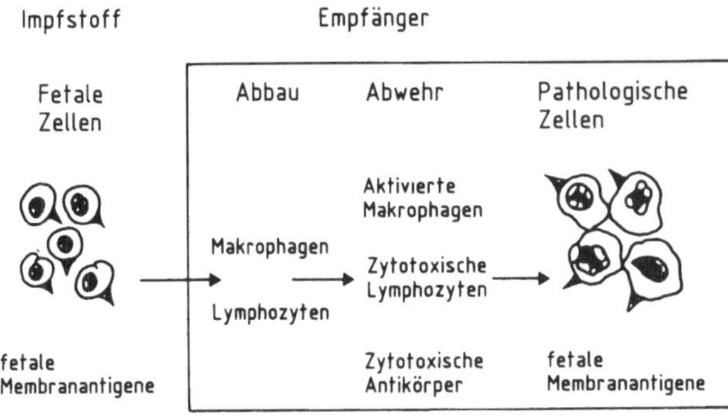

Abb. 33. Schema zum Wirkungsmechanismus der Immuntherapie mit fetalen Zellen. Die Kreuzimmunität gegen fetale Membranantigene zerstört pathologische Zellen mit fetalen Membranantigenen (Renner, aus [25])

Xenogenes lyophilisiertes Fetalgewebe (Resistocell)
Das Präparat Resistocell, aus Schafsfeten als Lyophilisat von Plazenta, Eihäuten und Nabelschnur gewonnen, soll die erwähnte kreuzreagierende Immunität erzeugen und wurde in entsprechenden Tierversuchen getestet. Es wurde im Rahmen von 3 prospektiven Studien an 2 deutschen Strahlenkliniken in Kombination mit Chemo-Radio-Therapie bei fortgeschrittenem Mammakarzinom geprüft. Die Frühmortalität wird nicht beeinflußt, die Spätmortalität wird verringert, die Überlebenszeit bei allen Metastasierungstypen verlängert. Resistocell hat keine meßbare zytostatische Wirkung, es ist also keine alternative, sondern eine additive Therapie. Kritisch ist dazu festzustellen, daß keine dieser Studien randomisiert war, so daß Vorbehalte angebracht und die Daten bestätigt werden müßten [25]. Das Präparat ist seit 1988 nicht mehr zugelassen.

Zytoplasmatische Therapie (Ney-Tumorin)
Diese Behandlung wird widersprüchlich als „klare Lösung in der Onko-Therapie" und als „onkologische Alternative" empfohlen [35]. Erreicht werden angeblich „Verbesserung der Lebensqualität, Aktivierung der Selbstheilungsvorgänge, Roborierung, Immunstimulation und -modulation, Paramunitätsinduktion, Zelldifferenzierung, Syntheseregulation, analgetische, antiemetische und euphorisierende Wirkung" - wahrlich ein Allerweltsheilmittel! Es handelt sich bei diesem Präparat um durch Säuredampflyse bzw. Sulfatierung aufgearbeitete Bestandteile aus fetalen Zellen verschiedenster Organe. Die vorliegenden pharmakologischen Daten sind unvollständig. Im präklinischen Versuch scheint dieses Präparat bei gewissen Tiertumoren eine hemmende Wirkung zu haben, eine Übertragung dieser Versuche auf die Situation beim Menschen ist aber nicht möglich [22, 32]. Die klinischen Prüfungsresultate sind ungenügend, meist Fallbeschreibungen oder Anwendung in Kombination mit anderen alternativen Methoden. Douwes (in [35]) hat erstaunliche Resultate beim Plasmozytom und beim metastasierenden Hypernephrom berichtet. Auch diese Ergebnisse müssen bestätigt werden.

Andere angeblich biologische Methoden (vgl. Tabelle 15)

In diesem großen Sammeltopf findet sich eine bunte Auswahl an verschiedenen Behandlungsmethoden. Für sie gelten ganz besonders die oben erwähnten Charakteristika der Polypragmasie, des Geheimnisvollen, der universellen Wirksamkeit, nicht zuletzt auch bei anderen, nichtmalignen chronischen Erkrankungen, und ganz besonders der ungenügend geprüften Wirksamkeit. Dies trifft auch auf die sog. Krebs-Mehrschritt-Therapie von Ardenne zu. Ziel dieser Therapie ist die Verbesserung der Sauerstoffversorgung der Tumorzelle, da ja nach Warburg die Hauptkrebsursache die irreversible Schädigung der Atmung sein soll. Es ist leider immer noch nicht bewiesen, daß sich diese Tatsache präventiv oder therapeutisch gegen Krebs nutzen läßt. Es gelingt offensichtlich, den Sauerstoffstatus bis zu 10 Tage lang zu verbessern. Ob sich damit aber die Effizienz der gegenwärtigen konventionellen Krebstherapie bedeutend steigern läßt, wenn die O_2-Mehrschritt Immunstimulation als adjuvante Maßnahme hinzugenommen wird, ist unbewiesen. Die einzigen verwertbaren klinischen Daten sind 30 Jahre alt und kaum aussagekräftig [1, 31].

4.10.4 Problematik der Prüfung biologischer Krebsbehandlungsmethoden

Bei jeder Methode, die möglicherweise malignes Wachstum beeinflussen könnte, muß die vermutete Wirkung vorurteilsfrei, unvoreingenommen bewiesen werden, d.h., es müssen alle anderen Einflüsse auf den Krankheitsverlauf während der Prüfung ausgeschaltet werden. Die wissenschaftliche Naturkunde - zu der auch die Medizin gehört - hat dazu eine ausgeklügelte Methodik und dafür geltende Gesetze erarbeitet. Diese Methodik und Gesetze werden von Vertretern der sog. biologischen Krebsbehandlung in Frage gestellt (vgl. auch [13]). Konsequenterweise werden daher in der Bundesrepublik Deutschland diese Medikamente auch im Hinblick auf ihre Einführung und offizielle Registrierung von einer anderen Kommission beurteilt als z. B. Zytostatika. Dies ist unseres Erachtens falsch und verhängnisvoll. Für *jede* konventionelle oder unkonventionelle Therapieform muß verlangt werden, daß sie ihre Wirksamkeit und, wenn möglich, Unschädlichkeit, experimentell und klinisch nachgewiesen hat, mit den *gleichen* strengen Untersuchungsmethoden [6, 12, 28, 29, 33]. Vor jeder Wirksamkeitsprüfung stehen die chemische Analyse - die beileibe nicht für alle hier diskutierten Medikamente durchgeführt wurde - sowie die pharmakologische Untersuchung. Es muß sich um definierbare, standardisierte und quantifizierbare Substanzen garantierter Gleichheit der verschiedenen Chargen und Proben handeln. Resorption, Verstoffwechselung und Elimination müssen in der vorgesehenen Applikationsweise untersucht werden.

Die Vermutung einer krebshemmenden Wirkung beruht meist auf einer Fallbeobachtung, gelegentlich aber auch auf reiner Analogie oder Theorie. Ethik und wissenschaftliches Denken fordern eine Prüfung am Tiertumor oder an Zellkulturen, bevor ein Medikament unbekannter Wirkung und Nebenwirkung dem Patienten zugemutet wird. Keines der derzeit gebräuchlichen Zytostatika hat im heute standardisierten präklinischen Prüfsystem versagt, wohl jedoch verschiedene biologische Heilmittel (z. B. Iscador). Dies bedeutet, daß Medikamente, die in diesem System versagt haben, mit größter Wahrscheinlichkeit unwirksam sind.

In der nächsten Phase müssen alle denkbaren Nebenwirkungen einer Substanz erfaßt und in mögliche Beziehung zu dieser gebracht werden, wobei alle anderen dafür in Frage kommenden Ursachen ausgeschaltet werden müssen. Dies bedingt eine extrem genaue und umfassende Dokumentation. Eine eventuelle toxische oder allergische Nebenwirkung muß bezüglich Dosisabhängigkeit und zeitlichem Verlauf geprüft werden, neben der akuten interessiert die chronische Toxizität, objektive und subjektive Parameter müssen in gleichem Maß berücksichtigt werden. Es kann nur noch einmal wiederholt werden, daß für die meisten der heute besprochenen Medikamente diese Daten in ungenügendem Ausmaß oder überhaupt nicht vorliegen.

Erst danach wird ein neues Medikament endgültig am Menschen geprüft, wofür die Naturwissenschaft ebenfalls gültige und bewährte Gesetze aufgestellt hat. Man sucht objektivierbare, reproduzierbare Wirkung! Es gilt zu messen und zu dokumentieren, nicht zu schätzen und zu extrapolieren! Entscheidend ist die Wahl der Verlaufsparameter, zu denen nicht nur Größe und eventuelle Tumormarker, sondern auch quantitatives und qualitatives Überleben sowie immunologische Parameter zählen. Eine wissenschaftlich saubere Prüfung erfolgt prospektiv, kontrolliert, d.h. bei genau definierter Ausgangssituation (Histologie, Tumorstadium etc.) und mit engmaschiger, umfassender Verlaufsbeobachtung. *Ein* Fall sagt wenig und eine Ansammlung heterogener, schlecht dokumentierter Einzelfälle noch weniger! Vielmehr gilt es, eine neue Substanz in einem genau definierten (Alter, Geschlecht, prognostische Faktoren), möglichst homogenen Versuchskollektiv bestimmter Größe zu prüfen, um einen Vergleich mit einem ebenso gut definierten, anders oder nicht behandelten Kollektiv zu ermöglichen. Die zweifellos sicherste, aber gleichzeitig schwerste Vergleichsanordnung ist die prospektive randomisierte klinische Studie, die die internistische Onkologie zu dem unbestreitbaren Erfolg der letzten 30 Jahre geführt hat. Retrospektive Vergleiche sind stets heikel bis fragwürdig, ganz besonders aber solche mit Kollektiven anderer Autoren, deren Zusammensetzung nicht genau bekannt ist. Die statistische Auswertung folgt erst ganz am Schluß und hängt stark von der Patientenzahl und der Beobachtungsdauer ab. Ein Qualitätskriterium ist vor allem der Prozentsatz der auswertbaren bzw. nicht oder nur unvollständig auswertbaren, aus der Studie verlorenen Fälle. Erfolge sollen stets auf die Zahl der initial dieser Behandlung zugeteilten und nicht auf die Zahl der effektiv behandelten Patienten bezogen werden.

Diese Gesetze wurden und werden immer wieder mißachtet, oft bewußt als nutzlos, ja gefährlich und unethisch dargestellt. Unseres Erachtens gibt es nur *eine* Naturwissenschaft, die für alle Methoden Gültigkeit haben muß! Ein neues Medikament muß mehr sein als Plazebo - und dies ist keineswegs für alle diskutierten Medikamente geklärt.

4.10.5 Beurteilung biologischer Heilmittel bezüglich ihrer Anwendung in der Praxis

Die beschriebenen Methoden und viele andere werden in größtem Ausmaß angewendet, von Patienten selbst, von Heilpraktikern, aber auch von vielen Ärzten. Der Hauptgrund dafür liegt ohne Zweifel in den nach wie vor unbefriedigenden Langzeitbehandlungsergebnissen der „Schulmedizin“. Weitere Gründe dafür sind das Bedürfnis des Patienten und seiner Angehörigen, einen Beitrag zur Besserung oder Heilung zu leisten, die generelle Abwendung von allem Chemischen, Unnatürlichen und die Zuwendung zum Natürlichen, Geheimnisvollen. Eine oft unselige Rolle spielen in diesem Zusammenhang die Massenmedien, die von Vertretern ungeprüfter Behandlungsmethoden häufig als erste Publikationsorgane in Anspruch genommen werden, ganz besonders bei Krebs. Wer selbst an dieser schrecklichen Krankheit leidet, wird jede Nachricht einer „Wunderheilung" begierig aufnehmen, mindestens einen Teil davon glauben und die Anwendung dieser Methode für sich selbst ins Auge fassen. Viele dieser Promotoren sind ja promovierte Ärzte, ja Professoren – da muß ja etwas dran sein! Durch diese oft marktschreierische Anpreisung wird eine kritische, unvoreingenommene Prüfung, wie oben geschildert, oft verunmöglicht. Ein gutes Beispiel dafür ist das erwähnte Carnivora. Man kann nur hoffen, daß hier nicht nur Gesetze, sondern vor allem Ehr- und Verantwortungsbewußtsein Besserung bringen.

Uns Ärzten werden beinahe täglich Fragen nach dem Wert solcher Methoden gestellt, vor allem wenn wir offene Augen und Ohren haben, dem Patienten das Vertrauen und die Gewißheit vermitteln, daß er uns jede Frage stellen kann. Erste Pflicht jedes Arztes im Kontakt mit Tumorpatienten ist es daher, über diese Methoden informiert zu sein. Außerdem sind gesunde Skepsis und Kritik empfehlenswert, ohne gleich in einen therapeutischen Nihilismus zu verfallen. Vielen unserer Patienten mit fortgeschrittenen, metastasierenden, meist soliden Tumoren können wir ja nur beschränkt helfen, und der Tumorrückfall ist nicht mehr wirkungsvoll zu beeinflussen. Es bestehen aber unzählige Möglichkeiten echter Hilfe in Form symptomatischer Behandlung und ganz allgemein menschlicher Zuwendung. In diesem Rahmen müssen auch die erwähnten biologischen Heilmethoden gesehen werden. Werden sie in dieser Absicht, auf Wunsch des Patienten oder seiner Angehörigen, nach gründlicher Information beider Seiten und unter regelmäßiger ärztlicher Kontrolle angewendet, ist dem nichts entgegenzuhalten. Dient eine solche Methode aber nur der Beschwichtigung des schlechten Gewissens des Arztes, ist die Methode nicht nur ein schlechtes, sondern auch häufig ein teures Plazebo.

Literatur

1. Ardenne M von (1987) Sauerstoff-Mehrschritt-Therapie, 4. Aufl. Thieme, Stuttgart
2. Berger M, Schmähl D (1983) Studies on the tumor-inhibiting effects of Iscador in experimental animal tumors. J Cancer Res Clin Oncol 105: 262–265
3. Blumenschein W (1986) Biologische Heilweisen bei Krebs. Ennsthaler, Steyr
4. Bohn B, Nebe CT, Birr C (1987) Durchflußzytometrische Untersuchungen auf immunmodulatische Wirkungen von Eleutherococcus S.-Extrakt. Arzneimittelforschung 37: 1193–1196
5. Braun H, Frohne D (1987) Heilpflanzenlexikon für Ärzte und Apotheker, 5. Aufl. Fischer, Stuttgart New York
6. Bruntsch U (1982) Entwicklung und Erprobung neuer Medikamente in der Onkologie. MMW 124: 356
7. Curtze A (o Jg) Ein Pflanzenextrakt im Einsatz gegen Krebs (Firmenbroschüre Neu-Isenburg)
8. Diet, Nutrition and Cancer (1982) National Academy Press, Washington DC [deutsch: Ernährung und Krebs (1984) BMFT Bonn]
9. Dold U (1986) Neue und alternative Therapieformen des Bronchialkarzinoms. 32. Kongrs. Dtsch Ges Pneumol Tuberkulose
10. Fasching (1988) Teepilz Kombucha, 9. erw Aufl. Ennsthaler, Steyr
11. Gutsch J (1988) Prospektive Studie beim radikal operierten Mamma-Karzinom mit Polychemotherapie, Helixor und unbehandelter Kontrolle. Dtsch Onkol 20: 94
12. Hauser SP (1987) Krebspatient und Paramedizin. Praxis 76: 1151–1178 (Sondernummer 42)

13. Hornung J (1989) Methodisches zu den klinischen Studien zur Misteltherapie des Krebses. Therapeutikon 3: 16-21
14. Jäger G (1988) Leben mit Krebs. Mosaik, München
15. Jungi WF (1985) Möglichkeiten und Grenzen alternativer Krebstherapie. Kassenarzt 31: 17
16. Jungi WF (1986) Risiken alternativer Krebsbehandlung. Onkologie 9: 231
17. Jungi WF (1988) Alternativen zur Schulmedizin in der Krebstherapie. Krankenhausarzt 61: 145-150
18. Jungi WF (1988) Diätetik bei Krebserkrankungen. Internist 29: 492-498
19. Jungi WF, Senn HJ (Hrsg) (1986) Krebs und Alternativmedizin. Zuckschwerdt, München Bern Wien San Francisco
20. Kjaer M (1988) Misteltenbehandling af metastaserende nyrecancer. Ugeskr Laeger 150: 1923
21. Leroi R (1987) Misteltherapie. Freies Geistesleben, Stuttgart
22. Luther P, Becker H (1987) Die Mistel. Springer, Berlin Heidelberg New York Tokyo
23. Nagel GA, Schmähl D, Hossfeld DK (1989) Krebsmedikamente mit fraglicher Wirksamkeit, 4. Aufl. Aktuelle Onkologie 49, Zuckschwerdt, München Bern Wien San Francisco
24. Oepen I (Hrsg) (1985) An den Grenzen der Schulmedizin. Deutscher Ärzteverlag, Köln
25. Renner H (1979) Klinische Aspekte einer Tumorimmuntherapie mit lyophilisierten fetalen Zellen. Cytobiol Rev 3: 3-6
26. Renner H et al. (1980) Erfahrungen mit Resistocell als Zusatztherapie beim metastasierenden Mammacarcinom. Cytobiol Rev 4: 109-114
27. Salzer G (1988) Prospektiv randomisierte Studie: Operiertes Magenkarzinom. Dtsch Z Onkol 20: 90-93
28. Salzer G, Havelec L (1983) Adjuvante Iscadorbehandlung nach operiertem Magenkarzinom. Krebsgeschehen 15: 106
29. Schmähl D, Berger M (1983) Gedanken zur sogenannten unkonventionellen Krebsbehandlung. Med Welt 34: 3
30. Schmähl D, Einem J von (1956) Experimentelle Prüfung von „Krebsmitteln“. Dtsch Med Wochenschr 81: 293
31. Schnizer W et al. (1985) Untersuchungen zur Krebs-Mehrschritt-Therapie nach von Ardenne. Dtsch Ärztebl 82: 2026-2028
32. Schreml W (1984) Zytoplasmatische Therapie. MMW 126: 234-238
33. Schumacher K (1986) Die Problematik der sogenannten unkonventionellen Krebstherapie. Med Klin 81: 423
34. Schweiz Krebsliga/Schweiz Ges Onkol (1989) Dokumentationen der Studiengruppe mit unbewiesener Wirkung in der Onkologie, Nr. 1-22 (Sammelseparatum aus Schweiz Rundsch Med Prax)
35. Theurer KE (Hrsg) (1985) Neue Perspektiven in der Onkologie. Therapiewoche 35: 77-130
36. Wobe-Mugos (1987) Broschüre. Fa. Mucos, Geretsried/Wien

4.11 Ernährung

4.11.1 Orale Ernährung

I. Jonen-Thielemann

Die Ernährungsfrage

„Darf ich alles essen? Was soll ich essen?“ fragen Krebspatienten häufig ihren Arzt und zwangsläufig täglich sich selbst. Es stellt sich die Frage nach einem Zusammenhang zwischen Ernährung und Krebserkrankung.

Eine „Krebsdiät“, die Krebs verhindern oder heilen könnte, gibt es nicht. Aber über die Ernährung haben wir Einfluß auf unsere Gesundheit. So ist bei Entstehung und Verlauf von Krebserkrankungen - wie auch anderen chronischen Krankheiten - die Ernährungsweise als *Mit*faktor zu beachten. Art, Bearbeitung, Zubereitung, Zusammenstellung und Menge der einzelnen Nahrungsbestandteile sind von Bedeutung.

Ernährung und Krebsentstehung

Kausale Beweise für die Karzinogenese durch bestimmte Nahrungsmittel sind wegen der Komplexität sowohl der Faktoren der Krebsentstehung wie auch der Komponenten der menschlichen Nahrung nur bedingt möglich. Aber epidemiologische Untersuchungen und retrospektive Fallkontrollstudien geben Hinweise über den Einfluß von Ernährungsgewohnheiten auf die allgemeine Krebshäufigkeit sowie auf die Krebsmanifestation in den verschiedenen Organen [2, 5].

Kennzeichnende Beispiele hierzu sind die unterschiedlichen Ernährungsweisen bei Patienten mit Magen- bzw. Dickdarmkrebs (Tabelle 18).

Magenkarzinompatienten haben eher eine Mangelernährung mit wenig vitaminreicher Frischkost und viel konservierten, insbesondere eingesalzenen, gepökelten und geräucherten Nahrungsmitteln. Durch Pökeln und Räuchern entstehen vermehrt Karzinogene, die aber auch natürlicherweise in der Nahrung vorkommen können. Mit gepökelten Produkten erhöht aufgenommenes Nitrit - bzw. Nitrat, das im Mund reduziert wird - reagiert im Magen mit den Aminen aus Nahrungsmitteln zu N-Nitroso-Verbindungen, z. B. Dimethylnitrosamin. Beim Räuchern und Grillen von Fleisch werden polyzyklische aromatische Kohlenwasserstoffe, z. B. 3,4-Benzpyren, gebildet. Kochsalzüberschuß wird als konditionierender Faktor angenommen, der den Zutritt von Karzinogenen in die Magenschleimhaut erleichtert. Vermindert sind zudem Vitamin A und seine Vorstufen, die Karotine - mit Schutzwirkung gegen epitheliale Neoplasien - und Vitamin C - u. a. als Antioxidans die endogene Nitrosaminbildung hemmend. Ein möglicher weiterer Risikofaktor für die Magenkarzinogenese ist Alkohol.

Bei *Patienten mit kolorektalem Karzinom* findet sich meist eine Überflußernährung, die sog. „Zivilisationskost": hochkalorisch, reich an tierischem Fett und Fleisch, dagegen arm an Faserstoffen infolge hohen Konsums industriell bearbeiteter, „denaturierter" Kohlenhydrate. Dem gesteigerten Verzehr von Fett wird eine

Tabelle 18. Häufige Ernährungsweisen bei Krebspatienten nach epidemiologischen Untersuchungen

Krebslokalisation	Ernährungsweise
Magen	*Mangelernährung* Mangel an Frischkost/Vitaminen (A, C) Viel konservierte Nahrungsmittel: eingesalzen, gepökelt, geräuchert (Alkohol)
Dickdarm	*Überflußernährung (hochkalorisch)* Fett-/Fleischreiche Nahrung Viel raffinierte Kohlenhydrate (Bier - Rektumkarzinom?)

Tabelle 19. Ergebnisse aus dem Bericht „Diet, Nutrition, and Cancer", 1982 [5]

- Zusammenhang zwischen Nahrung und Krebs	
Fette:	Sehr wahrscheinlich
Proteine:	Möglich, aber ein von Fett unabhängiger Effekt unklar
Raffinierte Kohlenhydrate:	Unklar, möglicherweise indirekt durch übermäßige Kalorienaufnahme
- Krebsrisiko	
Erhöht:	Fettreiche Kost Eingesalzene, gepökelte, geräucherte Nahrungsmittel
Verringert:	Fettarme Kost Obst, Gemüse (Vitamine A, C)

wesentliche Bedeutung für die Kolonkarzinogenese beigemessen. Bei fettreicher Nahrung befinden sich durch eine erhöhte Gallensekretion größere Mengen Gallensäuren und Cholesterin im Darm, deren verschiedene bakterielle Metaboliten potentiell karzinogen wirken. Weiter resultiert durch unverdauten Überschuß an Fetten, Proteinen und/oder Kohlenhydraten eine veränderte Bakterienflora im Darm, durch welche Substanzen mit z.T. karzinogener und toxischer Wirkung entstehen. Diese Fäulnis- und Gärungsprodukte machen den Darm zum Störfeld und belasten bei der Autointoxikation vor allem die Leber. Die hohe Aufnahme raffinierter Kohlenhydrate, wie Zucker in isolierter Form und Auszugsmehle, führt zu konzentriertem Stuhl mit verlängerter Darmpassagezeit, seltenen Entleerungen (Obstipation) und dadurch auch verlängertem Kontakt der verschiedenen, konzentrierten Karzinogene des Stuhls mit der Darmschleimhaut.

Als weitere Folge einer fett- und energiereichen Ernährung wird die vermehrte Bildung verschiedener krebsfördernder Hormone, wie Östrogene und Prolaktin, beobachtet, außerdem eine Schwächung der zellulären Immunreaktivität. Überernährung kann nach pathologischer Stoffspeicherung im interstitiellen Bindegewebe auch die Versorgung und Entsorgung der Organzellen stören sowie die unspezifische Regulation und Abwehr beeinträchtigen [13].

Der Einfluß der Ernährung auf die Krebsinzidenz betrifft nicht nur die Organe, die zum Gastrointestinaltrakt gehören und direkten Kontakt mit der Nahrung haben. So korreliert Überernährung außer mit Kolon- und Rektumkarzinomen auch mit den Karzinomen der Mammae, des Corpus uteri, der Ovarien und der Prostata.

In einem Bericht des Nationalen Forschungsrates der USA, welcher die gesamte Literatur zum Thema Diät, Ernährung und Krebs berücksichtigt, wird zusammenfassend in den Ergebnissen mitgeteilt: „Nach Sichtung der vorliegenden Daten liegt der Schluß nahe, daß die wichtigsten Krebsarten durch Ernährungsgewohnheiten beeinflußt werden ..." (Tabelle 19).

Die Ernährung kann also zur Krebsprophylaxe beitragen. Es ist jedoch zu beachten, daß sie nur *ein* möglicher Faktor der Karzinogenese ist und auch andere exogene Faktoren, psychische Reaktionsweisen sowie die genetische Disposition mitentscheidend sind.

Ernährung und Krebsbehandlung

Es ist kein Nahrungsmittel bekannt, welches einen direkten Einfluß auf die Tumorzelle hat. Die Diätbetreuung des Kranken ersetzt also nicht die Krebsbehandlung - sie ist vielmehr als unspezifische Grundlage jeder gewählten Therapie anzusehen.

Ein Zusammenhang zwischen Ernährung und Gesundheit bzw. Krankheit war schon in der altgriechischen Medizin unbestritten („Deine Nahrung sei dein Heilmittel und dein Heilmittel deine Nahrung", Hippokrates von Kos, um 400 v. Chr.). So gehört die Diätetik (gr. *διαιτητική*) zu den klassischen Verfahren der Naturheilkunde [10]. Über eine Wirkung auf den Stoffwechsel werden mit diätetischen Maßnahmen - z. B. Heilfasten, Rohkost, Vollwertkost - bei Patienten mit den verschiedenen chronischen Krankheiten reproduzierbare Erfolge erzielt. Auch der Krebskranke sollte eine optimale Nahrung erhalten, die seinen Bedarf an essentiellen Nährstoffen und Energie deckt sowie den Stoffwechsel und die Funktionen des Organismus möglichst günstig beeinflußt [1, 6-9, 19].

Viele Ernährungswissenschaftler und Krebsspezialisten haben etwa ebenso viele Diättheorien und -pläne für Krebspatienten bzw. allgemein für chronisch Kranke erarbeitet. Wenn sich die Ernährungsvorschläge in Einzelheiten auch unterscheiden und teilweise widersprechen, so stimmen sie doch in den meisten wesentlichen Forderungen überein und entsprechen der Vollwertkost. Bedenklich, da unphysiologisch, sind alle einseitigen Diätvorschriften, die einzelne Nahrungsbestandteile herausgreifen und in extremer Dosierung empfehlen.

Die Ernährung nach den in Tabelle 20 zusammengefaßten Empfehlungen vermindert das Risiko einer Krebserkrankung bzw. eines Rezidivs, ist aber keine „Diät gegen Krebs". Gemeint ist vielmehr eine allgemein gesunderhaltende, vorwiegend laktovegetabile, ausgewogene, einfache Nahrung. Diese sollte weitgehend unverändert bleiben oder schonend und schmackhaft zubereitet werden („Laßt die Nahrung so natürlich wie möglich", [9]). Sofern keine ethischen Bedenken bestehen, ist Fleisch in kleiner Menge ein wertvolles, wenn auch nicht notwendiges Nahrungsmittel, vorausgesetzt, es stammt nicht von gemästeten und medikamentös behandelten Tieren.

Tabelle 20. Ernährungsempfehlungen

1. Keine Überernährung
2. Vorwiegend naturbelassene Nahrung, sog. *Vollwertkost:*
   - Vollgetreide, Vollkornprodukte
   - Gemüse, Obst
   - Pflanzenöle, Butter
   - Milchprodukte
   - genügend Flüssigkeit
3. Möglichst wenig
   - tierisches Fett und Fleisch
   - raffinierte Kohlenhydrate: Zucker, Auszugsmehle
   - raffinierte Fette
4. Bescheiden Genußmittel:
   - Alkohol
   - Bohnenkaffee
   - schwarzer Tee

   (kein Tabak)

Außer durch eine schädigende Zubereitung kann der Wert der Nahrung durch chemische Zusätze wie Farbstoffe und Konservierungsmittel sowie durch Reste von Pestiziden und Verpackungsmaterial sehr vermindert werden. Die krebsfördernden Einflüsse, die von kleinen Mengen direkter Karzinogene in den Nahrungsmitteln ausgehen, sind jedoch geringer zu werten als die, welche indirekt durch eine allgemein fehlerhafte Ernährungsweise und durch Genußgifte entstehen.

Die Ernährungsempfehlungen sind m. E. nicht streng dogmatisch zu befolgen, sondern vernünftig zu sehen und einzuhalten. Gelegentliche Abweichungen, z. B. bei Feiern, können eine positive Wirkung auf den ganzen Menschen haben.

Mit der Beachtung und Verantwortung seiner täglichen Ernährung hat der Kranke die Chance, an seiner Heilung selber mitzuarbeiten: Über die Nahrung greift er ordnend in seinen Stoffwechsel ein - als Beginn einer Neuordnung seines Lebens.

Einschränkungen der Vollwertkost

Die Vollwertkost ist ein Beitrag zur Präventivmedizin beim gesunden Menschen. Auch für weitgehend beschwerdefreie Patienten nach einer Krebsbehandlung ist sie empfehlenswert. Aber nicht jeder Mensch, erst recht nicht jeder Krebskranke, verträgt sie ohne Einschränkungen (Tabelle 21).

Die Verträglichkeit der Nahrung ist ganz allgemein abhängig von der Leistungsfähigkeit des Verdauungssystems. Es hängt also von der persönlichen Verdauungsfähigkeit ab, mit welcher Nahrung ein Mensch die für ihn bestmögliche Ernährung erreicht. Ernährungstherapie ist eine individuelle Therapie, und auch die Vollwertkost muß dem einzelnen Menschen angepaßt werden [14].

Bei *schwacher Verdauungsleistung*, die auch nicht manifest kranke Menschen häufig aufweisen, sind vielfältig zusammengestellte Mahlzeiten mit großem Rohkostanteil nicht gut verträglich. Es gilt hier, einfachere, den jeweiligen physiologischen Möglichkeiten noch angemessene Nahrung zu wählen und davon kleine Mengen, gut gekaut, in Ruhe einzunehmen.

Zusätzliche Rücksichten sind bei Krebspatienten erforderlich, die infolge eines chirurgischen Eingriffs am Ernährungstrakt bleibende organische Defekte haben, z. B. nach Gastrektomie oder Dünndarm-/Dickdarmresektionen, weiter bei Kranken mit Ernährungsstörungen durch Strahlentherapie und zytostatische Chemotherapie [3, 11, 17, 18].

Tabelle 21. Verzehr der Vollwertkost

Empfehlung für
- gesunde Menschen (Präventivmedizin)
- beschwerdefreie Patienten nach Krebsbehandlung

Einschränkungen erforderlich für
- Menschen mit schwacher Verdauungsleistung
- Patienten mit operationsbedingten Folgeerscheinungen im Ernährungstrakt
- Patienten mit Ernährungsstörungen durch Strahlentherapie/zytostatische Therapie
- Schwerkranke im Endstadium der Krebserkrankung

Ernährung von Krebskranken im Endstadium

Besondere Ernährungsschwierigkeiten haben jedoch Schwerstkranke im Endstadium ihrer Krebserkrankung. Bei progredientem Krankheitsverlauf kommt es fast immer zu Mangelernährung mit kontinuierlicher Gewichtsabnahme. Diese kann bis zur schwersten *Kachexie* mit extremer Abmagerung, Atrophie der Organe und allgemeiner Schwäche führen und ist dann häufig die Todesursache des Kranken (Tabelle 22).

Kachexie kann auch schon bei Patienten mit relativ kleinen Tumoren auftreten und zu den ersten Krankheitszeichen gehören. Bei vielen Krebskranken ist die Kachexie hauptsächlich durch eine ungenügende Nahrungsaufnahme infolge Anorexie verursacht [4, 12, 16].

Kachektische Patienten leiden meist unter allgemeiner Appetitlosigkeit oder Abneigung gegenüber bestimmten Nahrungsmitteln wie z.B. Fleisch, oft auch unter verändertem Geschmacks- und Geruchsempfinden sowie vorzeitigem Sättigungsgefühl. Außerdem neigen sie zu Übelkeit, manchmal mit Brechreiz und Erbrechen. Die Anorexie kann vor allem tumorinduziert sein, aber auch psychogene Ursachen haben oder durch verschiedene Krebstherapien, insbesondere die Anwendung von Zytostatika und ionisierenden Strahlen, ausgelöst werden. Es wird der Anorexie, insgesamt der verminderten Nahrungsaufnahme, eine größere Bedeutung für die Entwicklung der Kachexie beigemessen als der mangelhaften Nährstoffverwertung und den metabolischen Besonderheiten im Energie- und Proteinumsatz.

Bei der Ernährungstherapie im Krebsendstadium gilt die Aufgabe, einen befriedigenden Ernährungszustand, so lange es möglich ist, zu erhalten bzw. eine Mangelernährung zu verbessern. Hierbei steht die Forderung nach Bekömmlichkeit der Nahrung im Vordergrund. Das bedeutet, daß Art, Menge, Zubereitung und Zusammenstellung der Nahrungsmittel ganz der noch verbliebenen, meist äußerst geringen Verdauungsleistung sowie den Geschmackswünschen des Kranken anzupassen sind. Auf unserer Station für palliative Therapie können die Patienten täglich ihre Speisen wählen.

Nur kleine, appetitlich angerichtete Mahlzeiten mit besonders leicht verdaulichen, einfachen Nahrungsmitteln sind meist noch zu vermitteln. Je schlechter der

Tabelle 22. Mögliche Ursachen der Kachexie bei Krebspatienten

Tumor- oder therapiebedingt

1. Verminderte Nahrungsaufnahme:
   - *Anorexie* (Appetitlosigkeit)
   - Schädigungen des Ernährungstrakts
2. Mangelhafte Nährstoffverwertung:
   - Maldigestion
   - Malabsorption
3. Vermehrter Energiebedarf:
   - erhöhter Glukose-/Energieumsatz
   - veränderter Proteinstoffwechsel:
     gesteigerte Proteinsynthese
     kataboler Stoffwechsel (Muskel)
     Glukoneogenese

Allgemeinzustand des Kranken ist, um so kleiner sollten die einzelnen Portionen sein, die dann aber häufiger, z.B. 5-6mal am Tag, angeboten werden. Ständige Ermunterungen, mehr zu essen, quälen den Schwerstkranken nur, da seine Verdauungsfunktion mit größeren Nahrungsmengen überfordert wäre und dann sein Befinden weiter verschlechtert würde. Bisweilen entsteht jedoch unerwarteter Appetit auf eine deftigere Mahlzeit, die dann auch meist vertragen wird.

Bei Schluckbeschwerden oder therapiebedingter Mundtrockenheit sind breiig-flüssige Speisen und Getränke mit Eis wohltuend. Regelmäßige Gaben von Analgetika und Antiemetika sind bei vielen Patienten die Voraussetzung, daß eine Nahrungsaufnahme überhaupt möglich ist. Glukokortikoide in niedriger Dosierung können Appetit und Allgemeinbefinden im Endstadium verbessern.

„Künstliche Ernährung"

Langfristig kann der anorektische Krebspatient seinen Nährstoffbedarf durch spontane Nahrungsaufnahme nicht decken. Auch bei der Ernährung kann es dann - ebenso wie bei der Therapie - ethisch schwierige Entscheidungen geben. Wann ist eine sog. künstliche Ernährung sinnvoll?

Die Nahrung sollte, wenn irgend möglich, als „normal" zubereitete Kost auf natürlichem Wege, d.h. oral, eingenommen werden. Bei unzureichender Ernährung können dem Kranken zusätzlich eiweiß- und energiereiche Mixgetränke angeboten werden. Industriell hergestellte, nährstoffdefinierte Formeldiäten gibt es als trinkfertige Flüssignahrung und Sondenkost (z.B. Biosorb, Fresubin), sie werden jedoch auf Dauer *oral* nur widerwillig genommen und schließlich abgelehnt [15].

Bei ausgeprägter Kachexie wird oft eine kombinierte orale/parenterale Nahrungszufuhr versucht. Im Endstadium der Krebserkrankung läßt sich der Allgemein- und Ernährungszustand des Kranken aber auch durch intravenöse Nährstoffgabe kaum wesentlich bessern. Letztendlich kann die Kachexie nur durch eine erfolgreiche Krebsbehandlung behoben werden. Und alle Formen der künstlichen Ernährung sind bei diesen Kranken nur eine zeitlich sehr begrenzte palliative Therapie.

Gastrale oder enterale Sondenernährung und parenterale Ernährung bedürfen einer besonderen Indikation (s. Kap. I.4.11.2). Zur künstlichen Ernährung ist bei jedem einzelnen Kranken zu bedenken, ob eine hierdurch möglicherweise erreichte Lebensverlängerung im Krebsendstadium auch eine wertvolle Lebenszeit bedeutet - was letztlich nur der Kranke selbst für sich entscheiden kann.

Literatur

1. Anemueller H (1980) Das Grunddiät-System. Leitfaden der Ernährungstherapie. Hippokrates, Stuttgart
2. Armstrong BK, McMichael AJ, MacLennan R (1982) Diet. In: Schottenfeld D, Fraumeni JF (eds) Cancer epidemiology and prevention. Saunders, Philadelphia
3. Brenner U (1987) Ernährungsstörungen durch chirurgische Eingriffe. In: Sauer R, Thiel H-J (Hrsg) Ernährungsprobleme in der Onkologie. Zuckschwerdt, München
4. Canzler H (1983) Die Ernährung des Krebskranken. In: Schlierf G (Hrsg) Ernährung und Krebs. Wissenschaftliche Verlagsgesellschaft, Stuttgart

5. Committee on Diet, Nutrition, and Cancer - National Research Council (1982) Diet, nutrition, and cancer. National Academy Press, Washington DC. [Deutsche Übersetzung der Zusammenfassung: Ernährung und Krebs (1984) Bundesministerium f. Forschung u. Technologie, Bonn]
6. Douwes FR (1984) Ernährungstherapie bei Krebskranken. Ärztez Naturheilverf 25: 5
7. Jungi WF (1982) Was von „Krebsdiäten" zu halten ist. MMW 124: 26
8. Koerber KW von, Männle T, Leitzmann C (1982) Vollwert-Ernährung, 2. Aufl. Haug, Heidelberg
9. Kollath W (1951) Die Ordnung unserer Nahrung, 2. Aufl. Hippokrates, Stuttgart
10. Lützner H (1983) Aktive Diätetik bei chronischen Leberkrankheiten. Ärztez Naturheilverf 24: 518
11. Müller JM, Brenner U, Schindler J (1982) Das Kurzdarm-Syndrom. Leber Magen Darm 12: 60
12. Ollenschläger G, Jansen S, Fischer H, Mödder B (1987) Zur Pathogenese und klinischen Bedeutung der Anorexie onkologischer Patienten. In: Sauer R, Thiel H-J (Hrsg) Ernährungsprobleme in der Onkologie. Zuckschwerdt, München
13. Pischinger A (1980) Das System der Grundregulation, 3. Aufl. Haug, Heidelberg
14. Rauch E (1988) Blut- und Säfte-Reinigung, 18. Aufl. Haug, Heidelberg
15. Strohmeyer G (1988) Diätetik und künstliche Ernährung. In: Riecker G (Hrsg) Therapie innerer Krankheiten, 6. Aufl. Springer, Berlin Heidelberg New York Tokyo
16. Theologides A (1979) Cancer cachexia. Cancer 43: 2004
17. Thiel H-J (1987) Ernährungsstörungen durch Strahlentherapie. Ursachen-Prophylaxe-Therapie. In: Sauer R, Thiel H-J (Hrsg) Ernährungsprobleme in der Onkologie. Zuckschwerdt, München
18. Thielemann-Jonen I (1982) Probleme nach chirurgischen Eingriffen am Dickdarm. Leber Magen Darm 12: 64
19. Zabel W (1980) Die interne Krebstherapie und die Ernährung des Krebskranken, 8. Aufl. Bircher-Benner, Bad Homburg v. d. H. Zürich

4.11.2 Künstliche Ernährung

J. M. MÜLLER

Folgen des fortgeschrittenen Tumorstadiums für den Ernährungszustand

Eine Mangelernährung bis hin zur Kachexie ist typisch für viele fortgeschrittene Karzinome. Die Genese ist multifaktoriell [9]. Bei Tumoren, die aufgrund ihrer Lokalisation oder ihrer Metastasierung entweder zu einer mechanischen oder durch Beeinträchtigung des Geruchs- und Geschmackssinns bzw. des im Hypothalamus lokalisierten Kontrollzentrums für Hunger- und Sättigungsgefühl zu einer sensorischen Störung der Nahrungsaufnahme oder Verwertung führen, ist eine defizitäre Ernährungslage als Folge eines verminderten Substratangebots an den Wirt anzusehen. Da auch Patienten mit Tumoren ohne Beziehung zum Gastrointestinaltrakt eine ähnliche Symptomatik aufweisen können, müssen zusätzliche Faktoren unterstellt werden.

a. Produziert ein Tumor stoffwechselaktive Metaboliten, oder erreicht er ein Volumen von mehreren Kilogramm, so läßt sich das Ernährungsdefizit aus der Reaktion des Wirts bzw. dem Stoffwechselbedarf des Tumors erklären.

b. Während im Hungerzustand nach wenigen Stunden, getriggert durch den Abfall des Glukose- und Insulinspiegels, Sparmaßnahmen in Kraft treten, die das langfristige Überleben sichern sollen, antwortet der Organismus (Tabelle 1) auf die Tumorinvasion ähnlich wie auf ein operatives Trauma mit der Bereitstellung von Energie. Hierbei muß jedoch offen bleiben, inwieweit einzelne Befunde als tumorspezifisch oder als Reaktion des Wirts anzusehen sind bzw. mit fortschreitender

Tabelle 23. Stoffwechselveränderungen bei Patienten im Hungerzustand nach Operation oder mit einem Malignom. (Mod. nach [2])

Parameter	Hunger	Postaggressions-syndrom	Malignom
Körpergewicht	↓	↓	↓
Grundumsatz	↓	↑	↑ ±
Blutzucker	↓	↑	±
Serumlaktat	±	↑	↑
Seruminsulin	↓	↓	±
Plasmaglukagon	↑	↑	±
Plasmaaminosäuren	↓	↑	↓
Stickstoffausscheidung	↓	↑	±
Glukosetoleranz	↓	↓	↓
Ganzkörperglukoseumsatz	↓	↑	↑
Ganzkörperglukoserückgewinnung	↑	±	±
Ganzkörpereiweißumsatz	↓	↑	±
Ganzkörpereiweißsynthese	↓	↑	±
Ganzkörpereiweißkatabolismus	±	↑	↑
Glukoneogenese aus Alanin	↑	↑	↑

↑ signifikante Zunahme, ↓ signifikante Abnahme, ± keine oder keine einheitlichen Veränderungen.

Mangelernährung durch die Auswirkung des verminderten Substratangebots überlagert werden.

c. Der Tumor selbst besitzt weder entsprechende Kontrollmechanismen zur Erhaltung des Eiweiß- und Energiebestands, noch kann er die Umstellung des Wirts auf den Hungerzustand erkennen oder nachvollziehen.

Als weitere Komponenten für die Entwicklung einer Mangelernährung addieren sich die Auswirkungen verschiedener onkologischer Maßnahmen. Eingriffe im Bereich des Pharynx führen insbesondere bei zusätzlicher Bestrahlung zu einem Verlust der Speichelsekretion. Dies beeinträchtigt die Nahrungsaufnahme erheblich. Selten erreicht ein gastrektomierter Patient wieder sein Ausgangsgewicht. Fett-, Eisen- oder Vitamin-B_{12}-Malabsorption sind die Regel. Dünndarmresektionen können je nach ihrem Ausmaß eine partielle oder komplette intestinale Insuffizienz hervorrufen. Die Bestrahlung des Abdomens kann zur Strahlenenteritis mit chronischen Diarrhöen und Malabsorptionssyndrom führen. Verschiedene Zytostatika verursachen Anorexie, Übelkeit, Erbrechen oder induzieren Organschäden.

Möglichkeiten und Indikationen

Die enterale Ernährung über eine Sonde, eine perkutane endoskopische Gastrostomie (PEG), eine Feinnadeljejunostomie (FNJ) oder ein konventionelles Enterostoma sowie die peripher- oder zentralvenöse, stationäre oder ambulante parenterale Ernährung wurden in den letzten 10 Jahren weitgehend standardisiert. Mit speziellen Nährlösungen kann bei fast allen Patienten ein Ernährungsdefizit ausgeglichen werden. Ist die Funktion des Gastrointestinaltrakts nicht wesentlich beeinträchtigt, wird der enteralen Ernährung wegen ihrer Effektivität bei geringen Komplikationen und Kosten der Vorzug gegeben. Ist die Ernährungstherapie auf wenige Wochen beschränkt, verwenden wir in der Regel filiforme intestinale Sonden. Bei längerer Dauer schlagen wir dem Patienten die Anlage einer PEG oder FNJ vor, da diese Verfahren bei etwas höherer Komplikationsrate das alltägliche Leben weniger beeinträchtigen. Die parenterale Ernährung ist den Patienten vorbehalten, bei denen eine Funktionseinschränkung des Darms vorliegt.

Die Indikation zur künstlichen Ernährung mangelernährter Patienten mit fortgeschrittenem Tumorleiden ist eindeutig gegeben, solange onkologische Therapiemaßnahmen zur Anwendung kommen. Zwar werden durch eine Verbesserung des Ernährungszustands die Ergebnisse der Strahlen- [1, 11, 15] oder Chemotherapie [6, 12] nicht - wie ursprünglich erwartet - positiv beeinflußt, die Patienten tolerieren jedoch beide Therapieformen besser.

Ob Patienten, bei denen eine Tumortherapie nicht mehr sinnvoll erscheint, künstlich ernährt werden sollten, ist nur im Einzelfall zu entscheiden. Kann dadurch der Zustand eines Patienten so weit verbessert werden, daß er seine körperlichen oder sozialen Aktivitäten ausweiten kann, halten wir die Indikation für gegeben. Im Finalstadium einer Tumorerkrankung ist eine forcierte Ernährung fraglich, da sie möglicherweise dazu beiträgt, das Leiden zu verlängern. Man sollte sich in diesen Fällen auf die Zufuhr von Wasser und Elektrolyten beschränken.

Enterale Ernährung

Diäten

Auf die eigene Herstellung einer Sondenkost sollte heute wegen des damit verbundenen Risikos der bakteriellen Kontamination und der Unterversorgung mit essentiellen Nahrungsbestandteilen verzichtet werden. Die Industrie bietet eine Vielzahl flüssiger Formuladiäten an, die bei einer Osmolarität von 300 bis 500 mosmol/l eine Energiezufuhr bis zu 1000 kcal/l ermöglichen. Ist die Digestions- und Absorptionsleistung des Intestinaltrakts intakt, geben wir den preisgünstigen hochmolekularen, ballaststoffarmen, nährstoffdefinierten Diäten den Vorzug. Besteht eine Malassimilation, verwenden wir die niedermolekulare chemisch definierte Peptiddiät, zu deren Resorption 80-100 cm Dünndarm ausreichen.

Applikation

Die Technik der Sondenimplantation, der PEG oder FNJ wird in Band II, beschrieben. Die korrekte Lage der Sonde muß vor Beginn der Nährstoffzufuhr in jedem Fall radiologisch oder endoskopisch überprüft werden. Die Applikation der Diät erfolgt am besten kontinuierlich mittels eines Pumpsystems. Dies gewährleistet eine exakt kontrollierbare Zufuhrrate. Die Pumpe kann zusammen mit dem Nährstoffbehälter in einer Weste oder einer Tasche getragen werden und erlaubt eine optimale Mobilisierung des Patienten.

Zu Beginn verabreichen wir in der Regel nicht mehr als 500 ml/8 h Sondennahrung. Verträgt der Patient diese Menge problemlos, kann die Zufuhrrate kontinuierlich gesteigert werden. Treten abdominelle Krämpfe, Völlegefühl oder Diarrhöen auf, werden die Zufuhrraten reduziert und die Sondennahrung ggf. mit Tee verdünnt. Während der ersten Tage wird nach Abschluß jeder Ernährungsperiode zum Ausschluß einer Stagnation des Nahrungstransports die Menge der im Darm verbliebenen Sondennahrung durch Aspiration überprüft. Lassen sich mehr als 100 ml absaugen, unterbrechen wir die Zufuhr über einige Stunden und setzen sie bei erneuten Kontrollen mit reduzierter Rate fort. Zusätzliche Kontrolluntersuchungen betreffen die Flüssigkeitsbilanz, das Körpergewicht und auch beim Nichtdiabetiker den Blutzucker, da in der Sondennahrung der Anteil der rasch resorbierbaren Kohlenhydrate wesentlich höher als in der Normalkost ist.

Parallel zum Diätaufbau läuft das Training zur Selbstversorgung. Der Patient wird in die Handhabung der Sonde, der Nährlösung und des Pumpsystems eingewiesen und über mögliche Komplikationen der Sondenernährung und ihrer Therapie aufgeklärt.

Komplikationen

In der Anfangsphase der Sondenernährung klagen Patienten häufig über Abdominalbeschwerden, Distension und Diarrhöen. Durch einschleichenden Aufbau mit verdünnter Nährlösung lassen sich diese Probleme meist vermeiden. Bei weiterbestehender Diarrhöe ist an eine Kontamination der Sondennahrung zu denken. Wir legen in diesen Fällen eine Teepause ein und beginnen nach wenigen Tagen mit dem erneuten Kostaufbau. Scheidet eine Verunreinigung der Nährlösung als Ursache der Diarrhöen aus, kann man gemeinsam mit der Sondennahrung Loperamid verabreichen. Ein „Tube-feeding-Syndrom" (Anstieg von Harnstoff, Kreatinin und Elektrolyten) weist auf eine zu hohe Konzentration der Diät hin und läßt sich durch enterale und parenterale Flüssigkeitsgabe beheben. Bewußtseinsgestörte Patienten, aber auch solche mit tumor- oder medikamentenbedingter Einschränkung der Darmmotilität sind vor allem durch die Aspiration gefährdet. Bei ihnen sollte die Zufuhr der Diät nur in halbsitzender Stellung erfolgen. Zudem sind ausreichende Pausen zwischen den einzelnen Ernährungsperioden einzuhalten.

Parenterale Ernährung

Soll ein Patient mit einem fortgeschrittenen Karzinom z. B. während eines Chemotherapiezyklus für einige Tage zusätzlich parenteral ernährt werden, reicht die periphervenöse Zufuhr einer Komplettlösung aus, die in 3 l 120 g Aminosäuren, 1 200 Kalorien sowie ausreichende Mengen an Elektrolyten und Spurenelementen enthält. Ist bei einem mangelernährten Patienten eine normo- oder hochkalorische parenterale Ernährung über mehrere Wochen geplant, implantieren wir - je nachdem, ob diese stationär oder ambulant durchgeführt werden soll - einen konventionellen zentralen Venenkatheter oder einen Broviac-Katheter [3].

Der Infusionsplan wird den speziellen Bedürfnissen des Patienten entsprechend zusammengestellt. In der Regel reichen 30 kcal/kg KG/Tag und 1,5 g Aminosäuren/kg KG/Tag zur Deckung des Energie- und Eiweißbedarfs aus. Der tatsächliche Elektrolyt-, Spurenelement- und Vitaminbedarf während langfristiger parenteraler Ernährung ist nicht bekannt. Wir richten uns nach Empfehlungen aus der Literatur [5].

Soll der Patient die parenterale Ernährung zu Hause selbständig weiterführen, wird er durch speziell geschulte Schwestern in der Pflege des Katheter- und Infusionssystems unterwiesen [9]. Wenn immer möglich, versuchen wir nächste Angehörige in die Schulung zur parenteralen Ernährung zu Hause (PEH) mit einzubezie-

Tabelle 24. Katheterkomplikationen bei langfristiger parenteraler Ernährung zu Hause (*F/J* Fälle pro Jahr PEH)

Autor	Patienten	Kathetersepsis	Infektion Katheteraustritt	Zentralvenenthrombose	Katheterdefekt
		F/J	F/J	F/J	F/J
Strobel et al. [14]	17	0,17	0,17	-	0,09
Steiger u. Grundfest [13]	22	0,13	0,19	0,06	0,09
Miller et al. [7]	94	0,17	0,12	0,04	0,10
Flemming et al.[4]	27	0,11	0,05	-	0,04
Müller [8]	107	0,30	0,02	0,02	0,17

hen. In 7-14 Tagen kann ein Patient - mäßige manuelle Geschicklichkeit und Verständnis für die Grundbegriffe der Asepsis vorausgesetzt - die PEH erlernen. Ist der Patient mit der Technik vertraut, und befindet er sich im Stoffwechselgleichgewicht, kann er aus der Klinik entlassen werden. Die Schwestern unserer Arbeitsgruppe PEH beraten ihn bei der Einrichtung eines Infusionsplatzes zu Hause und stellen die Versorgung sicher. Das Infusionslösungsgemisch wird dem Patienten industriell vorgefertigt über eine Apotheke nach Hause geliefert. Die Patienten infundieren zum größten Teil während der Nacht und sind deshalb tagsüber durch die parenterale Ernährung in ihren Aktivitäten nur wenig beeinträchtigt.

Die Überwachung der Patienten erfolgt durch den Hausarzt oder die Klinik zunächst in wöchentlichen Abständen. Außer einer klinischen Untersuchung werden Hämoglobin, Natrium, Kalium, Kalzium, Gesamteiweiß, Harnstoff, Transaminasen und Blutzucker bestimmt.

Komplikationen

Komplikationen während langfristiger PEH sind vor allem durch den zentralen Venenkatheter bedingt. Im Vergleich zur stationären parenteralen Ernährung sind sie selten und betragen auch in großen Serien nur zwischen 1-3 Fälle/10 Jahre künstliche Ernährung (Tabelle 24). Sieht man von einer temporären Erhöhung der leberspezifischen Enzyme ab, so sind Stoffwechselkomplikationen bei Einhaltung der oben angegebenen Richtlinien zum Infusionsplan äußerst selten. Ihr Auftreten läßt sich meistens auf eine Fehleinschätzung des tatsächlichen Bedarfs des Patienten zurückführen.

Literatur

1. Bothe A jr, Valerio D, Bistrian BR, Blackburn GL (1979) Randomized control trial of hospital nutritional support during abdominal radiotherapy. J Parenter Enter Nutr 3: 292
2. Brennan MF (1981) Total parenteral nutrition of the cancer patient. N Engl J Med 305: 375
3. Broviac JW, Cole JJ, Scribner BH (1973) A silicone rubber atrial catheter for prolonged parenteral nutrition. Surg Gynecol Obstet 136: 602
4. Flemming CR, Witzke DJ, Beart R W (1980) Catheter-related complications in patients receiving home parenteral nutrition. Ann Surg 192: 593
5. Food and Nutrition Board (1973) Recommended dietary allowances, 8th rev edn. National Academy of Science, Washington D.C.

6. Issell BF, Valdivieso M, Zaren HA (1978) Protection against chemotherapy toxicity by IV hyperalimentation. Cancer Treat Rep 62: 1139
7. Miller DG, Ivey M, Ivey T, Scribner BH (1980) Experience with an indwelling right atrial catheter for home parenteral nutrition. Surg Gynecol Obstet 151: 108
8. Müller JM (1982) Die parenterale Ernährung zu Hause. Travenol, München (Ein Handbuch für Patienten)
9. Müller JM, Keller HW, Brenner U, Walter M (1984) Stoffwechselkonsequenzen der parenteralen Ernährung bei Tumorpatienten. Leber Magen Darm 14: 68
10. Müller JW, Keller HW, Brenner U, Walter M (1984) Die ambulante parenterale Dauerernährung bei Kranken mit Kurzdarmsyndrom. Internist 25: 292
11. Nixon D, Rudman D, Heymsfield S (1979) Abnormal hyperalimentation response in cachectic cancer patients. Proc Am Assoc Cancer Res Am Soc Clin Oncol 20: 173
12. Shamberger RC, Brennan MF, Goodgame JT (1981) Effect of total parenteral nutrition (TPN) on metabolic parameters of patients undergoing ablative chemotherapy. Proc Am Assoc Cancer Res Am Soc Clin Oncol 22: 420
13. Steiger E, Grundfest S (1979) Experience with the BROVIAC-catheter for prolonged parenteral alimentation. J Parenter Enter Nutr 3: 45
14. Strobel CT, Byrne WJ, Ament ME (1979) Home parenteral nutrition in children with Crohn's disease. An effective management alternative. Gastroenterology 77: 272
15. Valerio D, Overett L, Malcolm A, Blackburn GL (1978) Nutritional support for cancer patients receiving abdominal and pelvic radiotherapy: a randomized prospective clinical experiment of intravenous versus oral feeding. Surg Forum 29: 145

4.12 Symptomkontrolle

I. Jonen-Thielemann

4.12.1 Allgemeines zur Symptomkontrolle

Bedeutung

Auch wenn „man nichts mehr tun kann", um das Krebswachstum aufzuhalten, bleibt immer noch sehr viel zu tun für den unheilbar kranken Menschen.

Wird das kurative Ziel bei der Behandlung des Krebskranken nicht erreicht, dann hat die palliative Therapie, d.h. die lindernde Behandlung, ihre Berechtigung und ihren Wert - auch und ganz besonders im terminalen Krankheitsstadium. In dieser letzten Phase bedeutet angemessene ärztliche Betreuung nicht, das Leben um jeden Preis zu verlängern, sondern vielmehr, einen für den Kranken noch lebenswerten Zustand zu erreichen. Hierzu ist Erfahrung in der Symptomkontrolle (engl. *symptom control)* erforderlich.

„Symptome kontrollieren" bedeutet, die vielfältigen körperlichen Beschwerden auf ein erträgliches Maß herabzusetzen, wobei der pathologische Prozeß an sich nicht beeinflußt wird. Eine gute Symptomkontrolle ist die Basis für alle weiteren Bemühungen um den unheilbaren Patienten. Erst danach kann auch der zum Tode Kranke für die Zeit, die ihm noch verbleibt, wieder am Leben teilhaben (s. Kap. I.5.2.1).

Die Erfahrungen in der symptomorientierten supportiven Medizin zu verbreiten, ist ein Anliegen der Hospizbewegung [1-9]. So verdanken wir den Ärzten des

Londoner St. Christopher's Hospice, die neben Patientenbetreuung auch Lehre und Forschung auf dem Gebiet der „Hospice Medicine“ vertreten, wertvolle Mitteilungen zur Symptomkontrolle und dadurch Unterstützung bei unserer Arbeit auf der Palliativstation der Chirurgischen Universitätsklinik Köln.

Grundsätze der Symptomkontrolle

In der symptomorientierten Behandlung unheilbar Krebskranker gibt es ein bewährtes, für alle hierbei möglichen Beschwerden gültiges, allgemeines Vorgehen (Tabelle 25).

Zunächst ist es wichtig, nach der *Ursache eines jeden Symptoms* zu fragen (Wodurch wird dieser Schmerz verursacht? Warum erbricht der Patient? Was steckt hinter seiner Atemnot?). Die Klärung dieser Frage erfordert Überlegungen auf den Gebieten Anatomie, Pathologie, Biochemie und Psychologie. Die Diagnostik sollte den Kranken jedoch möglichst wenig belasten, d.h., zugunsten einer gründlichen Anamnese und einer sorgfältigen klinischen Untersuchung sind die apparativen und invasiven Verfahren einzuschränken. Es ist auch zu bedenken, daß nicht alle Symptome des Krebspatienten durch den malignen Prozeß verursacht sein müssen; nicht selten bestehen noch weitere Krankheitsbilder, z.B. Infektionen, Stoffwechselstörungen, Herz-Kreislauf-Erkrankungen.

Bei der *Behandlung der Symptome* soll der pathologische Prozeß bzw. seine Wirkung eingeschränkt werden. Hierbei ist zu beachten, daß gleiche Symptome verschiedene Ursachen haben können und dann eine unterschiedliche Behandlung erfordern, wie z.B. Erbrechen bei Darmverschluß und bei erhöhtem Hirndruck. Dazu kommt, daß ein Symptom häufig durch mehrere, gleichzeitig vorkommende Faktoren verursacht wird, die alle anzugehen sind.

Bei den meisten Patienten wird eine *medikamentöse* symptomatische Therapie durchgeführt. An die palliativen Möglichkeiten der Chirurgie und Strahlentherapie sollte bei entsprechenden Symptomen auch gedacht werden. So ist z.B. bei tumorbedingtem Ileus die Indikation zur Operation, bei Hirnmetastasierung die Indikation zur Radiatio zu überprüfen.

Für die medikamentöse Symptomkontrolle ist die genaue *Kenntnis der Medikamente* wichtig. Hierzu gehören die Wirkungscharakteristika, wie Wirkungsort und

Tabelle 25. Symptomkontrolle: Allgemeine Grundsätze

1. Analyse der Symptomenursache
2. Angemessene Behandlung der Symptome:
   - *Medikamente*
   - Operation
   - Strahlenbehandlung
3. Kenntnis der Medikamente, Anwendungsweise bei *chronischen* Beschwerden:
   - regelmäßige Gabe (antizipativ)
   - Titration gegen Symptome (individuell)
   - moglichst oral
   - oft Kombination
4. Beachtung nichtphysischer Faktoren:
   - psychisch - spirituell - sozial

-dauer, Dosierungsspielraum und Beeinflussung des Symptoms, weiter die unerwünschten Arzneimittelwirkungen und -interaktionen.

Die *Anwendungsweise der Medikamente bei chronischen Beschwerden* unterscheidet sich grundsätzlich vom Vorgehen bei akut auftretenden Symptomen. Da im fortgeschrittenen Krebsstadium die Beschwerden andauernd bestehen und mit weiterem Tumorwachstum meist noch zunehmen, sollten die Medikamente nicht „nach Bedarf", sondern vorbeugend verabreicht werden. Ihre Gabe geschieht also *regelmäßig* nach einem festen Zeitplan, wobei die Dosisintervalle den pharmakologischen Eigenschaften des Mittels angepaßt sein müssen. So wird eine möglichst konstante Konzentration im Plasma erhalten und damit den sonst wieder auftretenden Symptomen zuvorgekommen. Anstelle einer Standarddosierung erhält jeder Kranke seine *individuell* erforderliche Dosis, indem die Medikamente gegen die Beschwerden titriert werden. Die bevorzugte Applikationsweise ist die *orale* (oder rektale). Wegen der hierbei erforderlichen Resorption aus dem Verdauungstrakt ist eine gleichmäßige Plasmakonzentration der Medikamente im effektiven Bereich leichter einzustellen als bei parenteraler Zufuhr. Außerdem bleibt der Kranke unabhängiger von Ärzten und Pflegenden. In der Regel hat die *Kombination* von Medikamenten eine günstigere Wirkung als ein hochdosiertes Einzelmittel, da viele Symptome mehr als eine Ursache haben und die meisten Patienten außerdem unter mehreren Symptomen leiden.

Der letzte, aber der bei keinem Kranken am wenigsten wichtige Punkt betrifft die *Beachtung nichtphysischer Faktoren*, denn psychische, spirituelle und soziale Probleme können auch Symptome verursachen oder diese verstärken (s. Kap. I.3.1).

Symptome im fortgeschrittenen Krebsstadium

Chronischer Schmerz ist das gefürchtetste und mit der Diagnose Krebs fast immer assoziierte Symptom. Aber der Schmerz ist nicht das häufigste Symptom im Krebsendstadium und bei weitem nicht das einzige. Tabelle 26 zeigt die Häufigkeit der Beschwerden unserer Patienten bei der Aufnahme auf die Palliativstation.

Unter allgemeiner körperlicher Schwäche litten 84,9% der Kranken. Schwäche ist auch in anderen Statistiken das häufigste Symptom bei unheilbar Krebskranken. Oft bestehen dann gleichzeitig Appetitlosigkeit sowie die Befunde Kachexie und Anämie (s. Kap. I.4.11.1). Am zweithäufigsten klagten unsere Patienten (82,0%) über Schmerzen. Als nicht weniger quälende Symptome wurden ständige Übelkeit und Erbrechen von fast jedem zweiten Patienten (45,3%) angegeben. Mehr als $^1/_3$ der Kranken (38,7%) erlebte Atemnot verbunden mit (Todes-) Angst. Auch die übrigen aufgeführten Symptome sind Ausdruck für viel Leid, so z. B. die neurologischen Beschwerden (16,9%), zu denen oft Querschnitts- oder Halbseitenlähmung, Störungen der Sprache und der Bewegungskoordination gehörten.

Zum Punkt „andere Symptome" wurden weniger häufig aufgetretene, aber doch sehr belastende Krankheitszeichen zusammengefaßt wie Diarrhö, Pleuraerguß, Ikterus, Pruritus, Fieber, Singultus, pathologische Fraktur, infizierter und exulzerierter Tumor mit Geruchsbelästigung, motorische Unruhe u. a.

Tabelle 26. Häufigkeit der Symptome bei Aufnahme der Patienten (Station für palliative Therapie, Chirurgische Universitätsklinik Köln, 07.04. 1983-31.12. 1988) (n = 344)

Symptom	Häufigkeit	
	n	[%]
Körperliche Schwäche	292	84,9
Schmerzen	282	82,0
Appetitlosigkeit	238	69,2
Übelkeit, Erbrechen	156	45,3
Obstipation	155	45,1
Schlafstörung	153	44,5
Dyspnoe	133	38,7
Ödeme	105	30,5
Husten	101	29,4
Miktionsbeschwerden	72	20,9
Neurologische Symptome	58	16,9
Meteorismus, Dyspepsie	58	16,9
Aszites	46	13,4
Tumorblutung	41	11,9
Depression	39	11,3
Dysphagie	34	9,9
Andere Symptome	201	58,4
Präfinales Stadium, Sterbephase	163	47,4

Symptomorientierte Behandlung

Jedes einzelne Symptom ist sorgfältig bei der Behandlung zu beachten, denn jedes Symptom kann die Qualität der letzten Lebenszeit so beeinträchtigen, daß diese dem Kranken nicht mehr lebenswert erscheint.

Alle Patienten, die in der Zeit vom 07.04. 1983-31.12. 1988 auf unserer Palliativstation Aufnahme fanden, erhielten zur Symptomkontrolle *Medikamente;* fast immer verabreichten wir mehrere Mittel in Kombination.

Bei 27 Patienten (7,8%/344 Aufnahmen) wurde zusätzlich eine *palliative Operation* durchgeführt. Die angewandten chirurgischen Verfahren waren: Umgehungsanastomose bei gastrointestinaler Obstruktion, Anlage von Kolostomie oder Ileostomie wegen mechanischen Ileus, Choledochojejunostomie und andere Verfahren zur Galleableitung, Endotubuseinlage bei stenosierendem Ösophaguskarzinom, perkutane endoskopische Gastrostomie oder Katheterjejunostomie und Broviac-Katheter-Implantation zur enteralen bzw. parenteralen Ernährung, osteosynthetische Versorgung der pathologischen Fraktur, Abszeßdrainage. Wir erfüllten auch einmal den ausdrücklichen Wunsch eines Kranken, seine auffällige, ihn seelisch sehr belastende Hautmetastase zu entfernen, obwohl wir (und er) um die weit ausgedehnte Metastasierung im Körperinnern wußten.

Palliative Strahlenbehandlung wurde bei 37 Patienten (10,8%/344 Aufnahmen) neben der medikamentösen Therapie eingesetzt. Die Indikationen hierzu waren vor allem Knochenmetastasen mit Schmerzreaktion und Frakturgefahr, weiter bevorstehende Querschnittssymptomatik, obere Einflußstauung, Rektumkarzinomrezidiv, Haut-, Lymphknoten- und Hirnmetastasen.

4.12.2 Beispiele zur medikamentösen Symptomkontrolle

Schmerzen

Das so sehr gefürchtete Symptom Schmerz zu kontrollieren ist dem in palliativer Therapie erfahrenen Arzt bei den meisten Krebspatienten zufriedenstellend möglich (s. Kap. I.4.13).

Zur Durchführung der systemischen medikamentösen Schmerztherapie genügen relativ wenige, aber solide Kenntnisse hinsichtlich Art, Anwendungsweise und Kombination der Analgetika und Koanalgetika. Bei sorgfältiger und kundiger Anwendung der Mittel erfahren nur etwa 10% der Kranken keine ausreichende Schmerzlinderung und sollten dann in Schmerzambulanzen/-kliniken Spezialisten vorgestellt werden, die auch lokale Verfahren der Schmerzbehandlung interdisziplinär diskutieren und anwenden können.

Im Vergleich zur Schmerzpalliation ist die Kontrolle über die anderen Symptome im fortgeschrittenen Krebsstadium manchmal schwieriger und weniger erfolgreich. Durch anhaltendes Bemühen wird aber doch meist eine subjektive Erleichterung erreicht. Wie die systemische Schmerzbehandlung, so sollte allgemein die medikamentöse Symptomkontrolle bei Kranken im Krebsendstadium nicht wenigen Zentren vorbehalten bleiben, sondern zunehmend als medizinisches Basiswissen in der täglichen Praxis aller Fachgebiete angewandt werden.

Übelkeit und Erbrechen

Übelkeit (Nausea), eine subjektiv unangenehme Empfindung bezogen auf den oberen Magen-Darm-Trakt, geht oft dem Erbrechen voraus, kann aber auch mit oder ohne Brechreiz über längere Zeit ohne Erbrechen vorkommen. Während der Übelkeit besteht eine Erschlaffung des Magens und seiner beiden Schließmuskeln sowie eine umgekehrte Peristaltik des Duodenums. Vegetative Veränderungen mit Blässe, kaltem Schweiß, Speichelfluß, Tachykardie, Dyspepsie und manchmal Diarrhö sind die Prodrome des Erbrechens und lassen den Kranken sich sterbenselend fühlen.

Erbrechen (Emesis, Vomitus) ist der heftige Ausstoß von Magen-Darm-Inhalten durch den Mund. Zuvor kommt es zu Verschluß der Epiglottis, Anheben des weichen Gaumens, dann durch Kontraktion der Bauchmuskulatur zu Kompression des Magens und Ausstoß seines Inhalts. Der Vorgang des Erbrechens wird über neuromuskuläre Stimuli vom Brechzentrum, das in der Formatio reticularis der Medulla oblongata gelegen ist, ausgelöst. Informationen können das Brechzentrum aus verschiedenen Arealen - auch gleichzeitig - erreichen bzw. aktivieren: über afferente sympathische und parasympathische Fasern insbesondere aus den Abdominalorganen, mittels der Chemorezeptorentriggerzone in der Area postrema am Boden des IV. Ventrikels der Medulla oblongata, weiter durch Verbindungen mit dem Vestibularapparat und dem Groß-/Kleinhirn (Abb. 34).

Langanhaltendes Erbrechen führt zu hypochlorämischer metabolischer Alkalose, Hypokaliämie, Dehydratation und Mangelernährung. Für eine möglichst erfolgreiche Kontrolle des Symptoms sind die Klärung der Ursache des Erbre-

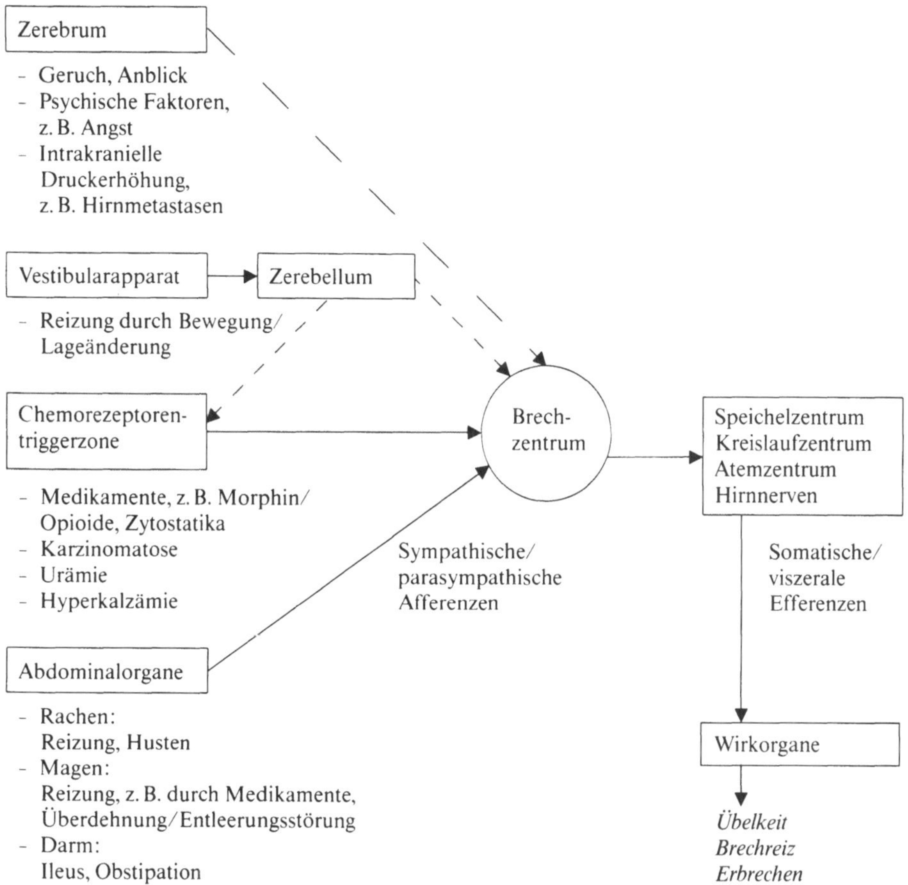

Abb. 34. Mögliche Ursachen von Übelkeit und Erbrechen

chens und die dann angemessene Behandlung anzustreben. Es gelingt meist, die Übelkeit zu unterbinden und die Häufigkeit des Erbrechens wenigstens herabzusetzen.

Antiemetika

Wie bei den Analgetika ist es erforderlich, die pharmakologischen Charakteristika der verschiedenen brechreizstillenden Mittel zu kennen, um sie gezielt einsetzen zu können (Tabelle 27). Ihre Wirkungsorte sind der Gastrointestinaltrakt, die Chemorezeptorentriggerzone oder das Brechzentrum.

Metoclopramid fördert die Magenentleerung durch Anregung der Peristaltik im oberen Gastrointestinaltrakt bei gleichzeitiger Erschlaffung des Pylorus. Eine Wirkung auf die Chemorezeptorentriggerzone besteht zusätzlich. Die Anwendung erfolgt vor allem bei Motilitätsstörungen des oberen Magen-Darm-Trakts. Substanzen mit ähnlicher peripherer Hauptwirkung sind Domperidon und Bromoprid.

Tabelle 27. Symptomkontrolle: Übelkeit und Erbrechen

Substanz/-gruppe	(Beispiel)	Dosierungsvorschlag	Wirkungsort
Antiemetika (Auswahl)			
- Metoclopramid	(Paspertin)	7-10 mg/8 h	Gastrointestinaltrakt und Chemorezeptorentriggerzone
- Antihistaminika:			Brechzentrum
Dimenhydrinat	(Vomex A)	50 mg/4-8 h	
- Phenothiazine:			Chemorezeptorentriggerzone
Triflupromazin	(Psyquil)	10 mg/8 h	
Chlorpromazin	(Megaphen)	5-10 mg/8 h	
- Anticholinergika:			Brechzentrum
Scopolamin	(Scopolaminum hydrobromicum)	0,25-0,5 mg/4-6 h	
Andere Substanzen			
- Glukokortikoide:			Peritumoröses Ödem
Dexamethason	(Fortecortin)	8 mg/6 h, langsam reduzieren auf 4-8 mg/Tag	
- H_2-Rezeptoren-Blocker:			Magenschleimhaut
Cimetidin	(Tagamet)	400-800 mg/Tag	
Ranitidin	(Zantic)	150-300 mg/Tag	
- Laxanzien:			Darm
Lactulose	(Bifiteral)	10-40 ml/Tag	
Natriumpicosulfat	(Laxoberal)	10-30 Trpf./Tag	
Nichtpharmakologische Aspekte			
- Gespräche, persönliche Zuwendung, ruhige Umgebung			
- Pflegehilfsmittel			
- kein Essensgeruch, kleinste Mahlzeiten, Wunschkost			

Antihistaminika (H_1-Rezeptoren-Blocker) wie Dimenhydrinat haben einen dämpfenden Effekt auf das Brechzentrum. Sie sind potente Antiemetika; bei medikamentös induziertem Erbrechen haben sie eine schwache Wirkung.

Die antiemetische Wirkung der *Phenothiazine,* z. B. Chlorpromazin und Triflupromazin, beruht wahrscheinlich auf der Blockade von Dopaminrezeptoren in der Chemorezeptorentriggerzone. Diese Neuroleptika sind in Niedrigdosierung besonders effektiv bei medikamentenbedingtem Erbrechen, welches beispielsweise in der Anfangsphase der Morphinmedikation auftreten kann.

Die Solanazeen-Alkaloide Atropin und Hyoszin (Scopolamin) wirken als *Anticholinergika* hemmend auf das Brechzentrum.

Mögliche unerwünschte Wirkungen der Antiemetika sind Störungen des extrapyramidalen Systems, Müdigkeitserscheinungen und parasympatholytische Reaktionen. Antiemetika werden am erfolgreichsten prophylaktisch gegeben. Die orale Verabreichung ist am einfachsten; bei bereits bestehendem Brechreiz wird ihre rektale oder parenterale Anwendung notwendig. Eine Kombination von Antiemetika mit unterschiedlichem Wirkungsort ist oft effektiver als ein einziges Mittel. So hat sich z. B. die Kombination von Metoclopramid, Dimenhydrinat und Triflupromazin bewährt.

Spezielle Behandlung
Erbrechen infolge *tumorbedingter intrakranieller Druckerhöhung* oder infolge einer *Magenentleerungsstörung bei großem, raumforderndem Oberbauchtumor* wird - wenn chirurgisches und strahlentherapeutisches Vorgehen nicht sinnvoll sind - mit *Glukokortikoiden*, vorzugsweise Dexamethason, in hoher Dosierung behandelt. Durch Ausschwemmung des den Tumor umgebenden Ödems kann die Symptomatik für eine begrenzte Zeit verschwinden oder deutlich gebessert werden.

Der *inoperable, tumorbedingte chronische Ileus* mit abdominalen, meist kolikartigen Schmerzen, Übelkeit und Stuhlerbrechen hat heute seinen furchtbaren Schrecken verloren. Wir geben in dieser Situation intravenöse Dauerinfusionen einer Elektrolytlösung mit Analgetika und Antiemetika sowie einem H_2-Rezeptoren-Blocker zur Verringerung der Magensäuresekretion. Als Behandlungskonzept kann folgende Medikamentenkombination für jeweils 6 h Infusionsdauer dienen: 1 Amp. (10 mg) Morphinhydrochlorid + 1 Amp. (1 g) Metamizolnatrium + $^1/_2$-1 Amp. (65 mg) Dimenhydrinat + $^1/_2$-1 Amp. (10 mg) Triflupromazinhydrochlorid + 1 Amp. (56 mg) Ranitidinhydrochlorid in 500 ml Normofundin mit 5% Glukose. (Bei *komplettem* Ileus keine zusätzliche Darmstimulierung durch Metoclopramid oder Laxanzien!). Die Dosis der einzelnen Substanzen ist selbstverständlich dem Ausmaß der Beschwerden jedes Patienten individuell anzupassen. Durch diese Behandlung wird bei Nahrungskarenz des Patienten meist ein erträglicher Zustand erreicht: Der Kranke verspürt kaum noch Schmerzen und Übelkeit, und die weiter entstehenden Verdauungssekrete können über eine Magensonde abgeleitet werden. Viele Kranke bevorzugen jedoch gegenüber der Dauerbelästigung infolge einer Sonde die spontane Magenentleerung durch 1-2maliges Erbrechen täglich, das ohne Übelkeitsgefühl geschieht.

Ursache eines Darmverschlusses kann auch die *Obstipation* sein. Die meisten Kranken im Terminalstadium haben Probleme mit der Stuhlentleerung infolge ihrer Inaktivität, der geringen Flüssigkeits- und Nahrungsaufnahme, einer meist faserarmen Kostform und nicht zuletzt infolge der Einnahme von Opioiden und anderen, die Darmmotilität hemmenden Medikamenten. Bei länger bestehendem Stuhlverhalt kann die Entleerung oft nur durch einen Einlauf oder Suppositorien, manchmal erst durch manuelle Ausräumung erreicht werden. Danach ist Sorge zu tragen für einen regelmäßigen und leichten Stuhlgang. Als zweckmäßig hat sich die tägliche orale Gabe einer Kombination aus stuhlaufweichenden und die Peristaltik anregenden *Laxanzien* wie z. B. Lactulose und Natriumpicosulfat erwiesen.

Nichtpharmakologische Aspekte sind bei der Kontrolle von Übelkeit und Erbrechen auch zu beachten. Der Angst des Kranken ist durch Gespräche und persönliche Zuwendung und nur bei besonderen Gegebenheiten zusätzlich medikamentös zu begegnen. Pflegehilfsmittel wie Nierenschale und Zellstoff in Reichweite geben dem Patienten Sicherheit. Sehr wichtig sind auch eine ruhige Umgebung ohne Essensgeruch sowie Mahlzeiten, die nach Verträglichkeit und Wunsch des Kranken zusammengestellt sind.

Atemnot

Atemnot (Dyspnoe), definiert als qualvolle, erschwerte Atmung, ist ein besonders subjektives Symptom, das mit den objektiv feststellbaren Parametern nicht immer korreliert.

Tachypnoe, das beschleunigte Atmen bei unzureichendem Sauerstoffangebot, ist dagegen objektiv meßbar.

Auch die Ursache der Atemnot sollte bei Kranken mit fortgeschrittenem Krebs - wenn immer möglich - festgestellt und *spezifisch* behandelt werden, z. B. mit Bronchospasmolytika, Antibiotika oder kardial wirksamen Medikamenten.

Wenn dies nicht möglich ist oder präfinal nicht sinnvoll erscheint, ist *Morphin* das Mittel der Wahl (Tabelle 28). 2,5-5 mg Morphinhydrochlorid alle 4 h oral gegeben erleichtern das Gefühl der Atemnot. Die Dosis kann - wenn nötig - *langsam* gesteigert werden. Entgegen einer weit verbreiteten Vorstellung tritt bei diesen, im Vergleich zur Schmerzbehandlung kleinen Morphinmengen, kaum eine bedrohliche Atemdepression auf. Zur Erklärung: Morphin reduziert die Sensitivität des Atemzentrums auf Hyperkapnie ($CO_2\uparrow$) und Hypoxie ($O_2\downarrow$), ein Vorgang, der zur Atemdepression führt. Nach *geringer* Morphingabe bei Dyspnoe entsteht zwar ein verminderter Atemantrieb (individuell dosieren!), aber es verschwindet auch das Mißverhältnis zwischen Atemantrieb und tatsächlicher Atemleistung des Kranken und dadurch das subjektive Gefühl der Atemnot und Angst. Der tatsächliche pCO_2 ist unverändert, aber die Schwelle, die als pathologisch, d. h. als Atemnot, erlebt wird, ist heraufgesetzt. Und der aufgenommene Sauerstoff reicht bei der nur geringen körperlichen Belastung des Kranken im Terminalstadium meist noch aus.

Morphin hat sich auch bewährt zur Unterdrückung eines trockenen, quälenden Hustens, wenn andere Medikamente, z. B. Kodein, nicht mehr wirksam sind.

Bei der symptomatischen Behandlung der Dyspnoe kann neben Morphin auch *Diazepam* wegen seiner anxiolytischen und relaxierenden Wirkung günstig sein. *Dexamethason* wird zur Verkleinerung eines peritumorösen Ödems mit Kompressionserscheinungen, weiter bei Lymphangiosis carcinomatosa und Bronchospasmus eingesetzt.

Sauerstoffgabe kann bei *akuter* Dyspnoe nützlich sein, aber zur Kontrolle der chronischen Dyspnoe sind Opiate zweifelsfrei besser.

Über die medikamentöse Symptomkontrolle hinaus sind leichte Atem- und Entspannungsübungen und ganz besonders die beruhigende Anwesenheit eines Menschen wichtig.

Tabelle 28. Symptomkontrolle: Atemnot

Substanz bzw. therapeutischer Ansatz	(Beispiel)	Dosierungsvorschlag
- *Morphin*		
Morphinhydrochlorid	(0,1%ige Lösung)	2,5-5-10 mg/4 h
Morphinsulfat	(MST-Retard-Tabletten)	10 mg/12 h
- Diazepam	(Valium)	5-10 mg/Tag
- Dexamethason	(Fortecortin)	4-12 mg/Tag
(- Sauerstoff)		
- Bronchospasmolytika		
- Antibiotika		
Nichtpharmakologische Aspekte		
- Atem- und Entspannungsübungen,		
- beruhigende Umgebung, den Kranken nicht allein lassen		

Erstickungsanfall

Tabelle 29 zeigt unser Vorgehen bei einer Notfallsituation, z. B. beim Erstickungsanfall. Wir geben dann die Mittel *Morphin, Triflupromazin* und *Scopolamin* parenteral, je nach Symptomenbild einzeln oder in Kombination, und erreichen damit eine güte analgetische und sedative Wirkung. Durch Scopolamin wird die Bronchialsekretion vermindert und hierdurch in der Sterbephase das sog. „Rasseln" kontrolliert, das entsteht, wenn der Sterbende nicht mehr fähig ist, das sich vermehrt bildende Bronchialsekret abzuhusten.

Bei terminaler motorischer Unruhe hat sich die Anwendung von *Diazepam* gut bewährt.

Körperliche Schwäche

Körperliche Schwäche, das häufigste Symptom bei fortgeschrittenen Krebskranken, ist das Symptom des Lebensendes. Wir müssen akzeptieren, daß es einige Symptome gibt, die wir nicht (erfolgreich) kontrollieren können.

Aber auch hier haben wir einige Behandlungsmöglichkeiten, die einem Teil der Kranken vorübergehend helfen (Tabelle 30). *Glukokortikoide,* z.B. Dexamethason oder Prednisolon, führen zu einer Verbesserung des Appetits und des Allgemeinbefindens. *Bluttransfusionen* können in besonderen Fällen indiziert sein, sind aber oft enttäuschend kurz wirksam und als Standardmaßnahme im Endstadium nicht geeignet.

Allgemeiner anwendbar und manchmal dankbar angenommen sind dagegen folgende Vorschläge: kleine Portionen appetitlicher Speisen, ein alkoholisches Ge-

Tabelle 29. Symptomkontrolle: Erstickungsanfall, Sterbephase

Substanz	(Beispiel)	Dosierungsvorschlag
Morphin	(Morphinum hydrochloricum)	5-10 mg s.c./i.v.
Triflupromazin	(Psyquil)	10 mg i.m./i.v.
Scopolamin	(Scopolaminum hydrobromicum)	0,25-0,5 mg s.c.
Diazepam	(Valium)	10 mg i.m./i.v.

Tabelle 30. Symptomkontrolle: Körperliche Schwäche, Anorexie

Substanz bzw. therapeutischer Ansatz	(Beispiel)	Dosierungsvorschlag
- Glukokortikoide		
Dexamethason	(Fortecortin)	2-4 mg/Tag
Prednisolon	(Decortin H)	15-30 mg/Tag
- Bluttransfusion?		
Nichtpharmakologische Aspekte		
- Kleine Portionen appetitlicher Speisen, alkoholisches Getränk		
- Leichte Krankengymnastik		
- Gesellschaft		

Tabelle 31. Symptomkontrolle: Angst

Substanz bzw. therapeutischer Ansatz	(Beispiel)	Dosierungsvorschlag
Nichtpharmakologische Aspekte		
- Gute Kontrolle der *körperlichen* Symptome		
- Besprechung der Probleme		
- Mitmenschliche Zuwendung		
- Geborgenheit		
Wenn erforderlich, zusätzlich Anxiolytika		
- Benzodiazepine:		
Diazepam	(Valium)	5-10 mg/Tag
- Phenothiazine:		
Triflupromazin	(Psyquil)	10 mg/8-12 h
Pathologische Depression		
- Antidepressiva:		
Amitriptylin	(Saroten)	25-50-75 mg/Tag
Mianserin	(Tolvin)	30 mg/Tag

tränk vor den Mahlzeiten, leichte krankengymnastische Übungen und viel liebevolle Gesellschaft.

Angst

Angst, in unterschiedlichem Ausmaß, hat - natürlich - nahezu jeder Patient vor dem Sterben. Hier sollte m. E. nicht die Behandlung mit Psychopharmaka im Vordergrund stehen, sondern 1. die gute Kontrolle der *körperlichen* Symptome und 2. die *geistig-seelische Betreuung* des Kranken und seiner Familie durch *alle* Mitarbeiter der Station. Wichtig sind hierbei ehrliche Besprechung der Probleme, mitmenschliche Zuwendung, Geborgenheit.

Unsere Patienten sprechen oft aus, daß sie ganz wach sein möchten und bewußt leben wollen („Ich möchte nicht dahindämmern oder schlafen ..."). Nur wenn erforderlich, sollten zusätzlich *Anxiolytika* eingesetzt werden. Es haben sich hier Benzodiazepine, z. B. Diazepam, oder Phenothiazine, z. B. Triflupromazin, bewährt (Tabelle 31).

Von der natürlichen Angst und Traurigkeit des Sterbenden ist die pathologische *Depression* zu unterscheiden. Sie ist im Krebsendstadium nicht sehr häufig (auf unserer Station bei 11.3% der Patienten zum Zeitpunkt der Aufnahme), erfordert dann aber die Behandlung mit *Antidepressiva*, z. B. Amitriptylin.

Bei der Behandlung der Patienten mit diesen und allen anderen Beschwerden im Endstadium einer Krebserkrankung sollte immer erinnert werden: Symptomkontrolle ist nicht nur Pharmakotherapie.

Literatur

1. Baines M (1983) The principles of symptom control. In: Saunders C, Summers DH, Teller N (eds) Hospice: the living idea, 2nd edn. Arnold, London
2. Baines M (1984) Control of other symptoms. In: Saunders C (ed) The management of terminal malignant disease, 2nd edn. Arnold, London

3. Regnard CFB, Davies A (1986) A guide to symptom relief in advanced cancer, 2nd edn Haigh & Hochland, Manchester
4. Saunders C, Baines M (1984) Living with dying. The management of terminal disease, 3rd edn. Oxford University Press, Oxford
5. Stott NCH, Finlay IG (1986) Care of the dying, 2nd edn. Churchill Livingstone, Edinburgh
6. Twycross RG, Lack SA (1984) Symptom control in far advanced cancer: Pain relief, 2nd edn. Pitman, London
7. Twycross RG, Lack SA (1986) Control of alimentary symptoms in far advanced cancer. Churchill Livingstone, Edinburgh
8. Twycross RG, Lack SA (1986) Therapeutics in terminal cancer, 2nd edn. Churchill Livingstone, Edinburgh
9. Twycross RG, Lack SA (1989) Therapie bei Krebs im Endstadium. Fischer, Stuttgart New York (Übersetzung und Bearbeitung von Göpfert C)

4.13 Schmerzbehandlung

D. ZECH, W. BUZELLO

4.13.1 Grundlagen

Epidemiologie

Schmerz ist eines der häufigsten Symptome einer terminalen Tumorerkrankung [229]. Es liegen umfangreiche Untersuchungen vor, die eine Zunahme der Schmerzprävalenz mit fortschreitendem Krankheitsstadium belegen (Tabelle 32). So werden Schmerzen in der Frühphase nur bei rund $^1/_3$, in der fortgeschrittenen und terminalen Krankheitsphase jedoch bei mehr als 70% der Patienten beobachtet. Untersuchungen, in die alle Krankheitsstadien aufgenommen wurden, fanden eine Prävalenz von rund 50% (Lit. bei [22, 257]).

Ein gewisser Zusammenhang findet sich zwischen Schmerzprävalenz und Tumorart (Tabelle 33). So sind Schmerzen bei Organtumoren häufiger als bei Lymphomen und Leukämien [22, 73, 87].

Ein statistisch gesicherter Zusammenhang zwischen Tumorstadium und Schmerzprävalenz ließ sich überraschenderweise nicht nachweisen [87]. Eine deutliche Zunahme der Schmerzprävalenz ergab sich für Mamma- und Prostatakarzinome beim Vergleich metastasierter (64%, 75%) mit nichtmetastasierten (40%, 30%) Krankheitsstadien. Dies ließ sich für kolorektale Tumoren nicht in dem Maß nachweisen [55]. Hier führt häufig das lokale Tumorwachstum zu Schmerzen. Relativ gut untersucht ist der zeitliche Verlauf der Schmerzen bei Lungentumoren [252].

Schmerzursachen und Nomenklatur

Zur Beschreibung und Zuordnung von Schmerzen werden verschiedene Nomenklaturen verwendet, die vornehmlich Angaben zu Schmerzlokalisation, -leitung oder -charakteristik enthalten. Diese Verschiedenartigkeit der Termini führt häufig zu Verständigungsschwierigkeiten, weshalb zunächst die im Zusammenhang mit Tumorschmerzen wichtige Nomenklatur erläutert werden soll.

Tabelle 32. Krankheitsstadium und Schmerzprävalenz. (Lit. bei [21, 22, 257])

Krankheitsstadium	Autor	Patientenzahl n	Schmerzprävalenz [%]
Früh	Bonica	387	38
	Daut u. Cleeland	286	36
	Summe/Durchschnitt	673	37
Fortgeschritten/metastasiert	Daut u. Cleeland	381	59
	Haran	607	66
	Martelete	160	85
	Norton u. Lack	100	75
	Pannuti et al.	291	64
		324	88
	Trotter et al.	237	72
	Summe/Durchschnitt	2100	70
Terminal	Aitken-Swan	200	52
	Bonica	387	80
	Cartwright	215	87
	Foley	39	60
	Hinton	82	67
	Kornell	39	86
	Norton u. Lack	243	75
	Oster et al .	42	72
	Parkes	100	59
	Twycross	500	84
	Wilkes	300	58
	Summe/Durchschnitt	2147	73
Alle Stadien	Birkham	168	29
	Bonica	310	47
	Daut u. Cleeland	667	53
	Foley	540	29
		397	38
	Greenwald et al.	390	63
	Senn et al.	410	34
	Summe/Durchschnitt	2882	43

Schmerzen werden entweder durch Erregung von Nozizeptoren oder durch Irritation pathologisch veränderter peripherer oder zentraler Nervenstrukturen ausgelöst. Insofern ist eine erste grobe Unterteilung in Nozizeptor- und Deafferenzierungsschmerz möglich.

Etwas differenzierter ist die Unterteilung in somatischen und viszeralen Schmerz sowie Deafferenzierungsschmerz [75, 175]. Somatischer Tumorschmerz wird durch mechanische oder chemische Irritation von Nozizeptoren an der Körperoberfläche hervorgerufen. Er ist gut lokalisierbar (Dolor localisatus) und hat dumpfen, bohrenden Charakter. Der Verteilung der Nozizeptoren im Gewebe folgend wird beim Tumorschmerz auch von Knochen- oder Weichteilschmerzen gesprochen. Synonym werden die Begriffe myoskelettaler oder myofaszialer Schmerz verwendet.

Tabelle 33. Sitz des Primärtumors und Schmerzprävalenz. (Nach [22, 73, 87])

Sitz des Primärtumors	Schmerzprävalenz Mittelwert [%]
Pankreas	85
Mundhöhle, Pharynx	80
Knochen	80
Magen	75
Kolon/Rektum	75
Lunge	75
Mamma	75
Ovarien	75
Leber, Gallenblase/-gang	70
Uterus	70
Prostata	70
ZNS	65
Niere, Blase, ableitende Harnwege	60
Weichteile, Hals, Gesicht	55
Lymphome	45
Leukämie	25

Viszerale Schmerzen werden durch Infiltration, Distension oder Kompression innerer Organe hervorgerufen, was zu mechanischer oder chemischer Irritation tiefliegender Nozizeptoren führt. Der Schmerz wird als drückend und tief im Körper liegend beschrieben, ist unscharf begrenzt und wird häufig als übertragener Schmerz nicht am Entstehungsort, sondern im zugehörigen Dermatom (Head-Zone) oder Myotom wahrgenommen (Dolor translatus). Bei Verlegung von Hohlorganen ist der Schmerz krampf- oder kolikartig.

Deafferenzierungs- oder Denervierungsschmerzen sind Folge einer Schädigung am peripheren oder zentralen Nervensystem. Der genaue Pathomechanismus ist unbekannt, obwohl verschiedene Theorien existieren, die sich auf die Ergebnisse experimenteller Untersuchungen stützen [265]. Im deutschen Schrifttum wird der Deafferenzierungsschmerz ausschließlich als zentraler Schmerz angesehen. Ist die Schmerzursache jedoch ein irritierter peripherer Nerv, wird vom neuropathischen Schmerz gesprochen [265]. Letzterer ist stechend und einschießend. Deafferenzierungsschmerzen weisen dagegen häufig neben einem brennenden Dauerschmerz aufgelagerte, elektrisierende Paroxysmen auf. Dys- und Parästhesien können begleitend auftreten. Typisch sind derartige Schmerzen etwa bei Plexopathie, Rückenmarkkompression oder Polyneuropathie. Brennende Schmerzen können jedoch auch im Sinne einer Kausalgie oder sympathischen Algodystrophie beim Tumorpatienten auftreten. Oft sind Allodynie oder Hyperpathie, gelegentlich auch Störungen der Vaso- und Sudomotorik begleitend. Schmerzen im Innervationsgebiet eines Nervs oder Nervengeflechts werden auch als projizierter Schmerz bezeichnet.

Zur Beschreibung der Ätiologie von Tumorschmerzen wurde eine Differenzierung in tumorbedingte, therapiebedingte und tumorassoziierte Schmerzen sowie Schmerzen ohne Bezug zu Tumor und Therapie eingeführt [239].

Eine genauere Beschreibung der Schmerzursachen und der Häufigkeit ihres

Tabelle 34. Klassifikation und Ätiologie des Tumorschmerzes (Nach [21, 74, 239, 257])

Tumorbedingter Schmerz (62–91%)	Tumorbefall des Knochens - ossäre Metastasen - pathologische Frakturen - Markinfiltration Kompression/Infiltration von Nervengewebe - periphere Nerven - Plexus - spinal/epidural - meningeal - zentral - Sympathikus Weichteilinfiltration - Muskeln, Bänder, Sehnen, Faszien - Schleimhäute - parietales Peritoneum - parietale Pleura Tumorinfiltration der Viszera - Verlegung von Hohlorganen - Infiltration solider Eingeweide Gefäßinfiltration - Verlegung von Blutgefäßen - Verlegung von Lymphbahnen
Tumorassoziierter Schmerz (5–19%)	Zosterneuralgie Dekubitus Pilzinfektion Tiefe Venenthrombose Peritonitis, Pleuritis, Mukositis u.a.m.
Therapiebedingter Schmerz (12–25%)	Nach Operation - Neuralgie - Stumpf-/Phantomschmerz u.a.m. Nach Chemotherapie - Mukositis - Phlebitis - periphere Polyneuropathie Nach Bestrahlung - Plexusfibrose - Enteropathie - Mukositis - Myelopathie
Tumor- und therapieunabhängiger Schmerz (3–10%)	Arthralgien, Myalgien, Zephalalgien verschiedener Genese

Auftretens zeigt Tabelle 34. Rund $^1/_5$ der Patienten weist mehr als eine Schmerzursache auf [263].

Unter den tumorbedingten Schmerzen finden sich Knochenschmerzen am häufigsten (58%), gefolgt von Schmerzen, die durch Läsionen am Nervensystem (ca. 50%) bedingt sind [113, 239].

Wird lediglich die somatische Seite des Tumorschmerzes berücksichtigt, so bleibt unklar, weshalb Patienten mit vergleichbarer Pathologie so unterschiedlich starke Schmerzen angeben [113, 233]. Da klinische Beobachtungen zeigen, daß Tumorschmerzen bereits Wochen oder Monate vor erkennbaren radiologischen Veränderungen auftreten können, wäre die Produktion algetischer Substanzen durch den Tumor evtl. eine Erklärung. Andererseits ist auch bemerkenswert, daß es bislang nicht gelungen ist, ein Tiermodell für Tumorschmerzen zu entwickeln [113].

Schmerzanalyse

Grundlage jeder Schmerztherapie ist die sorgfältige Schmerzanalyse. Die ausführliche Anamnese erfaßt Angaben zur allgemeinen Krankengeschichte, zu Tumorerkrankung und -therapie. Zur Abklärung der Schmerzsymptomatik sind gezielte Fragen nach Lokalisation, Qualität, Intensität, zeitlichem Verlauf, auslösenden Umständen, verstärkenden und lindernden Faktoren sowie begleitenden Beschwerden notwendig [5, 76]. Hierzu hat sich die Verwendung standardisierter Fragebögen bewährt.

Weitere Informationen liefern Angaben zur Wirksamkeit der bisherigen Schmerzbehandlung, zu Nachtschlaf und Aktivität sowie die Beobachtung von Mimik und Bewegung [236]. Um die Bedeutung psychosozialer Faktoren für das Schmerzgeschehen abschätzen zu können, müssen auch hierzu Angaben erhoben werden [5, 147]. Gelegentlich ist dabei die Mitarbeit von Angehörigen, Freunden oder Betreuern erforderlich.

Die allgemeine körperliche Untersuchung wird durch eine auf die Schmerzsymptomatik konzentrierte Untersuchung ergänzt, die besonders neurologische und orthopädische Gesichtspunkte berücksichtigt. Das Ausmaß weiterer diagnostischer Maßnahmen zur Klärung der Schmerzursache orientiert sich erheblich an der therapeutischen Relevanz und dem Befinden des Patienten.

Die Schmerzanalyse führt zur Schmerzdiagnose, die Angaben zu Ursache, Lokalisation, Qualität und Intensität enthalten sollte. Zu beachten ist, daß 80% der Tumorschmerzpatienten mehr als eine Schmerzlokalisation [239] und über 30% mehr als einen Schmerztyp zeigen [6].

Tumorschmerzen weisen häufig eine zirkadiane Rhythmik mit einer Zunahme der Schmerzintensität abends und nachts auf. Wie bei chronischen Schmerzsyndromen generell ist eine Sensibilisierung gegenüber akuten Schmerzen zu beobachten [113].

Tumorbedingte Schmerzsyndrome

Schmerzsyndrome, die charakteristisch für bestimmte Tumoren sind, wurden bisher nur vereinzelt, z. B. für Lungentumoren [233], beschrieben. Das Phäochromozytom soll mit typischen muskuloskelettalen Schmerzen einhergehen [141]. Beschreibungen einiger anderer Syndrome liegen von Foley vor [75]. Exemplarisch seien 3 Syndrome kurz dargestellt.

Eine brachiale Plexopathie tritt gehäuft bei Mamma- und Lungentumoren sowie Lymphomen auf. Meist führt die Infiltration des Plexus zu starken Schmerzen im Schulter-Oberarm-Ellenbogen-Bereich mit einer Projektion meist in den 4. und 5. Finger. Erst im Abstand von Wochen bis Monaten folgen objektivierbare neurologische Ausfälle. Bei der differentialdiagnostisch zu beachtenden Strahlenfibrose ist häufiger ein Lymphödem, seltener eine Plexopathie zu beobachten.

Eine typische Therapiefolge ist dagegen der Postmastektomieschmerz, der in vorderer Brustwand, Axilla und Rückseite des Arms lokalisiert ist und als einengend, bohrend und durch Bewegung verstärkt beschrieben wird. Häufig tritt ein Schulter-Arm-Syndrom hinzu.

Im Gegensatz dazu sind perianale Schmerzen von dumpf-drückendem, gelegentlich auch stechendem und brennendem Charakter, die Monate oder sogar Jahre nach Operation eines Rektumkarzinoms auftreten, ein beinahe sicheres Indiz für ein Tumorrezidiv [219]. Häufig findet sich zum Zeitpunkt des ersten Auftretens noch kein klinisches Zeichen eines Rezidivs, auch Computer- oder Kernspintomographie können oft erst mit zeitlicher Verzögerung zwischen postoperativer Narbenbildung und Tumorrezidiv differenzieren. Gelegentlich bleibt zu diesem Zeitpunkt sogar der Anstieg vom Tumormarkern aus, selbst operativ entnommene Probeexzisionen konnten mitunter das vorhandene Rezidiv nicht sichern.

Psychosoziale Faktoren und Krebsschmerz

Schmerz ist keine Sinneswahrnehmung wie etwa Hören oder Sehen, sondern Ergebnis einer psychischen Verarbeitung nozizeptiver Information. Folglich können nur ein multidimensionales Schmerzmodell die Situation des Patienten beschreiben und ein multifaktorielles Behandlungskonzept zum Erfolg führen [6]. Saunders hat den Begriff des „total pain" geprägt, der die physische, psychische, soziale und spirituelle Komponente des Schmerzes umfaßt [13]. Prospektive Studien zeigen deutliche Zusammenhänge zwischen Schmerz, psychischen (Depression) und sozialen Faktoren (Familie) auf [6]. Die Mißachtung solcher Faktoren kann dazu führen, daß behandelbare Schmerzen therapieresistent bleiben [236]. Es ist zu beachten, daß gerade Karzinompatienten aufgrund weiterer Krankheitssymptome und der Prognose des Grundleidens besonders durch Schmerzen belastet sind. Faktoren wie Schlaflosigkeit, Angst, Depression, soziale Abhängigkeit oder Isolation erniedrigen die Schmerzschwelle, so daß deren positive Beeinflussung auch zu einer Schmerzreduktion führt [236]. Mangelhafte Erklärungen des Therapeuten über Entstehungsmechanismus und Bedeutung der Schmerzen können zu verstärkter Angst und Depressivität des Patienten führen. Gerade die Zunahme der Schmerzintensität, die etwa durch vermehrte Aktivität bedingt ist, kann dadurch als Indikator einer Tumorprogredienz verkannt werden [6].

Von großer Bedeutung sind also das ausführliche Gespräch und die kontinuierliche Betreuung, evtl. ergänzt durch psychotherapeutische Stützung. Hierzu gehört auch die einfühlsame, offene und individuell angepaßte Aufklärung des Patienten [236]. Schließlich ist das Sterben eines Kranken unter Schmerzen oft eine entscheidende Erfahrung, die den Angehörigen in Erinnerung bleibt. Eine erfolgreiche Schmerzbehandlung kann deshalb auch die Trauer der Hinterbliebenen erleichtern [75].

Algesimetrie und Lebensqualität

Die Schmerzwahrnehmung wird stark von subjektiven und emotionalen Faktoren beeinflußt und ist deshalb schwer objektivierbar. Die mit dem Schmerzerleben verknüpften zentralnervösen Mechanismen sind komplex und weitgehend unbekannt. Die Messung der Schmerzintensität, die Algesimetrie, ist deshalb besonders bei chronischen Schmerzen sehr schwierig und wird methodologisch heftig diskutiert.

Weitgehende Einigkeit besteht darin, daß nur die Selbsteinschätzung des Patienten ein relevantes Maß darstellt, da Schmerz eine individuelle psychophysische Erfahrung ist [55, 106]. Objektive Meßverfahren, die bei experimentellen Untersuchungen mit Probanden an Modellen für akuten Schmerz verwendet wurden, sind zur Messung chronischer Schmerzen bislang ungeeignet. Die Selbsteinschätzung des Patienten erfolgt deshalb mit verschiedenen in der Psychologie gebräuchlichen Skalen [6].

Die deskriptive Skala VRS (verbal rating scale) verwendet schmerzbeschreibende Adjektive in Stufen zunehmender Schmerzintensität: kein Schmerz - leichter - mäßiger - starker - sehr starker - stärkster vorstellbarer Schmerz. Mehr als 6 Stufen ergeben keine bessere Trennschärfe [110]. Die verwendeten Adjektive können auch affektiven Charakter haben (störend, unerträglich), sie sollten jedoch nicht mit den schmerzbeschreibenden vermischt werden.

Die visuelle Analogskala (VAS) drückt die Schmerzintensität durch die Länge einer Strecke auf einer 10 cm langen Linie aus, deren eines Ende mit „kein Schmerz", das andere mit „stärkster vorstellbarer Schmerz" bezeichnet ist. Die Auswertung erfolgt durch Abmessung der eingezeichneten Streckenlänge in Millimetern. Auf der numerischen Analogskala (NAS) wird die Schmerzintensität einer Zahl (0-10 oder 0-100) zugeordnet.

Deskriptive Skalen bieten gegenüber Analogskalen Vorteile in der Handhabung, besonders bei alten und schwerkranken Patienten [106]. Beim Vergleich verschiedener Skalen ergab sich eine leichte Überlegenheit der numerischen Analogskala [110]. Gerade der finale Tumorpatient kann häufig keine Selbsteinschätzung mehr vornehmen [90], so daß der Fremdeinschätzung durch Pflegepersonal und Arzt doch eine gewisse Bedeutung zukommt.

Ähnliche Probleme wie bei der Schmerzmessung treten bei der Erfassung der Lebensqualität auf (s. Kap. I.3.3).

In welchem Ausmaß Schmerztherapie und Symptomkontrolle zur Verbesserung der Lebensqualität terminaler Tumorpatienten beitragen können, muß zukünftigen Untersuchungen mit geeigneten Meßinstrumenten vorbehalten bleiben.

Schmerztherapie als Bestandteil der Symptomkontrolle

Ziel der palliativen Therapie ist die Rehabilitation des Tumorkranken [241]. Trotz ungünstiger Prognose gilt es, den physischen und psychischen Zustand der Patienten zu verbessern und so lange wie möglich zu erhalten [21]. Unter den Maßnahmen, die dazu notwendig sind, nimmt die Schmerzbehandlung eine herausragende Stellung ein. Die Analyse bei der Aufnahme in drei spezialisierte Einrichtungen ergab, daß Schmerzen zu den am häufigsten angegebenen Beschwerden zählten (Tabelle 35).

Die Schmerztherapie kann jedoch neben der Schmerzreduktion auch zur Beseitigung oder Linderung anderer Beschwerden beitragen. Ein typisches Beispiel hierfür sind die oftmals schmerzbedingten Ein- und Durchschlafstörungen [113]. Eine Besserung kann gelegentlich aber auch bei anderen Beschwerden wie Inappetenz, Übelkeit und Dyspnoe beobachtet werden.

Tabelle 35. Prävalenz angegebener Beschwerden bei der Aufnahme in drei spezialisierte Einrichtungen (Chirurgische Palliativstation, Universitätskliniken Köln; St.Christopher's Hospice, London; Michael Sobell House, Oxford) [14, 177, 229]

Symptom	Chirurgische Palliativstation, Köln (n = 235) [%]	St. Christopher's Hospice, London (n = 722) [%]	Michael Sobell House, Oxford (n)[a] [%]
Schwäche	85	91	-
Inappetenz	66	76	52
Schmerzen	83	62	65
Obstipation	49	51	43
Übelkeit/Erbrechen	45	44	58
Dyspnoe	35	51	30
Husten	31	45	-
Schlafstörungen	46	24	19
Dysphagie	10	25	-

[a] Patientenzahl nicht angegeben.

4.13.2 Systemische Pharmakotherapie

Prinzipien

Die systemische Pharmakotherapie gilt heute als wichtigstes Behandlungsverfahren beim Tumorschmerz. Die Kombination mit kausalen oder destruktiven Verfahren ist prinzipiell möglich und üblich [243]. Untersuchungen zur schmerztherapeutischen Versorgung terminaler Kranker ergaben jedoch, daß 20% der Patienten in stationärer und 50% in ambulanter Behandlung unter Schmerzen sterben [239]. Nach Schätzungen der WHO werden derzeit weltweit nur rund 8% der Tumorschmerzpatienten wirksam behandelt [256]. Als Ursachen einer unzureichenden Pharmakotherapie wurden ermittelt [205]:

- falscher Einnahmemodus,
- Unterdosierung,
- Scheu vor starken Opiaten, insbesondere Morphin.

Die Effektivität der Pharmakotherapie hängt also von der Einhaltung einiger elementarer Regeln ab (Tabelle 36). Die antizipative Gabe der Medikation verhindert das Wiederauftreten starker Schmerzen und wirkt somit der Entwicklung von Schmerzverhalten entgegen. Toxische Nebenwirkungen und Toleranzentwicklung treten infolge stabilerer Blutspiegel seltener auf [10, 74, 243]. In der Praxis wird ein individueller Therapieplan erstellt, der, unter Beachtung der Aufwach- und Einschlafzeit des Patienten, die Einnahmezeitpunkte der diversen Medikamente vorgibt (Abb. 35). Durch die Verdopplung der abendlichen Dosis kann versucht werden, die strikte Einhaltung etwa einer 4stündlichen Gabe zu umgehen, um eine ungestörte Nachtruhe zu ermöglichen. Wacht der Patient aus anderen Gründen (Nykturie) mehrfach auf, so sollte der Plan „rund um die Uhr" eingehalten werden [238, 243]. Besonders bei instabilen Tumorschmerzen sollte immer eine Zusatzmedikation für den Bedarfsfall verordnet werden [10]. Die orale Applikation führt im Vergleich mit

Tabelle 36. Prinzipien der medikamentösen Tumorschmerztherapie. (Mod. nach [10, 238, 243]

- Chronischer Schmerz erfordert regelmäßige präventive Therapie
- Orale Medikation als Applikationsmodus der Wahl
- Parenterale Applikation nur bei Indikation
- Regelmäßige Gabe nach festem Zeitschema, angepaßt an die Wirkungsdauer der Pharmaka
- Individuelle Dosierung, keine Standarddosen
- Analgetikawechsel nach Stufenplan
- Koanalgetika nach Indikation
- Zusatzmedikationen für den Bedarfsfall
- Begleitmedikamente zur Prophylaxe bekannter Arzneimittelnebenwirkungen
- Erläuterung der Therapie und ihrer Zielsetzung
- Regelmäßige Kontrolle auf Wirkung und Nebenwirkungen (Dauertherapie)

der parenteralen Gabe zu einem langsameren Wirkungseintritt, was bei regelmäßiger Applikation jedoch ohne Bedeutung ist. Andererseits ist die Wirkungsdauer bei oraler Gabe länger, und die Toleranzentwicklung ist geringer [10, 243].

Die meisten Kombinationspräparate eignen sich nicht zur Tumorschmerzbehandlung, da die Dosierungen der Einzelkomponenten zu niedrig sind und eine separate Erhöhung nicht möglich ist [243]. Innerhalb einer Medikamentengruppe sind bei identischer Wirkung stets die Pharmaka mit niedriger Nebenwirkungsrate auszuwählen. Bekannten und häufigen Nebenwirkungen wie der Obstipation bei Opiattherapie sollte durch eine entsprechende Begleitbehandlung vorgebeugt werden [10, 243].

Opioide führen bei einer Reihe von Schmerzarten wie ossären oder neuropathischen Schmerzen oft zu keiner ausreichenden Schmerzreduktion. In diesen Situationen werden gezielt Pharmaka verwendet, die keine Analgetika sind, die aber zu einer Abnahme der Schmerzintensität beitragen und deshalb als Koanalgetika bezeichnet werden [10, 243]. Mit der systemischen Pharmakotherapie kann nicht immer sofortige Schmerzfreiheit erzielt werden, vielmehr sollten gestaffelte Ziele gesteckt werden. Erstes Ziel ist der schmerzfreie Nachtschlaf, danach wird Schmerzfreiheit in Ruhestellung (Bett, Stuhl) angestrebt. Während diese Ziele nahezu immer erreichbar sind, ist Schmerzfreiheit bei Bewegung und Belastung als Idealzustand mit alleiniger Pharmakotherapie oft nicht zu erzielen [238].

Stufenplan

In der Tumorschmerzbehandlung haben sich Stufenpläne als Orientierungshilfe bei Erstellung und Verlaufsanpassung der Pharmakotherapie bewährt. Zweck solcher Pläne ist es, bei zunächst nicht beherrschtem Tumorschmerz die rationale Steigerung der Therapie zu erleichtern und so das weit verbreitete unsystematische Suchen nach dem geeigneten Analgetikum zu verhindern [74]. Auf diese Weise ist ein schnelleres und wirkungsvolleres Vorgehen möglich. Nutzbare Zeit, die gerade dem terminal Tumorkranken nur noch begrenzt zur Verfügung steht, kann so gewonnen werden.

Unter den zahlreichen publizierten Stufenplänen hat das WHO-Stufenschema internationale Verbreitung und Akzeptanz gefunden [206, 228, 247, 250, 256]. Nach diesem 3stufigen Plan (Tabelle 37) beginnt die Therapie in Stufe I mit der regelmäßigen Gabe eines nichtopiathaltigen Analgetikums bis zur maximalen Dosis. Erweist sich diese Medikation als unzureichend, oder wurde sie in der Vorbehandlung bereits erfolglos verordnet, so wird in Stufe II ein niederpotentes Opiat hinzugefügt. In Stufe III schließlich wird das nieder- durch ein hochpotentes Opiat ersetzt. Auch in der letzten Stufe erfolgt meist eine Kombination mit einem nichtopiathaltigen Analgetikum, wobei es sich in der Regel um ein nichtsteroidales Antiphlogistikum handelt. Adjuvante Medikamente (Koanalgetika, Begleitmedikamente) können in jeder Stufe situationsgerecht hinzugefügt werden [256]. Wegen deren weltweiter Verbreitung gibt die Weltgesundheitsorganisation für die einzel-

Name:	Therapieplan	Datum:
7.00	1 Ret. Kaps. Dolgit (400 mg) 1 Tbl. MST 30 (30 mg) 5 Trpf. Haldol (0,5 mg) 1–2 EL Bifiteral	1. Schmerzmittel 2. Schmerzmittel Übelkeit Abführmittel
.00		
15 .00	1 Ret. Kaps. Dolgit (400 mg) 1 Tbl. MST 30 (30 mg) 5 Trpf. Haldol (0,5 mg)	
.00		
23 .00	1 Ret. Kaps. Dolgit (400 mg) 1 Tbl. MST 30 (30 mg) 1 Tbl. Noctamid 1 (1 mg) 5 Trpf. Haldol (0,5 mg)	 Schlaftablette
.00		

Zusatzmedikationen:

Bei Schmerzen
Bei Übelkeit

1 Tbl. MST 30 zerstampfen, davon die Hälfte einnehmen

Dauermedikation						*Name*						
19 90					Datum	13/5	14/5	15/5	16/5	17/5	18/5	19/5
					Zeit							
Morphin – Lösung				01	/							
Appl.	Dosis	Beginn	Unterschr.	05	10 ml	✓						
oral	10 ml = 10 mg	13.5.	Tk	09	10 ml	✓						
				13	10 ml	✓						
				17	10 ml	✓						
				21	20 ml	✓						
Novalgin				01	/							
Appl.	Dosis	Beginn	Unterschr.	05	40 Trpf.	✓						
oral	40 Trpf. = 1 g	13.5.	Tk	09	40 Trpf.	✓						
				13	40 Trpf.	✓						
				17	40 Trpf.	✓						
				21	80 Trpf.	✓						
Bifiteral				01								
Appl.	Dosis	Beginn	Unterschr.	05								
oral	1–2 EL	13.5.	Tk	09	1–2 EL	✓						
				13								
				17								
				21								
Megaphen				01								
Appl.	Dosis	Beginn	Unterschr.	05	5 Trpf.	✓						
oral	5–10 Trpf.	13.5.	Tk	09								
	= 5–10 mg			13	5 Trpf.	✓						
				17								
				21	10 Trpf.	✓						
Morphin-Lösung bei Schmerzen				01		1^{00} 10 ml						
Appl.	Dosis	Beginn	Unterschr.	05								
oral	10–20 ml	13.5.	Tk	09								
				13								
				17								
				21								
				01								
Appl.	Dosis	Beginn	Unterschr.	05								
				09								
				13								
				17								
				21								

Abb. 35 Exemplarische Therapiepläne nach Art eines Stundenplans zur stationären (*S. 233*) und ambulanten (*S. 232*) Pharmakotherapie

Tabelle 37. Pharmakotherapie nach dem Stufenplan der Weltgesundheitsorganisation [256]

I. Nichtopiathaltige Analgetika
± adjuvante Medikation
– bei weiterbestehenden oder zunehmenden Schmerzen
II. Schwache Opiate
\+ nichtopiathaltige Analgetika
± adjuvante Medikation
– bei weiterbestehenden oder zunehmenden Schmerzen
III. Starke Opiate
± nichtopiathaltige Analgetika
± adjuvante Medikation

Tabelle 38. Wirkungsspektrum und Dosierung nichtopiathaltiger Analgetika. (Mod. nach [29, 37]

	Analgetisch	Anti-phlogistisch	Anti-pyretisch	Spasmo-lytisch	Neben-wirkungen	Einzeldosis [g/4 h]
Azetylsalizylsäure	+ +	+ +	+ +	–	+ +	0,5-1
Metamizol	+ + +	(+)	+ + +	+	+	0,5-1,5
Paracetamol	+ +	–	+ +	–	(+)	0,5-1

– keine, (+) gering, + leicht/selten, + + gut/häufig, + + + stark.

nen Stufen Azetylsalizylsäure, Kodein und Morphin als typische Vertreter an; Alternativmedikamente für alle Stufen sind aufgeführt [256]. Die Zuordnung zu den einzelnen Stufen bei der Erstvorstellung eines Patienten richtet sich nach Ursache und Intensität der Schmerzen sowie dem Effekt einer bereits durchgeführten Vorbehandlung.

Der hohe Stellenwert des WHO-Stufenschemas in der Schmerzbehandlung terminaler Tumorpatienten wurde in verschiedenen prospektiven und retrospektiven Untersuchungen bestätigt [206, 228, 247, 250]. Ventafridda fand in seiner Untersuchung, daß 71% der Patienten bei alleinigem Einsatz dieses Schemas über den gesamten Therapieverlauf schmerzfrei zu halten waren. Die Kombination nichtopiathaltiger Analgetika mit Opiaten verbesserte die Wirksamkeit deutlich, besonders in Stufe II [247]. Die größte Bedeutung in allen Untersuchungen kam jedoch der Stufe III zu.

Nichtopiathaltige Analgetika

Diese Medikamente werden auch als peripher wirksame, schwache, kleine oder antipyretisch-antiphlogistisch wirksame Analgetika bezeichnet (Tabelle 38). Sie bilden die Basis nahezu jeder medikamentösen Tumorschmerzbehandlung. Eine Monotherapie mit diesen Substanzen ist jedoch über längere Zeiträume nur bei einem kleinen Teil der Patienten ausreichend wirksam [206, 247, 250].

Die *Azetylsalizylsäure* (ASS) wird von der WHO wegen ihrer weltweiten Verbreitung als Medikament der Wahl in Stufe I angegeben [256]. Sie weist gute analgetische und antipyretische Eigenschaften auf und ist besonders im hohen Dosierungsbereich (3-5 g) auch antiphlogistisch wirksam [35, 37].

Der Wirkungsmechanismus antiphlogistischer Analgetika ist bis heute nicht vollständig geklärt. Zwei Hypothesen - die enzymatische Hemmung der Prostaglandinsynthese, durch die die Aktivierung von Nozizeptoren herabgesetzt wird [92, 111], und die Einlagerung in Zellmembranen [32, 37] - werden diskutiert. Darüber hinaus wird auch eine zentrale Wirkung vermutet [36]. Aufgrund der hohen Plasmaeiweißbindung (90%) besteht die Möglichkeit von Interaktionen mit zahlreichen Pharmaka [33, 34, 116]. Ein weiterer Nachteil ist die hohe Nebenwirkungsrate, besonders am Gastrointestinaltrakt [34, 40, 65, 92], die die mikroverkapselte Form zwar verhindert, die Resorption ist jedoch individuell sehr variabel, so daß die therapeutische Wirkung häufig unzureichend ist [34, 54]. Benorilat, ein Ester von Paracetamol und Azetylsalizylsäure, und Diflunisal, ein Salizylsäurederivat, sollen dagegen in der Wirksamkeit vergleichbar mit ASS sein, jedoch seltener gastrointestinale Nebenwirkungen verursachen [34, 240].

Paracetamol, ein Anilinderivat, weist analgetische, antipyretische und nur sehr schwache antiphlogistische Eigenschaften auf. Für die analgetische Wirkung wird ein zentraler Mechanismus angenommen [9, 72]. Obwohl die analgetische Wirksamkeit nach den Ergebnissen verschiedener Untersuchungen derjenigen der ASS entspricht [29, 48], ist Paracetamol aufgrund seiner schwachen antiphlogistischen Wirkung beim Tumorschmerz nur als Ausweichmedikament geeignet [256].

In den üblichen therapeutischen Tagesdosen (3–6 g) gilt Paracetamol im Vergleich mit anderen nichtopiathaltigen Analgetika als risiko- und nebenwirkungsarm [53].

Das Pyrazolonderivat *Metamizol* gilt bezüglich seiner analgetischen Eigenschaften als potentestes Nichtopiat [37, 53, 125, 174]. Im hohen Dosierungsbereich besitzt es zudem schwache antiphlogistische sowie spasmolytische Wirkungen [37, 77, 202, 203]. Eine eindeutige Klärung des analgetischen Wirkungsmechanismus steht noch aus. Diskutiert wird einerseits eine Prostaglandinsynthesehemmung [80], andererseits die Aktivierung einer aus dem periaquäduktalen Grau in das Rückenmark absteigenden Hemmung [40, 41]. Die maximale analgetische Wirkung wird bei oralen Einzeldosierungen von 1,5 g erzielt [191]. Unter den möglichen Nebenwirkungen sind allergische und pseudoallergische Reaktionen sowie Blutdruckabfälle hervorzuheben [227, 267].

Die im Jahr 1986 publizierte internationale Studie über den Zusammenhang zwischen Medikamenten und Agranulozytose oder aplastischer Anämie, die unter der Bezeichnung „Boston Studie" bekannt wurde, zeigte eine äußerst geringe Agranulozytoserate unter Metamizolgabe von 1: 1,1 Mio. [230]. Im allgemeinen gilt die Substanz als gut verträglich und hochwirksam und ist aufgrund ihres Wirkungsspektrums besonders bei viszeralen Schmerzen geeignet.

Nichtsteroidale Antiphlogistika (NSA) weisen analgetische, antiphlogistische und antipyretische Eigenschaften auf (Tabelle 39). Ihre hypothetische Wirkweise entspricht derjenigen der ASS. Darüber hinaus sind bei Knochenmetastasen auch antitumoröse Wirkungen beobachtet worden [35]. Beste Indikationen ergeben sich somit bei Nozizeptorschmerzen infolge Knochenmetastasierung sowie Infiltration von Weichteilen und Viszera. Untersuchungen, die mit Einzeldosen durchgeführt wurden, zeigen einen Plateaueffekt der NSA. Wird die Dosis darüber hinaus gesteigert, ergibt sich keine wesentliche Verbesserung der analgetischen Wirkung [240]. Im wesentlichen weisen NSA die Mehrzahl der Nebenwirkungen auf, die von der ASS be-

Tabelle 39. Charakteristika nichtsteroidealer Antiphlogistika *(NSA)*. (Mod. nach [37, 129, 136, 240]

NSA		$t_{1/2}$ [h]	$t_{max.}$ [h]	Wirkungsdauer [h]	Einzeldosis [mg]
Profene	Ibuprofen	2	1-2	4-6	200-400
				8-12[a]	400-800
	Naproxen	12-15	2-4	8-12	500
	Flurbiprofen	3,6	1,5	4-6	50-100
Aryl-, Heteroarylsäuren	Diclofenac	2	1-2	4-6	25-50
				8-12[a]	100
Keto-Enol-Säuren	Pitoxicam	50	8	24	20-40

[a] Retardzubereitungen.

kannt sind. Die Magenverträglichkeit einiger Substanzen ist jedoch besser, das Ausmaß okkulter Blutverluste geringer [240].

Besonders geeignet für den terminalen Tumorschmerzpatienten sind einige Vertreter aus der Gruppe der Profene wie Ibuprofen, Flurbiprofen und Naproxen. Sie zeichnen sich durch ein akzeptables Verhältnis zwischen analgetisch-antiphlogistischer Wirksamkeit und Nebenwirkungsrate bzw. -schwere aus [60, 127, 129, 136, 239] und bieten damit erhebliche Vorteile gegenüber der ASS. Häufige Verwendung findet auch Diclofenac, das bezüglich Wirksamkeit und Nebenwirkungsrate unter den NSA eine mittlere Stellung einnimmt [127, 136]. Vertreter wie Piroxicam und besonders Indometacin stehen bezüglich ihrer analgetisch-antiphlogistischen Wirkungen zwar an der Spitze der NSA, weisen jedoch auch eine hohe Nebenwirkungsrate auf [127, 136, 240]. Besonders belastend für Patienten ist hierbei die hohe Zahl von ZNS-Reaktionen (Benommenheit, Verwirrtheit, Dysphorie, Halluzinationen, Krämpfe, Synkopen), die auch schon bei niedrigdosiertem Indometacin auftreten können (Zit. nach [240]).

Opiate

Opiate stellen die wichtigste Medikamentengruppe in der Tumorschmerztherapie dar. Sie sind bei nahezu allen Patienten im Laufe der Therapie indiziert [206]. Noch immer verhindern Vorurteile bei Patienten und Ärzten sowie bürokratische Verordnungsvorschriften den adäquaten Einsatz dieser wertvollsten und potentesten Schmerzmittel. So wird der Einsatz starkwirksamer Opiate häufig der Finalphase vorbehalten, Fehler bei Dosierung und Einnahmeintervall verhindern die mögliche ausreichende Effektivität [205].

Gemeinsame pharmakologische Eigenschaft der Opiate ist ihre Bindung an Rezeptoren im ZNS; Unterschiede ergeben sich hinsichtlich Rezeptorspezifität, Rezeptoraffinität, agonistischer bzw. antagonistischer Eigenschaften sowie der Pharmakokinetik. Bislang werden 5 für die Opiattherapie bedeutsame Rezeptortypen unterschieden. Ihnen werden bestimmte klinische Wirkungen zugeschrieben [220]:

- mü1: supraspinale Analgesie;
- mü2: Atemdepression, Bradykardie, Abhängigkeit, Euphorie;
- delta: streßinduzierte Analgesie, Atemdepression, Hypotonie;

- kappa: spinale Analgesie, Sedierung, Miosis, Atemdepression (?);
- sigma: Dysphorie, Hypertonie, Tachykardie, Tachypnoe, Mydriasis.

Die meisten der in der Tumorschmerztherapie verwendeten Opiate sind mü-Agonisten, Affinität und intrinsische Aktivität sind jedoch substanzabhängig [126, 262]. Die unterschiedliche Potenz, die zur Einteilung in schwache und starke Opiate geführt hat, ergibt sich aus der Rezeptoraffinität und der intrinsischen Aktivität als Agonist sowie aus antagonistischen Eigenschaften. Hier steht einerseits Morphin als reiner Agonist mit hoher intrinsischer Aktivität am einen, reine Antagonisten wie Naloxon stehen am anderen Ende der Skala. Substanzen, die an den verschiedenen Rezeptoren unterschiedliche Wirkungen aufweisen, werden als Agonisten-Antagonisten („mixed agonists") bezeichnet [146]. Partialagonisten wie Buprenorphin sind Opiate, deren Maximaleffekt im Vergleich mit reinen Agonisten geringer ausfällt [145]. In der Tumorschmerzbehandlung kommen bevorzugt reine Opiatagonisten zum Einsatz; Substanzen wie Pentazocin sind wegen ihres Nebenwirkungsspektrums (Dysphorie, Halluzinationen durch Wirkung am sigma-Rezeptor) ungeeignet [70, 126]. Die Wirkungsdauer der meisten verwendeten Opiate liegt zwischen 3 und 5 h, Ausnahmen sind Buprenorphin, Methadon und retardierte Darreichungsformen von Morphin und Dihydrokodein (Tabelle 40).

Die Kombination von nichtopiathaltigen Analgetika und Opiaten führt zu einer stärkeren Schmerzreduktion als mit den Einzelsubstanzen möglich [148, 155].

Schwache Opiate, die in der WHO-Stufe II verwendet werden, weisen aufgrund einer geringen intrinsischen Aktivität eine im Vergleich mit Morphin deutlich schwächere Wirkung auf. Wegen seiner weltweiten Verfügbarkeit schlägt die WHO *Kodein*, einen Inhaltsstoff des Opiums, als Opiat der Wahl für diese Stufe vor [256]. Gegenüber anderen vergleichbaren Substanzen scheint Kodein den Nachteil einer unzuverlässigeren Wirkung [56] und erhöhten Nebenwirkungsrate (Obstipation,

Tabelle 40. Analgetische Potenz, Dosierung und Wirkungsdauer schwach- und starkwirksamer Opioide [37, 241]

	Freiname	Handelsname	Analgetische Potenz (Morphin = 1)	Einzeldosis [mg]	Wirkungsdauer [h]
Schwach	Kodein[a]	Codeinum phosphor. Compr.	$^1/_6$-$^1/_{10}$	30-100	4
	Dihydrokodein[a]	DHC 60	$^1/_3$-$^1/_5$	30-240	8-12
	Tramadol[a]	Tramal	$^1/_5$-$^1/_{10}$	50-100	3-4
	Tilidin-Naloxon[c]	Valoron N	$^1/_6$-$^1/_{10}$	50-100	3-4
	Dextropropoxyphen[a]	Develin Retard	$^1/_{10}$	150-300	8-12
Stark	Morphin[a]	(Morphinlösung)	1	5[d]	3-5
		MST 10/30/60/100		10[d]	8-12
	Buprenorphin[b]	Temgesic subl.	50-100	0,2-1	6-8
	L-Methadon[a]	L-Polamidon	3-4	2,5[d]	6-8

[a] Opiatagonist.
[b] Partieller Opiatagonist.
[c] Gemisch Opiatagonist-Opiatantagonist.
[d] Obergrenze nicht definiert; im Einzelfall Morphin bis 6 g/Tag.

Verwirrtheit, Übelkeit) aufzuweisen [226]. *Dihydrokodein*, das analgetisch etwa doppelt so stark wirksam ist wie Kodein und ein vergleichbares Nebenwirkungsspektrum aufweist, steht als Retardzubereitung zur Verfügung. *Dextropropoxyphen* wird von der WHO als Alternativmedikament genannt [226], obwohl auch seine Verwendung wegen einer relativ hohen Nebenwirkungsrate (z. B. Übelkeit, Erbrechen) und geringer analgetischer Potenz nicht unumstritten ist [27]; vorteilhaft ist die retardierte Darreichungsform, die ein 8-12stündliches Einnahmeintervall ermöglicht [114]. *Tramadol*, ein synthetisches Opiat mit vermutlich reinen agonistischen Wirkungen, weist als Vorteil eine Vielzahl verfügbarer Darreichungsformen auf, die ein Umsteigen von oraler auf rektale oder parenterale Applikation erleichtern [70]. Die Nebenwirkungsrate soll niedriger sein als bei vergleichbaren Substanzen, insbesondere soll die Obstipation nahezu völlig fehlen [79]. Das geringe Mißbrauchspotential resultiert vermutlich aus der nur mäßigen Rezeptoraffinität [101, 105]. Im Tierversuch war die analgetische Wirksamkeit höher als bei Kodein und *Tilidin* [18]. Letzteres Opiat, das von den meisten Autoren als reiner Agonist angesehen wird, ist zur Mißbrauchsprophylaxe nur in Kombination mit dem Antagonisten Naloxon im Handel. Dies hat jedoch keine negativen Auswirkungen auf die analgetische Wirksamkeit [28, 81, 120], so daß die Substanz in der Tumorschmerzbehandlung verwendet werden kann [89, 120].

Morphin gilt als der pharmakologische Standard für mü-Agonisten und als starkes Opiat der Wahl für die Tumorschmerzbehandlung [243], weshalb es auch als wichtigstes Medikament in der WHO-Stufe III geführt wird [256]. Zur Dosisfindung eignet sich Morphinhydrochlorid in wäßriger Lösung, die variabel konzentriert werden kann (bis 4%ig), so daß das eingenommene Volumen konstant bleibt [243, 251]. Die Dosisfindung erfolgt durch einen Titrationsvorgang in bestimmten Schritten, wobei meist mit 5-10 mg 4stündlich begonnen wird [197, 243]. Dieses Vorgehen ist nicht nur wegen der individuell verschiedenen Schmerzempfindung der Patienten erforderlich, sondern liegt auch in der hohen Schwankungsbreite der oralen Bioverfügbarkeit (15-49%) und der Halbwertzeit (0,9-7,8 h!) begründet [197, 245]. Vier bis fünf Halbwertszeiten nach Therapiebeginn hat sich ein Steady state eingestellt [197]; ist dann noch keine zufriedenstellende Schmerzreduktion erzielt, so wird eine Dosiserhöhung um 50% empfohlen. Dies wird fortgeführt, bis der gewünschte Effekt erzielt ist [243]. In jedem Fall sollen Dosiserhöhungen und keine Verkürzung des Einnahmeintervalls unter den Wirkungszeitraum, der bei Morphin 4 h beträgt, vorgenommen werden [27, 226].

Im Mittel werden Einzeldosen von 25-35 mg benötigt, die Variationsbreite ist jedoch erheblich (2,5-200 mg/4 h) [243]; eine maximale Dosis ist bislang nicht bestimmt [197]. Nach erfolgreicher Titration ist bei stabiler Situation eine Umstellung auf Retardtabletten möglich, die den Vorteil einer 8-12stündlichen Wirkungszeit aufweisen. Bezüglich der oralen Bioverfügbarkeit besteht kein Unterschied zur Morphinlösung [213]. Die Bioverfügbarkeit nach sublingualer oder rektaler Morphingabe ist der nach oraler vergleichbar [173], diese Applikationsarten konnten sich bislang in der Dauerbehandlung jedoch nicht durchsetzen. Eine interessante Neuentwicklung könnten Morphin-Hydrogel-Suppositorien sein, die in der klinischen Erprobung stabile Plasmaspiegel für jeweils 12 h bewirkten [98]. Nur noch historische Bedeutung hat der Brompton-Cocktail, der im Vergleich zu Morphin keine bessere Schmerzreduktion, jedoch eine höhere Nebenwirkungsrate aufweist [112, 251].

Als Ausweichmedikament für Morphin wird von der WHO *Methadon*, ein synthetisches Opiat, genannt [256]. Die orale Bioverfügbarkeit beträgt ca. 90%, die Wirkungsdauer nach Einzeldosen 6-8 h [243]. Bei Dauermedikation besteht aufgrund einer Halbwertszeit von 15-60 h Kumulationsgefahr [197, 238]. Der Titrationsvorgang sollte deshalb nach einigen Aufsättigungsgaben von 2,5-10 mg in 4-6stündlichen Intervallen nur noch eine Erhaltungsdosis im Abstand von 8-24 h vorsehen [197]. Bei Beachtung dieser Prinzipien war die Substanz in einer Studie dem Morphin vergleichbar [85].

Dextromoramid wird aufgrund seiner kurzen Wirkzeit lediglich zur Supplementierung bei Schmerzattacken empfohlen [226]. *Pethidin* wird wegen seiner weltweiten Verfügbarkeit von der WHO als weiteres Ausweichmedikament für Morphin empfohlen [256], obwohl es aufgrund seiner niedrigen analgetischen Potenz den schwachen Opiaten zuzuordnen ist. Neben einer kurzen Wirkungsdauer sind unerwünschte ZNS-Effekte, die bei Dauermedikation infolge der Kumulation des 1. Metaboliten Norpethidin auftreten [11], Gründe, beim Tumorschmerz auf die Substanz zu verzichten.

Buprenorphin, der einzige partielle Agonist unter den empfohlenen starken Opiaten, ist aufgrund seiner vergleichsweise gering ausgeprägten intrinsischen Aktivität kein vollwertiger Ersatz für Morphin. Vorteilhaft sind die sublinguale Applikationsform und die relativ lange Wirkungszeit von 6-8 h, nachteilig der bei dieser Substanz bekannte „ceiling effect", der bei sublingualer Applikation von Einzeldosen über 1,2 mg keine Steigerung der analgetischen Wirkung mehr zuläßt [100, 241].

Häufige initiale Nebenwirkungen aller Opiate sind Müdigkeit, Übelkeit und Erbrechen, die in der Regel nach einigen Tagen abklingen. Wird eine Opiattherapie neu begonnen, sollte an die prophylaktische Gabe eines Antiemetikums gedacht werden (s. S. 245). Ein dauerhaftes Problem bei der Therapie mit starken Opiaten ist die Obstipation, die eine sorgfältige Beobachtung der Darmfunktion und fast immer eine Laxanzienprophylaxe erfordert [243]. Das Risiko einer Atemdepression besteht bei adäquater Dosierung nicht. Als Grund wird ein stimulierender Effekt der nozizeptiven Information auf den Atemantrieb vermutet [27, 226, 243, 262]. Die häufig zu beobachtenden Dosissteigerungen im Behandlungsverlauf sind nur selten als Toleranzentwicklung zu interpretieren, vielmehr folgen sie meistens auf eine Tumorprogression [10, 238, 262]. Physische Abhängigkeit ist die physiologische Antwort auf chronischen Opiatgebrauch und zeigt sich als körperliches Abstinenzsyndrom bei Entzug der Substanz. Sie entwickelt sich bei den meisten Patienten, ist jedoch kein Grund, auf Opiate zu verzichten. Ein Entzugssyndrom kann durch ausschleichende Dosisreduktion meistens vermieden werden [10, 238, 243]. Hiervon zu unterscheiden ist die psychische Abhängigkeit, die Sucht, die durch ein abnormes Verhaltensmuster und einen Medikamentenmißbrauch gekennzeichnet ist. Der Tumorschmerzpatient jedoch nimmt das Opiat nicht wegen der psychotropen Effekte, sondern zur Erzielung einer Schmerzreduktion. Da Opiate bei starken Schmerzen indiziert sind, kann hier auch nicht von Mißbrauch gesprochen werden. Tatsächlich tritt psychische Abhängigkeit bei Tumorschmerzpatienten unter Opiattherapie nur äußerst selten auf [74, 226, 238, 243]. Die unbegründete Angst vor Sucht darf demnach kein Grund mehr sein, terminalen Patienten Opiate vorzuenthalten [238].

Koanalgetika

Koanalgetika sind Medikamente, die nicht zur Gruppe der Analgetika gerechnet werden, aber bei spezifischen Schmerzsyndromen (Tabelle 41) zur Analgesie beitragen können. Ihre Wirksamkeit kann in diesen Fällen die der Analgetika übertreffen, weshalb sie dann bevorzugt Verwendung finden. Bei einigen Vertretern wurden direkte antinozizeptive Wirkungen beschrieben.

Eine Reihe offener Studien in den 60er Jahren zeigte, daß trizyklische *Antidepressiva* wie Imipramin und Clomipramin u.a. auch bei Karzinomschmerzen wirksam waren [259]. Kontrollierte Studien, die vor allem bei Neuraligien, diabetischer Neuropathie, Kopf- und Rückenschmerzen, nicht jedoch bei Tumorschmerzen durchgeführt wurden, bestätigten diese Ergebnisse [259]. Neben den oben aufgeführten Substanzen sind Amitriptylin und Doxepin in der Schmerztherapie am besten untersucht, während andere tri- oder tetrazyklische Antidepressiva bezüglich ihrer schmerzlindernden Effektivität nur unzureichend evaluiert wurden [259]. Da Tumorschmerzpatienten meist schlafgestört, unruhig und affektlabil sind, werden fast ausschließlich sedierende Substanzen wie Amitriptylin verwendet.

Eine Reihe von Untersuchungen ergab, daß der analgetische Effekt unabhängig von der antidepressiven Wirkung ist [259]. Als Wirkmechanismus wird die bekannte Wiederaufnahmehemmung der Neurotransmitter Noradrenalin und Serotonin in präsynaptische Nervenendigungen angenommen. Wechselwirkungen zwischen Serotonin- und Opiatsystem wurden festgestellt [249]. Aufgrund der Erfolge bei Neuropathien und Neuralgien sind Antidepressiva bei neuropathischen Tumorschmerzen indiziert, die als Dysästhesien imponieren (Tabelle 42). Die orale Bioverfügbarkeit unterliegt aufgrund eines „First-pass-Metabolismus" starken Schwankungen (29–77%). Die Halbwertszeit von Trizyklika beträgt 7–43 h, ein Fließgleichgewicht wird nach einigen Tagen erreicht [3].

Die Nebenwirkungsrate ist in der Schmerztherapie von Tumorpatienten, ver-

Tabelle 41. Koanalgetika und ihre Indikationen. (Mod nach [5])

Koanalgetikum	Indikation
Antidepressiva	Deafferenzierungsschmerz (Dysästhesien)
Antikonvulsiva	Deafferenzierungsschmerz (Paroxysmen)
Kortikosteroide	Schmerzen bei - Nervenkompression - Hirndruck - Organkapseldehnung - retroperitonealem Tumor - Tumor im kleinen Becken - Lymphödem - großflächiger Weichteilinfiltration Tumorbedingte Gelenkschmerzen
Muskelrelaxanzien	Muskelverspannung
Spasmolytika	Krampf- oder kolikartige viszerale Schmerzen
Kalzitonin?	Periostknochenschmerz
Diphosphonate?	Periostknochenschmerz

Tabelle 42. Antidepressiva in der Schmerztherapie. (Mod. nach [258, 259])

Freiname	Handelsname	Dosierung [mg/Tag]	Zahl der Einzeldosen	Einfluß auf Psychomotorik	Hinweis
Amitriptylin	Laxoryl Saroten	10- 75	1[a]-3	Dämpfend	Schwerpunktdosis abends
Imipramin	Tofranil	50-150	2	Bipolar	Keine Abenddosis
Desipramin	Pertofran	25- 75	2	Aktivierend	Keine Abenddosis

[a] Retardkapsel als Einzeldosis zur Nacht.

mutlich durch die häufige Kombination mit anderen Pharmaka, höher als in der Depressionsbehandlung [143]. Im Unterschied zu den Neuroleptika wirken sie eher emetisch als antiemetisch [258]. Die Kombination von Antidepressiva und Neuroleptika ergab keinen Hinweis auf erhöhte analgetische Wirksamkeit [83].

Seit 1960 wurde in einer Reihe klinischer Studien, die vor allem bei postoperativen und muskuloskelettalen Schmerzen durchgeführt wurden, über eine analgetische Wirkung bei einigen *Antihistaminika* berichtet. In den meisten Fällen handelte es sich um die Beobachtung einer additiven Wirkung bei der Kombination mit Opioiden (Lit. in [194]). So verglich die bislang einzige Untersuchung bei Tumorschmerzpatienten Hydroxyzin mit Pethidin und einer Kombination der beiden Pharmaka. Mehr als $^2/_3$ der mit Hydroxyzin behandelten Patienten gaben eine gute Schmerzreduktion an [217]. Trotz einiger Modellvorstellungen ist der analgetische Wirkungsmechanismus bisher unbekannt. Propagiert wird die Kombination mit Opioiden, um bei letzteren eine Dosiseinsparung zu ermöglichen [194]. Da Opioideinsparungen nicht erforderlich sind, speziellere Indikationen für Antihistaminika beim Tumorschmerz nicht existieren und ihre sedierenden Eigenschaften beträchtlich sind, bieten sie keinerlei Vorteile.

Die gute schmerzreduzierende Wirkung der *Antikonvulsiva* bei Gesichtsneuralgien, Phantomschmerzen und anderen lanzinierenden Schmerzen ist seit Jahren bekannt [62, 225]. Die membranstabilisierenden Eigenschaften werden als Wirkmechanismus vermutet [10]. Obwohl kontrollierte Studien bis heute ausstehen, werden Antikonvulsiva mit Erfolg auch bei lanzinierenden Tumorschmerzen eingesetzt und für diese Indikation empfohlen [10, 242]. Carbamazepin, das strukturell den Trizyklika nahe steht, wird am häufigsten empfohlen. Clonazepam, ein Benzodiazepinderivat, wird jedoch als wirksamer und nebenwirkungsärmer beschrieben [225]. Andere Antikonvulsiva wie Valproat und Diphenylhydantoin finden gleichfalls Verwendung [242], bieten jedoch bezüglich Inzidenz und Schwere möglicher Nebenwirkungen keine Vorteile [122]. Dosierungen und einige wichtige pharmakokinetische Daten sind in Tabelle 43 aufgeführt.

Bei den meisten Mitteilungen zur analgetischen Wirksamkeit der *Kortikosteroide* handelt es sich um Fallberichte [86, 199], kontrollierte Studien sind rar [30]. Dennoch haben Kortikosteroide in der Tumorschmerzbehandlung breite Akzeptanz gefunden [64] und werden als Koanalgetika in der Behandlung ossärer und kompressionsbedingter Schmerzen verwendet [74, 237] (s. Tabelle 10). Der analgetische Wirkmechanismus ist unklar; diskutiert wird neben dem antiödematösen Effekt auch die Hemmung der Prostaglandinsynthese [265] und damit eine direkte Wirkung auf die Erregbarkeit der Nozizeptoren. Über die antiphlogistische Wirkung hinaus liegen

Tabelle 43. Antikonvulsiva in der Schmerztherapie [122, 242]

Freiname	Handelsname	Einzeldosin [mg]	Zahl der Einzeldosen/Tag	$t_{1/2}$[h]	Steady state [Tage]
Carbamazepin	Tegretal	200-400	3-4	15 ± 6	3-6
	Timonil	300-800[a]	1-2[a]		
Clonazepam	Rivotril	0,5-1	3-4	30 ± 10	4-8
Phenytoin	Phenhydan	100-150	1-3	24 ± 12	5-15
	Zentropil				
Valproat	Convulex	200	2-3	12 ± 5	3-4
	Ergenyl				

[a] Retardtabletten.

jedoch auch Befunde vor, die einen direkten Effekt an geschädigten, abnorm erregbaren Nervenfasern, vor allem bei lokaler Applikation, vermuten lassen [57]. Der chronische Gebrauch von Kortikosteroiden führt bei terminalen Tumorpatienten am häufigsten zu Nebenwirkungen wie oropharyngealem Candidabefall, Ödemen und Cushing-Syndrom, während Dyspepsie, Gewichtszunahme, psychische Veränderungen und Ekchymosen seltener auftreten [97]. Darüber hinaus resultieren eine Verdopplung des Ulkusrisikos und ein erhöhtes Risiko zu gastrointestinalen Blutungen [150]. Insgesamt ist die Inzidenz schwerer Komplikationen jedoch niedrig [64].

Diphosphonate, synthetische Analoge des Pyrophosphats, hemmen Demineralisationsprozesse, indem sie Kalziumsalze im Knochen adsorbieren. Über diesen stabilisierenden Effekt auf den Knochen hinaus wird eine direkte hemmende Wirkung auf die Osteoklastenaktivität beschrieben [26]. Bei Patienten mit multiplen osteolytischen Knochenmetastasen wurde auch eine hemmende Wirkung auf die Ausbreitung von Knochenmetastasen und die Bildung neuer osteolytischer Herde beschrieben [63]. Die Kombination mit Kalzitonin und/oder nichtsteroidalen Antiphlogistika soll diese Effekte noch verbessern [179, 183]. Nicht nur bei osteolytischen, sondern auch bei osteoplastischen Knochenmetastasen wurde über eine schmerzreduzierende Wirkung der Diphosphonate berichtet [4, 63]. Aus diesem Grund könnte hier eine direkte antinozizeptive Wirkung vermutet werden.

Kalzitonin wurde aufgrund seiner Fähigkeit, die Osteoklastenaktivität zu hemmen, ebenfalls bei osteolytischer Knochenmetastasierung eingesetzt [178]. Daneben wird jedoch auch eine direkte antinozizeptive Wirkung diskutiert, die durch den Nachweis von Kalzitoninrezeptoren im ZNS der Ratte gestützt wird. Obwohl über Erfolge bei Phantomschmerzen berichtet wurde [149] und eine Opioideinsparung nach rückenmarknaher Applikation zu beobachten war [46, 69], bleibt der Stellenwert des Kalzitonins aufgrund einer hohen Versagerquote als unmittelbar analgetisch wirkendes Pharmakon, gerade bei ossären Tumorschmerzen, umstritten. In der Hyperkalzämiebehandlung bei osteolytischen Knochenmetastasen oder multiplem Myelom wurde eine mit dem Rückgang des Serumkalziumspiegels verknüpfte Schmerzreduktion über mehrere Monate beschrieben.

Aufgrund des schnelleren Wirkungseintritts und der zuverlässigeren Analgesie sind nichtsteroidale Antiphlogistika jedoch vor Kalzitonin einzusetzen. Die Kombination soll günstige Effekte auf Tumorwachstum, Osteolyse und Metastasierung haben [179].

Die Verwendung von *Neuroleptika* als Koanalgetika wird in der Literatur kontrovers diskutiert [96, 117]. Tierexperimentelle Untersuchungen und Probandenstudien zeigten, daß Phenothiazine wie Chlorpromazin bei hitzeinduziertem Schmerzreiz zu einer Erhöhung der Schmerzschwelle führen [24, 104]. Bei Tumorpatienten wurde ein additiver Effekt mit Opiaten beschrieben [196]. Bei Patientinnen, die sich einer Kürettage unterzogen, wurde die Wirkung von 9 Phenothiazinen untersucht [159]. Dabei ergab sich für drei (u.a. Chlorpromazin) ein leichter analgetischer Effekt, die restlichen Substanzen wirkten eher algetisch. In einer weiteren plazebokontrollierten Studie wurde Chlorpromazin (25 mg) mit Morphin (10 mg) und der Kombination beider Substanzen verglichen [103]. Dabei ergab sich für Chlorpromazin kein Unterschied zum Plazebo; die Kombination war nicht wirksamer als Morphin, führte jedoch zu einer deutlich stärkeren Sedierung. Bei parenteraler Applikation sind 20 mg Levomepromazin ebenso stark analgetisch wirksam wie 10 mg Morphin [16, 23]. Die Wirkungsdauer beträgt rund 3 h. Wird die Substanz jedoch in dieser Höhe dosiert, führt sie häufig zu starken Nebenwirkungen (Sedierung, Benommenheit, orthostatische Dysregulation) und ist deshalb besonders für ältere, terminale Patienten ungeeignet. Die analgetische Wirkung der Phenothiazine wird mit der durch sie verursachten Blockade von Dopaminrezeptoren im ZNS erklärt [70].

Auch Haloperidol, einem Butyrophenon, wird eine analgetische Wirkung, allein oder in Kombination mit Opiaten, bei chronischem Tumorschmerz zugeschrieben [43, 144]. Allerdings zeigt sich bei genauer Durchsicht der 6 Fallberichte, auf die sich diese Aussage stützt, daß alle untersuchten Patienten an lang anhaltenden Schmerzen litten, die durch Schlaflosigkeit sowie physische und psychische Erschöpfung verstärkt wurden; Schmerzen also, die als „unerträglich" bezeichnet werden. Hier sind jedoch mehrere Maßnahmen wirksam, wie die Erhöhung der Opiatdosis zur Einschlafzeit oder eine hohe Einzeldosis eines Phenothiazins oder Benzodiazepins zur Nacht. Die wichtigste Maßnahme ist in jedem Fall, für ausreichenden Nachtschlaf Sorge zu tragen [241]. Für die analgetische Wirkung des Haloperidols wird eine direkte Interaktion mit Opiatrezeptoren diskutiert [117]. Unter den Nebenwirkungen sind besonders extrapyramidale Dyskinesien zu beachten. Neuroleptika sollten beim Tumorschmerz als Antiemetika, Anxiolytika und Sedativa, nicht jedoch als Analgetika eingesetzt werden.

Viszerale Schmerzen werden häufig durch die Verlegung von Hohlorganen verursacht und haben krampf- oder kolikartigen Charakter. Sind entlastende Maßnahmen ausgeschöpft, muß eine medikamentöse Dauerbehandlung eingeleitet werden. Neben allgemeinen Maßnahmen sind *Spasmolytika* indiziert, die jedoch bei den meist sehr starken Schmerzen mit Analgetika kombiniert werden müssen. Verwendung finden anticholinergisch oder direkt myogen-spasmolytisch wirkende Pharmaka wie Atropin, Scopolamin und Butylscopolamin sowie Pitofenon oder Fenpiverinbromid [185, 242].

Obwohl Spasmolytika bei oraler Gabe schlecht resorbiert werden, kann diese Applikationsart bei höherer Dosierung durchaus therapeutisch genutzt werden; die Resorptionsbedingungen bei rektaler Gabe scheinen jedoch günstiger zu sein [61]. Metamizol ist als Reinsubstanz oder in Kombination mit Spasmolytika eines der meistverwendeten Pharmaka bei kolikartigen Schmerzen. Neben der sehr guten analgetischen Wirkung besitzt Metamizol eine spasmolytische Wirkung auf die glatte Muskulatur, die allerdings nur nach hohen parenteralen Einzeldosen (2,5 g) sicher nachzuweisen war [201]. Nichtsteroidale Antiphlogistika wurden mit Erfolg bei Nierenkoliken verwendet [140].

Als Nebenwirkungen der Spasmolytika sind vor allem Mundtrockenheit (Anticholinergika) und orthostatische Dysregulation (myotrope Spasmolytika) zu nennen. Gelingt eine zufriedenstellende Schmerzreduktion durch die Kombination der aufgeführten Substanzen nicht, so sind Opiate indiziert.

Benzodiazepinderivate, als wichtigste Vertreter moderner *Tranquilizer*, zeigten sowohl tierexperimentell als auch bei algesimetrischen Untersuchungen am Menschen keine erwähnenswerte analgetische Wirkung [258], können aber durch ihre beruhigenden, schlafbahnenden und angstlösenden Effekte die „Schmerzschwelle" anheben. Die einzige Ausnahme bildet Nefopam, dessen analgetischer Wirkmechanismus jedoch noch ungeklärt ist. Die Wirkungsdauer beträgt 4-8 h, die analgetische Potenz ist erheblich geringer als die von Morphin [119, 258]. Nach intramuskulärer Gabe entsprechen 15 mg Nefopam etwa 50 mg Pethidin [222]; ein „ceiling effect" wird vermutet [231]. Wegen der Gefahr von Leberfunktionsstörungen sollte die Kombination mit Paracetamol unterbleiben [119]. Die Substanz bietet in der Schmerztherapie des terminalen Tumorpatienten keinerlei Vorteile.

Muskeltonuserhöhungen finden sich bei Tumorpatienten vor allem als Folge von Körperfehlhaltungen durch tumor- (z. B. Skelettmetastasen, Infiltration von Muskeln und Bändern, Infiltration neuraler Strukturen) oder therapiebedingte (z. B. radikale Neck-Dissection) Läsionen. Andere Ursachen können degenerative Skeletterkrankungen, psychischer Streß und Bettlägerigkeit sein. Typischerweise werden ziehende oder reißende Schmerzen angegeben, fast immer sind Muskelverspannungen oder Myogelosen nachzuweisen. Erstere können durch die Irritation benachbarter Nerven zu weiteren Schmerzen führen und durch Erregung der Muskelspindel im Sinne eines Circulus vitiosus eine weitere Tonuserhöhung bewirken (Muskelhartspann). Dieser Kreislauf kann durch *zentrale Muskelrelaxanzien* durchbrochen werden. Die Kombination mit nichtsteroidalen Antiphlogistika ist in der Regel angebracht [210]. Begleitend sind physikalische Maßnahmen indiziert; beim Nachweis muskulärer Triggerpunkte können Infiltrationen mit Lokalanästhetika schnelle Linderung bewirken. Mit Ausnahme von Dantrolen wirken die zentralen Muskelrelaxanzien dämpfend im Hirnstamm und/oder auf spinaler Ebene auf polysynaptische Reflexe, die den Tonus des α- oder γ-Neurons bestimmen [119].

Tetrazepam, ein Benzodiazepinderivat, verstärkt die präsynaptische GABAerge Hemmung der α-Motoneuronen-Aktivität, bei Chlormezanon wird die Hemmung des Muskelspindeltonus als Wirkmechanismus vermutet [119]. Aufgrund der kurzen Halbwertszeit sind 6-8stündliche Gaben erforderlich [210]; wichtigste Nebenwirkung ist Müdigkeit. Gerade beim terminalen Patienten wird Diazepam wegen seiner guten muskelentspannenden und anxiolytischen Wirkung häufig empfohlen; eine Einzeldosis zur Nacht ist wegen der langen Halbwertszeit ausreichend [130, 185]. Tritt als Folge von Läsionen des ZNS eine schmerzhafte Muskelspastik auf, sind Substanzen wie Baclofen oder Dantrolen wirksamer [119].

Begleitmedikation

Jede Schmerzbehandlung kann Nebenwirkungen verursachen und damit den durch die Schmerzreduktion erzielten Gewinn an Lebensqualität wieder aufwiegen. Bekannten und häufigen Nebenwirkungen der analgetischen Therapie sollte deshalb durch eine prophylaktische Begleitmedikation begegnet werden. In bestimmten Situationen sind jedoch auch Medikamentenwechsel, Dosisreduktion oder Ausweichen auf ein anderes Therapieverfahren zur Beherrschung notwendig.

Als häufigste Begleiterscheinungen einer medikamentösen Therapie sind in absteigender Häufigkeit Obstipation, Übelkeit, Erbrechen, gastrointestinale Beschwerden, Pruritus, Vigilanzstörungen und Benommenheit zu nennen [263]. Therapieänderungen oder -abbrüche sind jedoch nur selten erforderlich [206].

Die Obstipation gehört zu den häufigsten Beschwerden in der Terminalphase. Sie kann als Folge der Grunderkrankung sowie als Nebenwirkung von Opiaten, Neuroleptika und Antidepressiva auftreten. Opiate führen zu einer beträchtlichen Tonussteigerung der glatten Muskulatur und somit auch zu einer Passageverzögerung im gesamten Magen-Darm-Trakt [253]. Die Obstipation wird mit diätetischen Maßnahmen sowie stufenweise mit Laxanzien behandelt (Gleitmittel - fermentative Mittel - stimulierende Mittel - Kombinationen - Suppositorien - Einläufe) [242].

Übelkeit und Erbrechen sind häufige Nebenwirkungen in der Frühphase einer Opiatbehandlung. Patienten, die erstmalig mit Opiaten behandelt werden, sollten deshalb eine Prophylaxe mit wenig sedierenden Neuroleptika in niedriger Dosierung (Haloperidol 1,5-3 mg/Tag, Chlorpromazin 20-30 mg/Tag) für 7-14 Tage erhalten. Bei dyspeptischen Beschwerden kann auch ein Antiemetikum wie Metoclopramid (30-60 mg/Tag) indiziert sein [241].

Gastrointestinale Störungen unter einer Dauermedikation mit nichtsteroidalen Antiphlogistika (NSA) sind, insbesondere bei Risikopatienten, häufig. Schädigungen der Magenschleimhaut verlaufen in 30% der Fälle klinisch stumm, der analgetische Effekt der Schmerzmedikation kann die Diagnose schwerer Nebenwirkungen verzögern [169]. Zur Ulkusprophylaxe werden am häufigsten Antazida, H_2-Rezeptoren-Blocker und Prostaglandin-Analoga empfohlen. Antazida bieten bei ausreichend hoher Dosierung (4mal/Tag) wirksamen Schutz und sollten zeitversetzt zu den Analgetika verabreicht werden (Resorption) [93, 118]. H_2-Rezeptoren-Blocker haben sich in der Ulkusprophylaxe bei Dauerbehandlung mit NSA bewährt [151, 169], wobei allerdings antisekretorische Dosierungen erforderlich werden [166]. Die in ihrer Wertigkeit umstrittenen Prostaglandinanaloge erwiesen sich ebenfalls nur bei antisekretorischer Dosierung als wirksam [8, 137, 195]. Vigilanzstörungen und Benommenheit treten bei rund 14% der Patienten zu Beginn einer Opiattherapie auf [91]. Halten diese Beschwerden auch nach einigen Tagen an, sollte zunächst eine Dosisreduktion erwogen werden. Wechselwirkungen mit psychotropen Substanzen (Psychopharmaka, Alkohol) sind zu berücksichtigen. Bei fortbestehender und unerwünschter Müdigkeit kann, unter Abwägung der möglichen Risiken, ein Versuch mit Dexamphetamin unternommen werden [241].

Rund 12% der Patienten entwickeln Pruritus nach Einleitung der analgetischen Therapie [91]. Eine Behandlung (Promethazin, Clemastinhydrogenfumarat) sollte wie bei allen Beschwerden nur bei erheblicher Beeinträchtigung erfolgen, da die Antihistaminika zentral dämpfende Eigenschaften aufweisen.

Miktionsstörungen gehören zu den selteneren Nebenwirkungen und werden durch Opiate und Psychopharmaka verursacht; Männer sind häufiger betroffen [91]. Therapeutisch werden α-Rezeptoren-Blocker, Parasympathikomimetika oder Kombinationen empfohlen [242]. Nebenwirkungen der Schmerztherapie und Begleitsymptome der Tumorerkrankung sind gerade beim terminalen Tumorpatienten oft nur schwer zu differenzieren. Dies verdeutlicht auch, daß Schmerzbehandlung und Symptomkontrolle eine Einheit darstellen.

Parenterale Therapie

Die parenterale Pharmakotherapie ist nur dann indiziert, wenn die orale Applikation nicht möglich ist, zu intolerablen Nebenwirkungen oder unzureichender Schmerzreduktion führt. Häufige Indikationen sind therapieresistente Übelkeit und Erbrechen als Therapie- oder Krankheitsfolge, tumorbedingte Obstruktionen im Gastrointestinaltrakt, Dysphagie bei Kopf-Hals-Tumoren, therapiebedingte Mukositis oder Stomatopharyngitis, ein Malabsorptionssyndrom und der stark geschwächte oder bewußtseinsgetrübte Patient [39, 52, 58, 59, 190]. Die finale Krankheitsphase ist für sich noch keine Indikation [59], da die Hälfte der Patienten bis zuletzt oral therapierbar ist [90]. Notfallsituationen, die mit akuten Schmerzen einhergehen, wie Lungenembolien oder pathologische Frakturen, sind ebenfalls Indikationen zur parenteralen Therapie.

Mögliche Applikationswege für die parenterale Therapie sind subkutane, intramuskuläre und intravenöse Injektionen sowie die transdermale Verabreichung mit Pflaster, die sich jedoch erst in der klinischen Prüfung befindet [154]. Die intramuskuläre Zufuhr ist für eine Dauerbehandlung aus verschiedenen Gründen abzulehnen [39]. Die intravenöse Zufuhr über einen periphervenösen Zugang wurde in einer Vergleichsstudie mit der subkutanen Gabe wegen mangelnden Komforts von 96% der Patienten abgelehnt [31]. Die zentralvenöse Zufuhr über einen möglichst untertunnelten oder mit Portsystem implantierten Katheter bietet dagegen Vorteile, auch gegenüber der subkutanen Applikation (Gabe hoher Dosierungen problemlos, gleichzeitige Zufuhr nichtopiathaltiger Analgetika und/oder Koanalgetika möglich), und ist immer dann sinnvoll, wenn eine parenterale Ernährung notwendig ist. Zur subkutanen Zufuhr liegen zahlreiche Berichte vor [31, 39, 52, 58, 59, 158, 190]; die Methode hat bei Verwendung von Miniperfusoren als kontinuierliche subkutane Opiatinfusion (KSOI) einen eigenen Namen erhalten. Als Vorteile werden die Annehmlichkeit für den Patienten [31], die leichte Handhabbarkeit für Angehörige oder Personal und die ambulante Durchführbarkeit der Methode angesehen [39, 58, 158]. Komplikationen sind selten (3% lokale Infektionen, 2% Blutungen, 5% Hautirritationen), ein Nadelwechsel wird wöchentlich empfohlen [31, 52]. Werden Opiate in Kombination mit anderen Pharmaka (Neuroleptika, Antiemetika) verabreicht, erhöht sich die Rate an Hautirritationen [58]. Ein Medikamentenvolumen unter 1 ml/h reduziert die Komplikationsrate am Injektionsort [52], unter Zusatz von Hyaluronidase sind jedoch auch höhere Volumina applizierbar [99].

Wie bei oraler Therapie ist grundsätzlich eine Bolusgabe nach Zeitplan möglich, jedoch zeigten Untersuchungen eine Überlegenheit der kontinuierlichen Applikation mit Pumpen (Abb. 36) [58]. Die geringeren Blutspiegelschwankungen bewirken eine stabilere Schmerzreduktion, eine geringere Nebenwirkungsrate und einen er-

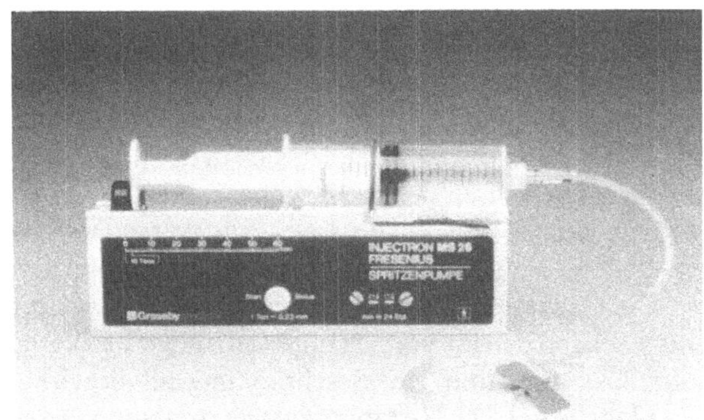

Abb. 36. Häufig verwendeter batteriegetriebener Miniperfusor zur kontinuierlichen subkutanen Opiatapplikation (Graseby Syringe Driver MS 26, Fa. Fresenius) mit angeschlossener Butterfly-Kanüle

Tabelle 44. Dosisreduktion bei Umstellung von oraler auf parenterale Applikation. Angegeben ist die parenterale Dosis als Fraktion der oralen Dosis [52, 131, 190]

Medikament	Dosisreduktion
Morphin	$^1/_3$-$^1/_6$
Tramadol	$^2/_3$
L-Methadon	$^1/_2$

niedrigten Analgetikabedarf [39, 153]. Problematisch für manche Patienten ist jedoch das Gefühl, „von einer Maschine abhängig zu sein" [52]. Zur kontinuierlichen Therapie werden diverse Pumpen verwendet, wobei bei instabilem Tumorschmerz Geräte von Vorteil sind, die es dem Patienten ermöglichen, zur fixen Förderrate exakt programmierbare Zusatzdosen über eine Bolustaste anzufordern. Untersuchungen, die eine vom Patienten selbst gesteuerte Bedarfsmedikation (PCA, patient controlled analgesia) mit einer kontinuierlichen Applikation vergleichen, zeigen zwar eine Medikamenteneinsparung und bessere Patientenakzeptanz der ersten Methode [15], die PCA widerspricht jedoch dem antizipativen Prinzip der Tumorschmerztherapie. Indikationen ergeben sich evtl. in der Initialbehandlung zur Dosisfindung sowie bei zeitlich begrenzter, stark wechselnder Schmerzsymptomatik (z. B. Mukositis bei Chemotherapie) [17].

Am häufigsten werden zur parenteralen Therapie Opiate verwendet. Die meisten Erfahrungen liegen mit Morphin vor, jedoch haben auch einige andere Substanzen erfolgreich Verwendung gefunden. Bei der Umstellung von oraler auf parenterale Therapie sind Dosisreduktionen erforderlich (Tabelle 44). Ein Opiatwechsel bei unzureichender Schmerzreduktion oder intolerablen Nebenwirkungen kann gelegentlich hilfreich sein [17].

Bei intravenöser Therapie ist wie bei der oralen Behandlung die Kombination von nichtopiathaltigen Analgetika mit Opiaten möglich und sinnvoll; hierbei, wie bei der Kombination mit Koanalgetika, müssen Kompatibilitätsprobleme beachtet werden. Unter den nichtopiathaltigen Analgetika ist Metamizol zur Kombination mit Opiaten am besten geeignet [121].

Therapie beim moribunden Patienten

In der Finalphase ist eine besonders strenge Nutzen-Risiko-Abwägung bei diagnostischen und therapeutischen Interventionen anzustellen. Invasive oder belastende Schmerzbehandlungen verbieten sich in der Regel. Die systemische Pharmakotherapie gilt als Verfahren der Wahl, wobei rund 40% der Patienten zuletzt parenteral behandelt werden [90]. Eine bereits eingeleitete suffiziente rückenmarknahe Opiatanalgesie wird, ggf. ergänzt durch systemisch applizierte Anxiolytika, fortgesetzt.

Die Dauermedikation folgt den eingangs dargestellten Prinzipien, jedoch sollte entsprechend den im Vordergrund stehenden Problemen (Schmerzen, terminale Unruhe, Sekretretention) eine Beschränkung auf die wirklich wichtigen Pharmaka erfolgen (Tabelle 45). Da Therapieziele wie Analgesie, Anxiolyse und gelegentlich Sedierung angestrebt werden, handelt es sich dabei v.a. um Opioide, Neuroleptika und Benzodiazepine [130, 185]. Eine gute Wirkung bei Unruhe und Schlaflosigkeit wird aufgrund seines Wirkungsspektrums mit niedrigdosiertem Morphin, evtl. ergänzt durch Haloperidol erzielt [130]. Bei bewußtseinsgetrübten Patienten ist vor dem Absetzen jeglicher Medikation zu warnen, da etwa bei diffuser Skelettmetastasierung, pflegerische Maßnahmen durchaus erhebliche Schmerzen verursachen können. Darüber hinaus soll dem sterbenden Patienten ein körperlicher Entzug erspart bleiben. Wenn aus Gründen der Vigilanz erwünscht, kann allerdings eine stufenweise Reduktion der Opioiddosis versucht werden. Die gleichen Grundsätze gelten für die im Rahmen der Behandlung anderer Beschwerden verordneten Pharmaka [264].

Zur Kupierung von Schmerzattacken, akuter Dyspnoe und in anderen schwierigen Situationen (Lungenembolie, Spontanfraktur, Blutung) hat sich die Gabe einer „Notfallmedikation" bewährt, so daß schnelle Hilfe durch das Pflegepersonal gewährleistet ist. Morphin, Scopolamin und Triflupromazin werden gemäß ihrem Wirkungsspektrum, meist jedoch in Kombination, subkutan bzw. intramuskulär ap-

Tabelle 45. Medikation in der Finalphase. (Mod. nach [185])

Medikamentengruppe	Vorgehen
Nichtopiathaltige Analgetika	Gegebenenfalls rektal, per Infusion, evtl. absetzen
Opiate	Fortführen, ggf. rektal, s.c., per Infusion, evtl. Wechsel auf Morphin
Benzodiazepine	Fortführen oder evtl. hinzufügen, evtl. Wechsel auf Diazepam (rektal)
Neuroleptika	Fortführen oder evtl. hinzufügen Haloperidol ggf. s.c., per Infusion, Triflupromazin rektal, ggf. s.c., per Infusion
Antidepressiva	Absetzen
Antiemetika	Fortführen, ggf. rektal, s.c., per Infusion Metoclopramid, Haloperidol, Dimenhydrinat
Laxanzien	Absetzen
Kortikosteroide	Absetzen, Ausnahme Hirndruck
Antibiotika	Absetzen
Antikonvulsiva	Wechsel auf Diazepam, ggf. rektal oder per Infusion (Valium MM)
Bronchodilatatoren	Absetzen, ggf. Scopolamin 0,25–0,5 mg/4 h s.c.
Andere Pharmaka wie Kardiaka, Diuretika, Vitamine absetzen	

pliziert. Der Arzt kann auch die langsame intravenöse Gabe (Morphin, Triflupromazin) in titrierender Weise vornehmen. Bei unzureichender Anxiolyse oder Sedierung kann zusätzlich ein Benzodiazepin verabreicht werden.

4.13.3 Fachspezifische Verfahren

Kausale Therapieverfahren

Chemo- oder Hormontherapie, Operation und Strahlentherapie werden als kausale Schmerztherapieverfahren angesehen und besitzen in bestimmten Situationen eine höhere Effizienz als symptomatische Behandlungsverfahren. Häufig werden kausale und symptomatische Therapien, die sich ergänzen, kombiniert (z. B. Radiatio und Pharmakotherapie bei Knochenschmerzen).

Die analgetische Wirkung der *Chemotherapeutika* kann zunächst durch die zytotoxische Hemmung der Proliferation von Tumorzellen (Tumorverkleinerung) erklärt werden [207]. Darüber hinaus wirken sie aber auch durch die Synthesehemmung algetischer Mediatorsubstanzen [241]. Die antiphlogistische Wirkung vieler Zytostatika (z. B. Antibiotika, Antimetaboliten) muß hier gleichfalls genannt werden [115]. Als weiterer Mechanismus wird in neuerer Zeit auch eine Wirkung auf die Neurotransmission diskutiert. Für niedrigdosiertes Methotrexat wird ein deutlicher schmerzlindernder Effekt berichtet [207]. Insgesamt führt die Chemotherapie als Folge unerwünschter Nebeneffekte jedoch überwiegend zu algetischen Wirkungen, die durch Extravasation, Neuropathie, Myalgie und aseptische Nekrosen bedingt sind [207]. Bei der Kombination von Chemotherapie und medikamentöser Tumorschmerzbehandlung sind Arzneimittelinteraktionen zu beachten [116].

Chirurgische Maßnahmen können in vielen Situationen zu Schmerzfreiheit oder -reduktion führen. Die Entlastung flüssigkeitsgefüllter Hohlräume durch Abszeßdrainage oder Aszitespunktion, die konservative oder operative Versorgung pathologischer Frakturen oder Dekompressionsoperationen sind nur einige Beispiele für die zahlreichen Möglichkeiten der operativen Fachgebiete.

Selbst bei terminalen Patienten sind die Möglichkeiten der *Strahlentherapie* zur Schmerzreduktion stets zu berücksichtigen. Ihre biologische Wirkung führt zu Tumorrückbildung und Volumenreduktion, wodurch Schmerzlinderung erzielt werden kann. Darüber hinaus wird bezüglich der analgetischen Wirkung wie bei den Chemotherapeutika ein Effekt auf schmerzinduzierende Mediatorsubstanzen diskutiert [204]. Die besten Ergebnisse bezüglich der Schmerzreduktion werden bei Knochenmetastasen berichtet (Schmerzfreiheit 20-30%, Schmerzbesserung 60-70%, keine Besserung 10%). Mit dem Einsetzen der Wirkung kann 1-2 Wochen nach Therapiebeginn gerechnet werden, sie hält im Mittel 12 Monate an [204]. Bei diffuser Skelettmetastasierung kann die Therapie mit Radionukliden (^{89}Sr, ^{90}Y) erwogen werden. Obwohl der analgetische Effekt dieser Maßnahme in der Literatur kontrovers dargestellt wird, werden für das Prostatakarzinom gute Ergebnisse berichtet [50, 189, 211]. Eine gute schmerzlindernde Bestrahlungswirkung ist auch beim rezidivierten Rektumkarzinom zu erzielen [123, 204]. Bei tumorbedingter Nervenkompression führt die Bestrahlung in den meisten Fällen zu einer Schmerzreduktion, während dies bei der Infiltration nervaler Strukturen, selbst bei gutem Ansprechen des Tumors, nicht der Fall ist [207]. Als Frühreaktionen einer Bestrahlung können in Abhängigkeit verschiedener Parameter zahlreiche Beschwerden auftreten, die jedoch in der Regel durch eine konsequente Begleittherapie auf ein erträgliches Maß zu reduzieren sind. Spätfolgen sind heute weitgehend vermeidbar [204].

Rückenmarknahe und intraventrikuläre Therapie

Die Entdeckung von Opiatrezeptoren und Endorphinen im ZNS führte zur Entwicklung einer lokalen Pharmakotherapie. Die rückenmarknahe, später auch intraventrikuläre Opiatapplikation zog Versuche mit zahlreichen anderen Pharmaka nach sich, die jedoch nur selten zu vergleichbaren Ergebnissen führten. Epidural verabreichte Medikamente erreichen den Liquorraum nach Diffusion durch die Dura mater. Je kleiner das Molekulargewicht, desto größer ist die Durapermeabilität einer Substanz. Bei intrathekaler Gabe gelangt das Pharmakon direkt in den Liquorraum, wodurch geringere Dosierungen (Morphin peridural-intrathekal 3-5: 1) möglich sind. Durch die Umgehung der Blut-Hirn-Schranke erreichen Opiate bei periduraler Applikation Liquor-Serum-Konzentrationen von 50-200: 1, nach intrathekaler Gabe sogar 1000-50000: 1. Die rückenmarknahe Opiatgabe führt durch eine direkte Wirkung im Bereich der schmerzleitenden Synapsen der Substantia gelatinosa im Hinterhorn des Rückenmarks zu einem stärkeren analgetischen Effekt, als er mit einer parenteralen Dosis gleicher Höhe zu erzielen ist. Die Vermittlung der spinalen Analgesie soll in erster Linie über κ-Rezeptoren erfolgen [25]. Von der bewirkten Hemmung sind vor allem Bahnen betroffen, die dumpfe, diffuse, protopathische Schmerzen (C-Fasern) leiten. Daher ist das Verfahren bei tumorbedingten Weichteil- oder Knochenschmerzen geeignet. Gut lokalisierbare, epikritische Schmerzen, oftmals durch Schädigung nervaler Strukturen bedingt, sowie Druckempfindungen sind dagegen häufig nur schlecht zu beeinflussen (Torda et al. 1980, Zit. nach [12]). Die spinale Opiatanalgesie führt zu einer streng segmentalen Schmerzdämpfung, sensible Afferenzen sowie motorische und sympathische Efferenzen werden jedoch nicht beeinflußt.

Ein erheblicher Teil des epidural applizierten Opiats erreicht durch Diffusion in epidurale Venen die systemische Zirkulation und dadurch schließlich die schmerzmodulierenden Zentren im Hirnstamm. Ein anderer Teil wird mit dem Liquorfluß nach rostral transportiert. Beide Mechanismen werden als Ursache zentraler Nebenwirkungen wie Übelkeit, Erbrechen und Atemdepression angeschuldigt. Mit wenigen Ausnahmen können prinzipiell alle Opiate rückenmarknah appliziert werden [261], die größten Erfahrungen wurden jedoch mit Morphin und Buprenorphin gesammelt [184].

Als Vorteil gegenüber der systemischen Gabe ergaben sich für die rückenmarknahe Opiatanalgesie eine längere Wirkungsdauer mit reduzierter Dosis und eine Verringerung unerwünschter Effekte wie Sedierung und Obstipation. Dennoch sind Nebenwirkungen wie Übelkeit, Erbrechen, Miktionsstörungen und Pruritus keine Seltenheit. Als gefährlichste Nebenwirkung gilt die späte Atemdepression, deren Inzidenz bei periduraler Morphingabe mit <0,5%, bei intrathekaler mit 4-10% angegeben wird [25]. Über eine klinisch relevante Atemdepression bei periduraler Therapie wurde bislang bei Tumorschmerzpatienten nicht berichtet.

Indikationen zur Therapie mit Lokalanästhetika bestehen nur bei opiatresistenten Schmerzen, die einer anderen Therapie nicht zugänglich sind [25]. Die rückenmarknahe Gabe vieler weiterer Pharmaka wie Ketamin, Clonidin, Kalzitonin und Somatostatin konnte sich bisher in der klinischen Praxis nicht durchsetzen [7, 20, 46, 84, 155, 232]. Als Ausnahme könnte die Spastikbehandlung mit Baclofen neue Möglichkeiten eröffnen [164, 176].

Die Indikation zur rückenmarknahen Opiatanalgesie ist in folgenden Situationen zu stellen:

1. unzureichende Schmerzreduktion unter einer dosis- und zeitgerechten Gabe oraler Analgetika und Koanalgetika nach Ausschöpfung kausaler und lokaler Verfahren,
2. therapieresistente Nebenwirkungen bei oraler Therapie,
3. Zeitüberbrückung bis zur Durchführung eines neurodestruktiven Verfahrens oder bis zum Anschlagen einer kausalen Behandlung.

In Abhängigkeit von der voraussichtlichen Überlebenszeit des Patienten und der Möglichkeit einer ambulanten Behandlung wird ein herkömmlicher Periduralkatheter (Tage), ein untertunnelter Katheter (Wochen), ein implantierter Katheter mit Port und externer Pumpe (3-6 Monate) oder ein implantiertes Pumpen-Katheter-System (> 6 Monate) verwendet [162, 163, 248]. Für die intrathekale Gabe werden nur implantierte Systeme benutzt [161, 165].

Bislang liegen keine Untersuchungen oder einheitlichen Empfehlungen vor, die die Diskussion um Vor- und Nachteile von periduraler und intrathekaler Opiatanalgesie zugunsten eines Verfahrens entscheiden würden. Momentan wird das Vorgehen deshalb eher von empirischen Aspekten bestimmt.

Insgesamt hat sich die rückenmarknahe Opiatanalgesie in zahlreichen Studien und Fallberichten als sicheres und effektives Verfahren in der onkologischen Schmerztherapie bewährt. Trotz einer Verbesserung der technischen Möglichkeiten ist jedoch die Zahl der Patienten, bei denen dieses relativ aufwendige Verfahren durchgeführt wird, aufgrund einer sorgfältigeren Indikationsstellung und verbesserter konkurrierender Verfahren eher rückläufig.

In den seltenen Situationen, in denen die rückenmarknahe Opiatapplikation versagt hat und andere Verfahren nicht erfolgversprechend sind, besteht die Möglichkeit der *intraventrikulären Opiatanalgesie*. Die meisten positiven Erfahrungen wurden bei ausgedehnten Tumoren im Kopf-Gesicht-Nacken-Bereich, bei diffuser Skelettmetastasierung und bei Weichteilinfiltrationen der Arme und des oberen Thorax gesammelt. Die Resultate bei neuropathischen Schmerzen waren hingegen unbefriedigend [132-134, 142]. Der Katheter wird über eine frontale Trepanation auf der nichtdominanten Seite in das Vorderhorn eines Seitenventrikels eingebracht. Anschließend erfolgt die Konnexion mit Port oder Pumpe, die meist subklavikulär implantiert werden [134].

Die benötigten Morphindosierungen, die eine ausgeprägte interindividuelle Variabilität zeigen, betragen rund 1 mg/Tag [132-134, 142, 171, 221]. Durch die Morphinapplikation in die Nähe des periaquäduktalen Graus, eines an Opiatrezeptoren reichen Areals, wird eine hohe analgetische Wirksamkeit erzielt. Dementsprechend hoch ist jedoch auch die Rate zentraler Nebenwirkungen wie Übelkeit, Erbrechen, Sedierung, Benommenheit und Atemdepression; visuelle Halluzinationen, Dysphorie und Verhaltensstörungen sind beschrieben. Unerwünschte Wirkungen treten jedoch überwiegend initial auf und klingen fast durchweg im Verlauf von Stunden und Tagen spontan ab [134]. Da es jedoch bei rund 4% der Patienten zu einer schweren, behandlungsbedürftigen Atemdepression kommt [132-134, 142], sollten die initiale Einstellung unter intensiver Überwachung erfolgen und für die ambulante Therapie strenge Anforderungen an den Applikationsmodus gestellt werden. Die Komplikationsrate der implantierten Systeme (Infektion, Obstruktion, Leckage) wird mit 2% angegeben [134].

Nervenblockaden und chemische Neurolysen

Nervenblockaden mit Lokalanästhetika zielen darauf ab, die Erregung nozizeptiver Rezeptoren zu verhindern oder die Schmerzleitung zu unterbrechen. Dabei bewirken sie nicht nur Analgesie, sondern führen gleichzeitig zur Unterbrechung unerwünschter Reflexmuster und zur Vasodilatation reaktiv verengter Gefäße [160]. Bei chronischen Schmerzzuständen kann deshalb häufig eine länger anhaltende Schmerzfreiheit beobachtet werden, als die Wirkungsdauer des verwendeten Lokalanästhetikums erwarten läßt. Diagnostische Nervenblockaden helfen, den Weg der Schmerzübertragung oder die Lokalisation der Läsion bei projiziertem Schmerz zu bestimmen. Prognostische Blockaden simulieren die Situation nach einer geplanten Alkoholneurolyse und geben Arzt und Patient wertvolle Hinweise über den potentiellen Effekt dieser Maßnahme. Therapeutische Blockaden mit Lokalanästhetika können prinzipiell durchgeführt werden als:

- lokale Infiltration von Haut, Bindegewebe und Muskulatur,
- Blockade peripherer Nerven,
- Blockade von Nervenwurzeln und -geflechten,
- rückenmarknahe Blockaden,
- Sympathikusblockaden.

In der Regel sind Blockadeserien von 6-12 Einzelblockaden erforderlich. Zur Dauerbehandlung starker chronischer Tumorschmerzen sind Blockaden mit Lokalanästhetika jedoch nur selten geeignet. Ein länger anhaltender Effekt kann nur bei einigen tumorassoziierten Schmerzsyndromen wie etwa schmerzhaften Muskelverspannungen infolge tumoröser Affektionen der Wirbelsäule oder einer akuten Zosterneuralgie erzielt werden.

Die „permanente" Nervenblockade mit Alkohol oder Phenol, den gebräuchlichsten Neurolytika, führt zu einer nichtselektiven Zerstörung der Axone durch Proteindenaturierung. Die Dauer dieser Leitungsunterbrechung ist jedoch ebenfalls zeitlich begrenzt, da es in Abhängigkeit von der Vollständigkeit der Nervenzerstörung und der Ausdehnung der Kontinuitätsunterbrechung zu Regenerationsvorgängen im Bereich des Axons kommt, die pathophysiologisch den Regenerationsvorgängen bei einer traumatischen Nervenläsion ähneln [160]. Voraussetzungen für die Indikationsstellung zur chemischen Neurolyse sind (mod. nach Drechsel):

- fortgeschrittenes Stadium eines Tumorleidens,
- begrenzte Lebenserwartung (6-12 Monate),
- neurochirurgische Verfahren kontraindiziert, invasiver oder durch den Patienten abgelehnt,

- unzureichender Effekt einer adäquaten Pharmakotherapie,
- keine anhaltende Schmerzfreiheit nach einer Blockadeserie mit Lokalanästhetika,
- sonstige Verfahren wie Radiatio und transkutane elektrische Nervenstimulation erfolglos.

Kontraindikationen sind:

- Unwirksamkeit prognostischer Blockaden mit Lokalanästhetika,
- multiple, nicht lokalisierte Schmerzen verschiedener Körperregionen,
- Lagerungsprobleme,
- Finalstadium,
- spinaler oder vertebraler Tumorbefall in Höhe des Injektionsorts.

Die Impulsleitungsunterbrechung kann jedoch auch durch Hitze- (Thermokoagulation, s. S. 254) oder Kälteanwendung (Kryoanalgesie) erfolgen. Nach den bisherigen Erfahrungen mit der letzteren, noch relativ neuen Methode scheint jedoch im Vergleich mit der Chemoneurolyse eine kürzere Wirkungsdauer zu resultieren [168]. Umfangreiche und methodisch saubere Untersuchungen bei Tumorschmerzen stehen bislang aus.

Einige wenige chemische Neurolysen werden auch heute noch bei bestimmten Tumorschmerzen empfohlen (Tabelle 46). Da sich die Versorgungsgebiete der einzelnen Interkostalnerven erheblich überlappen, ist die *Chemoneurolyse thorakaler Spinalnerven* nur bei sehr umschriebenen Prozessen indiziert, wenn zusätzlich keine Pleurakarzinose vorliegt [224]. Bei motorischer Blockade eines größeren Teils der Interkostalmuskulatur besteht sonst die Gefahr einer Ateminsuffizienz. Die Wirkungszeit liegt bei Phenolapplikation im Bereich von 2-3 Wochen [224], bei Alkoholgabe bei 2-4 Monaten. In 10-20% der Fälle tritt als Komplikation eine Alkoholneuritis auf [94].

Indikationen für eine *intrathekale Neurolyse* sind somatische, segmentale Schmerzen größerer Areale der Wand des Körperstamms im Versorgungsgebiet von Th3-10 sowie umschriebene Schmerzen im Versorgungsbebiet von S3-5. Im zervikalen und lumbalen Bereich wird sie wegen des höheren Risikos (Paresen durch Zerstörung von Vorderwurzeln) nur selten durchgeführt, auch konnte eine länger anhaltende Analgesie bei Tumorpatienten nicht beobachtet werden [66]. Bei strenger Indikationsstellung führt die thorakale Neurolyse bei rund 60% der Patienten zur Schmerzfreiheit, bei 15-20% tritt eine mäßige, bei 20% keine Schmerzreduktion ein. Die berichtete Wirkungsdauer schwankt zwischen wenigen Wochen und 2-3 Monaten [223, 244]. Die *intrathekale Neurolyse der Sakralnerven,* die bei umschrie-

Tabelle 46. Gebräuchliche chemische Neurolysen beim Tumorschmerz. (Mod. nach [94])

Intrathekale Neurolyse Th 3-12
Intrathekale Neurolyse S 4-5
Kaudale peridurale Neurolyse S 4-5
Nervi intercostales
Neurolyse viszeraler Afferenzen
- Plexus coeliacus
- lumbaler Grenzstrang

benen perianalen oder perinealen somatischen Schmerzen (Rektum-, Anal-, Blasen-, Prostata- und Uteruskarzinom) indiziert ist, weist eine Erfolgsrate von 82% und eine durchschnittliche Wirkungsdauer von rund 3 Monaten auf. Blasen-, Mastdarmstörungen, Paresen und Parästhesien sind als wichtigste Komplikationen zu nennen [82, 180].

Der *Plexus coeliacus* enthält neben sympathischen Efferenzen auch schmerzleitende Afferenzen aus dem Oberbauch. Die Indikation für eine Neurolyse stellt somit der viszerale Oberbauchschmerz dar, der im Gefolge von Tumoren von Pankreas, Magen, Leber, Gallenwegen, Nieren, Colon ascendens oder Colon trasversum sowie retroperitonealen Lymphknotenmetastasen auftritt. Prinzipiell sollte eine chemische Neurolyse des Plexus coeliacus nur unter Zuhilfenahme eines bildgebenden Verfahrens erfolgen, wobei Bildwandler, Sonographie und Computertomographie Anwendung finden [38, 68, 88, 200]. Die berichteten Erfolgsraten liegen zwischen 50% und 94%. Die besten Resultate wurden beim Pankreaskarzinom erzielt [156, 172]. Hierbei werden ähnlich gute Resultate von der intraoperativ durchgeführten Chemoneurolyse berichtet [49, 71]. Als vorübergehende Nebenwirkungen sind ein teilweise schmerzhaftes Brennen im Oberbauch, leichtere Blutdruckabfälle sowie selten eine orthostatische Dysregulation beobachtet worden.

Indikationen zur Neurolyse des lumbalen Grenzstrangs sind viszerale Schmerzen im Bereich von Becken und Unterbauch bei Karzinomen des Colon descendens und Colon sigmoideum, des Rektum und Anus, des Uterus, der Prostata und Blase sowie verschiedene Schmerzzustände der unteren Extremitäten. Als Monotherapie führt das Verfahren bei Tumorschmerzen nur selten zu einer befriedigenden Analgesie [94], weil die Tumoren in dieser Region nicht nur viszeral innervierte Strukturen infiltrieren [157]. Auch diese Neurolyse sollte nur unter Verwendung eines bildgebenden Verfahrens durchgeführt werden. Moore berichtet über eine 1-4wöchige Schmerzreduktion bei Blasen- und Prostatakarzinomen [157]. Als Komplikationen können Organverletzungen bei 0,5% der Patienten (z. B. Niere) oder eine Alkoholneuritis des N. genitofemoralis (9%) auftreten [186]. Bei der bilateralen Durchführung kommt es nicht selten zur Impotenz [44].

Insgesamt gesehen sind Nervenblockaden und Chemoneurolysen bei bestimmten Tumorschmerzsyndromen sehr wirksam, ihre Wertigkeit wird jedoch vor allem durch die oft kurze Wirkungszeit erheblich eingeschränkt.

Neurodestruktive und neuroaugmentative Verfahren

Neurodestruktive Verfahren wie Neurotomien, Hypophysektomien oder Thalamotomie haben in letzter Zeit stark an Bedeutung eingebüßt [208]. Die Ursachen hierfür liegen in der Inzidenz schwerer Nebenwirkungen, dem oft kurzen Wirkungszeitraum, der Patientenbelastung und nicht zuletzt den verbesserten Möglichkeiten der Pharmakotherapie begründet. Selten ergeben sich Indikationen für einige ausgesuchte Verfahren. Rhizotomien sind nur bei umschriebenen Schmerzen im thorakalen (z. B. Thoraxwandinfiltrationen) oder sakralen Bereich (z. B. Perianalschmerz bei Tumor im kleinen Becken) indiziert [198], da die häufig überlappende Nervenversorgung ohnehin die Zerstörung benachbarter Wurzeln erfordert [182]. Die in der Behandlung der Trigeminusneuralgie bewährte Thermorizotomie des Ganglion trigeminale (Gasseri) ist für die meisten tumorbedingten Gesichtsschmerzen unzureichend, da letztere häufig im Versorgungsgebiet mehrerer Hirnnerven und der oberen Zervikalnerven auftreten [182]. Mögliche aufwendigere Eingriffe sind dem terminalen Patienten jedoch nicht zuzumuten, da wirkungsvolle Behandlungsalternativen zur Verfügung stehen.

Die hohe perkutane Unterbrechung des Tractus spinothalamicus lateralis wird heute nur noch bei einseitigen, mittellinienfernen Nozizeptorschmerzen empfohlen, die im Bereich unterhalb des 6. Zervikalsegments lokalisiert sind [208]. Bei bilateralen Schmerzen ist die offene thorakale Chordotomie dem beidseitigen zervikalen Eingriff vorzuziehen, da letztere, auch bei zweizeitigem Vorgehen, eine hohes Mortalitätsrisiko (postoperative respiratorische Insuffizienz) beinhaltet [107, 167, 192, 208]. In einer größeren Übersicht werden „gute" Spätresultate bei 42–75% der Patienten angegeben [51, 139], allerdings sind Inzidenz und Art möglicher Folgeerscheinungen des Eingriffs (Anaesthesia dolorosa, Hemiparese, Blasenentleerungsstörungen, Schlafapnoe) durchaus zu beachten [139, 193, 255].

Drei *neuroaugmentative Verfahren* werden heute zur Schmerzbehandlung eingesetzt:

- transkutane elektrische Nervenstimulation (TNS),
- Hinterestrangstimulation (DCS, dorsal column stimulation),
- Hirnstimulation (DBS, deep brain stimulation).

Als Wirkmechanismus der Neurostimulationsverfahren wird eine Hemmung im zentralen Nervensystem angenommen. Je nach Stimulationsart (hoch-, niederfrequent) sollen dabei spinale und/oder supraspinale Hemmsysteme aktiviert werden [170, 266]. Die Wirkungsweise der transkutanen elektrischen Nervenstimulation wird jedoch auch kontrovers mit einer elektrischen Nervenblockade erklärt [109].

Gute Erfahrungen mit TNS wurden bei der Behandlung umschriebener Muskel- und Gelenkschmerzen, der *postzosterischen Neuralgie* und bei Amputationsschmerzen gemacht [266]. In einer Untersuchung bei Tumorpatienten zeigte sich zwar zunächst eine hohe Erfolgsrate, nach 1 Monat gaben jedoch nur noch 11% der Patienten eine Schmerzreduktion an. Die besten Ergebnisse wurden bei therapiebedingten und tumorassoziierten Schmerzen erzielt [246]. Die TNS ist somit beim terminalen Tumorpatienten allenfalls als adjuvante Maßnahme einzusetzen. Aufgrund der Nebenwirkungsarmut des Verfahrens, bei dem „Reizströme" über Hautelektroden zugeführt werden, ist ein kurzzeitiger Versuch bei umschriebenen Weichteil- und Übertragungsschmerzen sowie neuropathischen Schmerzen (z. B. Plexopathien) zu erwägen.

Bei der Hinterstrang- oder Rückenmarkstimulation werden Reizelektroden in den Periduralraum implantiert. Als gute Indikationen gelten etwa Phantom- und Ischämieschmerzen [266], auch bei Deafferenzierungsschmerzen durch Plexusschädigung werden Erfolge berichtet [209]. Untersuchungen zur Wertigkeit der Methode bei Tumorschmerzen liegen nur in kleiner Zahl vor und sind methodisch mangelhaft [135, 138]. Auch hier läßt der Stimulationseffekt im Lauf der Zeit nach.

Während Deafferenzierungsschmerzen bei peripherer oder postganglionärer Nervenläsion mit DCS behandelt werden, kommt bei zentraler (präganglionärer) Lokalisation oder neurogenen Gesichtsschmerzen die Stimulation im somatosensorischen Thalamus in Betracht [208]. Bei rund 50% der Tumorschmerzpatienten wird eine erhebliche Schmerzreduktion (> 50%) erzielt. In vielen Fällen ist jedoch schon innerhalb von Wochen ein Nachlassen der Wirkung zu befürchten [188].

Die Erfolge der Elektrostimulationsverfahren bei Tumorschmerzen werden in der Literatur kontrovers dargestellt. Berichten, wonach bei 80% der Patienten mit neurogenen tumor- oder therapiebedingten Schmerzen gute Resultate erzielbar sind [208], stehen Aussagen gegenüber, die eine ausreichende und anhaltende Schmerzreduktion bei medikamentös vorbehandelten Patienten verneinen; darüber hinaus sei die Komplikationsrate bei Malignompatienten aufgrund der verminderten Resistenz erheblich höher als bei gutartigen Grundleiden [218]. Aus den genannten Gründen werden Elektrostimulationsverfahren bei terminal Kranken von den meisten Neurochirurgen nicht mehr verwendet [218].

Akupunktur

Die Akupunktur zählt wie die transkutane elektrische Nervenstimulation zu den sog. Gegenirritationsverfahren und macht sich als äußere Reiztherapie die reflektorischen Verbindungen zwischen Körperoberfläche und inneren Organen zunutze. Darüber hinaus liegen Untersuchungen vor, die eine Aktivierung endogener spinaler und supraspinaler Schmerzhemmsysteme vermuten lassen [212, 260].

Am weitesten verbreitet ist die chinesische Körperakupunktur. Von den vielfältigen Sonderformen konnte sich lediglich die Ohrakupunktur durchsetzen. Des weiteren werden bei myofaszialen Schmerzsyndromen muskuläre oder ligamentäre Triggerpunkte genadelt. Der Nadelstichreiz kann durch Elektrostimulation verstärkt werden (Elektroakupunktur). Für die Laserakupunktur konnte bislang keine bessere Wirksamkeit nachgewiesen werden [19, 119].

Die Akupunktur wird in der Schmerzbehandlung vor allem bei Kopf- und Rükkenschmerzen angewendet [187]. Häufig handelt es sich dabei um muskuloskelettale Schmerzen, die auch mit konkurrierenden Verfahren (TNS, Physiotherapie, therapeutische Lokalanästhesie, Entspannungsverfahren) behandelt werden können [119]. In einer Untersuchung von Filshie und Redman an 183 Tumorschmerzpatienten konnte eine Schmerzreduktion mit Akupunktur nur bei therapiebedingten und tumorassoziierten Schmerzen sowie tumor- und therapieunabhängigen Schmerzen erzielt werden. Ein schlechtes Ansprechen der Behandlung ging oft mit einer Tumorprogression einher. Multiple Behandlungen waren erforderlich, eine Toleranzentwicklung wurde beobachtet [67]. Untersuchungen bei Rückenschmerzpatienten ließen bezüglich der Behandlungsresultate keine signifikanten Unterschiede zwischen Akupunktur und transkutaner elektrischer Nervenstimulation erkennen [78, 124, 128]. Die Akupunktur hat somit keinen Platz in der Schmerzbehandlung terminaler Tumorpatienten [241].

Psychotherapeutische Verfahren

Schmerz ist ein psychophysisches Phänomen. Auf die therapeutische Konsequenz dieser Erkenntnis für die Schmerzbehandlung wurde bereits an anderer Stelle eingegangen (s. S. 228), dennoch sei hier nochmals betont, daß das ärztliche Gespräch und die kontinuierliche Begleitung von Patient und Angehörigen integraler Bestandteil der Tumorschmerztherapie sind. Manche Patienten benötigen jedoch die

Hilfe spezialisierter Ärzte oder Psychotherapeuten, die bestimmte Behandlungstechniken beherrschen. *Biofeedback*, ein Entspannungsverfahren, hat zum Ziel, Veränderungen von Körperfunktionen bewußt zu machen und durch Autoregulation zu normalisieren. Obwohl die verschiedenen Varianten dieses Verfahrens momentan bei einer Vielzahl chronischer Schmerzsyndrome Anwendung finden, wurden Erfolge hauptsächlich bei Migräne und Spannungskopfschmerz nachgewiesen [234]. Untersuchungen über die Wirksamkeit von Biofeedback bei Tumorschmerzen liegen bislang nicht vor [241].

Durch die *progressive Muskelrelaxation* soll verspannte Muskulatur, die myofasziale Schmerzen und andere daraus resultierende Störungen (z. B. Spannungskopfschmerz) bedingen kann, gelockert werden. Ziel dieser Behandlung ist es, den Circulus vitiosus aus Angst - Muskelverspannung - Muskelschmerz - mehr Angst zu verhindern oder zu durchbrechen [241]. Die Anwendung dieser Technik kann dem hilf- und hoffnungslosen Patienten das Gefühl vermitteln, ein gewisses Maß an Selbstkontrolle zurückzugewinnen. Häufig finden Tumorpatienten dieses Verfahren besonders bei Schlafstörungen hilfreich [47]. Obwohl sich eine Reihe von Untersuchungen mit der Behandlung von Nebenwirkungen der Chemotherapie befaßt, liegen Berichte zur Anwendung bei Tumorschmerzen nicht vor [108]. Dennoch kann die Muskelrelaxation als Hilfsmittel angesehen werden, um die häufig bei ängstlichen Patienten auftretende sekundäre Muskelverspannung zu verhindern oder zu beseitigen.

Eine der ältesten klinischen Anwendungsbereiche der *Hypnose* ist die Schmerzbehandlung. Experimentelle Studien und klinische Untersuchungen bei einer Vielzahl verschiedener Schmerzsyndrome berichten von einer schmerzreduzierenden Wirkung. Die meisten Veröffentlichungen sind jedoch Fallberichte, kontrollierte Bedingungen fehlen, die Patientenzahlen sind klein [235]. Die wenigen vorliegenden Untersuchungen bei Krebsschmerzen weisen ebenfalls erhebliche methodische Mängel auf und konnten keine überzeugende Wirkung aufzeigen [241]. Die einzige prospektive randomisierte und kontrollierte Studie bei Patientinnen mit metastasiertem Mammakarzinom zeigte, daß die behandelten Patientinnen signifikant niedrigere Schmerzwerte angaben und signifikant weniger depressiv, erschöpft, verwirrt und ängstlich waren [215, 216]. Der Hauptnachteil der Hypnose, für deren schmerzmindernde Wirkungsweise nur Hypothesen existieren [102], besteht darin, daß nur 5-10% der Bevölkerung als wirklich gut hypnotisierbar gelten [214]. Eine weitere Voraussetzung für Hypnose ist die Fähigkeit zur Konzentration, die terminale Tumorpatienten jedoch häufig nicht mehr besitzen. Insgesamt kommt dem Verfahren in der Tumorschmerztherapie ein Platz als ergänzende Maßnahme zu.

Physiotherapie

Obwohl für den Bereich der Physiotherapie keine kontrollierten Studien zu ihrer Wirksamkeit bei Tumorschmerzen vorliegen, muß sie doch als Bestandteil der umfassenden medizinischen Betreuung terminaler Tumorpatienten gelten. Da die Lebensspanne der Patienten nicht vorhersagbar ist, werden in der Regel kurzfristige Ziele angestrebt. Dabei ist es von erheblicher Bedeutung, den Patienten nicht zu überfordern, sondern sich immer wieder an den ihm verbleibenden Möglichkeiten zu orientieren. So können die Lymphdrainage im Zusammenwirken mit medikamentösen Maßnahmen zu einer Abnahme von Spannungsschmerzen und Schweregefühl in Extremitäten beitragen, passive und aktive Bewegungsübungen sowie Massagen zum Abbau von schmerzhaften Muskelverspannungen führen und Gehübungen die Mobilität des Patienten verbessern. Auch die Applikation von Kälte- oder Wärmepackungen sowie Einreibungen mit mentholhaltigen Salben können Muskel- und Gelenkschmerzen, die durch die Immobilisierung bei bettlägerigen Patienten auftreten, beseitigen (Gegenirritation). Der Effekt kann die Anwendung gelegentlich zeitlich überdauern. Andere Verfahren wie etwa Atemtherapie haben ebenfalls ihren Platz in bestimmten Situationen. Die Physiotherapie kann auch aus schmerztherapeutischer Sicht als wichtige ergänzende Maßnahme bei terminalen Tumorpatienten gelten [45].

Therapiekonzepte bei typischen Schmerzsyndromen

Die Tumorschmerzbehandlung erfordert interdisziplinäres Vorgehen und zeitgleichen oder -versetzten Einsatz verschiedener Therapieverfahren (interdisziplinär - multimodal). Als Beispiel für den zeitgleichen Einsatz zweier Verfahren sei hier die Kombination von Bestrahlung und medikamentöser Analgetikabehandlung bei nicht frakturgefährdeten Knochenmetastasen angeführt. Unter zeitversetztem Einsatz zweier Methoden ist z. B. der Übergang von oraler auf rückenmarknahe Analgetikatherapie etwa bei kolorektalen Tumoren zu verstehen. Leider wird die Vielzahl zur Verfügung stehender Schmerzbehandlungsverfahren häufig nicht nach rationalen Gesichtspunkten genutzt. Wichtige Faktoren wie Tumordiagnose (Lokalisation, TNM-Stadium, Grading), Schmerzdiagnose, Prognose und psychosoziale Situation werden bei der Therapieplanung nicht ausreichend berücksichtigt, die im Interesse des Patienten so wichtige Kommunikation zwischen Onkologen und Schmerztherapeuten scheint vielerorts noch verbesserungsfähig zu sein. Die weit verbreitete Unkenntnis über Indikationen und Erfolgsraten spezifischer Therapieverfahren führt in der Regel zur Suche nach einer geeigneten Behandlung; die Wirksamkeit einiger

Tabelle 47. Therapiekonzept beim inoperablen Pankreaskarzinom mit viszeralen Oberbauchschmerzen. (Mod. nach [95])

a. Nichtopiathaltige Analgetika (Metamizol oder NSA)
   - bei Unwirksamkeit oder nachlassendem Effekt
b. Chemische Neurolyse des Plexus coeliacus
   (als überbrückende Maßnahme u. U. thorakaler Periduralkatheter und 6stündliche Gabe von 6-8 ml Bupivacain 0,25%)
   - bei Unwirksamkeit oder nachlassendem Effekt
c. Wiederholung der Neurolyse, solange anatomisch möglich, sonst Fortführen der oralen Medikation nach Stufenplan
   - bei unzureichender Wirkung oder intolerablen Nebenwirkungen
d. Rückenmarknahe Opiatanalgesie

Kausale Therapieverfahren: evtl. Chemotherapie, Strahlentherapie

Hinweis: Bei Tumorbefall somatisch innervierter Strukturen und umschriebener thorakaler Schmerzlokalisation nach positiver diagnostischer Blockade evtl. chemische Neurolyse entsprechender Interkostalnerven oder intrathekale Neurolyse

Verfahren wird dabei häufiger überschätzt. Aus diesen Gründen sollte die Behandlungsplanung von Onkologen und Schmerztherapeuten gemeinsam vorgenommen werden.

Einige Tumoren gehen häufig mit typischen Schmerzsyndromen einher (s. S. 227). Der zeitlich gestaffelte Einsatz ausgewählter Behandlungsverfahren, die sich in dieser spezifischen Situation als wirkungsvoll erwiesen haben, sollte das Vorgehen zukünftig leiten. Natürlich müssen derartige Therapiekonzepte genügend Möglichkeiten geben, um die Behandlung individuell gestalten zu können. Tabelle 47 zeigt als typisches Beispiel das mögliche Vorgehen beim inoperablen Pankreaskarzinom [95]. Die wissenschaftliche Evaluierung derartiger Behandlungskonzepte steht allerdings noch aus.

4.13.4 Schlußfolgerung

Infolge verbesserter palliativer Behandlungsmaßnahmen hat die Lebenserwartung der an inkurablen Malignomen erkrankten Patienten stetig zugenommen. Im gleichen Maß sind Schmerztherapie und Symptombehandlung zu zentralen ärztlichen Aufgaben bei der Betreuung terminaler Tumorpatienten geworden. Mit den vielfältigen Möglichkeiten einer differenzierten oralen, bei gegebener Indikation auch parenteralen, Pharmakotherapie sind rund 90% der terminalen Tumorpatienten, unter Beachtung kausaler Behandlungsmöglichkeiten, ausreichend schmerztherapeutisch zu versorgen. Spezielle symptomatische Therapieverfahren kommen nach strenger Indikationsstellung nur bei rund 10% der Patienten zur Anwendung. Die Behandlung der anderen vielfältigen physischen und psychischen Beschwerden der terminalen Krankheitsphase (Symptomkontrolle) ist ebenso integraler Bestandteil der Tumorschmerztherapie wie die Betreuung und Begleitung der Angehörigen.

Literatur

1. Aaronson NK, Beckmann I (1987) Quality of life of cancer patients. Raven, New York
2. Aaronson NK, Bullinger M, Ahmedzai S (1988) A modular approach to quality of life. In: Scheurlen H (ed) Recent results in cancer research: Cancer clinical trials. Heidelberger Symposium 3.87, Freiburg (Breisgau), Vol 111. Springer, Berlin Heidelberg New York Tokyo
3. Ackenheil M (1985) Spektrum Psychopharmaka. Aesopus, Zug (Arzneimitteltherapie heute, Band 36)
4. Adami S, Salvagno G, Guarrera G et al. (1985) Dichloromethylene-diphosphonate in patients with prostatic carcinoma metastatic to the skeleton. J Urol 134: 1152-1154
5. Adler RH, Hürny C (1988) Differential diagnosis of pain in cancer patients. Rec Res Cancer Res 108: 1-8
6. Ahles TA, Blanchard EB, Ruckdeschel JC (1983) The multi-dimensional nature of cancer-related pain. Pain 17: 277-288
7. Ahuja BR (1983) Analgesic effect of intrathecal ketamine in rats. Br J Anaesth 55: 991-995
8. Aly A (1987) Prostaglandins in clinical treatment of gastroduodenal mucosal lesions: A review. Scand J Gastroenterol [Suppl] 22/134: 43-49
9. Ameer B, Greenblatt DJ (1977) Acetaminophen. Ann Intern Med 87: 202
10. American Pain Society (1987) Principles of analgesic use in the treatment of acute pain or chronic cancer pain. Clin Pharmacology 6: 523-532
11. Armstrong PJ, Bersten A (1986) Normeperidine toxicity. Anesth Analg 65: 536-538

12. Arnér S, Arnér B (1984) Effects of epidural morphine on different types of pain associated with cancer. Pain [Suppl] 2: S 18
13. Baines MJ (1984) Cancer pain. Postgrad Med J 60: 852-857
14. Baines MJ (1988) Nausea and vomiting in the patients with advanced cancer. J Pain Sympt Manag 3/2: 81-85
15. Barkas G, Duafala ME (1988) Advances in cancer pain management: A review of patient-controlled analgesia. J Pain Sympt Manag 3: 150-160
16. Beaver WT, Wallenstein SL, Houde RW, Rogers A (1966) A comparison of the analgesic effects of methotrimeprazine and morphine in patients with cancer. Clin Pharmacol Ther 5: 436-446
17. Bennett RL (1985) Patient-controlled analgesia for the treatment of the pain of terminal cancer. In: Harmer M, Rosen M, Vickers MD (eds) Patient-controlled analgesia. Blackwell, Oxford
18. Bernatzky G, Jurna I (1986) Intrathecal injection of codein, buprenorphine, tilidine, tramadol, nefopam depresses the tail-flick responds in rats. Eur J Pharmacol 120: 75-80
19. Bischko J (1978) Verwendung des Laserstrahls in der Akupunktur. MMW 120 (2-3): 67-68
20. Blanchard J, Menk EJ, Ramamurthy S, Hoffman J (1988) Subarachnoid and epidural calcitonin for the management of cancer pain. Anesth Analg 67:S17
21. Bonica JJ (1978) Cancer pain: a major national health problem. Cancer Nurs 1: 313-316
22. Bonica JJ (1985) Control of bone cancer pain. In: Garattini S (ed) Bone resorption, metastasis, and diphosphonates. Raven, New York, pp 137-180
23. Bonica JJ, Halpern LM (1972) Analgesics. In: Drugs of choice 1972-73. Mosby, St. Louis, pp 185-217
24. Boreus LO, Sandberg F (1959) The influence of three phenothiazine derivates and of amiphenazole on the action of methadone. J Pharmacol 11: 449-455
25. Bowdler I (1989) Die rückenmarknahe Applikation von analgetisch wirkenden Substanzen. In: Hankemeier U, Bowdler I, Zech D (Hrsg) Tumorschmerztherapie. Springer, Berlin Heidelberg New York Tokyo
26. Breukelen FJM, van Bijvoet OLM, Osterom AT (1979) Inhibition of osteolytic bone lesions by (3-amino-1-hydroxy-propylidene)-1,1 biphosphonate (ADP). Lancet 14: 803-805
27. Brigden ML, Barnett JM (1987) A practical approach to improving pain control in cancer patients. West J Med 146: 580-584
28. Bromm B, Meier W, Scharein E (1983) Antagonism between tilidine and naloxone on cerebral potentials and pain rating in man. Eur J Clin Pharmacol 87: 431-439
29. Bromm B, Herrmann MW, Scharein E (1988) Zur analgetischen Wirksamkeit von Paracetamol und Acetylsalicylsäure im experimentellen Schmerzmodell. Schmerz Pain Douleur 9: 5-11
30. Bruera E, Roca E, Cedaro L et al. (1985) Action of oral methylprednisolone in terminal cancer patients: A prospective randomized double-blind study. Cancer Treat Rep 69: 751-754
31. Bruera E, Brennels C, Michaud M et al. (1987) Continuous sc infusion of narcotics using a portable disposable device in patients with advanced cancer. Cancer Treat Rep 71/6: 635-637
32. Brune K (1984) Peripher wirkende Analgetika. In: Zimmermann M, Handwerker O (Hrsg) Schmerz - Konzepte und ärztliches Handeln. Springer, Berlin Heidelberg New York Tokyo, S 44-60
33. Brune K (1986) Comparative pharmacology of „non-opioid" analgesics. Med Toxicol 1 [Suppl 1]: 1-9
34. Brune K (1986) Pharmakologie der peripher wirkenden Analgetika. In: Mihatsch MJ (Hrsg) Das Analgetikasyndrom. Thieme, Stuttgart, S 3-18
35. Brune K (1986) Schmerzmittel auf dem Prüfstand. Fortschr Med 104/25: 483-488
36. Brune K, Lanz R (1984) Mode of action of peripheral analgesics. Arzneimittelforschung 34 (II)/9a: 1060-1065
37. Brune K, Dietzel K, Möller N (1986) Pharmakologie des Schmerzes. In: Wörz R (Hrsg) Pharmakotherapie bei Schmerz. VHC, Weinheim, S 45-93
38. Buy JN, Moss AA, Singler RC (1982) CT guided celiac plexus and splanchnic nerve neurolysis. J Comput Assist Tomogr 6/2: 315-319
39. Campbell CF, Mason JB, Weiler JM (1983) Continuous subcutaneous infusion of morphine for the pain of terminal malignancy. Ann Intern Med 98/1: 51-52
40. Carlsson KH, Helmreich J, Jurna I (1986) Activation of inhibition from the periaqueductal grey matter mediates central analgesic effect of metamizol (dipyrone). Pain 27: 373-390
41. Carlsson KH, Helmreich J, Jurna I (1986) Comparison of central antinociceptive and analgesic

effects of the pyrazolone derivates, metamizol (Dipyrone) and aminophenazone („Pyramidon"). Schmerz Pain Douleur 3: 93-100
42. Casey KL (1982) Neural mechanisms of pain: An overview. Acta Anaesthesiol Scand [Suppl] 74: 13
43. Cavenar JO, Maltebie AA (1976) Another indication for haloperidol. Psychosomatics 17: 128-130
44. Challenger JH (1978) Sympathetic nervous system blocking and pain relief. In: Swerdlow M (ed) Relief of intractable pain, 2nd edn. Elsevier, Amsterdam, pp 157-182
45. Chatterton P (1988) Physiotherapy for the terminally ill. Physiotherapy 74/1: 42-46
46. Chrubasik J, Falke KJ, Blond S, Meynadier J (1987) Epidural salmon calcitonin-infusion in treatment of cancer pain. Schmerz Pain Douleur 1: 23-27
47. Cleeland CS (1987) Nonpharmacological management of cancer pain. J Pain Sympt Manag 2/2: S23-S28
48. Cooper SA (1981) Comparative efficacies of aspirin and acetaminophen. Arch Intern Med 141: 23
49. Copping J, Willix R, Kraft R, Arbor A (1969) Palliative chemical splanchnicectomy. Arch Surg 98: 418-420
50. Cordes M, Panitz N, Utech C (1987) Schmerztherapie bei Knochenmetastasen. Dtsch Med Wochenschr 112/10: 405
51. Cowie RA, Hitchcock ER (1982) The late results of anterolateral cordotomy for pain relief. Acta Neurochir 64: 39-50
52. Coyle N, Mauskop A, Maggard J, Foley K (1986) Continuous subcutaneous infusions of opiates in cancer patients with pain. Oncol Nurs Forum 13/4: 53-57
53. Daftary SN, Mehta AC, Nunavati N (1980) A controlled comparison of dipyrone and paracetamol in postoperative pain. Curr Med Res Opin 6: 614
54. Dammann HG, Dau B, Dreyer M, Walter TH A, Müller P, Simon B (1987) Endoskopische Untersuchungen zur Magenverträglichkeit von Acetylsalicylsäure (ASS) und anderen nichtsteroidalen Antirheumatika beim Menschen - ein Überblick. In: Simon B (Hrsg) Nichtsteroidale Antirheumatika und Gastrointestinaltrakt. Schattauer, Stuttgart, S 49-69
55. Daut RL, Cleeland CS (1982) The prevalence and severity of pain in cancer. Cancer 50: 1914-1918
56. Desmeules J, Dayer P (1988) Why is codeine unreliable for cancer pain control? J Pain Sympt Manag 3/3: S20
57. Devor M, Govrin-Lippmann R, Raber P (1985) Corticosteroids suppress ectopic neural discharge originating in experimental neuromas. Pain 22: 127-137
58. Dickson RJ, Russell PSB (1982) Continuous subcutaneous analgesics for terminal care at home. Lancet I: 165
59. Dickson RJ, Howard B, Campbell J (1984) The relief of pain by subcutaneous infusion of diamorphine. In: Wilkes E (ed) Advances in morphine therapy. Royal Society of Medicine International Congress and Symposiums Series, No. 64, London
60. Dorn M (1987) Ibuprofen in der klinischen Praxis. Rheuma + Schmerz u. Entzündung 7/1: 29-36
61. Droste C (1986) Medikamentöse Schmerztherapie in der Inneren Medizin. In: Wörz R (Hrsg) Pharmakotherapie bei Schmerz. VHC, Weinheim, S 95-190
62. Elliott F, Little A, Milbrandt W (1976) Carbamazepin for phantom-limb phenomena. N Engl J Med 295: 678
63. Elomaa I, Blomqvist C, Gröhn P et al. (1983) Long term controlled trial with diphosphonate in patients with osteolytic bone metastases. Lancet I: 146-149
64. Ettinger AB, Portenoy RK (1988) The use of Corticosteroids in the treatment of symptoms associated with cancer. J Pain Sympt Manag 3/2: 99-103
65. Fahrländer H (1986) Analgetika und Magen. In: Mihatsch MJ (Hrsg) Das Analgetikasyndrom. Thieme, Stuttgart, S 42-46
66. Farcot JM, Laugner B, Muller A, et al. (1983) Subdural-arachnoid neurolytic block in cervical pain. Pain 17: 316-317
67. Filshie J, Redman D (1985) Acupuncture and malignant pain problems. Eur J Clin Oncol 11: 389-394

68. Filshie J, Golding S, Robbie DS, Husband JE (1983) Unilateral computerized tomography guided coeliac plexus block: a technique for pain relief. Anaesthesia 38: 498-503
69. Fiore CE, Castorina F, Malatino LS, Tamburino C (1983) Analgesic activity of calcitonin: Effectiveness of the epidural and subarachnoidal routes in man. Int J Clin Pharmacol Res 3: 257
70. Fischer MV, Eibach J, Schmidt M (1986) Schmerztherapie beim Tumorpatienten. Anaesth Intensivther Notfallmed 21: 78-81
71. Flanigan DP, Kraft RO (1978) Continuing experience with palliative chemical splanchnicectomy. Arch Surg 113: 509-511
72. Flower FJ, Vane JR (1972) Inhibition of prostaglandin synthetase in brain explains the antipyretic activity of paracetamol (4-Acetaminophenol). Nature 240: 410
73. Foley KM (1979) Pain syndromes in patients with cancer. In: Bonica JJ, Ventafridda V (eds) Advances in pain research and therapy, vol 2. Raven, New York, pp 59-75
74. Foley KM (1985) The treatment of cancer pain. N Engl J Med 313: 84-95
75. Foley KM (1987) Cancer pain syndromes. J Pain Sympt Manag 2: 13-17
76. Foley KM, Sundaresan N (1985) Management of cancer pain. In: DeVita VT, Hellman S, Rosenberg SA (eds) Cancer - Principles and practice of oncology. Lippincott, Philadelphia, pp 1940-1961
77. Forth W (1985) Spasmolytische Effekte von Pyrazolonen. In: Brune K, Lanz R (Hrsg) 100 Jahre Pyrazolone. Urban & Schwarzenberg, München, S 139-143
78. Fox EJ, Melzack R (1976) Transcutaneous electrical stimulation and acupuncture: Comparison of treatment for low-back pain. Pain 2: 141-148
79. Friedberg KD, Rüfer R (1987) Opiate und opiatähnliche Verbindungen. Fischer, Stuttgart
80. Frölich JC (1985) Wirkung von Metamizol auf die Prostaglandinsynthese des Menschen. In: Brune K, Lanz R (Hrsg) 100 Jahre Pyrazolone. Urban & Schwarzenberg, München, S 127-143
81. Gabka J (1978) Die analgetische Potenz von Valoron N. Bestimmungen der Dosisrelationen durch Reizschwellenmessungen. Krankenhausarzt 51: 431-439
82. Gerbershagen HU (1981) Neurolysis. Subarachnoid neurolytic blockade. Acta Anaesthesiol Belg 32: 45-57
83. Getto CJ, Sorkness CA, Howell T (1987) Antidepressants in chronic pain. J Pain Sympt Manag 2: 9-18
84. Glynn C, Dawson D, Sanders R (1988) A double-blind comparison between epidural morphine and epidural clonidine in patients with chronic non-cancer pain. Pain 34: 123-128
85. Gourlay GK, Cherry DA, Cousins MJ (1986) A comparative study of the efficacy and pharmacokinetics of oral methadone and morphine in the treatment of severe pain in patients with cancer. Pain 25: 297-312
86. Greenberg HS, Kim J, Posner JB (1980) Epidural spinal cord compression from metastatic tumor: Results with a new treatment protocol. Ann Neurol 8: 361-366
87. Greenwald HP, Bonica JJ, Bergner M (1987) The prevalence of pain in four cancers. Cancer 60: 2563-2569
88. Greiner L (1985) Punktionssonographische Alkoholneurolyse der Coeliakalganglien. Dtsch Med Wochenschr 110: 833-836
89. Groh R, Schindera A, Werringloer M (1971) Klinische Erfahrungen mit dem neuen Analgetikum Tilidin-HCL. Med Klin 66: 1241-1245
90. Grond S, Zech D, Horrichs-Haermeyer G, Lehmann KA (1989) Schmerztherapie bei sterbenden Tumorpatienten. Anaesthesist [Suppl 1] 38: 107
91. Grond S, Zech D, Schug SA, Meuser T, Stobbe B, Lehmann KA (1989) Schmerzdiagnose und Schmerztherapie bei malignen urologischen Erkrankungen. Akt Urol 20: 300-306
92. Gundert-Remy U (1987) Unerwünschte Wirkungen von Schmerz- und Rheumamitteln. In: Friedberg KD, Rüfer R (Hrsg) Antiphlogistisch und antipyretisch wirkende Analgetika - 2. Mannheimer Therapiegespräch. Fischer, Stuttgart, S 17-26
93. Haglund U (1987) Role of histamine H_2 receptor antagonists in non-operative management of gastroduodenal ulcer haemorrhage. Scand J Gastroenterology [Suppl] 22/134: 39-42
94. Hankemeier U (1989) Chemische Neurolysen. In: Hankemeier U, Bowdler I, Zech D (Hrsg) Tumorschmerztherapie. Springer, Berlin Heidelberg New York Tokyo, S 62-75
95. Hankemeier U, Bowdler I, Zech D et al. (1989) Kasuistik. In: Hankemeier U, Bowdler I, Zech D (Hrsg) Tumorschmerztherapie. Springer, Berlin Heidelberg New York Tokyo S. 150-156
96. Hanks GW (1984) Psychotropic drugs. Postgrad Med J 60: 881-885

97. Hanks GW, Trueman T, Twycross RG (1983) Corticosteroids in terminal cancer. A prospective analysis of current practice. Postgrad Med J 59: 702-706
98. Hanning CD, Smith G (1988) The morphine hydrogel suppository: a new sustained release rectal preparation. J Pain Sympt Manag 3/3: S19
99. Hays H (1988) The use of hyaluronidase to promote absorption of fluid and pharmacological agents from the subcutaneous space. J Pain Sympt Manag [Suppl] 3/3: 15
100. Heel RC, Brodgen TM, Speight TM, Avery GS (1979) Buprenorphine: a review of its pharmacological properties and therapeutic efficiency. Drugs 17: 81-110
101. Hennies HH, Friderichs E, Schneider J (1988) Receptor binding, analgesic and antitussive potency of tramadol and other selected opioids. Arzneimittelforschung 38: 877-880
102. Hilgard ER (1975) The alleviation of pain by hypnosis. Pain 1: 213-231
103. Houde RW (1966) On assaying analgesics in man. In: Knighton RS, Dumke PR (eds) Pain. Little, Brown, Boston
104. Hougs W, Skouby AP (1957) The analgesic actions of analgesics, antihistamines and chlorpromazine in volunteers. Acta Pharmacol Toxicol 13: 405-409
105. Huber HP (1978) Psychologische Wirkungsprüfung eines neuen Analgetikums aus der Cyclohexanol-Reihe. Ein Beitrag zur Klärung des psychischen Abhängigkeitspotentials von Tramadol. Arzneimittelforschung 28: 189-191
106. Huskisson EC (1974) Measurement of pain. Lancet 9: 1127-1131
107. Ischia S, Luzzani A, Ischia A, Maffezzoli GF (1984) Bilateral percutaneous cervical cordotomy: immediate and long-term results in 36 patients with neoplastic disease. J Neurol Neurosurg Psychiatry 47: 141-147
108. Jay SM, Elliott C, Varni JW (1986) Acute and chronic pain in adults and children with cancer. J Consult Clin Psychol 54/5: 601-607
109. Jenkner FL (1988) Basic considerations I: Stimulation versus blocking. Schmerz Pain Douleur 9/3a: 140-164
110. Jensen MP, Karoly P, Braver S (1986) The measurement of clinical pain intensity. Pain 27: 117-126
111. Jurna I (1984) Pharmakologische Grundlagen der Schmerztherapie. Dtsch Ärztebl 18: 1441
112. Kaiko RF, Kanner R, Foley KM et al. (1987) Cocaine and morphine interaction in acute and chronic pain. Pain 31: 35-45
113. Kiss I (1987) Karzinomschmerzen. Springer. Berlin Heidelberg New York Tokyo (Anaesthesiologie und Intensivmedizin, Bd 196)
114. Klapetek J (1972) Das Depot-Analgetikum Develin retard bei chronischen Schmerzzuständen. Therapiewoche 22: 1402-1404
115. Kleeberg UR, Schreml W, Schönhöfer PS (1986) Schmerzbehandlung. In: Kompendium internistischer Onkologie, Teil 1. Springer, Berlin Heidelberg New York Tokyo, S 345-376
116. Klotz U (1987) Pharmakokinetik und Arzneimittelinteraktionen von antiphlogistisch and antipyretisch wirkenden Analgetika. In: Friedberg KD, Rüfer R (Hrsg) Antiphlogistisch und antipyretisch wirkende Analgetika. 2. Mannheimer Therapiegespräch. Fischer, Stuttgart S 11-16
117. Kocher R (1983) Psychopharmaka bei der Krebsschmerztherapie. Neurol Psychiatr 6 [Suppl 1]: 29-35
118. Konturek SJ, Kwiecien N, Obtulowicz W et al. (1987) Double-blind placebo-controlled study on the effect of sucralfate on gastric biosynthesis of prostaglandin in normal and aspirin-treated humans. In: Samuelsson B, Paoletti R, Ramwell PW (eds) Advances in prostaglandin, thromboxane and leukotriene research. Raven, New York, pp 311-314
119. Kossmann B, Ahnefeld FW, Bowdler I, Zimmermann M (1986) Schmerztherapie. Kohlhammer, Stuttgart
120. Krell R, Hanke M (1979) Klinische Prüfung der analgetischen Wirksamkeit von Valoron N im Vergleich zu Valoron bei Tumorschmerzen. Krankenhausarzt 52: 760-764
121. Krimmer H, Pfeiffer H, Arbogast R, Sprotte G (1986) Die kombinierte Infusionsanalgesie - Ein alternatives Konzept zur postoperativen Schmerztherapie. Chirurg 57: 327-329
122. Kugler J, Spatz R (1984) Spektrum Antiepileptika. Aesopus, Zug
123. Kuttig H (1984) Radiotherapy of cancer pain. Recent Results Cancer Res 89: 191-194
124. Laitinen J (1976) Acupuncture and transcutaneous electric stimulation in the treatment of chronic sacrolumbalgia and ischialgia. Am J Chin Med 4: 169-175

125. Lal A, Pandy K, Chandra P, Pandi SB (1973) Dipyrone for treatment of postoperative pain. Anaesthesia 28: 43
126. Latasch L, Christ R (1986) Opiatrezeptoren. Anaesthesist 35: 55-65
127. Lay A (1987) Nebenwirkungsprofile nicht-steroidaler Antiphlogistika nach den Berichten an die Arzneimittelkommission der Deutschen Ärzteschaft in den Jahrern 1961-1983. Inauguraldissertation, Universität Köln
128. Lehmann TR, Russell DW, Spratt KF et al. (1986) Efficacy of electroacupuncture and TENS in the rehabilitation of chronic low back pain patients. Pain 26: 277-290
129. Levick S, Jacobs C, Loukas DF et al. (1988) Naproxen sodium in treatment of bone pain due to metastatic cancer. Pain 35: 253-258
130. Levy MH (1982) Symptom control manual. In: Cassileth BR, Cassileth PA (eds) Clinical care of the terminal cancer patient. Lea & Febiger, Philadelphia, pp 214-262
131. Lintz W, Barth H, Osterloh G, Schmidt-Böthelt E (1986) Bioavailability of enteral tramadol formulations. Arzneimittelforschung 36: 1278-1283
132. Lobato RD (1985) Intraventricular morphine for intractable pain associated with cancer. In: Pharmacia NU Tech (ed) Recent advances in intraspinal pain therapy. Upplands Grafiska, Uppsala, p 12
133. Lobato RD, Madrid JL, Fatela LV et al. (1984) Analgesic elicited by low-dose intraventricular morphine in terminal cancer patients. Pain [Suppl] 2: S342
134. Lobato RD, Madrid JL, Fatela LV et al. (1987) Intraventricular morphine for intractable cancer pain: rationale, methods, clinical results. Acta Anaesthesiol Scand 31 [Suppl 85]: 68-74
135. Loeser JD (1979) Dorsal column and peripheral stimulation for relief of cancer pain. In: Bonica JJ, Ventafridda V (eds) Advances in pain research and therapy, vol 2. Raven, New York, pp 499-507
136. Lombardino JG (1985) Medicinical chemistry of acidid nonsteroidal antiinflammatory drugs. In: Lombardino JG (ed) Nonsteroidal antiinflammatory drugs. Wiley & Sons, New York, pp 251-431
137. Londong W (1986) Anti-ulcer drugs in antisecretory doses for „cytoprotection" in arthritic patients? Klin Wochenschr 64 [Suppl VII]: 32-34
138. Long DM (1982) Pain of visceral origin. In: Youmans JR (ed) Neurological surgery, vol 6. Saunders, Philadelphia, p 3627
139. Lorenz R, Grumme T, Herrmann HD et al. (1975) Percutaneous cordotomy. In: Penholz H (ed) Advances in neurosurgery, vol 3. Springer, Berlin Heidelberg New York
140. Lundstam SOA, Leissner KH, Wahllander LA, Kral JG (1982) Prostaglandin-synthetase inhibition with diclofenac sodium in treatment of renal colic: Comparison with use of a narcotic analgesic. Lancet I: 1096-1097
141. Lynn MD, Braunstein EM, Shapiro B (1987) Pheochromocytoma presenting as musculosceletal pain from bone metastases. Skeletal Radiol 16: 552-555
142. Madrid JL, Gozalo A, Fatela LV, Lobato RD (1984) Low dose cisternal morphine as a test for chronic intraventricular or intrathecal opiate therapy. Pain [Suppl] 2: S342
143. Magni G, Arsie D, De Leo D (1987) Antidepressants in the treatment of cancer pain. Pain 29: 347-353
144. Maltebie AA, Cavenar JO (1977) Haloperidol and analgesia: case reports. Milit Med 142: 946-948
145. Martin WR (1979) History and development of mixed opioid agonists, partial agonists and antagonists. Br J Clin Pharmacol 7: 273S-279S
146. Martin WR (1983) Pharmacology of opioids. Pharmacol Rev 35: 283-323
147. McGivney WT, Grooks GM (1984) The care of patients with severe chronic pain in terminal illness. JAMA 251: 1182-1188
148. McQuay HJ, Carroll D, Watts PG, Juniper RP, Moore RA (1989) Codeine 20 mg increases pain relief from ibuprofen 400 mg after third molar surgery. A repeat-dosing comparison of ibuprofen and an ibuprofen-codeine combination. Pain 37: 7-13
149. Mertz DP (1986) Calcitonin bei Phantomschmerz. Dtsch Med Wochenschr 111: 1000
150. Messer J, Reitman D, Sacks HS et al. (1983) Association of adrenocorticosteroid therapy and peptic ulcer disease. N Engl J Med 309: 21-24
151. Meyer C, Kocher R, Felder M, Rosatti P (1985) Medikamentöse Schmerztherapie. Frage Antwort J 4: 3-17

152. Meynadier J, Chrubasik J, Dubar M, Wünsch E (1985) Intrathecal Somatostatin in terminally ill patients. A report of two cases. Pain 23: 9-12
153. Miser AW, Dothage JA, Miser JS (1987) Continuous intravenous fentanyl for pain control in children and young adults with cancer. Clin J Pain 3: 152-157
154. Miser AW, Narang PK, Dothage JA et al. (1989) Transdermal fentanyl for pain control in patients with cancer. Pain 37/1: 15-21
155. Moertel CG, Ahmann DL, Taylor WF, Schwartau N (1974) Relief of pain by oral medications. JAMA 229: 55-59
156. Moore DC (1979) Celiac (splanchnic) plexus block with alcohol for cancer pain of the upper intra-abdominal viscera. In: Bonica JJ, Ventafridda V (eds) Advances in pain research and therapy, vol 2. Raven, New York, pp 357-371
157. Moore DC (1979) Role of nerve block with neurolytic solutions for pelvic visceral cancer pain. In: Bonica JJ, Ventafridda V (eds) Advances in pain research and therapy, vol 2. Raven, New York, pp 593-596
158. Moore DK (1986) Continuous subcutaneous morphine for the control of severe chronic pain. Oncol Nurs Forum 13/4 [Suppl]: 52
159. Moore J, Dundee JW (1961) Alterations in response to somatic pain associated with anaesthesia. VII: The effects of nine phenothiazine derivates. Br J Anaesth 33: 422-431
160. Motsch J (1986) Therapie des Schmerzes durch Nervenblockaden. Saarl Ärztebl 6: 399-403
161. Motsch J, Schüder G, Bier B (1987) Use of portable pumps for continuous intrathecal narcotics infusion. Anaesthesist 36: 391
162. Müller H, Aigner K, Worm I, Lobisch M et al. (1984) Langzeit-Erfahrungen mit der kontinuierlichen periduralen Opiatanalgesie mittels implantierter Pumpen. Anaesthesist 33: 433-439
163. Müller H, Aigner K, Zierski J (1985) Behandlung von Tumorschmerz mit Pumpsystemen zur rückenmarknahen Opiatapplikation. Dtsch Ärztebl 82/35: 2475-2484
164. Müller H, Börner U, Zierski J, Hempelmann G (1987) Intrathecal baclofen for treatment of tetanus-induced spasticity. Anaesthesiology 66/1: 76-79
165. Müller H, Lüben V, Zierski J, Hempelmann G (1988) Long term spinal opiate treatment. Acta Anaesthesiol Belg [Suppl 2] 39/2: 83-86
166. Müller P, Dammann HG, Simon B (1986) Akute Schädigung der Magenschleimhaut durch Acetylsalicylsäure. Arzneimittelforschung 36 (I)/2: 265-268
167. Mullan S, Hosobuchi Y (1968) Respiratory hazards of high cervical percutaneous cordotomy. J Neurosurg 22: 291-297
168. Nehme AE, Warfield CA (1987) Cryoanalgesia: Freezing of peripheral nerves. Hosp Pract [Off] 22(1 A): 71-72, 77
169. NN (1988) Gastrointestinale Effekte nichtsteroidaler Antirheumatika. Bericht zum Symposium „Arzneimittel-induzierte dyspeptische Beschwerden und peptische Läsionen im oberen Gastrointestinaltrakt, Aachen. Rheuma + Schmerz Entzündung 8/8: 46-47
170. Nyberg F, Almay BGL, Johansson F et al. (1988) Opioid peptides and substance p in cerebrospinal fluid - increased concentration after high frequency transcutaneous electrical nerve stimulation. Schmerz Pain Douleur 9/3a: 165-174
171. Obbens EAMT, Hill CS, Leavans ME et al. (1987) Intraventricular morphine administration for control of chronic cancer pain. Pain 28: 61-68
172. Owitz S, Koppolu S (1983) Celiac plexus block: An overview. Mt Sinai J Med (NY) 50/6: 486-490
173. Pannuti F, Rossi AP, Jafelice G et al. (1982) Control of chronic pain in very advanced cancer patients with morphine hydrochloride administered by oral, rectal and sublingual route. Clinical report and preliminary results on morphine pharmacokinetics. Pharmacol Res Commun 14/4: 369-380
174. Patel CV, Koppikar MG, Patel MS (1980) A double-blind comparison of dipyrone in the treatment of postoperative pain. Curr Med Res Opin 6: 624
175. Payne R (1987) Anatomy, physiology and neuropharmacology of cancer pain. Med Clin North Am 71: 153-167
176. Penn RD, Kroin JS (1984) Intrathecal baclofen alleviates spinal cord spasticity. Lancet I: 1078
177. Pichlmaier H, Thielemann-Jonen I, Zech D (1988) Die palliative Behandlung von terminal Tumorkranken. Internist 29: 26-33
178. Pohl S (1984) Hormonelle Analgesie mit Calcitonin. Schmerz 3: 93

179. Pollard M, Phyllis HL (1986) The beneficial effects of diphosphonate and piroxicam on the osteolytic and metastatic spread of rat prostate carcinoma cells. Prostate 8: 81-86
180. Porges P, Zdrahal F (1985) Die intrathekale Alkoholneurolyse der unteren sakralen Wurzeln beim inoperablen Rektumkarzinom. Anaesthesist 34/11: 627-629
181. Portenoy RK, Fole KM (1986) Chronic use of opioid analgesics in non-malignant pain: Report of 38 cases. Pain 25: 171-186
182. Probst C (1983) Neurochirurgische Möglichkeiten beim Karzinomschmerz. Schweiz Rundsch Med Prax 72/6: 171-176
183. Ralston SH, Alzaid AA, Gardner MD, Boyle IT (1986) Treatment of cancer associated hypercalcaemia with combined aminohydroxypropylidene diphosphonate and calcitonin. Br Med J 292: 1549-1550
184. Rawal N, Arnér S, Gustafsson LL, Allvin R (1987) Present state of extradural and intrathecal opioid analgesia in Sweden. Br J Anaesth 59: 791-799
185. Regnard CFB, Davies A (1986) A guide to symptom relief in advanced cancer. Haigh & Hochland, Manchester
186. Reid W, Watt JK, Gray TG (1970) Phenol injection of the sympathetic chain. Br J Surg 57: 45-50
187. Richardson PH, Vincent CA (1986) Acupuncture for the treatment of pain: a review of evaluative research. Pain 24: 15-40
188. Richter HP, Schmidt K (1983) Neurochirurgische Behandlungsmöglichkeiten maligner Schmerzen. Chirurg 54: 789-794
189. Robinson RG, Spicer JA, Preston DF et al. (1987) Treatment of metastatic bone pain with ^{89}Strontium. Int J Rad Appl Instrum [B] 14/3: 219-22
190. Rogers AG (1987) The use of continuous subcutaneous infusion of narcotics in chronic cancer pain. J Pain Sympt Manag 2/3: 167-168
191. Rohdewald P, Neddermann E (1988) Dosisabhängigkeit der analgetischen Wirkung von Metamizol. Anaesthesist 37: 150-155
192. Rosomoff HL (1969) Bilateral percutaneous cervical radiofrequency cordotomy. J Neurosurg 31: 41-46
193. Rosomoff HL, Caroll F, Brown J, Sheptak P (1965) Percutaneous radiofrequency cervical cordotomy; Technique. J Neurosurg 23: 639-644
194. Rumore NM, Schlichting DA (1986) Clinical efficacy of antihistaminics as analgesics. Pain 25: 7-22
195. Ryan JR, Vargas R, Clay GA, McMahon FG (1987) Role of Misoprostol in reducing aspirin-induced gastrointestinal blood loss in arthritic patients. Am J Med 83 [Suppl 1A]: 41-44
196. Sadove MS, Levin MJ, Rose RF, Schwartz L, Witt FW (1954) Chlorpromazine and narcotics in the management of pain of malignant lesions. AMA 155: 626-628
197. Säwe J (1986) High dose morphine and methadone in cancer patients. Clin Pharmacokin et 11: 87-106
198. Saris SC, Silver JM, Vieira JFS et al. (1986) Sacrococcygeal rhizotomy for perineal pain. Neurosurgery 18/5: 789-793
199. Schell HW (1972) Adrenal corticosteroid therapy in far-advanced cancer. Geriatrics 27: 131-141
200. Schild H, Günther R, Hoffmann J, Goedecke R (1983) CT-gesteuerte Blockade des Plexus Coeliacus mit ventralem Zugang. Fortschr Röntgenstr 139/2: 202-205
201. Schroth HJ, Steinsträßer A, Berberich R, Kloss G (1985) Untersuchungen zur Wirksamkeit von Metamizol auf die Motilität der ableitenden Harnwege. In: Brune K, Lanz R (Hrsg) 100 Jahre Pyrazolone - Eine Bestandsaufnahme. Urban & Schwarzenberg, München, S 145-154
202. Schroth HJ, Garth H, Rupp St, Steinsträßer A (1986) Wirkung von Metamizol auf die Harnwegs-Motilität. Fortschr Med 104/18: 378-382
203. Schroth HJ, Garth H, Rupp S, Oberhausen E (1987) Wirkung von Metamizol auf die Kontraktilität der Gallenblase. Fortschr Med 105/7: 136-138
204. Schüle-Hein K (1989) Palliative Strahlenbehandlung. In: Hankemeier U, Bowdler I, Zech D (Hrsg) Tumorschmerztherapie. Springer, Berlin Heidelberg New York Tokyo S. 102-123
205. Schug SA, Zech D, Dörr U (1988) The use of morphine in cancer pain - a german problem? J Pain Sympt Manag 3/3: 26

206. Schug SA, Zech D, Dörr U (1990) Cancer pain management according to WHO analgesic guidelines. J Pain Sympt Manag 5, 1: 27-32
207. Seemann H, Schug S, Zech D, Zimmermann M (1988) Kongreßbericht „Second International Congress on Cancer Pain" New York: Bewertung und Behandlung von Schmerzen bei Tumorpatienten. Med Klin 83/24: 846-853
208. Siegfried J (1988) Electrostimulation and neurosurgical measures in cancer pain. Recent Results Cancer Res 108: 28-32
209. Siegfried J, Kühner A, Sturm V (1984) Neurosurgical treatment of cancer pain. In: Zimmermann M, Drings P, Wagner G (eds) Pain in the cancer patient. Springer, Berlin Heidelberg New York Tokyo
210. Siegmeth W (1986) Medikamentöse Rheumatherapie. In: Wörz R (Hrsg) Pharmakotherapie bei Schmerz. VHC, Weinheim, S 191-237
211. Silberstein EB, Williams C (1985) ^{89}Strontium for the pain of osseous metastases. J Nucl Med 26/4: 345-348
212. Sjölund B, Terenius L, Eriksson M (1977) Increased CSF-levels of endorphins after electroacupuncture. Acta Physiol Scand 100: 382-384
213. Sloan PA, Thirlwell M, Maroun J, Besner JG (1987) The pharmacokinetics of sustained-release morphine tablets. Anesth Analg 66: S 160
214. Spiegel D (1985) The use of hypnosis in controlling cancer pain. CA 35/4: 221-231
215. Spiegel D, Bloom JR (1983) Group therapy and hypnosis reduce metastatic breast carcinoma pain. Psychosom Med 45: 333-339
216. Spiegel D, Bloom JR, Yalom ID (1981) Group support for patients with metastatic cancer. A randomized outcome study. Arch Gen Psychiatry 38: 527-533
217. Stammbaugh JE, Lane C (1983) Analgesic efficacy and pharmacokinetic evaluation of meperidine and hydroxyzine, alone and in combination. Cancer Invest 1: 111-117
218. Steude U (1983) Neurochirurgische Verfahren zur Behandlung von Krebsschmerzen. Arch Gynecol 235 (1-4): 298-306
219. Stillman MJ, Payne R, Foley KM (1988) Perineal pain in cancer patients. J Pain Sympt Manag 3: 21
220. Stoelting RK (1987) Pharmacology and physiology in anesthetic practice. Lippincott, Philadelphia
221. Su CF, Liu MY, Lin MT (1987) Intraventricular morphine produces pain relief, hypothermia, hyperglycaemia and increased prolactin and growth hormone in patients with cancer pain. J Neurol 235: 105-108
222. Sunshine A, Laska E (1975) Nefopam and morphine in man. Clin Pharmacol Ther 18: 530-534
223. Swerdlow M (1979) Subarachnoid and extradural neurolytic blocks. In: Bonica JJ, Ventafridda V (eds) Advances in pain research and therapy, vol 2. Raven, New York, pp 325-337
224. Swerdlow M (1987) Role of chemical neurolysis and local anaesthetic infiltration. In: Swerdlow M, Ventafridda V (eds) Cancer pain. MTP, Lancaster, pp 105-128
225. Swerdlow M, Cundill JG (1981) Anticonvulsant drugs used in the treatment of lancinating pain. Anaesthesia 36: 1129-1132
226. Sykes NP (1987) Pain control in terminal cancer. Int Disabil Stud 9: 33-37
227. Szczeklik A, Czerniawska G, Nizankowska E (1985) Allergische und pseudoallergische Reaktionen auf Pyrazolonpräparate. In: Brune K, Lanz R (Hrsg) 100 Jahre Pyrazolone. Urban & Schwarzenberg, München, S 247-252
228. Takeda F (1988) Japan's WHO cancer pain relief program. J Pain Sympt Manag 3/3: S 27
229. Tempest SM (1982) Pain control in terminal illness. Pharmaceut J 229: 555-560
230. The International Agranulcytosis and Aplastic Anemia Study (1986) Risks of agranulocytosis and aplastic anemia, a first report of their relation to drug use with special reference to analgesics. JAMA 256: 1749-1757
231. Tigerstedt I, Sepponen J, Tammisto T, Turunen M (1977) Comparison of nefopam and pethidin in postoperative pain. Br J Anaesth 49: 1133-1138
232. Tsai SK, Mok MS, Hung HL, Lippmann M (1988) Analgesic effect of intrathecal ketamine in primates. Anesth Analg 67: S 234
233. Turnbull F (1979) The nature of pain that may accompany cancer of the lung. Pain 7: 371-375
234. Turner JA, Chapman CR (1982) Psychological interventions for chronic pain: a critical review. I. Relaxation training and biofeedback. Pain 12: 1-21

235. Turner JA, Chapman CR (1982) Psychological interventions for chronic pain: a critical review. II. Operant conditioning, hypnosis, and cognitive-behavioral therapy. Pain 12: 23-46
236. Twycross RG (1978) The assessment of pain in advanced cancer. J Med Ethics 4: 112-116
237. Twycross RG (1979) Non-narcotic, corticosteroids and psychotropic drugs. In: Twycross RG, Ventafridda V (eds) The continuing care of terminal cancer patients. Pergamon, New York pp 117-1134
238. Twycross RG (1980) Medical treatment of cancer pain. Bull Cancer 67: 209-216
239. Twycross RG, Fairfield S (1982) Pain in far advanced cancer. Pain 14: 303-310
240. Twycross RG, Lack SA (eds) (1983) Non-narcotic analgesics. In: Symptom control in far advanced cancer: Pain relief, Pitman, London, pp 117-148
241. Twycross RG, Lack SA (1983) Symptom control in far advanced cancer: Pain relief. Pitman, London
242. Twycross RG, Lack SA (1984) Therapeutics in terminal cancer. Pitman, London
243. Ventafridda V (1984) Use of analgesic drugs in cancer pain. In: Benedetti D (ed) Advances in pain research and therapy, vol 7. Raven, New York
244. Ventafridda V, Martino G (1976) Clinical evaluation of subarachnoid neurolytic blocks in intractable cancer pain. In: Bonica JJ, Albe-Fessard D (eds) Advances in pain research and therapy, vol 1. Raven, New York, pp 699-703
245. Ventafridda V, Olivieri E, Caraceni A et al. (1987) A retrospective study on the use of oral morphine in cancer pain. J Pain Sympt Manag 2: 77-81
246. Ventafridda V, Sganzerla EP, Fochi G, Pozzi G, Gordini G (1979) Transcutaneous nerve stimulation in cancer patients. In: Bonica JJ, Ventafridda V (eds) Advances in pain, research and therapy, vol 2. Raven, New York, pp 509-515
247. Ventafridda V, Tamburini M, Caraceni A et al. (1986) A validation study of the WHO method for cancer pain relief. Cancer 59: 850-856
248. Waldman SD, Coombs DW (1989) Selection of implantable narcotic delivery systems. Anesth Analg 68: 377-384
249. Waldmeier PC (1987) Zur Pharmakologie der Antidepressiva beim chronischen Schmerz. In: Kocher R (Hrsg) Psychopharmaka bei chronischem Schmerz. Ciba-Geigy, Basel, S 56
250. Walker VA, Hoskin PJ, Hanks GW, White ID (1988) Evaluation of WHO analgesic guidelines for cancer pain in a hospital-based palliative care unit. J Pain Sympt Manag 3/3: 145-149
251. Walsh TD (1984) Oral morphine in chronic cancer pain. Pain 18: 1-11
252. Watson PN, Evans RJ (1987) Intractable pain with lung cancer. Pain 29: 163-173
253. Way EL, Young JM, Kemp JW (1965) Metabolism of heroin and its pharmacological implications. Bull Narc 17/1: 25-33
254. Westerling D, Andersson KE (1984) Rectal administration of morphine hydrogel: absorption and bioavailability in women. ActaAnaesthesiol Scand 28: 540-543
255. White JC, Sweet WH (1979) Anterolateral cordotomy: open versus closed, comparison of end results. Adv Pain Res Ther 3: 911-919
256. WHO (1986) Cancer pain relief. Genf
257. Wilder-Smith CH, Senn HJ (1987) Schmerzen bei Tumorpatienten. Arzneimitteltherapie 5: 139-151
258. Wörz R (1986) Karzinomschmerztherapie mit Arzneimitteln. In: Wörz R (Hrsg) Pharmakotherapie bei Schmerz. VHC, Weinheim, S 273-290
259. Wörz R, Berlin J (1989) Behandlung chronischer Schmerzsyndrome mit Antidepressiva. Schmerz 3/1: 1-7
260. Xiang L, Bing Z, Shou-xin Z (1986) Relationship between electroacupuncture analgesia and descending pain inhibitory mechanism of nucleus raphe magnus. Pain 24: 383-396
261. Yaksh TL, Müller H (1982) Spinal opiate analgesia. Experimental and clinical studies. Springer, Berlin Heidelberg New York Tokyo (Anaesthesiologie und Intensivmedizin 144)
262. Yaksh TL, Rudy TA (1978) Narcotic analgetics: CNS-sites and mechanism of action. Pain 4: 299-359
263. Zech D (1988) Ursache, Lokalisation und Behandlung der Schmerzen bei Patienten mit urologischen Malignomen. In: Hermann G, Heyer J, Engström P (Hrsg) Söldener Gespräche 1988, Wissenschaft und Forschung, Solingen, S 40-56
264. Zech D, Schug SA, Horsch M (1988) Therapiekompendium Tumorschmerz. Perimed, Erlangen
265. Zimmermann M (1984) Lokalisierte Eingriffe am Nervensystem zur Schmerzbehandlung. In:

Zimmermann M, Handwerker O (Hrsg) Schmerz - Konzepte und ärztliches Handeln. Springer, Berlin Heidelberg New York Tokyo

266. Zimmermann M (1984) Physiologie von Nozizeption und Schmerz. In: Zimmermann M, Handwerker O (Hrsg) Schmerz - Konzepte und ärztliches Handeln. Springer, Berlin Heidelberg New York Tokyo, S 1-42

267. Zoppi M, Hoigné R, Keller MF, Streit F, Hess T (1983) Blutdruckabfall unter Dipyron (Novaminsulfon-Natrium). Schweiz Med Wochenschr 113: 1768-1770

5 Besondere Einrichtungen für Krebskranke im Endstadium

5.1 Die Hospizbewegung

H. R. Zielinski

5.1.1 Historische Entwicklung

Der Begriff Hospiz kommt vom lateinischen Wort *hospitium* und bedeutet Gasthaus, Herberge.

Die Geschichte der Hospize reicht über 2000 Jahre zurück, denn schon im Römischen Reich konnten arbeitende Frauen, Waisen, Bedürftige, Wanderer, Kranke und Sterbende Unterkunft, Verpflegung und Hilfe in diesen Hospizen finden. Seit Beginn des Christentums wurden sie zunächst von religiös engagierten Menschen geleitet, um dann mit der Gründung der ersten Orden - schon im 4. Jahrhundert - von diesen übernommen zu werden.

Im Mittelalter bildeten sich eigene Hospitalorden, die sich der Vereinsamten, der Reisenden, der Kranken und der Sterbenden annahmen. Sinn dieser Einrichtungen, häufig in Klöstern, war es, Hospitalität im ursprünglichen Sinne zu vermitteln.

Der Tod war kein Tabu, und so war es auch möglich, Wanderer gemeinsam mit Kranken und Sterbenden in solchen Hospizen unterzubringen.

Während der Reformation im 16./17. Jahrhundert wurden die Klöster geschlossen, und damit ließ sich auch das Konzept der Hospize nicht länger aufrechterhalten. So wurden von den Reformatoren eigene Hospitäler eingerichtet, die allerdings eher auf Effektivität, Einfachheit und Billigkeit als auf menschlicher Wärme ausgerichtet waren [1].

Erst in der Zeit nach der Reformation entstanden neue Orden, die sich nun der Kranken und Sterbenden annahmen. Im 17. Jahrhundert gründete St. Vincent de Paul in Paris das Hospiz *Filles de la Charité*, und im 18. Jahrhundert eröffnete - mit Unterstützung des Freiherrn vom Stein - Pastor Fliedner die Diakonissenanstalt Kaiserswerth.

Im 19. Jahrhundert war es die Engländerin Florence Nightingale (1820-1910), die mit den *Irish Sisters of Charity* im Krimkrieg den Verwundeten und Sterbenden beistand und in Dublin das *Our Lady's Hospice* ins Leben rief.

Im Jahre 1900 eröffneten 5 Schwestern der *Irish Sisters* den *St. Joseph Convent* im East End von London. Schon 1902 gründeten sie das *St. Joseph's Hospice* mit 30 Betten, um Kranken und Sterbenden Hilfe zu leisten.

Dieses Hospiz sollte der Anstoß für Cicely Saunders werden, 1967 das *St. Christopher's Hospice* zu gründen, das als Grundidee der neuen Hospizbewegung gilt. Ein Patient, David Tasma, war dem Konzentrationslager in Warschau entkommen und kam unter unwürdigen Umständen zum Sterben. Tasma war Mitte Vierzig und an Krebs erkrankt. Saunders mußte ihm die Wahrheit über seinen Zustand mitteilen. Aber ihr fehlten die Kenntnisse, Tasma einen schmerzfreien Tod zu ermöglichen. Was er suchte, waren „Menschen, mit denen er weiter Mensch sein, mit denen er weiterhin lachen konnte und mit denen ihn eine Liebe zu Gott verband" [2]. Saunders sprach häufig mit Tasma über das Sterben und er gab den Anstoß, ein Hospiz zu gründen, in dem man sich der Sterbenden annehmen und ihnen auch in dieser Phase des Lebens noch sinnvoll zu leben ermöglichen sollte.

Das Fenster am Eingang des St. Christopher's Hospice wurde von Tasmas Hinterlassenschaft gekauft und soll die Wichtigkeit seiner Person für Cicely Saunders andeuten.

Ziel des St. Christopher's Hospice war es, den Sterbenden Ruhe zu schenken, die Schmerzen zu erleichtern und die Symptome der Kranken zu kontrollieren. Gleichzeitig sollten hier die Angehörigen Hilfe und Begleitung finden. Hospitalität und medizinisches Wissen sollten hier zusammenfließen.

Nach diesem Vorbild wurden zwischenzeitlich in der ganzen Welt in den verschiedensten Ländern und Staaten Hospize gegründet. Amerika und Kanada begannen schon 1974 mit einer Hospizgesellschaft und entwickelten nicht nur Hospize, sondern auch Stationen für palliative Therapie, die in bestehende Krankenhäuser eingebettet sind.

Einrichtungen dieser Art entstanden in Polen, Italien, Frankreich, Norwegen, Dänemark, Schweden und der Schweiz. In Südafrika, Australien, Neuseeland und Japan wurden ebenfalls Hospize nach dem Muster des St. Christopher's Hospice errichtet.

In Deutschland begann die Ausbreitung der Hospizbewegung im Jahre 1983 mit der Gründung der Station für palliative Therapie in Köln. Inzwischen sind an verschiedenen Orten Hospize und Palliativstationen entstanden.

5.1.2 Ausweitung der Hospizidee in Deutschland

Ende 1986 eröffnete in Aachen die Priestergemeinschaft der Oratorianer das *Hospiz Haus Hörn* mit 53 Betten, ebenfalls ausgerichtet nach der Idee der Hospizbewegung (s. Adressenteil, a).

Im Unterschied zur Station in Köln stehen die medizinische und die pflegerische Betreuung nicht gleichwertig nebeneinander. Vielmehr wird der pflegerischen Betreuung und der seelischen Begleitung der Vorrang gegeben, nicht zuletzt durch die Eigenständigkeit dieses Hauses bedingt, das keiner Klinik angeschlossen ist, obwohl es nur einige wenige 100 Meter vom Aachener Klinikum entfernt liegt. Wohltuend ist auch die Konzeption dieses Hauses. Viel Licht und ein Garten geben dem Patienten das Gefühl, am Leben teilzuhaben.

Dieser Vorstellung folgend, wurde wenige Monate später das *Hospiz zum Heiligen Franziskus* in Recklinghausen eröffnet, unterstützt von der Verwaltung des dortigen Elisabeth-Krankenhauses (s. Adressenteil, b). Träger ist ein eingetragener Verein. Zielsetzung ist ebenfalls die bessere Versorgung der Schwerstkranken und Sterbenden sowie deren Angehöriger: Auch hier steht nicht die medizinische, sondern die pflegerische Betreuung im Vordergrund.

Stationen, die sich nach der Zielsetzung der Kölner Station ausrichten, haben sich entwickelt im St. Johannes Hospital in Duisburg-Hamborn (s. Adressenteil, c), in der Janker-Klinik in Bonn (s. Adressenteil, d), der Universitäts-Frauenklinik Düsseldorf (s. Adressenteil, e) und der Hämatologischen Abteilung des Katholischen Krankenhauses in Eschweiler (s. Adressenteil, f).

Tageskliniken wurden sowohl als Beratungsstellen, als auch zur Einstellung der Schmerztherapie in Frankfurt und München (s. Adressenteil g und h) errichtet. In Frankfurt ist es das *Christopherus-Haus*, das auf die Privatinitiative eines Anästhesisten zurückgeht, der auf weite Sicht beabsichtigt, ein Hospiz einzurichten. In München war es die Initiative einer Psychologin, die sich vorrangig um die psychosoziale Betreuung der Patienten und deren Angehöriger bemüht.

Unabhängig von der Errichtung spezieller Einrichtungen wurden Gesellschaften gegründet, die sich für die Verbesserung der Betreuung und Begleitung Sterbender einsetzen.

So gibt es die *Internationale Gesellschaft für Sterbebegleitung und Lebensbeistand e. V.* (h) in Limburg, den *Christopherus Hospiz-Verein e. V.* (i) in München-Grünwald und die Gruppe OMEGA (j), die ihr Büro in Hann.-Münden hat, aber an vielen Orten der Bundesrepublik mit „Filialen“ vertreten ist (s. Adressenteil, j-k).

In Stuttgart hat die evangelische Kirche eine Fragebogenaktion durchgeführt und unterstützt die Hospizidee (s. Adressenteil, l); in Hamburg gründete eine Journalistin die *Deutsche Hospizhilfe* (s. Adressenteil, m).

Leider entstanden auch Organisationen, die die derzeitige Diskussion um die Verbesserung der Betreuung und Begleitung von Schwerstkranken, Sterbenden und deren Angehörigen ausnutzen, um hieraus Profit zu schlagen.

Es ist daher bei allem Wohlwollen für die Hospizbewegung darauf zu achten, daß Institutionen, die hier eine Profitquelle sehen, die Unterstützung entzogen wird.

Genauere Informationen sind über das *Bildungsforum Chirurgie* der Universitätskliniken Köln zu erhalten (s. Adressenteil, n).

Eine von der Hospizbewegung nicht wegzudenkende Einrichtung ist der Hausbetreuungsdienst, der in Deutschland für Krebspatienten bisher nur an der Kölner Station angesiedelt ist. Durch diese Einrichtung kann der Wunsch vieler Schwerstkranker, zu Hause zu sterben, verwirklicht werden.

Das St. Christopher's Hospital empfiehlt einen derartigen ambulanten Dienst für alle Hospize und Palliativstationen.

Adressen

a. Hospiz Haus Hörn
Pfarrer Dr. Paul Türks
van-den-Driesch-Weg
W-5100 Aachen

b. Hospiz zum Heiligen Franziskus
Schwester Reginalda
Röntgenstr. 39
W-4350 Recklinghausen

c. St. Johannes Hospital
Prof. Dr. Martin Westerhausen
An der Abtei 7-11
W-4100 Duisburg 11

d. Robert-Janker-Klinik
Dr. Wolfgang Scheef/
Schwester Waltraud Horn
Baumschulallee 12-14
W-5300 Bonn 1

e. Universitätsfrauenklinik
Prof. Dr. L. Beck
Moorenstr. 5
W-4000 Düsseldorf

f. Förderverein regionaler
onkologischer Schwerpunkt
St. Antonius Hospital
Ludger Petersmann
(Verwaltungsdirektor)
Dechant-Deckers-Straße
W-5180 Eschweiler

g. Dr. T. Föter
Roßmarkt 23
W-6000 Frankfurt/Main
Tel. 069/29988077

h. Dr. Almuth Sellschopp
Psychosozialer Dienst
Universitätsklinik
Langerstr. 3
W-8000 München 80

i. Internationale Gesellschaft
für Sterbebegleitung und
Lebensbeistand e. V.
Dietzer Str. 19
W-6250 Limburg/Lahn 1

j. Christophorus Hospiz-Verein e. V.
Nördliche Münchner Straße 15a
W-8022 Grünwald

k. OMEGA
Kasseler Schlagd. 19
W-3510 Hann.-Münden 1

l. Evgl. Gesellschaft Stuttgart e. V.
Dr. G. Tausch
Büchsenstr. 34/36
W-7000 Stuttgart

m. Präsidentin der
„Deutschen Hospizhilfe"
Reit 25
W-2110 Buchholz
Tel. 04181/38855

n. Bildungsforum Chirurgie
Joseph-Stelzmann-Str. 20
W-5000 Köln 41

Literatur

1. Rosen G (1958) A history of public health. MD, New York
2. Zielinski HR (1980) Sterbekliniken: ja oder nein? In: Zielinski HR (Hrsg) Prüfsteine medizinischer Ethik, Bd. I. Katholische Klinikseelsorge, Grevenbroich, S 52-86

5.2 Die Kölner Einrichtungen für palliative Medizin

5.2.1 Die Station für palliative Therapie

H. PICHLMAIER, I. JONEN-THIELEMANN

Vorgeschichte

In der Nachsorgesprechstunde für operierte Krebspatienten, die seit 1976 an der Chirurgischen Universitätsklinik Köln besteht, erreichen immer wieder oft langjährig betreute Patienten das terminale Krebsstadium. Eine Behandlung mit dem Ziel der Heilung oder Lebensverlängerung ist dann nicht mehr möglich. Aus dem Wunsch, im Rahmen einer konsequenten Nachsorge auch diese Schwerkranken, die sich der Klinik verbunden fühlen, nicht abweisen und damit enttäuschen zu müssen, entstand die Idee, hierfür eine kleine Station einzurichten, wo Pflege, Schmerzlinderung und psychische Betreuung im Vordergrund stehen. Diese Idee konnte im April 1983 mit finanzieller Unterstützung der Deutschen Krebshilfe e. V. realisiert werden [5, 6, 8, 9].

Beim Aufbau der Station wurden Erfahrungen der englischen Hospizbewegung in der medizinischen Symptomkontrolle und im Umgang mit Schwerstkranken und Sterbenden einbezogen [1-4, 7]. Es entwickelte sich jedoch auf unserer Station für palliative Therapie ein eigener, den Möglichkeiten einer Universitätsklinik und den höheren Erwartungen unserer Patienten angepaßter Stil.

Über die ursprüngliche Vorstellung der bestmöglichen stationären Versorgung unserer Klinikpatienten mit Krebs im Terminalstadium hinausgehend, wurden der Palliativstation 1984 als weitere Projekte ein Hausbetreuungsdienst und das Bildungsforum Chirurgie angegliedert (s. Kap. I. 5.2.2 und I. 5.2.3). Im Januar 1989 wurde außerdem ein kleines Hospiz für 3-4 Patienten eröffnet, welches außerhalb der Universitätsklinik gelegen ist. Zusätzlich zu diesen Einrichtungen begann 1983 eine Schmerzambulanz im Institut für Anästhesiologie mit der Arbeit. Hier und in der Chirurgischen Nachsorgesprechstunde können sich Patienten der Palliativstation, die entlassen werden, bei erneutem Auftreten von Symptomen vorstellen.

Beschreibung der Station

Raum

Im Bettenhochhaus der Universitätsklinik Köln waren für die Palliativstation durch Umorganisation 4 Doppelzimmer verfügbar, die auf Ebene 17 zwischen 2 chirurgischen Stationen gelegen sind. Die Räume wurden so aufgeteilt, daß 5 Patienten in 2 Doppelzimmern und 1 Einzelzimmer aufgenommen werden können. Vom Einzelzimmer durch eine Wand abgetrennt ist ein kleiner Raum für Schreib- und Vorbereitungsarbeiten des Pflegepersonals. Der 4. Raum wurde als „Wohnzimmer" eingerichtet, in dem Patienten, Angehörige und Mitarbeiter der Station sich aufhalten und gemeinsam ihre Mahlzeiten einnehmen können, wo jeder, der danach verlangt, zu allen Tages- und Nachtzeiten Gesellschaft von Menschen (und Fischen im Aquarium) findet.

Die räumlichen Voraussetzungen für unsere Palliativstation sind - mit Ausnahme des Wohnzimmers - eher bescheiden, die vollklimatisierten Räume unbeliebt. Aber die Atmosphäre auf der Station wird weniger vom Gebäude, sondern vielmehr von den Menschen, die dort arbeiten, bestimmt. Und so gibt es trotzdem fast ausschließlich gute Beurteilungen von den Patienten - bis hin zu der Bemerkung: „Hier ist es wie auf einem anderen Stern".

Bei Bedarf stehen der Palliativstation wie auch jeder anderen Station der Chirurgischen Klinik alle diagnostischen und therapeutischen Einrichtungen der Kölner Universität zur Verfügung.

Personal

Seit Beginn der Station arbeiten dort hauptamtlich 6 examinierte Krankenpflegekräfte (für 3 Schichten) und 1 Ärztin. Die weiteren Mitarbeiter sind teilzeitrechtlich auf der Station beschäftigt. Hierzu gehört ein Anästhesist des Instituts für Anästhesiologie. Zur Unterstützung bei den psychosozialen Belangen waren in den vergangenen Jahren zeitweilig Psychotherapeuten bzw. eine Sozialarbeiterin tätig, derzeit ist ein Theologe damit betraut. Es hat sich gezeigt, daß es hier weniger auf die Berufsgruppe als auf die menschliche Qualität des Mitarbeiters ankommt. Zur Zeit sind durch eine Arbeitsbeschaffungsmaßnahme befristet und ebenfalls in Teilzeit 2 Ökotrophologen und 1 Krankengymnast zusätzlich tätig. Weiter gibt es 2 ehrenamtliche Mitarbeiterinnen, die das Team an festgelegten Wochentagen unterstützen.

Wenn erforderlich, können - wie im Universitätsklinikum üblich - Konsilliarärzte der anderen Kliniken oder Mitarbeiter der verschiedenen Abteilungen hinzugebeten werden sowie die Klinikseelsorger der beiden großen christlichen Konfessionen.

Aufgaben der Station

Es ist das Ziel der Palliativstation, die Krebskranken im Endstadium so zu behandeln und zu umsorgen, daß sie ihre letzte Lebenszeit noch als lebenswert empfinden können.

Die einzelnen Aufgaben sind:

- lindernde Behandlung der körperlichen Beschwerden (Symptomkontrolle),
- sorgfältige Pflege,
- mitmenschliche Zuwendung/geistig-seelische Betreuung,
- Sterbebegleitung,
- Betreuung und Trauerbegleitung der Angehörigen,
- Lehre, Information über Palliativmedizin.

Die von den Stationsmitgliedern zu betreuenden Personengruppen sind also neben den Kranken auch deren Angehörige sowie lernende Gäste. Zu den Aufgaben der Stationsärztin gehören zusätzlich zur Stationsarbeit z. B. auch wöchentlicher Studentenunterricht, Begleitung von Praktikanten und Besuchern auf der Station, Beantwortung telefonischer Anfragen sowie Mitbetreuung terminal Krebskranker auf anderen Stationen der Chirurgischen Klinik und spezieller Patienten in der Nachsorgesprechstunde.

Besonderheiten im Stationsablauf

Was die korrekte medizinische Versorgung der Patienten betrifft, so werden die gleichen Maßstäbe wie an jede andere Station der Chirurgischen Klinik angelegt und bei der wöchentlich stattfindenden Chefvisite auch überprüft.

Im Unterschied zu den meisten anderen Krankenstationen steht bei der medizinischen Behandlung auf der Palliativstation die konsequente *Symptomkontrolle beim inkurablen Krebskranken* im Vordergrund. Apparative Diagnostik wird nur in dem Umfang durchgeführt, in dem eine unmittelbare therapeutische Konsequenz zu erwarten ist. Diagnostik und Therapie sind bewußt nicht danach ausgerichtet, was möglich ist, sondern danach, was für den einzelnen kranken Menschen sinnvoll erscheint, wobei der Patient selbst in die Überlegungen entscheidend miteinbezogen wird. Auf unserer Kölner Palliativstation sind die medizinischen Maßnahmen trotzdem häufig etwas aufwendiger, als in englischen Hospizen üblich.

Ein weiterer Unterschied der Palliativstation zu vielen anderen Krankenstationen ist jedoch etwas eigentlich Normales: daß der kranke *Mensch* im Mittelpunkt der Überlegungen und Handlungen *aller* Mitarbeiter der Station steht, daß er sich wohlfühlen und sein Leben auch in der Klinik weitgehend so leben kann, wie es ihm entspricht, und daß er und seine Angehörigen begleitet werden - vor allem in der Zeit des Sterbens (s. Kap. I. 3.1).

Unser Bemühen geht dahin, auch den Schwerkranken - wenn er medikamentös gut eingestellt ist und Ruhe in sich gefunden hat - möglichst wieder in seine Familie nach Hause zu entlassen. Hierbei ist der Hausbetreuungsdienst der Station eine wertvolle Hilfe. Aber oft ist eine Entlassung unmöglich, denn nicht jeder Patient hat eine Familie, und wo es eine gibt, ist nicht jede selbstverständlich bereit, die Belastungen durch ein längeres Krankenlager mitzutragen, oder sie hat Angst vor möglichen Fehlern sowie der Begegnung mit Sterben und Tod. Außerdem gibt es Patienten, deren Pflege und ärztliche Behandlung besonders aufwendig und schwierig sind. Und es gibt Schwerkranke, die eine Abhängigkeit von Angehörigen nachteilig bewerten oder sich in der Klinik sicherer fühlen, da hier zu jeder Zeit ärztliche Hilfe sofort verfügbar ist.

Die Atmosphäre der Station ist von einer gastfreundlichen Grundstimmung gekennzeichnet. Im Wohnzimmer finden Begegnungen verschiedenster Art statt: Derzeitige Patienten treffen ihre Angehörigen, ehemalige Patienten oder Angehörige verstorbener Patienten kommen unerwartet zu Besuch, außerdem gibt es oft Praktikanten und Gäste, die sich informieren möchten. Die Anzahl der vielen, an der Idee der Palliativstation interessierten Gäste muß vor Ort wegen der Belastung der Kranken und der engen Raumsituation begrenzt werden. Die Information größerer Gruppen über die Station hat das Bildungsforum Chirurgie übernommen.

Aufnahmekriterien

Voraussetzung für die Aufnahme auf die Palliativstation ist, daß der Krebskranke alle Möglichkeiten der Behandlung mit kurativem Ziel ausgeschöpft hat und jetzt in einem fortgeschrittenen Krankheitsstadium unter Symptomen leidet. Aufnahmekriterien sind:

- starke Schmerzen,
- Ernährungsschwierigkeiten,
- andere körperliche Beschwerden des Endstadiums,
- psychosoziale Probleme.

Aufgenommen werden bevorzugt Patienten der Chirurgischen Klinik, aber über eine Warteliste auch auswärts vorbehandelte Patienten. Ohne Bedeutung sind dabei sozialer Status, Religionszugehörigkeit und Nationalität eines Kranken. Die Kosten werden wie bei anderen Patienten der Klinik über die Krankenkassen abgerechnet.

Statistik

In der Zeit vom 07.04. 1983 bis 31.12. 1988 wurden auf der Palliativstation 344 Aufnahmen registriert, welche 271 Patienten betrafen (Tabelle 1). Mehrfach, d.h. 2-5mal, stationär aufgenommen wurden 59 Patienten.

Auf der Station verstarben in den vergangenen 6 Jahren insgesamt 181 (66,8%) unserer Patienten; allein im Jahr 1988 erlebten wir 40 Todesfälle. Ungefähr jeder zweite neu aufgenommene Kranke (146/53,9%) verstarb während des ersten Aufenthalts auf der Palliativstation. Die übrigen Todesfälle ereigneten sich bei wiederholten Aufnahmen auf der Station (35/12,9%) oder auswärts (70/25,8%), z.B. zu Hause. Am 31.12. 1988 lebten noch 20 (7,4%) unserer Patienten, davon 6 auf der Station.

Die Aufenthaltsdauer der Kranken auf der Palliativstation lag zwischen 1 Tag und 142 Tagen; die mittlere Dauer betrug in den vergangenen Jahren ungefähr $3^1/_2$ Wochen (23,7 Tage).

Männliche und weibliche Patienten waren annähernd gleich häufig vertreten: 141 Männer (52,0%) und 130 Frauen (48,0%). Der Altersbereich unserer Patienten erstreckte sich von 28-90 Jahre, wobei das Durchschnittsalter 61,1 Jahre betrug.

Fast alle Patienten litten unter Organtumoren. Besonders häufig waren Karzinome des Ösophagogastrointestinaltraktes (122/45,0%), der Lunge (34/12,5%), des Pankreas (20/7,4%) und der Mamma (19/7,0%), aber auch seltenere Tumoren waren vertreten.

Die Verteilung der Tumorlokalisation unserer Palliativpatienten spiegelt die

Tabelle 1. Verteilung der Aufnahmen, Patienten und Todesfälle (Station für palliative Therapie, Chirurgische Universitätsklinik Köln, 07.04. 1983-31.12. 1988)

Jahr	Aufnahmen n	Patienten (Erstaufnahmen) n	Todesfälle auf Station n
1983	40	37	21
1984	55	38	23
1985	61	41	30
1986	64	51	35
1987	61	51	32
1988	63	53	40
1983-1988	344	271	181

Häufigkeit der verschiedenen Organtumoren bei den Patienten der Chirurgischen Klinik, da deren Kranke bevorzugt aufgenommen werden. So waren 180 (66,4%) der Patienten der Palliativstation in der Chirurgischen Klinik vorbehandelt. Insgesamt kamen 219 Patienten (80,8%) aus dem Kölner Universitätsklinikum/Tumorzentrum. Zusätzlich konnten wir 52 Patienten (19,2%) von auswärtigen Krankenhäusern in Köln, der Umgebung und aus entfernteren Gegenden wie Hamburg und München aufnehmen.

Bei allen 344 stationären Aufnahmen litten die Patienten unter körperlichen Symptomen wie z.B. Schmerzen (282/82,0%) und Ernährungsschwierigkeiten (80/23,3%). Die Dringlichkeit einer Aufnahme wurde verstärkt durch psychische (91/26,5%) oder/und soziale Probleme (94/27,3%) sowie durch die notwendige Betreuung in der Sterbephase (163/47,4%). Fast immer war eine zufriedenstellende Symptomkontrolle erreichbar.

Ergebnisse

Nach 6jähriger Erfahrung mit einer Palliativstation, die der Chirurgischen Universitätsklinik Köln angehört, haben wir folgende Erkenntnisse gewonnen:

1. Patienten mit Organtumoren, die vorwiegend in einer Chirurgischen Klinik behandelt und anschließend in deren Nachsorgeeinrichtung in Zusammenarbeit mit dem Hausarzt weiterbetreut werden, erleben es als beruhigend und wertvoll, wenn sie im Endstadium ihrer Krebserkrankung wieder in dieser, ihnen vertrauten Klinik Aufnahme finden, auch dann, wenn eine operative Maßnahme nicht mehr möglich oder sinnvoll ist.
2. Eine Spezialisierung auf einer kleinen, wenige Betten umfassenden Station für palliative Therapie ist zweckmäßig, da hier alle Mitarbeiter genaue Kenntnisse und praktische Erfahrungen in der Palliativmedizin besitzen. Außerdem haben sie durch einen günstigeren Personalschlüssel mehr Zeit für die menschliche Zuwendung zu den Kranken.
3. Die Palliativstation sollte eng in die zugehörige Klinik eingebunden sein, um deren Infrastruktur nutzen zu können und um die Schwerkranken und Sterbenden nicht in ein „Sterbeghetto" auszugrenzen.
4. Sterben sollte wieder als natürliches Ereignis bewußt werden, welches in die Familien zurückzuverlagern ist. Durch den der Palliativstation angegliederten Hausbetreuungsdienst können medizinisch gut eingestellte schwerkranke Patienten häufig nach Hause entlassen werden. Wenn dieses Ziel nicht erreichbar ist, wird möglichst viel „Zuhause" auf der Station vermittelt, z.B. durch individuelles Leben und menschliche Zuwendung.
5. Die Palliativstation hat eine Schrittmacherfunktion bei der Verbreitung der *Idee einer umfassenden palliativen Behandlung des inkurablen Patienten* auf alle anderen Stationen der Klinik und darüber hinaus - bis das Gedankengut, die Erfahrung und insbesondere die tägliche Ausübung Selbstverständlichkeit geworden sind und eine Palliativstation sich dann erübrigt.

Literatur

1. Lack SA (1983) The hospice concept - the adult with advanced cancer. In: Corr CA, Corr DM (eds) Hospice care - principles and practice. Faber & Faber, London
2. Saunders C (1984) The philosophy of terminal care. In: Saunders C (ed) The management of terminal malignant disease, 2nd edn. Arnold, London
3. Saunders C, Baines M (1984) Living with dying. The management of terminal disease, 3rd edn. Oxford University Press, Oxford
4. Stoddard S (1987) Die Hospiz-Bewegung. Ein anderer Umgang mit Sterbenden. Lambertus, Freiburg (Übersetzung, Vorwort und Anhang: Albrecht E)
5. Thielemann-Jonen I (1981) Aufbau einer Krebsnachsorge in der Chirurgischen Universitätsklinik Köln, dargestellt am Beispiel des Kolonkarzinoms. (Inaugural-Diss., Köln, S 188)
6. Thielemann-Jonen I, Pichlmaier H (1988) Terminale Pflege Krebskranker. Erfahrungen aus dem Modell einer Station für palliative Therapie in der Chirurgischen Universitätsklinik Köln. MMW 130: 279
7. West TS (1988) Hospiz-Medizin. MMW 130: 289
8. Zielinski HR (1985) Die psychische Situation der Tumorpatienten. mta praxis 31: 535
9. Zielinski HR (1988) Wo Schmerzen ihre Schrecken verlieren. Grünewald, Mainz

5.2.2 Der Hausbetreuungsdienst

B. Eichler

Das Ziel eines Hausbetreuungsdienstes (HBD) ist es, dem in der Klinik ausbehandelten Patienten zu Hause ein sinnvolles, lebenswertes Leben zu ermöglichen.
Für die Konzeption des HBD bedeutet dies:

- kontinuierliche Zusammenarbeit mit dem Hausarzt, der Schmerzambulanz und enge Anbindung an die entlassende Klinik,
- den Einsatz von examiniertem Pflegepersonal, Sozialarbeitern und geschulten ehrenamtlichen Mitarbeitern,
- Flexibilität und Mobilität bezüglich der Dienstzeiten und -orte seitens der Helfer, angepaßt an die Bedürfnisse des Patienten,
- ständige telefonische Erreichbarkeit der Mitarbeiter mit Hilfe modernster Technik, um ein hohes Maß an Sicherheit zu Hause zu gewährleisten.

Bereits während des stationären Aufenthalts wird der Tagesablauf des Patienten (24 h) zu Hause zusammen mit den Angehörigen oder nahestehenden Personen besprochen.

In diesem Gespräch sollten die gesamte Lebenssituation des Patienten möglichst detailliert erfaßt und daraus resultierende Hilfen angeboten werden.

Dabei wird dem Kranken das Angebot gemacht werden, so weit wie möglich selbständig die alltäglichen Arbeiten erledigen und darüber hinaus die Hilfe von Angehörigen, Freunden, des Hausarztes und des HBD in Anspruch nehmen zu können. In ausführlichen Gesprächen wird auch auf die Ängste und Sorgen des Patienten eingegangen.

Selbstverständlich sind auch *medizinische Hilfsmittel* wie Krankenpflegebett, Antidekubitusfell oder Gehhilfen zu berücksichtigen.

Die Bestimmung des „Mittelpunkts seines Lebens" wird dem Patienten selbst überlassen. So kann es durchaus sein, daß ein Krankenpflegebett nicht unbedingt im Schlafzimmer, sondern vielleicht in der Küche oder im Wohnzimmer aufgestellt wird.

Mit dem Patienten, den Ärzten und Schwestern der Station wird besprochen, in welchem Umfang der Patient *medizinisch-pflegerische Hilfe* zu Hause braucht: Dazu gehören u.a. die Versorgung des Patienten nach den Regeln der Krankenpflege, Sicherung der parenteralen Ernährung, Überwachung von Infusionstherapien, Versorgung von Morphinpumpen, Pflege von Kathetern, Sicherung der Schmerz- und Symptomkontrolle, wenn erforderlich, durch Injektionen.

Je nach Allgemeinzustand des Patienten resultieren aus diesen Maßnahmen Pflegezeiten des HBD bis zu 24 h.

Manche, vornehmlich alleinstehende Patienten, bedürfen der dauernden Anwesenheit des HBD, wobei *hauswirtschaftliche Hilfen* in Form von Einkaufen, Mahlzeitenbereitung, Waschen, Putzen etc. hinzukommen. Manchmal gilt auch, für ein Haustier zu sorgen, das häufig der Grund ist für den Wunsch und die Entscheidung des Patienten, nach Hause zu gehen.

Psychosoziale und entlastende Hilfe sind für eine Familie, die die Betreuung des Kranken selbst übernimmt, notwendig.

Entlastend können einige wenige Hausbesuche zur Überbrückung kurzfristiger Abwesenheit von Familienangehörigen sein, denen so die Möglichkeit gegeben wird, eigene Interessen wahrzunehmen.

Eine weitere Entlastung kann darin bestehen, daß schulpflichtige Kinder oder in der Familie lebende Großeltern zu bestimmten Tageszeiten versorgt werden.

Zu den Aufgaben des HBD gehört es auch, mit dem Patienten und seinen Angehörigen kleine Ausflüge zu unternehmen, wobei eine vertraute Umgebung, ein bestimmtes Café oder auch die neue Wohnung des Sohns von den Problemen mit der Krankheit ablenken können. Die Erfahrungen haben gezeigt, daß solche Ausflüge auch allein mit den Angehörigen (ohne Anwesenheit des Patienten) helfen können, Probleme zu besprechen und Streßsituationen abzubauen.

Bei diesen Unternehmungen werden oftmals Gespräche über familiäre Beziehungen aufgegriffen, in deren Folge z. B. eine Verständigung zum getrennt lebenden Partner hergestellt oder fehlende Kontakte zu Kindern wieder geknüpft werden können.

Kein Ausweichen ist möglich in Gesprächen über den Sinn des Lebens, das „Warum" der schweren Krankheit, den nahen Tod oder die Existenz Gottes.

Oftmals zeigt es sich, daß ein solches Gespräch über Sterben und Tod vom Patienten gewünscht wird und seine Situation erleichtert.

Hier muß der Helfer nicht fragen, sondern gut zuhören, schweigen, wo es keine Antwort gibt, oder durch Gesten den Patienten spüren lassen, daß es nicht alleine ist, daß es einen Wegbegleiter gibt.

Die psychosozialen und entlastenden Hilfen benötigen in ihren beschriebenen Möglichkeiten deshalb so viel Raum, weil sie wesentlich die häusliche Situation sichern. Von den Sozialstationen können sie bisher nicht oder nur unzureichend gegeben werden.

Gerade diese Hilfen aber ermöglichen es, den Patienten allein oder in der Familie bis zu seinem Tod in seiner häuslichen Umgebung gut zu versorgen.

Den Zeitpunkt zu erkennen, wann ein Angehöriger sich selbst überfordert und ihm mehr Hilfe des HBD angeboten werden sollte, ohne ihm das Gefühl zu vermitteln, daß er nicht durchzuhalten in der Lage ist, bedarf der besonderen Aufmerksamkeit und Einfühlung der Mitarbeiter.

So ergeben sich im Verlauf der Begleitung eines Patienten vielfach Überschneidungen der genannten Hilfen und eine zeitliche Intensivierung bis zum Zeitpunkt des Todes.

Da psychische und soziale Schmerzen den physischen Schmerz verstärken, ja, auch „Luftnot" auslösen können, bedeutet die Palliation solcher Symptome durch intensive Begleitung und Gespräche neben der somatischen Therapie eine Reduktion des subjektiven Schmerzempfindens und eine Verbesserung des Lebens.

Die Grenzen des HBD sind dort zu ziehen, wo die Krankheit selbst, Mangel an Mitarbeitern oder fehlende technische Möglichkeiten die häusliche Pflege nicht zulassen.

So war es im Jahr 1987 mit Hilfe des HBD möglich, daß 69% der Patienten den bis zum Tod zur Verfügung stehenden Zeitraum in ihrer gewohnten Umgebung verbringen konnten.

Dabei ist die medizinische Betreuung zu Hause der in der Klinik gleichzusetzen, jedoch sind Lebensqualität und seelische Betreuung bis zum Tod zu Hause um ein Vielfaches größer.

Patientenbetreuung durch den Hausbetreuungsdienst im Jahre 1988 (Abb. 1)

Im Verlauf des Jahres 1988 wurden von den Mitarbeitern des Hausbetreuungsdienstes (HBD) insgesamt 56 Patienten aktiv betreut. 45 Patienten verstarben.

Es gelang, den Patienten und Angehörigen ein umfassendes Sicherheitsgefühl zu vermitteln, so daß 51,1% der Patienten in ihrer häuslichen Umgebung sterben konnten.

Darüber hinaus sind 14 Patienten statistisch nicht erfaßt, da sie in der Betreuung vor 1988 durch den HBD befähigt wurden, selbständig mit ihrer Lebenssituation zu-

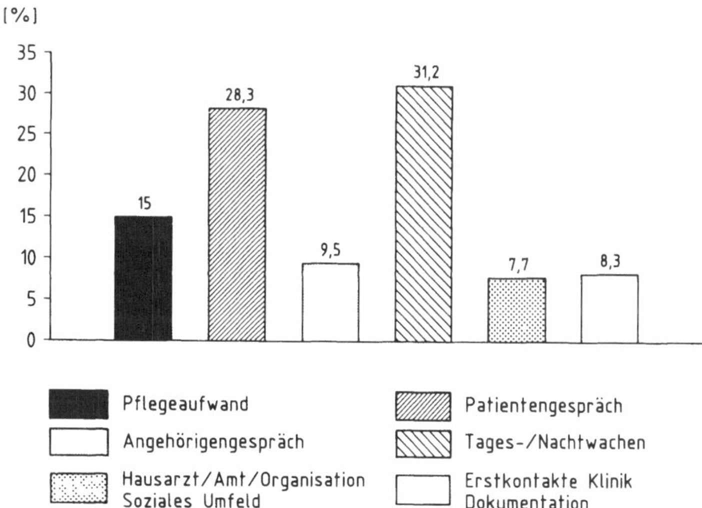

Abb. 1 Patientenbetreuung durch den Hausbetreuungsdienst im Jahre 1988 (Auszug). Wertangaben in Prozent bei 10987 h an 2054 Pflegetagen

rechtzukommen. Sie werden bei Bedarf bevorzugt in die aktive Betreuung wiederaufgenommen.

Die Versorgung der aktiv betreuten Patienten fand an 2054 Pflegetagen mit 10987 h statt. In diesen Stunden sind nur die Zeiten enthalten, die für die psychische, soziale und somatische Pflege und Betreuung der Patienten und ihrer Angehörigen erforderlich waren. Sonstige Werte, wie z. B. Fahrzeiten, Organisation, Dienstbesprechungen und andere zur Aufrechterhaltung und Sicherung der häuslichen Situation erforderlichen Tätigkeiten, sind hierin nicht erfaßt.

5.2.3 Das Bildungsforum Chirurgie

H. R. ZIELINSKI

Auf der Station für palliative Therapie mußten wir sehr bald erfahren, daß viele Menschen sich selbst mit der Krebserkrankung auseinandersetzen oder den an Krebs Erkrankten helfen wollten.

Hierfür suchten sie Informationen, nicht zuletzt auch bei den Mitarbeitern der Station. Aus diesem Grunde wurde 1984 ein Antrag an die Deutsche Krebshilfe e. V. gerichtet mit der Bitte, der Station ein Ausbildungszentrum sowohl für betroffene Patienten als auch deren Angehörige und für an der palliativen Therapie Interessierte anzugliedern. Die Deutsche Krebshilfe e. V. kam diesem Antrag nach, und im April 1984 nahm das von nun an Bildungsforum Chirurgie genannte Institut seine Arbeit auf.

Das Konzept

Nimmt man den Begriff „Forum" wörtlich, ist es die Aufgabe dieser Institution, allen Menschen, die sich durch die Krebserkrankung direkt oder indirekt betroffen fühlen, einen Raum für Hilfe, Kontakte und Informationen anzubieten.

Deshalb steht das Bildungsforum Chirurgie auf zwei Säulen durch:

a. Angebote für helfende und interessierte Menschen und
b. Angebote für erkrankte Menschen.

Angebot für helfende und interessierte Menschen

Alle, die mit krebskranken Menschen in Kontakt sind oder waren, seien es berufsmäßige Helfer, Laienhelfer, Angehörige oder Freunde oder auch Personen, die sich selber mit den Problemen der Krebserkrankung auseinandersetzen wollen, erhalten durch unser Forum Gelegenheit, sich über die Arten und Probleme der Krebserkrankung zu informieren und Kontakt und Gesprächsmöglichkeiten mit anderen Menschen, die ähnlich persönliche Erfahrungen und Aufgaben haben, zu finden.

Neben der Information auf medizinischem Gebiet sind die psychologische Beratung und die seelsorgerische Betreuung in schwierigen Situationen erforderlich. Das Forum bietet deswegen Kontakt- und Informationsmöglichkeiten auf verschiedenen Ebenen an.

Auf *informeller Ebene* können Kontakte hergestellt und Informationen gegeben werden, sei es durch Film-, Dia- oder Vortragsabende oder durch direkte Kontaktaufnahme im Ausbildungszentrum.

Hierfür müssen genügend Ansprechpartner zur Verfügung stehen, die den einzelnen evtl. beraten oder weitere Hilfen vermitteln, wenn dies erforderlich ist.

Auf *halbformeller Ebene* dienen diese Angebote bestimmten Zielgruppen (Laienhelfer, Angehörige von Patienten, Mitarbeiter der Station für palliative Therapie, Medizinstudenten, Ärzte u. ä.) sowie dem Erfahrungsaustausch und der Begegnung mit anderen Gleichgesinnten oder -betroffenen und ermöglichen so eine Solidarisierung und Gruppenbildung zur gegenseitigen Unterstützung.

Auf *formeller Ebene* bietet das Bildungsforum Seminare mit bestimmten Themen und Fragestellungen für Interessierte an. Ziele der Seminare sind die Reflexion der Begegnung und Erfahrung mit den Kranken, die Begleitung von Menschen in helfenden Funktionen, die Beratung und Unterstützung in schwierigen Situationen und die Auseinandersetzung mit der Krankheit selbst, speziell der Krebskrankheit. Die Seminare umfassen nicht mehr als 12 Teilnehmer. Spezielle Angebote werden für die selbst erkrankten Menschen in helfenden Funktionen gemacht. Leiter von Selbsthilfegruppen erhalten Gelegenheit, sich in Seminaren über Gruppenprozesse, Gruppenleitung, Umgang mit schwierigen Situationen u. ä. fortzubilden. Es wird ihnen auch ermöglicht, Entspannungstechniken zu erlernen und sich über sozialrechtliche Fragen zu informieren.

Hilfe für erkrankte Menschen

Das Bildungsforum kann auch Kontakt- und Koordinationsstelle für konkrete Hilfsbedürfnisse im Einzelfall sein. Es bietet im einzelnen:

1. Beratung durch Sozialarbeiter
- Organisation von Hilfsmitteln,
- Hilfe bei Behörden,
- Hilfe bei Kuranträgen etc.
2. Pflege-Beratung
- bei künstlicher Ernährung,
- bei künstlichen Ausgängen,
- für die Hauspflege durch Sozialstationen oder den Hausbetreuungsdienst.
3. Medzinische Hilfe
- durch organisatorische Mithilfe der Station für palliative Therapie,
  durch Sprechstunden von Ärzten und medizinische Information für Kranke, die das Gespräch des Kranken mit seinem behandelnden Arzt vorbereiten soll.
4. Psychotherapeutische Hilfen durch
- Angebot von Räumlichkeiten für Gruppentreffen;
- Angebot der Kontaktaufnahme mit Selbsthilfegruppen;
- Angebot von Weiterbildung.
5. Seelsorgerische Hilfen durch
- evangelische und katholische Seelsorger, die Tag und Nacht über die Klinikseelsorge zur Verfügung stehen,
- Klinische Seelsorgerausbildung von Mitarbeitern in der Krankenhausseelsorge.

5.2.4 Die Trauerbegleitung der Angehörigen

H. R. Zielinski

Von einer unheilbaren und meist zum Tode führenden Krankheit sind die Angehörigen eines Patienten unmittelbar mitbetroffen. Für die Befindlichkeit des Patienten in seiner letzten Lebensphase ist es von entscheidender Bedeutung, wie sich die Beziehungen zu seinen Angehörigen gestalten und wie die Angehörigen mit ihm, dem erkrankten Familienmitglied, umgehen.

Es ist also ein wichtiges Anliegen, die Angehörigen mit in die Betreuung der Patienten einzubeziehen und sie in ihrer Belastung ebenso zu begleiten, wie die Kranken.

Die Begleitung beginnt mit der Wahrheitsmitteilung, bei der der Begleitende in einen Prozeß nicht nur mit dem Patienten, sondern auch mit den Angehörigen eintreten muß, damit von Anfang an keine Mißtöne zwischen den verschiedenen Personen aufkommen können.

Nur so kann schon in dieser Phase den Angehörigen eine Hilfe in ihrer Trauer gegeben werden. Sie beteiligen sich an kleinen Handreichungen für den Kranken und nehmen gleichsam einen Teil ihrer Trauer vorweg. Einem häufig nach dem eingetretenen Tod aufkommenden Schuldgefühl wird dadurch rechtzeitig entgegengewirkt oder vorgebeugt [4]. Um dies zu erreichen, muß es den nächsten Angehörigen ermöglicht werden, beim Sterbenden zu sein. Intensivstationen, die Angehörige vom Sterbenden fernhalten, programmieren im Grunde eine pathologische Trauer [2]. Um diese zu verhindern, ist eines der Ziele der Hospizbewegung die Einbeziehung der Angehörigen.

Dennoch kann es zu einer ähnlichen Abfolge von Phasen kommen, wie sie im Verlauf der Erkrankung bei Schwerstkranken beschrieben worden sind [3] (Tabelle 2). Hatten die Hinterbliebenen die Möglichkeit, ihren sterbenden Angehörigen in der letzten Phase des Lebens zu begleiten, und ist dann der Tod eingetreten, werden sie für kurze Zeit den Tod nicht wahrhaben wollen [1].

Bei einem plötzlich eintretenden Tod wird diese Phase intensiver und länger erfahren als dort, wo Angehörige sich auf den Tod haben vorbereiten können, wo ein langer Weg bis zum Tod einen Teil der Trauer schon vorwegzunehmen in der Lage war.

Tabelle 2. Zeitliche Folge der Empfindungen und Reaktionen in Krankheit (Patient) und Trauer (Angehörige)

Phasen in der Krankheit	Phasen in der Trauer
1. Vorsorgeuntersuchung - Unwissenheit	1. Besorgnistrauer (Vorwegnahme der Trauer)
2. Andeutung des Arztes - Unsicherheit	2. Nichtwahrhabenwollen
3. Diagnosemitteilung	3. Ausbruch der Gefühle
4. Nichtwahrhabenwollen	4. Suchen und Trennen
5. Wut	5. Neuer Weltbezug
6. Verhandeln	
7. Depression	
8. Annahme der Krankheit	
9. Metaphysische Reflexioin	

Damit die Angehörigen in ihrem Schock und in ihrem Erstarrtsein die Trauer zulassen können, ist es auch hilfreich, wenn der Helfer seinen Gefühlen keinen Zwang antut, sondern sich ebenso auf die Trauer einläßt wie die Angehörigen des Verstorbenen, bei denen es aber nach Überwindung der ersten Phase oft zum Ausbruch der verschiedensten Gefühle kommt. Trauer, Angst, Wut und/oder Schuldgefühle erscheinen in unkontrollierter Weise.

Wenn Angehörige nicht die Möglichkeit hatten, den Sterbenden zu begleiten, wird diese Phase länger anhalten. Für den Begleitenden ist es wichtig, diese Gefühlsausbrüche auszuhalten und zuzulassen. Sie abzublocken, indem Beruhigungsmittel verabreicht werden, ist für die Hinterbliebenen keine Hilfe, vielmehr fühlen sie sich dadurch dem gesellschaftlichen Druck noch mehr ausgesetzt und übernehmen eine Rolle, die eine Trauer nicht zuläßt, weil die Gesellschaft nicht in der Lage ist, damit umzugehen. Indem wir den Hinterbliebenen deutlich machen, daß auch das „aus der Fassung geraten" von uns als ein wichtiges Element im Trauerprozeß zugelassen und verstanden wird, helfen wir.

Im Zulassen solcher Gefühlsausbrüche können jene Bewältigungsformen auftauchen, die undifferenzierter und von der Umwelt unabhängiger sind und somit den Verhaltensmustern entsprechen, die schon früher in der Lebensgeschichte der Trauernden als der Problemlösung angemessen erlebt wurden.

Leider kommt es dann in dieser Phase des Suchens und Sichtrennens auch oft zu einem Sichzurückziehen oder zu einer Flucht in ein Suchtverhalten (z. B. Alkohol-, Nikotin- oder Tablettenmißbrauch).

In dieser Phase ist in der Hospizbewegung das Treffen der Hinterbliebenen vorgesehen. Den Trauernden muß die Möglichkeit gegeben werden, mit anderen Hinterbliebenen über den Verstorbenen zu sprechen, Bilder anzusehen und auch den Austausch mit den Mitarbeitern, die den Verstorbenen betreut haben, zu pflegen.

Hier suchen die Hinterbliebenen ihr Leben neu zu gestalten, und in der Akzeptanz finden sie ein neues Selbst- und Weltverständnis. Neue Lebensmuster entstehen, ohne daß der Verstorbene vergessen wird. Er ist vielmehr eine „innere Figur" für die Hinterbliebenen geworden, die aber deren eigene Persönlichkeit nicht blokkiert, sondern ihr eine neue Entfaltungs- und Beziehungsmöglichkeit eröffnet. Im Verlauf dieser Phasen, die natürlich nicht chronologisch ablaufen müssen, können die Hinterbliebenen retrospektiv das Erleben der Trauer und des Verlusts als ein Lebensereignis deuten und integrieren, dem sie für sich einen Sinn abgewinnen.

So erfahren wir, die wir uns um die Sterbenden bemühen, umgekehrt auch von unseren Sterbenden eine wirkliche Hilfe zum Leben.

Literatur

1. Kast V (1982) Trauern, Phasen und Chancen des psychischen Prozesses, 2. Aufl. Kreuz-Verlag, Stuttgart
2. Parkes CM (1974) Vereinsamung. Die Lebenskrise bei Partnerverlust. Rowohlt, Reinbeck/Hamburg
3. Zielinski HR (1981) Hilfe beim Sterben. In: Zielinski HR (Hrsg) Prüfsteine medizinischer Ethik, Bd. II. Bayer-Werke, Grevenbroich
4. Zielinski HR, Katzenbach U (1988) Trauer kann uns keiner nehmen. Bestattungsgewerbe 7 (Sonderdruck)

5.2.5 Die Begleitung der Mitarbeiter

H. HEIDEMANN

Die Zielsetzung der Station für palliative Therapie stellt an die Mitarbeiter hohe Anforderungen. Mit einer besonderen Sensibilität für die Situation der Schwerstkranken und Sterbenden sollen sie die Würde des menschlichen Lebens auch in seiner letzten Phase gewährleisten. Als Möglichkeit zur kontinuierlichen Reflexion ihres beruflichen Handelns steht den Mitarbeitern der verschiedenen Arbeitsbereiche (Station, Hausbetreuungsdienst, Bildungsforum) das Angebot regelmäßiger Supervision zur Verfügung. So, wie ein Künstler sich immer wieder von seinem Werk entfernt, um es aus der Entfernung zu betrachten, so kann auch der Inhaber eines helfenden Berufes regelmäßig Abstand von seinem beruflichen Schaffen nehmen, um auf diese Weise aus der Distanz heraus neu die „Über-Sicht" zu gewinnen und neue Perspektiven zu entdecken. Im kollegialen Austausch verändert sich die Problemsicht, und neue Handlungsmöglichkeiten können sich entwickeln.

Gegenstand der Supervision ist also die zielgerichtete Reflexion des professionellen Tuns mit der Intention, das Erleben und Handeln des Helfers im beruflichen Alltag zu verändern. Der Supervisand soll lernen, die Probleme und Fragen seines beruflichen Umfelds genauer zu erfassen, zu beschreiben, zu beurteilen und (mit kollegialer Unterstützung durch die Gruppe) Lösungswege zu entwickeln. Nicht selten führt ein solcher Lernprozeß zu einer schmerzhaften Auseinandersetzung mit der eigenen Person, mit persönlichen Wertvorstellungen und auftauchenden Ängsten.

Der Supervisor hat hier als Berater nicht die Aufgabe, Fakten zu vermitteln, sondern eine gemeinsame Suchbewegung mit in Gang zu setzen, den Lernprozeß verstehend und verständig zu begleiten: Der Supervisor ist Anwalt des Lernens. Die Voraussetzung dafür, daß er dies als neutraler Dritter kann, ist sein eigener Abstand zum konkreten Handeln, d.h., daß er nicht selbst in das berufliche Handlungsfeld derer, die er begleitet, praktisch verstrickt ist. Eine weitere Voraussetzung für das Gelingen dieser berufs- und arbeitsfeldbezogenen Beratung ist die freie Entscheidung der Mitarbeiter für diese Art der beruflichen Fortbildung. Eine „verordnete" Supervision würde die Entwicklung einer für die Beratung notwendigen Vertrauensbasis und damit einen kontinuierlichen Lernprozeß verhindern. Die Absprachen zur Supervision vollziehen sich jeweils aufgrund der konkreten Nachfrage eines Teams oder einzelner Mitarbeiter, wobei Inhalt und Ziel der Beratung jeweils zu Beginn abgeklärt und vereinbart werden. Mögliche Formen der Beratungsarbeit sind Einzel-, Gruppen- und Teamsupervision. In den meisten Fällen beziehen sich Supervisionsvereinbarungen auf einen längeren Zeitraum (1 Jahr und mehr), vor allem wenn eine kontinuierliche Begleitung gewünscht ist. Es geschieht allerdings auch, daß Supervision gezielt zu einem spezifischen Aspekt der Arbeitsaufgabe gewünscht wird (z.B. Verständigung und Zusammenarbeit im Team oder Bewältigung einer Krisensituation), wobei dann der Beratungszeitraum entsprechend kürzer gewählt wird. Entscheidend für die Inhalte der Supervision sind aber in jedem Fall die Interessen der Mitarbeiter, die Supervision wünschen, da es um die Themen und Fragestellungen geht, die ihnen wichtig sind.

Im Mittelpunkt der Supervision steht wesentlich das Einüben eines grundlegenden Verstehens

- im Umgang mit sich selbst (den eigenen Gefühlen, dem beruflichen Wissen und Handeln),
- im Umgang mit den Patienten,
- in der Zusammenarbeit mit den Kollegen im Team,
- in bezug auf die Zielsetzung des Modellprojekts.

Oft ist gerade die Anfangsphase der Supervision von dem Bemühen geprägt, eine gemeinsame Sprache zu entwickeln, um über Problembereiche der Arbeit, über Widersprüche und Krisen reden zu können. Es macht schließlich auch Angst, vor Kolleginnen und Kollegen über eigene Unsicherheiten und Schwächen zu sprechen - dafür gibt es nur selten eine Kultur. In der Praxis der Teamsupervision steht dabei häufig die Offenheit der Mitglieder des Teams im Konflikt mit dessen Funktionsfähigkeit. Doch Menschen, die die Begleitung von Schwerstkranken und Sterbenden übernehmen, brauchen die Möglichkeit, sich selbst in einem gesicherten Schonraum weiterentwickeln zu können. Denn der Weg zu anderen führt über die eigene Person, über die Entwicklung des eigenen Ich. Mitarbeiter, die sich in diesem Arbeitsfeld engagieren, sind zur Erfüllung ihrer Aufgabe auf sich selbst angewiesen, auf ihre eigene Person, sie sind sozusagen ihr eigenes Instrument.

II Spezieller Teil

1 Gehirnmetastasen

P. SANKER, R. A. FROWEIN, K. NANASSIS

1.1 Präoperatives Vorgehen

Bei aufgrund der Symptomatologie, des klinischen Befunds und der Anamnese bestehendem Verdacht auf eine zerebrale Metastasierung ist das Computertomogramm ohne und mit Kontrastmittelgabe die Untersuchungsmethode der Wahl [5, 9].

Typisch sind kontrastmittelanreichernde Rundherde mit einem perifokalen Ödem, jedoch fanden Tornow u. Voigt [9] in 12% der Fälle kein Ödem. Es gibt keinen CT-Befund, der spezifisch für eine Hirnmetastase wäre.

Zur Gewinnung zusätzlicher Informationen über anatomische Beziehungen des Tumors zu Nachbarschaftsstrukturen und über das Ausmaß des perifokalen Ödems kann eine Kernspintomographie vor und nach Gadoliniumgabe für die Entscheidung, ob eine Operation zweckmäßig ist, hilfreich sein. Eine Angiographie der A. carotis bzw. A. vertebralis zur Beurteilung des Gefäßverlaufs im Tumorbereich erfolgt erst im unmittelbaren Vorfeld der Operation. Die Operationsindikation wird bereits vorher gestellt.

Bei im CT bestehendem Verdacht auf eine solitäre Hirnmetastase muß bei *bekanntem Primärprozeß* in Zusammenarbeit mit den entsprechenden Fachdisziplinen geklärt werden, ob der Primärtumor bzw. ein bestehendes Rezidiv operabel sind. Bei Inoperabilität des Primärtumors oder bei weiteren Organmetastasen ist auch die Hirnmetastasenoperation kontraindiziert, und die Möglichkeit zur Radiatio und/oder Chemo- bzw. Hormontherapie ist zu überprüfen. Bei *unbekanntem Primärprozeß* ohne klinischen Hinweis auf ein Ursprungsorgan müssen vor einer Hirnoperation folgende Untersuchungen als Screening zur Primärtumorsuche vorgenommen werden:

1. die *Röntgenthoraxübersichtsaufnahme*. Bei sich ergebendem Malignomverdacht sind u. U. ergänzend konventionelle Schichtaufnahmen und/oder ein Computertomogramm durchzuführen.
2. die *Abdomensonographie*. Insbesondere Leber und Niere müssen hierbei beurteilt werden.
3. die *gynäkologische Untersuchung*. Bei entsprechendem klinischen Verdacht ist eine Mammographie anzuschließen.
4. *die Ganzkörperskelettszintigraphie*.

Wenn alle Untersuchungen unauffällig sind, besteht bei gutem Allgemeinzustand des Patienten die Indikation zur operativen Entfernung einer solitären Hirnmetastase. Sollte sich dagegen der Primärtumor zeigen, muß abgeklärt werden, ob Operabilität besteht. Wenn keine weiteren Organmetastasen nachgewiesen werden, können die Operation der zerebralen Metastase und im Anschluß daran die Entfernung des Primärprozesses erfolgen.

1.2 Operative Therapie

Die operative Therapie von Hirnmetastasen wurde immer zurückhaltend beurteilt. Ihr Ziel ist es, durch Tumorentfernung oder -verkleinerung der intrakraniellen Drucksteigerung entgegenzuwirken, ohne schwere neurologische Ausfälle (z. B. Lähmungen und Sprachstörungen) bei der deutlich begrenzten Lebenserwartung des Kranken zu erzeugen.

Bei solitären Hirnmetastasen ist die Totalexstirpation anzustreben. Unter dem Operationsmikroskop wird die Geschwulst dargestellt und in Abhängigkeit von Tumorlage und -konsistenz mit Faßzange, CUSA (Cavitron ultrasonic surgical aspirator) oder Laser schrittweise von umgebendem Parenchym, Gefäßen und Nerven getrennt und abgetragen.

Das CUSA-Gerät hat im Vergleich zum Laser den breiteren Anwendungsbereich. Der Tumor wird durch Vibrationsenergie fragmentiert und abgesaugt. Weiches, nicht verkalktes und gefäßarmes Gewebe kann schonend und zeitsparend entfernt werden. Gerade auch in der Metastasenchirurgie hat sich der CUSA bewährt [11].

1976 führten Heppner u. Ascher [4] den CO_2-Laser in die Neurochirurgie ein, später wurde der Nd-YAG-Laser entwickelt. Während mit dem CO_2-Laser harte fibröse Tumoren entfernt werden, wird der Nd-YAG-Laser vorwiegend zur Koagulation und Schrumpfung gefäßreicher Prozesse eingesetzt [8].

Auch tief gelegene subkortikale Prozesse sind durch moderne intraoperative Verfahren, wie z. B. durch Ultraschall-Lokalisation (Abb. 1 a, b) exakt darzustellen, und der optimale Zugangsweg kann gewählt werden [2, 3]. Normales Hirngewebe ist wenig echogen, intrazerebrale Tumoren hingegen sind hyperreflexiv, Tumorzysten echoarm und leicht zu diagnostizieren. Über ein Stativ und eine spezielle Punktionsvorrichtung können über kleinste Freilegungen auch Biopsien vorgenommen werden.

Bei inoperablen mittelliniennahen, das Ventrikelsystem komprimierenden Metastasen kann eine ventrikuloperitoneale Ableitung als palliative Maßnahme den Liquorabfluß gewährleisten. Allerdings ist die Gefahr der Shuntmetastasierung zu berücksichtigen, so daß diese Ableitung nur zur Entlastung bei noch kurzer Lebenserwartung möglich ist.

Tumoren im Stammganglien- und Hirnstammbereich oder im Bereich der Sprachzone der dominanten Hemisphäre sind stereotaktisch angehbar. Eine Biopsie kann so die Artdiagnose bestimmen und eine konservative Therapieplanung ermöglichen. Des weiteren kann in geeigneten Fällen die Implantation von Radioisotopen erfolgen [6, 7, 10].

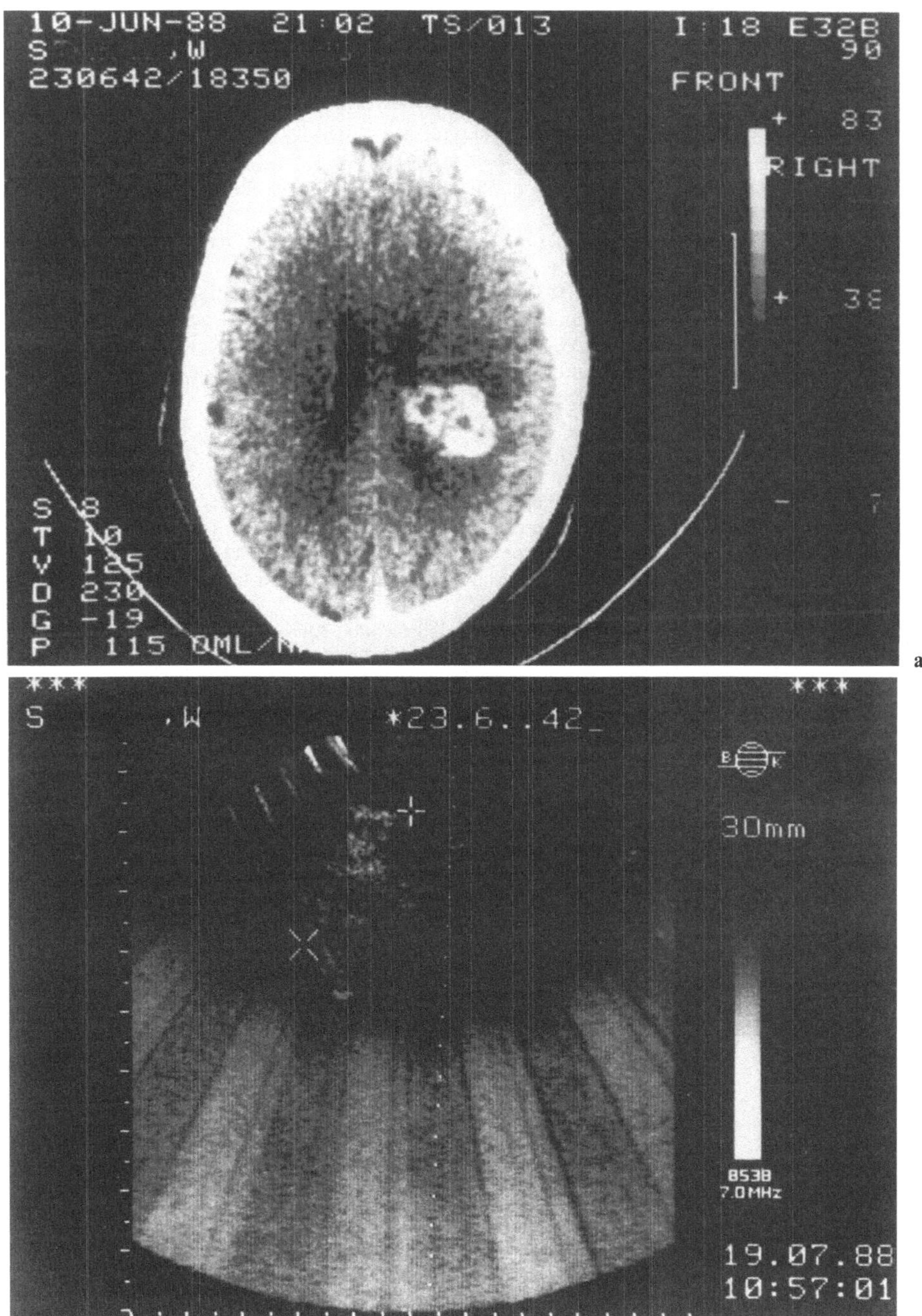

Abb. 1. a Rechts parietal und subkortikal gelegener Tumor bei einem 46jährigen Patienten; **b** intraoperative Lokalisation des tief gelegenen Prozesses mit einer 7-MHz-Ultraschallsonde

Literatur

1. Ascher PW (1988) Current research projects in laser neurosurgery. In: Walter W, Brandt M, Brock M, Klinger M (eds) Advances in neurosurgery, vol 16. Springer, Berlin Heidelberg New York Tokyo, pp 7-9
2. Chandler WF, Knake JE, McGillicuddy JE, Lillihei KO, Silver TM (1982) Intraoperative use of real-time ultrasonography in neurosurgery. J Neurosurg 57: 157-163
3. Dohrmann GJ, Rubin JM (1981) Use of ultrasound in neurosurgical operations: a preliminary report. Surg Neurol 16: 362-366
4. Heppner F, Ascher PW (1976) Über den Einsatz des Laserstrahls in der Neurochirurgie. Acta Medicotech 12: 424-426
5. Ito U, Reulen H-J, Tomita H, Ikeda J, Saito J, Maehara T (1988) Formation and propagation of brain oedema fluid around human brain metastases. A CT study. Acta Neurochir 90: 35-41
6. Mohadjer M, Birg W, Friedburg H, Milios E, Mundinger F (1988) MRI Stereotaxy for intracerebral lesions. In: Walter W, Brandt M, Brock M, Klinger M (eds) Advances in neurosurgery, vol 16, Springer, Berlin Heidelberg New York Tokyo, pp 179-182
7. Ostertag CB, Mennel HD, Kiessling M (1980) Stereotactic biopsy of brain tumors. Surg Neurol 14: 275-283
8. Schönmayr R, Zierski J, Jungmann D (1988) Evaluation of intraoperative application of lasers and cavitron in neurosurgery. In: Walter W, Brandt M, Brock M, Klinger M (eds) Advances in neurosurgery, vol 16. Springer, Berlin Heidelberg New York Tokyo, pp 13-19
9. Tornow K, Voigt M (1984) Computer tomographic diagnosis of intracranial metastases. In: Piotrowski W, Brock M, Klinger M (eds) Advances in neurosurgery, vol 12. Springer, Berlin Heidelberg New York Tokyo, pp 15-18
10. Weigel K, Mohadjer M, Mundinger F (1984) CT-Stereotaxy for differential diagnosis and radiotherapy of intracranial metastases. In: Piotrowski W, Brock M, Klinger M (eds) Advances in neurosurgery, vol 12. Springer, Berlin Heidelberg New York Tokyo, pp 87-89
11. Zieger A, Blanckenberg P, Pozo J, Sander U, Smedema R (1988) Surgical ultrasonic aspiration of brain tumors. In: Walter W, Brandt M, Brock M, Klinger M (eds) Advances in neurosurgery, vol 16. Springer, Berlin Heidelberg New York Tokyo, pp 44-51

2 Tumoren im Kopf- und Gesichtsbereich

H.-D. PAPE, K. L. GERLACH, O. HADJIANGHELOU

2.1 Einleitung

Der Gesichtsschädel ist Ausgangspunkt vielfältiger gut- und bösartiger Gewebsneubildungen, die im Hinblick auf ihre Häufigkeit und klinische Relevanz sehr unterschiedliche therapeutische Aspekte haben. Die Malignome dieser Region zählen mit Ausnahme der Basalzellkarzinome der Haut zu den bösartigsten Geschwülsten des menschlichen Organismus. Die direkte Nachbarschaft mehrerer Organsysteme wie u. a. Atemwege, Verdauungstrakt, Gefäßbahnen zur Blutversorgung des Gehirns erleichtert das Eindringen eines Tumors in verschiedene anatomische Strukturen. Die Bestandteile der benachbarten Sinnesorgane wie Auge, Ohr, Nase und Zunge setzen der radikalen chirurgischen Therapie Grenzen, oder ihr Verlust führt zu schwerwiegenden funktionellen oder ästhetischen Beeinträchtigungen in der exponiertesten menschlichen Körperregion. Die Planung therapeutischer Maßnahmen wird deshalb nicht nur durch die Größe des Tumors und seine biologischen Eigenschaften beeinflußt. Der Patient selbst muß sichtbaren Verlustoperationen zustimmen und sich schon vor Beginn der Behandlung auch mit den sekundären Therapiefolgen wie z. B. der Aufhebung der Kaufähigkeit und auffälligen Gesichtsdefekten auseinandersetzen.

Wenn auch häufig zunächst der radikale Eingriff mit dem Ziel der Tumorfreiheit vom Operateur geplant und vom Patienten gewünscht wird, so müssen sich in vielen Fällen beide später mit der Erkenntnis abfinden, daß dieses Behandlungsziel nicht erreicht wurde. Verdrängendes und zerstörendes Tumorwachstum einerseits oder der Verlust von Gesichtsanteilen andererseits, rufen bei dem Patienten Verunsicherung und Verzweiflung hervor, die durch palliative und supportive Behandlungsmaßnahmen gemildert werden können. Je geringer die Aussichten auf einen kurativen Therapieerfolg sind, um so mehr müssen die Auswirkungen palliativer Maßnahmen überdacht werden. Der ausgewogene Behandlungsvorschlag für den einzelnen Patienten erfordert Kenntnisse über die Tumorbesonderheiten, über Erfolgsaussichten verschiedener Behandlungskonzepte und eine große Erfahrung des behandelnden Arztes.

2.2 Tumorarten

2.2.1 Gesichtshaut

Zu den häufigsten Malignomen der Gesichtshaut zählen die Basalzellkarzinome (Basaliome), die Plattenepithelkarzinome (Spinaliome) und die malignen Melanome. Daneben finden sich seltenere Tumorarten von klinisch untergeordneter Bedeutung.

Die Basalzellkarzinome werden in 4 verschiedenen klinischen und morphologischen Erscheinungsformen beobachtet [30]. Die Metastasierung kommt sehr selten vor und wird mit 0,05% [27] bis 0,1% [30] angegeben. Die Prognose ist mit wenigen Ausnahmen als günstig anzusehen.

Die Plattenepithelkarzinome der äußeren Haut sind in ihrem klinischen Verhalten aggressiver als die Basalzellkarzinome. Sie wachsen schneller und metastasieren häufig in die regionären Lymphknotenbahnen. Fernmetastasen finden sich dagegen selten.

Die malignen Melanome der Haut, deren klinisch-morphologisches Bild in Kap. II.15 abgehandelt ist, werfen am Gesichtsschädel wegen ihres unberechenbaren Verhaltens und der großen chirurgischen Konsequenz besondere therapeutische Probleme auf. Im Verlauf der Tumorerkrankung erfordern sie häufig palliative chirurgische Maßnahmen, auf die gesondert eingegangen wird.

2.2.2 Mundhöhle und Oropharynx

Unter den malignen Tumoren der Mundhöhle und des Oropharynx dominiert das Plattenepithelkarzinom der Mundschleimhaut. Die überregionale retrospektive Erfassung und Dokumentation aller Karzinome dieser Region nach dem TNM-Schlüssel (UICC 1973) wurde durch den Deutsch-Österreichisch-Schweizerischen Arbeitskreis für Tumoren im Kiefer- und Gesichtsbereich (DÖSAK) an der Mehrzahl aller Fachabteilungen dieser Länder durchgeführt. Das von 1952–1973 erfaßte

Tabelle 1. TNM-Klassifikation der Mundhöhlen- und Oropharynxkarzinome

T-Primärtumor
T1: Tumorgröße 0–2 cm
T2: Tumorgröße 0–4 cm
T3: Tumorgröße über 4 cm

N-Regionäre Lymphknoten
N0: Keine palpablen Lymphknoten
N1: Bewegliche homolaterale Lymphknoten
N2: Bewegliche kontralaterale Lymphknoten
N3: Fixierte Lymphknoten

M-Fernmetastasen
M0: Fehlende Fernmetastasen
M1: Nachgewiesene Fernmetastasen

Krankengut mit 1021 Mundschleimhaut-Oropharynx-Karzinomen gibt Hinweise auf das regionale Verteilungsmuster und das Tumorstadium. Den angewendeten TNM-Schlüssel (UICC 1973) zeigt Tabelle 1.

Topographische Zuordnung und Tumorgrößeneinteilung von 1021 Mundschleimhaut-Oropharynx-Karzinomen werden in Tabelle 2 aufgeschlüsselt wiedergegeben. Dazu findet sich in Tabelle 3 die N-Gruppen-Einteilung der bei 1021 Patienten mit Mundschleimhaut- Oropharynx-Karzinomen gefundenen regionären Metastasen. In dem gleichen Untersuchungsgut wurden nur bei 20 Patienten (2%) Fernmetastasen festgestellt. Die histologische Differenzierung des DÖSAK-Materials mit 845 (82,8%) verhornenden Plattenepithelkarzinomen, 127 (12,4%) nichtverhornenden Plattenepithelkarzinomen und nur 49 (4,8%) soliden Karzinomen weist auf die dominierende Rolle des in der Mehrzahl gut differenzierten epithelialen Tumors hin. Unter den 1021 Patienten wurde ein Verhältnis von männlich zu weiblich von 3,1:1 festgestellt [33]. Der Anteil von T2-Tumoren mit 48% und T3-Tumoren mit 17,9% verdeutlicht, welchen Stellenwert die palliativen und supportiven Therapiemaßnahmen in diesem großen Krankengut haben.

Tabelle 2. Lokalisation und prozentuale Verteilung von 1021 Mundschleimhaut-Oropharynx-Karzinomen (DÖSAK 1952-1973)

Tumoren	Gesamt		T1		T2		T3	
	n	[%]	n	[%]	n	[%]	n	[%]
Lippe	153	(15,0)	109	(31,3)	37	(7,6)	7	(3,8)
Wange	95	(9,3)	36	(10,3)	44	(9,0)	15	(8,2)
Alveolarfortsatz Oberkiefer	132	(12,9)	15	(4,3)	72	(14,7)	45	(24,6)
Alveolarfortsatz Unterkiefer	270	(26,4)	62	(17,8)	154	(31,4)	54	(29,5)
Harter Gaumen	47	(4,6)	13	(3,7)	20	(4,1)	14	(7,7)
Weicher Gaumen	6	(0,6)	1	(0,3)	3	(0,6)	2	(1,1)
Zungenkörper	119	(11,7)	59	(17,0)	49	(10,0)	11	(8,0)
Mundboden	139	(13,6)	45	(12,9)	76	(15,5)	18	(9,8)
Zungengrund	32	(3,1)	7	(2,0)	19	(3,9)	6	(3,3)
Tonsillarregion	24	(2,4)	0	(0,0)	14	(2,9)	10	(5,5)
Pharynxwand	1	(0,1)	0	(0,0)	0	(0,0)	1	(0,5)
Nicht zuzuordnen	3	(0,3)	1	(0,3)	2	(0,4)	0	(0,0)
Tumoren gesamt	1021	(100,0)	348	(100,0)	490	(100,0)	183	(100,0)

Tabelle 3. Regionäre Metastasierung und prozentuale Verteilung der N-Klassifizierung bei 1021 Mundschleimhaut-Oropharynx-Karzinomen (DÖSAK 1952-1973)

	n	[%]
N0	571	(55,9)
N1	232	(22,7)
N2	73	(7,1)
N3	145	(14,2)
Gesamt	1021	(100,0)
N1-N3	450	(44,0)

Tabelle 4. Prognostisch relevante klinische und Therapiefaktoren zur Bestimmung des therapieabhängigen Prognoseindex (TPI), Signifikanzniveau 99%

	Faktor	Ausprägungen des Faktors	Parameter[a]	Standardisierter Parameter[b]
Primärtumor	Größe	>4 cm	0,31	3,15
	Infiltrationsgrad	>5 mm	0,54	5,38
Regionäre Lymphknoten	Evidenz + klinischer Aspekt + Fixationsgrad	Klinisch positiv + fixiert[c]	0,59	5,42
Fernmetastasen	Evidenz	Ja	1,11	4,40
Patient	Alter	>50-70 Jahre	0,32	2,46
		>70 Jahre	0,62	4,34
Therapie	Therapie des Primärtumors	Radikale Operation	-0,64	-6,02
		Radikale Operation + Radiotherapie	-0,41	-3,19
	Therapie der regionären Lymphknoten	Submandibuläre Lymphknotenausräumung, histologisch positive Lymphknoten	0,72	4,37
	Therapieerfolg	Optimal	-0,80	-7,12

[a] Dieser Wert stellt ein Maß dar, inwieweit die Prognose bei Vorliegen einer bestimmten Ausprägung eines Faktors im Vergleich zur Basisausprägung verändert wird. Ein positiver Wert bedeutet eine Verschlechterung der Prognose. Die Werte ermöglichen die Berechnung von Prognoseindizes und geschätzten Überlebenskurven für alle möglichen Faktorenkombinationen.

[b] Dieser Wert berücksichtigt die Standardabweichung und ermöglicht so eine Prüfung auf statistische Signifikanz. Der Kliniker kann aus der Höhe des Werts direkt die Stärke des Einflusses der verschiedenen Ausprägungen eines Faktors auf die Prognose ersehen. Auch hier bedeuten ein positiver Wert eine Verschlechterung, ein negativer eine Verbesserung der Prognose.

[c] Bei Fixation von Lymphknoten nur untereinander wurden diese Lymphknoten als beweglich eingestuft.

Die Auswertung aller Falldaten des DÖSAK-Krankenguts hat Platz et al. [35, 36] veranlaßt, einen „treatment-dependent prognostic index", den sog. TPI, für den wichtigsten Tumor der Kopf-Hals-Region zu erarbeiten. Er erlaubt sowohl für die individuelle Tumorkrankheit als auch für ein Patientenkollektiv eine prognostische Voraussage. Die prognostisch relevanten Faktoren sind in Tabelle 4 dargestellt. Die Prognose zum Zeitpunkt der Erstaufnahme des Patienten ist bei Vorliegen einer bestimmten klinischen Faktorenkombination fakultativ unter verschiedenen therapeutischen Voraussetzungen zu beurteilen.

Sowohl die TNM-Klassifikation, aber insbesondere die Anwendung der Parameter des TPI-Schlüssels geben dem Behandler Hinweise, wann er trotz kurativen Therapieansatzes mit einer Weiterentwicklung der Tumorkrankheit rechnen und somit auf lange Sicht palliative Entscheidungen treffen muß.

2.2.3 Nasen- und Nasennebenhöhlen

Die malignen Tumoren der Nasen- und Nasennebenhöhlen haben einen nur sehr geringen Anteil von 0,2% [28] bis 0,44% [48] unter allen Krebserkrankungen des Körpers. Es handelt sich auch hier wieder vorwiegend um Plattenepithelkarzinome (64%) [14] mit unterschiedlichen Differenzierungsgraden, die auf dem Boden von Metaplasien aus dem respiratorischen Flimmerepithel entstehen. Daneben finden sich lymphoepitheliale Karzinome, Transitional-cell-Karzinome und seltener Adenokarzinome. Trotz der begrenzten Metastasierungstendenz (6% [23] bis 27% [14]) haben diese Tumoren eine schlechte Prognose, nicht zuletzt wegen ihrer späten Symptomatik. Am häufigsten finden sie sich mit 60% im Sinus maxillaris, zu je 15% im Sinus ethmoidalis und in der Nasenhöhle und nur zu 3% im Sinus frontalis sowie zu 2% im Sinus sphenoidalis [14].

2.2.4 Kleine und große Speicheldrüsen

Die Malignome der kleinen und großen Speicheldrüsen kommen selten vor. Ihr Anteil an den Malignomen des ganzen Körpers liegt unter 1% [14]. Die bevorzugte Lokalisation ist die Glandula parotis mit 70 80%. Sie sind nicht nur durch ihre histologische Vielfalt charakterisiert, sondern auch durch eine unterschiedliche Dignität desselben Tumortyps. Die heute allgemein gebräuchliche Einteilung von Seifert et al. [40] unterscheidet Azinuszelltumoren, Mukoepidermoidtumoren, adenoid-zystische Karzinome, Adenokarzinome Plattenepithelkarzinome, Karzinome im pleomorphen Adenom und differenzierte Karzinome. Das Metastasierungsverhalten dieser Tumoren ist sehr unterschiedlich. Metastasen können sowohl lymphogen (Plattenepithelkarzinom und Mukoepidermoidtumoren) wie auch hämatogen (adenoid-zystische Karzinome) auftreten.

Die Malignome des Gesichtsschädelknochens werden in diesem Zusammenhang nicht einzeln aufgeführt, sondern im Gesamtkonzept der palliativen Chirurgie berücksichtigt.

2.3 Prognose

Die folgende Zusammenstellung von Behandlungsergebnissen (Überlebensstatistiken) eines jeweils größeren Krankenguts der im Kopf- Gesichts-Bereich häufig vorkommenden Malignome verdeutlicht, daß sich die Notwendigkeit palliativer Therapiekonzepte allein schon aus dem hohen Anteil von nicht erfolgreich behandelten Tumorpatienten ergibt.

2.3.1 Lippen-, Mundschleimhaut- und Oropharynxkarzinome

Harrold [20] beobachtete bei 804 Patienten mit Mundbodenkarzinomen, die in den Jahren von 1935-1964 behandelt wurden, eine Fünfjahresüberlebensrate von 36%.

Während der ersten Hälfte des Untersuchungszeitraums erfolgte lediglich eine Strahlentherapie, später eine chirurgische Behandlung. Bei einer Einteilung der Patienten in verschiedene Gruppen ermittelte er für 320 Patienten ohne regionäre Lymphknotenbeteiligung eine entsprechende Überlebensrate von 65%, während von den übrigen mit lokalen Metastasen nur 20% 5 Jahre überlebten.

Nach einer späteren Untersuchung von Helman et al. [21] über 338 dieser Tumoren betrug die Fünfjahresüberlebensrate nach einer Kombinationstherapie aus Radiatio, Operation und Zytostase nur 22%.

Nathanson et al. [31] stellten bei 125 Karzinomen der Alveolarfortsätze und des Gaumens nach chirurgischer Behandlung, Strahlentherapie sowie deren Kombination eine Fünfjahresüberlebensrate aller Patienten von 36% fest. Je nach Tumorstadium variierte diese zwischen 10% und 63%.

In einer Sammelstatistik für Zungenkarzinome beschrieb Arnal [3] ohne Berücksichtigung einer Stadieneinteilung eine Fünfjahresüberlebensrate von 19,8% bei 809 operativ behandelten Patienten, von 26,8% bei 5060 strahlentherapierten Personen und schließlich von 36,4% bei 1646 kombiniert behandelten Patienten.

Über ein größeres Krankengut wurde 1967 vom American Joint Committee for

Tabelle 5. Ergebnisse der Fünfjahresheilungen von 1570 Mundhölenkarzinomen. (Nach [1])

		Zungenkarzinom [%]	Mundbodenkarzinom [%]
Stadium I	(T1N0M0)	90	68
Stadium II	(T2N0M0)	64	70
Stadium III	(T3N0M0)		
	(T1-T3N0M0)	34	50
Stadium IV	(T1-T3N2-N3M0)	6	9

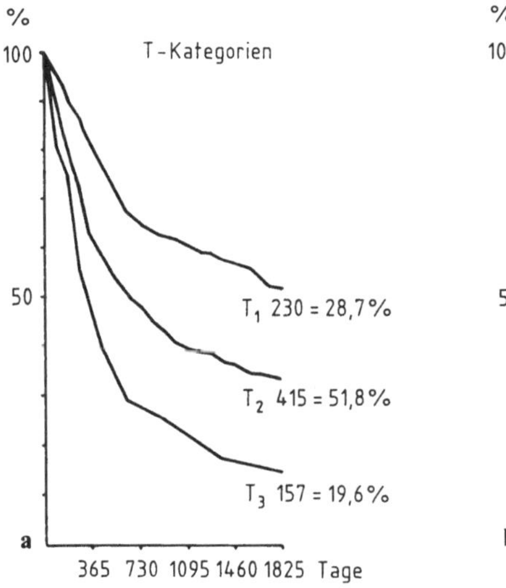

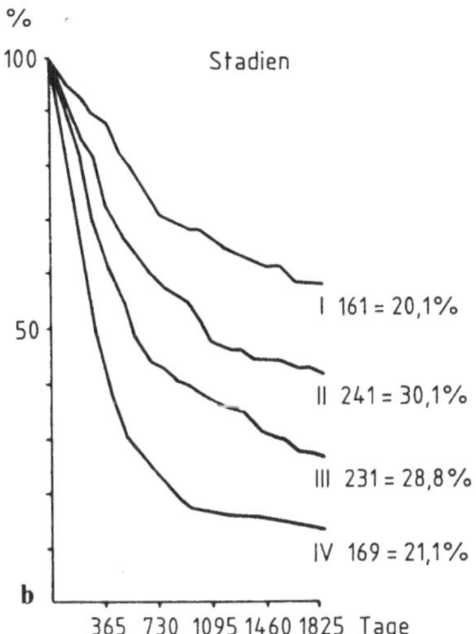

Abb. 1 a, b. Darstellung der Überlebenskurven der T-Kategorien **(a)** und Stadien **(b)** gemäß AJCCS [1] (Aus [34])

Cancer Staging berichtet. Diese Studie enthielt 1570 dokumentierte Mundhöhlenkarzinome aus 15 Kliniken. Die ermittelte Fünfjahresheilung ist in Tabelle 5 entsprechend der Stadieneinteilung des AJCCS [1] sowie nach der TNM-Klassifikation aufgeführt.

Vergleichbare Resultate ergab die retrospektive Studie des DÖSAK [34, 36], worin 802 Patienten mit Mundhöhlenkarzinomen aus 13 Kliniken der Behandlungsjahre 1952-1972 erfaßt wurden. Von diesen Patienten wurden 56,1% chirurgisch, 13,1% strahlentherapeutisch und 19,6% kombiniert behandelt. Die Ergebnisse wurden nach den Klassifizierungen des AJCCS 1967 und 1978 sowie UICC 1973 und 1978 ermittelt. Zum Vergleich der oben beschriebenen Studie werden die Resultate nach dem AJCCS [1] in Abb. 1 aufgeführt. Nach 5 Jahren betrug demnach die Überlebensrate der Patienten im Stadium IV 14%, im Stadium III 26%, im Stadium II 30% und schließlich im Stadium I 58%.

2.3.2 Nasennebenhöhlenkarzinome

Für die selteneren Karzinome der Nasennebenhöhlen ermittelten Jesse et al. [24] bei 146 Patienten eine Fünfjahresüberlebensrate von 40%, die Ergebnisse variierten dabei zwischen 8% bei isolierter Strahlentherapie und 48% nach kombinierter Behandlung (Radiatio und Operation). Entsprechend dieser Studie sind die Angaben von Fries [17] zu bewerten, der nach einer Literaturübersicht Fünfjahresüberlebensraten zwischen 30% und 35% feststellte.

Wegen der unterschiedlichen Tumorkollektive und Behandlungsmodalitäten sowie der besonders im Kopfbereich niedrigen Anzahl an Tumorpatienten in den einzelnen Kliniken ist es schwierig, die aus der Literatur ersichtlichen Heilungsergebnisse miteinander zu vergleichen. Während man aus Einzelarbeiten mitunter den Eindruck gewinnen kann, daß sich die Behandlungsergebnisse in den letzten Jahrzehnten durch Fortschritte der operativen Behandlung und der Strahlentherapie verbessert haben, zeigt aber der oben angeführte Vergleich großer Sammelstatistiken, daß sich z. B. die Prognose der Patienten mit Plattenepithelkarzinomen der Mundhöhle in den letzten 30 Jahren nicht wesentlich verändert hat.

2.3.3 Maligne Melanome

Für 179 Patienten mit Melanomen des Kopf- Hals-Bereichs ermittelte Catkin [12] eine Fünfjahresüberlebensrate von 40%, nach 10 Jahren lebten noch 35% der Patienten. Ballantyne [9] fand für 405 Patienten eine Fünfjahresüberlebensrate von 65,7%, von den Patienten mit primären regionalen Lymphknotenmetastasen überlebten nur 29% 5 Jahre.

Ames et al. [2] fanden bei 176 Patienten mit Melanomen des Kopf- Gesichts-Bereichs Fünf- und Zehnjahresüberlebensraten von 65% bzw. 53%. Die Patienten, bei denen eine elektive Neckdissection vorgenommen wurde, wiesen entsprechende Überlebensraten von 76% bzw. 67% auf. Für 435 Patienten mit Melanomen im Kopf-Hals-Bereich ohne primär nachweisbare Lymphknotenmetastasen ermittelten Balch et al. [7] in einer Studie Zehnjahresüberlebensraten zwischen 70% (Gesicht) und 42% (Kopfhaut). Bei isolierten Malignomen des Ohrs betrug die Überlebensrate nur 30%.

Eine wesentlich schlechtere Prognose haben die seltenen Schleimhautmelanome. Kellner [25] fand nach einer Literaturübersicht Fünfjahresüberlebensraten zwischen 2% und 17%.

2.3.4 Speicheldrüsenmalignome

Die malignen Tumoren der Kopfspeicheldrüsen zeigen einen außerordentlichen Formenreichtum. Eine Angabe zur Prognose dieser verschiedenen Tumoren ist daher sehr schwierig, da ein unterschiedliches biologisches Verhalten sowie das Vorkommen akuter und chronischer Verlaufsformen auch bei gleichen Tumorarten festzustellen sind. So schwanken Berichte über Fünfjahresüberlebensraten z. B. bei Parotistumoren zwischen 15% und 60% [44].

Eine besondere Rolle ist den adenoid-zystischen Karzinomen zuzusprechen, die in den großen und kleinen Speicheldrüsen angetroffen werden. Diese Tumoren zeichnen sich durch eine hohe Rezidivrate bei extrem chronischem Verlauf aus. Stieblitz [44] berichtete daher von Zweieinhalb- und Zehnjahresüberlebensraten von 83%, 66% und 40%. Spiro et al. [43] fanden bei 242 Fällen unterschiedliche Zehnjahresüberlebensraten: Bei Befall der Glandula parotis ermittelten sie 29%, bei Tumoren der Mundspeicheldrüsen 23%, bei Tumoren der Glandula submandibularis 10% und schließlich nur 7% bei den Tumoren der Speicheldrüsen im Bereich der Nasennebenhöhlen und des Larynx.

2.4 Behandlungsmaßnahmen

Die Behandlungsplanung bei maligenen Tumoren im Kopf- Hals-Bereich hat sowohl die operative Entfernung des Tumors einschließlich der regionären Lymphknotenmetastasen als auch die ästhetische und funktionelle Wiederherstellung ausgedehnter Gewebsdefekte durch plastisch-chirurgische und auch epithetische Maßnahmen zu berücksichtigen. Daneben sind auch die regionale Strahlen- und die systemische Chemotherapie fester Bestandteil des Therapiekonzepts. Vom Ansatz sind palliative und kurative Therapie zunächst identisch, jedoch werden die Unterschiede in der möglichen Ausdehnung der chirurgischen Resektion deutlich.

Bei großen Tumoren der Mundhöhle und des Oropharynx ist z. B. ein radikaler operativer Eingriff aus rein palliativen Gründen dann indiziert, wenn die Situation für den Patienten durch Schmerzen, Blutungen, Atemnot und Schluckstörungen unerträglich geworden ist. Durch die operative Tumorentfernung können besonders im Bereich des Gesichts exulzerierende Prozesse mit starker Geruchsbelästigung und bei Perforation zur Mundhöhle Speichelfluß nach extraoral vermieden werden.

Die weitgehende Tumorentfernung wird darüber hinaus den Erfolg adjuvanter Maßnahmen wie Strahlen- und Chemotherapie begünstigen. Zunächst sollen die Prinzipien der operativen Behandlung sowie ergänzende Therapiemöglichkeiten für häufig vorkommende Malignome im Kiefer-Gesichts-Bereich dargestellt werden.

2.4.1 Karzinome des Unterkiefers, des Mundbodens und der Zunge

Größere Schleimhautkarzinome (< T2) des Unterkiefers und auch ausgedehnte Tumoren des Mundbodens und der Zunge erfordern neben der Umschneidung des Tumors mindestens 1 cm im gesunden Gewebe auch eine Kontinuitätsresektion des Kiefers. Eine angestrebte Blockoperation beinhaltet dabei gleichzeitig die Entfernung der regionären Lymphabflußbahnen im anatomischen Zusammenhang mit dem Tumorpräparat.

Bei lateral lokalisierten Tumoren wird der Eingriff nach submandibulärer Schnittführung und T-förmiger Verlängerung zur Klavikula mit einer Neck-dissection begonnen, und das Präparat wird an dem noch nicht ausgeräumten Gewebe der Submandibularloge belassen.

Der transversale Schenkel der Inzision der Neck-dissection wird bogenförmig zur medianen Durchtrennung der Unterlippe fortgeführt. Auf diese Weise werden die intraorale Operationsübersicht sowie die Darstellung des Unterkieferkörpers erleichtert. Danach wird entsprechend der Lage und Ausdehnung des Karzinoms das zu resezierende Segment durchtrennt und die Resektion des Primärtumors ausreichend weit im Gesunden durchgeführt. Bei Sitz des Tumors im hinteren Molaren- oder inneren Kieferwinkelbereich erfolgt die Exartikulation. Zuletzt werden die Strukturen der Submandibularloge (Glandula submandibularis plus Lymphknoten) präpariert und die tiefe Muskulatur der Zunge vom Zungenbein abgetrennt, woraufhin das gesamte Operationspräparat als Block losgelöst werden kann. Bei ausgedehnten Tumorinfiltrationen der Zunge sind eine totale Glossektomie sowie zusätzlich eine kontralaterale suprahyoidale Ausräumung und auch eine Neck-dissection notwendig. Analog erfolgt auch die Blockoperation bei median gelegenen Tumoren, wobei neben der Mittelstückresektion des Unterkiefers und der Tumorresektion eine beidseitige suprahyoidale Ausräumung indiziert ist.

Die anatomischen und funktionellen Verhältnisse des Unterkiefers erfordern bei Kontinuitätsunterbrechung im vorderen Bereich eine primäre Stabilisation durch eine an den verbliebenen Kieferstümpfen verschraubte Überbrückungsplatte. Nach weiter distal im Molaren- und Kieferwinkelbereich erfolgten Resektionen ist eine Stabilisation des Restkiefers nicht erforderlich, da nach entsprechendem Training das Gelenk und die Muskulatur der Gegenseite die Führung des Restkiefers übernehmen können.

Die mit der Knochenresektion verbundenen Weichteilverluste des Mundbodens und der Zunge können durch die Mobilisation von Wangen- und Zungenschleimhaut kompensiert werden. Zur Deckung größerer Defekte haben sich myokutane Insellappen, z. B. des M. pectoralis major hervorragend bewährt [29] (s. Bd. II).

Die oben beschriebenen Prinzipien der operativen Behandlung der Mundhöhlenkarzinome finden in ihrer Durchführbarkeit bei extremen Ausmaßen eine Begrenzung. Bei gleichzeitiger Infiltration sowohl des Zungengrunds als auch der Kaumuskulatur und der äußeren Haut mit drohendem oder bereits erfolgtem Spontandurchbruch sind nur tumorreduzierende Maßnahmen mit anschließender bzw. auch präoperativ durchgeführter Strahlen- und Chemotherapie anzuwenden. Um aber die unerträgliche Situation von Patienten mit orokutanen Fisteln für die verbliebenen Lebensmonate zu erleichtern, sind auch oft weitere begrenzte palliative Eingriffe indiziert. So bewirkt die Entfernung der den Tumor bedeckenden Haut mit anschließender Defektdeckung mittels größerer Rotationslappen eine Vermeidung der sehr unangenehmen orokutanen Perforation und verhindert äußerlich die Entstellung durch das progrediente Tumorwachstum. Durch Infiltration der Kaumuskulatur bedingte Kieferklemmen können zudem behoben werden, indem man die Mandibula durchtrennt.

2.4.2 Karzinome des Oberkiefers und der Nasennebenhöhlen

Größere Tumoren des Oberkiefers und besonders der Nasennebenhöhlen erfordern zur besseren Operationsübersicht eine faziale Freilegung, die in der Regel in verschiedenen Modifikationen des klassischen Zugangs nach Dieffenbach und Weber vorgenommen wird [41]. Die Schnittführung beginnt in der Mitte der Oberlippe, verläuft dann paranasal und horizontal im Unterlid. So können die Weichteile seitwärts geklappt werden. Besonders bei distal gelegenen Tumoren mit Einbruch in die Flügelgaumengrube kann alternativ auch ein temporaler Zugang gewählt werden [19]. Im Bereich des Alveolarfortsatzes gelegene Malignome werden mit einem 1 cm breiten Sicherheitsabstand umschnitten, wobei immer die Resektion des umgebenden Knochens notwendig wird. Bei Befall der Kieferhöhle erfolgt die Resektion des Oberkiefers. Je nach Ausdehnung des Malignoms müssen bei diesen Eingriffen die benachbarten Regionen wie Nasenhöhle, Orbitaboden, Siebbeinzellen, Epipharynx, Flügelgaumengrube und alle Bereiche der vorderen und mittleren Schädelbasis mit einbezogen werden. Gegebenenfalls ist die Exenteratio orbitae erforderlich.

Bei Resektion des Orbitabodens wird zur Vermeidung von postoperativem Doppelbildsehen eine primäre Rekonstruktion durch eine mit einer Drahtschlinge fixierte Kunststoffschablone oder durch das Einnähen von lyophilisierter Dura empfohlen [37].

Zur Erleichterung der Wundpflege und Vermeidung einer narbenbedingten Kieferklemme wird die wangenwärtige Resektionshöhle mit einem Spalthauttransplantat ausgekleidet sowie eine Durchtrennung des Unterkiefermuskelfortsatzes vorgenommen. Nach vorübergehender Jodoform-Vaseline-Tamponade der Resektionshöhle wird anschließend (nach 14 Tagen) eine Resektionsprothese eingegliedert, die die Sprach- und Schluckfunktion gewährleisten soll und gleichzeitig eine narbige Einziehung der Wangenweichteile verhindert.

2.4.3 Regionäre Metastasen

Bei der Behandlung der Mundschleimhautkarzinome muß immer das regionäre Lymphabflußgebiet in die Behandlungsplanung mit einbezogen werden. Bei submandibulär und/oder im lateral-zervikalen Bereich tastbaren Lymphknoten ist im Zusammenhang mit der Tumorentfernung eine radikale Neck-dissection durchzuführen. Nach Eröffnung des Halses wird dazu zunächst der M. sternocleidomastoideus freipräpariert und an der Klavikula abgesetzt. Nach Darstellung der V. jugularis interna und deren kaudaler Unterbindung und Ablösung erfolgen die Kranialpräparation des Gewebes und die Ausräumung des lateralen Halsdreiecks bis zum Vorderrand des M. trapezius. Dabei bleiben die tiefe Halsmuskulatur, die

A. carotis communis und die Nn. vagus und phrenicus in ihrer Kontinuität erhalten. Nach Absetzung des M. sternocleidomastoideus sowie der V. jugularis interna an der Schädelbasis und Resektion des unteren Parotispols wird nach Präparation der Submandibularloge bei Oberkiefer- und Nasennebenhöhlenkarzinomen dieses Neck-dissection-Präparat isoliert entnommen. Bei Tumoren des Unterkiefers und des Zungengrunds erfolgt die Entnahme im Zusammenhang mit dem Tumorpräparat.

Bei beidseitigem Lymphknotenbefall wird zunächst die radikale Lymphknotenausräumung auf der Tumorseite vorgenommen und durch eine kontralaterale suprahyoidale Ausräumung ergänzt. Eine notwendig erscheinende Neck-dissection kann dann nach einem 4-wöchigen Intervall zur Erstoperation erfolgen.

2.4.4 Kombinierte und ergänzende Behandlungsmaßnahmen

Mit Einführung der Megavolttherapie sowie der computergesteuerten Dosisplanung sind die Möglichkeiten der Tumorzellvernichtung mit weitgehender Schonung des umgebenden Gewebes gewachsen. Durch die systematische Kombination von Operation mit prä- und/oder postoperativer Radiatio konnte eine Erhöhung der Fünfjahresüberlebensraten von 5-10% festgestellt werden [42]. Die unzureichenden Behandlungsergebnisse bei der alleinigen operativen Therapie der Plattenepithelkarzinome der Mundhöhlenschleimhaut veranlaßten uns, seit 1985 in Zusammenarbeit mit weiteren kieferchirurgischen Kliniken die Vorteile einer präoperativen Strahlenbehandlung sowie einer präoperativen Chemotherapie (Cisplatin) zu nutzen und diese Verfahren einzusetzen. Die gewählte Chemotherapie mit Cisplatin wird bei der Kombination mit einer Strahlentherapie weniger unter dem Gesichtspunkt ihrer zytotoxischen Wirksamkeit als vielmehr wegen ihres experimentell nachgewiesenen strahlensensibilisierenden Effekts eingesetzt, wobei geringere Dosen mit niedrigerer Toxizität gewählt wurden [39].

Dazu werden die Patienten innerhalb von 5 Wochen mit 36 Gy im Bereich des Tumors und auch der regionaren Lymphabflußgebiete bestrahlt. Während der ersten 5 Behandlungstage erfolgt parallel zur Radiatio die Cisplatingabe von täglich 5mal 20 mg/m^2 Körperoberfläche. Zwei Wochen nach Beendigung der Strahlentherapie wird die radikale Tumoroperation einschließlich der Neck-dissection nach den oben beschriebenen Prinzipien vorgenommen.

Bei postoperativ histologisch oder klinisch nachgewiesenem Tumorgewebe im Bereich der Resektionsgrenzen erfolgt in der gleichen Weise nach einem 14tägigen Intervall eine Fortsetzung der Strahlentherapie bis zu einer Aufsättigung von 70 Gy.

Bei Patienten, für die eine Operation ein zu hohes Allgemeinrisiko darstellt oder die eine Operation verweigern, kann eine alleinige Hochvoltbestrahlung erfolgen. Zur palliativen Therapie weit fortgeschrittener und diagnostisch infauster Plattenepithelkarzinome sowie bei Auftreten von Rezidiven nach dem oben angegebenen Therapiekonzept haben sich im Kiefer- und Gesichtsbereich zudem verschiedene Zytostatikakombinationen mit Bleomycin, Methotrexat, Vincristin und Cisplatin bewährt. Auf diese Weise wurde in vielen Fällen eine Voll- oder Teilremission des Tumors bis zu mehreren Monaten erreicht, wodurch besonders die Nahrungsaufnahme und die Hygiene verbessert wurden. In der Kölner Klinik verwenden wir da-

Tabelle 6. Therapieschema zur Behandlung oraler Plattenepithelkarzinome. (Nach [10])

1. Tag:	Vincristin, 1,4 mg/m^2	i.v.
	Bleomycin, 30 mg	i.v. während 1 h
	Methotrexat, 120 mg/m^2	i.v. während 20 h
	Danach Leukovorin, 75 mg	i.v. während 12 h
	Danach Leukovorin, 4mal 12 mg	i.m. 6stündlich
4. Tag:	Wie 1. Tag ohne Vincristin	
7. Tag:	Wie 1. Tag	
10. Tag:	Wie 1. Tag ohne Vincristin	

zu zwei verschiedene Regime. Tabelle 6 zeigt das von Bitter et al. [10] angegebene Schema.

Dieser Behandlungszyklus kann aber nur unter Beachtung strenger stationärer Sicherheitsvorkehrungen angewendet werden. Dazu zählen die Infektionsprophylaxe und die pernasale Sondenernährung sowie die kontinuierliche Kontrolle der hämatotoxischen Effekte. Unter Berücksichtigung der allgemeinmedizinischen Parameter (Blutbildkontrollen) kann dieses Regime auch mehrfach wiederholt werden.

Alternativ wird von uns ein weiteres Zytostatikaregime angewendet, welches für die Patienten weniger belastend ist und ebenfalls mehrfach wiederholt werden kann. Diese Kombinationstherapie mit Methotrexat, Bleomycin und Cisplatin wurde erstmals von Vogl et al. [47] zur palliativen Therapie von Ösophaguskarzinomen beschrieben und von Hoffmeister [22] zur Behandlung von Mundbodenkarzinomen eingeführt. Ein besonderer Vorteil dieses Schemas ist darin zu sehen, daß die Behandlung ambulant durchgeführt wird und der Patient dadurch in seinem häuslichen Milieu betreut werden kann. Der Behandlungszyklus dauert 21 Tage. Methotrexat wird i.m. in einer Dosis von 40 mg/m^2 am 1. und 14. Tag verabreicht, jeweils 10 mg Bleomycin werden i.m. am 1., 8. und 15. Tag appliziert. Während eines 2-tägigen stationären Aufenthalts erfolgt am 4. Tag die Cisplatingabe (50 mg/m^2 i.v.) unter gleichzeitiger forcierter Diurese.

2.4.5 Maligne Melanome im Kopfbereich

Als Therapie der Wahl bei der Behandlung des malignen Melanoms gilt dessen chirurgische Exzision. Über das Ausmaß des dazu notwendigen Sicherheitsabstands bestanden häufig konträre Auffassungen. Eine gewisse Standardisierung des operativen Eingriffs wurde erst durch die Untersuchungen von Clark et al. [13] zur Invasionstiefe und von Breslow [11] zur Tumordicke als wesentliche Prognosekriterien ermöglicht.

Bei Melanomen unter 0,75 mm Eindringtiefe sowie bei Lentigo-maligna-Melanomen bis zu einer Tumordicke von 1,5 mm ist die Exzision mit einem Sicherheitsabstand von 1 cm ausreichend, nach Day et al. [15] sind in diesen Fällen keine Satelliten in den Tumorrandzonen zu erwarten. Die entstandenen Defekte lassen sich in der Regel durch Verschiebelappen bzw. Vollhauttransplantate plastische decken.

In den übrigen Fällen wird wegen des höheren Rezidivrisikos eine Exzision mit einem 3 cm breiten seitlichen Sicherheitsabstand sowie einer Tiefenausdehnung bis auf die oberflächliche Faszie gefordert. Dies gilt insbesondere bei Skalpmelanomen über 0,75 mm Tumordicke, bei allen übrigen Melanomen mit mehr als 1,5 mm Tumordicke sowie bei ulzerierten Melanomen [16].

Die Defektdeckung nach Tumorentfernung ist in der Regel im Bereich des Halses, des Kinns, der Unterlippe und der Wange durch die Anwendung verschiedener Nahlappen möglich. Im Stirnbereich werden zur Defektdeckung Vollhauttransplantate und in der Region des behaarten Kopfes Spalthauttransplantate bevorzugt verwendet.

Eine Lymphknotendissektion wird, wie von Urist [45] empfohlen, immer dann durchgeführt, wenn palpable und klinische metastasenverdächtigte Lymphknoten vorliegen. Eine Indikation zur prophylaktischen Neck-dissection wird in Abhängigkeit von der Tumordicke des Primärtumors gestellt. Es ist bekannt, daß besonders bei Patienten mit nodulären (NM) und superfiziell spreitenden Melanome (SSM) die Wahrscheinlichkeit einer lokalen Metastasierung von der Tumordicke abhängt. Da nach Urist et al. [46], Balch et al. [5] und Reintgen et al. [38] eine deutlich erhöhte Überlebensrate nach einer zusätzlichen Lymphknotendissektion ermittelt wurde, führen wir in diesen Fällen auch bei klinisch nicht nachweisbaren Lymphknoten eine Dissektion durch. Nach den oben genannten Untersuchungen wurde bei Patienten mit einer Tumordicke von 0,75–1,5 mm zwar ebenfalls eine geringe, aber statistisch nicht signifikante Überlebensrate angegeben. In diesen Fällen erscheint daher die Neck-dissection nur bei positiven Ergebnissen einer präoperativ durchgeführten Lymphszintigraphie und bei klinisch nachweisbaren Lymphknoten indiziert. Zwar ist bei Patienten mit einer Tumordicke von mehr als 4 mm keine Verbesserung der Überlebensrate durch eine Lymphknotendissektion zu erwarten, da hier in mehr als 70% der Fälle bereits Fernmetastasen vorliegen [8]. Es muß offenbleiben, ob eine Lymphknotenausräumung in diesen Fällen durch Verkleinerung der Tumormasse einer nachfolgenden adjuvanten Therapie eine günstige Ausgangsbasis schafft. Nicht zuletzt ist dieses therapeutische Vorgehen auch in aussichtslosen Fällen oft notwendig, um den Patienten nicht an exulzerierten Tumoren im Kopf- und Hals-Bereich leiden zu lassen [18].

Bei Auftreten von Satelliten- sowie Fernmetastasen sind besondere palliative Maßnahmen angezeigt. Bei einzelnen oder solitären Metastasen der Haut, der Subkutis oder der Lymphknoten gilt ebenfalls die chirurgische Exzision als Therapie der Wahl [4]. Diese Metastasen sollten möglichst in einem Frühstadium entfernt werden, bevor sie größere Tumorknoten bilden oder Beschwerden verursachen. Weitere nachfolgende Metastasen erfordern jeweils zusätzliche Exzisionen. Zwar sind bei vielen Patienten häufig wiederholte Eingriffe notwendig, aber die mediane Überlebenszeit kann bei diesem Vorgehen ab dem ersten Auftreten der Metastasen bis zu 23 Monate betragen.

Bei multiplem oder rezidivierendem Auftreten der Metastasen kommen alternativ auch eine Strahlen- und eine Chemotherapie (s. unten) in Betracht.

Schwerwiegender ist die Inzidenz von Fernmetastasen (Fernlymphknoten, Lunge, Skelett, Leber und Gehirn): So wird die mediane Überlebenszeit bei einem Metastasenorgan mit 7 Monaten, bei zwei Organen mit 4 Monaten und bei drei und mehr Organen mit 2 Monaten angegeben [6]. Palliative Maßnahmen sind in diesen Fällen in der Regel nur zur Erleichterung und Beseitigung von Beschwerden angezeigt. Bei isolierten Metastasen ist mitunter aber auch eine chirurgische Sanierung vorteilhaft. Bei Hirn- und Skelettmetastasen wird eine Strahlentherapie empfohlen.

Als Ultima ratio ist weiterhin die Chemotherapie anzusehen. Als wichtigstes Mittel gilt Imidazolcarboximid, welches isoliert oder in Kombination mit anderen Zytostatika empfohlen wird [4]. Nach einer Übersicht der hierzu veröffentlichten Literatur betragen die Response-Raten zwischen 15% und 20%, so daß diese Behandlung nicht zuletzt wegen der schlechten Prognose des Tumors und auch der hohen Toxizität der Therapie nur bei symptomatischen Fällen empfohlen wird. Weitere Empfehlungen zur symptomatischen Therapie des metastasierenden malignen Melanoms finden sich in Kap. II.15.

2.5 Notfallmaßnahmen und symptomatische Therapie

Durch ausgedehnte Tumoren des Zungengrunds, der Oro- und des Hypopharynx können die Atemwege verengt werden. Bei Auftreten von laryngealem Stridor, bei Einziehung des Jugulums mit subjektiv empfundener Atemnot des Patienten, ist eine Tracheotomie zur Erleichterung der Atmung und zur Vermeidung von Erstikkungsängsten angezeigt. Eine frühzeitige Indikationsstellung ermöglicht dabei die Durchführung des Eingriffs unter optimalen Bedingungen, d.h. in Intubationsnarkose. Bei nahezu völliger Verlegung des Pharynx durch den Tumor und der dadurch nicht möglichen Intubation kann diese Operation auch in Lokalanästhesie erfolgen.

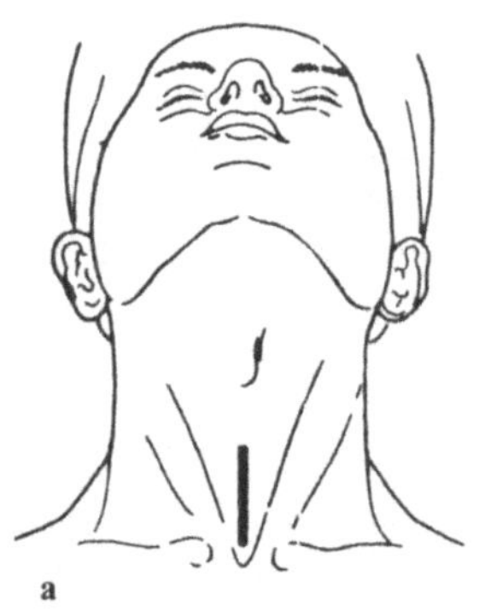

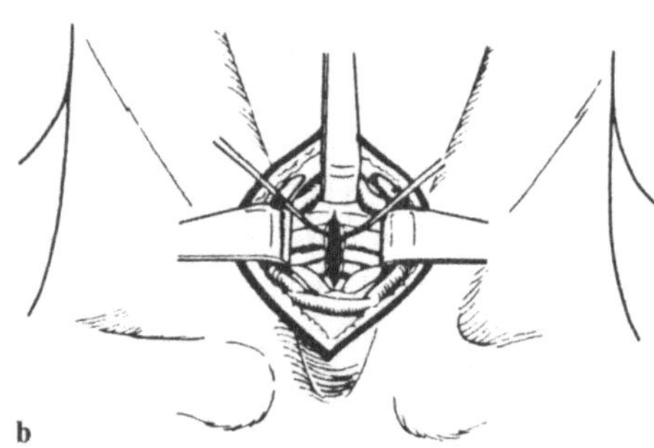

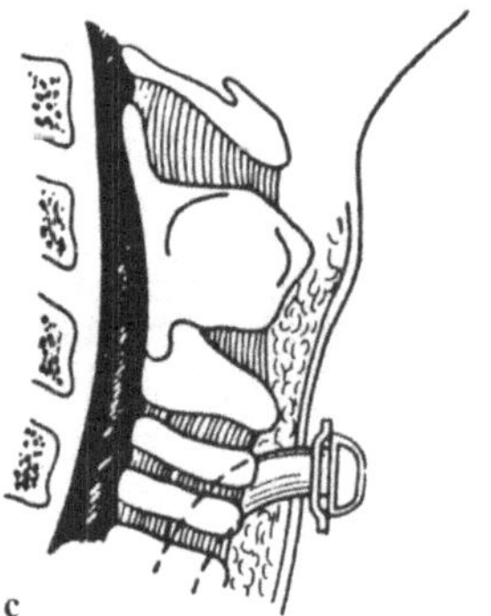

Abb. 2a–c. Schematische Darstellung der Tracheotomie. **a** Schnittführung, **b** Inzision der Trachea, **c** Lage der Trachealkanüle im seitlichen Schnitt

Bei der palliativen Tracheotomie bevorzugen wir eine vertikale, exakt in der Mitte gelegene Schnittführung vom oberen Rand des Ringknorpels bis etwa 3 cm unter diesen reichend. Als besonders zweckmäßig hat sich dabei die Rückenlage des Patienten mit möglichst weit rekliniertem Kopf erwiesen. Nach Spaltung der oberflächlichen und mittleren Halsfaszie im Verlauf der Linea alba werden die Mm. sternohyoidei nach lateral und der Schilddrüsenisthmus nach vorheriger Durchtrennung der Fascia laryngothyreoidea nach kaudal mobilisiert. Die Gefäße werden dabei möglichst geschont und ebenfalls zur Seite gehalten. Auftretende Blutungen müssen sorgfältig gestillt werden.

Nach Einspritzen eines Schleimhautanästhetikums in das Tracheallumen wird aus dem 1. und 2. Trachealring eine runde Öffnung, passend für eine Kanüle ausreichender Größe, ausgeschnittenen (Tracheotomia superior). Dazu wird zunächst eine flexible Kunststoffkanüle mit aufblasbarer Manschette zur Vermeidung von Blutaspiration eingeführt. Vorher muß bei einer Intubationsnarkose der endotracheale Tubus zurückgezogen werden. Die Kanüle selbst wird mit einem Band, ausgehend von seitlichen Ösen, um den Hals herum fixiert. Die Weichteilwunden werden schließlich mit Nähten adaptiert. Nach wenigen Tagen kann diese Kanüle durch eine Doppelkanüle aus Silber (sog. Sprechkanüle) ersetzt werden. Diese bietet den Vorteil guter Reinigungsmöglichkeiten, da die Innenkanüle herausnehmbar ist (Abb. 2).

Arrosionsblutungen können bei fortgeschrittenem Tumorwachstum insbesondere im Zungen- und Mundbodenbereich zu einer akuten Lebensgefährdung durch Aspiration und Blutverlust führen. Ist die lokale Blutstillung im Tumorbereich nicht möglich, wird die A. carotis externa entsprechend den Gegebenheiten entweder in Lokalanästhesie oder in Intubationsnarkose unterbunden. Die Schnittführung erfolgt am Vorderrand des M. sternocleidomastoideus, etwa 4 cm unterhalb des Ohrs beginnend und bis in Höhe des Schildknorpels reichend. Nach Durchtrennung des Platysma und der oberflächlichen Halsfaszie wird der mediale Rand des M. sternocleidomastoideus dargestellt und nach dorsal mobilisiert. Es erfolgen die Eröffnung der Gefäßscheide und zunächst die Präparation der V. jugularis interna und deren Verlagerung nach medial. Die Teilungsstelle der A. carotis communis wird aufgesucht und zunächst die Lage der A. carotis bestimmt. Erst wenn der Operateur den ersten Abgang von der A. carotis externa, die A. thyroidea superior, dargestellt hat, ist das Gefäß eindeutig identifziert und kann nunmehr durch eine Doppelligation unterbunden werden (Abb. 3). Bei vorausgegangener radikaler Neck-dissection ist

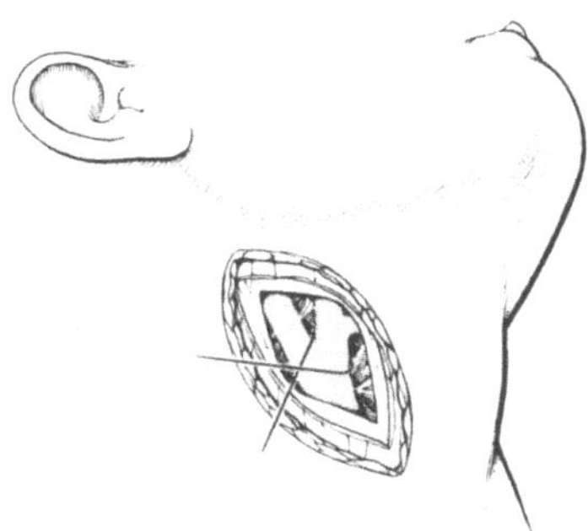

Abb. 3. Schematische Darstellung der Unterbindung der A. carotis externa

die Darstellung einfacher, da hier die Karotisgabel unter der Haut zu tasten ist und der Hautschnitt auf diese Region begrenzt werden kann.

Ist im Rahmen der Tumorresektion die A. carotis externa schon durchtrennt, und kommt es im Verlauf der Krankheit zu einer stärkeren Blutung an der Schädelbasis, so kann in Einzelfällen die Unterbindung der A. carotis communis unumgänglich werden. Diese Notmaßnahmen mit ihren Gefahren für die Hirndurchblutung können den behandelnden Arzt vor ein schweres Entscheidungsproblem stellen.

2.6 Hygienemaßnahmen

Das fortschreitende Tumorwachstum im Kopf-Hals-Bereich ist durch den Gewebszerfall und die begleitende Flüssigkeitsabsonderung für den Patienten eine schwere Belastung. Die Situation wird zusätzlich durch den ständigen Speichelfluß nach extraoral erschwert, wenn ein ulzerierend wachsender Tumor den Mundboden oder die Wange perforiert hat. Der Patient spürt, daß Besucher sich wegen der starken Geruchsbelästigung auf Distanz halten und seine Krankheit ihn immer stärker in körperliche Isolation führt. Sorgfältige Wund- und Körperpflege stellen dann eine der letzten wesentlichen pflegerischen Hilfen dar, die u. U. mehrmals täglich notwendig werden. Im Bereich der äußeren Haut sind Spülungen mit desinfizierenden Lösungen wie z. B. 2%igem Wasserstoffperoxid oder Betaisodona durchzuführen. Enzymatisch wirkende und geruchsabsorbierende Salben wie z. B. Iruxol oder Vulnotox werden breitflächig mit dem Verband auf den Tumorkrater aufgetragen. Der Rhythmus des Verbandwechsels hat sich der Sekretionsstärke und dem Ausmaß der Geruchsbelästigung anzupassen. Bei intraoralen Ulzerationen sind regelmäßig Spülungen mit milden Desinfektionslösungen wie z. B. Kamillosan, Salviathymol oder auch Hexoral angezeigt. Eine zusätzliche Antibiotikatherapie kann u. U. eine Superinfektion des Tumors durch geruchsbildende Anaerobier verhindern. Ist der Patient nicht mehr selbst zu Mundspülungen in der Lage und kann er evtl. seinen eigenen Speichel nicht mehr schlucken, so müssen die Mundpflege und das regelmäßige Absaugen bis zum Zungengrundbereich vom Pflegepersonal übernommen werden. Die Borkenbildung im Lippen-Nasen-Eingangsbereich und an den Augenlidern wird durch regelmäßige Verwendung von Bepanthen-Salbe verhindert.

Falls die Patienten durch Behinderung im Schluckakt nicht mehr selbst ausreichend Nahrung zu sich nehmen können, ist die Ernährung über eine durch die Nase eingeführte Magensonde u. U. über Monate möglich. Die Indikation für eine parenterale Ernährung im Spätstadium einer Tumorerkrankung ist selten gegeben und beschränkt sich bei Flüssigkeitsmangel auf die Zufuhr von Glukose und Ringer-Lösung.

2.7 Schlußbetrachtung

Bis heute stellt der fortgeschrittene Tumor den größten Anteil aller primären malignen Tumoren im Kiefer-Gesichts-Bereich. Die Begrenzte Heilungsquote hat eine große Zahl von lokalen Rezidiven und regionären Metastasen zur Folge, die durch ihr langsames progredientes Wachstum das Leben der Patienten beenden. Das Konzept einer kombinierten Tumortherapie („combined modality“) hat sich für diese große Gruppe von Patienten durchgesetzt. Der palliative chirurgische Eingriff soll dabei die Tumormasse soweit wie möglich und vertretbar reduzieren, um für die Strahlen- und Chemotherapie günstige Voraussetzungen zu schaffen. In das Konzept der reduktiven Tumortherapie können sowohl der Primärtumor, der Rezidivtumor als auch einzelne Metastasen eingeschlossen sein. Obwohl bei Verzicht auf Kurabilität der chirurgische Eingriff einfach, rasch und wenig belastend sein sollte, ist diese Vorgabe im Kiefer-Gesichts-Bereich nicht immer einzuhalten. Der Verlust von deckenden Gesichtsteilen erfordert oft zusätzliche plastisch-rekonstruktive Maßnahmen, die in Bd. II erörtert werden. Die dargelegten klinischen Richtlinien können bei entsprechenden Voraussetzungen eine Lebensverlängerung von mehreren Jahren bewirken. Sie müssen jedoch für jeden einzelnen Patienten und dessen persönliche Situation auf ihre Indikation überprüft werden. Die Entscheidung zu einer belastenden Operation mit evtl. verstümmelnden Folgen wird für den Operateur zur Gewissensfrage, wenn der betreffende Patient nicht jede lebensverlängernde Maßnahme von ihm fordert, sondern selbst im Zweifel ist. Wenn die Einwilligung des Patienten zur Behandlung nicht zu einer leeren Formalität werden soll, dann müssen wir ihn über Art und Prognose seiner Erkrankung und die begrenzten Möglichkeiten der palliativen Therapie ausreichend informieren. Das Aussprechen der belastenden Wahrheit muß nicht dazu führen, ihm jede Hoffnung zu nehmen.

Gerade in einer aussichtslosen Situation wird der Patient, der noch nicht mit dem Leben abgeschlossen hat, seine ganze Hoffnung an einen neuen Behandlungsschritt binden, auch wenn dieser ihm nur zeitlichen Aufschub gewährt. Der Einfluß des rational medizinisch ausgerichteten Denkens wird um so größer sein, je weniger der Patient in seinem Leben gelernt hat, für sich selbst Entscheidungen zu treffen. Leider ist gerade bei Patienten mit Karzinomen der Mund- und Oropharynxregion häufig eine eingeschränkte Entscheidungsfähigkeit gegeben, da diese Tumoren vorrangig nach jahrzehntelanger Nikotin- und Alkoholabhängigkeit in fortgeschrittenem Alter beobachtet werden [32]. In diesen Fällen liegt die Verantwortung für das Ausmaß der Therapie ganz in der Hand der betreuenden Ärzte. Soweit möglich müssen die nächsten Angehörigen in den Entscheidungsprozeß zur Therapie oder auch zur therapeutischen Resignation mit einbezogen sein.

Zusammenfassend kann festgestellt werden, daß der palliative chirurgische Eingriff im Kiefer-Gesichts-Bereich nicht durchgeführt werden soll, wenn er für die physische und psychische Situation des Patienten keinen Gewinn mehr erwarten läßt. Er soll erfolgen, wenn mit der Lebensverlängerung die Integrität der Patientenpersönlichkeit noch erhalten werden kann.

Literatur

1. American Joint Committee for Cancer Staging and End Results Reporting (1967) Clinical Staging System for Carcinoma of the Oral Cavity. Chicago
2. Ames FC, Sugarbaker EV, Ballantyne AJ (1976) Analysis of survival and disease control in stage I melanoma of the head and neck. Am J Surg 132: 484
3. Arnal M-L (1968) Spezielle Probleme bei der Strahlentherapie der Mundhöhlen-Tumoren, dargestellt am Beispiel des Zungengrundkarzinoms. Fortschr Kiefer Gesichtschir 13: 162
4. Balch C, Milton GW (1988) Behandlung des metastasierenden Melanoms. In: Balch C, Milton GW, Shaw HM, Soong SJ (Hrsg) Hautmelanome. Diagnose, Therapie und weltweite Ergebnisse. Springer, Berlin Heidelberg New York Tokyo, S 244
5. Balch C, Murad T, Soong SJ, Ingalls A, Richards P, Maddox W (1979) Tumor thickness as a guide to surgical management of clinical stage I melanoma patients. Cancer 43: 883
6. Balch C, Soong SJ, Murad T, Smith JW, Maddox WA, Durant JR (1983) A multifactorial analysis of melanoma IV. Prognostic factors in 200 melanoma patients with distant metastases (stage III). J Clin Oncol 1: 126
7. Balch C, Soong SJ, Shaw HM, Milton GW (eds) (1983) An analysis of prognostic factors in 4000 patients with cutaneous melanoma. In: Cutaneous melanoma. Clinical management and treatment results worldwide. Lippincott, Philadelphia, p 321
8. Balch C, Cascinelli N, Milton GW, Sim FH (1985) Elective lymph node dissection: pros and cons. In: Balch C, Milton GW (eds) Cutaneous melanoma. Clinical management and treatment results worldwide. Lippincott, Philadelphia, p 131
9. Ballantyne AJ (1970) Malignant melanoma of skin and head and neck: analysis of 405 cases. Am J Surg 120: 425
10. Bitter K, Bier J, Henze H et al. (1979) Vergleich einer postoperativen Chemotherapie mit einer postoperativen CO-60-Bestrahlung bei Patienten mit fortgeschrittenen Mundhöhlen-Karzinomen. Bericht über eine randomisierte Studie. Dtsch Z Mund Kiefer Gesichtschir [Suppl] 3: 55
11. Breslow A (1975) Tumor thickness, level of invasion and node dissection in stage I (cutaneous melanoma). Ann Surg 182: 572
12. Catkin D (1966) Cutaneous melanoma of head and neck. Am J Surg 112: 512
13. Clark WH, From L, Bernadino EA, Mihm MC (1969) The histogenesis and biologic behavior of primary human malignant melanoma of the skin. Cancer Res 29: 705
14. Conley J (1970) Concepts in head and neck surgery. Thieme, Stuttgart
15. Day C, Harrist TJ, Gorstein F (1981) Malignant melanoma. Prognosis significance of „microscopic satellites" in the reticular dermis and subcutaneous fat. Ann Surg 194: 108
16. Drepper H, Grootens A, Padberg G, Peters A, Wiebelt H (1988) Prognoserelevante Kriterien und stadiengerechte Therapie des malignen Melanoms. Fortschr Kiefer Gesichtschir 33: 143
17. Fries R (1986) Zur Chirurgie der Kieferhöhlenmalignome. In: Watzek G, Matejka M (Hrsg) Erkrankungen der Kieferhöhle. Springer, Wien New York S 81
18. Gerlach KL, Pape H-D, Groth W (1989) Ergebnisse der chirurgischen Behandlung von Melanomen im Kopfbereich. In: Pannike A, Rudolph H (Hrsg) Entwicklung und heutiger Stand der Plastischen und Wiederherstellungschirurgie. Sasse, Rotenburg, S 549
19. Hadjianghelou O, Obwegeser HL (1986) Der temporale Zugang zum retromaxillären-infrakranialen Raum und zur Orbita in der Tumorchirurgie. Laryngol Rhinol Otol (Stuttg) 65: 46
20. Harrold CC (1971) Management of cancer of the floor of the mouth. Am J Surg 22: 487
21. Helman PR, Sealy R, Binnewald B (1975) Cancer of the floor of the mouth. S Afr J Surg 13: 147
22. Hoffmeister B (1987) Erfahrungen in der speziellen palliativen Chemotherapie. Vortrag, Jahrestagung des DÖSAK am 20.11. 1987 in Hannover
23. Jesse RH (1965) Preoperative versus postoperative radiation in the treatment of squamous carcinoma of the paranasal sinuses. Am J Surg 110: 552
24. Jesse RH, Goepfert H, Lindberg RD (1975) Carcinoma of the sinuses: A review of treatment. In: Chambers RG, Janssen AMP, Jaques DA, Routledge RT (eds) Cancer of the head and neck. Excerpta Medica, Amsterdam Oxford p 153
25. Kellner J (1986) Maligne Melanome im HNO-Bereich. In: Voigt H, Kleeberg UR (Hrsg) Malignes Melanom. Springer, Berlin Heidelberg New York Tokyo, S 63
26. Koblin I (1977) Karzinome der großen und kleinen Mundspeicheldrüsen. (Habilitationsschrif-

ten der Zahn- Mund- und Kieferheilkunde) Buch- und Zeitschriften-Verlag - die Quintessenz -, Berlin
27. Koch H (1974) Karzinome der Mundhöhle. Westdeutscher Verlag, Opladen
28. Martin H (1948) Cancer of the head and neck. JAMA 137: 1366
29. Mc Gregor JA, Mc Gregor FM (1986) Cancer of the face and mouth. Pathology and management for surgeons. Churchill Livingstone, Edinburgh
30. Mittermayer C (1976) Oralpathologie. Schattauer, Stuttgart
31. Nathanson AO, Jakobsson PA, Wersäll J (1973) Prognosis of squamos-cell carcinoma of the gums. Acta Otolaryngol 75: 301
32. Pape H-D (1972) Die Früherkennung der malignen Mundschleimhauttumoren unter besonderer Berücksichtigung der exfoliativen Cytologie. Hanser, München
33. Pape H-D (1981) Größe der malignen Mundschleimhauttumoren zum Zeitpunkt der Primärdiagnostik (DÖSAK). Dtsch Zahnärztl Z 36: 689
34. Platz H, Fries R, Hudec M (1982) Retrospektive DÖSAK/Studie über Karzinome der Mundhöhle: Analyse verschiedener prätherapeutischer Klassifizierungen. Dtsch Z Mund Kiefer Gesichts Chir 6: 5
35. Platz H, Fries R, Hudec M (1983) Retrospektive DÖSAK/Studie über Karzinome der Mundhöhle. Therapieabhängiger Prognoseindex TPI. Dtsch Z Mund Kiefer Gesichts Chir 7: 287
36. Platz H, Fries R, Hudec M (1986) Prognosis of oral cavity carcinomas. Results of a multicentric retrospective. Observational study. Hanser, München
37. Rehrmann A (1973) Geschwülste im Kopf-, Kiefer und Gesichtsbereich. In: Baumgartel F, Kremer K, Schreiber HW (Hrsg) Spezielle Chirurgie für die Praxis, Bd I. Thieme Stuttgart, S 438
38. Reintgen DS, Cox EB, Mc Carty KS, Vollmer RT, Seigler HF (1983) Efficacy of elective lymph node dissection in patients with intermediate thickness primary melanoma. Ann Surg 198: 379-385
39. Schmitt G, Schettler D, Scherer E, Higi M, Hauenstein HG (1983) Present interdisciplinary treatment regimen for advanced head and neck tumours of the West German Tumour Centre Essen. Maxillafac Surg 11: 51
40. Seifert G, Miehlke A, Haubrich J, Chilla R (1984) Speicheldrüsenkrankheiten. Thieme, Stuttgart New York
41. Sisson GA, Becker SP (1981) Cancer of the nasal cavity and paranasal sinuses. In: Suen JY, Myers EN (eds) Cancer of the head and neck. Churchill Livingstone, New York p 242
42. Spiessl B (1982) Mundhöhlenkrebs. In: Ott G, Kuttig H, Drings P (Hrsg) Springer, Berlin Heidelberg New York Tokyo, S 132
43. Spiro RH, Huvos AG, Strong EW (1974) Adenoid cystic carcinoma of salivary origin. A clinicopathologic study of 242 cases. Am J Surg 128: 512
44. Stieblitz R (1975) Die Geschwülste der Mundspeicheldrüsen. In: Kärcher KH (Hrsg) Krebsbehandlung als interdisziplinäre Aufgabe. Springer, Berlin Heidelberg New York
45. Urist MM (1985) Surgical management of melanoma arising in the head and neck region. In: Balch C, Hunter P (eds) Surgical approaches to cutaneous melanoma. Karger Basel p 18
46. Urist M, Balch C, Soong SJ et al. (1984) Head and neck melanoma in 534 clinical stage I patients. A prognostic factor analysis and results of surgical treatment. Ann Surg 200: 769
47. Vogl SE, Greenwald E, Kaplan BH (1981) Effective chemotherapy for esophageal. Cancer with methotrexate, Bleomycin, and Cis-Diamminedichloroplatinum II. Cancer 48: 2555
48. Watson WL (1952) Cancer of paranasal sinuses. Laryngoscope 52: 22

3 Schilddrüsenmalignome

R. GRUNDMANN, K. KÜRTEN

Das Schilddrüsenmalignom macht 0,5–1% aller Krebserkrankungen aus und steht an 11. Stelle der Krebstodesfälle in der Bundesrepublik Deutschland [26, 32]. Im Strumaendemiegebiet beträgt das Verhältnis gutartiger zu malignen Knotenkröpfen etwa 50:1 [25]. Schilddrüsenkarzinome kommen bei Frauen wesentlich häufiger als bei Männern vor. Der Altersgipfel liegt für differenzierte Karzinome um das 40., für das undifferenzierte Karzinom um das 60. Lebensjahr [33, 34] (Abb. 1, eigenes Krankengut).

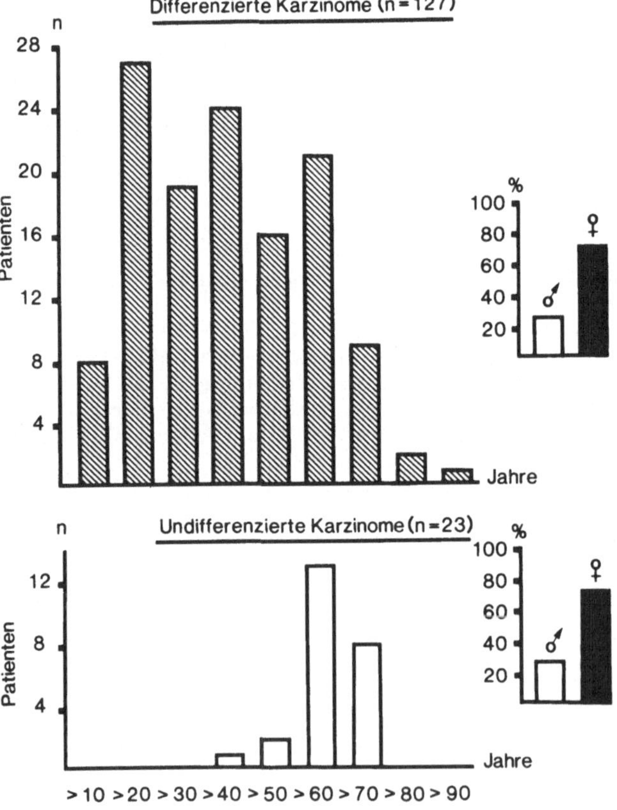

Abb. 1. Alters- und Geschlechtsverteilung der Schilddrüsenkarzinome. Krankengut der Chirurgischen Universitätsklinik Köln-Lindenthal, 1970–1988

3.1 Ursachen

Inwieweit experimentelle Befunde zur Pathogenese von Schilddrüsentumoren, wie langdauernder Jodmangel und vermehrte TSH-Stimulierung, auf den Menschen übertragbar sind, ist fraglich [25]. Einerseits zeigen Gebiete mit erwiesenem Jodmangel, wie Indien und Australien, keine höhere Malignominzidenz, andererseits wird die Häufigkeit der Schilddrüsentumoren durch Jodsalzprophylaxe nicht beeinflußt [33]. Auch kann eine gutartige Hyperplasie nicht als Vorstufe für eine maligne Entartung angesehen werden [33].

Ein Zusammenhang zwischen externer Bestrahlung der Halsregion und Entwicklung eines Schilddrüsenmalignoms mit einer Latenz von etwa 8 Jahren ist unbestritten [14, 50].

Im Gegensatz hierzu bewirken diagnostische oder therapeutische ^{131}J-Dosen keine erhöhte Malignominzidenz, das gleiche gilt für antithyreoidale Substanzen [33]. Etwa 10–20% der medullären Schilddrüsenkarzinome werden autosomal-dominant vererbt [48].

3.2 Einteilung

Die histomorphologische Klassifikation maligner Schilddrüsentumoren ist in Tabelle 1 wiedergegeben. Die differenzierten Karzinome (papilläre/follikuläre) machen mit ca. 85% den größten Anteil an Schilddrüsenmalignomen aus. Papilläre Karzino-

Tabelle 1. Histomorphologische Klassifikation der Schilddrüsentumoren. (Nach [18])

1	*Schilddrüsenkarzinome*
1.1	Karzinome der Thyreozyten
1.1.1	Differenziert
1.1.1.1	Follikulär
1.1.1.2	Papillär
1.1.2	Undifferenziert
1.1.2.1	Spindelzellig
1.1.2.2	Polymorphzellig
1.1.2.3	Kleinzellig
1.2	Karzinome der C-Zellen
1.3	Plattenepithelkarzinom
2	*Sarkome*
2.1	Fibrosarkom
2.2	Andere Sarkome
3	*Verschiedene Malignome*
3.1	Karzinosarkom
3.2	Malignes Hämangioendotheliom
3.3	Malignes Lymphom
3.4	Malignes Teratom
4	*Nichtklassifizierbare maligne Tumoren*
5	*Metastasen extrathyreoidaler Tumoren*
6	*Adenome*
6.1	Follikulär
6.2	Onkozytär
6.3	Andere

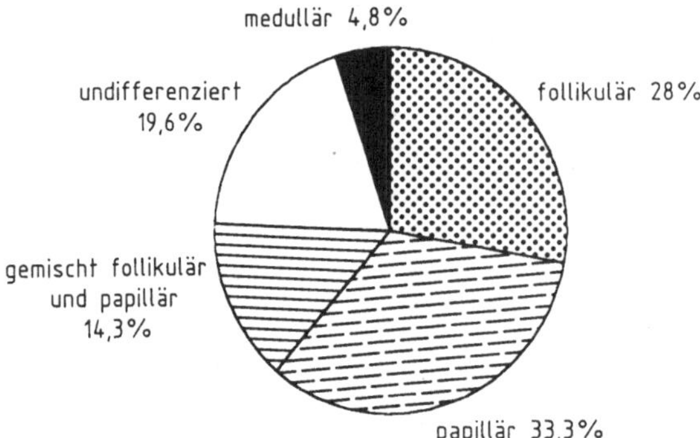

Abb. 2. Prozentuale Verteilung der Schilddrüsenkarzinome

Tabelle 2. Histopathologische Klassifikation maligner Schilddrüsentumoren

pT0:	Kein Tumor nachweisbar
pT1:	Tumor kleiner als 1 cm, nicht die Schilddrüsenkapsel überschreitend
pT2:	Tumor größer als 1 cm, nicht die Schilddrüsenkapsel überschreitend
pT3:	Mehrere uni- oder bilaterale oder Isthmusknoten ohne Schilddrüsenkapselüberschreitung
pT4:	Die Schilddrüsenkapsel überschreitender Tumor
pN0:	Regionärer Lymphknotenbefall nicht nachweisbar
pN1:	Homolaterale verschiebliche Lymphknoten
pN2:	Bi-/kontralaterale, mediane verschiebliche Lymphknoten
pN3:	Fixierte Lymphknotenpakete
M0:	Fernmetastasen nicht nachweisbar
M1:	Fernmetastasen histologisch oder szintigraphisch, computertomographisch oder röntgenologisch gesichert

me sind dabei etwas häufiger vertreten als follikuläre [17]. Im Strumaendemiegebiet wird hingegen häufiger das follikuläre Karzinom beobachtet [15, 25]. Wesentlich seltener sind die übrigen Karzinome zu finden, undifferenzierte Karzinome in etwa 6-23% [8, 33], C-Zell-Karzinome in 3-12% der Fälle [8, 33] (Abb. 2, eigenes Krankengut).

3.3 Stadien

Die histopathologische Klassifikation maligner Schilddrüsentumoren nach dem Vorschlag der WHO ist in Tabelle 2 aufgeführt.

3.4 Prognose

Die TNM-Klassifikation reicht für prognostische Aussagen beim Schilddrüsenkarzinom nicht aus, wichtiger ist das histologische Bild (Tabelle 3) [33]. Außerdem spielen Geschlecht und Alter eine nicht unbeträchtliche Rolle, so ist die Prognose bei

Tabelle 3. Prognose maligner Schilddrüsentumoren (5 Jahre)

Autor	Jahr	Differenzierte Tumoren		undifferenzierte Tumoren
		papillär [%]	follikulär [%]	[%]
Löhrs et al. [25]	1977	61,5	38,7	-
Frauenhofer et al. [11]	1979	95,0	67,0	0
Biersack et al. [6]	1981	78 ♂ /83 ♀	75,0	18,0
Leisner et al. [22]	1982	90,0	77,0	33,0
Ladurner u. Seeber [21]	1983	57,4	62,9	-
Becker [3]	1984	- 33	-	12,0

Tabelle 4. Todesursachen bei Vorliegen maligner Schilddrüsentumoren

Todesursache	Harada u. Shimaoka [16] (n = 22)	Seta u. Takahashi [39] (n = 27)
Lokalrezidiv mit Obstruktion der Trachea	14	14
Lungenmetastasen	4	6
Mediastinalmetastasen	1	-
Hirnmetastasen	1	-
Generalisierte Metastasen	1	5
Andere Ursachen	1	2

Frauen günstiger als bei Männern. Sie verschlechtert sich bei Männern ab dem 40., bei Frauen ab dem 50. Lebensjahr [3, 5, 9].

Die Prognose medullärer und undifferenzierter Tumoren wird auch dadurch getrübt, daß gerade Patienten mit diesen Tumoren relativ spät zur Therapie kommen [8].

3.5 Befund

Ob ein Schilddrüsenkarzinom kurabel oder inkurabel ist, hängt vom Lokalbefund *und* vom histologischen Bild ab.

Bei differenzierten Karzinomen kann das chirurgische Vorgehen sinnvoll mit einer Radiojodtherapie ergänzt werden. Die Situation ist deshalb erst bei weit fortgeschrittenen Tumoren inkurabel, z. B. wenn multiple Fernmetastasen oder ein ausgedehntes Lokalrezidiv zu beobachten sind oder der Tumor in benachbarte Strukturen wie Trachea und Speiseröhre eingebrochen ist. Insbesondere wenn der Tumor einen Durchmesser von 4-5 cm überschritten hat [27, 44-46], verschlechtert sich die Prognose. McConahey et al. [27] beschreiben eine eindeutige Beziehung zwischen der Tumorgröße und der Entwicklung von Lokalrezidiven oder Fernmetastasen, das Sterblichkeitsrisiko war der Tumorgröße direkt proportional.

Medulläre und undifferenzierte Karzinome nehmen kein oder nur sehr beschränkt Radiojod auf. Damit entfällt weitgehend eine nuklearmedizinische Therapie [7, 19, 20]. Auch andere adjuvante Maßnahmen (wie perkutane Hochvoltbestrahlung und Chemotherapie) sind nur von sehr begrenztem Wert, so daß immer dann, wenn der chirurgische Eingriff den Tumor nicht radikal entfernen kann, eine prognostisch ungünstige Situation vorliegt [28].

Die eingeschränkten Möglichkeiten einer Kombinationstherapie erklären die unbefriedigenden 5-Jahres-Überlebensraten bei diesen Tumoren (Tabelle 3).

Fortgeschrittene Tumoren - das Lokalrezidiv stellt die häufigste Todesursache bei Patienten mit malignen Schilddrüsentumoren dar (Tabelle 4) - führen zur Dyspnoe infolge Rekurrensparese, Trachealkompression und -infiltration, zu Schluckbeschwerden durch Kompression des Ösophagus oder zur Entwicklung ösophagotrachealer Fisteln. Es kann zu Arrosionsblutungen aus benachbarten Gefäßen (wie A. carotis oder Truncus brachiocephalicus), zu Infiltrationen des Halsplexus und schließlich zur Tumorverjauchung kommen.

3.6 Behandlungsziele

Palliative Therapieansätze ergeben sich beim fortgeschrittenen Primärtumor oder Lokalrezidiv sowie beim Auftreten von Fernmetastasen.

3.6.1 Fortgeschrittener Primärtumor

Das chirurgische Behandlungsziel besteht darin, Karzinom *und* Schilddrüse möglichst vollständig zu entfernen: bei differenzierten Karzinomen unter der Vorstellung, daß sich nach dem Eingriff eine weitere Behandlung (Radiojodtherapie) anschließen soll, die um so wirkungsvoller ist, je mehr jodspeicherndes Gewebe bereits entfernt wurde; bei undifferenzierten Karzinomen unter dem Aspekt, daß die übrigen Behandlungsmaßnahmen (wie Strahlen- und Chemotherapie) nur begrenzt wirksam sind.

Die palliative Tumorresektion führt bei allen Tumorformen zur Verbesserung des Überlebens und zur Linderung der lokalen Symptome (wie z. B. Dyspnoe).

3.6.2 Lokalrezidiv

Ein Lokalrezidiv sollte nach den gleichen Grundsätzen wie der Primärtumor therapiert werden. Ziele sind auch hier die Behandlung lokaler Symptome und die Verlängerung des Überlebens [24].

3.6.3 Fernmetastasen

Schilddrüsenkarzinome metastasieren relativ häufig in Lunge und Knochen, die übrigen Organsysteme sind wesentlich seltener betroffen (Tabelle 5). Auch in diesen Fällen lohnt eine Therapie, sind doch die Überlebensraten metastasierender Schild-

Tabelle 5. Häufigkeit des Organbefalls metastasierender Schilddrüsenkarzinome

	Dargent et al. [10] (n = 252) [%]	Smithers [40] (n = 59) [%]	Taylor[a] [43] (n = 154) [%]
Regionäre Lymphknoten	77	46	64
Lunge	14	49	18
Knochen	22	29	14
Leber	0,5	3,3	
Gehirn	0,5	0,6	
Pleura		6,7	
Multipel	5		
Mediastinum	3		

[a] Metastasenhäufigkeit bei Diagnosestellung eines Schilddrüsenkarzinoms.

Tabelle 6. Überlebensrate metastasierender, differenzierter Schilddrüsenmalignome

Autor	Beobachtungszeitraum [Jahre]	Überlebensrate [%]
Noguchi et al. [30]	5	75,7
Noguchi et al. [30]	15	42,5
Harness et al. [17]	5	100
Harness et al. [17]	14	71
Glanzmann u. Horst [12]	10	76
Nemec et al. [29]	10 (nur Lunge)	29,4

drüsenmalignome im Vergleich z.B. zu denen metastasierender intestinaler Karzinome überraschend hoch (Tabelle 6). Neben der Verlängerung des Überlebens (vor allem durch Entfernung von Solitärmetastasen) wird auch eine Verbesserung der Lebensqualität angestrebt, z.B. durch Stabilisierung von Wirbelsäulenmetastasen oder durch Versorgung von Spontanfrakturen.

3.7 Methoden

Für die Behandlung des Schilddrüsenkarzinoms stehen ihrer Bedeutung nach 4 verschiedene Verfahren zur Verfügung, die einzeln oder (mehrheitlich) in Kombination eingesetzt werden:

- Operation,
- Radiojodbehandlung,
- externe Strahlenbehandlung,
- medikamentöse Therapie (Chemotherapie).

3.7.1 Operative Therapie

Primärtumor

Differenzierte Karzinome (papilläres/follikuläres Karzinom)
Während bei sehr kleinen (papillären) Tumoren diskutiert wird, inwieweit eine einseitige Lobektomie ausreichend ist oder ob auch in diesen Fällen eine Thyreoidektomie durchgeführt werden sollte [24, 49], stellt sich dieses Problem beim fortgeschrittenen Tumor nicht: Diese Geschwülste werden grundsätzlich durch Thyreoidektomie mit modifizierter „Neck-dissection", d.h. ausgedehnter Lymphknotenentfernung möglichst unter Erhaltung der V.jugularis und des M.sternocleidomastoideus, angegangen.

Als Zugang wird der Kocher-Kragenschnitt gewählt, der speziell bei großen Tumoren durch eine mediane obere Sternotomie ergänzt werden sollte, da sich die anatomischen Verhältnisse so übersichtlicher darstellen lassen - dies gilt vor allem für den Verlauf des N. recurrens. Inwieweit sich die Ergebnisse verbessern, wenn zusätzlich intraoperativ mit einem Szintigramm die Radikalität des operativen Vorgehens überprüft wird [23], muß offenbleiben.

An die (palliative) Operation großer Tumoren sollte sich stets eine postoperative Radiojodbehandlung anschließen.

Undifferenzierte Karzinome, medulläres Karzinom
Bei undifferenzierten und medullären Tumoren sind die Nachbehandlungsmöglichkeiten beschränkt, eine aggressivere chirurgische Haltung als beim differenzierten Karzinom ist deshalb anzustreben. Beim *medullären Karzinom* ist die ausgiebige Neck-dissection bis in das vordere obere Mediastinum hinein auch für kleine Tumoren zu fordern, da gerade bei diesem Karzinomtyp Lymphknotenmetastasen bereits beim Ersteingriff in 20-75% der Fälle vorliegen und ihr Belassen von entscheidender prognostischer Bedeutung ist [48].

Allerdings ist ein aggressives chirurgisches Vorgehen bei diesen Tumoren nur begrenzt wirksam: Im Krankengut von Rossi et al. [35] erreichten nur 46% der radikal operierten Patienten eine mittlere Überlebenszeit von 48 Monaten.

Bei lokaler Inoperabilität verschlechterte sich die Prognose weiter. Rossi et al. berichteten, daß 90% der palliativ operierten Patienten nach einer mittleren Überlebenszeit von nur 15 Monaten verstarben [35].

Trotz dieser ungünstigen Behandlungsergebnisse ist die palliative Resektion zu empfehlen, da sie neben der Linderung mechanischer Symptome die Erfolgsaussichten einer anschließenden perkutanen Bestrahlung verbessert [48].

Beim *undifferenzierten Karzinom* sind chirurgische Maßnahmen in den seltensten Fällen allein ausreichend. Bereits in der frühen postoperativen Phase können Lokalrezidive und Fernmetastasen auftreten [2, 47]. Eine postoperative perkutane Strahlentherapie soll die Lokalrezidivhäufigkeit senken.

Bei Karzinomen, die unter palliativen Gesichtspunkten angegangen wurden und operativ nicht vollständig zu entfernen waren, dient die Bestrahlung der Verlangsamung des Tumorwachstums, sie hilft, Schluckbeschwerden und Dyspnoe infolge Ösophagus- und Trachealkompression zu lindern [1].

Lokalrezidiv

Die Behandlung des Lokalrezidivs richtet sich nach dessen Ursachen: Es muß zwischen lokalen Lymphknotenmetastasen, einem erneuten Tumorwachstum trotz vorangegangener Thyreoidektomie und einer ungenügenden Radikalität des Ersteingriffs unterschieden werden (z.B. wenn primär lediglich eine subtotale Strumaresektion durchgeführt wurde).

Handelt es sich um regionäre Lymphknotenmetastasen, so ist eine erneute Exploration des Schilddrüsenbetts nicht erforderlich, es werden lediglich die befallenen Lymphknoten exstirpiert [31].

Ist es hingegen trotz Thyreoidektomie und elektiver Lymphknotenausräumung zum Rezidiv im Bereich des Schilddrüsenbetts gekommen, so werden weitreichendere Maßnahmen bei diesen meist fortgeschrittenen Tumoren (häufig mit Infiltration der Trachea) erforderlich; das Ausmaß des chirurgischen Vorgehens hängt dann vom histomorphologischen Bild ab. Bei Lokalrezidiven *hochdifferenzierter* Tumoren sind ausgedehnte, u. U. verstümmelnde Eingriffe durchaus vertretbar, da sie die Prognose verbessern können.

Rezidive *undifferenzierter* Karzinome infiltrieren frühzeitig die Halsweichteile sowie die Trachea und lassen sich nur in Ausnahmefällen durch eine radikale Operation entfernen. Verstümmelnde Eingriffe (wie eine Kehlkopfresektion) sind hier nur selten vertretbar, da sie die Prognose nicht entscheidend verbessern, die Lebensqualität der Patienten aber erheblich einschränken. Chirurgische Maßnahmen beschränken sich bei diesen Patienten auf Tumorverkleinerung und Tracheotomie, um eine Verlegung der Atemwege zu verhindern [31].

Liegt einem Lokalrezidiv schließlich ursächlich ein belassener Schilddrüsenrest zugrunde, so sollte dieser unter Mitnahme metastatisch veränderter Lymphknoten entfernt und im geeigneten Fall die Radiojodtherapie angeschlossen werden.

Metastasen

Lunge

Solitäre Lungenmetastasen differenzierter Tumoren die nicht auf eine Radiojodtherapie ansprechen, werden chirurgisch therapiert, insbesondere wenn es sich um jüngere Patienten handelt. Je nach Befund kommen atypische Resektionen oder auch die Lobektomie in Betracht.

Knochen

Die Behandlung hängt von der Lokalisation ab. Metastasen im Becken - nicht selten im Bereich der Ileosakralfugen - werden nur ausnahmsweise operativ versorgt. Anders stellt sich das Vorgehen beim Auftreten von Wirbelsäulenmetastasen dar, die am häufigsten im Thorakalbereich zu finden sind. Sie werden durch eine Kombination von Operation und nuklearmedizinischer Nachbehandlung angegangen, wobei der Zeitpunkt der operativen Stabilisierung so früh wie möglich zu wählen ist. Besteht erst einmal ein komplettes Querschnittsbild, ist keine Besserung zu erwarten.

Metastatisch bedingte *Spontanfrakturen* der langen Röhrenknochen (Femur, Humerus) oder des Schenkelhalses bedürfen der chirurgischen Intervention. Es empfiehlt sich die Verbundosteosynthese oder – besonders bei Schenkelhalsfrakturen – der prothetische Ersatz des tumorös veränderten, frakturierten Knochens.

3.7.2 Radiojodbehandlung

Differenzierte Karzinome

Primärtumor

Die Radiojodtherapie bietet den Vorzug einer selektiven lokalen Strahlenbehandlung der Schilddrüse oder jodspeichernder Metastasen unter weitgehender Schonung des benachbarten Gewebes. Damit können höhere und wirksamere Strahlendosen verabreicht werden als bei externer Bestrahlung.

Die Indikation zur postoperativen Radiojodtherapie ist stets gegeben, mit dem Ziel, Tumorreste auszuschalten; die Behandlung erfolgt sowohl bei differenzierten Karzinomen als auch bei undifferenzierten und C-Zell-Karzinomen, wenn Speicherung nachgewiesen ist.

Differenzierte Karzinome stellen die beste Voraussetzung für eine Radiojodtherapie dar. Während bei sehr kleinen primären Tumoren noch diskutiert werden kann, ob man auf eine postoperative Radiojodbehandlung verzichten will [19], gilt dies nicht für Karzinome, die eine Ausdehnung von PT1 NO MO überschritten haben. Hier sowie bei Vorliegen von Fernmetastasen oder regionärem Lymphknotenbefall muß grundsätzlich nachbehandelt werden.

Eine optimale Radiojodbehandlung erfordert den sicheren Nachweis von speicherndem Restgewebe, Lymphknoten oder Fernmetastasen. Der Nachweis erfolgt ca. 3 Wochen nach Operation durch ein Ganzkörperszintigramm, wobei zu beachten ist, daß der Patient bis zu diesem Zeitpunkt keine Schilddrüsenhormonsubstitution erhält, da sonst die endogene maximale TSH-Stimulation unterdrückt würde. Auch jodhaltige Medikamente oder Röntgenkontrastmittel dürfen in dieser Zeit nicht verordnet werden. Die Radiojodbehandlung muß stets *vor* einer evtl. externen Strahlentherapie erfolgen, da nach externer Strahlentherapie häufig eine verminderte Radiojodaufnahme zu beobachten ist.

Lokalrezidiv

Die Behandlung des Lokalrezidivs ist zunächst chirurgisch, daran schließt sich die Radiojodtherapie an. Diese kann (gegebenenfalls) im Abstand von 3 Monaten 3-4mal pro Jahr wiederholt werden.

Metastasen

Die Radiojodtherapie speichernder Metastasen zählt zu den effektivsten Methoden der Metastasenbehandlung überhaupt. So waren mit Radiojod komplette und partielle Remissionen in 50%, eine Stagnation des Befunds in 20% der Patienten zu erzielen [19].

In einer Übersicht von Schober u. Hundeshagen [38] ließen sich bis zu 46% der Metastasen durch eine Radiojodtherapie erfolgreich eliminieren. Verkleinert werden konnten 15%, 21% blieben unbeeinflußt, 18% waren progredient.

In anderen Studien wurden Lungenmetastasen durch Radiojod in 54-57% der

Fälle erfolgreich behandelt. Knochenmetastasen sprachen allerdings schlechter an, sie sollen in 37% der Fälle so zu beseitigen sein [19].

Die Radiojodbehandlung speichernder Metastasen erfolgt zunächst mit durchaus kurativer Zielsetzung. Initial sollten deshalb bereits tumorletale Dosen verabreicht werden. Eine Ganzkörperstrahlenbelastung bis zu 2 Gy ist ggf. zu tolerieren.

Kommt es nach Radiojodtherapie zum erneuten Rezidiv, so wird dieses aller Voraussicht nach weniger ^{131}J speichern als das Erstrezidiv. Eine maximale Speicherung im Tumor ist dann durch eine ausreichend lange Schilddrüsenhormonkarenz und damit optimaler endokriner TSH-Stimulation zu erzielen, oder - falls dies nicht zu erreichen ist - durch Injektion von exogenem TSH über 2-3 Tage [19].

Undifferenzierte Karzinome, medulläres Karzinom

Auch bei diesen Tumoren sollte postoperativ stets eine Radiojodbehandlung versucht werden. Bevor Metastasen diagnostizierbar und einer Therapie zugänglich werden, ist die Schilddrüse funktionell auszuschalten. Eine fehlende Speicherung in Metastasen sollte aber nicht davon abhalten, die Therapie einzuleiten. Für C-Zell-Karzinome wird das gleiche Vorgehen empfohlen [20].

3.7.3 Postoperative externe Bestrahlung

Die Indikationen zu einer externen Bestrahlung gehen aus Tabelle 7 [13, 14] hervor.

Differenzierte Karzinome

Die Tumorstadien T1-T3 NO gelten nicht als Indikation zur postoperativen externen Strahlentherapie, jedoch ist bei positivem Lymphknotenbefall die Behandlung zu erwägen.

Nur beim Tumorstadium T4 NO-3 wird die Bestrahlung empfohlen. Das gleiche gilt, wenn der Tumor primär nicht radikal entfernt werden konnte und auch durch eine ^{131}J-Therapie nicht zu eliminieren war.

Tabelle 7. Indikationen zur externen Bestrahlung bei der Struma maligna. (Aus [24])

Alleinige Bestrahlung
- Inoperable Karzinome und inoperable Sarkome
- Maligne Lymphome

Postoperative Bestrahlung
- Alle anaplastischen und undifferenzierten Karzinome, Sarkome und maligne Lymphome
- Papilläre, follikuläre und C-Zell-Karzinome nach
  a) partieller Thyreoidektomie
  b) totaler Thyreoidektomie bei Tumoren, die die Schilddrüsenkapsel durchbrochen haben oder bei Lymphknotenmetastasen

Präoperative Bestrahlung
- Tumoren, die nicht auf die Schilddrüse begrenzt erscheinen

Rezidiv
Die externe Strahlenbehandlung ist erst dann indiziert, wenn Operation und Radiojodtherapie versagen.

Metastasen
Die Bestrahlung ist möglich, wenn eine Radiojodtherapie oder operative Maßnahmen nicht in Frage kommen und eine therapiebedürftige Symptomatik besteht. Dies gilt speziell für schmerzhafte und frakturgefährdete Knochenmetastasen sowie für die (selten auftretenden) Hirnmetastasen. Die Bestrahlung kann auch in Kombination mit einer Radiojodtherapie durchgeführt werden, besonders bei Wirbelsäulenmetastasen oder pathologischen Frakturen [13]. Allerdings sind die Erfolgsaussichten einer externen Bestrahlung - sieht man von der palliativen Bestrahlung schmerzhafter Knochenmetastasen ab - relativ gering [48].

Undifferenzierte Karzinome, medulläres Karzinom

Eine postoperative perkutane Bestrahlung ist um so eher indiziert, je weniger radikal die Operation und je ausgedehnter der Tumor war. So sollte die externe Bestrahlung bei allen undifferenzierten Karzinomen und Sarkomen durchgeführt werden.

Bei undifferenzierten Primärkarzinomen kann die Bestrahlung auch als alleinige Therapieform in Frage kommen. Erst recht gilt dies für Lokalrezidive oder Metastasen dieser Tumoren [24].

Beim medullären Karzinom ist der Nutzen einer externen Strahlentherapie bisher nicht erwiesen. Eine adjuvante Bestrahlung nach totaler Thyreoidektomie ist nicht sinnvoll und erschwert den häufig notwendigen Rezidiveingriff [13, 37, 42]. Die Nachbestrahlung von inoperablen Tumorresten kann versucht werden; lediglich die palliative Bestrahlung von schmerzhaften Knochen- oder Hautmetastasen wird nach Untersuchungen von Rougier et al. [36] als sinnvoll erachtet.

3.7.4 Chemotherapie

Die Indikation zur Chemotherapie ist zurückhaltend zu stellen, weil nicht bewiesen ist, daß die Chemotherapie lebensverlängernd wirkt, und weil gleichzeitig die Nebenwirkungen der Behandlung die Lebensqualität ganz erheblich beeinträchtigen können. In Einzelfällen läßt sich diese allerdings durch Chemotherapie verbessern. Prinzipiell kommen für eine Chemotherapie nur chirurgisch und strahlentherapeutisch nicht mehr angehbare Tumoren in Frage (vor allem undifferenzierte und medulläre Karzinome).

Vor Therapiebeginn sollten der Primärtumor oder die Metastasen soweit wie möglich entfernt werden, um so die Tumormasse zu reduzieren. Externe Bestrahlung und Radiojodtherapie müssen abgeschlossen sein. Die Indikation wird am ehesten dann gestellt, wenn schmerzhafte Knochenmetastasen oder neurologische Ausfälle zu beobachten sind, da hier der Therapieerfolg evtl. schon nach kurzer Zeit feststellbar ist.

Die Ansprechraten einer Chemotherapie liegen bei ca. 30%, wenn Zytostatika wie Doxorubicin eingesetzt werden. Die Kombination mit Cisplatin erhöht die Ansprechraten, jedoch auch die Toxizität.

Benker et al. [4] berichten bei 15 von 38 Patienten über Voll- oder Teilremissionen. Die Remissionsdauer betrug bei den papillären Karzinomen im Mittel 13, bei den follikulären 7,5, bei den C-Zell-Karzinomen 5,5 und bei den undifferenzierten Tumoren 3 Monate. Lungenmetastasen verkleinerten sich bei 6 von 20 Patienten.

Literatur

1. Ahuja S, Ernst H (1987) Undifferenzierte Schilddrüsenkarzinome: Strahlen- und Chemotherapie. In: Börner W, Reiners Cr (Hrsg) Schilddrüsenmalignome. Diagnostik, Therapie und Nachsorge. Schauttauer, Stuttgart, S 223-240
2. Aldinger KA, Samaan NA, Ibanez M, Hill CS jr (1978) Anaplastic carcinoma of the thyroid. A review of 84 cases of spindle and giant cell carcinoma of the thyroid. Cancer 41: 2267
3. Becker HD (1984) Prognose der Schilddrüsenmalignome. In: Becker HD, Heinze HG (Hrsg) Maligne Schilddrüsentumoren. Springer, Berlin Heidelberg New York Tokyo, S 210-221
4. Benker G, Windeck R, Reinwein D, Seeberg S (1987) Differenzierte Karzinome der Thyreozyten: Medikamentöse Therapie (Chemotherapie). In: Börner W, Reiners Cr (Hrsg) Schilddrüsenmalignome - Diagnostik, Therapie und Nachsorge. Schauttauer, Stuttgart, S 143-158
5. Berner HR, Ungeheuer E, Wacha H, Leonhardie B (1979) Die Behandlung der Struma maligna ohne routinemäßige neck-dissection. Therapiewoche 29: 3487
6. Biersack HJ, Vogt M, Helpap B, Janson R, Rau W, Winkler C (1981) Zur Behandlung des Schilddrüsenkarzinoms. Dtsch Med Wochenschr 106: 390
7. Block NA, Jackson CE, Tashyian AH (1978) Management of occurred medullary thyroid carcinoma. Arch Surg 113: 368
8. Böttger T, Ungeheuer E (1988) Struma maligna. Eigene Erfahrungen und primäre Ergebnisse. Krankenhausarzt 61: 615
9. Cady B, Sedgwick CE, Meissner WA (1979) Risk factor analysis in differentiated thyroid cancer. Cancer 43: 810
10. Dargent M, Colon J, Lahneche B (1969) Metastatic thyroid cancer. In: Hedinger CE (ed) Thyroid cancer. Springer, Berlin Heidelberg New York, pp 268-279
11. Frauenhofer CA, Patchefsky AS, Cobanoglu A (1979) Thyroid carcinoma. A clinical and pathologic study of 125 cases. Cancer 43: 2414
12. Glanzmann CH, Horst W (1979) Behandlung und Prognose des follikulären und papillären Schilddrüsenkarzinoms. Strahlentherapie 155: 515
13. Goolden AWG (1980) Radiotherapy. In: Duncan W (ed) Thyroid cancer. Springer, Berlin Heidelberg New York
14. Greenspan FS (1977) Radiation exposure and thyroid cancer. JAMA 237: 2089
15. Haid A, Zimmermann G, Fritzsche H, Kargl M, de Meijer R, Gruber U (1989) Synchrones Auftreten von Neoplasien der Schilddrüse und hyperthyreoter Knotenstrumen im Endemiegebiet. Chirurg 60: 39
16. Harada T, Shimaoka K, Yakumaru K (1981) Prognosis of thyroid carcinoma. Int Adv Surg Oncol 4: 83-110
17. Harness JK, McLeod MK, Thompson NW, Noble WC, Burney RE (1988) Deaths due to differentiated thyroid cancer: A 46-year perspective. World J Surg 12: 623
18. Hedinger Chr, Sobin LH (1974) Histological typing of thyroid tumours. World Health Organization, Geneva (International histological classification of tumours, vol 11)
19. Heinze HG (1984) Postoperative Diagnostik und Radiojodtherapie. In: Becker HD, Heinze HG (Hrsg) Maligne Schilddrüsentumoren. Springer, Berlin Heidelberg New York Tokyo, S 144-174
20. Heinze HG, Sautter-Bihl ML (1987) Externe Strahlentherapie bei differenzierten Schilddrüsenkarzinomen. In: Börner W, Reiners C (Hrsg) Schilddrüsenmalignome. Diagnostik, Therapie und Nachsorge. Schauttauer, Stuttgart, S 123-141
21. Ladurner D, Seeber G (1984) Das follikuläre Schilddrüsenkarzinom. Schweiz Med Wochenschr 114/ 31/32: 1087-1092
22. Leisner B, Degelmann G, Dirr W et al. (1982) Behandlungsergebnisse bei Struma maligna 1960-1980. Dtsch Med Wochenschr 107: 1702-1707
23. Lennquist S, Persliden J, Smeds S (1988) The value of intraoperative scintigraphy as a routine procedure in thyroid carcinoma. World J Surg 12: 586

24. Lieven von H (1984) Externe Strahlentherapie bei der Struma maligna. In: Becker HD, Heinze HG (Hrsg) Maligne Schilddrüsentumoren. Springer, Berlin Heidelberg New York Tokyo, S 179-187
25. Löhrs U, Permanetter W, Spelsberg F, Baitinger M (1977) Untersuchung zu Vorkommen und Ausbreitung der verschiedenen Schilddrüsenkarzinom-Formen in einem Struma-Endemiegebiet. Verh Dtsch Gesell Pathol 61: 268
26. Maybier H, Herfarth C, Wahl RA, Abel U, Tschaharghane C (1983) Retrospektive klinische Studien als Basis für die Therapiewahl beim differenzierten Schilddrüsenkarzinom. Chirurg 54: 203
27. McConahey WM, Hay ID, Woolner LB, Heerden JA van, Taylor WF (1986) Papillary thyroid cancer treated at the Mayo Clinic 1946-1970: Initial manifestations, pathologic findings, therapy, and outcome. Mayo Clin Proc 61: 978
28. Miyauchi A, Matsuzuka F, Kuma K et al. (1988) Evaluation of surgical results and prediction of prognosis in patients with medullary thyroid carcinoma by analysis of serum calcitonin levels. World J Surg 12: 610
29. Nemec J, Zamrazil V, Pohunkova D, Zeman V, Röhling S (1979) Mode of spread of thyroid cancer. Oncology 36: 232
30. Noguchi S, Noguchi A, Murakami N (1970) Papillary carcinoma of the thyroid. I. Developing pattern of metastasis. Cancer 26: 1053
31. Peitsch W, Becker HD (1984) Therapie des Lokalrezidivs und der Metastasen maligner Schilddrüsentumoren. In: Becker HD, Heinze HG (Hrsg) Maligne Schilddrüsentumoren. Springer, Berlin Heidelberg New York Tokyo, S 197-209
32. Pfannenstiel P (1985) Schilddrüsenkrankheiten, Diagnose und Therapie. Grosse, Berlin, S 199
33. Raue F, Ziegler R (1981) Die Struma maligna. Schwerpunktmedizin 1: 32
34. Röher HD, Goretzki PD, Wahl RA (1987) Chirurgische Therapie des Schilddrüsenkarzinoms. In: Börner W, Reiners CH (Hrsg) Schilddrüsenmalignome. Diagnostik, Therapie und Nachsorge. Schattauer, Stuttgart, S 89
35. Rossi RL, Cady B, Meissner WA, Wool MS, Sedgwick CE, Werber J (1980) Nonfamilial medullary thyroid carcinomas. Am J Surg 139: 554
36. Rougier P, Parmetier C, Laplanche A et al. (1983) Medullary thyroid carcinoma: prognostic factors and treatment. Int J Radiat Oncol Biol Phys 9: 161
37. Sarrazin D, Fontaine F, Rougier P (1984) Place de la radiothérapie dans le traitement des cancers médullaires de la thyroide. Cancer 71: 200
38. Schober O, Hundeshagen M (1987) Differenzierte Karzinome der Thyreozyten: Probleme bei der Radiojodtherapie. In: Börner W, Reiners C (Hrsg) Schilddrüsenmalignome. Diagnostik, Therapie und Nachsorge. Schauttauer, Stuttgart, S 105-121
39. Seta K, Takahashi S (1976) Thyroid carcinoma. Int Surg 61: 541
40. Smithers DW (1969) Thyroid carcinoma treated with radioiodine. In: Hedinger CE (ed) Thyroid cancer. Springer, Berlin Heidelberg New York, pp 288-293
41. Smithers DW, Howard N, Trott NG (1965) Treatment of carcinoma of the thyroid with radioiodine. Br Med J II: 969
42. Steinfeld AD (1977) Role of radiation therapy in medullary carcinoma of the thyroid. Radiology 123: 745
43. Taylor S (1966) Indications and techniques for lymphnode surgery. In: Appaix A (ed) Tumors of the thyroid gland. Karger, Basel New York, pp 426-431
44. Tollefsen HR, De Cosse JJ (1964) Papillary carcinoma of the thyroid. Am J Surg 108: 547
45. Tollefsen HR, DeCosse JJ, Hutter RVP (1964) Papillary carcinoma of the thyroid: a clinical and pathological study of 70 fatal cases. Cancer 17: 1035
46. Tollefsen HR, Shah JP, Huvos AG (1973) Follicular carcinoma of the thyroid. Am J Surg 126: 523
47. Tubiana M (1981) External radiotherapy and radioiodine in the treatment of thyroid cancer. World J Surg 5: 75
48. Wahl RA (1984) Chirurgische Therapie des C-Zellkarzinoms. In: Becker HD, Heinze HG (Hrsg) Maligne Schilddrüsentumoren. Springer, Berlin Heidelberg New York Tokyo, S 235-249
49. Wahl RA, Goretzki PE, Joseph K, Röher HD (1985) Radikalitätsprinzipien bei der Operation maligner Schilddrüsentumoren. Langenbecks Arch 366: 61-68
50. Winship T, Rosvoll RV (1961) Thyroid carcinoma in children. Cancer 14: 734

4 Speiseröhrenkarzinome

J. M. MÜLLER, H. PICHLMAIER

Anläßlich einer Literatursuche zum Thema *Die chirurgische Therapie des Speiseröhrenkarzinoms* fanden wir vom 01. 01. 1980-31. 12. 1987 933 Publikationen. Lediglich 117 (12,5%) dieser Arbeiten waren zum überwiegenden Teil der palliativen Therapie gewidmet. Dieses Verhältnis steht im Gegensatz zur therapeutischen Situation bei diesem Karzinom. Nach der größten bisher publizierten chirurgischen Sammelstatistik [18], die 83783 Patienten von 122 Autoren erfaßt, können lediglich 39% der Patienten einer potentiell kurativen Therapie zugeführt werden, und nur 4% überleben 5 Jahre, so daß sie als geheilt angesehen werden dürfen. Zieht man in Betracht, daß nur relativ günstige Resultate publiziert werden, eine nicht unerhebliche Anzahl von Patienten nie in chirurgische Behandlung kommt und die Resultate therapeutischer Alternativen ungünstiger sind, so muß selbst die bescheidene Heilungsrate von 4% nach unten korrigiert werden. Diese These wird durch Appelqvist [3] bestätigt. Nur 2,6% aller in Finnland über einen Zeitraum von 14 Jahren diagnostizierten Patienten mit einem Speiseröhrenkarzinom überlebten 5 Jahre. Diese Diskrepanz erklärt sich aus der Neigung, die Chirurgie möglichst erfolgreich darzustellen. Sie war es jedoch nur in dem Bemühen, die perioperative Letalität zu senken. Damit wuchs die Zahl der Kranken, die ärztliche Hilfe benötigten. Die Hilfe hat nach wie vor häufig nur palliativen Charakter. Ihr Ziel ist es, die Symptome und den Verlauf einer Erkrankung, für die es nach derzeitigem Kenntnisstand keine Heilung gibt, günstig zu beeinflussen.

4.1 Befund

Ein Speiseröhrenkarzinom ist als inkurabel anzusehen, wenn es Nachbarstrukturen oder extraregionäre Lymphknoten befallen hat bzw. Fernmetastasen vorliegen (Tabelle 1). Dies darf klinisch bereits vermutet werden, wenn der Patient Rückenschmerzen angibt (Verdacht auf Pleura- oder Periostinfiltration der Wirbelsäule), ein Hustenanfall unmittelbar beim Schlucken auftritt (ösophagotracheale Fistel) oder sich eine lokale, neurologische Symptomatik (Phrenikusparese, Rekurrensparese, Horner-Syndrom) entwickelt hat. Fortgeschrittene Tumoren behindern das Schlucken und die Ernährung, Essensreste und Speichel werden mit zunehmender Stenosierung festgehalten und hochgewürgt. Bei hoch sitzenden Karzinomen kann die Trennung von Luft- und Atemwegen mechanisch oder funktionell (z. B. durch Nervenlähmung) behindert sein, was zu „Verschlucken" mit den Folgen der Aspiration führt. Mittelhoch im Thorax gelegene Geschwülste können in die Luftröhre einwachsen und auch hier Stenosen mit Atemnot erzeugen oder zu ösophagotrachealer Fistelbildung führen. Tumoren im unteren Speiseröhrendrittel wirken in erster Linie stenosierend, nur selten irritieren sie das Herz oder brechen in die Lunge oder den Pleuraraum ein. Ihre örtliche Ausdehnungsmöglichkeit ist größer, das Leitsymptom in diesen Fällen ist fast immer die stenosebedingte Schluckstörung. Ösophaguskar-

Tabelle 1. TNM-Klassifikation des Speiseröhrenkarzinoms. (Nach [74])

T-Primärtumor
Tis: Carcinoma in situ
T1: Tumor infiltriert Lamina propria oder Submukosa
T2: Tumor infiltriert Muscularis propria
T3: Tumor infiltriert Adventitia
T4: Tumor infiltriert Nachbarstrukturen

N-Regionäre Lymphknoten
N0: Keine regionären Lymphknotenmetastasen
N1: Regionäre Lymphknotenmetastasen
(Zervikaler Ösophagus: zervikale Lymphknoten einschließlich supraklavikulärer Lymphknoten. Intrathorakaler Ösophagus: mediastinale und perigastrische Lymphknoten, jedoch nicht zöliakale Lymphknoten)

M-Fernmetastasen
M0: Keine Fernmetastasen
M1: Fernmetastasen

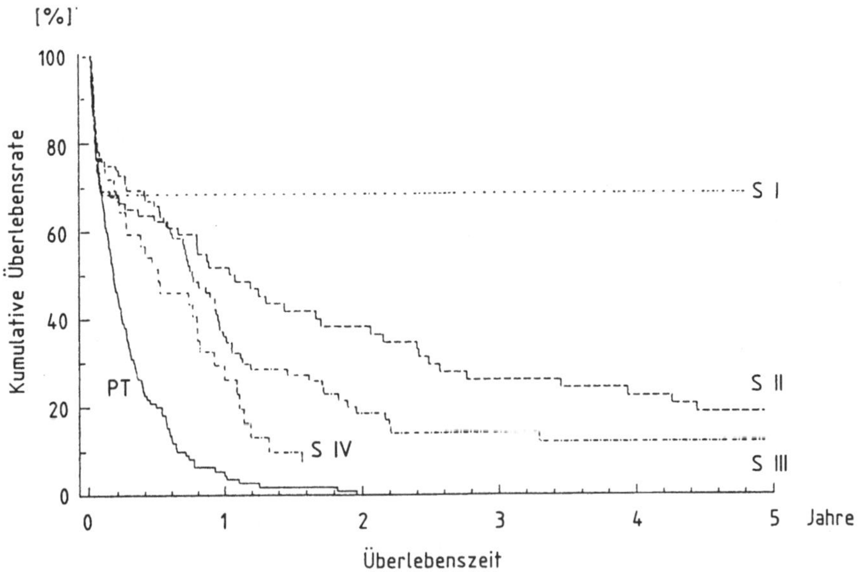

Abb. 1 Kumulative Überlebensraten einschließlich Kliniksletalität nach Resektion und palliativer Therapie beim Speiseröhrenkarzinom. Eigenes Krankengut. 1964–1987 (*S I* Resektion im Tumorstadium I, n = 23; *S II* Resektion im Tumorstadium II, n = 77; *S III* Resektion im Tumorstadium III, n = 122; *S IV* Resektion im Tumorstadium IV, n = 44; *PT* palliative Therapie, n = 528)

zinome behindern die Selbstreinigung der Speiseröhre und sind, vor allem wenn sie einschmelzen, als massiv bakteriell infiziert zu betrachten. Der Verlauf ist in individueller Kombination von Kachexie, Atemstörung, quälendem Husten bei Fistelbildung, fieberhaften Aspirationspneumonien und schließlich Schmerzen gekennzeichnet. Die Lebenserwartung ist auf wenige Monate begrenzt (Abb. 1).

4.2 Behandlungsziele

Der Gewinn einer palliativen Behandlung, eine individuell sehr unterschiedliche und deshalb nicht statistisch, sondern nur im Gespräch mit dem einzelnen Patienten zu bestimmende Größe, muß das Therapierisiko, die Schmerzen, die Hospitalisierungsdauer und all die anderen Widrigkeiten der Behandlung überwiegen (Tabelle 2). Die Beschwerden, die speziell beim Speiseröhrenkarzinom zu lindern sind, werden teils durch den Tumor, teils durch von ihm hervorgerufene Komplikationen bewirkt. Die Beseitigung der Dysphagie ist in den meisten Fällen das vordringliche Ziel der Palliation. Parallel hierzu hat die Ausschaltung von Schmerzen und pulmonalen Komplikationen zu erfolgen. Anämie und Mangelernährung entwickeln sich mit fortschreitendem Leiden. Sie verursachen Schwäche und Krankheitsgefühl und beunruhigen den Patienten. Man sollte deshalb rasch und vor Beginn spezieller Therapiemaßnahmen Blut verabreichen und eine entsprechende enterale oder parenterale Ernährung beginnen. Eindrucksvoll und plötzlich ist für den Betroffenen das Auftreten einer ösophagotrachealen Fistel. Von diesem Zeitpunkt an führt jeder Schluck zum Hustenanfall, das Leben wird unerträglich, wenn nicht das Leck verschlossen oder die Speiseröhre ausgeschaltet werden kann. Gelingt es, das Leiden erträglich zu gestalten, wollen auch schwer vom Karzinom gezeichnete Patienten in aller Regel leben, insbesondere wenn ihnen durch entsprechende Hilfe eine rasche Rückkehr in ihre gewohnte Umgebung ermöglicht wird.

4.3 Methoden

Das Instrumentarium der palliativen Therapie (Tabelle 3) besteht aus sich ergänzenden chirurgischen, radiologischen und internistisch onkologischen Maßnahmen, der symptomatischen Therapie sowie der sozialen Betreuung der Patienten, Wir verstehen hierunter z. B. die Beratung des resezierten oder mit einem Tubus versorgten

Tabelle 2. Ziele der palliativen Therapie beim Speiseröhrenkarzinom

- Wiederherstellung des Schluckvermögens
- Ermöglichung der Nahrungsaufnahme
- Linderung der Schmerzen
- Beseitigung fieberhafter Lungenkomplikationen
- Abdichtung bei Fistelbildung
- Soziale Wiedereingliederung

Tabelle 3. Instrumentarium der palliativen Therapie beim Speiseröhrenkarzinom

Palliative Resektion
- Stumpfe, transmediastinale Dissektion
- Transthorakale Resektion

Bypassverfahren
- Extrakorporale Schlauchsysteme
- Magen, Jejunum, Kolon

Endotubus
- Operativ
- Endoskopisch

Lasereröffnung
- Neodym-YAG, Argon
- Photosensibilisatoren

Bougierung
- Konventionell
- Thermobougierung
- Mikrowellenbougierung
- Kryochirurgie

Ernährungsfistel
- Operative Gastro- oder Jejunostomie
- perkutane endoskopische Gastrostomie

Strahlentherapie
- Perkutan, ^{60}Co, Teilchenbeschleuniger
- Intrakavitär

Chemotherapie
- Systemisch
- Lokal

Symptomatische Therapie
- Schmerztherapie
- Ernährung
- Behandlung pulmonaler Komplikationen
- Behandlung von Geruchsbelästigung
- Soziale Wiedereingliederung

Patienten bei Ernährungsproblemen, die Schmerztherapie, die Behandlung von tumor- oder therapiebedingtem Erbrechen und Übelkeit, die Unterdrückung der Geruchsbelästigung durch den in der Speiseröhre zerfallenden Tumor, die psychologische Führung des Karzinompatienten im Endstadium und - wenn nötig - die Hilfe zu Hause. Der Wert einer palliativen Behandlung wird beurteilt nach der Letalität, der posttherapeutischen Morbidität, der Dauer der Hospitalisierung, der Lebensverlängerung, der Wiederherstellung der Schluckfunktion und der allgemeinen Lebensqualität. Welche und ob überhaupt Grenzen für die ersten 3 eng miteinander verknüpften Punkte angegeben werden können, muß man bezweifeln. In erster Linie sollte - eine entsprechende Technik und Erfahrung insbesondere bei den operativen Maßnahmen vorausgesetzt - das Mitgefühl für den Kranken und nicht die Statistik das Handeln bestimmen. Der Tod am Speiseröhrenkarzinom ist auch in Relation zu anderen Karzinomen quälend. Diese Gedanken müssen in den Ent-

Tabelle 4. Spontanverlauf des unbehandelten Speiseröhrenkarzinoms

Autor	Jahr	Patienten n	Überlebenszeit [Monate]	1-Jahres-Überlebensrate [%]
Dormanns [16]	1939	1679		
- Ab Symptomatik			7,3	
- Ab Diagnose			2,5	
Mustard u. Ibberon [46]	1956	186		9,7
Collis [14]	1959	296		6,7
Smithers u. Pain [70]	1961	77		2,6
Pearson [56]	1966	416		4,3

scheidungsprozeß des behandelnden Arztes mit einfließen, wenn er, wie häufig beim Speiseröhrenkarzinom, vor der Frage steht, ob z. B. das höhere Therapierisiko der Resektion die gegenüber dem Endotubus deutlich bessere Palliation rechtfertigt. Auch der „mündige Patient" will nach Kenntnis aller Vor- und Nachteile der verschiedenen Therapiemöglichkeiten in der Regel die Entscheidung über das weitere Vorgehen abgenommen haben, nicht zuletzt, da er davon ausgeht, daß er nicht zu den Therapieversagern gehören wird. Das Ausmaß der Lebensverlängerung einer Palliativmaßnahme kann am Spontanverlauf des unbehandelten Speiseröhrenkarzinoms gemessen werden (Tabelle 4). Da in jüngster Zeit nur bei Patienten in sehr schlechtem Allgemeinzustand keinerlei Behandlung mehr stattfindet, ist es sinnvoll, Ergebnisse aus früheren Jahren heranzuziehen. Demnach beträgt die mittlere Überlebenszeit nach Beginn der Symptomatik 7 Monate und nach Stellen der Diagnose 3 Monate. Eine normale Schluckfunktion beinhaltet die ungehinderte Aufnahme auch fester Speisen. Besondere Schwierigkeiten bereitet die Beurteilung der allgemeinen Lebensqualität. Es gibt z. Z. kein hinreichend validisiertes Beurteilungsschema, das dieses komplexe Problem insbesondere beim Speiseröhrenkarzinom so sicher beschreibt, daß sich hieraus Konsequenzen für die Therapie ergeben würden.

4.3.1 Palliative Resektion

Angaben, wie häufig eine Resektion (Abb. 2) primär als reiner Palliativeingriff geplant war, fehlen weitgehend. Unter Kenntnis der Spätprognose des Speiseröhrenkarzinoms werden von der Mehrzahl der Autoren entweder alle Resektionen oder Resektionen, bei denen der Tumor die muskuläre Wand der Speiseröhre durchbrochen hat bzw. Lymphknoten- oder Organmetastasen - entsprechend den Tumorstadien III und IV - nachgewiesen sind, als palliativ eingestuft. Nach der letztgenannten Definition beträgt die Rate der Palliativresektion an verschiedenen deutschen Kliniken zwischen 64% und 84% aller resezierten Fälle (Tabelle 5). Dabei zeichnet sich in den letzten Jahren, wie an unserem Krankengut erkennbar, eine zunehmende Bereitschaft ab, die Indikation zur Resektion beim Speiseröhrenkarzinom auf fortgeschrittene Tumorstadien auszudehnen. Der Grund hierfür ist vor allem in einer Senkung der Kliniksletalität zu suchen. Betrug diese bei einer Umfrage an 22 europäischen Kliniken 1980 im Durchschnitt noch 30% [27], so liegt sie heute in den mei-

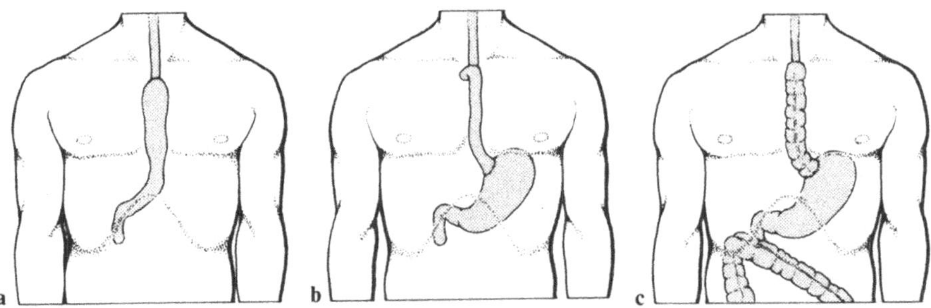

Abb. 2a–c Resektion der Speiseröhre und Ersatz mit Magen **(a)**, Dünn- **(b)** oder Dickdarm **(c)**

Tabelle 5. Häufigkeit palliativer Resektionen an verschiedenen deutschen Kliniken

Autor	Jahr	Resektionen	Palliative Resektionen	
		n	n	[%]
Pralat et al. [59]	1983	162	124	76,5
Husemann [33]	1984	136	106	77,9
Rothmund u. Gamstätter [64]	1984	47	35	74,5
Ulrich et al. [73]	1984	76	64	84,2
Siewert et al. [68]	1986	79	58	73,4
Eigene Ergebnisse	1987	237	151	63,7
- 1964-1973		32	16	50,0
- 1974 1983		136	86	63,2
- 1984-1987		69	49	71,0

Tabelle 6. Kliniksletalität und Spätschicksal nach palliativer oder tumorverkleinernder Resektion

Autor	Jahr	Patienten n	Resektion	Kliniksletalität [%]	1-Jahres-Überlebensrate [%]	2-Jahres-Überlebensrate [%]	5-Jahres-Überlebensrate [%]
Ellis et al. [20]	1983	69	Palliativ	1,4	61,0	34,3	2,8
		29	Tumorverkleinernd	0	22,7	9,1	0
Baulieux et al. [6]	1985	98	Palliativ	6,3	43,7	18,1	7,0
		57	Tumorverkleinernd	10,5	36,7	11,5	0

sten Publikationen um 10%. Eine ausschließlich auf die Verkleinerung der Tumormasse zielende Resektion bei präoperativ nachgewiesener Infiltration von Nachbarorganen oder bei Fernmetastasen wird bisher nur von wenigen Chirurgen empfohlen. Im Krankengut von Ellis et al. [20] und Baulieux et al. [6] hatte dieser Eingriff bei niedriger Kliniksletalität eine 4- bzw. 6-fache 1-Jahres-Überlebensrate im Vergleich zum erwarteten Spontanverlauf (Tabelle 6). Unter diesem Aspekt sind auch die von Baulieux et al. [6] angegebene Rate nichtletaler Komplikationen von 18% und der durchschnittliche Krankenhausaufenthalt von 27 Tagen vertretbar. Wir selbst haben uns bisher nur bei einigen wenigen jungen Patienten in ausgezeichnetem Allgemeinzustand zur Resektion entschlossen, wenn Organmetastasen bekannt waren. Indi-

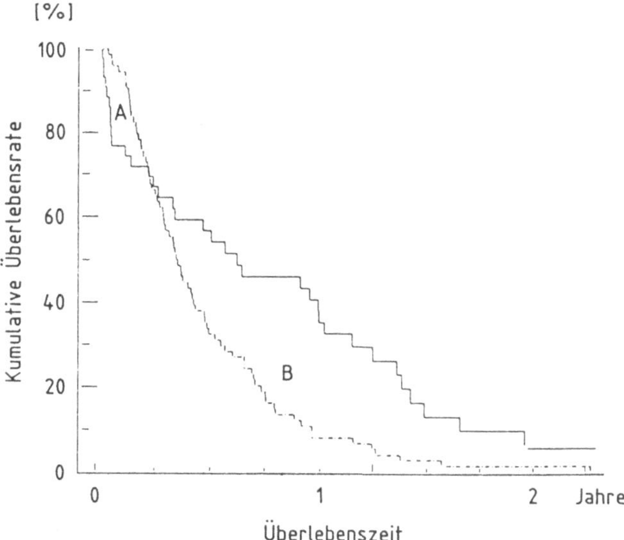

Abb. 3. Kumulative Überlebensraten bei Patienten mit Speiseröhrenkarzinomen ohne onkologische Therapie (n = 72) und nach palliativer Resektion (Stadium IV, n = 44). Eigenes Krankengut, 1964-1987. *Fläche A*: Verlust an „Lebenszeit" durch die Resektion (Kliniksletalität); *Fläche B*: Gewinn an „Lebenszeit" durch die Resektion

rekte Zeichen für ein fortgeschrittenes Tumorstadium wie z. B. eine Längenausdehnung des Karzinoms von über 10 cm, eine Achsenknickung oder Parallelverschiebung im Tumorbereich oder eine erhebliche Distanzierung zur Wirbelsäule waren ebenso wie der Nachweis von extrathorakalen Lymphknotenmetastasen für uns bisher keine Kontraindikation zur Resektion. Bestärkt werden wir in dieser Ansicht sowohl durch die Beobachtung von Einzelfällen, die mehrere Jahre überlebten, obwohl bei der Resektion Tumorreste zurückgelassen werden mußten, als auch durch das Spätschicksal der im Tumorstadium IV operierten Patienten (Abb. 3). Der durch die Kliniksletalität hervorgerufene Verlust an Lebenszeit wird durch die Resektions-bedingte Lebensverlängerung übertroffen. Ein weiteres Argument für die tumorverkleinernde Resektion ist, daß durch sie die „Erfolgschancen" von additiven Therapiemaßnahmen wie z. B. der Chemo- oder Strahlentherapie zumindest theoretisch verbessert werden, wenn auch hierfür bisher keine beweiskräftigen Untersuchungen vorliegen. Die Wiederherstellung der normalen Schluckfunktion, eines der entscheidenden Ziele der Palliativtherapie beim Ösophaguskarzinom, wird durch keine andere Methode in ähnlich zufriedenstellender Weise erreicht. Bei gezielter Nachuntersuchung geben Pralat et al. [59], Skinner et al. [69] und Orringer [52] an, daß 83-91% der Patienten nach Resektion der Speiseröhre und Ersatz mit Magen oder Kolon bis kurz vor dem Tod feste Speisen zu sich nehmen können. Aus operationstechnischer Sicht sind nach unserer Auffassung folgende Punkte wesentlich für eine risikoarme und langfristige Palliation:

- Die Entfernung der Speiseröhre sollte immer ganz und wenn möglich wegen der geringeren Belastung für den Patienten ohne Thorakotomie erfolgen.

- Es sollte eine weite Anastomose am Hals angelegt werden, um der Entwicklung einer Stenose wegen der in Abhängigkeit von der Durchblutung und der Menge des eingebrachten Nahtmaterials zu erwartenden Schrumpfungstendenz vorzubeugen und um beim Auftreten einer Anastomoseninsuffizienz das Leben des Patienten nicht zu gefährden.

Letztlich ist die Entfernung des Tumors, auch wenn sie nur unvollständig gelingt, für den Patienten von eminentem psychologischen Wert, da sie ihm die Hoffnung auf Lebensverlängerung eröffnet.

4.3.2 Bypassverfahren

Die technischen Möglichkeiten, eine durch Karzinom verlegte Speiseröhre zu umgehen, reichen von extrakorporalen Methoden, die durch Schlauchsysteme die ausgeleitete zervikale Speiseröhre mit dem Magen verbinden, über die Ösophagofundostomie bei Stenosierung der distalen Speiseröhre bis zur Dünndarm-, Dickdarm- oder Magentransposition (Abb. 4). Bei dem z.Z. am häufigsten angewendeten Kirschner-Verfahren wird der Magen an der A. gastroepiploica dextra gestielt, retrosternal, selten subkutan, bis zum Hals hochgezogen und dort mit dem zervikalen Speiseröhrenstumpf anastomosiert. Das proximale Ende des thorakalen Speiseröhrenstumpfs wird blind verschlossen, das distale Ende mit einer nach Roux ausgeschalteten Y-Schlinge anastomosiert. Die Letalität der Bypassverfahren liegt im Durchschnitt bei 27%, die Komplikationsrate über 30% (Tabelle 7). Die von Richelme [61] publizierten Ergebnisse der Französischen Gesellschaft für Chirurgie geben den tatsächlichen Stand realistisch wieder, da nicht nur hochspezialisierte Zentren erfaßt wurden. Zieht man ferner in Betracht, daß bei einer mittleren Überlebenszeit von etwa 6 Monaten die Patienten 1 Monat im Krankenhaus verbringen, ist dieses Vorgehen fragwürdig. Die Wiederherstellung und Erhaltung der Schluckfunktion wird von der Mehrzahl der Autoren als gut bezeichnet. Im Krankengut von Wong

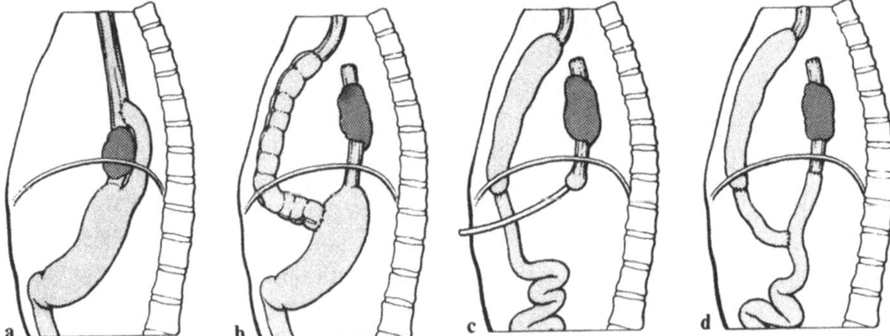

Abb. 4a–d. Bypassverfahren. **a** Ösophagogastrostomie, **b** Dickdarminterposition, **c** Mageninterposition mit Dekompression der ausgeschalteten Speiseröhre durch einen Drainageschlauch, **d** Mageninterposition mit Dekompression der ausgeschalteten Speiseröhre durch eine nach Roux hochgeführte Dünndarmschlinge (Standardverfahren)

Tabelle 7. Ergebnisse verschiedener Bypassverfahren beim Speiseröhrenkarzinom (*k.A.* keine Angaben)

Autor	Jahr	Bypass	Patienten n	Kliniks-letalität [%]	Kranken-haus-aufenthalt [Tage]	Über-lebenszeit [Monate]
Ong et al. [49]	1980	Jejunum	102	36,3	k. A.	4
Wong [78]	1981	Magen	142	41,5	k. A.	5
Orel et al. [50]	1982	Magen	15	36,0	33	6
		Jejunum	10			
Angorn u. Haffejee [2]	1983	Magen	60	8,3	k. A.	5
Conlan [15]	1983	Magen	71	21,1	27	7
Cignoux u. Segol [23]	1984	Magen	201	17,5	35	6
		Kolon				
Mannel [39]	1984	Magen	75	7,0	k. A.	8
		Kolon	10			
Mislowski u. Celerier [43]	1984	Magen	29	31,0	k. A.	8
		Kolon				
Orringer [52]	1984	Magen	37	29,0	22	6
Richelme [61]	1986	Ösophago-gastrostomie	21	28,6	k. A.	4
		Magen	98	28,6	38	4
		Kolon	149	37,6	35	4

[78] konnten sich 60% der Patienten normal ernähren, 38% benötigten passierte Kost, und nur bei 2% bestand die Dysphagie fort. Dieser palliative Effekt konnte von Orringer [52] und in der Umfrage der Französischen Gesellschaft für Chirurgie [61] nicht nachvollzogen werden. Nur 25% bzw. 33% der Patienten erreichten eine völlig unbeeinträchtigte Nahrungsaufnahme.

4.3.3 Endotubus

Die endoskopische Implantation hat die operative weitgehend abgelöst. Die um die Hälfte niedrigere Kliniksletalität und Komplikationsrate sowie die 3mal so kurze Hospitalisierungsdauer sprechen eindeutig für die endoskopische Technik. Kritisch sei jedoch angemerkt, daß die Ergebnisse der operativen Technik meist lange Zeit zurückliegen und damit nicht das heute Mögliche wiedergeben. Ferner haben einige Endoskopiker die „methodisch bedingte" Letalität erfunden, d.h., es werden nur Patienten erfaßt, die an einer während der Implantation des Tubus auftretenden Komplikation versterben. Die Indikation zum Endotubus sehen wir als gegeben an, wenn die Ernährung mit breiiger Kost nicht mehr möglich ist, die Tumorstenose mit einem Endoskop von 10-12 mm Durchmesser nicht mehr passiert werden kann oder eine ösophagotracheale Fistel besteht. Bei einer Stenose nahe dem Ösophaguseingang und bei einer Lebenserwartung von wenigen Tagen ist die Methode nicht sinnvoll. Wenn immer möglich streben wir vor der Implantation die Bestrahlung des Tumorareals an, da nach unserer Erfahrung diese Maßnahme das Risiko der Perforation vermindert und den Sitz des Tubus verbessert. Den Tubus legen wir in der Re-

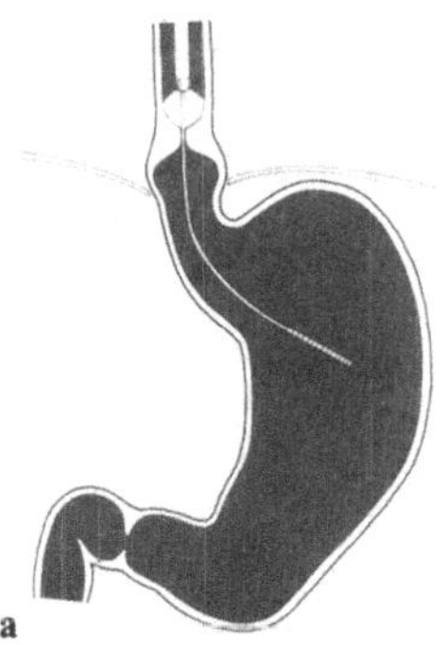

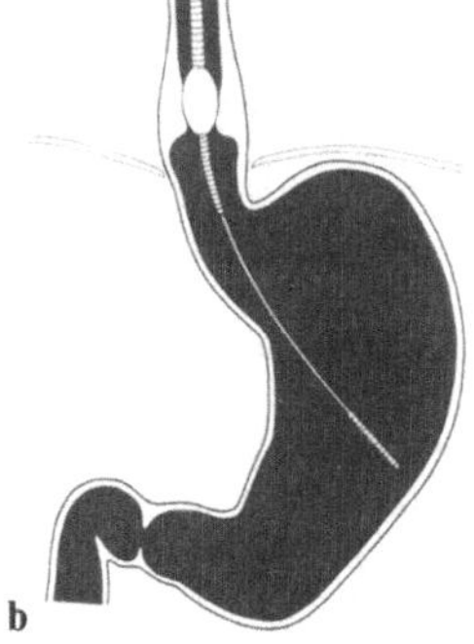

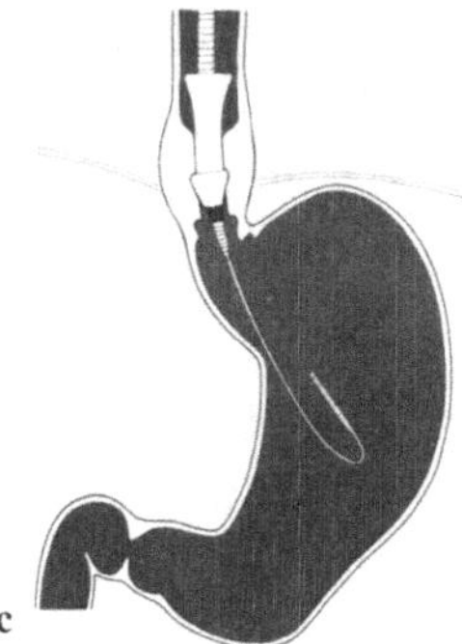

Abb. 5a–c Endoskopische Implantation eines Tubus. **a** Einbringen eines Führungsdrahts, **b** Bougierung der Tumorstenose, **c** Implantation des Tubus unter endoskopischer Kontrolle

Tabelle 8. Komplikationen bei der Implantation eines Endotubus (*k.A.* keine Angaben)

Autor	Jahr	Patienten	Komplikationen der Intubation			Letalität
			Nicht möglich	Perforation	Blutung	
		n	[%]	[%]	[%]	[%]
Tytgat u. den Hartog [72]	1980	1847	2,2	8,4	1,2	4,5
Angorn [1]	1981	1045	2,5	k.A.	k.A.	16,0
Ogilvie et al. [48]	1982	121	2,5	12,7	3,8	1,0
Tytgat [73]	1982	400	4,0	8,5	k.A.	2,0
Barbier et al. [5]	1984	75	2,7	4,0	k.A.	6,6
Cavy	1986	91	15,0	14,0	5,0	4,0
Böttger et al. [8]	1986	82	2,4	2,4	2,4	1,2
Lux et al. [38]	1986	170	5,8	8,4	k.A.	0
Eigene Ergebnisse	1987	57	3,5	1,7	1,7	3,5

gel in Allgemeinnarkose unter Bildwandlerkontrolle (Abb. 5). Als erster Schritt erfolgt die Bougierung der Stenose. Wir streben eine Lumenweite von etwa 15 mm an. Auch filiforme Stenosen lassen sich mit Hilfe eines Angioplastiekatheters meist so weit aufdehnen, daß dann das endoskopische Mehrstufenbougie eingebracht werden kann, mit dem die weitere Aufdehnung erfolgt. Als nächster Schritt wird die Länge der Tumorstenose ausgemessen, da sich danach Art und die Länge des Tubus richten. Die Applikation des Tubus nehmen wir mit einem an unserer Klinik entwikkelten System vor [10]. Das Vorschieben des Tubus über die Stenose erfolgt über ein dünnlumiges Endoskop mit einem Puscher. Die richtige Position des Tubus wird endoskopisch und radiologisch kontrolliert. Nur bei wenigen Patienten gelingt die Plazierung des Tubus nicht (Tabelle 8). Bei der begrenzten Lebenserwartung der Patienten ist man versucht, die Stenose, auch wenn sie filiform ist, in einer Sitzung zu eröffnen. Die Rate der Perforation liegt deshalb mit durchschnittlich 8% relativ hoch. Ist es zur Perforation gekommen, versuchen wir, diese mit dem Tubus abzudichten. Gelingt dies, nehmen wir eine abwartende Haltung mit wiederholten radiologischen Kontrollen ein. Läßt sich das Leck nicht verschließen, hat nach unserer Auffassung die operative Intervention zu erfolgen. Ihr Ausmaß richtet sich nach

Tabelle 9. Spätkomplikationen und durchschnittliche Überlebenszeit (*k. A.* keine Angaben)

Autor	Jahr	Patienten n	Dislokation [%]	Okklusion [%]	Überlebenszeit [Monate]
Tytgat u. den Hartog [72]	1980	1847	9,7	5,0	k. A.
Angorn [1]	1981	1045	6,0	0,6	6,8
Ogilvie et al. [48]	1982	121	13,5	28,0	3,0
Tytgat [73]	1982	400	18,5	12,0	3,8
Barbier et al. [5]	1984	75	7,5	26,5	2,6
Cavy et al. [13]	1986	91	15,5	15,5	3,1
Böttiger et al. [8]	1986	82	14,6	34,0	k. A.
Lux et al. [38]	1986	170	11,7	4,6	2,0
Eigene Ergebnisse	1987	57	21,0	12,3	3,2

dem Zustand des Patienten. Blutungen lassen sich bei der Manipulation in der Speiseröhre nie vermeiden. Sie erreichen jedoch selten Transfusionsbedürftigkeit. Die Letalität beruht in erster Linie auf Folgen der Perforation und der pulmonalen Infektion durch Kompression der Trachea oder Aspiration. Im weiteren Verlauf des Tumorleidens ist der Erfolg der Palliation durch Abgleiten oder Verschluß des Tubus durch den weiterwachsenden Tumor oder einen Speisebolus gefährdet (Tabelle 9). Dislokationen des Tubus versuchen wir durch individuelle Anpassung der Tuben zu vermeiden. Die Dislokationsrate von Tytgat [72], der in einer eigenen Werkstatt für jeden Patienten einen individuell angepaßten Tubus herstellen läßt, zeigt, daß selbst unter optimalen Voraussetzungen bei einem Fünftel der Patienten damit gerechnet werden muß. Ist eine Dislokation eingetreten, wird der Tubus wenn möglich endoskopisch entfernt und ein neuer implantiert. Für das Offenbleiben des Tubus sind die Qualität der Kaufunktion und der Ernährungsaufbau entscheidend. Wir drängen auf eine Sanierung des Gebisses und veranlassen bei jedem Patienten und dessen Angehörigen eine Diätberatung. In mehreren Gesprächen versuchen wir, den Patienten darauf hinzuführen, wie er in Zukunft sein Leben einrichten muß, um auch andere Spätkomplikationen wie den Reflux und die Aspiration zu vermeiden. Die Überlebenszeit nach Tubusimplantation entspricht dem Spontanverlauf der Erkrankung. Die Lebensqualität der mit einem Tubus versorgten Patienten wurde von Barbier et al. [5] ausführlich untersucht. Danach beurteilen 80% der Patienten ihre allgemeine Lebensqualität und die Wiederherstellung der Schluckfunktion als gut; 22% der Patienten gaben Schmerzen, 14,4% Regurgitation oder Reflux, 8,8% Atemstörungen und 8,8% Depressionen im Spätverlauf an. Ohne exakte eigene Zahlen angeben zu können, erscheint uns diese Darstellung sehr optimistisch. Nur vereinzelt konnten sich unsere Patienten nach den Kriterien eines Gesunden normal ernähren.

4.3.4 Laser

Der gewebszerstörende Effekt der Lichtapplikation durch stimulierte Emission von Strahlung, kurz Laser genannt, beruht auf der Umwandlung der absorbierten Lichtenergie in Thermoenergie. Dieser Effekt ist temperaturabhängig. Zwischen 40 und

100 °C erfolgt eine Koagulation des Gewebes, über 100 °C kommt es zu einer Verdampfung [53]. Der Vorteil des Lasers gegenüber vergleichbaren Methoden wie der Thermobougierung oder der Kryochirurgie ist die Möglichkeit, hohe Energie exakt fokussieren zu können, wodurch das Ausmaß der Gewebszerstörung genauer abgegrenzt werden kann. Zur Eröffnung der Passage der durch den Tumor hochgradig stenosierten Speiseröhre eignen sich sowohl der Argon- als auch der Neodym-Yag-Laser. In der Literatur wird letzterer favorisiert, da er eine höhere Energie aussendet, eine tiefere Gewebsdestruktion bewirkt und durch Blut nicht absorbiert wird. Die ursprünglich von Fleischer u. Kessler [21] angegebene Technik, die Tumorstenose in mehreren Sitzungen von oral nach aboral zu beseitigen, ist zugunsten der in einer Sitzung durchgeführten „Auflaserung" von aboral nach oral abgelöst. Hierbei wird die Stenose soweit aufbougiert, daß das Endoskop über den Tumor hinweggeschoben werden kann. Beim Zurückziehen des Endoskops wird nun das Karzinom unter Sicht abgetragen. Die Behandlung erfolgt in Schleimhautanästhesie und Sedierung. Eine Intubationsnarkose ist nur selten erforderlich. Die Abtragung sollte auf extramukös wachsende Tumoren beschränkt bleiben, da der Versuch, submukös wachsende Tumoren zu zerstören nach der Erfahrung von Overholt [53] zur Entwicklung schwer bougierbarer Narbenstenosen führen kann. Deshalb ist die Lasertherapie auch bei Tumoren, die die Speiseröhre von außen komprimieren, nicht geeignet. Eine möglicherweise vielversprechende Kombination bei oberflächlich wachsenden Geschwülsten ist die Verbindung von Lasertherapie und Photosensibilisatoren, wie z. B. den Hämatoporphyrinderivaten [30, 41]. Diese haben die Eigenschaft, nach intravenöser Applikation länger im Tumor als im Normalgewebe zu verbleiben. Nach Exposition mit Rotlicht durch einen Farblaser steigern die Porphyrinderivate die Produktion von Sauerstoffradikalen in der Zelle, welche bei entsprechender Konzentration zum Zelltod führen. Die Erfahrungen mit der Lasertherapie beschränkten sich bisher nur auf relativ kleine Patientenkollektive. In der Literatur variierte die Länge der behandelten Tumoren von 1-17 cm. Zur Beseitigung der Stenosen wurden zwischen 1 und 41 Sitzungen benötigt (Tabelle 10). Die gesamte Behandlung dauerte zwischen 1 Tag und 16 Monaten. Die durchschnittlichen Therapieintervalle wegen erneuter Stenosen geben Wolf et al. [77] mit 41-60 Tagen an. Plattenepithelkarzinome scheinen auf die Abtragung günstiger anzusprechen als Adenokarzino-

Tabelle 10. Behandlungsdauer der Lasertherapie zur Eröffnung der durch ein Karzinom verschlossenen Speiseröhre (*k. A.* keine Angaben)

Autor	Jahr	Patienten n	Sitzungen n	Behandlungsdauer [Tage]
Buset et al. [11]	1983	10	2,6	8,6
Fleischer u. Kessler [21]	1983	14	5,3	11,6
Krasner [37]	1983	9	2,9	k. A.
Mellow u. Pinteas [42]	1984	11	3,3	7,7
Naveau et al. [47]	1984	28	3,7	k. A.
Patrice et al. [54]	1984	8	2,8	k. A.
Cello et al. [12]	1985	12	3,3	18,5
Wolf et al. [77]	1985	15	7,2	k. A.
Goldberg u. King [25]	1986	15	3,5	9,8
Pietraffitta u. Dwyer [58]	1986	15	2,4	5,9

Tabelle 11. Komplikationen der Lasertherapie zur Eröffnung der durch ein Karzinom stenosierten Speiseröhre

Autor	Jahr	Patienten	Nichttherapiebedürftige Komplikationen				Therapiebedürftige Komplikationen				Letalität
			Blutung	Schmerz	Sonstige	Gesamt	Fistel	Aspirationspneumonie	Sonstige	Gesamt	
		n	n	n	n	[%]	n	n	n	[%]	[%]
Fleischer u. Kessler [21]	1983	14	7	5		86	2			14	0
Buset et al. [11]	1983	10	1	3		40					0
Krasner [37]	1983	9				0	2			22	22
Naveau et al. [47]	1984	28	2			7	2		2	14	4
Mellow u. Pinkas [42]	1984	11					1	1	0	18	18
Cello et al. [12]	1985	12				0	1			8	0
Semler et al. [67]	1985	24				0				0	0
Wolf et al. [77]	1985	25			1	4	2		1	12	12
Hyata et al. [30]	1986	23				0	2			8	0
Pietrafitta u. Dwyer [58]	1986	15			3	20	1	4	3	53	0
Mathus u. Tytgat [40]	1986	15		2		13				0	0
Goldbertg u. King [25]	1986	15			3	20	2			9	0

Tabelle 12. Spätschicksal nach Laser- und additiver Therapie

Autor	Jahr	Patienten n	Additive Therapie		Überlebenszeit [Wochen]
Fleischer u. Kessler [21]	1983	14	Radiatio	6	14
Buset et al. [11]	1983	10	Radiatio	2	8–52
			Tubus	4	
Krasner [37]	1983	9	Radiatio	1	16
			Operation	2	
			Tubus	3	
Naveau et al. [47]	1984	24	Radiatio	6	17
			Operation	2	
			Tubus	2	
Melow u. Pinkas [42]	1984	11	Radiatio	6	21
			Operation	2	
McCangan et al. [41]	1985	16	Photosensibilisatoren	16	26
Cello et al. [12]	1985	12	Radiatio	6	11
			Chirurgie	1	
Wolf et al. [77]	1985	25	Radiatio	4	
Semler et al. [67]	1985	24	Afterloading	24	32
			Chirurgie	2	
Mathus u. Tytgat [40]	1986	10	Chirurgie	3	11
			Radiatio	1	
			Tubus	3	
Goldberg u. King [25]	1986	15	Radiatio	10	12
			Chirurgie	2	
			Chemotherapie	3	

me. Restenosen traten bei ihnen erst nach einem größeren Abstand auf. Von den meisten Arbeitsgruppen werden deshalb additive Maßnahmen zur Erhaltung des Therapieerfolgs empfohlen. Der palliative Effekt der Lasertherapie in bezug auf die Beseitigung von Dysphagie, Tumorblutungen oder Schmerzen ist ausgezeichnet. Bei den 147 von uns zusammengetragenen Fällen erreichte nur 1 Patient keine Schluckfähigkeit, 56,5% der Patienten konnten sich uneingeschränkt ernähren. Als leichte, nichttherapiebedürftige Komplikationen (Tabelle 11) der Lasertherapie werden kleinere Blutungen, kurzzeitige thorakale oder abdominale Schmerzen, vasovagale Synkopen, Pneumoperitoneum oder uncharakteristische abdominale Schmerzen, durch die Luftüberblähung des Magens angegeben. Zu den schwerwiegenden Komplikationen zählen die Speiseröhrenperforationen und -fisteln sowie Aspirationspneumonien. Die Gesamtkomplikationsrate liegt bei 26%. Die Angaben zur Letalität der Therapie sind schwierig zu interpretieren, da ähnlich wie für die Intubation meist nur die „methodenbedingte" Letalität angegeben wird. Sie dürfte in der Größenordnung von 5% liegen. Durch die Verknüpfung mit anderen Therapieformen vor, während oder nach der Lasertherapie ist die Beurteilung der Überlebenszeit problematisch (Tabelle 12). Die vorliegenden Zahlen lassen darauf schließen, daß diese für die Lasertherapie allein dem Spontanverlauf des Karzinomleidens entspricht.

4.3.5 Bougierung

Die alleinige Bougierung einer Tumorstenose ist heute wegen der nur kurzen Dauer der Passageeröffnung weitgehend verlassen. Von verschiedenen Arbeitsgruppen wird eine Reihe ähnlicher Verfahren wie die endoskopische Mikrowellengewebskoagulation, die Radiofrequenz- oder Mikrowellenhyperthermie oder die Kryo- oder Thermosondenbougierung allein oder in Verbindung mit Radiotherapie oder systemischer Chemotherapie zur Eröffnung der impermeablen, tumorösen Speiseröhre angegeben. Die Vorteile dieser Verfahren sollen neben der Aufdehnung der Speiseröhre und der direkten Zerstörung von Tumorgewebe in der Induktion eines immunologischen Antitumoreffekts liegen und bei Anwendung von Hyperthermie die Wirksamkeit chemo- oder radiotherapeutischer Maßnahmen verstärken. Ihr Nachteil, insbesondere gegenüber der Lasertherapie, liegt meist in der nicht exakten Steuerbarkeit der vor Ort applizierten Energie, wodurch das Ausmaß der Tumornekrose nicht vorhersehbar ist. Damit steigt insbesondere bei Infiltration von Trachea oder Aorta die Gefahr der Arrosion. Die meist geringen Fallzahlen der bisher publizierten Ergebnisse lassen zum jetzigen Zeitpunkt keine Aussage über die Wirksamkeit dieser Verfahren zu.

4.3.6 Ernährungsfistel

Die Anlage einer Ernährungsfistel, die zur Verhinderung der Speichelaspiration immer mit der Ausleitung der Speiseröhre am Hals kombiniert werden sollte, konfrontiert den Patient täglich mit der Ausweglosigkeit seines Leidens. Sie sollte wegen der zahlreichen Alternativen mit wesentlich besserem palliativen Effekt nur noch in wenigen Ausnahmen angelegt werden. Es sei jedoch darauf hingewiesen, daß neue Techniken wie die perkutane endoskopische Gastrostomie die ursprünglich hohe Letalität der Ernährungsfisteln auf wenige Prozent gesenkt haben und daß die Entwicklung spezieller, chemisch definierter Diäten eine hochwertige Ernährung des Patienten erlaubt.

4.3.7 Strahlentherapie

Bei der palliativen Strahlentherapie [29] werden mittels ^{60}Co oder Teilchenbeschleuniger über 3-4 Wochen Einzeldosen von 2 Gy bis zur Gesamtdosis von 30-40 Gy verabreicht. In welchem Umfang hiermit die Therapieziele wie Beseitigung der Dysphagie, Schmerzlinderung und Lebensverlängerung erreicht werden und welche Komplikationen damit verbunden sind, läßt sich aus der Literatur nur annähernd bestimmen. Nur wenige Publikationen geben an, daß die Bestrahlung primär rein palliativ entsprechend den oben genannten Kriterien geplant war. In der Regel werden auch Patienten, bei denen eine radikale Therapie begonnen, jedoch nicht vollendet werden konnte, in die Gruppe der palliativ Bestrahlten mit eingegliedert. Nach Pearson [56], der seit 15 Jahren über die gleichen und besten Ergebnisse nach „kurativer“ Strahlentherapie berichtet (5-Jahres-Überlebensrate 17%), die bisher von keiner anderen Arbeitsgruppe auch nur annähernd bestätigt werden konnten, ist ohne einen Beleg durch eigene Zahlen in 75% der Fälle nach der Applikation einer Gesamtdosis von etwa 40 Gy eine deutliche und anhaltende Besserung der Symptomatik zu erreichen. Vergleicht man hiermit die Ergebnisse von 4 Arbeiten aus dem deutschsprachigen Raum, muß diese optimistische Einschätzung gedämpft werden. Im Krankengut von Müller u. Schnepper [45] erhielten 84 von 172 Patienten eine Dosis von weniger als 45 Gy. Der weitere Krankheitsverlauf dieser palliativ behandelten Patienten ist nicht näher aufgeschlüsselt. Insgesamt konnte jedoch bei Kontrolle des Therapieziels mittels Röntgenkontrastmitteluntersuchung der Speiseröhre bei 32% der Patienten eine deutliche, bei 20% eine geringe und bei 24% keine Aufweitung der Speiseröhre nachgewiesen werden. Bei den restlichen 24% nahm die Stenose unter oder unmittelbar nach der Bestrahlung zu. Der objektive Befund korrelierte mit dem subjektiven Befinden der Patienten: 46% gaben eine deutliche, 24% eine geringe Besserung der Dysphagie an. Bei 20 Patienten trat keine Änderung, bei 13 Patienten eine deutliche Verschlechterung der Schluckfunktion ein. Man darf davon ausgehen, daß der Therapieerfolg in der palliativ bestrahlten Gruppe wesentlich ungünstiger war als im oben angegebenen Gesamtkollektiv. Nach Rohloff [63] überlebten nach palliativer Bestrahlung von 73 Patienten 25 die ersten 6 Monate und 8 das erste Jahr. Bei extramediastinalem Befall von Lymphknoten oder nachgewiesenen Fernmetastasen konnten Greiner et al. [26] bei 107 Patienten trotz hoher Strahlendosis (50 Gy) nur eine 1-Jahres-Überlebensrate von 8,3% erzielen. Rühl et al. [65] geben für die palliative Bestrahlung eine mediane Überlebenszeit von 4,5 Monaten an. Bei 13 Patienten, bei denen wegen deutlicher Verschlechterung des Allgemeinzustands oder drohender Komplikationen die Bestrahlung abgebrochen werden mußte (Dosis <30 Gy), lag die mittlere Überlebenszeit bei 2,5 Monaten. Komplikationen der Strahlentherapie wie die Strahlenösophagitis oder -stenose, die Strahlenkrankheit, Hautverbrennungen, Leukopenie, Rückenmarkschädigung, Strahlenpneumonitis, tracheobronchoösophageale Fistel oder Arrosionen der Aorta sind bei Dosen unter 40 Gy nach übereinstimmenden Angaben der Literatur selten.

Die intrakavitäre Bestrahlung, bereits 1925 von Guisez [28] beim Speiseröhrenkarzinom eingesetzt, gewann in den letzten Jahren in Form des „afterloadings" mit ^{192}Ir [4], ^{60}Co [32] oder Cs [62] allein oder als sog. Boosterbestrahlung nach perkutaner Hochvolttherapie aufgrund einer verbesserten und vor allem gefahrloseren Technik wieder Bedeutung. Nach Eröffnung der Tumorstenose wird unter endoskopischer oder radiologischer Kontrolle eine Hohlsonde in die Speiseröhre eingeführt. In die Sonde wird dann die an einem Führungsdraht befestigte Strahlenquelle bis etwa 1 cm distal des Tumorrands vorgeschoben. Programmiert und ferngesteuert kann die Strahlenquelle schrittweise über den Tumorbezirk gezogen werden. Durch die hohe lokale Strahlenaktivität (5-7 Gy/cm) wird bereits bei einer etwa 5-10 min dauernden Sitzung eine tumorwirksame Dosis verabreicht, wie sie bei konventioneller Technik erst nach Wochen erreicht wird. In der Regel sind 2-3 Sitzungen in 14tägigem Abstand erforderlich. Da die Strahlenaktivität zur Peripherie hin rasch abfällt, werden Nachbarorgane weitgehend geschont. Rowland u. Pagliero [62] geben an, daß mit dieser Technik bei 33 von 40 Patienten eine befriedigende Passage über einen medianen Zeitraum von 15 Wochen wiederhergestellt werden konnte. Wesentliche Komplikationen seien nicht aufgetreten. Es gelang Bader et al. [4] in 80%

der Fälle (n = 40), die Dysphagie dauerhaft zu beseitigen. Zwei Patienten verstarben an den Folgen von unter der Bestrahlung aufgetretenen Fisteln. Die mediane Überlebenszeit der Patienten betrug 6 Monate. Hishikawa et al. [32] berichten über die Entwicklung von 10 Speiseröhrenfisteln zum Bronchialsystem, der Aorta und zum Mediastinum bei 620 mit Afterloading und perkutaner Bestrahlung behandelten Patienten. Die Rate entspricht nach den Erfahrungen der Autoren der nach alleiniger externer Radiatio.

4.3.8 Chemotherapie

Die systemische Chemotherapie wäre an sich der logische Therapieansatz für ein Ösophaguskarzinom, das die Grenzen der lokalen Behandelbarkeit durch Chirurgie oder Strahlentherapie überschritten hat. Aus den bisher publizierten Studien lassen sich jedoch nur beschränkt Informationen über das Ausmaß der Wirksamkeit der Zytostase auf den Primärtumor oder seine Metastasen ableiten, und das Therapierisiko bei den meist durch pulmonale Infektion, ösophagotracheale Fisteln oder Kachexie beeinträchtigten Kranken ist nicht unerheblich. Klassifiziert man den Erfolg der Zytostase in Anlehnung an die WHO als symptomatisch bei einer Verbesserung der Schluckfunktion, als partiell bei einer Volumenreduktion von Primärtumor oder Metastasen um mehr als 50% und als vollständig, wenn eine histologische Überprüfung des zuvor gesicherten Tumors negativ ausfällt, so lassen sich nur wenige Studien danach bewerten. Es ist davon auszugehen, daß mit dem in den meisten Arbeiten angegebenen Terminus „Ansprechrate" symptomatische und partielle Remissionen gemeint sind. Da eine kurzfristige Verbesserung der Schluckfunktion auch im Spontanverlauf der Erkrankung vorkommen oder auch Folge der bewußten oder unbewußten Veränderung der Ernährungsgewohnheiten sein kann, müssen die Ergebnisse mit Vorsicht betrachtet werden. Chemotherapeutika mit dokumentierter Wirksamkeit beim Speiseröhrenkarzinom sind Bleomycin, Vindesin, Cisplatin und 5-Fluorouracil (Tabelle 13). Sie wurden in unterschiedlicher Dosie-

Tabelle 13. Ansprechrate verschiedener Chemotherapeutika beim Plattenepithelkarzinom der Speiseröhre

Chemotherapie	Anzahl Studien	Patienten	Ansprechrate	
	n	n	n	[%]
5-Fluorouracil	2	44	7	16,9
Bleomycin	10	137	31	22,6
- max.		4	4	100
- min.		14	0	0
Mitomycin C	2	31	11	35,5
Cisplatin	4	73	16	21,9
Videsin	3	27	8	29,6
Methyl-GAG	4	49	17	34,7
Adriamycin	2	38	7	18,4
Methotrexat	1	27	2	7,4

rung bei verschiedenen Studien eingesetzt. Die Problematik bei der Beurteilung ihrer Effektivität zeigt sich am Beispiel von Bleomycin, dem wahrscheinlich wirksamsten Monochemotherapeutikum, mit einer Ansprechrate von 0-100%. Bei teilweise nicht unerheblichen Nebenwirkungen ist eine Lebensverlängerung durch Chemotherapie nicht zu erwarten. Wenn es überhaupt eine Indikation für ihren Einsatz gibt, so wäre zur Zeit eine Monotherapie mit Vindesin [66] zu diskutieren. Durch die Kombination aus Strahlentherapie und einem Zytostatikum wäre theoretisch eine Resultatsverbesserung zu erwarten. Kolaric et al. [36] untersuchten in 3 vergleichenden Studien den Effekt von Bleomycin und Adriamycin und ihrer Kombination mit und ohne Strahlentherapie (36-44 Gy). Bei kleinen Patientengruppen war die Ansprechrate in den strahlentherapierten Gruppen mit 62%, 60% bzw. 60% deutlich besser als in den unbestrahlten Gruppen (26%, 33%, 19%). Die Rate der toxischen Nebenwirkungen wie Übelkeit oder Erbrechen war in der Studie mit bis zu 93% in allen Gruppen hoch. Unter der Radiotherapie entwickelten 10 von 53 Patienten eine ösophagotracheale Fistel. Ein Patient verstarb an einer Blutung aus der Aorta. In einer prospektiven randomisierten Studie mit 91 Patienten konnten Earle et al. [17] keine Unterschiede zwichen der alleinigen Strahlentherapie (50-60 Gy) und der Strahlentherapie plus Bleomycin feststellen. Bei akzeptabler Toxizität des Regimes fanden sich in den Gruppen mediane Überlebenszeiten von 6,4 bzw. 6,6 Monaten.

Durch die Kombination einzelner Chemotherapeutika konnte die Ansprechrate gegenüber der Monotherapie nahezu verdoppelt werden (Tabelle 14). Die toxischen Nebenwirkungen sind von der Zusammensetzung der einzelnen Therapieschemata abhängig und müssen zumindest aus der Sicht dessen, der nicht ständig mit der Chemotherapie befaßt ist, als substantiell und für den Patienten erheblich belastend angesehen werden. Unter diesem Gesichtspunkt muß man wohl verstehen, daß in dem

Tabelle 14. Ergebnisse der Kombinationschemotherapie beim Plattenepithelkarzinom der Speiseröhre

Autor	Jahr	Chemotherapie	Patienten	Ansprechrate	
			n	n	[%]
Kelsen et al. [34]	1978	Cisplatin + Bleomycin	60	9	15
Bosset et al. [9]	1983	Cisplatin + Bleomycin	17	4	24
Kolaric et al. [36]	1980	Bleomycin + Adriamycin	16	3	19
Elias et al. [19]	1984	Cisplatin + Vindesin	30	8	27
Kelsen [35]	1983	Cisplatin + Vindesin + Bleomycin	68	36	53
Vogl et al. [76]	1981	Cisplatin + Bleomycin + Methotrexat	10	5	50
Giselbrecht et al. [24]	1983	Cisplatin + Adriamycin + 5-Fluorouracil	21	7	33
Forastiere et al. [22]	1983	Cisplatin + Etoposid	16	5	31
Hellerstein et al. [31]	1983	Cisplatin + 5-Flourouracil	10	8	80
Kelsen [35]	1983	Cisplatin + Videsin + Methy-GAG	13	6	46
Berenzweig et al. [7]	1983	Cisplatin + Bleomycin + Methotrexat + Methy-GAG	14	9	64
Resbeut [60]	1985	Cisplatin + Vincristin + Methotexat + Folsäure	28	19	68
Spielmann [71]	1985	Cisplatin + Vindesin + Zyklophosphamid + CCNU	28	6	22

überwiegenden Teil der Studien nur junge Patienten in gutem Allgemeinzustand und mit zwar ausgedehnten, letztlich aber nicht disseminierten Tumoren untersucht wurden. Da es hierfür aus ethischen Gründen meist keine entsprechenden Kontrollgruppen ohne Therapie gab, ist es sehr schwierig, den Nutzen für den Patienten zu beurteilen, insbesondere wenn man bedenkt, daß sich die Therapie über Wochen hinzog. Insgesamt gesehen deutet keine Studie darauf hin, daß die Polychemotherapie zu einer wesentlichen Lebensverlängerung führt. Innerhalb der einzelnen Studien lassen sich jedoch Gruppen erkennen, die gut auf die Therapie ansprechen und gegenüber dem Rest der Kollektive eine signifikant längere Überlebenszeit haben. Zur Zeit gibt es für eine palliative Polychemotherapie außerhalb prospektiver Studien keine Indikation.

Über die Wirksamkeit der Injektion von Chemotherapeutika in das Ösophaguskarzinom liegen zur Zeit nur wenige Fallberichte vor, so daß eine Beurteilung über den Wert der Therapie nicht möglich ist.

4.3.9 Symptomatische Therapie

Die Schmerztherapie beim fortgeschrittenen Speiseröhrenkarzinom unterscheidet sich mit Ausnahme der flüssigen Darreichungsform nicht wesentlich von der anderer Karzinome. Wir beginnen in der Regel mit einem peripheren Analgetikum (Novalgin, 20-40 Trpf/4 h). Ist damit eine ausreichende Schmerzbekämpfung nicht möglich, wird zusätzlich ein zentrales Analgetikum mittlerer Stärke (z. B. Tramal, 20-40 Trpf/40-100 mg/4 h) verabreicht. Bestehen die Schmerzen auch dann noch fort, gehen wir unter Beibehaltung des peripheren Analgetikums auf eine in unserer Apotheke hergestellte 0,1%ige Morphinlösung in einer der individuellen Situation des Patienten angepaßten Dosierung bis max. 6 ml/4 h über. Wegen der hiermit verbundenen Obstipation verabreichen wir zusätzlich ein mildes Laxans.

Eine Geruchsbelästigung durch den zerfallenden Tumor ist beim Speiseröhrenkarzinom selten und wurde von uns bisher auch nur bei nach außen durchgebrochenen Karzinomen im ösophagopharyngealen oder -trachealen Bereich beobachtet. Durch Gabe von Metronidazol, einem gegen Anaerobier gerichteten Antibiotikum, gelingt meist eine deutliche Linderung dieser Symptomatik.

Für die Ernährung des Patienten mit stenosierendem Speiseröhrenkarzinom oder nach Implantation eines Endotubus ist eine ausführliche Diätberatung unerläßlich. Wir empfehlen einen normalen Kostaufbau nur ggf. in passierter Form. Alternativ hierzu können die inzwischen von der Industrie in verschiedener Form angebotenen Diäten verabreicht werden. Da deren Geschmack trotz Verbesserungen in den letzten Jahren für die Mehrzahl der Patienten schwer erträglich ist, bietet unsere Diätabteilung eine Reihe von Rezepten zur Modifikation der Industrieprodukte an. Falls Astronautenkost nicht mehr geschluckt werden kann, kommt als nächste Möglichkeit die Plazierung eines enteralen Katheters, sei es über die Nase, sei es transkutan in den Magen oder das Jejunum, in Betracht. Die parenterale Ernährung hat bei diesen Kranken wenig Sinn. Eine ausreichende Kalorienzufuhr kann auch über enterale Sonden erreicht werden. Die parenterale Ernährung führt zu zusätzlichen Belastungen des Kranken, die in diesem Zustand vermieden werden sollten.

4.4 Schlußfolgerung

Auch für ein desolates Krankheitsbild wie das fortgeschrittene Speiseröhrenkarzinom stehen uns heute mit der Resektion, dem Endotubus, der Lasertherapie, der Bestrahlung und der rein symptomatischen Behandlung wirksame Therapieformen zur Linderung der Beschwerden des Patienten zur Verfügung. Nicht in erster Linie das Beherrschen der Technik, sondern deren der individuellen Situation des Patienten angepaßte Auswahl und in manchen Fällen auch der Verzicht gewährleisten gemeinsam mit ärztlicher Zuwendung eine menschliche Palliation.

Literatur

1. Angorn IB (1981) Intubation in the treatment of carcinome of the esophagus. J Surg 5: 535-541
2. Angorn IB, Haffejee AA (1983) Retrosternal gastric bypass for the palliative treatment of unresectable oesophageal carcinoma. A simple technique. S Afr Med J 64: 901-904
3. Appelqvist P (1972) Carcinoma of the oesophagus and gastric cardia. Acta Chir Scand [Suppl.] 430: 1-78
4. Bader M, Dittler HJ, Ries G, Ultsch B, Lehr L, Siewert JR (1985) Endokavitäre Strahlentherapie in After-loading Technik bei malignen Stenosen des oberen Gastrointestinaltraktes und der Gallenwege. Leber Magen Darm 15: 247-255
5. Barbier P, Kappeler M, Teuscher J, Scheurer U (1984) Erfahrungen mit endoskopisch plazierten Endoprothesen bei stenosierenden Malignomen von Ösophagus und Kardia. Chirurg 55: 593-599
6. Baulieux J, Barth X, Boulez J, Peix JL, Adeleine P, Maillet P (1985) The advantage of palliative resection in squamous cell carcinoma of the esophagus. Int Surg 70: 197-204
7. Berenzweig M, Vogl S, Camacho F (1983) Esophageal squamous cancer chemotherapy: MGBG, MTX, BLM and CDDP. Proc ASCO 2: 125
8. Böttger T, Ungeheuer E, Rösch W (1986) Ösophagus- und Kardiakarzinome - Problematik der palliativen Behandlung. Dtsch Ärztbl 46: 3185-3188
9. Bosset J, Hurteloup P, Bontemas P (1983) A phase II trial of Bleomycin and Cisplatin in advanced esophagus carcinoma. Proceeding 13th Int. Cancer Congr 41
10. Buess G, Kometz B, Schellong H, Roos B (1985) Der Endotubus als Palliativmaßnahme beim stenosierenden Karzinom des Ösophagus und der Kardia. Leber Magen Darm 15: 26-32
11. Buset M, Dunham F, Baize M, de Toeuf J, Cremer M (1983) Nd-YAG Laser. A new palliative alternative in the management of esophageal cancer. Endoscopy 15: 353-356
12. Cello JP, Gerstenberger PD, Wright T, Melnick J, Meiselman MS (1985) Endoscopic neodymium-yag laser palliation of nonresectable esophageal malignancy. Ann Intern Med 102: 610-612
13. Chavy AL, Rougier PM, Pieddeloup C, Kac J, Laplanche AC, Elias (1986) Esophageal prothesis for neoplastic stenosis. A prognostic study of 77 cases. Cancer 57: 1426-1431
14. Collis JL (1957) Carcinoma of the oesophagus, the case for surgical excision. Lancet II: 613-618
15. Conlan AA (1983) Retrosternal gastric bypass for inoperable esophageal cancer: A report of 71 patients. Ann Thorac Surg 36: 396-400
16. Dormanns R (1939) Reichskrebsstatistik
17. Earle J, Gelbert R, Moertel C (1980) A controlled evaluation of combined radiation and bleomycin therapy for squamous cell carcinoma of the esophagus. Int J Radiat Oncol Biol Phys 6: 821-823
18. Earlam R, Cunha-Melo JR (1980) Oesophageal squamous cell carcinoma: I. A critical review of surgery. Br J Surg 67: 457-461
19. Elias D, Lasser P, Eschwege F (1984) Traitement du cancer epidermoide de l'oseophage. Ann Chir 38: 234-242
20. Ellis FH, Gibb SP, Watkins E jr (1983) Esophagogastrectomy. A safe, widely applicable, and expeditious form of palliation for patients with carcinoma of the esophagus and cardia. Ann Surg 198: 531-540

21. Fleischer D, Kessler F (1983) Endoscopic Nd:YAG laser therapy for carcinoma of the esophagus: a new form of palliative treatment. Gastroenterology 85: 600-606
22. Forastiere A, Patel H, Hankins J (1983) CDDP, BLM and VP 16 in combination for epidermoid carcinoma of the esophagus. Proc ASCO 2: 123
23. Gignoux M, Segol P (1984) Palliative surgical treatment for carcinoma of the esophagus. Int Surg 69: 257-260
24. Gisselbrecht C, Calvo F, Mignot L (1983) 5-FU, ADR and CDDP combination chemotherapy of advanced esophageal carcinoma. Cancer 52: 974-979
25. Goldberg SJ, King KH (1986) Endoscopic Nd:YAG laser coagulation as palliative therapy for obstructing esophageal carcinoma. Am J Gastroenterol 8: 629-633
26. Greiner R, Skaleric K, Ehrengruber H (1979) Prognostische Kriterien und Voraussetzungen einer kurativen Therapie des Ösophaguscarcinoms bei alleiniger Strahlentherapie. Radiologe 19: 254-261
27. Giuli R, Gignoux M (1980) Treatment of carcinoma of the esophagus. Ann Surg 1: 44-54
28. Guisez J (1925) Malignant tumors of the esophagus. J Laryngol Otol 40: 213-219
29. Häring R, Ernst H, Mayr AC, Seifert G (1985) Ösophagus-Karzinom. Dtsch Ärztebl 46: 3444-3446
30. Hayata Y, Kato H, Okitsu H, Sakurauchi K (1986) Photodynamic therapy with hematoporphyrin derivative in esophageal cancer Excerpta Medica Amsterdam Oxford, pp 83-85
31. Hellerstein S, Rosen S, Kies M (1983) CDDP and 5-FU combined chemotherapy of epidermoid esophageal cancer. Proc ASCO 2: 128
32. Hishikawa Y, Tanaka S, Miura T (1986) Esophageal fistula associated with intracavitary irradiation for esophageal carcinoma. Radiology 159: 549-551
33. Husemann B (1984) Chirurgische Therapie und Prognose beim Plattenepitelkarzinom der Speiseröhre. Fortschr Med 102: 301-306
34. Kelsen KP, Civitkovic E, Bains M (1978) Cis-diamine-dichloro Paltinium and Bleomycin in the treatment of esophageal cancer. Cancer Treat Rep 62: 1041-1047
35. Kelsen KP (1984) Current concepts in the treatment of esophageal cancer. Cancer Treat Res 18: 124-129
36. Kolaric K, Maricic Z, Roth A (1980) Combination of Bleomycin and Adriamycin with and without radiation in the treatment of inoperable esophageal cancer. Cancer 45: 2265-2271
37. Krasner N (1984) Laser irradiation of tumours of the oesophagus and gastric cardia. Br Med J 288: 829
38. Lux G, Groitl H, Riemann JF, Demling L (1986) Tumor stenosis of the upper gastrointestinal tract. Endoscopy 15: 207-211
39. Mannell A (1984) Exclusion of the esophagus: is this a dangerous manoeuvre? Br J Surg 71: 442-445
40. Mathus-Vliegen E, Tytgat G (1986) Laser photocoagulation in palliative treatment of upper digestive tract tumors. Cancer 57: 396-399
41. McCaughan JS, Williams TE, Bethel BH (1985) Palliation of esophageal malignancy with photodynamic therapy. Ann Thorac Surg 2: 113-116
42. Mellow MH, Pinkas H (1984) Endoscopic therapy for esophageal carcinoma with Nd:YAG laser: prospective evaluation of efficacy, complications, and survival. Gastrointest Endos 6: 335-339
43. Mislawski R, Celerier M (1984) Les plasties retro-sternales palliatives dans le cancer de l'oesophage. J Chir 121: 57-60
44. Müller JM, Huber P, Jarczik A, Pichlmaier H (1988) Die Therapie des Speiseröhrenkarzinoms. Chirurg 59: 398-406
45. Müller RP, Schnepper E (1980) Zur palliativen Strahlentherapie des inoperablen Ösophaguskarzinoms. In: Häring R (Hrsg) Chirurgie des Ösophaguskarzinoms. Med. Verl. Chemie, Weinheim. S 259-268
46. Mustard RA, Ibberon O (1956) Carcinoma of the oesophagus. Ann Surg 144: 927-931
47. Naveau S, Poitrine A, Poynard T, Thuvignon E, Chaput J-C (1984) Traitement palliatif des cancers de l'Oesophage et du cardia par le laser YAG Neodyme. (Essai preliminaire non control). Gastroenterol Clin Biol 8: 545-550
48. Ogilvie AL, Dronfield MW, Ferguson R, Atkinson M (1982) Palliative intubation of oesophagogastric neoplasms with fiberoptic endoscopy. Gut 23: 1060-1065

49. Ong GB, Lam KH, Wong J, Lim TK (1980) Jejunal esophagoplasty for carcinoma of the esophagus. Jpn J Surg 10: 15-26
50. Orel JJ, Vidmar SS, Hrabar BA (1982) Intrathoracic gastric and jejunal bypass for palliation of nonresectable esophageal carcinoma. Int Surg 67: 147-151
51. Orringer MB (1984) Substernal gastric bypass of the excluded esophagus - Results of an ill-advised operation. Surgery 96: 467-470
52. Orringer MB (1986) Transhiatal esophagectomy without thoracotomy for carcinoma of the esophagus. Adv Surg 19: 1-49
53. Overholt BF (1985) Laser treatment of esophageal cancer. Am J Gastroenterol 80: 719-720
54. Patrice T, Jutel P, Le Bodic L (1986) Traitment par laser des cancers intra-muqueux de l'oesophage chez des patients inoperables. Lettres a la Redaction 374
55. Pearson JG (1981) Radiotherapy for esophageal carcinoma. World J Surg 5: 489-497
56. Pearson JG (1966) The radiotherapy of carcinoma of the oesophagus and postcricoid in South East Scotland. Clin Radiol 17: 242-253
57. Pichlmaier H, Müller JM, Huber P (1987) Chirurgische Therapie des Plattenepithelkarzinoms des Ösophagus - eingeschränkte Radikalität. Langenbecks Arch Chir 372: 123-127
58. Pietrafitta JJ, Dwyer RM (1986) Endoscopic laser therapy of malignant esophageal obstruction. Arch Surg 121: 395-400
59. Pralat U, Dragojevic D, Hetzer R, Borst HG (1983) Langzeit-Ergebnisse nach Resektion und Speisewegsrekonstruktion beim Ösophaguscarcinom. Langenbecks Arch Chir 360: 251-256
60. Resbeut M (1985) Squamous cell carcinoma of the esophagus. Cancer 56: 1246-1250
61. Richelme H (1987) Le traitement des cancers de l'oesophage Monograph „AFDC" 88: 1-138
62. Rowland CG, Pagliero KM (1985) Intracavitary irradiation in palliation of carcinoma of oesophagus and cardia. Lancet 981-983
63. Rohloff R (1985) Indikationen und Ergebnisse der Strahlentherapie des Ösophaguskarzinoms. Chir Gastroenterol 2: 37-42
64. Rothmund M, Gamstätter G (1984) Standardisierte Chirurgie des Ösophaguskarzinoms. Dtsch Med Wochenschr 109: 606-612
65. Rühl U, Schwengler B, Oeser H, Ernst H (1979) Ist die Prognose des bestrahlten Ösophaguscarcinoms gebessert worden? Radiologie 19: 262-267
66. Schmoll HJ, Peters HD, Fink U (1987) Kompendium internistische Onkologie, Teil 2. Springer, Berlin Heidelberg New York Tokyo
67. Semler P, Koch K, Schumacher W (1985) Eine neue Möglichkeit zur Behandlung stenosierender Tumoren im oberen Gastrointestinaltrakt. Dtsch Med Wochenschr 110: 1731-1732
68. Siewert JR, Adolfs J, Bartels H, Hülscher AH, Weiser HF (1986) Ösophagektomie mit regionaler Lymphadenektomie und Rekonstruktion mit aufgeschobener Dringlichkeit. Dtsch Med Wochenschr 111: 647-651
69. Skinner DB, Little AG, Ferguson MK, Soriano A, Staszak VM (1986) Selection of operation for esophageal cancer based on staging. Ann Surg 204: 391-401
70. Smithers DW, Payne PM (1961) Oesophagus neoplastic disease at various site. Ann Surg 4: 67-75
71. Spielmann M (1985) Association vindesine, cyclophosphamide, cis-platinum et CCNU dans les cancers epidermoides de l'oesophage. Bull Cancer 72: 220-226
72. Tytgat GN, den Hartog-Jager FCA (1980) Ergebnisse der endoskopischen Implantation von Überbrückungstuben. Dtsch Ärztebl 5: 49-63
73. Tytgat GN (1982) Diagnostik und Differentialtherapie der malignen Ösophagusstenose. Internist 23: 251-259
74. UICC (1987) TNM Klassifikation maligner Tumoren. Springer, Berlin Heidelberg New York Tokyo
75. Ulrich B, Grabitz K, Kockel N (1984) Ergebnisse der Magenhochzugsoperation ohne Thorakotomie bei der Behandlung des fortgeschrittenen Ösophaguskarzinoms. Zentralbl Chir 109: 1033-1043
76. Vogl S, Greenwald E, Kaplan B (1981) Effective chemotherapy for esophageal cancer with MTX, BLM and CDDP. Cancer 48: 2555-2561
77. Wolf EL, Frager J, Brandt LJ, Frager DH, Bernstein LH (1986) Radiographic appearance of the esophagus and stomach after laser treatment of obstructing carcinoma. AJR 146: 519-522
78. Wong J (1981) Results of the Kirschner operation. World J Surg 5: 547-552

5 Magenkarzinome

M. Raab

Bei der Mehrzahl der Patienten mit Magenkarzinom ist zum Zeitpunkt der Diagnosestellung nur noch ein palliativer Behandlungsversuch möglich (Abb. 1).

Die Patientengruppe, die bei kleinem Primärtumor das 5. postoperative Jahr überleben dürfte, hat das Interesse der meisten Chirurgen überproportional beansprucht. Die größere Gruppe mit fortgeschrittenen Magenkarzinomen und geringer Überlebenswahrscheinlichkeit findet in der klinischen Literatur nicht die Bedeutung, die ihr aufgrund ihrer Häufigkeit und damit ihrer praktischen Relevanz zustünde. Die 5-Jahres-Überlebensraten schwanken stark von 0–25%, abhängig vom Tumorstadium zum Zeitpunkt der Operation (Tabelle 1).

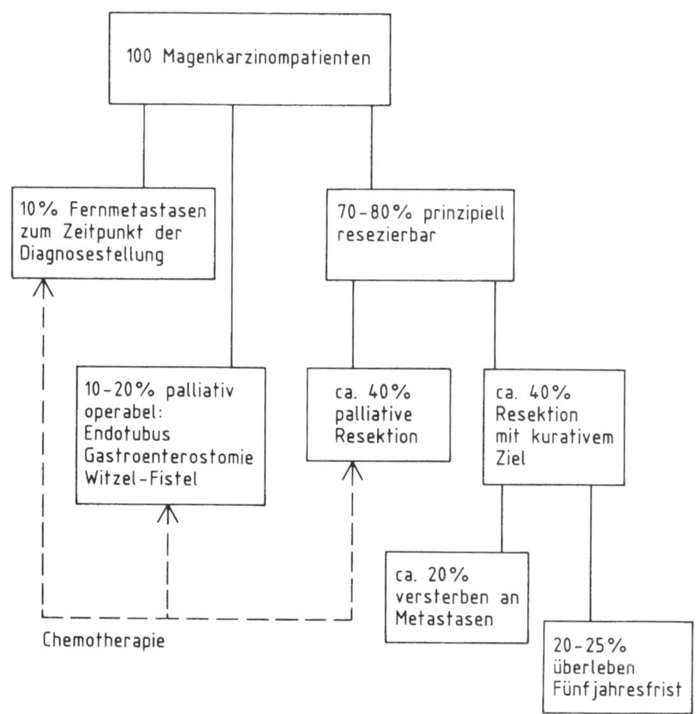

Abb. 1. Schematische Darstellung zur Prognose des Magenkarzinoms

Tabelle 1. Literaturübersicht: 5-Jahres-Überlebensraten beim Magenkarzinom (ohne Berücksichtigung spezieller Angaben zum Magenfrühkarzinom)

Autor	Jahr	Patienten	Überlebensrate [%]	Bemerkung
Für alle Magenkarzinome einschließlich der inoperablen				
Gall et al. [21]	1982	853	16,8	
Bizer [5]	1983	171	10,0	
Bako et al. [4]	1985	467	13,0	
Faivre et al. [19]	1985	381	16,5	
Ovaska et al. [67]	1985	37	7,1	Magenstumpfkarzinome
Moreaux u. Msika [64]	1988	114	18,5	Kardiakarzinome
Nach Operation mit palliativer Zielsetzung				
Pichlmayr et al. [69]	1980	125	ca. 15	Nach 2 Jahren
Inberg et al. [34]	1981	58	3,0	
Yap et al. [95]	1982	230	0	
Suzuki et al. [82]	1983	123	25,2	Relativ nicht kurativ
			2,8	Absolut nicht kurativ
Suehiro et al. [81]	1984	44	2,7	Gastrektomie
Meyer et al. [58]	1985	222	20,8	Gastrektomie
Sasse u. Heinicke [73]	1985	82	9,0	
Paolini et al. [68]	1986	36	0	Kardiakarzinome
Korenaga et al. [48]	1988	432	10,2	
Nach Operation mit kurativer Zielsetzung				
Alfonso et al. [2]	1977	52	13,0	Kardiakarzinome
Pichlmayr et al. [69]	1980	133	ca. 43	Gastrektomie
Inberg et al. [34]	1981	233	27,0	
Yap et al. [95]	1982	235	36,0	
Gall et al. [21]	1982	207	46,9	Subtotale Resektion
		108	25,0	Gastrektomie
Suzuki et al. [82]	1983	739	69,6	
Bizer [5]	1983	83	20,5	
Suehiro et al. [81]	1984	59	37,1	Gastrektomie
Le Treut et al. [54]	1985	31	45,7	Gastrektomie
		26	49,6	Subtotale Resektion
Sasse u. Heinicke [73]	1985	336	55,0	
Faivre et al. [19]	1985	153	42,8	
Meyer et al. [58]	1985	285	54,7	Gastrektomie
Takagi et al. [84]	1987	1751	44,7	

5.1 Klassifikation

Nach der neuesten Modifikation der UICC (Union Internationale Contre le Cancer) von 1987 [29] sind im Vergleich zur letzten Ausgabe 1979 einige wichtige Änderungen vorgenommen worden (Tabelle 2).

Wurde im alten System bei der klinischen Klassifikation insbesondere die Flächenausdehnung eines Tumors bewertet, so ist derzeit auch prätherapeutisch die (schwieriger abzuschätzende) Tiefeninfiltration in die Magenwand das Entscheidungskriterium. Ferner ist zu berücksichtigen, daß bis 1979 viele Tumoren als T4 gewertet wurden, die derzeit in T2 einzureihen sind: „Ein Tumor kann sich über die Muscularis propria in das Ligamentum gastrocolicum oder hepatogastricum oder in

Tabelle 2. Vergleich des alten und des neuen TNM-Systems

Klinische Klassifikation			
1979		1987	
T	*Tis* Präinvasives Karzinom	T	*Tis* Carcinoma is situ
	T1 Tumor beschränkt sich auf die Mukosa oder auf die Mukosa und Submukosa, unabhängig von seiner Größe oder Lage		*T1* Tumor infiltriert Lamina propria oder Submukosa
	T2 Tumor mit Tiefeninfiltration und Ausdehnung in nicht mehr als die Hälfte der Region		*T2* Tumor infiltriert Muscularis propria oder Subserosa
	T3 Tumor mit Tiefeninfiltration und Ausdehnung in mehr als die Hälfte der Region, jedoch nicht mehr als eine Region		*T3* Tumor penetriert die Serosa (viszerales Peritoneum), infiltriert aber nicht benachbarte Strukturen
	T4 Tumor mit Tiefeninfiltration und Ausdehnung in mehr als eine Region oder auch benachbarte Strukturen		*T4* Tumor infiltriert benachbarte Strukturen

das große oder kleine Netz ausbreiten, ohne das diese Strukturen bedeckende viszerale Peritoneum zu penetrieren. In diesem Fall wird der Tumor als T2 klassifiziert. Findet sich eine Perforation des viszeralen Peritoneums über den gastrischen Ligamenten oder dem großen oder kleinen Netz, ist der Tumor als T3 zu klassifizieren" [29]. Als dem Magenkarzinom benachbarte Strukturen werden Milz, Querkolon, Leber, Pankreas, Zwerchfell, Bauchwand, Nebennieren, Niere, Dünndarm und Retroperitoneum definiert. Ösophagus und Duodenum zählen nicht zu den benachbarten Organen. Infiltriert das Magenkarzinom per continuitatem diese beiden Segmente des Gastrointestinaltrakts, so erfolgt die Klassifikation nach der tiefsten Infiltration im Magen, Ösophagus oder Duodenum. Aus diesen Zusatzbedingungen des TNM-Systems von 1987 folgt, daß der Vergleich der Zahlen aus klinischen Arbeiten älteren und neueren Datums insbesondere für die fortgeschrittenen Tumoren T3 und T4 nur bedingt möglich ist. Die Lymphknotenstationen paraaortal und hepatoduodenal sowie andere intraabdominelle Lymphknoten (N3 von 1978) sind jetzt mit M1 zu bewerten, die Lymphknotengruppe N3 ist entfallen. Ein Unterschied zwischen dem präoperativen und dem endgültigen (pTNM) Einteilungskriterium besteht nicht mehr (Tabelle 3).

Um die Vielfalt der möglichen TNM-Konstellationen überschaubar zu machen, wurde die Stadiengruppierung I–IV revidiert [20] (s. Tabelle 4).

Diese UICC-Stadien dürfen nicht gleichgesetzt werden mit der Stadieneinteilung in japanischen Arbeiten (Tabelle 5). Noch einmal sei betont, daß die Vergleichbarkeit klinischer Arbeiten durch diese erheblichen Terminologieunterschiede eingeschränkt ist. Denn eine Eingruppierung in die japanische Gruppe IV bedeutet nicht Inkurabilität. Vielmehr berichten Korenaga et al., daß 18,8% ihrer Patienten mit einer Tumorausbreitung des Stadiums IV noch kurativ resezierbar gewesen sei-

Tabelle 3. TNM-Kurzfassung für das Magenkarzinom

Klassifikation	Tumorausdehnung
T1	Lamina propria, Submukosa
T2	Muscularis propria, Subserosa
T3	Penetration der Serosa
T4	Nachbarstrukturen
N1	Perigastritisch ≤ 3 cm vom Tumor
N2	> 3 cm vom Tumor, entlang Aa. gastrica sinistra, hepatica communis, lienalis oder coeliaca

Tabelle 4. Neue UICC-Stadiengruppierung des Magenkarzinoms (unterschiedlich zur Einteilung von 1978!)

	Stadiengruppierung		
Stadium 0	Tis	N0	M0
Stadium IA	T1	N0	M0
Stadium IB	T1	N1	M0
	T2	N0	M0
Stadium II	T1	N2	M0
	T2	N1	M0
	T3	N0	M0
Stadium IIIA	T2	N2	M0
	T3	N1	M0
	T4	N0	M0
Stadium IIIB	T3	N2	M0
	T4	N1	M0
Stadium IV	T4	N2	M0
	jedes T	jedes N	M1

Tabelle 5. Japanische Stadiengruppierung für das Magenkarzinom (nach [23])

	Peritoneale Metastasierung	Lebermetastasen	Lymphknoten-metastasen	Tiefeninvasion
Stadium	makroskopisch/histologisch		histologisch	
I	P0	H0	n (−)	ps
II	P0	H0	n1 (+)	ssy
III	P0	H0	n2 (+)	se
IV	P1, P2, P3	H1, H2, H3	n3 (+), n4 (+)	si, sei

en [48]. In den UICC-Bestimmungen wird zur Inkurabilität nicht Stellung bezogen, es darf aber impliziert werden, daß Magenkarzinome der Größe T3 und T4 in der Regel nicht mit einer kurativen Zielsetzung operiert werden können.

Neben der Einteilung durch das TNM-System und die Stadien sollte als dritte, ergänzende Möglichkeit die Residualtumor (R-)Klassifikation herangezogen werden [29]:

RX Vorhandensein von Residualtumoren kann nicht beurteilt werden,
R0 kein Residualtumor,
R1 mikroskopischer Residualtumor,
R2 makroskopischer Residualtumor.

Muß ein Patient postoperativ der Gruppe R1 oder R2 zugeteilt werden, so ist der Begriff des Palliativen eindeutig definiert. Kann zum Zeitpunkt der Operation ein Residualtumor nicht mehr objektiviert werden (R0), so dürfte dennoch insbesondere bei Primärtumoren der Größe T3 und T4 die Operation als palliativ zu bewerten sein. Die kurzen Überlebenszeiten bei T3- oder T4-Tumoren lassen diese Zuordnung zur Gruppe der nur palliativen Therapie notwendig erscheinen. Diese unbefriedigenden Behandlungsergebnisse haben letztlich dazu geführt, daß alle Magenkarzinome, die das Stadium des Frühkarzinoms überschritten haben, in der neuesten Literatur [27, 84] als „fortgeschrittene Tumoren" bezeichnet und in einer Gruppe zusammengefaßt werden. Sollte sich dieser Trend konsolidieren, so muß die Therapie von Magenkarzinomen der Größe T2 und darüber als meist nur palliative Therapie interpretiert werden. Wie in Abb. 1 dargestellt, sollte das Hauptkriterium einer klinischen Einschätzung sein, ob ein Magenkarzinom sinnvoll resektabel ist oder nicht. Eine weitere Untergliederung wird dann fragen, ob die Resektion mit sog. „kurativer" (R0) oder palliativer (R1, R2) Absicht erfolgte. Das Karzinom am ösophagogastralen Übergang wird zunehmend als eigenständige Erkrankung beschrieben [33]. Entsprechend den 3 Ursprungsorten des Tumors als Adenokarzinom im distalen Endobrachyösophagus, als eigentliches Kardiakarzinom und als subkardiales Karzinom wurde eine eigene Klassifikation vorgeschlagen [78].

5.2 Befund

Typische Frühsymptome für das Magenkarzinom gibt es nicht. Oberbauchschmerzen, Appetitlosigkeit, Übelkeit, Druckgefühl im Epigastrium oder Gewichtsverlust sollten an ein Magenkarzinom denken lassen. Nicht selten sind die Metastasen des Magenkarzinoms dessen erste klinische Manifestation. Eine tastbare Resistenz bei nachgewiesenem Magenkarzinom ist ein klinisches Hinweiszeichen auf nur palliative Operabilität. Ebenso sollte bei der Erstuntersuchung eine tiefe Palpation in der linken Supraklavikulargrube (Virchow-Drüse) erfolgen. Stenosesymptomatik und Anämie sind ebenfalls Zeichen eines weit fortgeschrittenen Tumorleidens. Hämatemesis und Meläna können durch ein Magenkarzinom bedingt sein, wenngleich der chronische Blutverlust aus dem Tumor ohne klinisch sichtbare Zeichen der akuten Blutung charakteristischer ist. Kardiakarzinome manifestieren sich durch Dysphagiebeschwerden, gelegentlich in Kombination mit einem neu aufgetretenen gastroösophagealen Reflux. Saures Erbrechen weist als ausgesprochen spätes Symptom auf eine distal im Magen gelegene Stenose hin.

Klinische Zeichen einer Fernmetastasierung des Magenkarzinoms sind Aszites bei Peritonealkarzinose und Ikterus. Nach der Beschreibung von Krukenberg [50] sind die Metastasen des Magenkarzinoms in den Ovarien benannt. Wahrscheinlich handelt es sich um Implantationsmetastasen, jedoch wird auch eine hämatogene

Tabelle 6. Metastasierungshäufigkeit beim behandelten und unbehandelten Magenkarzinom (aus [65])

	Weiblich				Männlich			
	Behandelt		Unbehandelt		Behandelt		Unbehandelt	
	n	[%]	n	[%]	n	[%]	n	[%]
Karzinome	19	(100)	32	(100)	42	(100)	27	(100)
Keine Metastasen	7	(36,8)	10	(31,3)	13	(31,0)	5	(18,5)
Nur Organmetastasen	5	(26,3)	2	(6,3)	5	(11,9)	6	(22,2)
Nur Lymphknotenmetastasen	2	(10,5)	5	(15,6)	4	(9,5)	3	(11,1)
Lymphknoten- und Organmetastasen	5	(26,3)	15	(46,9)	20	(47,6)	13	(48,1)

oder lymphogene Absiedlung diskutiert. Die Metastasierung links supraklavikulär kommt durch den Transport von Tumorzellen durch den Ductus thoracicus zustande. Hämatogene Absiedlungen sind seltener als lymphogene, man findet sie in Leber, in Lunge und Pleura, ferner in den Knochen und im Gehirn.

Noltenius [65] veröffentlichte eine Zusammenstellung der Metastasierungshäufigkeit beim Magenkarzinom (Tabelle 6), die zeigt, daß durch Therapiemaßnahmen das Behandlungsziel R0 tatsächlich nur selten erreicht wird (ohne Berücksichtigung der Zeitachse).

Erwähnung finden muß die Gruppe der Magenkarzinompatienten, die nach kurativer oder palliativer Operation nach einem beschwerdearmen Intervall wiederum mit Rezidivzeichen zur stationären Aufnahme gelangen. Neben Schmerzen aufgrund von Fernmetastasen (Knochenschmerz, Kopfschmerzen) ist hier der hohe Ileus durch regionale Oberbauchmetastasen klinisches Leitsymptom.

5.3 Behandlungsziele

Die palliative Therapie des Magenkarzinoms soll vorrangig die quälende Symptomatik des Patienten lindern. Erst in zweiter Linie ist die Untersuchung der Überlebenszeit von Belang. Nur symptomatisch behandelte Kranke überleben nach Diagnosestellung durchschnittlich weniger als 5 Monate (Tabelle 7).

Die in Tabelle 7 genannten Arbeiten sind meist älteren Datums. Durch die Weiterentwicklung der chirurgischen Möglichkeiten dürfte wohl für einen großen Prozentsatz dieser Patienten heute eine palliative Resektion möglich geworden sein. Somit ist die effektive Überlebenszeit beim unbehandelten Magenkarzinom derzeit noch kürzer, als es die Zahlen der Tabelle 7 angeben.

Der Patient mit einem inkurablen Magenkarzinom wird sich gut versorgt wissen, wenn die folgenden Einzelkriterien bei der Therapie berücksichtigt werden:

- Gewährleistung der Ernährung, insbesondere der Flüssigkeitsaufnahme,
- Linderung der Schmerzen,
- Beseitigung des Brechreizes bzw. permanenten Erbrechens,
- Pflege des Patienten in seiner Familie bzw. gewohnten Umgebung,
- Zusammenarbeit zwischen Klinikarzt und Hausarzt.

Tabelle 7. Mittlere Überlebenszeit bei unbehandeltem Magenkarzinom

Autor	Jahr	n	Überlebenszeit	Anmerkung
Krönlein [49]	1902	67	102 Tage	Nach Klinikaufnahme
Weese [93]	1940	47	8,7 Monate	Nach Beschwerdebeginn
Duve [15]	1948	166	3,5 Monate	Nach Probelaparotomie
Karitzky [43]	1950	135	3,5 Monate	Nach Probelaparotomie
Shimkin [77]	1951	154	17 Monate	
Lawrence u. McNeer [52]	1958	239	4,6 Monate	Nach Probelaparotomie
Gütgemann u. Schreiber [25]	1964	230	5,5 Monate	Nach Probelaparotomie
Trompke u. Gregl [87]	1965	712 (?)	9,1 Monate	Nach Beschwerdebeginn
			3,3 Monate	Nach Diagnosestellung
Moertel [61]	1968	307	5,0 Monate median	Nach Diagnosestellung
Käufer et al. [41]	1971	286	4,1 Monate	
Jenny [38]	1974	22	3,0 Monate	

Besonderes Einfühlungsvermögen verlangt die Behandlung von Patienten mit Rezidivtumoren nach subtotaler Resektion oder Gastrektomie wegen eines Magenkarzinoms. Je kürzer das Intervall zwischen Erstoperation und Auftreten der Rezidivsymptomatik ist, um so ängstlicher wird der Patient sein, um so schwieriger gelingt seine medizinische und psychische Führung. Die Rezidive nach Operation entstehen seltener intraluminal als Anastomosenrezidiv. Häufiger verursachen multiple Tumorinfiltrate eine Kompression und Infiltration des oberen Dünndarms von außen durch Tumorwachstum im ehemaligen Magenbett. In diesem Stadium dürfte ein aktiver Behandlungsversuch (Umgehungsanastomose, Chemotherapie oder Bestrahlung) nur in ganz wenigen Einzelfällen eine kurzfristige Besserung bringen. Eine symptomatische Ileusbehandlung, die den Schmerz und das permanente Erbrechen lindert, wird im Vordergrund stehen.

5.4 Methoden

Entscheidende Therapiemaßnahme ist die chirurgische Tumorentfernung bzw. -verkleinerung. Dieses weite Spektrum der chirurgischen Möglichkeiten erstreckt sich von der erweiterten Operation mit Gastrektomie, Lymphadenektomie und Resektion infiltrierter Organe (Querkolon, Pankreas, Leber, Milz) bis zur atypischen Resektion ohne Berücksichtigung onkologischer Kriterien beim Risikopatienten. Wenngleich die Gastrektomie mit Lymphadenektomie die Regeloperation sein wird, so ist das Ausmaß der operativen Belastung individuell, von der Tumorgröße und den allgemeinen Risikofaktoren des Patienten abhängig, zu entscheiden.

Unter den nichtresezierenden Operationen sind in seltenen Fällen die Bypassverfahren zu erwähnen. Häufiger wird die Implantation eines Ernährungskatheters in das obere Jejunum als eine der wenigen operativen Möglichkeiten verbleiben, wenn eine chirurgische Tumorverkleinerung nicht mehr sinnvoll möglich ist.

Die endoskopische Implantation eines Endotubus hat, abgesehen vom Ösophaguskarzinom, ihre Hauptindikation beim stenosierenden Kardiakarzinom. Die Überbrückung von Antrumkarzinomen oder Stenosen beim Magenstumpfkarzinom ist zumindest mit dem endoskopisch implantierten Tubus riskant und technisch schwierig. Seit der Verbreitung der endoskopischen Tubusimplantation ist das operative Einsetzen von Endoprothesen distal oder an der Kardia seltenen Einzelfällen vorbehalten, die Palliation durch eine Umgehungsanastomose ist, wenn immer möglich, günstiger.

Unbefriedigende klinische Ergebnisse brachten 1975 de Vita [12] zu der Überzeugung, daß das Magenkarzinom chemotherapeutisch nicht erfolgreich behandelbar sei. Zwischenzeitlich haben sich einige Substanzgruppen als zumindest partiell wirksam erwiesen: 5-Fluorouracil, Adriamycin, Mitomycin C und die Nitrosoharnstoffverbindungen. Die Ansprechrate bei Monotherapie mit diesen Substanzen beträgt 15–25%, die Kombinationstherapie (FAM oder FAB) steigert die Ansprechraten auf bis zu 50%.

Neue Substanzen (4-Epidoxorubicin aus der Anthrazyklingruppe) und neue Kombinationstherapien (FAMETH sequentiell und mehrere Protokolle mit Cisplatin) haben in ersten Pilotstudien einige wenige komplette Remissionen bewirkt, die Ansprechraten reichen bis zu 65%.

Über eine intraarterielle, regionale Chemotherapie liegen derzeit nur Einzelbeobachtungen vor [11, 80]. Gleiches gilt für die intraperitoneale Applikation von Zytostatika.

Eine Strahlentherapie des inoperablen Magenkarzinoms als Routinemaßnahme kann bisher nicht empfohlen werden. In Einzelfällen [8] kann ein Magenkarzinom durch eine Bestrahlung palliativ operabel werden. Auch ist beim Auftreten von Me-

Tabelle 8. Katalog therapeutischer Möglichkeiten zur palliativen Behandlung des Magenkarzinoms

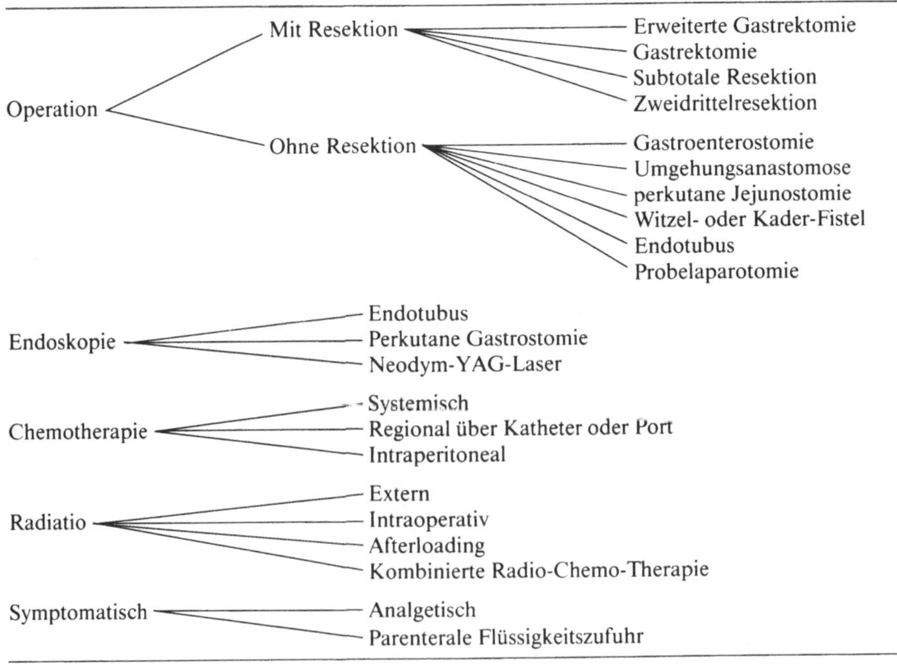

tastasen nach einer Operation eine Radiatio für jeden Patienten abzuwägen. Beim Sonderfall des stenosierenden Kardiakarzinoms muß die Kombination externer und endoluminaler Bestrahlung in die Differentialindikation mit einbezogen werden. Möglicherweise erbringt auch die Gabe von Zytostatika in synchronisierter Kombination mit einer Strahlentherapie neue therapeutische Ansätze (Tabelle 8).

5.4.1 Palliative Operation

Wenn immer möglich, sollte auch in der palliativen Situation die Resektion des Magens angestrebt werden. Wird man sich bei einer Operation mit kurativem Ziel um eine stadiengerechte Operation bemühen, so kann für das palliative Vorgehen keine verbindliche Regel aufgestellt werden. Vielmehr ist das Ausmaß der Resektion im Einzelfall individuell intraoperativ festzulegen. Die Gastrektomie mit Resektion des großen Netzes und systematischer Lymphadenektomie der Lymphknotenkompartimente I und II ist wohl die Standardoperation. Bei Tumorinvasion von Leber, Querkolon oder Pankreas kann eine Erweiterung des Eingriffs sinnvoll sein, wenn nicht zusätzlich eine diffuse Metastasierung (Peritonealkarzinose) vorliegt.

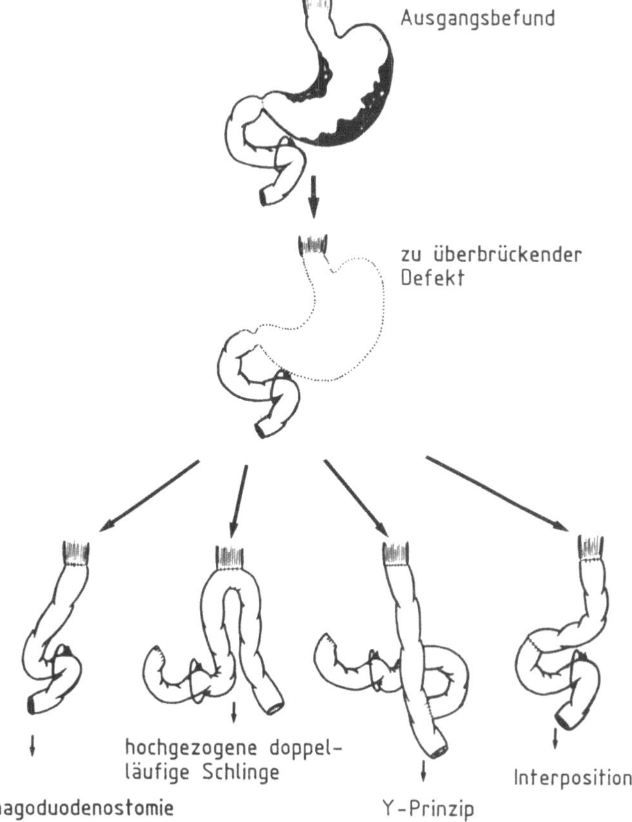

Abb. 2 Prinzipielle Möglichkeiten zur Defektüberbrückung nach Gastrektomie

Tabelle 9. Kliniksmortalität bei palliativer Operation des Magenkarzinoms mit und ohne Tumorresektion

Autor	Jahr	mit Resektion		ohne Resektion	
			davon letal		davon letal
		n	[%]	n	[%]
Goldsmith u. Ghosh [24]	1970			107	15,8
Kajitani u. Miwa [42]	1979	5775	6,2	2867	12,3
Ekbom u. Gleysteen [16]	1980	55	18,0	20	25,0
Herfarth et al. [28]	1981		18,7		
Yap et al. [95]	1982	48	4,2	182	3,3
Choi et al. [9]	1982	66	4,5	53	17,0
Boddie et al. [6]	1983	45	17,8	21	23,8
Miholic et al. [60]	1987	102	22,5		
Roukos et al. [71]	1988			66	15,2
Irwin u. Bridger [35]	1988			33	21,0
Meyer et al. [59]	1988			32	21,9

Aufgrund erster Erfahrungsberichte dürfte die Lymphadenektomie auch bei palliativer Operation günstig sein. Takagi [83] berichtet, daß bei infiltrierten Lymphknoten der Gruppe N3 nach der japanischen Terminologie (entspricht M1 im TNM-System) durch die Lymphadenektomie eine Steigerung der 5-Jahres-Überlebensquote von 11% erreicht worden sei. Ähnlich günstige Ergebnisse wurden von Korenaga et al. [48] erzielt und in der Übersichtsarbeit von Douglass [13] erwähnt. Bei positiven Lymphknoten der Gruppe N4 (japanische Terminologie) ist nach Takahashi et al. [85] und Keighley et al. [44] eine Lymphadenektomie nicht mehr sinnvoll. Allenfalls unter diesen Prämissen könnte die von Suzuki et al. [82] vorgeschlagene weitere Unterteilung in eine relativ und eine absolut palliative Magenresektion relevant sein.

Die Rekonstruktion der Speisepassage erfolgt nach Gastrektomie [70] meist durch Roux-Ösophagojejunostomie (Abb. 2).

Voraussetzung für jede palliative Resektion ist, daß die Operation mit großer technischer Sicherheit durchgeführt wird. Sie ist nur vertretbar, wenn das Risiko der postoperativen Mortalität und Morbidität geringer ist als der erstrebte Zugewinn an Lebensqualität bzw. -verlängerung. Bewertungskriterium einer palliativen Therapiemaßnahme ist der Vergleich mit dem Spontanverlauf des Magenkarzinoms (s. Tabelle 7).

Aufgrund des weiter fortgeschrittenen Tumorleidens und des schlechten Allgemeinzustands der Patienten ist bei palliativer Operation des Magenkarzinoms die Kliniksletalität höher als bei der Operation mit kurativem Ziel. Die postoperative Mortalität beträgt bei palliativer Tumorresektion ca. 10% und bei Operation ohne Magenresektion (Gastroenterostomie, Ernährungsfistel) ca. 17% (Tabelle 9).

5.4.2 Endoskopische Palliativmaßnahmen

Von den operativen Methoden in der invasiven Endoskopie profitieren speziell die kleine Gruppe der Patienten mit einem primär nichtoperablen Magenkarzinom, insbesondere Kardiakarzinom, und die größere Gruppe mit einem Anastomosenrezidiv nach resezierendem Eingriff. Ziel aller Methoden ist die möglichst lang andauernde Wiederherstellung der freien Passage.

Erste Versuche der Kardiabougierung wurden 1821 beschrieben [31]. Die moderne Kombination von endoskopischem Einfädeln eines Führungsdrahts in die Stenoseöffnung und Durchleuchtungskontrolle der weiteren Passage des Führungsdrahts distal der Stenose erlaubt in der Regel, das richtige Lumen zu sondieren. Nach Entfernen des Gastroskops wird über den Führungsdraht die Bougierung der Kardiastenose mit weichen PVC-Bougies nach Savary [63] vorgenommen. Nach Bougierung auf ein Lumen von 14 mm kann unter endoskopischer Führung ein der Tumorlänge angepaßter Tubus implantiert werden. Zum Ausschluß einer Perforation wird eine Röntgenuntersuchung mit wasserlöslichem Kontrastmittel durchgeführt. Hierbei wird bei der Versorgung einer ösophagotrachealen Fistel mit einem Endotubus der Fistelverschluß dokumentiert. Die Tubusimplantation sollte in Vollnarkose während eines 2tägigen stationären Aufenthalts erfolgen.

Auf die Nachteile der Tubusapplikation (Perforation beim Einsetzen mit dann hoher Letalität, Dislokation, Okklusion) wird hingewiesen. Zur Aufdehnung höchstgradiger Stenosen ebenfalls über einen endoskopisch plazierten Führungsdraht werden Ballonkatheter benutzt [56, 92].

Die funktionellen Nachteile der Endotuben (Reflux, Fremdkörpergefühl, Verstopfen durch Speisereste, Verrutschen des Tubus) versucht man durch Kombination zweier anderer Methoden zu umgehen: Durch direkte Zerstörung innerer Tumorschichten wird mit dem Neodym-YAG-Laser ein sondierbares Lumen durch Ösopagus und Kardia geschaffen, durch endoluminale Bestahlung (Afterloading) soll eine möglichst lang anhaltende Passage gewährleistet werden [3]. Es kann bisher nicht entschieden werden, ob eine Photosensibilisierung der Kardiakarzinome durch systemische Gabe von Porphyrinderivaten und anschließende Lasertherapie eine verstärkte Wirkung hervorruft [26, 57]. Die Anwendung der elektrischen Koagulation durch Thermosonden war bisher auf das Ösophagusneoplasma beschränkt [39, 40]. Möglicherweise kann mit zunehmender klinischer Erfahrung mit dieser Technik die Indikation auf das Kardiakarzinom ausgedehnt werden. Über erste Versuche einer direkten Injektion eines Zytostatikums [32] oder einer immunstimulierenden Substanz [88] in den Tumor unter endoskopischer Führung liegen nur einzelne Erfahrungsberichte vor.

Wenn die Tumorstenose die Passage von Speisen zwar behindert und die Ernährung nicht mehr gewährleistet ist, wenn andererseits aber nach einer Bougierung der Kardia noch eine einmalige Passage für das dünnste Gastroskop zu erzwingen ist, so bietet sich die perkutan eingestochene Gastrostomie als Methode zur enteralen Ernährung an. Eine Laparotomie mit Anlage eines Gastrostomas ist somit vermeidbar geworden, eine stationäre Aufnahme des Patienten zur Stomaanlage ist nicht erforderlich. Die Punktion kann unter endoskopischer Kontrolle bei proximaler Tumorlokalisation nicht nur in den Magen erfolgen [7], auch im voroperierten, resezierten Magen ist mit etwas Übung in dieser Technik die Gastrostomiesonde endoskopisch perkutan plazierbar [89], und nach Gastrektomie kann endoskopisch auch eine Jejunostomie ohne Laparotomie eingestochen werden [76].

Bei einer akuten Blutung aus einem nichtresezierbaren Magenkarzinom kann mit großer Erfolgswahrscheinlichkeit mit dem endoskopischen Rüstzeug zur Sklerosierungsbehandlung die Blutungsquelle umspitzt und die Blutung zum Stillstand gebracht werden. Meist genügt die Injektion inerter Lösungen (Ringer-, Kochsalzlösung) zur Kompression der Blutungsquelle. Bei dieser Vorgehensweise als Ultima ratio mit nur sehr kurz andauernder Wirkung steht der psychische Effekt - es blutet nicht mehr - ganz im Vordergrund.

5.4.3 Strahlentherapie

Die präoperative Bestrahlung des Magenkarzinoms war bisher so wenig überzeugend, daß Literaturangaben in neueren Arbeiten hierzu nicht mehr zu finden waren [8].

Erste Erfahrungen mit der intraoperativen Bestrahlung am offenen Abdomen lassen einen Trend zur Verlängerung der Überlebenszeit um ca. 3 Monate bei fortgeschrittenem Magenkarzinom erkennen (Übersicht bei [79]). Die technischen Voraussetzungen zur intraoperativen Bestrahlung dürften auch in Zukunft wegen der hohen Investititionskosten weltweit auf ganz wenige Zentren beschränkt bleiben. Eine perkutane Bestrahlung [74, 91] kann postoperativ bei R1- oder R2-Resektionen erwogen werden. Aber bei zunehmend günstigeren Ansprechraten auf die Zytostase wird die postoperative Bestrahlung wahrscheinlich die Palliativmethode der zweiten Wahl bleiben. Verbindliche Empfehlungen werden erst möglich sein, wenn die Ergebnisse prospektiver Studien [47] und klinische Erfahrung anhand einer größeren Patientenzahl vorliegen. Bei Schmerzen, Passagebehinderung durch lokale Rezidive oder Blutung aus dem Tumor kann eine externe Strahlentherapie kurzfristig Erleichterung schaffen. Auf den Erfolg bei der Schmerzbehandlung durch die Bestrahlung des inoperablen Magenkarzinoms weisen Gauß et al. [22] hin. Diese Wirkung tritt nach einer Herddosis von ca. 20 Gy ein. In palliativer Absicht werden bis 30 Gy auf ein Feld im Oberbauch unter Ausblendung mindestens einer Niere appliziert, bei kurativem Ziel kann die Strahlendosis bis 60 Gy, in Einzeldosen von 1,5 Gy, gesteigert werden.

Das Argument der hohen Anschaffungskosten gilt auch für die endoluminale Bestrahlung [3]. Die allgemeinen Nebenwirkungen der lokalen Bestrahlung mit ^{192}Ir-Afterloading sind geringer als bei der perkutanen Bestrahlung. Eine Kombination mit einer Laserapplikation oder/und einer Chemotherapie bietet sich bei vertretbarer Gesamtbelastung des Patienten an. Vorteilhaft ist auch, daß eine stationäre Aufnahme vermeidbar ist oder nur wenige Tage erfordert [72].

5.4.4 Chemotherapie

Da die meisten R0-Resektionen keine kurativen Eingriffe waren, sollte zumindest in der unmittelbaren postoperativen Phase, solange noch kein Tumorrezidiv erkennbar ist, eine adjuvante Chemotherapie des Magenkarzinoms diskutiert werden. Erste klinische Erfahrungen, erworben nach den Regeln klinischer Studien, erlauben nicht die Schlußfolgerung, daß eine adjuvante Chemotherapie des Magenkarzinoms mit den verfügbaren Substanzgruppen generell empfohlen werden kann (Tabelle 10). Nach Jakesz et al. [36] ließ sich mit der adjuvanten Chemotherapie die 5-Jahres-Überlebensquote bei Patienten mit Lymphknotenmetastasen verbessern,

Tabelle 10. Literaturübersicht: Randomisierte Studien zur adjuvanten Chemotherapie

Autor	Jahr	2-Jahres-Überlebensraten [%]		Bewertung
		Kontroll-gruppe	Chemotherapie-gruppe	
Higgins et al. [30]	1983	46	47	Kein Unterschied
Douglass u. Stablein [14]	1984	56	76	Zytostase sinnvoll
Schreml et al. [75]	1984	58	69	Kein Unterschied
Engstrom et al. [17]	1985	57	57	Kein Unterschied

auch bei intestinalem Tumortyp wirkte sich die adjuvante Chemotherapie günstig auf das Überleben aus. Trotz dieses Therapiegewinns in kleinen Subgruppen läßt sich auch aus dieser Studie keine generelle Empfehlung für eine adjuvante Chemotherapie ableiten.

Eine palliative, systemische Chemotherapie ist vertretbar, wenn postoperativ ein R1- und R2-Stadium diagnostiziert werden muß. Eine zwingende Indikation zur Zytostase liegt jedoch auch dann nicht vor. Die Indikation wird leichter gestellt, wenn klinische Rezidivsymptome auftreten, die operativ oder mit anderen Palliativmaßnahmen nicht zurückgedrängt werden können. So sehr also die Chemotherapie des Magenkarzinoms individuell indiziert sein muß, so wenig verbindliche Therapieempfehlungen gibt es. Wenngleich einzelne komplette Remissionen beschrieben wurden, so zeigt die Vielfalt der untersuchten Zytostatika, daß eine befriedigende Lösung noch aussteht (Tabelle 11).

Zur regionalen Chemotherapie des Magenkarzinoms sind wenige Angaben in der Literatur zu finden. Die Arbeitsgruppe um Stephens berichtet über erste Versuche einer Zytostatikaapplikation über einen transfemoral in den Truncus coeliacus eingelegten Dauerkatheter [11, 20, 80]. Als Vorbereitung auf die Operation wird mit einer Kombinationstherapie in mehreren Zyklen mit 5-Fluorouracil, Adriamycin und Mitomycin C eine Verkleinerung des Tumors angestrebt. Bei primär anscheinend inkurablen Tumoren wurde ohne Verbesserung der Überlebenszeit eine palliative Erleichterung erzielt, bei regionaler Chemotherapie noch operabler Magenkarzinome scheint sich eine längere Überlebenszeit anzubahnen.

Zur intraperitonealen Applikation eignet sich ein Zytostatikum, das langsam über das Peritoneum resorbiert wird. Durch diese peritoneale Barriere ist lokal eine hohe Wirkstoffansammlung ohne übermäßige periphervenöse Konzentration und somit ohne generalisierte Nebenwirkungen zu erzielen. Zusätzlich wird ein über das viszerale Peritoneum resorbiertes Zytostatikum hauptsächlich über die Pfortader drainieren, so daß bei gleichzeitig vorliegenden Lebermetastasen ein weiterer Therapieeffekt ausgenutzt werden könnte. Cisplatin scheint sich aufgrund der Ergebnisse erster klinischer Erprobungen für die intraperitoneale Applikation zu eignen [37].

Neue Aspekte eröffnet möglicherweise ein immunstimulierendes Regime (Über spezifische Methoden s. Kap. I. 4.9, S. 172). Unspezifische Methoden, insbesondere die parenterale Gabe modifizierter bakterieller Substanzen zur Fiebererzeugung, waren nicht erfolgreich zur Senkung perioperativer Komplikationen und zur Verlängerung des postoperativen Überlebens. Über erstaunliche Ergebnisse berichten Tonnesen et al. [86]. In einer prospektiven randomisierten klinischen Studie wurden

Tabelle 11. Literaturübersicht: Ansprechraten des fortgeschrittenen Magenkarzinoms bei verschiedenen Chemotherapieprotokollen

Autor	Jahr	Medikamente	Ansprechrate [%]
O'Fallon et al. [66]	1982	5-Fluorouracil Adriamycin Mitomycin C	25
Cullinan et al. [10]	1984	5-Fluorouracil Adriamycin Mitomycin C	23
Leichman et al. [53]	1982	Cisplatin	36
Ahlgren et al. [1]	1984	5-Fluorouracil Adriamycin Mitomycin C Triazinate	22
Lopez et al. [55]	1984	5-Fluorouracil Adriamycin Mitomycin C Triazinate	50
Wagener et al. [90]	1983	5-Fluorouracil Adriamycin Cisplatin	50
Moertel et al. [62]	1984	5-Fluorouracil Adriamycin Cisplatin	53
Kim et al. [45]	1985	5-Fluorouracil BCNU Cisplatin	65
Klein et al. [46]	1984	Methotrexat 5-Fluorouracil Leukovorin Adriamycin	63
Wils [94]	1984	Methotrexat 5-Fluorouracil Leukovorin Adriamycin	48
Lacave et al. [51]	1987	Methyl-CCNU 5-Fluorouracil Adriamycin	10–18
Epelbaum et al. [18]	1987	Cisplatin Adriamycin 5-Fluorouracil	31

Patienten mit einem inoperablen Magenkarzinom mit 2mal 400 mg Cimetidin vs. Plazebo behandelt. Die Cimetidingruppe überlebte im Median 450 Tage, die Plazebogruppe 316 Tage (p = 0,02).

Literatur

1. Ahlgren JD, Smith FP, Harvey J, Kales AN, Woolley PV, Schein PS (1984) A phase II study of FAM (5-fluorouracil, adriamycin and mitomycin C) plus triazinate (T) for advanced measurable gastric carcinoma. Proc Ann Meet Am Soc Clin Oncol 3: 145

2. Alfonso A, Rosen P, Guerra O, Fortner J (1977) Adenocarcinoma of the proximal third of the stomach. Am J Surg 1340: 326-330
3. Bader M, Dittler HJ, Ries G, Kovacs J, Siewert JR (1988) Methode und Ergebnisse der palliativen kombinierten Laser-Afterloadingtherapie beim inoperablen Adenokarzinom des ösophagokardialen Überganges. In: Langhans P, Schreiber HW, Häring R, Reding R, Siewert JR, Bünte H (Hrsg) Aktuelle Therapie des Kardiakarzinoms. Springer, Berlin Heidelberg New York Tokyo
4. Bako G, Ferenczi L, Hanson J, Hill GH, Dewar R (1985) Factors influencing the survival of patients with cancer of the stomach. Clin Invest Med 8/1: 22-28
5. Bizer LS (1983) Adenocarcinoma of the stomach: Current results of treatment. Cancer 51: 743-745
6. Boddie AW, McMurtrey MJ, Giacco GG, McBride CM (1983) Palliative total gastrectomy and esophagogastrectomy, Cancer 51/7: 1195-1200
7. Bruckstein AH (1987) Managing the percutaneous endoscopic gastrostomy tube. Postgrad Med 82/3: 143-146
8. Brust V, Ernst H (1984) Möglichkeiten und Grenzen der palliativen Strahlentherapie des Magenkarzinoms. In: Häring R (Hrsg) Therapie des Magenkarzinoms. edition medizin, Weinheim, S457-461
9. Choi TK, Koo J, Wong J, Ong GB (1982) Survival after surgery for advanced carcinoma of the stomach other than the cardia. Am J Surg 143: 748-750
10. Cullinan S, Moertel C, Fleming T, Everson L, Krook J, Schutt A (1984) A randomized comparison of 5-FU alone (F), 5-FU + adriamycin (FA) and 5-FU + adriamycin mitomycin C (FAM) in gastric and pancreatic cancer. Proc Ann Meet Am Soc Clin Oncol 3: 137
11. Denck H, Olbert F, Muzika N (1984) Regionale Chemotherapie bei inoperablen gastrointestinalen Tumoren. In: Häring R (Hrsg) Therapie des Magenkarzinoms. Edition medizin, Weinheim, S 489-494
12. De Vita VT, Young RC, Canellos GP (1975) Combination versus single agent chemotherapy: A review of the basis for selection of drug treatment of cancer. Cancer 35: 98-110
13. Douglass HO (1982) Potentially curable cancer of the stomach. Cancer 50: 2582-2589
14. Douglass HO, Stablein D (1984) Controlled trial of adjuvant chemotherapy following curative resection of gastric cancer. In: Jones CE, Salomon SE (eds) Adjuvant therapy of cancer, IV. Grune & Stratton, New York, p 457
15. Duve W (1948) Der Magenkrebs und seine Behandlung, Dissertation, Göttingen, S 23
16. Ekbom GA, Gleysteen JJ (1980) Gastric malignancy: Resection for palliation. Surgery 88/4: 476-481
17. Engstrom PF, Lavin PT, Douglass HO, Brunner KW (1985) Postoperative adjuvant 5-Fluorouracil plus methyl-CCNU therapy for gastric cancer. Cancer 55: 1868
18. Epelbaum R, Haim N, Stein M, Cohen Y, Robinson E. (1987) Treatment of advanced gastric cancer with DDP (Cisplatin) Adriamycin, and 5 Fluorouracil. Oncology 44: 201-206
19. Faivre J, Justrabo E, Hillon P, Milan C, Klepping C (1985) Gastric carcinoma in Cote d'Or. A population-based study. Gastroenterology 88: 1874-1879
20. Fujimoto S, Akao T, Itoh B et al. (1976) A study of survival in patients with stomach cancer treated by a combination of preoperative intraarterial infusion therapy and surgery. Cancer 37: 1648-1653
21. Gall FP, Altendorf A, Hermanek P, Gentsch HH (1982) Chirurgische Therapie des Magenkrebses - Stagnation oder Fortschritte? Ergebnisse bei 2665 Magenkrebs-Patienten. Fortschr Med 100 40: 1876-1882
22. Gauß G, Reisner K, Haase W (1982) Die Strahlentherapie des inoperablen Magenkarzinoms. Strahlentherapie 158/9: 524-530
23. The General Rules for the Gastric Cancer Study (1981) Part I: Clinical classification in surgery and pathology. Jpn J Surg 11: 127-139
24. Goldsmith HS, Ghosh BC (1970) Carcinoma of the stomach. Am J Surg 120: 317-319
25. Gütgemann A, Schreiber WH (1964) Das Magen- und Kardia-Karzinom, Bd. 3. Enke, Stuttgart, S. 8-11
26. Hayata Y, Kato H, Konaka C, Okitsu H, Sayami P (1988) Laser-Endoskopie zur photodynamischen Therapie (PDT). Chirurg 59: 81-89

27. Heberer G, Teichmann RK, Krämling HJ, Günther B (1988) Results of gastric resection for carcinoma of the stomach: The european experience. World J Surg 12: 374-381
28. Herfarth Ch, Merkle P, Schlag P (1981) Das Magenkarzinom. Chirurg 52: 193-200
29. Hermanek P, Scheibe O, Spiessl B, Wagner G (1987) TNM-Klassifikation maligner Tumoren. Springer, Berlin Heidelberg New York Tokyo
30. Higgins GA, Amadeo JH, Smith DE (1983) Efficacy of prolonged therapy with combined 5-FU and methyl-CCNU following resection of gastric carcinoma. Cancer 52: 1105
31. Hildreth CT (1821) Case of stricture of the oesophagus. Successfully treated by caustic. N Engl J Med 10: 235-240
32. Hoffmanns HW, Altmeier G (1986) Lokale Applikation von Mitoxantron beim inoperablen, stenosierenden Ösophaguskarzinom - vorläufige Mitteilung. Onkologie 9: 27-29
33. Husemann B (1986) Kardiakarzinom In: Gall FP, Hermanek P, Tonak J (Hrsg) Chirurgische Onkologie. Springer, Berlin Heidelberg New York Tokyo, S 401-415
34. Inberg MV, Heinonen R, Laurén P, Rantakokko V, Viikari SJ (1981) Total and proximal gastrectomy in the treatment of gastric carcinoma: A series of 305 cases. World J Surg 5: 249-257
35. Irvin TT, Bridger JE (1988) Gastric cancer: an audit of 122 consecutive cases and the results of R1 gastrectomy. Br J Surg 75: 106-109
36. Jakesz R, Dittrich Ch, Hofbauer F et al. (1986) Adjuvante Chemotherapie bei Patienten mit radikal reseziertem Magenkarzinom: 5-Jahres-Ergebnisse einer prospektiv randomisierten Studie. Wien Klin Wochenschr 98/24: 824-830
37. Jakesz R, Böhmig HJ, Depisch D et al. (1987) Toxizitätsergebnisse einer Adjuvansstudie mit intraperitonealer (ip) Chemotherapie bei Patienten mit Magenkarzinom. Wien Klin Wochenschr 99/12: 415-420
38. Jenny ME (1974) Palliative Chirurgie bei Karzinomen des Magendarmtraktes. Huber, Bern, S 57-70
39. Jensen DM, Machicado G, Randall G, Tung LA, English-Zych S (1988) Comparison of low-power YAG laser and BICAP tumor probe for palliation of esophageal cancer strictures. Gastroenterology 94: 1263-1270
40. Johnston JH, Fleischer D, Petrini J, Nord J (1987) Palliative bipolar electrocoagulation therapy of obstructing esophageal cancer. Gastrointest Endosc 33/5: 349-353
41. Käufer C, Wülfing D, Friedrich E (1971) Lebenserwartung und ungewöhnliche Verlaufsformen bei unbehandelten bösartigen Geschwülsten. Bruns Beitr Klin Chir 217: 141-154
42. Kajitani T, Miwa K (1979) Treatment results of stomach carcinoma. Jpn Res Soc WHO-CC Monogr 2
43. Karitzky B (1950) Ergebnisse der Palliativoperation bei Magen- und Mastdarmkrebs. Zentralbl Chir 15: 1011-1019
44. Keighley RB, Moore J, Roginski C, Powell J, Thompson H (1984) Incidence and prognosis of N_4 node involvement in gastric cancer. Br J Surg 71: 863-866
45. Kim R, Huh K, Ahn Y, Im C, Lee Y, Lee K, Kim C (1985) BCNU, Cisplatin and 5-fluorouracil polychemotherapy in advanced gastric cancer. Am Soc Clin Oncol Proc ASCO 4: 95
46. Klein HO, Wickramanayake PD, Schultz V, Mohr R, Oerkermann H (1984) 5-Fluorouracil, Adriamycin und Methotrexat zur Behandlung des metastasierten Magenkarzinoms - FA Meth-Protokoll. Verh Dtsch Ges Inn Med 90: 596-599
47. Köster R, Scherer E (1984) Gegenwärtiger Stand und Möglichkeiten der Strahlentherapie bei der interdisziplinären Behandlung der Malignome des Magens, des Pankreas und der Gallenwege. Strahlentherapie 160/4: 224-235
48. Korenaga D, Tsujitani S, Haraguchi M et al. (1988) Long-term survival in japanese patients with far advanced carcinoma of the stomach. World J Surg 12: 236-240
49. Krönlein (1902) Über den Verlauf des Magenkarzinoms bei operativer und bei nicht operativer Behandlung. Eine Bilanzrechnung. Verh Dtsch Ges Chir 31/2: 88-104
50. Krukenberg F (1896) Über das Fibrosarcoma ovarii mucocellulare (carcinomatodes). Arch Gynäkol 50: 287-321
51. Lacave A, Wils J, Bleiberg H, Diaz-Rubio E, Duez N, Dalesio O (1987) An EROTC gastrointestinal group phase III evaluation of combinations of methyl-CCNU, 5-Fluorouracil, and Adriamycin in advanced gastric cancer. J Clin Oncol 5/9: 1387-1393
52. Lawrence W, McNeer G (1958) The effectiveness of surgery for palliation of incurable gastric cancer. Cancer 11: 28-32

53. Leichman L, MacDonald B, Dindogru A, Samson M (1982) A clinically active drug in advanced adenocarcinoma of the stomach cancer. Proc Am Assoc Cancer Res 23: 110
54. Le Treut YP, Echimane A, Hans D, Maillet B, Maurin B, Bricot R (1985) Cancers de l'antre gastrique. Que peut-on attendre de l'élargissement de principe des exérèses? Presse Med 14/24: 1319-1327
55. Lopez M, Perno CF, DiLauro L, Papaldo P (1984) 5-fluorouracil, adriamycin, and BCNU (FAB) combination chemotherapy for advanced gastric cancer. Cancer Chemother Pharmacol 12: 194-197
56. Maynar M, Guerra C, Reyes R et al (1988) Esophageal strictures: Balloon dilation. Radiology 167: 703-706
57. McCaughan JS, Williams TE, Bradley H, Bethel BH (1985) Palliation of esophageal malignancy with photodynamic therapy. Ann Thorac Surg 40/2: 113-120
58. Meyer HJ, Pichlmayr R, Gerlings H (1985) Die Gastrektomie als Regeloperation beim Magen-Karzinom. In: Bünte H, Langhans P, Meyer JH, Pichlmayr R (Hrsg) Aktuelle Therapie des Magen-Karzinoms. Springer, Berlin Heidelberg New York Tokyo, S 60-68
59. Meyer HJ, Jähne J, Pichlmayr R (1988) Chirurgische Therapieverfahren bei Karzinomen im proximalen Magendrittel und des gastroösophagealen Überganges. In: Langhans P (Hrsg) Aktuelle Therapie des Kardiakarzinoms. Springer, Berlin Heidelberg New York Tokyo, S 100-106
60. Miholic J, Moeschl P, Schwarz Ch et al. (1987) Risikofaktoren für Morbidität und Letalität bei der Resektion des Kardiakarzinoms. Zentralbl Chir 112: 1129-1139
61. Moertel CG (1968) The natural history of advanced gastric cancer. Surg Gynecol Obstet 126: 1071-1074
62. Moertel C, Fleming T, O'Connell M, Schutt A, Rubin J (1984) A phase II trial of combined intensice course 5-FU, adriamycin and cis-platinum in advanced gastric and pancreatic carcinoma. Proc Ann Meet Am Soc Clin Oncol 3: 137
63. Monnier Ph, Hsieh V, Savary M (1985) Endoscopic treatment of oesophageal stenosis using Savary Gilliard bougies: technical innovations. Acta Endosc 15/2: 1-5
64. Moreaux J, Msika S (1988) Carcinoma of the gastric cardia: Surgical management and long-term survival. World J Surg 12: 229-235
65. Noltenius H (1987) Pathologie und Klinik der menschlichen Tumoren. Tumor-Handbuch. Urban & Schwarzenberg, München, S 263-298
66. O'Fallon JR, Lavin PT, O'Connell MJ et al. (1982) A comparative clinical assessment of combination chemotherapy in the management of advanced gastric carcinoma. Cancer 49: 1362-1366
67. Ovaska JT, Havia TV, Kujari HP (1986) Retrospective analysis of gastric stump carcinoma patients treated during 1946-1981. Acta Chir Scand 152: 199-204
68. Paolini A, Tosato F, Cassese M et al. (1986) Total gastrectomy in the treatment of adenocarcinoma of the cardia. Review of the results in 73 resected patients. Am J Surg 151: 238-243
69. Pichlmayr R, Meyer H-J, Guthy E (1980) Subtotale oder totale Resektion beim Magenkarzinom: Pro und Kontra - Vertreter des Pro. Therapiewoche 30/51: 8549-8557
70. Raab M, Godehardt E (1987) Umfrage zur chirurgischen Behandlung des Magenkarzinoms. Med Klin 82: 186-190
71. Roukos D, Lorenz M, Hottenrott C (1988) Operative Behandlung und Prognose des Magenkarzinoms unter besonderer Berücksichtigung der Gastrektomie als Regeloperation. Schweiz Med Wochenschr 118: 783-786
72. Rowland CG, Pagliero KM (1985) Intracavitary irradiation in palliation of carcinoma of oesophagus and cardia. Lancet II: 981-983
73. Sasse W, Heinicke A (1985) Überlebensraten nach kurativen und palliativen Magenresektionen. In: Bünte H, Langhans P, Meyer JH, Pichlmayr R (Hrsg) Aktuelle Therapie des Magen-Karzinoms. Springer, Berlin Heidelberg New York Tokyo, S 173-174
74. Scherer E (1987) Strahlentherapie, Radiologische Onkologie. Springer, Berlin Heidelberg New York Tokyo, S 624-631
75. Schreml W, Schlag P, Herfarth Ch (1984) Adjuvant 5-FU/BCNU in gastric carcinoma. In: Jones CE, Salomon SE (eds) Adjuvant therapy of cancer, IV. Grune & Stratton, New York, p 441
76. Shike M, Schroy P, Ritchie MA, Lightdale CJ, Morse R (1987) Percutaneous endoscopic jejunostomy in cancer patients with previous gastric resection. Gastrointest Endosc 33/5: 372-374
77. Shimkin MB (1951) Duration of life in untreated cancer. Cancer 4: 1-8

78. Siewert JR, Hölscher AH, Becker K, Gössner W (1987) Kardiakarzinom: Versuch einer therapeutisch relevanten Klassifikation. Chirurg 58: 25-32
79. Sindelar WF, Kinsella TJ (1986) Intraoperative Radiotherapy in carcinoma of the stomach. In: Gall FP, Hermanek P, Hornig D (Hrsg) Magenkarzinom, Zuckschwerdt, München, S 128-140
80. Stephens FO, Adams BG, Crea P (1986) Intra-arterial chemotherapy given preoperatively in the management of carcinoma of the stomach. Surg Gynecol Obstet 162: 370-374
81. Suehiro S, Nagasue N, Ogawa Y, Sasaki Y, Hirose S, Yukaya H (1984) The negative effect of splenectomy on the prognosis of gastric cancer. Am J Surg 148: 645-648
82. Suzuki H, Endo M, Nakayama K (1983) A review of the five-year survival rate and clinicopathologic factors in stomach cancer treated by surgery alone. Int Adv Surg Oncol 6: 271-308
83. Takagi K (1984) Grundprinzipien verschiedener Formen und Grade der Lymphadenektomie bei Patienten mit Magenkarzinom. In: Rohde H, Troidl H (Hrsg) Das Magenkarzinom. Thieme, Stuttgart, S 149-157
84. Takagi K, Nishi M, Kajitani T (1987) Surgical treatment of gastric cancer today. Wien Klin Wochenschr 12: 410-414
85. Takahashi N, Hirai K, Ohtsuka A, Takahashi M, Kimura A, Yoshida S, Nagao F (1986) Evaluation of surgical treatment for stage-IV gastric cancer (Abstr). J Jpn Surg Soc 87/9: 1201-1204
86. Tonnesen H, Bülow S, Fischermann K et al. (1988) Effect of Cimetidine on survival after gastric cancer. Lancet II: 990-991
87. Trompke R, Gregel A (1965) Der Behandlungserfolg des Magenkrebses nach Resektion unter besonderer Berücksichtigung des natürlichen Verlaufes. Chirurg 36/6: 248-251
88. Tsujitani S, Okamura T, Baba H, Korenaga D, Haraguchi M, Sugimachi K (1988) Endoscopic intratumoral injection of OK-432 and Langerhans cells in patients with gastric carcinoma. Cancer 61: 1749-1753
89. Varney RA, van Sonnenberg E, Casola G, Sukthankar R (1988) Baallon techniques for percutaneous gastrostomy in a patient with partial gastrectomy. Radiology 167: 69-70
90. Wagener DJ, Burghouts JT, van Dam FE et al (1983) A phase II trial of 5-fluorouracil, adriamycin and cis-platin (FAP) in advanced gastric cancer. Proc Am Soc Clin Oncol 2: 450
91. Wannenmacher M (1986) Externe Strahlentherapie des Magenkarzinoms. In: Gall FP, Hermanek P, Hornig D (Hrsg) Magenkarzinom. Zuckschwerdt, München, S 141-145
92. Webb WA (1988) Esophageal dilation: Personal experience with current instruments and techniques. Am J Gastroenterol 83/5: 471-475
93. Weese K (1940) Ergebnisse der Magenkrebsbehandlung bei 883 Fällen im Zeitabschnitt 1921-1932. Bruns Beitr Klin Chir 198: 202-242
94. Wils J (1984) Chemotherapie des metastasierenden Magenkarzinoms. Dtsch med Wochenschr 109: 1704
95. Yap P, Pantangco E, Yap A, Yap R (1982) Surgical management of gastric carcinoma. Follow-up results in 465 consecutive cases. Am J Surg 143: 284-287

6 Malignome des Dünn- und Dickdarms

J. M. MÜLLER, W. HOLZMÜLLER

6.1 Malignome des Dünndarms

6.1.1 Tumorcharakteristika

Nur 1% aller gastrointestinalen Malignome entsteht im Dünndarm. Adenokarzinome bilden, gefolgt von den Karzinoiden, das größte Kontingent (Tabelle 1). Der Anteil der Sarkome, deren Ursprung meist die glatte Muskulatur, selten das Fettgewebe bzw. eine neurale oder vaskuläre Struktur ist, beträgt um 20% und der der malignen Lymphome etwa 1%.

Die Stadieneinteilung der Dünndarmmalignome folgt den allgemeinen Richtlinien der TNM-Klassifikation der UICC [14]. Eine organbezogene Klassifikation besteht nicht.

6.1.2 Behandlungsziel

Das Ziel der palliativen Therapie beim Dünndarmkarzinom ist die Beseitigung oder Verhinderung von Obstruktion, Perforation oder Blutung. Das hierfür zur Verfügung stehende therapeutische Instrumentarium besteht vorzugsweise aus der palliativen Resektion des Tumors. Ist dies nicht möglich oder sinnvoll, versucht man, den befallenen Bezirk aus der Passage auszuschalten. Laserchirurgische Maßnahmen

Tabelle 1. Art, Verteilung und Häufigkeit von Dünndarmmalignomen. (Sammelstatistik aus [1, 4, 6, 7, 13, 16, 17])

	Duodenum	Jejunum	Ileum	Total
Adenokarzinom	472 (40%) [81%]	444 (38%) [62%]	257 (22%) [21%]	1173 (100%) [47%]
Karzinoid	53 (6%) [9%]	85 (10%) [12%]	698 (84%) [57%]	836 (100%) [33%]
Sarkom	49 (10%) [8%]	172 (37%) [24%]	247 (53%) [20%]	468 (100%) [19%]
Lymphom	6 (18%) [1%]	13 (41%) [2%]	13 (41%) [1%]	32 (100%) [1%]
Total	580 (23%) [100%]	714 (28%) [100%]	1215 (49%) [100%]	2509 (100%) [100%]

kommen bisher nur zur Behandlung von Stenosen des proximalen Duodenums in Betracht. Die Strahlen-, Chemo- oder Immuntherapie ist in erster Linie bei Sarkomen und malignen Lymphomen indiziert. Im Endstadium der Erkrankung haben wie bei allen anderen Karzinomen die Schmerzlinderung und Symptomkontrolle erste Priorität.

6.1.3 Chirurgische Therapie

Die chirurgische Therapie fortgeschrittener Dünndarmmalignome wird in erster Linie durch deren Lokalisation bestimmt. Ist das Duodenum betroffen - in etwa 90% der Fälle handelt es sich um peri- oder juxtapapilläre Adenokarzinome -, so ist eine Segmentresektion zur Tumorverkleinerung technisch meist nicht möglich. Die palliative Duodenektomie, die gleichzeitig die Teilresektion des Pankreas, des Magens und die Entfernung der Gallenblase (Whipple-Operation) beinhaltet, erscheint uns angesichts einer Kliniksletalität von ca. 10% und einer 5-Jahres-Überlebensrate, die selbst bei kurativer Zielsetzung unter 20% liegt [3, 5, 8, 12], nicht sinnvoll. Der Wahleingriff ist deshalb bei Duodenalmalignomen die Umgehungsanastomose in Form der Seit-zu-Seit-Gastrojejunostomie (lebenslange Gabe von Säurehemmern!). Besteht oder droht aufgrund der Lage des Tumors ein Verschluß des Ductus choledochus, legen wir in gleicher Sitzung eine biliodigestive Anastomose mittels einer nach Roux ausgeschalteten Dünndarmschlinge an.

Ist der Verschlußikterus das im Vordergrund stehende Symptom, stellt sich die Frage, ob der operativen Galleableitung gegenüber der inneren Schienung über einen endoskopisch in den Ductus choledochus eingebrachten Katheter oder der perkutanen, transhepatischen Ableitung der Vorzug zu geben ist. Die biliodigestive Anastomose hat den besten palliativen Effekt. Die Dauer des mit ihr verbundenen Krankenhausaufenthalts ebenso wie die postoperative Komplikationsrate und Kliniksletalität liegen jedoch deutlich über denen der beiden anderen Verfahren. Bei einer durchschnittlichen Überlebenszeit von 4 Monaten [2, 8] muß deshalb die Indikation zur Operation auf wenige, günstige Fälle beschränkt werden. Die endoskopische Schienung des Ductus choledochus hat sich im randomisierten Vergleich gegenüber der transhepatischen Ableitung als überlegen gezeigt [5]. Ihr sollte deshalb, so sie technisch möglich ist, der Vorzug gegeben werden. Die endoskopische Laserresektion von Duodenaltumoren ist möglich, größere Erfahrungen wurden bisher jedoch nicht mitgeteilt.

Bei im Jejunum oder Ileum gelegenen Malignomen ist die Segmentresektion mit End-zu-End-Anastomose das Verfahren der Wahl. Dies gilt insbesondere für Sarkome und maligne Lymphome, da bei ihnen häufiger als bei Adenokarzinomen mit Blutungen oder Perforationen gerechnet werden muß [4]. Das Risiko dieser Komplikationen würde durch eine Bypassoperation nicht gemindert. Für die Resektion spricht ferner bei einer mit dem Bypassverfahren identischen postoperativen Komplikationsrate und Kliniksletalität die zumindest theoretische Möglichkeit, durch eine Verkleinerung der Tumormasse den Einsatz additiver onkologischer Therapiemaßnahmen effektiver zu gestalten. Ob durch die palliative Resektion allein im Vergleich zum Bypass die Spätprognose der Patienten verbessert wird, ist unbekannt. Die durchschnittliche Überlebenszeit nach palliativen Eingriffen beträgt

6 Monate [2, 4, 9, 15]. Grundvoraussetzung für eine sinnvolle palliative Resektion ist das Verbleiben eines ausreichend langen Darmsegments, um eine normale orale Ernährung zu gewährleisten. Müßte durch die Resektion so viel Darm entfernt werden, daß postoperativ ein adäquater Ernährungszustand nur durch künstliche Ernährung erhalten werden könnte, sollte man von dem Eingriff absehen. Eine spezielle Problematik ergibt sich bei Tumorperforationen im proximalen Jejunum. Aufgrund der begleitenden Peritonitis bestünde die Versorgung dieser Komplikation regelhaft in der Ausleitung der beiden Jejunalschenkel nach Resektion der Perforationsstelle. Die mit einem hohen Jejunostoma einhergehenden Flüssigkeits- und Elektrolytprobleme rechtfertigen nach unserer Ansicht in diesen Fällen auch die primäre Anastomose.

6.1.4 Additive Therapieverfahren

Alleinige oder kombinierte Chemo-, Strahlen- oder Immuntherapien haben beim Adenokarzinom des Dünndarms bisher nicht den Nachweis der Wirksamkeit erbracht. Unter Berücksichtigung der erheblichen Nebenwirkungen, die insbesondere durch eine Bestrahlung des Dünndarms hervorgerufen werden können, sollten diese Therapieformen - wenn überhaupt - nur im Rahmen kontrollierter Studien eingesetzt werden.

Bei Sarkomen der Extremitäten konnte ein günstiger Effekt der Strahlentherapie allein bzw. in Kombination mit Chemotherapie nachgewiesen werden [10]. Wenngleich wegen der geringen Fallzahl entsprechende Daten für die Sarkome des Dünndarms fehlen, erscheint aufgrund tumorbiologischer Überlegungen sowohl nach tumorverkleinernden Resektionen als auch nach Bypassoperationen eine Bestrahlung der Tumorregion sinnvoll. Eine zusätzliche Chemotherapie ist vor allem beim Leiomyosarkom und beim Liposarkom in Betracht zu ziehen. Als wirksamste Monosubstanz mit einer Remissionsrate zwischen 15% und 35% gilt Adriamycin [11]. Sie wird durch den kombinierten Einsatz von Zyklophosphamid, Vincristin, Adriamycin und Dacarbazin mit Remissionsraten zwischen 34% und 57% übertroffen [11].

Die Radio- und die Chemotherapie sind feste Bestandteile im Behandlungskonzept palliativ operierter maligner Lymphome. Die Prognose der Patienten hängt neben der Ausdehnung des Lymphoms in erster Linie vom histologischen Typ ab. Die Behandlungsschemata der verschiedenen Lymphome entsprechen weitgehend denen bei einer Systemerkrankung.

Literatur

1. Barclay THC, Schapira DV (1983) Malignant tumors of the small intestine. Cancer 51: 878-881
2. Buchholz J, Strosche H, Krawzak HW, Kahl N (1988) Primäre Dünndarmmalignome - Symptomatik, Diagnostik und Therapie. Leber Magen Darm 4: 197-203
3. Coutsoftides T, MacDonald J, Shibata JH R (1977) Carcinoma of the pancreas and periampullary region: A 41 year experience. Ann Surg 186: 730-733
4. Herbsman H, Wetstein L, Rosen Y (1980) Tumors of the small intestine. Curr Probl Surg 17: 122-184
5. Lai ECS, Doty JE, Irving C, Tompkins RK (1988) Primary adenocarcinoma of the duodenum: Analysis of survival. World J Surg 12: 695-699

6. Loehr WJ, Mujahed Z, Zahn FD (1969) Primary lymphoma of the gastrointestinal tract: A review of 100 cases. Ann Surg 170: 232-238
7. Müller G, Geisbe H (1978) Bösartige Tumoren des Dünndarms. Zentralbl Chir 103: 911-917
8. Nakase A, Matsumoto Y, Uchida K (1977) Surgical treatment of cancer of the pancreas and the periampullary region: Cumulative results in 57 institutions in Japan. Ann Surg 185: 52-57
9. Pagtalunan RJG, Mayo CW, Dockerty MB (1964) Primary malignant tumors of the small intestine. Am J Surg 108: 13-18
10. Rosenberg SA, Sindelar WF (1980) Surgery and adjuvant radiation-chemo-immunotherapy in soft tissue sarcomas. Result of treatment at the National Cancer Institute. In: van Oosterom AT, Muggia FM, Cleton FJ (eds) Therapeutic progress in ovarian cancer, testicular cancer and the sarcomas. Boston, pp 397-412
11. Schmoll HJ, Peters H-D, Fink U (1987) Kompendium internistische Onkologie. Springer, Berlin Heidelberg New York Tokyo
12. Shukla SK, Elias EG (1976) Primary neoplasms of the duodenum. Surg Gynecol Obstet 142: 858-860
13. Tonak J, Hohenberger W, Köckerling F (1988) Leistungen der Tumorchirurgie bei Tumoren des Dünndarmes. Langenbecks Arch Chir [Suppl II] (Kongreßbericht), S 283
14. UICC (1987) TNM-Klassifikation maligner Tumoren. Springer, Berlin Heidelberg New York Tokyo
15. Warren KW, Choe DS, Plaza J (1975) Results of radical resection for periampullary cancer. Ann Surg 181: 534-540
16. Williamson RCN, Welch CE, Malt RA (1983) Adenocarcinoma and lymphoma of the small intestine. Ann Surg 197: 172-178
17. Wilson JM, Melvin DB, Gray GF, Thorbjarnarson B (1974) Primary malignancies of the small bowel: A report of 96 cases and review of the literature. Ann Surg 180: 175-179

6.2 Malignome des Dickdarms

6.2.1 Tumorcharakteristika

Kolonkarzinome sind in Deutschland [1] mit einer jährlichen Inzidenz von 8200 Fällen beim Mann und 12000 Fällen bei der Frau die häufigsten Karzinome des Gastrointestinaltrakts. Bei 80% (eigenes Krankengut 82,1%) der Patienten ist eine Behandlung mit kurativer Zielsetzung möglich. Tatsächlich überleben nach einer Umfrage des American College of Surgeons [18], die 38621 Fälle erfaßte, jedoch nur 36% der Patienten 5 Jahre ohne Zeichen eines Tumorrückfalls. Im eigenen Krankengut betrugen bei 737 Fällen die 5-, 10- und 20-Jahres-Überlebensraten ohne Alterskorrektur und unabhängig vom Tumorstadium und von der Art der Therapie 54,6%, 42,2% und 22,2%.

Pathohistologisch handelt es sich zum überwiegenden Teil um Adenokarzinome. Muzinöse Karzinome, Siegelringzellkarzinome, szirrhöse Karzinome und das Carcinoma simplex sind vergleichsweise selten und zeichnen sich gegenüber den Adenokarzinomen durch eine schlechtere Prognose aus [56].

Die Wachstumsgeschwindigkeit der Adenokarzinome ist relativ langsam. Die Verdopplungszeit des Primärtumors beträgt nach Welin et al. [64] etwa 620 Tage. Lungenmetastasen - nur für sie liegen entsprechende Daten vor - und möglicherweise auch Lebermetastasen weisen mit einer medianen Tumorverdopplungszeit von 109 Tagen ein deutlich rascheres Wachstum auf [64].

Das Karzinom wächst nach der klassischen Hypothese von Dukes [16] lokal beschränkt durch die Schichten der Darmwand. Selten finden sich lymphatische Metastasen, bevor der Tumor das umgebende Gewebe infiltriert hat. Der Lymphknotenbefall ist zunächst auf die Umgebung des Primärtumors beschränkt und schreitet dann entlang den arteriellen Versorgungsgefäßen fort. Entscheidend für die Progressionsgeschwindigkeit ist der Differenzierungsgrad des Karzinoms.

6.2.2 Stadieneinteilung

Zur Stadieneinteilung des Kolonkarzinoms benutzen die meisten Chirurgen bis heute das Dukes-Schema [16] bzw. eine seiner Modifikationen, da es bei einfacher Handhabung eine zwar grobe, hinsichtlich der Prognose aber aussagekräftige Einteilung der Patienten in 4 Gruppen erlaubt. Auch im eigenen Krankengut fanden sich signifikante Unterschiede in der Spätprognose der Patienten entsprechend den Dukes-Stadien (Abb. 1). Die TNM-Klassifikation der UICC [58] hat beim Kolonkarzinom bisher nur beschränkte Verbreitung gefunden. Seit 1987 liegt eine überarbeitete Fassung (Tabelle 2) vor. Sie erlaubt eine wesentlich differenziertere Beschreibung der Tumorausbreitung in Abhängigkeit von der Spätprognose als das Dukes-System.

Eine wesentliche Neuerung unter Berücksichtigung der palliativen Therapie ist die R-Klassifikation. Sie definiert das Verbleiben von Resttumor nach chirurgischer Therapie. Ihre Bedeutung für die Prognose konnte Hermanek [21] am Krankengut der Erlanger Klinik nachweisen. Es fanden sich deutliche Unterschiede in Abhängigkeit vom Ausmaß des verbliebenen Resttumors (Tabelle 3).

6.2.3 Inkurabilität

Sichere Zeichen der Inkurabilität beim Kolonkarzinom sind die diffuse Metastasierung in andere Organsysteme einschließlich des Peritoneums sowie die direkte Infil-

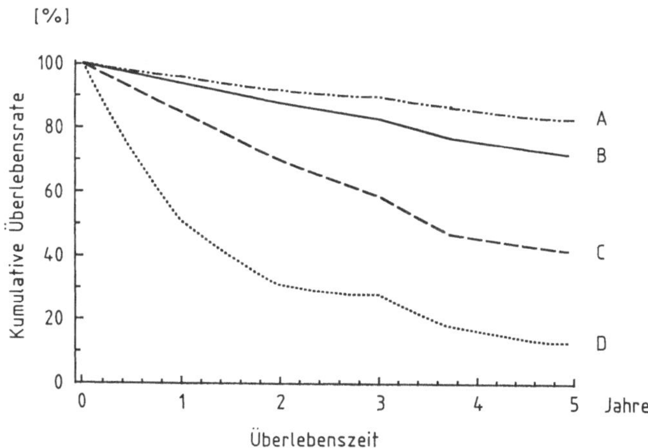

Abb. 1. Kumulative Überlebensraten nach Resektion eines Kolonkarzinoms in Abhängigkeit vom Dukes-Stadium *(A, B, C, D)*. Chirurgische Universitätsklinik Köln-Lindenthal, 1976-89, n = 703

Tabelle 2. TNM-, pTNM- und R-Klassifikation der UICC

T - Primärtumor
TX: Primärtumor kann nicht beurteilt werden
T0: Kein Anhalt für Primärtumor
Tis: Carcinoma in situ
T1: Tumor infiltriert Submukosa
T2: Tumor infiltriert Muscularis propria
T3: Tumor infiltriert durch die Muscularis propria die Subserosa oder nicht peritonealisiertes perikolisches oder perirektales Gewebe
T4: Tumor perforiert das viszerale Peritoneum oder infiltriert direkt andere Organe oder Strukturen
Anmerkung: Direkte Ausbreitung in T4 schließt auch die Infiltration anderer kolorektaler Segmente auf dem Weg über die Serosa ein, z. B. die Infiltration des Sigmas durch ein Zökalkarzinom

N - Regionäre Lymphknoten
Regionäre Lymphknoten sind die perikolischen und perirektalen Lymphknoten und diejenigen entlang der Aa. ileocolica, colica dextra, colica media, colica sinistra, mesenterica inferior und rectalis superior
NX: Regionäre Lymphknoten können nicht beurteilt werden
N0: Keine regionären Lymphknotenmetastasen
N1: Metastasen in 1-3 perikolischen bzw. perirektalen Lymphknoten
N2: Metastasen in 4 oder mehr perikolischen bzw. perirektalen Lymphknoten
N3: Metastasen in Lymphknoten entlang einem genannten Gefäßstamm

M - Fernmetastasen
MX: Das Vorliegen von Fernmetastasen kann nicht beurteilt werden
M0: Keine Fernmetastasen
M1: Fernmetastasen

pTNM - Pathologische Klassifikation
Die pT-, pN- und pM-Kategorien entsprechen den T-, N- und M-Kategorien

R - Klassifikation
R0: Kein Residualtumor
R1: Mikroskopischer Residualtumor
R2: Makroskopischer Residualtumor

Tabelle 3. Prognose nach Tumorresektion von Kolonkarzinomen in Abhängigkeit von der R- und M-Klassifikation. Alterskorrigierte 5-Jahres-Überlebensraten mit 95%igem Vertrauensbereich, postoperative Letalität nicht ausgeschlossen. (Nach [21])

Klassifikation	Patienten n	5-Jahres-Überlebensrate [%]	Überlebenszeit median [Monate]
R1 M1	14	0	10
R1 M0	42	3,0 ± 6	18
R2 M1	192	0	7,3
R2 M0	28	9,0 ± 12,2	8

tration lebenswichtiger Strukturen wie z. B. der Mesenterialwurzel. Hat das Karzinom per continuitatem auf Nachbarstrukturen wie das große Netz, die Bauchwand, den Dünndarm, die Blase, das Genitale, den Magen oder die Leber übergegriffen, kann dies prinzipiell nicht als Zeichen der Inkurabilität angesehen werden. Sieht man einmal davon ab, daß es sich hierbei auch um perikarzinomatöse Entzündungsreaktionen handeln kann, deren Nachweis durch eine intraoperative Schnellschnittuntersuchung vielerorts nicht möglich ist, so ist häufig durch eine Ausweitung der Resektion bei vertretbarem Risiko die Entfernung des Karzinoms im Gesunden möglich. Handelt es sich hierbei nach der Definition von Spratt u. Spjut [53] um die „nichtmetastasierende Variante" des Kolonkarzinoms, d.h. der Tumor hat die Organgrenzen überschritten, ohne lymphogen oder hämatogen zu metastasieren, sind 5-Jahres-Überlebensraten bis zu 70% [21] möglich. Sind Lymphknoten entlang der Versorgungsarterien vom Karzinom befallen, versterben selbst bei systematischer Lymphadenektomie $^2/_3$ der Patienten innerhalb von 5 Jahren [21]. Finden sich Lymphknotenmetastasen paraaortal oder in der Mesenterialwurzel, muß man von einer Generalisierung des Leidens ausgehen. Die durchschnittliche Lebenserwartung sinkt auf 2 Jahre [52].

Die hämatogene Metastasierung des Kolonkarzinoms ist entsprechend der venösen Drainage des Dickdarms vom portalen Typ. Im Filter der Leber verfangen sich die Tumorzellen und wachsen zu erkennbaren Metastasen heran. Zu jedem Zeitpunkt dieser Entwicklung ist eine weitere Streuung möglich. Sie betrifft zunächst das nachgeschaltete Filterorgan, die Lunge, dann unkontrolliert oder nach einer bisher nicht bekannten Gesetzmäßigkeit andere Organe. Abweichend von dieser Ausbreitungsart scheint auch eine primäre Metastasierung in die Lunge möglich [14]. Einzelne synchrone oder metachrone Metastasen in der Leber und mit Einschränkungen in der Lunge dürfen deshalb nicht als Zeichen der Inkurabilität gewertet werden. Die Resektion solitärer, metachroner Lebermetastasen führt bei etwa $^1/_3$ der Patienten zu einer tumorfreien 5-Jahres-Überlebensrate (s. S. 382). Bei multilokulären Metastasen innerhalb eines oder mehrerer Organe ist der Therapieansatz rein palliativ. Zwar lassen sich unter Einsatz bestimmter Techniken, als deren Extrem die „Ex-situ-Operation" an der Leber angesehen werden muß [43], auch multiple Metastasen entfernen, der technische Aufwand und das Risiko stehen jedoch in keinem vernünftigen Verhältnis zum potentiellen Gewinn für den Patienten.

Obwohl das Durchschnittsalter für Patienten mit Kolonkarzinomen mit 70 Jahren relativ hoch ist und deshalb in vielen Fällen eine oder mehrere Begleiterkrankungen vorliegen, ist die Inkurabilität wegen eines reduzierten Allgemeinzustands selten. Sie betrug im eigenen Krankengut 0,8%.

6.2.4 Behandlungsziele

Der primär mit der Behandlung betraute Arzt muß unter Hinzuziehung der entsprechenden Fachkollegen versuchen, ein der individuellen Situation des Patienten angepaßtes Therapiekonzept zu entwickeln, das bei geringer Belastung die Lebensqualität erhält oder verbessert, das Auftreten tumorspezifischer Komplikationen verhindert und damit oder darüber hinaus die Überlebenszeit verlängert. Die Rangfolge der zu ergreifenden Maßnahmen richtet sich nach deren Effektivität. Stehen mehrere Möglichkeiten zur Wahl, sollte das Verfahren Anwendung finden, das den Patienten am wenigsten belastet.

In diesem Zusammenhang soll auch die Rolle des behandelnden Arztes bei der Rekrutierung inkurabler Patienten für Therapiestudien angesprochen werden. Beim Kolonkarzinom ist z.B. der Behandlungserfolg der systemischen oder regionalen

Chemotherapie strittig (s. S. 386), und über die erst seit wenigen Jahren verfügbaren Biomodulatoren wie Interferon, Interleukin oder dem Tumornekrosefaktor liegen noch wenige Daten vor. Eine Klärung ist nur durch gut geplante Vergleichsstudien möglich. Da die Wirksamkeit der Methoden experimentell ausreichend nachgewiesen ist und Verlaufsbeobachtungen bei einzelnen Patienten die Ergebnisse zum Teil bestätigen, halten wir es nicht nur für ethisch vertretbar, sondern im Interesse aller Kranken für verpflichtend, geeignete Patienten über die Art dieser Studien aufzuklären und zur Teilnahme zu ermuntern.

Die Beschwerden, die es speziell beim Kolonkarzinom zu lindern gilt, werden in erster Linie durch den Primärtumor verursacht. Die Behinderung der Darmpassage bis hin zum Ileus und die chronische Tumorblutung sind die häufigsten Ursachen. Die durch sie hervorgerufene Symptomatik wie Blähungen, Krämpfe, Tenesmen bzw. chronische Anämie mit Abgeschlagenheit, Leistungsverlust und depressiver Verstimmung beeinträchtigt den Patienten in seinem Lebensgefühl erheblich.

Die Tumorperforation in die freie Bauchhöhle oder die gedeckte Perforation mit Abszeßbildung sind lebensbedrohliche Zustände und bedürfen der sofortigen Behandlung. Als Resultat einer Kurzschlußverbindung mit dem übrigen Gastrointestinaltrakt können je nach Lokalisation und Größe ein übermäßiger Flüssigkeitsverlust, eine Mangelernährung oder ein spezielles Defizit, wie z. B. ein Gallensäureverlustsyndrom mit profusen Durchfällen im Vordergrund stehen. Ansonsten ist die Tumorkachexie auch bei fortgeschrittenen Dickdarmkarzinomen im Vergleich zu Tumoren des oberen Gastrointestinaltrakts selten und muß als Vorläufer des Endstadiums angesehen werden. Fisteln zur Harnblase können quälende fiebrige Zystitiden oder Pyelonephritiden hervorrufen. Enterokutane Fisteln belasten den Patienten in besonderem Maße, wird er doch neben den hygienischen Widrigkeiten in besonderer Weise für ihn sichtbar mit der Erkrankung konfrontiert. Chronische Schmerzzustände durch Infiltration neutraler Strukturen - beim Rektumkarzinom eines der Hauptprobleme der Palliation - haben wir beim Kolonkarzinom nur selten beobachtet.

Ob und welche Beschwerden ein Tumor allein durch sein Ausmaß verursacht, ist schwer zu beurteilen. Intraoperativ ist man häufig überrascht, welches Mißverhältnis zwischen den geringen Klagen oder dem fehlenden Krankheitsgefühlt des Patienten und dem Stadium der Erkrankung besteht. Der meßbare Einfluß des Tumorvolumens auf Parameter des Wasser-Elektrolythaushalts oder des Energie- bzw. Eiweißumsatzes ist - wenn man von ausgedehnten Lebermetastasen absieht - lange Zeit gering.

Lymphknotenmetastasen erreichen beim Kolonkarzinom ebenso wie die Peritonealkarzinose nur selten ein Ausmaß, das die Darmpassage behindert, den venösen Abfluß aus den unteren Extremitäten beeinträchtigt bzw. zu massiver Aszitesbildung führt.

Auch bei ausgedehnten Lebermetastasen sind spontane Blutungen oder Rupturen eine Rarität. Häufig gibt der Patient einen dumpfen Oberbauchschmerz an, der auf eine zunehmende Spannung der Leberkapsel zurückgeführt wird.

Lungenmetastasen können bei ungünstiger Lage zur Verlegung eines Bronchus mit Atelektase führen, auf die sich eine Pneumonie aufpfropft. Meist ist die Lungenmetastasierung jedoch symptomlos und wird als Begleitbefund bei der Primärdiagnostik oder während der Nachuntersuchung entdeckt. Intrakranielle Metastasen mit Hirndruck oder Ausfallsymptomen ebenso wie Skelettmetastasen, die zu Knochenschmerzen oder Spontanfrakturen führen, sind beim fortgeschrittenen Kolonkarzinom mit einer Frequenz von unter 1% von geringer praktischer Bedeutung und unter Berücksichtigung des Metastasierungstyps Vorläufer eines nahen Endes.

6.2.5 Methoden

Die Palette der palliativtherapeutischen Möglichkeiten beim Kolonkarzinom reicht von der Resektion des Primärtumors oder seiner Metastasen über die Wiedereröffnung der Darmpassage durch Laserchirurgie bis zu rein symptomatischen Maßnahmen wie der Schmerzbehandlung oder der Beratung bei Stomaproblemen (Tabelle 4).

Im Gegensatz zu anderen Tumorlokalisationen im Gastrointestinaltrakt kommt der internistisch-onkologischen oder der Strahlentherapie bisher relativ geringe Bedeutung zu. Die Indikation zur Operation ist klar gegeben, wenn Komplikationen wie z. B. ein Ileus eingetreten sind oder in absehbarer Zeit drohen. Deren erfolgreiche Beseitigung - insbesondere wenn dies ohne Anlage eines Anus praeternaturalis gelingt - erfüllt in idealer Weise alle Anforderungen an eine suffiziente Palliativtherapie. Ob die endoskopische Laserchirurgie im Fall einer Tumorstenose oder -blutung bei geringerer Belastung und vertretbarem Risiko (Perforationsgefahr) ähnliches zu leisten vermag oder zumindest günstige Voraussetzungen für einen elektiven chirurgischen Eingriff schafft, muß beim Kolonkarzinom noch abgewartet werden, da Erfahrungen mit größeren Patientenkollektiven fehlen.

In den übrigen Fällen muß der Arzt abwägen, ob das Risiko der geplanten Therapie in sinnvoller Relation zum Gewinn für den Patienten steht. Die für seine Entscheidung notwendigen Eckdaten sind auf der einen Seite die Letalität, die Morbidität und die Dauer der ambulanten oder stationären Behandlung, auf der anderen Seite der zu erwartende Gewinn an Lebenszeit und -qualität. Während es zu den ersten Punkten zwar keine fallbezogenen, aber statistisch einigermaßen gesicherte Erfahrungswerte gibt, entzieht sich die Lebensqualität bisher weitgehend der Beurtei-

Tabelle 4. Möglichkeiten der palliativen Therapie beim Kolonkarzinom

Palliative Resektionen
- Primärtumor
  - Segmentresektion
  - Standardresektion
  - En-bloc-Resektion
- Metastasen (Leber, Lunge)
  - Wedge-Resektion
  - Anatomische Segment- oder Lappenresektion

Bypassverfahren

Deviationskolostomie

Laserchirurgie

Chemotherapie
- Systemisch
- Regional
- Symptomatisch

lung. Wir müssen akzeptieren, daß es sich hierbei um eine höchst individuelle Größe handelt, deren Gewichte sich noch dazu ständig verschieben können. Unsere Erfahrungen in der Tumornachsorge und mit Patienten auf der Palliativstation lassen als Orientierung folgende Rangfolge aus der Sicht des Patienten erkennen: Schmerzfreiheit, Verlängerung der Überlebenszeit, Verbesserung der körperlichen Leistungsfähigkeit.

Gelingt es, Schmerzen oder andere beeinträchtigende Symptome zu lindern, sucht der Patient in aller Regel nach einer Behandlung, die ihm eine wenn auch noch so geringe Aussicht auf Lebensverlängerung - viele assoziieren damit Heilung - anbietet. Diese Bereitschaft bleibt nach ausführlicher Aufklärung über Komplikationen oder Nebenwirkungen bestehen. Der behandelnde Arzt sollte deshalb den zu erwartenden „Spontanverlauf" der Erkrankung kennen, um dem Patienten sinnvoll eine Therapieempfehlung geben zu können. Die aus der Literatur (Tabelle 5) zusammengetragenen Anhaltszahlen erlauben eine ungefähre Abschätzung der individuellen Prognose.

Aus den unterschiedlichen Überlebenszeiten der Patienten, bei denen der Tumor reseziert oder belassen wurde, darf nicht geschlossen werden, daß durch die Resektion des Primärtumors eine Lebensverlängerung zu erzielen ist. Sie zeigen nur, daß die Lebenserwartung eines Patienten deutlich absinkt, wenn der Tumor so ausgedehnt ist, daß die Resektion unmöglich oder nicht sinnvoll ist. Betrachtet man Publikationen aus einer Zeit, in der wegen der hohen Kliniksletalität palliative Kolonresektionen nur in Ausnahmefällen durchgeführt wurden [13, 35], erhält man den Eindruck, daß der natürliche Verlauf der fortgeschrittenen Tumorerkrankung weit-

Tabelle 5. Prognose von Patienten mit fortgeschrittenem Kolonkarzinom (*k.A.* keine Angaben)

Autor	Tumorbefall	Primärtumor reseziert			Primärtumor belassen		
			Überlebenszeit			Überlebenszeit	
		n	mittlere [Monate]	mediane	n	mittlere [Monate]	mediane
Silverman et al. [52]	Insgesamt	1248	10,5	k.A.	519	2,8	k.A.
	Lunge und Pleura[a]	119	16,4	k.A.	41	3,8	k.A.
	Leber[a]	491	10,0	k.A.	145	2,6	k.A.
	Infiltration von Nachbarorganen[a]	50	14,9	k.A.	13	4,5	k.A.
	Kombination der oben gennanten	111	5,1	k.A.	92	2,8	k.A.
	extraregionären Lymphknoten[a]	77	23,7	k.A.	7	5,5	k.A.
	Lymphknoten und Organmetastasen	111	5,2	k.A.	99	2,3	k.A.
Hohenberger et al. [22]	Fernmetastasen	71	k.A.	8,7	23	k.A.	3,9
Schildberg u. Meyer [48]	Fernmetastasen	75	k.A.	10,9	27	k.A.	4,5
	Infiltration von Nachbarorganen	13	k.A.	17,0	6	k.A.	6,0
Chirurgische Universitätsklinik Köln	Fernmetastasen	99	k.A.	12,0	33	k.A.	7,1

[a] Ohne zusätzlichen Tumorbefall.

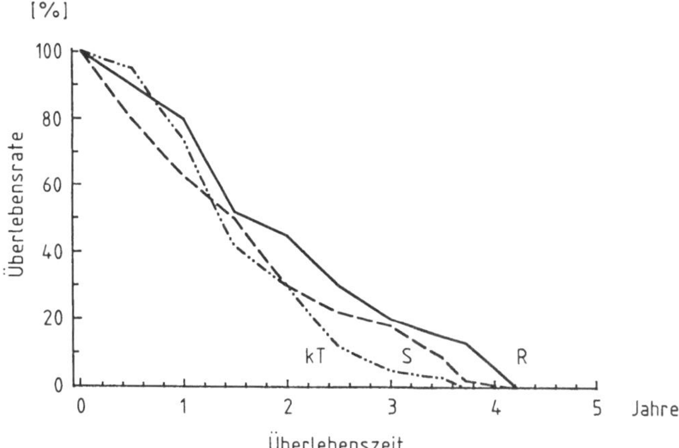

Abb. 2. Überlebensraten nach palliativer Resektion *(R)*, Anlage eines Kolostomas *(S)* bzw. keiner spezifischen Therapie *(kT)* beim inkurablen Kolonkarzinom. (Mod. nach [35])

gehend unabhängig von der Art der Therapie ist (Abb. 2). Auszunehmen sind hiervon möglicherweise nur kleine Gruppen von Patienten, z. B. mit 1-2 kleinen Lebermetastasen, bei denen eine zusätzliche Therapie mit einer Lebensverlängerung verbunden ist.

Resektionen

Primärtumor

Eine Resektion ist primär palliativ, wenn am Ende makroskopisch erkennbar Tumor im Körper des Kranken verbleibt. Entsprechend dieser Definition betrug die Frequenz der palliativen Resektionen im eigenen Krankengut mit 737 Kolonkarzinompatienten 14,1% aller Resektionen und 75% aller palliativen Operationen. Dies entspricht den Erfahrungen vergleichbarer Kliniken [22, 48].

Als Voraussetzung für die Indikation zum elektiven Eingriff forderte bereits 1938 Cattell [12] ein vertretbares Operationsrisiko, eine Lebenserwartung von 12 Monaten und die technische Machbarkeit des Eingriffs. An den ersten beiden Punkten seiner Forderungen sollte man sich orientieren, auch wenn heute ungleich mehr operativ-technisch möglich ist. Das Ausmaß der Resektion wird von der Tumorausdehnung bestimmt. Bei Peritonealkarzinose oder multiplen Organmetastasen ist der Eingriff als Präventivmaßnahme gegen mögliche Komplikationen indiziert. Man beschränkt sich auf eine Segmentresektion des befallenen Darmabschnitts. Bei der begrenzten Lebenserwartung der Patienten sind Beschwerden durch ein erneutes Tumorwachstum vor Ort nicht zu erwarten. Ist das Karzinom weniger weit fortgeschritten - die Übergänge sind fließend und im Ermessen des Operateurs - ist die sog. „Standardresektion" das Verfahren der Wahl. Sie beinhaltet die Entfernung des betroffenen Darmabschnitts und seiner abhängigen Lymphbahnen in ausreichendem Sicherheitsabstand zum Karzinom. Die zugehörigen Arterien und Venen werden zu Beginn der Operation zentral am Stamm unterbunden. Manipulationen am Tumor sind auf ein Minimum zu beschränken. Bei fest mit der Umgebung verwachsenen Karzinomen ist deren Eröffnung intraoperativ zu vermeiden, da sich hierdurch das Langzeitergebnis deutlich verschlechtert [19]. Erscheint es sinnvoll oder notwendig, wird die Resektion auf infiltrierte Nachbarstrukturen erweitert. Die Begründung für dieses Vorgehen beruht auf folgenden Überlegungen: Durch die Standardresektion wird das Auftreten von Komplikationen, durch ein lokales „Rezidiv" oder Lymphknotenmetastasen auch bei Patienten mit hoher Sicherheit vermieden, die wesentlich länger leben, als es den Erfahrungswerten entspricht. Im eigenen Krankengut lebten 11 von 99 Patienten nach palliativer Resektion länger als 3 Jahre.

Ferner soll die weitgehende Reduktion der Tumormasse die Rekonvaleszenz erleichtern, das subjektive Wohlbefinden verbessern und günstige Voraussetzungen für additive onkologische Therapiemaßnahmen schaffen. Ob diese „Erfolge" der Resektion zugeschrieben werden dürfen oder aber darauf beruhen, daß ausgedehnte Eingriffe in der Regel bei Patienten in gutem Allgemeinzustand mit günstiger Tumorkonstellation durchgeführt werden, ist offen.

Die Kliniksletalität (Tabelle 6) nach palliativen Resektionen - Daten entsprechend dem Ausmaß der Resektion fehlen - liegt mit durchschnittlich 12% um das 4-5fache höher, als von den gleichen Autoren für kurative Resektion angegeben.

Die postoperative Komplikationsrate beträgt bis zu 50% [4, 23]. Die Ursachen hierfür sind in der fortgeschrittenen Tumorerkrankung zu suchen. Eine zunehmende Stenose behindert die präoperative Darmreinigung zur optimalen Operationsvorbereitung durch orthograde Darmspülung mit mehreren Litern Ringer-Lösung. Damit steigt das Risiko der intraoperativen Keimverschleppung bei einem Krankengut, dem karzinombedingt eine reduzierte Abwehrlage zu unterstellen ist. Eine verminderte Reaktivität auf die Exposition mit ubiquitärem Antigen ist bei Karzinompatienten ebenso nachgewiesen wie eine positive Korrelation zwischen dem Ausmaß der Metastasierung und der Komplikationsrate [39]. Hinzu addiert sich das hohe Lebensalter der Patienten mit meist mehreren Begleiterkrankungen.

Bei einer Perforation, einem Ileus oder einer Blutung soll die Resektion nicht nur die Komplikation beseitigen, sondern auch der begrenzten Lebenserwartung

Tabelle 6. Kliniksletalität nach palliativer Kolonresektion

Autor	Patienten n	Kliniksletalität [%]
Takaki et al [57]	78	6,4[a]
Brown et al. [6]	53	13,1[a]
Joffe u. Gordon [23]	81	9,9[a]
Wanebo et al. [61]	217	9,0[a]
Boey et al. [4]	105	14,3[a]
Hohenberger et al. [22]	141	16,3[a]
Schildberg u. Meyer [48]	103	14,6[a]
Chirurgische Universitätsklinik Köln (1989)	99	3,0[a]
Mittelwert		10,1

[a] Letalität in den ersten 30 Tagen nach dem Eingriff.

des Patienten Rechnung tragen. Dieses Ziel kann, wie die Kliniksletalität beim Notfalleingriff zeigt (Tabelle 7), bei bis zu $^1/_3$ der Patienten nicht erreicht werden.

Beim Ileus durch ein Karzinom der rechten Kolonhälfte ist die Resektion mit primärer Anastomose (Hemikolektomie rechts, Ileotransversostomie) und Dekompression des aufgestauten Dünndarms das Standardverfahren (Abb. 3). Es wird ggf. ergänzt durch das prä- oder intraoperative Einführen einer Denis-Sonde zur kontinuierlichen Absaugung des Darminhalts. Beim linksseitigem Darmverschluß ist das Vorgehen ähnlich (Hemikolektomie links, Transversorektostomie), wir schützen jedoch die Anastomose zwischen den beiden Dickdarmabschnitten durch ein vorgeschaltetes Stoma (Abb. 4), da sie nach Distension wegen der im Vergleich zum Dünndarm schlechteren Blutgefäßversorgung des oralen Dickdarmabschnitts als

Tabelle 7. Kliniksletalität nach notfallmäßig durchgeführten palliativen und kurativen Resektionen

Autor	Notfall	Patienten n	Kliniksletalität [%]
Welch u. Donaldson [63]	Ileus	124	15,0
	Perforation	102	29,7
Cabano et al. [9]	Ileus	24	25,0
Wedell et al. [62]	Ileus	33	21,0
Hohenberger et al. [22]	Ileus	84	14,0
	Perforation	36	22,0
	Ileus und Perforation	12	33,0
	Blutung	8	13,0
Klempert et al. [28]	Insgesamt	215	32,5
	Ileus	45	
	Perforation	147	
	Blutung	23	
Kiene u. Walter [27]	Ileus	61	37,0
Kennan u. Boustany [24]	Ileus	33	23,0
Schildberg u. Meyer [48]	Insgesamt	7	26,9

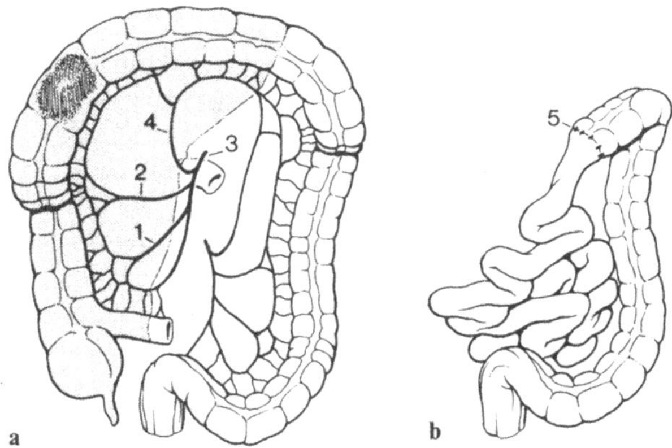

Abb. 3. a, b. Standardresektion beim rechtsseitigen Kolonkarzinom. **a** Ausmaß der Resektion (*1* A. ileocolica *2* A. colica dextra, *3* A. mesenterica superior, *4* A. colica media), **b** Wiederherstellung der Passage durch Ileotransversostomie (*5*)

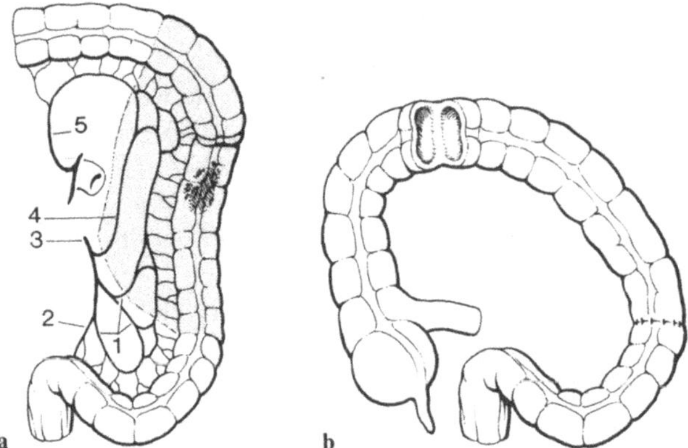

Abb. 4. a, b. Standardresektion beim linksseitigen Kolonkarzinom. **a** Ausmaß der Resektion (*1* Aa. sigmoideae, *2* A. rectalis superior, *3* A. mesenterica inferior, *4* A. colica sinistra, *5* A. colica media), **b** Situation nach Resektion

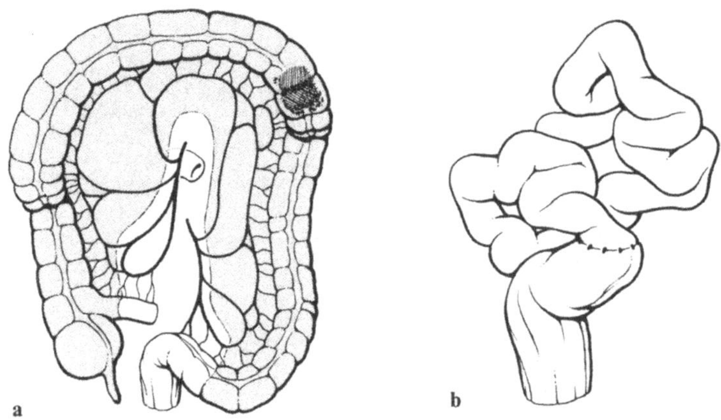

Abb. 5. a Subtotale Kolektomie, **b** Ileorektostomie

gefährdet angesehen werden muß. Als zusätzliche Maßnahme kann eine intraoperative Spülung der beiden zur Anastomose vorgesehenen Darmabschnitte über ein T-Rohr erfolgen. Ist der orale Kolonanteil erheblich verändert, wird er nach der Resektion endständig ausgeleitet. Der distale Dickdarm wird dann entweder blind verschlossen (Hartmann-Operation) oder ebenfalls als Schleimfistel ausgeleitet. Um die Anlage eines Anus praeternaturalis zu vermeiden, und da das Kolon proximal des Verschlusses ohnehin häufig schwer geschädigt wäre oder andere Erkrankungen aufwiese, empfehlen Wedell et al. [62] beim tumorbedingten Ileus des linken Dickdarms die subtotale Kolektomie mit Ileorektostomie (Abb. 5). Unser Hauptargument gegen diesen Eingriff generell sind die Folgen der subtotalen Kolektomie. Das Leben des Patienten wird durch Flüssigkeitsverluste und hohe Stuhlfrequenz beeinträchtigt. Beim inkurablen Patienten muß jedoch abgewogen werden, inwieweit diese Widrigkeiten von Bedeutung sind, wenn bei begrenzter Lebenszeit auf die Anlage eines Stomas verzichtet werden kann und sich die Hospitalisierungszeit erheblich

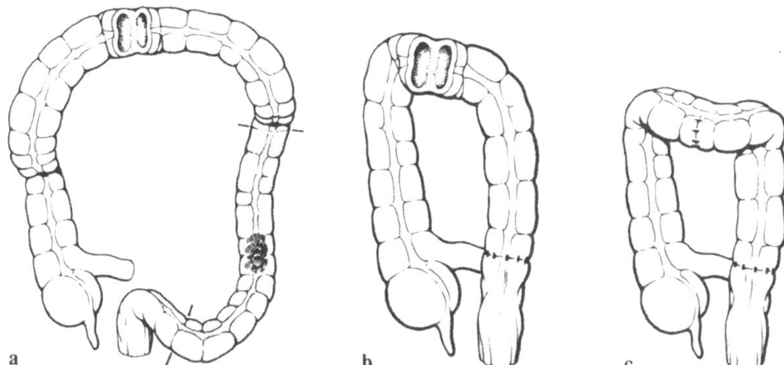

Abb. 6. a–c Mehrzeitige Schloffer-Resektion. **a** Anlage eines Anus praeternaturalis, **b** Resektion des Tumors, **c** Rückverlagerung des Anus praeternaturalis

verkürzt. Die Anwendung dieses Verfahrens kann deshalb in ausgewählten Fällen durchaus sinnvoll sein. Eine weitere Möglichkeit, bei der Resektion im Ileus auf ein Deviationskolostoma zu verzichten, ist der innere Dickdarmbypass [45]. Die Anastomose wird durch Einnähen einer Ringfolie oral von ihr bis zur Heilung geschützt. Nach Auflösung der Nähte wird die Folie ausgeschieden. Größere Erfahrungen mit diesem System liegen unseres Wissens bisher jedoch nicht vor.

Ist der Allgemeinzustand des Patienten erheblich reduziert, kann man nach Schloffer dreizeitig operieren (Abb. 6). Durch die wenig belastende Anlage eines doppelläufigen Kolostomas wird die Entwicklung einer Ileuskrankheit unterbrochen. Hat sich der Zustand des Patienten stabilisiert, erfolgt die Resektion in zweiter Sitzung. Zuletzt wird das Kolostoma zurückverlagert. Der Nachteil dieses pathologisch wohl begründeten Konzepts ist die lange Hospitalisierung.

Im Fall einer freien oder gedeckten Perforation richten wir uns nach dem Ausmaß der Peritonitis oder Abszedierung. Ist sie lokal begrenzt, entspricht unser Vorgehen dem beim Ileus. Bei diffuser Peritonitis werden der Tumor reseziert sowie der Darm oral ausgeleitet und aboral entweder als Schleimfistel in den unteren Wundrand genäht oder blind verschlossen. Die Wiederherstellung der Darmpassage erfolgt zum raschest möglichen Zeitpunkt, sobald sich der Patient ausreichend erholt hat.

Die Lebenserwartung nach palliativer Tumorresektion bei Kolonkarzinomen ist abhängig von der Ausdehnung des Tumors zum Zeitpunkt der Operation und beträgt im Mittel 12 Monate (Tabellen 3 und 5).

Metastasen

Die Resektion von Metastasen eines Dickdarmkarzinoms ist nur angezeigt, wenn durch den geplanten Eingriff alle Tumorabsiedlungen mit hinreichender Sicherheit entfernt werden können, die postoperative Morbidität und Mortalität gering sind und durch die Spätfolgen der Operation die allgemeine Leistungsfähigkeit des Patienten nicht beeinträchtigt wird [38].

Der erste Teil dieser Bedingungen beinhaltet bei synchronen Metastasen die Möglichkeit zur Resektion des Primärtumors im „Gesunden“. Bei metachronen Metastasen ist durch entsprechende präoperative Diagnostik der Nachweis zu erbringen, daß kein weiteres karzinomatöses Wachstum vorhanden bzw. erkennbar ist. Eine palliative Metastasenresektion im Sinne einer Tumorverkleinerung ist bei Kolonkarzinomen nicht angezeigt. Da jedoch nur ein geringer Teil der unter kurativer Zielsetzung durchgeführten Eingriffe tatsächlich zur Heilung führt, werden die Ergebnisse dieser letztlich meist palliativen Therapiemaßnahmen kurz zusammengefaßt. Eine ausführliche Darstellung findet sich in den Kap. II.8.2 und II.10.3.

Lebermetastasen. In bis zu 60% aller am Kolonkarzinom verstorbenen Patienten können autoptisch Lebermetastasen nachgewiesen werden [44]. Der Anteil der Patienten, bei denen synchron mit dem Primärtumor Lebermetastasen diagnostiziert werden, schwankt zwischen 8% und 25% [2, 3, 10, 40]. Im eigenen Krankengut konnte bei 576 Patienten, die nach Resektion eines Kolonkarzinoms ständig durch unsere Nachsorge betreut wurden, in 12,3% der Fälle die Entstehung von metachronen Lebermetastasen beobachtet werden. Diese Zahlen verdeutlichen, welche Bedeutung der Therapie der Lebermetastasen im Behandlungskonzept des Patienten mit Kolonkarzinom zukommt.

Die Prognose eines Patienten mit Lebermetastasen ist abhängig von deren Zahl, Größe und Lokalisation, der Ausdehung des Primärtumors und dem Befall von Lymphknoten, benachbarten Strukturen oder anderen Organen. Um die Vielzahl der hieraus resultierenden Möglichkeiten überschaubar zu machen, haben wir eine für die Klinik relevante prognostische Einteilung in 3 Gruppen getroffen.

Die Lebenserwartung eines Patienten mit Lebermetastasen, bei dem aufgrund der heute vertretenen Kriterien der Primärtumor nicht reseziert wird, beträgt 2-3 Monate (Tabelle 5). Erneut weisen länger zurückliegende Publikationen darauf hin, daß diese Zahlen nicht unwesentlich von der Indikation zur palliativen Resektion beeinflußt werden. Stearns u. Binkley [55] gaben 1954, als man wegen der hohen Letalität der palliativen Resektion zurückhaltend gegenüberstand, eine durchschnittliche Überlebenszeit von 8,5 Monaten für diese Patientengruppe an. Die Kenntnis solcher Ergebnisse mahnt zur Vorsicht bei der Interpretation von Resultaten der Chemo- oder Immuntherapie bei einem entsprechendem Krankengut, insbesondere wenn kein Vergleichskollektiv beobachtet wurde bzw. die Fallzahl in randomisierten Studien klein war.

Die zweite Gruppe beinhaltet Patienten, bei denen nach Resektion des Primärtumors außer den Lebermetastasen auch andere Tumorabsiedlungen zurückgelassen werden mußten. Die durchschnittliche Lebenserwartung dieses sehr inhomogenen Kollektivs beträgt 8-12 Monate (Tabelle 5). Eine weitere Aufschlüsselung dieser Gruppe entsprechend dem Ausmaß der intra- und extrahepatischen Metastasierung wurde zwar von mehreren Autoren versucht [10, 23, 52], bei den vielen Möglichkeiten, der begrenzten Fallzahl und der univariaten Betrachtungsweise müssen diese Ergebnisse jedoch mit Skepsis betrachtet werden. Im Krankengut von Cady et al. [10] fällt die durchschnittliche Überlebenszeit bei Lebermetastasen von 14,7 auf 7 Monate ab, wenn zusätzlich eine peritoneale Aussaat besteht. Bei Joffe u. Gordon [23] dagegen führt eine peritoneale Beteiligung des Tumors zu einem Anstieg der Überlebenszeit von 16,9 auf 19,5 Monate. Ein Ergebnis, das vermutlich auf einer unterschiedlichen Tumorausdehnung in der Leber beruht. Letztlich muß man davon ausgehen, daß die Prognose dieses Kollektivs nur in der Tendenz bekannt ist. Studien, die hier mit historischen Kontrollen arbeiten, müssen als weitgehend wertlos angesehen werden. Aussagekräftige randomisierte Vergleichsstudien müssen entweder auf sehr großen Zahlen basieren oder zumindest eine Verdopplung der Überlebenszeit nachweisen. Ein signifikanter Unterschied könnte irrelevant sein.

Die dritte Gruppe beinhaltet Patienten, bei denen entweder alle extrahepatischen Tumorabsiedlungen entfernt werden können oder Lebermetastasen das einzige Zeichen eines Tumorrückfalls sind. Die Prognose dieser Gruppe in Abhängigkeit vom Ausmaß des Leberbefalls wurde von Wagner et al. [60] in einer sehr sorgfältigen Studie herausgearbeitet (Abb. 7). Von weiterer prognostischer Bedeutung erwiesen sich die Ausdehnung des Primärtumors (Dukes B oder C) zum Zeitpunkt der Operation und seine Differenzierung. Diese Daten erlauben begrenzt den Vergleich mit Ergebnissen der Metastasenresektion, die in erster Linie bei einzelnen Lebermetastasen indiziert ist. Vergleicht man den von Wagner et al. [60] angegebenen Spontanverlauf solitärer Lebermetastasen mit dem nach Metastasenresektion aus einer Multicenterstudie [11], bringt die Resektion einen eindeutigen Gewinn an Überlebenszeit für einen großen Teil der Patienten (Abb. 8). Hieran ändert sich nur wenig, wenn man eine Kliniksletalität von 2-10%, eine postoperative Morbidität von 15-26% und einen postoperativen Krankenhausaufenthalt von durchschnittlich 3 Wochen unterstellt [7, 20, 42]. Berechnet man basierend auf den Daten von Wagner et al. [60], wie viele Patienten mit Lebermetastasen potentiell in den Genuß einer derart erfolgversprechenden Therapie kommen könnten, ist der Anteil mit etwa 7% aller Metastasenträger relativ gering. Ihn durch eine Ausweitung der Indikation zu vergrößern sind enge Grenzen gesetzt. Nach den Ergebnissen der Multicenterstudie [46] hatten lediglich Patienten mit 2 unilobulären Metastasen eine gleich gute Prognose. Ging die Tumorausdehnung in der Leber darüber hinaus, verringerte sich die Überlebenszeit erheblich. Fanden sich bei der Resektion im Leberhilus zusätzlich Lymphknotenmetastasen, überlebte trotz deren „vollständiger" Entfernung keiner der Patienten 5 Jahre (Abb. 8).

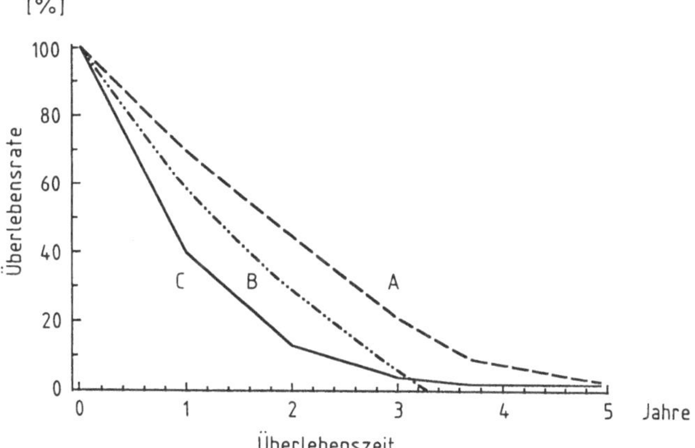

Abb. 7. Überlebensraten nach Resektion eines Kolonkarzinoms in Abhängigkeit vom Ausmaß der Metastasierung in der Leber (*A* solitäre Lebermetastasen, *B* mehrere Metastasen in einem Leberlappen, *C* multiple Metastasen in beiden Leberlappen)

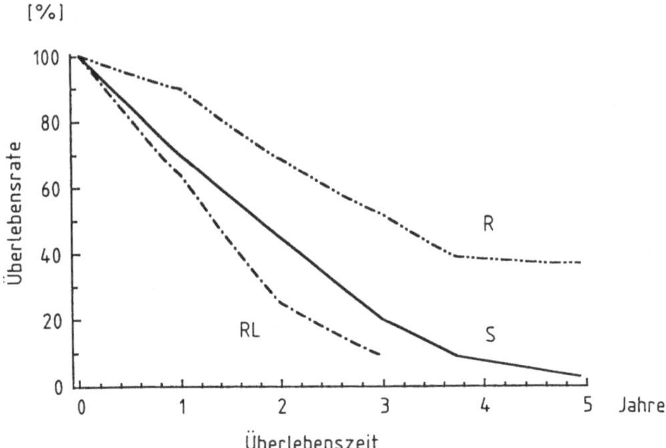

Abb. 8. Überlebensraten nach Resektion eines Kolonkarzinoms mit Lebermetastasen in Abhängigkeit von der Art der Metastasierung und ihrer Therapie (*R* Resektion einer solitären Lebermetastase, *S* Spontanverlauf einer solitären Lebermetastase, *RL* Resektion einer Lebermetastase bei Lymphknotenbefall im Leberhilus)

Lungenmetastasen. Bei durchschnittlich 10% der Patienten mit Dickdarmkarzinomen werden im Verlauf der Erkrankung Lungenmetastasen diagnostiziert [33]. Hierbei handelt es sich fast ausschließlich um sekundäre Absiedlungen aus der Leber (s. Kap. II.6.2.3). Das Leiden ist generalisiert, eine Resektion der Metastasen wenig sinnvoll.

Das Behandlungsprinzip bei Patienten, bei denen die Lunge der einzig erkennbare Manifestationsort einer Metastase ist, ist die Wedge-Resektion oder die Lobektomie. Die Kliniksletalität und die postoperative Morbidität bei diesen Eingriffen betragen unabhängig von der Art des Primärtumors zwischen 0 und 2% bzw. 2 und 12% [25]. Angaben zur Spätprognose nach Resektion von Lungenmetastasen eines Kolonkarzinoms sind spärlich, da die meisten Autoren ihre Ergebnisse bei Kolon- und Rektumkarzinomen zusammenfassen. Diese Darstellung ist unter Berücksichtigung der differenten Metastasierungsart - kavaler Typ bei tiefen Rektumkarzinomen - beider Karzinome fragwürdig. Die kumulative 5-Jahres-Überlebensrate nach Resektion von Lungenmetastasen kolorektaler Karzinome liegt zwischen 15% und 35% [11, 34, 36, 37]. Vincent et al. [59] geben die 5-Jahres-Überlebensrate nach Resektion solitärer Lungenmetastasen beim Rektumkarzinom mit 52% an. Im Gegensatz dazu überlebte keiner seiner Patienten, bei denen ein Kolonkarzinom der Ausgangspunkt der Metastasierung war, 5 Jahre.

Bypassverfahren

Eine Umgehung des Karzinoms durch eine Seit-zu-Seit-Anastomose ist indiziert, wenn ein Konglomerattumor lokal nicht resezierbar ist oder mehrere Absiedlungen im Dünn- und Dickdarm die Wegsamkeit beeinträchtigen (Abb. 9). Der Eingriff weist eine mit der palliativen Resektion vergleichbare Kliniksletalität und Komplikationsrate auf und hat rein symptomatischen Charakter. Eine Lebensverlängerung ist nicht zu erwarten.

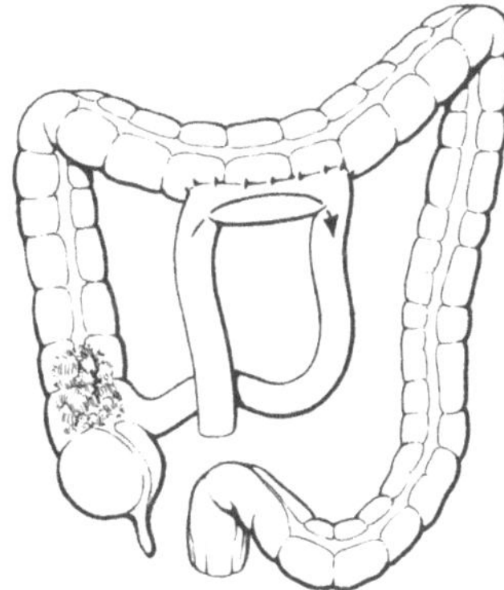

Abb. 9. Bypassverfahren beim nichtresezierbaren Karzinom des Colon ascendens

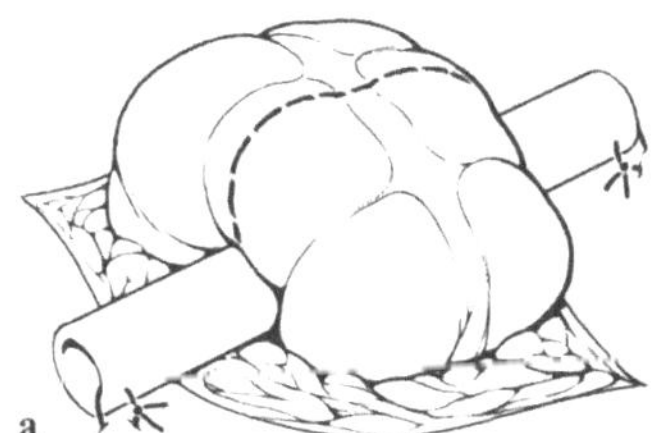

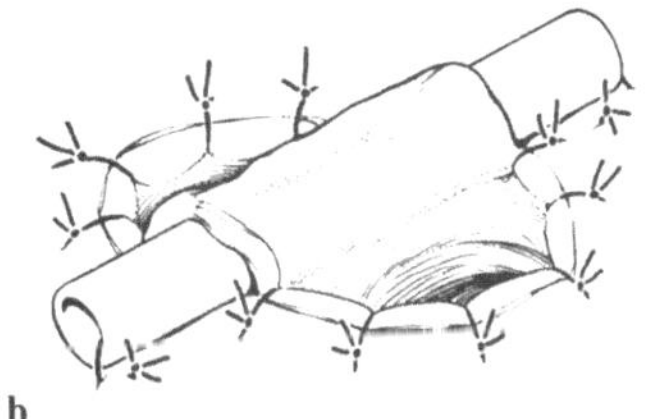

Abb. 10 a, b. Anlage eines doppelläufigen Kolostomas. **a** Schlingenkolostomie vor Eröffnung, **b** eröffnetes Kolostoma

Kolostomie

Die doppelläufige (Abb. 10) oder endständige Kolostomie mit aboraler Schleimfistel ist der mit der geringsten operativen Belastung verbundene Eingriff beim fortgeschrittenen Kolonkarzinom. Sie ist schnell und einfach durchzuführen und vermag effektiv, einen Darmverschluß zu verhindern. Ihre hohe Letalität (bis 40%) und Komplikationsrate sind darauf zurückzuführen, daß sie inkurablen Patienten meist nur im Notfall bei schlechtem Allgemeinzustand oder fortgeschrittenem Karzinom zugemutet wird. Die damit verbundene Beeinträchtigung des Lebensgefühls rechtfertigt diese eingeschränkte Indikation.

Endoskopische Laserchirurgie

Die endoskopische Laserchirurgie war wegen der Perforationsgefahr primär auf extraperitoneal gelegene Rektumkarzinome beschränkt. Mit zunehmender Erfahrung konnte ihr Einstz auf alle endoskopisch zugänglichen Abschnitte des Kolons ausgedehnt werden. Sie ist heute primär bei Patienten mit stenosierenden oder rezidivierend blutenden Dickdarmkarzinomen indiziert, bei denen entweder aufgrund des Allgemeinzustands oder der Tumorausbreitung eine palliative Resektion nicht in Betracht gezogen wird. Eine zusätzliche Indikation ist der Darmverschluß beim resektablen Karzinom des Colon descendens oder des Colon sigmoideum, da hier in der Regel zweizeitig operiert wird. Gelingt es, mit dem Laser die Passage zu eröffnen, kann man je nach Situation entweder auf eine chirurgische Intervention ganz verzichten oder aber die palliative Resektion elektiv und ohne protektives Kolostoma durchführen. Beides bedeutet für den Patienten, selbst wenn mehrfache Sitzungen notwendig sein sollten, eine Verringerung des Therapierisikos, eine Verkürzung der Hospitalisierung und einen erheblichen Gewinn an Lebensqualität.

War bei chronisch rezidivierenden Blutungen aus einem Karzinom eine Resektion nicht möglich, so blieb bisher als Ausweg nur die wiederholte Gabe von Bluttransfusionen. Mit dem Laser sind energieabhängig eine Koagulation der diffus blutenden Tumoroberfläche und ein Verschluß von Blutgefäßen bis 3 mm Durchmesser möglich. Dies erlaubt eine längerfristige oder permanente Blutstillung.

Die Erfolgsrate der Laserchirurgie wird in 2 Sammelstatistiken [9, 32] mit über 1000 Patienten, in denen jedoch nicht zwischen Kolon- und Rektumkarzinomen unterschieden wird, mit 75-100% angegeben. Kiefhaber et al. [26] gelang bei 14 von 17 rechts- und linksseitigen Kolonkarzinomen mit Ileussymptomatik die Wiederherstellung der Passage.

Die Technik der endoskopischen Laserchirurgie im Dickdarm unterscheidet sich nicht wesentlich von der an anderer Lokalisation. Verwendung findet der Neodym-YAG-Laser. Nach Darmreinigung, Antibiotikaprophylaxe und milder Sedierung des Patienten wird das Laserkoloskop bis an das orale Ende des Tumors vorgeführt. Von hier beginnt die Laserevaporisation des Karzinoms. Kann die Tumorstenose mit dem Endoskop nicht passiert werden, versucht man, sie mit einem Ballonkatheter zu dilatieren. Beim kompletten Darmverschluß ist die Tumorabtragung von aboral wegen der Perforationsgefahr risikoreich. Es empfiehlt sich in diesen Fällen, in einer ersten Sitzung das Lumen nur so weit zu eröffnen, daß das Koloskop ungehindert die Stenose passieren kann. Die weitere Tumorabtragung kann nach Beseitigung des Ileus in mehreren Sitzungen erfolgen. Eine radiologische Kontrolle, ggf. durch einen Gastrografineinlauf, ist obligat.

Die Komplikationen der Laserchirurgie am Dickdarm bestehen in erster Linie in der Perforation und der Nachblutung. Während letztere in der Regel einer erneuten Laserkoagulation zugänglich ist, zwingt die Perforation zum sofortigen chirurgischen Handeln. Wie häufig beide Vorkommnisse speziell beim Kolonkarzinom sind, wird in keiner Studie angegeben. Man muß aufgrund der anatomischen Gegebenheiten davon ausgehen, daß die Komplikationsrate höher liegt als die 3-10% [26, 32, 47, 54], die für kolorektale Karzinome angegeben werden. Ein Einfluß der Lasertherapie auf die Spätprognose der Karzinomerkrankung ist nicht zu erwarten.

Chemotherapie

Systemische Chemotherapie

Theoretisch wäre die systemische Chemotherapie das ideale Verfahren zur Behandlung von Kolonkarzinomen, die sich der lokalen Kontrolle durch die Chirurgie entzogen haben. Sieht man von einzelnen Studien ab, deren Ergebnisse noch überprüft werden sollten, so gibt es bisher keinen eindeutigen Beweis, daß durch die systemische Chemotherapie die Spätprognose von Patienten mit fortgeschrittenen Kolonkarzinomen in klinisch relevantem Ausmaß verbessert werden kann. Ob diese bisher wenig positive Bilanz noch lange Bestand haben wird, ist offen. Es sind Ansprechraten bis 40% publiziert [29, 30, 57]. Möglicherweise ist es nur noch eine Frage der Zeit, bis zumindest eine signifikante Lebensverlängerung erreicht werden kann. Es bleibt dann noch zu klären, ob dieser Gewinn die zum Teil beträchtlichen Nebenwirkungen der Chemotherapie aufwiegt.

Beweisen läßt sich die bisher begrenzte Effektivität vor allem aus den Studien zur adjuvanten Chemotherapie nach „kurativer" Resektion von kolorektalen Karzinomen im Dukes-B und -C-Stadium. In diesen Studien waren die Voraussetzungen für die Chemotherapie optimal, da in der Regel nur Patienten in gutem Allgemeinzustand aufgenommen wurden, das Tumorvolumen nach Resektion minimal war und aufgrund der vorliegenden Histologie vor der zufälligen Therapiezuteilung vergleichbare Gruppen gebildet werden konnten. Die Auswertung von 36 bereits abgeschlossenen oder noch laufenden randomisierten Studien [8, 15] ergab lediglich bei den Studien, in denen 5-Fluorouracil Bestandteil des Therapieschemas war, eine geringe nichtsignifikante Verbesserung der Spätprognose. Seither erschien eine einzige prospektive vergleichende Studie [65] mit genügend großer Fallzahl (400 Patienten in jeder Gruppe), die eine signifikante Verbesserung der Überlebensrate nach adjuvanter Therapie mit 5-Fluorouracil, Semustin und Vincristin nachweisen konnte. Fünf Jahre nach der Resektion hatten Patienten, die nur chirurgisch behandelt worden waren, ein 1,3fach größeres Risiko, an der Krankheit zu versterben, als Patienten, die zusätzlich chemotherapiert wurden.

Die vergleichenden Studien bei Patienten mit fortgeschrittenen Kolonkarzinomen haben das Problem der Stadieneinteilung vor der Randomisierung. Bei der Vielzahl der Ausbreitungsmöglichkeiten des Karzinoms, der davon abhängigen Prognose und der Schwierigkeit, alle Absiedlungen exakt zu bestimmen, bedarf es mehrerer 100 Patienten in jeder Gruppe, um die Chancengleichheit zwischen einer unbehandelten Kontrollgruppe und einer Chemotherapiegruppe herzustellen. Studien, die diese Anforderungen erfüllen und eine überlegene Spätprognose nach Chemotherapie nachweisen konnten, liegen bisher nicht vor.

5-Fluorouracil ist die wirkungsvollste und auch bestuntersuchte Substanz (Tabelle 8). Während die verschiedenen Applikationsmöglichkeiten von 5-Fluorouracil ohne wesentlichen Einfluß auf die Remissionsraten sind, besteht eine Dosis-Wirkungs-Beziehung. Durch Steigerung der 5-Fluorouracil-Dosierung erreichten Leone et al. [30], Seifert et al. [51] und Lahiri et al. [29] Ansprechraten von 44–60%. Die To-

Tabelle 8. Ergebnisse der Monochemotherapie beim Kolonkarzinom. (Nach [49])

Substanz	Ansprechrate [%]
5-Flurorouracil	21
Fturafur	10–20
Mitomycin C	16
Zyklophosphamid	27
BCNU	14
Methyl-CCNU	15
Melphalan	17
Dibromodulcitol	12

xizität war jedoch erheblich. In der Studie von Leone et al. [30] verstarben 3 von 24 Patienten an einer schweren Myelosuppression.

Die Kombination von 5-Fluorouracil mit anderen Substanzen erwies sich in den wenigsten Fällen als wirksamer als die Monotherapie [49]. Bei Pandya et al. [41] betrug die Remissionsrate der Kombinationstherapie aus 5-Fluorouracil, Vincristin, Cisplatin und Mitomycin 46%.

Ein weiterer Therapieansatz ergibt sich aus der Kombination von 5-Fluorouracil mit Leukovorin, einem Modulator der Tymidylatsynthese. Bei Verminderung der 5-Fluorouracil-Dosierung und damit geringerer Toxizität betragen die Remissionsraten bis 50% bei bisher nicht therapierten und bis 20% bei bereits chemotherapeutisch vorbehandelten Patienten [31, 50, 66]. Es bleibt abzuwarten, ob diese vielversprechenden Remissionsraten einen Niederschlag in der Spätprognose finden werden. Bis dahin sollte der Einsatz der Chemotherapie auf gut kontrollierte und von der Fallzahl aussichtsreiche Studien beschränkt bleiben.

Regionale Chemotherapie

Die regionale Chemotherapie bei Lebermetastasen nutzt die aus der systemischen Anwendung bekannte Dosis-Wirkungs-Beziehung von effektiven Substanzen wie 5-Fluorouracil und Fluorodesoxyuridin (FUDR). Durch ihre Applikation in die A. hepatica propria wird eine hohe Konzentration im Zielorgan bei vergleichsweise geringer systemischer Belastung erreicht. Zusätzlich begünstigt wird dieser Effekt dadurch, daß die Leber bereits beim ersten Blutdurchfluß den größten Teil dieser Substanz extrahiert (First-pass-effect). Ferner steigt die lokale Wirksamkeit mit sinkendem Fluß in dem infundierten Blutgefäß. Das Konzentrationsgefälle und dadurch die regionale Exposition nehmen zu [17]. Die Applikation des Chemotherapeutikums erfolgt im Bolus oder kontinuierlich über voll implantierbare Portsysteme oder Infusionspumpen.

Die Chemoembolisation macht sich die Erkenntnis zunutze, daß die Blutversorgung intrahepatischer Metastasen im wesentlichen arteriell erfolgt. Durch die Unterbrechung des Blutstroms bei gleichzeitig hoher Zytostatikakonzentration vor Ort soll durch die Wechselwirkung aus Ischämie und Chemotherapie eine über das Maß der einzelnen Wirksamkeitsprinzipien hinausgehende Tumordestruktion erreicht werden.

Literatur

1. Becker N, Frentzel-Beyme R, Wagner G (1984) Krebssterblichkeit in Deutschland und Ländern der Bundesrepublik Deutschland. Krebsatlas der Bundesrepublik Deutschland 2. Aufl. Springer, Berlin Heidelberg New York Tokyo
2. Bengmark S, Hafstrom L (1970) The natural history of primary and secondary malignant tumors of the liver: I. prognosis for patients with hepatic metastases from colonic and rectal carcinoma by laparotomy. Cancer 23: 198
3. Bengtsson G, Carlsson G, Hafstrom L (1981) Natural history of patients with untreated liver metastases from colorectal cancer. Am J Surg 141: 586
4. Boey J, Choi TK, Wong J, Ong G (1981) Carcinoma of the colon and rectum with liver involvement. Surg Gynecol Obstet 153: 864
5. Bown SG, Barr H, Matthewson K, Hawes R, Swain CP, Clark CG, Boulos PB (1986) Endoscopic treatment of inoperable colorectal cancers with the Nd YAG laser. Br J Surg 73: 949

6. Brown PW, Terz JJ, Lawrence W, Blievernicht SW (1977) Survival after palliative surgery for advanced intraabdominal cancer. Am J Surg 134: 575
7. Butler J, Attiyeh FF, Daly JM (1986) Hepatic resection for metastases of the colon and rectum. Surg Gynecol Obstet 162: 109
8. Buyse M, Zeleniuch-Jacquotte A, Chalmers TC (1988) Adjuvant therapy of colorectal cancer. JAMA 259: 3571
9. Cabano F, Zechini F, Locatelli G, Verri C (1983) Le occlusion neoplastiche del grosso intestine. Chir Helv 35: 742
10. Cady B, Monson DO, Swinton NW (1970) Survival of patients after colonic resection for carcinoma with simultaneous liver metastases. Surg Gynecol Obstet 131: 697
11. Cahan WG, Castro EB, Hadju SI (1974) The significance of a solitary lung shadow in patients with colon carcinoma. Cancer 33: 414
12. Cattell RB (1938) The factors influencing operability and mortality in carcinomas of the large bowel. Proc Interst Postgrad MA, North Am 91
13. Daland EM, Welch CE, Nathanson I (1936) One hundred unreated cancers of the rectum. N Engl J Med 214: 451
14. Dionne RS (1965) The pattern of blood-borne metastasis from carcinoma of rectum. Cancer 18: 775
15. Douglass HO (1987) Adjuvant treatment in colorectal cancer: An update. World J Surg 11: 478
16. Dukes CE (1940) Cancer of the rectum. An analysis of 1000 cases. J Pathol Bacteriol 50: 527
17. Eibl-Eibesfeldt B (1989) Regionale Chemotherapie von Lebermetastasen. Krankenhausarzt 62: 114
18. Evans JT, Vana J, Aronoff BL, Baker HW, Murphy GP (1978) Management and survival of carcinoma of the colon: Results of a national survey by the American College of Surgeons. Ann Surg 188: 716
19. Gall FP, Tonak J, Altendorf A, Kuruz A (1985) Operationstaktik und Ergebnisse bei erweiterten Operationen colorectaler Carcinome. Langenbecks Arch Chir 366: 445
20. Gennari L, Doci R, Bignami P (1986) Surgical treatment of hepatic metastases from colorectal cancer. Ann Surg 203: 49
21. Hermanek P (1989) Aktuelle Aspekte der neuen Stadieneinteilung des colorectalen Karzinoms und ihre klinischen Konsequenzen. Chirurg 60: 1-7
22. Hohenberger W, Altendorf P, Hermanek P (1986) The laser in gastroenterology: Malignant tumors in the lower gastrointestinal tract - therapeutic alternatives. Endoscopy 18: 47-52
23. Joffe J, Gordon PH (1981) Palliative resections for colorectal carcinoma. Dis Colon Rectum 24: 355
24. Kennan S, Boustany C (1988) Surgical management of the acutely obstructed colon. Am J Surg 156: 163
25. Kern KA, Pass HI, Roth JA (1987) Surgical treatment of pulmonary metastases. In: Rosenberg SA (ed) Surgical treatment of metastatic cancer. Lippincott, Philadelphia, p 69
26. Kiefhaber P, Huber F, Kiefhaber K (1987) Palliative and preoperative endoscopic neodymium-YAG laser, treatment of colorectal carcinoma. Endsocopy 19: 43
27. Kiene S, Walter F (1987) Die operative Therapie bei tumorbedingtem Dickdarmileu. Zentralbl Chir 112: 337
28. Klempert A, Martyniuk V, Demin V (1986) Neotlozhnye operatsii psi oslozhnennykh formakh raha obodochnoi kishki. Vestn Khir 137: 38
29. Lahiri SR, Boileau G, Hall TC (1971) Treatment of metastatic carcinoma with 5-fluorouracil by mouth. Cancer 29: 902
30. Leone BA, Romero A, Rabinovich MG, Perez JE (1986) Sequential therapy with methotrexate and 5-fluorouracil in the treatment of advanced colorectal carcinoma. J Clin Oncol 4: 23
31. Madajewicz S, Petrelli N, Rustum YM, Campbell J (1984) Phase I-II trial of high dose calcium leukovorin and 5-fluorouracil in advanced colorectal cancer. Cancer Res 44: 4667
32. Mathus-Vliegen EMH, Tytgat GNJ (1986) Laser ablation and palliation in colorectal malignancy. Gastrointest Endosc 32: 393
33. McCormack PM, Attiyeh FF (1979) Resection of pulmonary metastases from colorectal cancer. Dis Colon Rectum 22: 553
34. McCormack PM, Bains MS, Beattie JR (1978) Pulmonary resection in metastatic carcinoma. Chest 73: 163

35. Modlin J, Walker H (1949) Palliative resections in cancer of the colon and rectum. Cancer 2, 767-776
36. Morrow CE, Vassipoulos PP, Grage TB (1981) Surgical resection for metastatic neoplasms of the lung: Experiences at the University of Minnesota Hospitals. Cancer 45: 2981
37. Mountain CF, Khalil KG, Hermes KE (1978) The contributions of surgery to the management of carcinomatous pulmonary metastases. Cancer 41: 833
38. Mountain CF, McMurtrey MJ, Hermes KE (1984) Surgery for pulmonary metastases: A 20-year experience. Ann Thorac Surg 38: 323
39. Nielsen J, Balslev I, Jensen HE (1971) Carcinoma of the colon with liver metastases. Acta Chir Scand 137: 463
40. Oxley EM, Ellis H (1969) Prognosis of carcinoma of the large bowel in the presence of liver metastases. Br J Surg 56: 149
41. Pandya KJ, Chang AYC, Qazi R, Rubens J, Asburg R (1986) Combination chemotherapy for advanced colorectal cancer. Am J Clin Oncol 9: 31
42. Petrelli HJ, Nambisan RN, Herrera L (1985) Hepatic resection for isolated metastasis from colorectal carcinoma. Am J Surg 149: 205
43. Pichlmayr R, Bretschneider HJ, Kirchner E et al. (1988) Ex situ Operation an der Leber. Eine neue Möglichkeit in der Leberchirurgie. Langenbecks Arch Chir 373: 122
44. Pickren JW, Tsukada Y, Lane WW (1982) Liver metastases: Analysis of autopsy data. In: Weiss L, Gilbert HA (eds) Liver metastases. Plenum, New York
45. Ravo B (1987) The intracolonic bypass procedure. Int J Colorect Dis 2: 38
46. Registry of Hepatic Metastase (1988) Resection of the liver for colorectal carcinoma metastases: A multi-institutional study of indications for resection. Surgery 103: 278
47. Russin DJ, Kaplan SR, Goldberg RI, Barkin JS (1986) Neodymium-YAG Laser. A new palliative tool in the treatment of colorectal cancer. Arch Surg 121: 1399
48. Schildberg FW, Meyer G (1988) Palliative Operationsverfahren beim fortgeschrittenen Colonkarzinom. Chirurg 59: 625
49. Schmidt CG (1983) Chemotherapie fortgeschrittener Tumoren des Gastrointestinaltraktes. In: Eigler FW, Gross E (Hrsg) Ergebnisse der Chirurgischen Onkologie. Enke, Stuttgart
50. Schmoll HJ, Peters HD, Fink U (1987) Kompendium internistische Onkologie. Springer, Berlin Heidelberg New York Tokyo
51. Seifert P, Baker LH, Rees ML, Vaitkevicius VK (1975) Comparison of continuously infused 5-fluorouracil with bolus injection in treatment of patients with colorectal adenocarcinoma. Cancer 36: 123
52. Silvermann DT, Murray JL, Smart CR et al. (1977) Estimated median survival times of patients with colorectal cancer based on experience with 9.745 patients. Am J Surg 133: 289
53. Spratt JS, Spjut HJ (1967) Prevalence and prognosis of individual clinical and pathologic variables associated with colorectal carcinoma. Cancer 209: 1976
54. Stadler H (1985) Palliative endoskopische Lasertherapie gastrointestinaler Tumoren. Fortschr Med 20: 538
55. Stearns MW, Binkley GE (1954) Palliative surgery for cancer of the rectum and colon. Cancer 7: 1016
56. Sugarbaker PH, MacDonald JS, Gunderson LL (1982) Colorectal Cancer. In: De Vita V T jr, Hellmann S, Rosenberg A St (eds) Cancer Principles and practice of oncology. Lippincott, Philadelphia
57. Takaki HS, Ujiki GT, Shields TS (1977) Palliative resections in the treatment of primary colorectal cancer. Am J Surg 133: 548
58. UICC (1987) In: Hermanek P, Sobin IH (eds) TNM classification of malignant tumours. Springer, Berlin Heidelbert New York Tokyo
59. Vincent RG, Choksi IB, Takita H (1978) Surgical resection of the solitary pulmonary metastasis. In: Weiss L, Gilbert HA (eds) Pulmonary metastasis. Boston, GK Hall, p 232
60. Wagner JS, Adson MA, Van Heerden JA, Adson MH (1984) The natural history of hepatic metastases from colorectal cancer. A comparison with resective treatment. Ann Surg 199: 502
61. Wanebo HE, Semoglou C, Attiyeh F, Stearns MJ (1978) Surgical management of patients with primary operable colorectal cancer and synchronous liver metastases. Am J Surg 135: 81
62. Wedell J, Banzhaf G, Meier zu Eissen P (1985) Neue Aspekte in der operativen Behandlung des Dickdarmileus infolge stenosierenden Coloncarcinoms. Langenbecks Arch Chir 365: 3

63. Welch JP, Donaldson GA (1974) Perforative carcinoma of colon and rectum. Ann Surg 180: 734
64. Welin S, Youker J, Spratt JS et al. (1963) The rates and patterns of growth of 375 tumors of the large intestine and rectum observed serially by double contrast enema study (Malbo technique). Am J Roentgenol Rad Ther Nucl Med, 90: 673
65. Wolmark N, Fisher B, Rockette H, Redmond C (1988) Postoperative adjuvant chemotherapy or BCG for colon cancer: results from NSABP Protocol C-01. J Natl Cancer Int 80: 30
66. Zakem M, Hines JD, Adelstein DJ, Rustum YM (1986) High-dose leukovorin and 5-fluorouracil in refractory and relapsed colorectal carcinoma. Proc Am Soc Clin Oncol 5: 81

7 Rektum- und Analkarzinome

M. Stelzner

7.1 Rektumkarzinome

7.1.1 Tumorcharakteristika

Das Rektumkarzinom macht weltweit 6% aller malignen Tumoren des Menschen aus [12]. Es gehört damit zu den häufigen Neoplasien. Bei 50–80% aller Patienten ist eine kurative Behandlung bei Diagnosestellung möglich. Im eigenen Krankengut von 1976–1986 betrugen die 5- und 10-Jahres-Überlebenszeiten ohne Alterskorrektur und unabhängig vom Tumorstadium 51,9% und 41,8 %. Neunundneunzig Prozent aller Karzinome des Rektums sind Adenokarzinome.

Eigentümlicherweise wachsen 80% aller Rektumkarzinome nur an der Vorder- oder Rückwand des Rektums. Hierfür gibt es bisher keine pathogenetische Erklärung. Während exophytisch wachsende Tumoren sich in der Regel zirkulär in der Rektumwand ausbreiten, penetrieren ulzerierende Formen fortschreitend die Wandschichten des Rektums. Mastdarmkrebse, die oberhalb der peritonealen Umschlagfalte liegen, können zum Befall der Peritonealumhüllung und später zur transperitonealen Ausbreitung führen. Distal gelegene, dorsale Tumoren, die die Rektumwand überschreiten, infiltrieren das perirektale Fett und erreichen die Grenzlamelle. Diese stellt ein deutliches Hindernis für die Tumoren dar, worauf Stelzner hingewiesen hat [49]. Bei sehr fortgeschrittenen Tumoren wird jedoch auch diese Barriere überschritten, das Karzinom bricht in das Sakrum ein, was heute extrem selten ist.

Bei wandüberschreitendem Wachstum nach ventral trifft der Tumor sofort auf die Denonvilliers-Faszie. Hier gibt es keine Fettumhüllung. Entsprechend häufiger resultieren Infiltration der Prostata oder Samenblasen beim Mann bzw. der posterioren Vagina- oder Gebärmutterhalswand bei der Frau. Da diese Faszien als vordere und hintere Grenzlamellen aufgrund ihrer Gefäßarmut bis zu einem gewissen Grad vor einer Tumorinvasion geschützt sind, haben Stelzner u. Hansen von einer „tumordichten Verpackung durch Hüllfaszien" gesprochen [49].

Zur Stadieneinteilung des Rektumkarzinoms werden im allgemeinen die gleichen Gliederungssysteme verwendet, die auch beim Kolonkarzinom üblich sind. Das klinisch am weitesten verbreitete Einteilungssystem wurde von Dukes vor 50 Jahren für das Rektumkarzinom entwickelt und später auf Kolonkarzinome übertragen. Bezüglich weiterer Einzelheiten sei auf Kap. II.6.2.2 verwiesen. In der wissenschaftlichen Literatur wird das TNM-System häufig verwendet, wenn es um

Tabelle 1. TNM-Klassifikation für primäre Karzinome des Rektums. (Aus [18])

T - Primärtumor	
TX:	Primärtumor kann nicht bestimmt werden
T0:	Primärtumor nicht bewiesen
TIS:	Carcinoma in situ
T1:	Tumor dringt in die Submukosa ein
T2:	Tumor dringt in die Muscularis propria ein
T3:	Tumor dringt durch die Muscularis propria in die Subserosa oder in das nichtperitoneale oder perirektale Gewebe
T4:	Tumor durchbricht das viszerale Peritoneum oder dringt direkt in benachbarte Organe oder Strukturen ein
N - Regionäre Lymphknoten	
NX:	Regionäre Lymphknoten können nicht bestimmt werden
N0:	Keine Metastasierung in den regionären Lymphknoten
N1:	Metastasen in 1-3 perikolischen oder perirektalen Lymphknoten
N2:	Metastasierung einseitig iliakal und/oder inguinal
N3:	Metastasen in mehr als 4 perikolischen oder perirektalen Lymphknoten
M - Fernmetastasierung	
MX:	Fernmetastasen können nicht bestimmt werden
M0:	Keine Fernmetastasierung
M1:	Fernmetastasen nachgewiesen

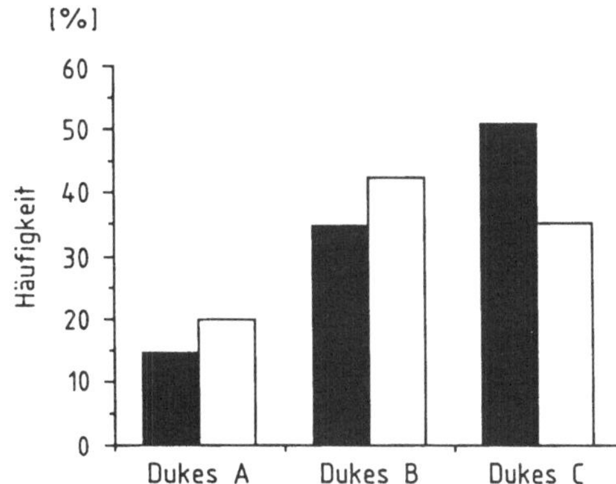

Abb. 1 Verteilung der Dukes-Ausbreitungsstadien beim Rektum- und Kolonkarzinom (*schwarze Säulen* Rektumkarzinom, n = 985; *weiße Säulen* Kolonkarzinom, n = 308). (Aus [11]).

genaue Vergleiche von Patientengruppen geht (Tabelle 1). Als allgemeine Regel kann davon ausgegangen werden, daß Kolonkarzinome weniger fortgeschritten sind als Rektumkarzinome, was an den geringeren Zahlen von Dukes-C-Tumoren bei ersteren sichtbar wird (Abb. 1).

7.1.2 Inoperabilität und Inkurabilität

Die kurative Therapie des Rektumkarzinoms ist eine Domäne der Chirurgie. Deshalb fallen bei diesem Tumor die Begriffe Inkurabilität und Inoperabilität sehr eng zusammen. Durch Bestrahlung und chemotherapeutische Verfahren ist eine kurative Behandlung im Sinne einer gänzlichen Ausrottung des Krebses vorerst nur im

Ausnahmefall erreichbar. Diese Verfahren müssen also als adjuvante Behandlungsmöglichkeiten angesehen werden.

Verschiedene Faktoren kommen als Ursache der Inkurabilität von Rektumkarzinomen in Frage. Ein Einbruch des Tumors in benachbarte Organe, etwa die Blase, das innere Genitale oder den Schließmuskelapparat, erschwert zwar die radikale Tumorentfernung und verringert die Aussichten des Patienten auf eine kurative Behandlung, jedoch ist der Anteil der aus operationstechnischen Gründen nicht resezierbaren Tumoren rückläufig [11, 28]. Erweiterte Resektionen können heute mit geringerem Operationsrisiko durchgeführt werden. Die Einführung moderner Nahtmaterialien, der perioperativen Antibiotikaprophylaxe und die Möglichkeiten der Intensivmedizin haben hierzu beigetragen. In etwa 5% der Fälle ist es jedoch nicht möglich, den Tumor vollständig zu exstirpieren, weil wichtige und unverzichtbare Strukturen mitbeteiligt sind oder das Becken vollständig mit Tumormassen ausgemauert ist [2, 11].

Bei Rezidivtumoren spielt auch die Art der vorhergegangenen Entfernung der Primärgeschwulst eine entscheidende Rolle. Wurde das Karzinom nur primär lokal exzidiert, so ist die tiefe anteriore Rektumamputation oder -exstirpation als Zweitoperation oft unproblematisch. Die Zerstörung der das gesunde Rektum umgebenden Grenzlamellen, die als weitgehend tumordichte Hüllfaszien ein Einwachsen des Rektumkarzinoms in umgebende Strukturen lange Zeit verhindern, ist bei der Erstoperation ganz entscheidend für die hohe Rate inoperabler Rezidivtumoren verantwortlich [49].

Wurde bereits eine tiefe anteriore Resektion durchgeführt, so ist meist eine Rektumexstirpation erforderlich. Rezidive nach vorangegangener Exstirpation sind dagegen fast immer inoperabel. In seltenen Ausnahmefällen, wenn nur die Perianalhaut befallen ist, kann eine Exzision indiziert sein. Polk u. Spratt geben an, mit diesem Verfahren gute Ergebnisse hinsichtlich der Schmerzlinderung zu haben [37]. Wir haben jedoch Patienten gesehen, die unheilbare Wunden oder Blasenfisteln entwickelten, und sind daher sehr zurückhaltend. Abdominosakrale Rezidivresektionen oder gar pelvine Exenterationen, wie verschiedene Autoren [52, 55] sie zur Palliation empfehlen, halten wir und andere Autoren [11] nur in Ausnahmefällen für indiziert. Im allgemeinen ist davon auszugehen, daß Zweiteingriffe nach vorangegangener Resektion oder Exstirpation in weniger als der Hälfte aller Fälle operabel sind und daß diese Zweiteingriffe in den meisten Fällen nur palliativen Charakter haben [14].

Operabilität bei eingetretener Metastasierung

Ist intraoperativ ein Befall von Lymphknoten entlang der Mesenterialwurzel oder der Aorta erkennbar, kann regelmäßig davon ausgegangen werden, daß es sich um ein inkurables Tumorleiden handelt. Dementsprechend erbringt die erweiterte paraaortale Lymphknotenresektion keine entscheidende Verbesserung der Behandlungsergebnisse beim Rektumkarzinom. Ähnlich ist die Situation, wenn eine intraperitoneale Streuung in der Umgebung des Tumors stattgefunden hat oder eine allgemeine Peritonealkarzinose vorliegt. Eine Entfernung einzelner intraperitonealer Metastasen erscheint nicht sinnvoll, da in diesen Fällen immer davon auszugehen ist, daß sich bereits im gesamten Bauchraum Tumorzellen angesiedelt haben.

Das Vorliegen von Fernmetastasen ist, wie in Kap. II.6.2.3 bereits dargelegt wurde, unter bestimmten Voraussetzungen nicht grundsätzlich als Zeichen der Inkurabilität zu sehen. Bei hämatogener Metastasierung des Rektumkarzinoms werden zwei Hauptmetastasierungswege beschritten. Tumoren der oberen zwei Drittel des Rektums bilden über die Pfortader Lebermetastasen, während tiefe Rektumkarzinome über die Vv. iliacae und V. cava in die Lunge streuen. Ist der Primärtumor im Rektum radikal operabel, und liegen nur einzelne, gut erreichbare Metastasen in Leber und/oder Lunge vor, so ist die palliative Entfernung zu erwägen, wenn sich der Patient in gutem Allgemeinzustand befindet. Dieses Vorgehen basiert auf der Feststellung, daß Patienten mit Lebermetastasen nur eine 5-Jahres-Überlebensrate von 1-2% haben. Selbst von den Patienten mit solitären oder wenigen Absiedlungen überleben nicht mehr als 5-10% 5 Jahre. Demgegenüber liegen die Überlebensraten in einer großen Multicenterstudie von 1988 nach Resektion von Lebermetastasen bei 37% für Einzelmetastasen und bei 18%, wenn 3 oder mehr Metastasen resezierbar waren [38]. Selbst wenn man berücksichtigt, daß es sich um ein vorselektiertes Krankengut handelt, erscheint eine palliative Metastasenresektion auf dem Boden dieser Daten sinnvoll. Bei Lungenabsiedlungen wird analog eine Verbesserung der medianen Überlebenszeit von 6,7 auf 12,3 Monate angegeben [46]. Die Überlebensraten liegen nach 5 Jahren in ausgewählten Patientenkollektiven bei 15-30% [26, 30]. Es gilt bei Abwägung des Risiko-Nutzen-Verhältnisses zu bedenken, daß synchrone Metastasen eine schlechtere Prognose anzeigen als metachrone Metastasen [38]. Während weitgehende Einigkeit besteht, daß die Resektion einzelner Metastasen sinnvoll ist, können keine klaren Empfehlungen gegeben werden, bis zu welchem Punkt eine Resektion von Leber- oder Lungenmetastasen noch Nutzen bringt. Vielfach wird die Indikation von der technischen Durchführbarkeit der Metastasenresektion bestimmt. Vereinfachend läßt sich feststellen, daß die Resektion um so lohnender ist, je langsamer der Krebs wächst. Die beste Prognose haben daher Solitärmetastasen. Wir entfernen Lebermetastasen nur, wenn weniger als 4 Herde vorliegen oder konfluierende Herde auf einer Leberhälfte beschränkt sind. An der Lunge wird entsprechend vorgegangen [5]. Zweit- und Dritteingriffe bei Rezidiven von Einzelmetastasen scheinen lohnenswert zu sein [26]. Sind mehrere Organe von Metastasen befallen, d.h., ist die Absiedlung über die beiden Filterorgane für hämatogene Metastasen, Leber und Lunge, hinaus fortgeschritten, kann von einer inkurablen Situation ausgegangen werden.

7.1.3 Operationsindikation

Die Stellung einer Operationsindikation im Rahmen der palliativen Tumortherapie ist von verschiedenen Faktoren abhängig. Neben dem Allgemein- und Ernährungszustand des Patienten müssen die in der jeweiligen Situation angemessenen Operationsverfahren und alternative Therapiemöglichkeiten (Bestrahlungs-, Chemotherapie) in Betracht gezogen werden. Die mit den einzelnen Verfahren verbundene Operationssterblichkeit und postoperative Komplikationsraten sollten im Idealfall bekannt sein, um dem Ziel der palliativen Tumortherapie gerecht zu werden. Nicht über alle Einflußgrößen sind jedoch genaue Daten zu erhalten. So kommt der Erfahrung des Klinikers große Bedeutung zu. Eine differenziertere Anpassung der

Therapie an die Situation des einzelnen Patienten ist im Gegensatz zum Dickdarmkarzinom bei Rektumkrebsen eher möglich, da eine breitere Palette von Operationsverfahren zur Verfügung steht. Kommt eine Resektion nicht in Frage, verbleiben mehrere endochirurgische Behandlungsmöglichkeiten, die je nach Tumorlokalisation wirksamer und risikoärmer sein können. Oberstes Ziel der palliativen Tumortherapie des Rektumkarzinoms ist es, Komplikationen zu vermeiden oder zu beseitigen. Im Gegensatz zum Dickdarmkarzinom, bei dem die akute Obstruktion mit 25-40% die häufigste Komplikation darstellt, verursachen Mastdarmkrebse nur in etwa 5% der Fälle einen Darmverschluß [12]. Die operativen Bemühungen sind daher beim Rektumkarzinom in erster Linie darauf gerichtet, ein Einwachsen des Tumors in benachbarte Organe zu verhindern. Einem Durchbrechen in benachbarte Hohlsysteme mit Fistelbildung und der Verjauchung kann durch eine Tumorresektion zuvorgekommen werden. Quälendes Fremdkörpergefühl und dauernder Stuhldrang sowie Schmerzzustände lassen sich lindern und in manchen Fällen beseitigen. Durch eine operative Beseitigung des Tumors kann eine durch fortlaufende Blutabgänge aufgetretene Blutungsanämie verhindert werden. Selten einmal stellt eine massive Tumorblutung die Indikation für eine palliative Tumorentfernung dar.

Obwohl der Patient unbestreitbar in vielen Fällen von der Entfernung des Tumors profitiert, gilt es zu bedenken, daß die angestrebte Verbesserung der Lebensqualität durch das mit 3-12 % deutlich erhöhte Operationsrisiko und eine Komplikationsrate von 20% bis zu 50% deutlich eingeschränkt wird [4, 15, 27, 32].

Nicht unterschätzt werden kann der psychologische Effekt, der für den Patienten von dem Bewußtsein ausgeht, die Geschwulst sei entfernt. Das Gefühl, von einer bösartigen Neubildung befreit worden zu sein, vermittelt dem Patienten neue Hoffnung wider alle Hoffnung. Wie in Kap. I.3.1.3 erläutert, liegt eine große Aufgabe des Arztes darin, den Patienten über sein Leiden nicht im unklaren zu lassen, ihm aber doch zu Hoffnung zu verhelfen.

Nach den derzeit vorliegenden Daten kann nicht darauf geschlossen werden, daß eine palliative Entfernung des Tumors eine Lebensverlängerung bewirkt. Angaben über den natürlichen Verlauf des Krebsleidens dienen nur als grober Anhalt (Tabelle 2). Daß verschiedene Autoren über verbesserte 2- und 5-Jahres-Überlebenszeiten berichten, kann nicht darüber hinwegtäuschen, daß Gruppen von palliativ resezierten Patienten und solchen, bei denen der Spontanverlauf abgewartet wird, sich in der Regel nicht statistisch vergleichen lassen. Meist ist die Gruppenzusammensetzung unterschiedlich [24, 28, 29, 35]. Prospektive Studien zu diesem Problem sind aus ethischen Gründen problematisch, insbesondere, da bei der palliativen Behandlung eine individuelle Abstimmung der Therapiemodalitäten im Hinblick auf den einzelnen Patienten so wichtig ist. Übereinstimmung herrscht bei den meisten Autoren darüber, daß Frauen nichtoperierte Rektumkarzinome länger überleben als Männer [11].

Eine geringe Verlängerung der Überlebenszeit scheint die palliative Tumorresektion dann zu bewirken, wenn der größte Anteil der Geschwulst entfernt werden kann. Dementsprechend erbringt die Resektion des Primärtumors bei eingetretener multilokulärer Metastasierung keinen lebensverlängernden Effekt. Ist die Resektion des Primärtumors erfolgreich in ihrem Ziel, dem Eintreten tumorbedingter Komplikationen vorzubeugen, so sollte dies direkt Einfluß auf eine Verlängerung der Über-

Tabelle 2. Natürlicher Verlauf bei metastasierten Rektumkarzinomen

Autor	Tumorbefall	Primärtumor reseziert			Primärtumor belassen		
		Patienten	Überleben		Patienten	Überleben	
			Durchschnitt	median		Durchschnitt	median
		n	[Monate]		n	[Monate]	
Pestana et al. [35]	Insgesamt	216	-	-	-	8,8	-
Daland et al. [7]	Insgesamt	100	-	27,0	-	-	14,0
Silverman et al. [46]	Insgesamt	463	-	10,7	414	-	5,0
	Lunge/Pleura	52	-	12,3	27	-	6,7
	Leber	177	-	10,4	128		4,7
	Fernlymphknoten	31	-	12,5	8	-	9,3
	Fernlymphknoten Organmetastasen	43	-	9,0	66	-	4,4
	Sonstige	160	-	-[a]			
Modlin u. Walker [28]	Insgesamt	18	-	8,0	-	-	-

[a] Zwischen 7,3-16,3 bzw. in einigen sehr kleinen Untergruppen nicht angegeben, da zu unsicher.

lebenszeit des Patienten haben. Auch diese Hypothese ist jedoch bisher aus den vorliegenden Studien nicht eindeutig belegbar.

Ob die Verminderung der Tumorzellmasse den Effekt adjuvanter Therapieverfahren zu steigern vermag, bleibt ebenfalls unklar. Dies liegt zur Zeit vor allem daran, daß die heute verwendeten Chemotherapieschemata nur sehr geringe Ansprechraten aufweisen. Mit Immuntherapieverfahren und multimodalen Therapieansätzen bestehen noch keine ausreichenden Erfahrungen. Gleichsinnig gilt dies auch für die kurative und palliative Tumoroperation mit intrapelviner Strahlenapplikation während der Operation.

Eine palliative Entfernung von Fernmetastasen ist, wenn der Primärtumor nicht oder nur zu einem Teil beseitigt werden konnte, nur in Ausnahmefällen sinnvoll. Es sind Rupturen und Blutungen von Lebermetastasen beschrieben worden, die Anlaß zur Intervention gaben. Lungenmetastasen stellen dann eine Indikation dar, wenn sie zu Atelektasen und rezidivierenden Pneumonien führen. Fernmetastasen im Gehirn sollten nur entfernt werden, wenn sie intrakranielle Druckerhöhungen und neurologische Symptome verursachen und der Patient vor Eintreten der Symptome in gutem Zustand war. Bei Skelettmetastasen wird dagegen die Operationsindikation großzügiger gestellt. Die drohende oder stattgehabte Fraktur stellt in den meisten Fällen eine gute Operationsindikation dar. Dies gilt selbst dann, wenn der Patient vorwiegend bettlägerig ist, da sich durch eine Stabilisierung des Knochens Schmerzen verringern lassen und die Pflege des Patienten wesentlich erleichtert wird.

7.1.4 Behandlung des operablen Rektumkarzinoms

Mehr noch als die Krebse des übrigen Dickdarms nehmen auch die Rektumkarzinome eine besondere Stellung unter den bösartigen Geschwülsten ein, da sie in einem hohen Anteil der Fälle kurativ operiert werden können. Dies ist vor allem darauf zu-

Tabelle 3. Anteil der kurativ resezierbaren Rektumkarzinome im chirurgischen Krankengut

Autor	Patientenzahl n	Kurativ [%]
Goral et al. [13]	707	62,2
Bacon u. Martin [2]	1430	84,9
McDermott et al. [27]	1306	71,0
Lazarkiewicz [23]	208	65,4
Moran et al. [29]	679	81,6

rückzuführen, daß die Hauptmetastasenstraße des Rektums die längste unter denen der Bauchorgane ist. Eventuell befallene Lymphknoten sind bei der Tumorresektion relativ leicht mitzuentfernen. Bei 60-85% aller Rektumkarzinome ist eine kurative Operation möglich (Tabelle 3). Die Rate der potentiell operativ heilbaren Patienten ist damit höher als bei allen anderen gastrointestinalen Malignomen.

Wie bei anderen Krebsen erweist sich ein Teil der Kurativoperationen im Einzelfall dann doch als palliativ, und es kommt zu einem Lokalrezidiv oder zur Entstehung von Fernmetastasen. Im folgenden seien jedoch nur diejenigen Patienten betrachtet, die von vornherein in palliativer Absicht operiert worden sind, d.h., bei denen eine Operation als symptomatische Therapie oder zur Abwendung von Komplikationen durchgeführt worden ist.

Operationstechnik

Bei der operativen Behandlung des Rektumkarzinoms machen die tiefen anterioren Resektionen unter den palliativen Operationen den größten Anteil aus. Dies ist auch dadurch begründet, daß die meisten Chirurgen bei palliativen Eingriffen, wo immer möglich, eine primäre Anastomose anstreben, um auf einen Anus praeternaturalis verzichten zu können [28]. Die tiefe anteriore Resektion des Tumors erfolgt entsprechend den standardisierten Schritten der kurativen Operation und ist immer dann angezeigt, wenn dadurch der Tumor maximal verkleinert werden kann. Dies geschieht nicht in der Hoffnung, eine möglichst lange Überlebenszeit zu erreichen, sondern die verbleibende Lebenszeit zu verbessern. In etwa 1/10 der Fälle ist es sinnvoll, erweiterte Resektionen unter Mitentfernung der hinteren Scheidenwand oder des inneren Genitales vorzunehmen. Die mediane Überlebenszeit nach palliativen Resektionen beträgt 10-13 Monate [27].

Es sei darauf hingewiesen, daß in früheren Jahren, als die Zahl operabler Rektumkarzinome wesentlich geringer war, fast routinemäßig eine proximale Kolostomie durchgeführt wurde. Dies geschah in der Hoffnung, die frühzeitige Entlastung bei einer eventuellen Obstruktion würde zu einer Verbesserung des Allgemeinbefindens der Patienten führen [11]. Es ist inzwischen klar, daß die meisten der Patienten, bei denen präventiv ein palliatives Kolostoma angelegt wurde, keinen Nutzen aus dieser Operation zogen, sondern eher eine Verstärkung ihrer Beschwerden durch den künstlichen Darmausgang erlebten. Diejenigen Patienten, bei denen im weiteren Verlauf der Erkrankung dann noch Blut- und Schleimabgang auftraten, mußten u.U. zusätzlich einen zweiten Eingriff über sich ergehen lassen, bei dem die Tumormasse reduziert wurde. Aufgrund dieser Erfahrung haben Chirurgen in den letzten

Jahrzehnten große Zurückhaltung geübt, den Darm künstlich auszuleiten. Es zeigte sich, daß akute Obstruktionserscheinungen, die eine Notfallkolostomie erfordern, ohnehin recht selten sind. In den allermeisten Fällen verstirbt der Patient an seinem Tumorleiden, bevor es zu einer derartigen Komplikation kommt.

Aus den vorhergehenden Bemerkungen wird klar, daß für uns eine proximale Kolostomie nur noch in zwei Fällen zu rechtfertigen ist: entweder als abschließende Maßnahme bei einem inkontinenten Patienten nach einer Probelaparotomie, bei der sich zeigte, daß die Geschwulst operativ überhaupt nicht angehbar ist, oder, seltener, im Rahmen einer Notfalloperation bei eingetretenem Dickdarmileus. Stehen lokale Therapiemethoden zur Verfügung, schränkt sich die letztere Indikation weiter ein. Durch eine Eröffnung mit dem Lasergerät kann auch bei komplettem Ileus eine Stenose in vielen Fällen beseitigt werden, ohne daß eine Kolostomie notwendig wird [20, 47]. Fehlschläge treten dann auf, wenn reichliche Stuhlreste im aboralen Darmteil das Erreichen der Stenose verhindern [47]. Wir sehen bei nichtresektablen Tumoren in keinem Fall die Indikation zur elektiven Anlage einer Deviationskolostomie, wenn nur geringere oder mäßige Stenosierungsbeschwerden (etwa Meteorismus oder Obstipation) vorliegen, da die psychische und physische Belastung durch einen Bauchafter größer erscheint als der Nutzen dieser Operation. Im eigenen Krankengut wurde deshalb, wenn immer möglich, eine einzeitige tiefe anteriore Resektion oder Rektumamputation durchgeführt. Bei einer ganzen Reihe von Patienten wurde auf endochirurgische Verfahren ausgewichen.

7.1.5 Behandlung des inoperablen Rektumkarzinoms

Es ist oben ausführlich betont worden, daß gute Gründe dafür sprechen, jedes resezierbare Rektumkarzinom zu entfernen, auch wenn Chancen für eine Heilung nicht existieren.

Inoperable Fälle sind beim heutigen Stand der Diagnostik und der Operationstechnik selten geworden. Die weitaus meisten Rektumkrebse sind resezierbar. Nach allgemeiner Meinung verbleiben jedoch 4–8% der Patienten, die wegen ausgedehnter Infiltration der Umgebung oder anderer Organe nicht operiert werden können oder bei denen kardiorespiratorische Begleiterkrankungen das Operationsrisiko unvertretbar erhöhen (Tabelle 4). In einer kleinen Zahl der Fälle ist das Rektumkarzinom nicht oder nicht sinnvoll zu resezieren, beispielsweise beim Vorliegen einer „Ausmauerung“ des Beckens, einer ausgedehnten Peritonealkarzinose oder einer gänzlich tumordurchsetzten Leber.

Die Behandlung dieser Patientengruppe erfordert eine sehr individuelle Anpassung der Therapie. Eine Reihe von Patienten, besonders solche mit weit fortgeschrit-

Tabelle 4. Anteil der Patienten mit inoperablem Rektumkarzinom im chirurgischen Krankengut

Autor	Patienten n	Resektabel [%]	Inoperabel [%]
Bacon u. Martin [2]	1430	85,5	4,6
McDermott et al. [27]	1306	87,9	8,2
Wittoesch u. Jackman [56]	2030	–	6,0

tenen metastasierenden Krebsen, bedarf vor allem einer guten pflegerischen Betreuung und Schmerztherapie. Bei diesen Kranken ist der Verlauf meist kurz. Bei anderen, die nur vereinzelte oder gar keine Metastasen aufweisen, aber einen bereits in das umgebende Gewebe eingemauerten Primärtumor haben, sollte eine aktivere Palliativbehandlung durchgeführt werden. Das gleiche trifft auch auf Patienten zu, die wegen ihres eingeschränkten körperlichen Allgemeinzustands nicht resezierend operiert werden können. Hier hat sich uns die Radiotherapie als hilfreiche Maßnahme erwiesen, um tumorbedingte Schmerzen zu reduzieren. Durch die verschiedenen lokalen Therapieformen ist eine Reduzierung der Tumormasse möglich, ohne daß der Patient stark belastet wird. Sind die Patienten moribund oder bewußtseinsgetrübt, sollte von jeder aktiven Therapie abgesehen und nur noch eine medikamentöse Schmerzkontrolle angestrebt werden.

7.1.6 Endochirurgische Verfahren

Die Indikationsbereiche für endochirurgische Methoden beschränken sich heute im wesentlichen auf 3 Gebiete: Operationsverweigerer, Patienten mit sog. allgemeiner Inoperabilität und solche mit technisch inoperablen Krebsen. Folgende Verfahren werden regelmäßig zur lokalen Palliativbehandlung verwendet:

- die Kryotherapie,
- die Elektrokoagulation,
- die Lasertherapie.

Die lokalen Behandlungsverfahren sind alle dazu geeignet, lästige Tumorsymptome wie Ausfluß, Verjauchung und Obstruktion vorübergehend zu beseitigen und die Anlage eines Bauchafters zu vermeiden.

Kryotherapie

Die Anwendung von Kälte zur Behandlung maligner Erkrankungen geht in die Mitte des vorigen Jahrhunderts zurück. Der britische Arzt James Arnott benutzte bereits 1851 Eis zur Behandlung des Sarkoms [45]. Durch technische Entwicklungen in den letzten 30 Jahren ist es gelungen, Kälte gezielt mit Hilfe von stickstoffgekühlten Gefriersonden an das Tumorgewebe heranzubringen. Pace u. Moore berichteten 1969 erstmals über eine palliative Behandlung des Rektumkarzinoms mit kryochirurgischen Mitteln [31]. Die heute üblichen Kryosonden erzeugen eine lokale Vereisungszone durch direktes Aufsetzen des vorgekühlten Sondenkopfs auf den Tumor. Bei zirkulär wachsenden Tumoren wird die Sonde in das Zentrum des Karzinoms geführt. Bei Befall eines Wandabschnitts wird der Tumor in einzelnen Teilen durch wiederholtes Aufsetzen der Sonde vereist. Bereits die Pioniere der palliativen Kryotherapie wiesen darauf hin, daß sich nach einer Zerstörung des Tumors durch Gefrieren erhöhte Antikörpertiter gegen Kernbestandteile der Geschwulstzellen nachweisen lassen [31]. Auch über eine Bildung von Autoantikörpern gegen Prostata-, Samenblasen- und Hodengewebe als Folge der Kryotherapie ist berichtet worden [3, 21]. Ob diese beobachteten Antigenreaktionen im Sinne einer Immunstimulation des Wirts wirken können, ist bisher nicht klar. Als Ursache wird die Zerstörung bzw.

Veränderung der Zellmembranstruktur der erfrorenen Zellen vermutet. Hierdurch können intrazellulär gelegene Antigenstrukturen an die Außenseite der Zelle gelangen und als Antigen wirken [21].

Neben der immunologischen Reaktion führt die Erfrierung des Tumorgewebes zu einer unspezifischen Abwehrreaktion und einer bakteriellen Entzündung. Es läßt sich nachweisen, daß zwischen der durch die Kryotherapie stimulierten Immunantwort und der folgenden Tumorverkleinerung eine Korrelation besteht [21]. Mehrmalige Behandlungen führen vermutlich zu einer Verstärkung der Reaktion durch eine Boosterung der immunglobulinbildenden B-Lymphozyten.

Schumpelick et al. [44] haben 312 Patienten behandelt, die allgemein oder lokal inoperabel waren. Die Autoren überblicken damit das größte rein palliativ behandelte Patientenkollektiv. Der Palliationseffekt der Methode ist gut; Schleimabgänge ließen sich in 72%, Tenesmen in 92% lindern oder ausschalten. Stenosesymptome wurden in 90% der Fälle beseitigt. Die Gesamtkomplikationsrate betrug 12%, wobei Blutungen, Stenosierungen und Fieber im Vordergrund standen.

Elektrokoagulationstherapie

Die Anwendung hochfrequenter Wechselströme fand vor allem im englischsprachigen Raum durch die Arbeiten von Strauss [50], Crile u. Turnbull [6] und Madden u. Kandalaft [25] große Verbreitung als Palliativmaßnahme. Die Darstellung der tumorösen Veränderung erfolgt in Allgemeinnarkose, Spinal- oder Kaudalanästhesie unter Verwendung eines Operationssigmoidoskops. Liegt die Veränderung im unteren Rektumdrittel, ist es einfacher, ein Analspekulum mit 2 oder 3 Branchen zu verwenden und den Patienten je nach Lage der Geschwulst in Rücken-, Seit- oder Bauchlage aufzulegen. Die gesamte Oberfläche des Tumors wird mit einer Nadel- oder Knopfelektrode koaguliert. Ist die Koagulation der ersten Schicht beendet, wird das dem Tumor aufliegende nekrotische Material mit dem scharfen Löffel entfernt und der Vorgang so häufig wiederholt, bis der Tumor ausreichend tief entfernt ist. Während des Eingriffs sollte man sich regelmäßig mit dem palpierenden Finger über Ausmaß und Lokalisation von Tumorresten orientieren. Muß die Koagulation bis in das perirektale Fett fortgeführt werden, empfiehlt sich eine adäquate Abdeckung des Patienten mit Antibiotika [25]. Während einige Autoren 5 oder 6 Koagulationen in einem Eingriff durchführen [6, 8], neigen wir dazu, Tumorrestgewebe im Wandniveau stehen zu lassen, um die Gefahr einer Perforation zu verringern. Nach 2 Wochen wird der Patient nochmals in Narkose untersucht und evtl. die Behandlung erneut durchgeführt. Die weitere Kontrolle erfolgt dann in monatlichen Abständen, um eine komplette Obstruktion zu verhindern.

Crile u. Turnbull haben 1972 über ihre Erfahrungen mit Elektrokoagulation bei 62 Patienten berichtet und sahen keinerlei Komplikationen nach der Behandlung [6]. Madden u. Kandalaft [25], die die größte Erfahrung mit der Methode besitzen, überblicken ein Kollektiv von 204 teils kurativ, teils palliativ behandelten Patienten. Sie berichten über Komplikationen in 48 Fällen (23%), wobei Blutungen führend waren. Bei 2 Patienten traten Perforationen in die Peritonealhöhle auf. Vier Patienten entwickelten Rektovaginalfisteln. Als weitere Komplikationen werden Rektumstrikturen (4mal), Rektumprolaps (2mal) sowie eine Lungenembolie und eine Femoralarterienthrombose genannt.

Madden u. Kanderlaft [25] berichten, daß nach 5 Jahren noch 131 ihrer 204 mit Elektrokoagulation behandelten Patienten lebten. Es handelt sich also bei der Methode um eine Technik, die auch zur kurativen Behandlung des Rektumkarzinoms sehr geeignet ist.

Wird das Verfahren zur Palliation eingesetzt, resultiert eine 5-Jahres-Überlebenszeit von 5% [8]. Nach übereinstimmender Meinung der meisten Autoren ist der palliative Effekt recht gut [8, 25].

Der Wert der Elektrokoagulation in der palliativen Behandlung des Rektumkarzinoms liegt vor allem darin, daß auch größere Tumorblutungen sicher gestillt werden können. Bei zirkulär wachsenden Tumoren erscheint das Verfahren weniger geeignet, weil bei Patienten, die längere Zeit überleben, eine Narbenstenosierung des koagulierten Gebiets auftritt [44]. Liegt die Läsion im unteren Rektumdrittel, ist bei Läsionen, die sich ventral ausdehnen, zu bedenken, daß es zur Ausbildung von Rektovaginalfisteln und durch thermische Schädigung des Kontinenzorgans zur Inkontinenz kommen kann. Dies ist bei der Indikationsstellung für die palliative Elektrokoagulation zu berücksichtigen.

Lasertherapie

Die Lasertherapie beim Rektumkarzinom wurde erstmals 1984 von Hunter et al. angewendet [17]. Ein besonderer Vorteil des Lasers liegt darin, daß die erzeugten Lichtstrahlen durch flexible Glasfasern geschickt werden können. Die Applikation des Lichts kann daher auch über den Arbeitskanal flexibler Koloskope und Sigmoidoskope erfolgen, so daß auch höhere Abschnitte des Kolons erreicht werden können. Das Behandlungsverfahren ist damit der Elektrokoagulation vor allem im mittleren und oberen Rektumdrittel hinsichtlich der Handhabung deutlich überlegen. Die Applikation erfolgt am bequemsten über ein flexibles Sigmoidoskop. Der Patient wird auf der linken Seite gelagert. Ist die Geschwulst im Blickfeld, wird stoßweise Lichtenergie appliziert. Eine Leistung von 70-100 W und eine Stoßdauer von maximal 1 s haben sich als günstig erwiesen. Bei stenosierenden Tumoren wird von zentral nach lateral gearbeitet. Hierbei ist zu beachten, daß bei längerstreckigen Ste-

Tabelle 5. Ergebnisse der palliativen Lasertherapie des Rektumkarzinoms

Autor	n	Palliation (Blutung, Passage) [%]	Perforation [%]	Sonstige Komplikationen
Riemann et al. [40]	20	100	0	Keine
Pfeffermann et al. [36]	5	100	0	Keine
Fleischer[a] [10]	779	>90	<1	-
Russin et al. [41]	14	100	0	1mal Rektovaginalfistel
Kiefhaber et al. [20]	32	100 (Passage)	0	Keine
Escourrou et al. [9]	52	100 (Blutung) 100 (Tenesmen) 80 (Diarrhö) 66 (Passage)	0	2mal Narbenstenosen 3mal Blutungen
Hira [16]	20	100	0	Keine

[a] Werte genähert aus einer Sammelstatistik.

nosen evtl. zunächst bougiert und dann von proximal nach distal gearbeitet werden sollte. So läßt sich bei Vorliegen eines abgeknickten Stenosekanals eine Perforation besser vermeiden. Die meisten Endoskopiker kombinieren die Laserbehandlung mit einer Aufdehnung des Tumors, um den Anteil der in einer Sitzung entfernbaren Tumormasse zu erhöhen [10]. Wie bei der Elektrokoagulation ist eine Abtragung in mehreren Sitzungen empfehlenswert, um die Perforationsrate gering zu halten [36].

Die Lasertherapie wird in den letzten Jahren zunehmend zur palliativen Therapie des Rektumkarzinoms eingesetzt. Es lassen sich bei 95% aller Patienten eine Passagewiederherstellung, eine Linderung der Tenesmen und der Rückgang von Schleimabgängen beobachten (Tabelle 5).

Beurteilung der lokalen, nichtresezierenden Verfahren

Ähnlich wie bei der Elektrokoagulation kann es bei der Laserbehandlung zu Perforationen und Blutungen kommen. Zuweilen bilden sich vom zerstörten Gewebe aus Fisteln. Die Komplikationsrate liegt mit etwa 10% deutlich niedriger als die der Elektrokoagulation. Schwerwiegende Komplikationen werden nur in 3% der Fälle beobachtet. Dies mag u. a. mit der genaueren Dosierbarkeit der eingestrahlten Energie beim Laser gegenüber Kryo- und Elektrotherapie zusammenhängen. Die geringe Komplikationsrate und die leichtere Handhabbarkeit des Laserstrahls führen dazu, daß die Lasertherapie vermutlich in Zukunft Kryo- und Elektrobehandlung zunehmend verdrängen wird. Ein wesentlicher Nachteil liegt bisher in den hohen finanziellen Kosten für das Laserinstrumentarium. Da vergleichende Therapiestudien bisher nicht vorliegen, läßt sich nicht entscheiden, ob Kryo- und Lasertherapie unterschiedliche Effekte auf die Überlebenszeit haben. Die Ziele einer palliativen Therapie beim Rektumkarzinom werden von beiden Verfahren in über 90% der Fälle erreicht. Blutungen, Tenesmen und Schleimabgänge können gut beherrscht werden.

7.1.7 Lokale Exzision

Lokale Exzisionen des Rektumkarzinoms als palliative Maßnahme kommen nur in seltenen Fällen in Betracht. Nur Tumoren, die nicht weit in die Umgebung vorgewachsen und noch relativ begrenzt sind, kommen in Frage.

Demgegenüber müssen ausgedehntere Veränderungen in den meisten Fällen mit den oben genannten lokalen Therapiemaßnahmen behandelt werden, wenn eine Resektion nicht möglich ist. Damit stellt die lokale Exzision vor allem eine Operation für sehr alte Patienten dar, denen eine Laparotomie nicht zugemutet werden kann.

Lokale Exzisionen können selbstverständlich nur dann durchgeführt werden, wenn die Läsion von anal her erreichbar ist, d.h., nur alle mit dem Finger gut erreichbaren Tumoren kommen in Betracht. Für uns gilt die lokale Exzision nur als Alternative, wenn kein Lasergerät verfügbar ist und ausgeprägte lokale Symptome bestehen (starker Schleimabgang, Blutungen, rezidivierender Tumorprolaps).

Bei der lokalen Abtragung wird der transanale Weg bevorzugt. Der Anus wird hierbei durch ein Spekulum mit 2 Branchen aufgehalten und der Tumor auf einer Scheibe in voller Dicke der Rektumwand entfernt. Transsphinktere, posteriore Zugänge, etwa nach Kraske oder Mason, kommen für die palliative Behandlung fast nie zur Anwendung. Die höhere Komplikationsrate und die lange Heilungsdauer erscheinen für eine palliative Zielsetzung nicht angemessen.

In den letzten Jahren ist an unserer Klinik die transanale Abtragung mit zunehmender Häufigkeit endochirurgisch über ein breites Operationsrektoskop durchgeführt worden. Über diese Technik wird an anderer Stelle ausführlich berichtet (s. Kap. I.4.2.3).

7.1.8 Radiotherapie

Die Anwendung von Radium als endoluminale Strahlungsquelle zur Behandlung des Rektumkarzinoms geht in die 20er Jahre zurück. Zu damaliger Zeit wurden mit Radium beladene Gummikatheter in das Rektum eingebracht oder Radiumnadeln in den Tumor gespickt. Die Resultate waren in einer Vielzahl der Fälle außerordentlich enttäuschend, da sich der Zustand der Patienten häufig durch die Ausbildung von Fisteln oder Septitiden oder durch die Bildung von Zweittumoren verschlechterte. Die interstitielle Radiumtherapie wurde deshalb vollständig verlassen, und über Jahrzehnte wurden nur noch Röntgenbestrahlungen zur Behandlung des inoperablen Rektumkarzinoms durchgeführt. Die konventionelle Radiotherapie mit Röntgenstrahlen von 200-250 kV erbrachte selten gute palliative Effekte; in der Mehrzahl der Fälle ließ sich kein Einfluß auf das Tumorwachstum beobachten. Das Befinden der meisten Patienten wurde oft durch eine Strahlendermatitis oder -zystitis zusätzlich verschlechtert.

Erst mit Einführung der Hochvolttherapie zur palliativen Behandlung des Rektumkarzinoms änderte sich das Bild. Williams u. Horwitz [53] berichteten 1959 erstmals über eine große Serie von 165 Rektumkarzinompatienten, die ausschließlich bestrahlt worden waren. Viele ihrer Patienten wiesen weit fortgeschrittene Tumoren auf, und 24 hatten bereits Fernmetastasen. Von den 141 Patienten ohne nachweisbare Fernmetastasen überlebten nur 9 (6,4 %) 5 Jahre und länger. Fast alle Patienten hatten unter Strahlenschäden im Bereich der angrenzenden Gewebe zu leiden. Bei über der Hälfte waren Diarrhö, Zystitis, Vaginitis oder Dermatitis so stark, daß die Behandlung abgebrochen oder zumindest der ursprüngliche Bestrahlungsplan modifiziert werden mußte. Fisteln traten in 6% der Fälle auf. 17% der Patienten entwickelten Rektumstenosen, die meist durch eine Kolostomie behandelt werden mußten. In einigen Fällen blieb das Rektum als enge fibrotische Röhre zurück und wurde als Speicherorgan gänzlich unbrauchbar. Trotz dieser nicht sehr ermutigenden Ergebnisse war Williams vom Wert der palliativen Hochvolttherapie insbesondere bei Rezidivtumoren überzeugt. Zu ähnlichen Schlüssen kommen auch andere Autoren, die sich diesem Problem gewidmet haben [43, 48]. Rider [39] beschrieb 1975, daß man bei einer Erhöhung der Strahlendosis auf 60-70 Gy eine noch weitergehende Verbesserung der 5-Jahres-Überlebenszeit erreichen kann. Elf ihrer 38 Patienten (29%), die meist inoperable Tumoren hatten, überlebten 5 Jahre und länger. Bei Bestrahlungen dieser Art kommt es aber fast immer zur Entwicklung einer Strahlenenteritis am Dünndarm. Abe et al. [1] entwickelten daher eine Technik, bei der intraoperativ bestrahlt wird. Waren die Patienten imstande, eine Laparotomie zu überstehen, wurden der Leib eröffnet und die Dünndarmschlingen aus dem Bestrahlungsfeld entfernt und teilweise abgeschirmt. Das Bestrahlungsgerät wurde sodann über der Laparotomiewunde auf die Geschwulst gerichtet und diese gezielt mit 30-40 Gy bestrahlt.

Eine andere Neuerung, die die radiologische Behandlung des Rektumkarzinoms hat erfolgreicher werden lassen, stellt die endokavitäre Kontaktbestrahlung dar. Sie wurde von Chaoul (F. Stelzner, persönliche Mitteilung) in den 30er Jahren an der Berliner Charité eingeführt und 1973 von Papillon wiederaufgenommen [33]. Zur Bestrahlung wird ein schmaler Spezialkonus über ein Proktoskop unmittelbar an den Tumor herangeführt, und während 3 min werden 30-40 Gy unmittelbar auf die Tumoroberfläche eingestrahlt. Die Behandlung erfolgt in 3-5 Sitzungen über 4-6 Wochen. Es ergibt sich eine Gesamtstrahlendosis von 90-150 Gy. Die über so kurze Zeit eingebrachten höchsten Strahlendosen bewirken eine sehr rasche Verkleinerung des Tumors. Der Behandlungsplan wird jeweils der kleiner werdenden Tumormasse angepaßt. Mit dieser Methode ist es möglich, auch einen sehr strahlenresistenten Tumor wie das Adenokarzinom des Rektums radiologisch zu behandeln. Leider kann die Methode nicht bei jedem Rektumkarzinom angewendet werden. Zunächst ist das Verfahren auf tiefsitzende Rektumkrebse beschränkt, weil der Konus unmittelbar an die Tumoroberfläche herangeführt werden muß. Der Tumor darf zudem nicht zu groß sein, da das Bestrahlungsfeld nur einen Durchmesser von 3 cm hat. Ferner sind polypös wachsende Tumoren besser geeignet als solche, die infiltrierend wachsen.

Papillon kommt auch das Verdienst zu, die interstitielle Radiumimplantation wiederbelebt zu haben. Er verwendet das Verfahren zum Teil in Verbindung mit der Kontaktradiotherapie [34]. Hierbei werden zunächst polypöse Anteile des Tumors verkleinert und dann das Tumorbett mit Radium- oder Iridiumnadeln gespickt. Papilllon berichtete 1982 bei 207 Patienten, von denen allerdings eine große Zahl auch operativ hätte behandelt werden können, über 5-Jahres-Überlebenszeiten von 61,5% für Läsionen, die größer als 3 cm waren, und von 80% für Läsionen von 3 cm Durchmesser oder weniger. Das zeigt, daß es sich bei dieser Therapieform um eine potentiell kurative Methode handelt [34]. Unbeantwortet ist allerdings die Frage, was aus den Nahmetastasen wird, die bei Rektumkarzinomen in 60% der Fälle vorliegen, wenn der Primärtumor durch lokale Bestrahlung vernichtet wurde.

Die zuletzt genannten Therapieformen sind bisher nicht weit verbreitet, so daß die Hochvolttherapie meistenorts die Standardbehandlung darstellt. Wir haben bei der Behandlung mit rein palliativer Zielrichtung gute Erfahrungen mit Bestrahlungsdosen von 25-35 Gy gemacht, die gewöhnlich keine entzündliche Irritation der Blase hervorrufen und vom Patienten gut vertragen werden. Eine gute oder zumindest befriedigende Schmerzpalliation läßt sich in etwa 3/4 der Fälle erzielen, bis die Patienten versterben [19, 32, 42]. Die mittlere Überlebenszeit beträgt bei palliativen Bestrahlungen 5-15 Monate; in seltenen Fällen ist sie länger [11, 19, 42]. Wenige Autoren haben, wenn auch in kleineren Serien, noch bessere palliative Ergebnisse erreichen können, wenn 30-50 Gy angewendet wurden, jedoch steigt bei diesen höheren Dosen auch die Rate der Nebenwirkungen [51, 54].

7.1.9 Chemotherapie

Für die chemotherapeutische Behandlung von Rektumkarzinomen kommen regionale und systemische Therapieverfahren in Frage. Beide Arten von Chemotherapie sollten derzeit nur im Rahmen von kontrollierten Studien angewendet werden, da die Erfahrungen insbesondere mit multimodalen Therapieschemata gering sind.

Auf die Methoden und Ergebnisse der systemischen Chemotherapie bei Dickdarmkarzinomen ist bereits in Kap. II.6.2.5 eingegangen worden. Die Perfusionsbehandlung bei Lebermetastasen eines Rektumkarzinoms unterscheidet sich nicht von der Behandlung von Dickdarmkarzinommetastasen. Auf eine Erörterung dieser Therapieverfahren sei deshalb hier verzichtet.

Es soll jedoch Erwähnung finden, daß es verschiedentlich Versuche zur lokalen intraarteriellen Perfusion bei inoperablen Rektumkarzinomen gegeben hat. Lawton [22] berichtete 1965 über die lokale Anwendung von 5-Fluorouracil zur Palliation inoperabler oder rezidivierender Beckentumoren. Der Perfusionskatheter wurde entweder während einer Laparotomie in die Aa. iliacae internae eingeführt, oder diese wurden durch Seldinger-Technik über die Femoralarterie erreicht. Lawton beließ den Katheter für 2 Wochen in Position und gab 5-Fluorouracil-Dosen von 10 mg/kg Körpergewicht. Es ist schwierig, seine Ergebnisse zu beurteilen, da zusätzlich Hochvoltbestrahlungen durchgeführt wurden. Jedoch wurden unter diesem Regime bei zahlreichen Patienten eine Verkleinerung der Tumoren und eine gute Schmerzpalliation beobachtet.

Hafström et al. [15] haben 1979 Erfahrungen mit der intraarteriellen Perfusionschemotherapie bei 14 Patienten mitgeteilt. Elf Patienten (79%) gaben eine deutliche Linderung ihrer Schmerzen nach der Behandlung an. Bei 5 Patienten (36%) zeigten sich Tumorverkleinerungen. Ein Drittel der Behandelten entwickelte Komplikationen; 2mal kam es zu Katheterseptitiden und 3mal zu einer partiellen Verlegung der Ureteren, so daß temporäre perkutane Pyelonephrostomien angelegt werden mußten. Insgesamt gesehen hat sich die intraarterielle Perfusionstherapie nicht durchsetzen können, weil sie kaum Vorteile gegenüber der palliativen Bestrahlung in Kombination mit symptomatischer Behandlung bietet.

7.1.10 Symptomatische Therapie

Einzelheiten der symptombezogenen Schmerzbehandlung durch Sedativa, Analgetika, intrathekale Alkohol- oder Phenolinjektion und Chordotomie sind bereits andernorts erläutert worden (s. Kap. I.4.13). Deshalb wird hier auf eine Darstellung verzichtet.

Literatur

1. Abe M, Takahashi M, Yahumoto E (1975) Techniques, indications and results of intra-operative radiotherapy of advanced cancers. Radiology 116: 693
2. Bacon HE, Martin PV (1964) The rationale of palliative resection for primary cancer of the colon and rectum complicated by liver and lung metastasis. Dis Colon Rectum 7: 211
3. Blackwood CE, Cooper IS (1972) Response of experimental tumor systems to cryosurgery. Cryobiology 9: 508

4. Bordos DC, Baker RR, Cameron JL (1974) An evaluation of palliative abdominoperineal resection for carcinoma of the rectum. Surg Gyneocol Obstet 139: 731
5. Brister SJ, de Varennes B, Gordon PH, Sheiner NM, Pym J (1988) Contemporary operative management of pulmonary metastases of colorectal origin. Dis Colon Rectum 31: 786
6. Crile G, Turnbull RB (1972) The role of electrocoagulation in the treatment of carcinoma of the rectum. Surg Gynecol Obstet 135: 391
7. Daland EM, Welch CE, Nathanson I (1936) One hundred untreated cancers of the rectum. N Engl J Med 214: 451
8. Eisenstat TE, Deak ST, Rubin RJ, Salvati EP, Greco RS (1982) Five year survival in patients with carcinoma of the rectum treated by electrocoagulation. Am J Surg 143: 127
9. Escourrou J, Delvaux M, Frexinos J, Ribet A (1986) Traitement du cancer du rectum par le laser Néodyme YAG. Gastroenterol Clin Biol 10: 152
10. Fleischer D (1985) The Washington symposium on endoscopic laser therapy, April 18 and 19, 1985. Gastrointest Endosc 31: 397
11. Goligher J (1984) Surgery of the anus, rectum and colon, 5th edn. Baillière Tindall, London
12. Goligher J, Smiddy FG (1957) The treatment of acute obstruction of perfusion with carcinoma of the colon and rectum. Br J Surg 45: 270
13. Goral T, Koscinski T, Marciniak R (1988) 707 cases of rectal cancer methods and results of surgical treatment. Coloproctology 2: 116
14. Häring R, Karavias T (1988) Das locoregionale Rezidiv nach Rectumresektion bzw. Rektumextirpation. Chirurg 59: 634
15. Hafström L, Jönsson PE, Landberg T (1979) Intra-arterial infusion chemotherapy (5-fluoruracil) in patients with inextirpable or locally recurrent rectal cancer. Am J Surg 137: 757
16. Hira N (1988) The role of contact laser therapy in inoperable rectal cancer. Lasers Surg Med 8: 166 [Abstr]
17. Hunter HG, Bowens JH, Burt RW (1984) Lasers in endoscopic gastrointestinal surgery. Am J Surg 148: 736
18. International Union against Cancer (1987) TNM - Classification of malignant tumours, 4th edn. Springer, Berlin Heidelberg New York Tokyo
19. Keinert K, Reinhold S (1988) Die Strahlentherapie von Rezidiven bei Rektumkarzinomen. Z Klin Med 43: 1593
20. Kiefhaber P, Huber F, Kiefhaber K (1987) Palliative and pre-operative endoscopic Neodymium-YAG laser treatment of colorectal cancer. Endoscopy 19: 43
21. Kogel H, Grundmann R, Fohlmeister I, Pichlmaier H (1985) Zur Kryotherapie des Rektumkarzinoms. Immunologische Ergebnisse. Zentralbl Chir 110: 147
22. Lawton RL (1965) Cancer chemotherapy of the gastrointestinal tract with reference to intra-arterial infusion and irradiation. Am J Surg 109: 47
23. Lazarkiewicz B, Marciniak R (1988) Spätergebnisse nach chirurgischer Therapie rektaler Karzinome. Röntgenblätter 41: 204
24. Longo WE, Ballantyne GH, Bilchik AJ, Modlin IM (1988) Advanced rectal cancer. What is the best palliation? Dis Colon Rectum 31: 842
25. Madden JL, Kandalaft SI (1983) Electrocoagulation as a primary curative method in the treatment of carcinoma of the rectum. Surg Gynecol Obstet 157: 164
26. McCormack PM, Bains MS, Beattie EJ, Martini NM (1978) Pulmonary resection in metastatic carcinoma. Chest 73: 163
27. McDermott FT, Hughes ESR, Pihl EA, Johnson WR, Polglase AL, Milne BA, Katrivessis H (1986) Changing survival prospects in rectal carcinoma. Dis Colon Rectum 29: 798
28. Modlin J, Walker HSJ (1949) Palliative resections in cancer of the colon and rectum. Cancer 2: 767
29. Moran MR, Rothenberger DA, Lahr CJ, Buls JG, Goldberg SM (1987) Palliation for rectal cancer. Arch Surg 122: 640
30. Mountain CF, Khalil KG, Hermes KE, Frazier OH (1978) The contribution of surgery to the management of carcinomatous pulmonary metastases. Cancer 41: 833
31. Pace WG, Moore ET (1969) Anorectal tumor destruction by cryotherapy. In: Turell R (ed) Disease of the colon and anorectum, 2nd edn. Saunders, Philadelphia London, p 579
32. Pacini P, Cionini L, Pirtoli L, Ciatto S, Tucci E, Sebaste L (1986) Symptomatic recurrences of

carcinoma of the rectum and sigmoid. The influence of radiotherapy on the quality of life. Dis Colon Rectum 29: 865
33. Papillon J (1973) Endocavitary irradation of early rectal cancer for cure: a series of 123 cases. Proc R Soc Med 66: 1179
34. Papillon J (1982) Rectal and anal cancers: Conservative treatment by irradiation - an alternative to radical surgery. Springer, Berlin Heidelberg New York Tokyo
35. Pestana C, Reitemeier RJ, Moertel CG, Judd ES, Dockerty MB (1964) The natural history of carcinoma of the colon and rectum. Am J Surg 108: 826
36. Pfeffermann R, Merhav H, Rothstein H, Simon D (1986) The use of laser in rectal surgery. Lasers Surg Med 6: 467
37. Polk HR, Spratt JS (1971) Recurrent colorectal carcinoma. Detection, treatment and other considerations. Surgery 69: 9
38. Registry of hepatic metastases (1988) Resection of the liver for colorectal carcinoma metastases: A multi-institutional study of indications for resection. Surgery 103: 278
39. Rider WD (1975) Is the Miles operation really necessary for the treatment of rectal cancer. J Can Assoc Radiol 26: 167
40. Riemann JF, de Mas R, Ginsbach C, Harloff M, Kohler B (1988) Palliative Lasertherapie fortgeschrittener Rektumkarzinome. Dtsch Med Wochenschr 113: 1057
41. Russin DJ, Kaplan SR, Goldberg RI, Barkin JS (1986) Neodymium-YAG laser. Arch Surg 121: 1399
42. Schmidt H, Müller RP, Hildebrand D (1984) Ergebnisse der Strahlenbehandlung bei Rezidiven kolorektaler Tumoren. Strahlentherapie 160: 288
43. Schultz MD, Wang CC (1962) The role of radiation therapy in the management of carcinoma of the sigmoid, rectosigmoid and rectum. Radiology 79: 1
44. Schumpelick V, Truong S, Kupczyk-Joeris D (1988) Stellenwert der Kryo-, Elektro- und Laser-Therapie beim Rektumcarcinom. Chirurg 59: 639
45. Squazzi A, Bracco D (1974) A historical account of the technical means used in cryotherapy. Min Med 65: 3718
46. Silverman DT, Murray JL, Smart CR, Brown CC, Myers MH (1977) Estimated median survival times of patients with colorectal cancer based on experience with 9,745 patients. Am J Surg 133: 289
47. Stadler H (1985) Palliative endoskopische Lasertherapie gastrointestinaler Tumoren. Fortschr Med 103: 538
48. Stearns MW jr, Whiteley HW jr (1970) Palliative radiation therapy in patients with localized cancer of the colon and rectum. Dis Colon Rectum 13: 112
49. Stelzner F, Hansen H (1986) Begründung und Ergebnisse der knappen Rektumkontinenzresektion beim Karzinom. Langenbecks Arch 336: 17
50. Strauss SF, Crawford RA, Strauss HA (1935) Surgical diathermy of carcinoma of rectum: its clinical end results. JAMA 104: 1480
51. Villalon AH, Green D (1981) The use of radiotherapy for pelvic recurrences following abdomino-perineal resection for carcinoma of the rectum; a 10 year experience. Aust NZ J Surg 51: 149
52. Wanebo HH, Marcore RC (1981) Abdominal sacral resection of locally recurrent rectal cancer. Ann Surg 194: 458
53. Williams IG, Horwitz A (1959) Radiotherapy in carcinoma of the rectum and the anal canal. In: Turell R (ed) Diseases of the colon and ano-rectum. Saunders, Philadelphia
54. Williams IG, Shulman IM, Todd IP (1957) The treatment of recurrent carcinoma of the rectum by supervoltage X-ray therapy. Br J Surg 44: 506
55. Williams LF jr, Huddleston CH, Sawyers JL, Potts JR III, Sharp KW, McDougal SW (1988) Is total pelvic exenteration reasonable primary treatment for rectal carcinoma? Ann Surg 207: 670
56. Wittoesch JH, Jackman RJ (1958) Results of conservative management of cancer of the rectum in poor risk patients. Surg Gynecol Obstet 107: 648

7.2 Analkarzinome

7.2.1 Tumorcharakteristika

Verglichen mit der Häufigkeit des Rektumkarzinoms handelt es sich beim Analkarzinom um eine seltene Erkrankung. Im eigenen Krankengut finden sich nur 23 Analkarzinome unter 559 Karzinomen des Anorektalbereichs (4%) in den Jahren 1976-1986. Im Schrifttum schwankt die Häufigkeit zwischen 1% und 6% aller Anorektalkarzinome [27, 36, 44].

In der Analregion lassen sich histologisch 5 Formen maligner Geschwulste unterscheiden:

1. das Plattenepithelkarzinom,
2. das Adenokarzinom des Rektums, welches zum Analkanal vorwächst,
3. das Basalzellkarzinom,
4. das maligne Melanom und
5. das primäre Adenokarzinom des Analkanals.

Da sich die Behandlung der 3 letztgenannten histologischen Typen, die sehr selten sind, weitgehend an der Therapie des Plattenepithelkarzinoms orientiert, wird im folgenden v.a. ausführlich auf die Therapie des Plattenepithelkarzinoms eingegangen. Bezüglich der Therapie des tiefen Rektumkrebses sei auf Kap. II.7.1 verwiesen.

7.2.2 Plattenepithelkarzinom

Plattenepithelkarzinome machen etwa 80% aller malignen Geschwülste des Anus und des Analkanals aus (Abb. 2). Im Gegensatz zum Rektumkarzinom, welches bei Männern häufiger vorkommt, befällt das Plattenepithelkarzinom Männer und Frauen mit gleicher Häufigkeit. Morson [27] hat 1959 in seinem klassischen Artikel aufzeigen können, daß sich aber sehr wohl eine Geschlechtsdifferenz ergibt, wenn man Fälle, bei denen der Analkanal befallen ist, von solchen trennt, die den Anus und Perianalbereich betreffen. Karzinome des Anus kommen bei Männern 4mal häufiger

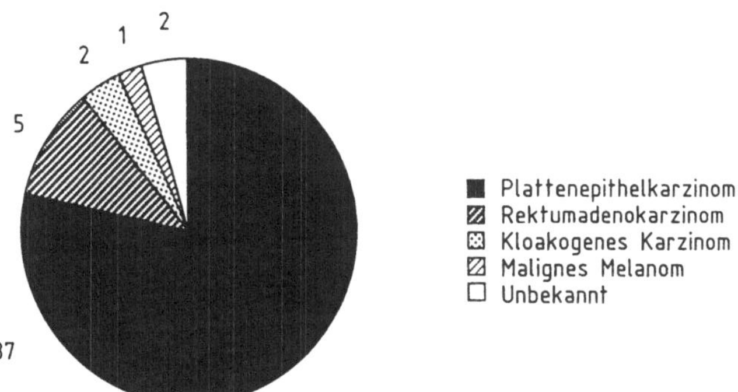

Abb. 2. Verteilung der histologischen Typen des Analkarzinoms bei 47 Patienten der Chirurgischen Universitätsklinik Köln-Lindenthal von 1964-1988

vor als bei Frauen, während Karzinome des Analkanals Frauen um 30% häufiger betreffen als Männer. Dieser Unterschied ist verschiedentlich mit der früher üblichen Bestrahlungstherapie bei Analpruritus, welcher bei Männern häufiger vorkommt, in Verbindung gebracht worden. Auch das häufigere Vorkommen von Analfisteln bei Männern wurde angeführt. Zwar handelt es sich bei Fistelkrebsen gewöhnlich um Adenokarzinome, doch sind keratinbildende Formen bekannt [37].

Stadieneinteilung

Die Stadieneinteilung der Analkarzinome ist schwierig. Keines der bisher für das Plattenepithelkarzinom vorgeschlagenen Systeme hat generelle Verbreitung gefunden. Eine Einteilung nach Dukes entsprechend den Rektumkarzinomen ist nicht anwendbar, da der Befall inguinaler, iliakaler und periaortaler Lymphknoten nicht berücksichtigt werden kann. Das TNM-System wird von vielen Autoren verwendet. Es liegt seit 1987 in einer neuen Form vor (Tabelle 6). Die Tumorstadien werden jetzt nach ihrer Größe unterschieden; dieser Parameter korreliert recht gut mit der Prognose. Demgegenüber war die vorherige TNM-Klassifikation wie viele andere Einteilungen nicht schlüssig. So war es schwierig, Tumoren, die auf den M. sphincter ani internus beschränkt sind (T1), von solchen zu unterscheiden, die den M. sphincter ani externus befallen haben (T2). Auch bedingte ein Befall des Rektums oder der Perianalhaut (T3) nicht immer eine Prognoseverschlechterung. Modifikationen der TNM-Klassifikation, die Tumorgröße, Ausmaß des lokalen Lymphknotenbefalls und Metastasierung besser berücksichtigen, haben sich nicht allgemein durchsetzen können. Einige der vorgeschlagenen Systeme zeigt Tabelle 7. Für die palliative Therapie sind einige Systeme unbrauchbar, da sie keine Unterscheidung

Tabelle 6. TNM-Klassifikation für primäre Karzinome des Analkanals. (Aus [24])

T - Primärtumor	
TX:	Primärtumor kann nicht bestimmt werden
T0:	Primärtumor nicht bewiesen
Tis:	Carcinoma in situ
T1:	Tumorgröße ≤ 2 cm
T2:	Tumorgröße > 2 cm, ≤ 5 cm
T3:	Tumorgröße ≥ 5 cm
T4:	Tumor infiltriert benachbarte Organe (Vagina, Urethra, Blase, Sphinktermuskulatur), größenunabhängig
N - Regionäre Lymphknoten	
NX:	Regionäre Lymphknoten können nicht bestimmt werden
N0:	Keine Metastasierung in den regionären Lymphknoten
N1:	Metastasierung in den perirektalen Lymphknoten
N2:	Metastasierung einseitig iliakal und/oder inguinal
N3:	Metastasierung perirektaler und inguinaler Lymphknoten und/oder Befall beidseitig iliakaler und/oder inguinaler Lymphknoten
M - Fernmetastasierung	
MX:	Fernmetastasen können nicht bestimmt werden
M0:	Keine Fernmetastasierung
M1:	Fernmetastasen nachgewiesen

Tabelle 7. Modifikationen der TNM-Klassifikation des Analkarzinoms

ABC-Klassifikation der Mayo-Klinik (1962)	
A:	Tumorbefall der Analmukosa und Analsubmukosa
B:	Invasion extraanaler Gewebe ohne Lymphknotenbefall
C:	Regionäre Lymphknotenmetastasen
Roswell-Park-Klassifikation (1975)	
0:	Carcinoma in situ
I:	Sphinktermuskel nicht infiltriert
II:	Sphinktermuskel infiltriert
III:	Regionäre Metastasen
	A. Nur perirektale Lymphknoten
	B. Inguinale Lymphknoten
IV:	Fernmetastasen
Mayo-Klinik-Klassifikation (1984)	
A:	Tumorbefall des Analepithels und subepithelialen Bindegewebes
B:	Tumorinfiltration des Muskels oder der angrenzenden Beckengewebe
B1:	Befall des M. sphincter ani internus
B2:	Befall des M. sphincter ani externus
B3:	Befall der angrenzenden Beckengewebe
C:	Regionäre Lymphknotenbeteiligung (Leisten oder Becken)

in den Stadien zwischen regionären und Fernmetastasen treffen, obwohl dieser Faktor die Überlebenszeit stark beeinflußt.

Inkurabilität und Inoperabilität

Sichere Zeichen der Inkurabilität sind beim Analkarzinom der Befall paraaortaler Lymphknoten und die Bildung von Fernmetastasen in anderen Organsystemen. Liegt eine großflächige Metastasierung per continuitatem in die Blase, die Beckenknochen oder das Os sacrum vor - derartige Fälle sind heute äußerst selten -, gilt dies den meisten Autoren als Zeichen der Inoperabilität. Dagegen wird im Rahmen von Rektumamputationen bei Frauen, wenn nötig, eine Hysterektomie oder eine Salpingoophorektomie durchgeführt. Wird eine Beteiligung des Rektovaginalseptums vermutet, entfernen einige Chirurgen auch die hintere Scheidenwand mit [18, 25, 46]. Welche Rolle die pelvine Lymphadenektomie spielt, ist strittig. Jedoch haben Stearns u. Quan [43] empfohlen, die hypogastrischen und Obturatorlymphknoten auszuräumen, falls diese Regionen eine Tumorbefall aufweisen. Sie halten also einen Befall dieser Lymphknotenregion nicht für eine Kontraindikation zur Operation. Klar indiziert ist die Lymphadenektomie bei synchron auftretenden Metastasen in den Leistenlymphknoten. Die Erfahrung der meisten Autoren zeigt, daß die 5-Jahres-Überlebensrate in diesen Fällen auf unter 20% absinkt (Tabelle 8). Demgegenüber haben Boman et al. [3] kürzlich über eine Behandlungsgruppe von 7 Patienten berichtet, von denen 5 nach 5 Jahren noch am Leben waren.

In den letzten 10 Jahren hat die Frage der Operabilität bei Analkarzinomen durch die zunehmende Bedeutung der kombinierten Radio-Chemo-Therapie eine andere Gewichtung erhalten. Bei Karzinomen des Analkanals gelingt in der Hälfte der Fälle durch chemo- und radiotherapeutische Vorbehandlung ein sog. „downstaging", d.h., durch Schrumpfung der Veränderung wird ein niedrigeres TNM-Sta-

Tabelle 8. Plattenepithelkarzinom des Analkanals: Überlebenszeiten bei Metastasierung

	Mediane Überlebenszeit [Monate]	5-Jahres-Überlebensrate [%]
Synchroner Leistenlymphknotenbefall		
Kuehn et al. [26]	<6	0
Wolfe [47]	-	10
Welch u. Malt [46]	-	17
Metachroner Leistenlymphknotenbefall		
Kuehn et al. [26]	-	40
Greenall et al. [21]	-	55
Frost et al. [13]	-	42
Klotz et al. [25][a]	-	12,5
Intraabdomineller Befall (Lymphknoten- und/oder Peritonealkarzinose)		
Kuehn et al. [26]	<6	-
Klotz et al. [25][a]	-	16,5
Fernmetastasen		
Boman et al. [3]	<3,7	-
Greenall et al. [21]	8	-
Frost et al. [13]	-	11

[a] Kloakogenes Karzinom.

dium erreicht (z. B. von T3 zu T2) [20]. Dieser Wandel in der Behandlung des Analkarzinoms dokumentiert sich deutlich in der Rate der Krebse, die lokal exzidiert werden können. Früher ließen sich nur etwa 10% aller Karzinome im Analkanal örtlich entfernen. Wird präoperativ eine kombinierte Radio-Chemo-Therapie durchgeführt, können in ausgewählten Kollektiven bis zu 60% dieser Krebse lokal exzidiert werden [19]. Diese Verbesserung der kurativen Therapie gewinnt zunehmend Einfluß auch auf die palliative Behandlung.

Viszerale Metastasen finden sich bei Patienten mit einem Analkarzinom am häufigsten in der Leber, der Lunge, dem Peritoneum, dem Knochen und im Subkutangewebe. Die mittlere Überlebenszeit der betroffenen Patienten beträgt, wenn keine Behandlung durchgeführt wird, etwa 4-8 Monate (Tabelle 8). Aufgrund der kleinen Fallzahlen läßt sich nicht entscheiden, ob das Vorliegen einzelner synchroner oder metachroner Metastasen - etwa solitärer Leber- oder Lungenmetastasen - als sicheres Zeichen der Inkurabilität gewertet werden darf. Bei diffusem Befall eines oder mehrerer Organe oder beim Vorliegen einer Peritonealkarzinose ist der Therapieansatz dagegen immer palliativ.

Chirurgische Behandlung

Krebse des Analkanals

Im Gegensatz zum Adenokarzinom des Rektums, bei dem eine lange, gut entfernbare Hauptmetastasenstraße besteht, ist das Plattenepithelkarzinom des Analkanals chirurgischer Therapie nicht gut zugänglich, zumal es früh lymphogen metastasiert. Frost et al. [13] haben gefunden, daß 30% aller auf die Submukosa beschränkten Tumoren Lymphknotenmetastasen gesetzt haben. Ist die Analmuskulatur mitbetroffen, steigt diese Rate auf über 60%. Seit Gilchrist u. David [16] und Gabriel [14] überzeugend zeigen konnten, daß Plattenepithelkarzinome des Analkanals, die die Linea dentata erreichen und überschreiten, lymphogene Metastasen im Präsakralraum und entlang den Mesenterialgefäßen bilden, galt die Rektumamputation als Standardmethode der kurativen Therapie.

Bei rektumamputierten Patienten findet sich eine beträchtliche Variation bei den Therapieergebnissen mit 5-Jahres-Überlebensraten von 38-71%. Dies zeigt, daß bereits der kurativ gemeinten Operation meist palliativer Charakter zukommt (Tabelle 9).

Da die Radio-Chemo-Therapie in den letzten Jahren bessere Resultate erbringt, rückt die Rektumamputation als Methode für die kurative Erstbehandlung immer weiter in den Hintergrund (s. Schema 1).

Bei rein palliativer Zielsetzung der Therapie ist eine Rektumamputation im allgemeinen nicht angezeigt. Ist eine diffuse Metastasierung in andere Organsysteme eingetreten, so erscheint auf dem Hintergrund der kurzen Lebenserwartung der Patienten von 4-8 Monaten der Eingriff ungerechtfertigt groß [3, 20, 21]. Es ist daher bei allen Stadien TXNXM1 eine strahlentherapeutische oder strahlenchemotherapeutische Palliation vorzuziehen.

Tumoren, die durch einen Einbruch per continuitatem in umgebende Organe nicht resezierbar sind, gehören heute zu den großen Seltenheiten. Bei manchen Patienten läßt sich eine palliative Tumorverkleinerung durch Bestrahlung und nachfolgende Rektumamputation oder chirurgische Resektion erreichen. Die Indikation ist jedoch mit Zurückhaltung zu stellen. Alle diese Krebse von meist 6 cm Durchmesser und mehr sind inkurabel [26]. In vielen Fällen bleibt nur die symptomatische Behandlung.

Selbst bei den kleineren Krebsen, die mit einer lokalen Exzision behandelt werden können - im Schrifttum sind das etwa 10 % aller Analkanalkrebse -, muß mit Rückfällen in 40% der Fälle gerechnet werden [20, 23, 25, 42]. Ursache für diese hohe Rezidivrate ist vor allem die frühe lymphogene Metastasierung. Ein Mitbefall der Leistenlymphknoten ist als prognostisch ungünstiges Zeichen anzusehen. Obwohl eine zusätzliche inguinale Lymphadenektomie allgemein befürwortet wird, ist der Eingriff palliativ. Die 5-Jahres-Überlebensraten liegen bei unter 20% (20, 25, 41, 42, 46, 47].

Schwierig erscheint es, Klarheit über die Behandlung von Rezidiven zu erhalten. Angaben in der Literatur über die Prognose bei Rezidiven sind vorsichtig zu bewerten. Moderne Nachweismethoden wie das Computertomogramm und die Ultraschalluntersuchung, mit denen sich Metastasen im Bauchraum gut nachweisen las-

Tabelle 9. 5-Jahres-Überlebensraten beim Analkarzinom nach Rektumamputation

Autor	n	5-Jahres-Überlebensrate [%]
Klotz et al. [25]	194	50
Hardcastle u. Bussey [23]	83	48
Boman et al. [3]	114	71
Greenall et al. [20]	103	55
O'Brian et al. [31]	21	38

sen, stehen erst seit wenigen Jahren zur Verfügung. Bei Lokalrezidiven, die etwa die Hälfte aller rückfälligen Krebse ausmachen, ist selbst bei Zuhilfenahme des Computertomogramms eine Abgrenzung gegen Narbengewebe im Becken oft problematisch. Rezidive treten nach einer mittleren Zeit von 12 Monaten auf [3, 13, 20], jedoch ist von Boman et al. [3] über einen Krebsrückfall 17 Jahre nach der Erstoperation berichtet worden. Die mittleren Überlebenszeiten für Patienten mit Lokalrezidiven im Becken werden mit 9 Monaten, für Patienten mit metastatischem Befall des Bauchraums mit 8 Monaten angegeben [21]. Da es sich hier anscheinend meist um aggressivere Tumorformen handelt, haben sich weder die Reoperation noch die Strahlen- oder Chemotherapie als lebensverlängernd erwiesen. Es erscheint daher z.Z. nur dann sinnvoll, eine operative Rezidivbehandlung durchzuführen, wenn Symptome bestehen.

Eigentümlicherweise hat die palliative Lymphadenektomie bei metachronen Leistenlymphknotenrezidiven gute Ergebnisse erbracht. Die 5-Jahres-Überlebensraten liegen bei den meisten Patientengruppen bei 40-70%, wenn nicht zusätzlich Fernmetastasen vorliegen [13, 20, 26, 41, 47]. Dies deutet darauf hin, daß es sich hier um weniger invasive Tumorrassen handelt, die besser auf die Immunkontrolle des Wirts ansprechen, oder um Patienten, die den Tumor besser kontrollieren können.

Krebse des Analrandes
Karzinome des Analrandes machen etwa 1/3 aller Analneoplasmen aus [13, 26]. Sie liegen unterhalb der Linea dentata und bilden regelhaft nur in den Leistenlymphknoten Absiedlungen. Eine Rektumamputation ist daher fast nie indiziert. Zur palliativen Behandlung hat sich die lokale Exzision bewährt. In den meisten Fällen ist eine gute Kontrolle des Tumorwachstums zu erzielen. Noch ist nicht entschieden, ob die lokale Strahlentherapie einer Exzision hinsichtlich ihres Palliationseffekts überlegen ist. Dies sollte mit dem Patienten ausführlich besprochen werden. Eine Behandlung der distalen Analkarzinome ist in jedem Fall wünschenswert, um ein Weiterwachsen mit Einbruch in benachbarte Organe, eine Ummauerung des Anus, Blutungen und Nässen zu vermeiden.

Bei einer frühzeitig eingeleiteten palliativen Therapie sollte der Chirurg heute nicht mehr in die Lage geraten, wegen einer Obstruktion des Anus bei Analkarzinompatienten einen Sigmaafter anlegen zu müssen. Daß die Sigmoidostomie immer seltener notwendig wird, ist v.a. auf zwei Umstände zurückzuführen. Zum einen erübrigen sich im Zeitalter der bildgebenden Verfahren Probelaparotomien, die früher häufig bei inoperablem Befund mit der Anlage eines Sigmaafters abgeschlossen wurden. Zum anderen ist die Zahl der Analstenosen nach Bestrahlung dank der modernen Radio-Chemo-Therapie deutlich gesunken.

Strahlentherapie

Die Behandlung des Analkarzinoms hat in diesem Jahrhundert eine mehrfache Wandlung der therapeutischen Methoden erlebt. In den 30er und 40er Jahren stand die Bestrahlung im Vordergrund der Therapie. Französische und britische Autoren haben mit Röntgenbestrahlungen oder durch Implantation von Radiumnadeln gute Tumorverkleinerungen erreichen können und berichteten über 5-Jahres-Überlebenszeiten von 30-35% [14, 18]. Trotz der im allgemeinen guten Palliation, die sich durch die Methode erreichen ließ, wurde der Behandlungserfolg durch die relativ hohe Komplikationsrate eingeschränkt. In 20-40% der Fälle kam es zur Ausbildung fibröser Analstenosen. Nach dem Krieg wurden in einigen angloamerikanischen Arbeiten, die auch Patienten mit fortgeschrittenen Analkarzinomen einschlossen, sehr viel niedrigere 5-Jahres-Überlebensraten genannt [15, 34, 44]. Dies förderte einen Umschwung in der Behandlungsstrategie. Während in den folgenden Jahrzehnten die operative Entfernung des Tumors als kurative Therapie der ersten Wahl galt, wurden nur noch sehr ausgedehnte, nicht resezierbare Tumoren bestrahlt. Erst die Einführung der Hochvolttherapie, die Einführung von Iridium zur interstitiellen Therapie und die Verwendung von schnellen Neutronenquellen haben zu einer neuen Aufwertung der Strahlentherapie geführt.

Die Ergebnisse der sind heute beim Plattenepithelkarzinom der Perianalregion denen der chirurgischen Exzision mit 5-Jahres-Überlebenszeiten von 60-80% vergleichbar [1, 20, 32]. Die Nebenwirkungsrate hat abgenommen.

Bei Plattenepithelkarzinomen des Analkanals sind die Resultate durchweg weniger gut. Die 5-Jahres-Überlebensraten schwanken je nach Auswahl der Patienten zwischen 30% und 65% [5, 6, 7, 11, 40]. Bei ausgedehnten Tumoren ist die Behandlung hinsichtlich der 5-Jahres-Überlebensraten sicher als palliativ zu betrachten.

Wir sehen eine Indikation zur alleinigen Radiotherapie heute im wesentlichen für Patienten mit großen Tumoren, die lokal inoperabel sind und bei denen eine zusätzliche Chemotherapie mit zu großen Risiken verbunden wäre.

Frost et al. [13] fanden allerdings nur bei einem von 5 ihrer palliativ bestrahlten Patienten eine gute Verminderung des Tumorschmerzes. Eine gleichzeitige symptomatische Therapie erscheint daher sinnvoll. Bei kleineren Tumoren von unter 5 cm Durchmesser besteht ebenfalls eine Anzeige zur Strahlenbehandlung in Kombination mit Gabe von 5-Fluorouracil und Mitomycin C (s. unten). Patienten, die zur Bestrahlung geschickt werden, sollten auf mögliche Nebenwirkungen hingewiesen werden. Fast alle Patienten erleben eine temporäre, nässende Strahlendermatitis. Auch eine Proktitis und Strikturen sind nicht selten. Roux-Berger u. Ennuyer [39] berichten, daß wegen Inkontinenz bei 7 ihrer 18 erfolgreich bestrahlten Patienten ein Sigmoidostoma angelegt werden mußte. So hohe Komplikationsraten sind heute selten geworden.

Bei der Behandlung von Leistenlymphknoten ist die Indikationsstellung schwierig. Wie zahlreiche andere Autoren befürworten wir, befallene Leistenlymphknoten operativ zu entfernen. Die Bestrahlung sollte den Patienten vorbehalten bleiben, bei denen in der Leiste bereits eine Infiltration der umgebenden Muskeln und neurovaskulären Strukturen vorliegt. Französische Autoren haben im Rahmen der kurativen Behandlung eine prophylaktische Bestrahlung klinisch nicht befallener Leistenlymphknoten propagiert [32, 38]. Dieses Vorgehen hat sich nicht bewährt. Werden zu einem späteren Zeitpunkt die Leistenlymphknoten befallen, erschwert die eingetretene Radiofibrose eine Lymphknotenresektion außerordentlich, und es kommt gehäuft zu Wundheilungsstörungen.

Multimodale Therapien

Für Patienten, die eine chirurgische Behandlung ablehnen, hat sich durch die in den letzten Jahren etablierte Kombinationsbehandlung mit Bestrahlung und Chemotherapeutika eine Alternative entwickelt. Nigro et al. [30] berichteten 1974 als erste, daß sich bei 5 ihrer mit 30 Gy bestrahlten, dann mit 5-Fluorouracil behandelten und schließlich rektumamputierten Patienten keine Tumorzellen mehr nachweisen ließen. Diese Beobachtung wurde inzwischen von verschiedenen Autoren bestätigt [8, 17, 33].

Die Gabe von Chemotherapeutika sollte dazu dienen, die Strahlendosis verringern zu können, um so nach Exzision eine bessere Wundheilung zu erzielen. Obwohl inzwischen für Tumoren unter 5 cm Durchmesser Überlebenszeiten von 85% angegeben werden, muß mit einer hohen Rate hämatologischer Nebenwirkungen gerechnet werden [9]. Der Nutzen dieser Therapieverfahren für die palliative Behandlung ist noch nicht endgültig zu beurteilen. Einzelne Berichte liegen jedoch vor. Greenall et al. [21] beobachteten bei 3 von 8 Patienten mit metastasierendem Plattenepithelkarzinom eine Verminderung der Tumorgröße, Verringerung der Tumorschmerzen und Besserung des Allgemeinzustands nach Therapien mit 5-Fluorouracil und Mitomycin C. Ein Fallbericht wies auf die positiven Wirkungen von Cisplatin und Adriamycin bei metastasierendem kloakogenen Karzinom hin [12]. Die Anwendung der Chemotherapie sollte sich derzeit auf klinische Studien beschränken, bis genaue Daten vorliegen. Ist ein Patient nach einem ausführlichen Gespräch nicht bereit, an einer Chemotherapiestudie teilzunehmen, beschränken wir uns auf eine symptomatische Behandlung.

In den Schemata 1 und 2 ist die Vorgehensweise in unserer Klinik bei verschiedenen Stadien des Analkarzinoms zusammengefaßt.

Schema 1. Stadiengerechte Therapie des Analkarzinoms

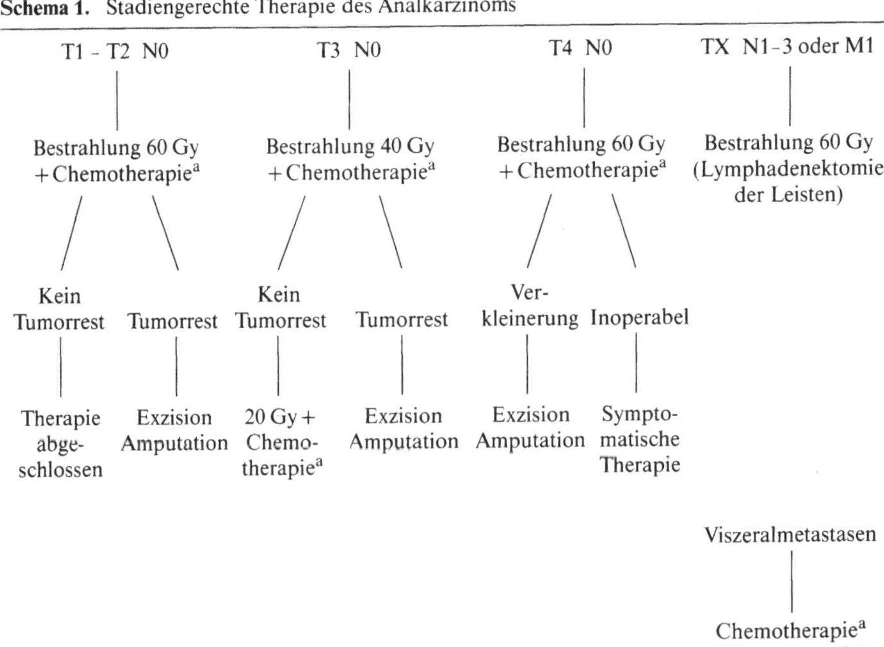

[a] Bleomycin, 5-Fluorouracil + Mitomycin C.

Schema 2. Therapie des Analkarzinomrezidivs

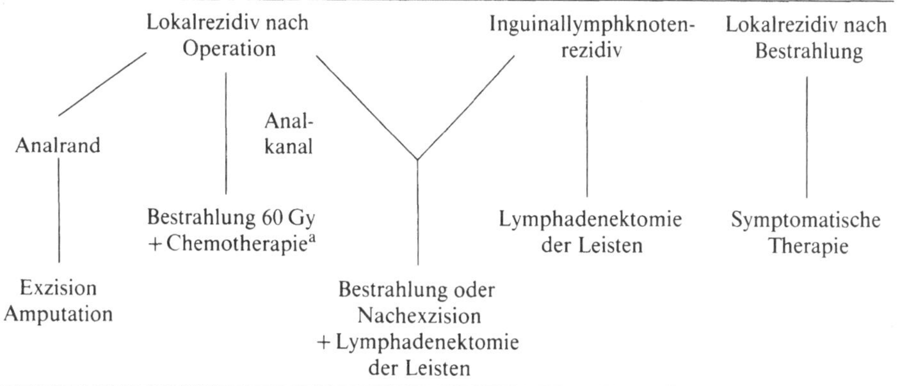

[a] Bleomycin, 5-Fluorouracil + Mitomycin C.

Behandlung von Leistenlymphknotenmetastasen

Wie oben erwähnt, befürworten wir eine operative Behandlung von metachronen Leistenlymphknotenmetastasen. Leider liegen bisher noch keine ausreichenden Daten aus multimodalen Therapiestudien vor, die auf eine Verbesserung der Behandlung durch diese neuen Verfahren schließen lassen. Im Rahmen der palliativen Therapie ist eine operative Entfernung oder Bestrahlung befallener Leistenlymphknoten sinnvoll. Für verbackene, inoperable Lymphknoten verwenden wir die Strahlentherapie. Eine prophylaktische Ausräumung der Leisten ist nach unserer Meinung weder als Kurativ- noch als Palliativmaßnahme indiziert. Zwar hat die Operation eine geringe Mortalitätsrate, doch ist sie bei Nichtbefall der Leistenlymphknoten überflüssig. Stellt sich mikroskopisch eine Leistenmetastasierung heraus, so beträgt die mittlere Lebenserwartung etwa 6 Monate (Tabelle 8). Dies rechtfertigt eine Operation nicht, bei der Komplikationen wie Lymphfisteln und Lymphödeme der Beine und der äußeren Genitalien nicht selten sind.

7.2.3 Anales Rektumkarzinom

Rektumkarzinome, die unmittelbar oberhalb des Analkanals wachsen, können diesen manchmal infiltrieren und zuweilen aus dem Anus herauswachsen. Durch digitale Palpation des Rektums und ggf. vaginale Untersuchung läßt sich feststellen, ob die Geschwulst bis in die untere Rektumampulle reicht. Ist dies der Fall, so handelt es sich mit einiger Wahrscheinlichkeit um ein tiefsitzendes Rektumkarzinom. Es kommen jedoch auch Plattenepithelkarzinome vor, die in das Rektum einbrechen, so daß sich die Diagnose nur histologisch klären läßt. Wenn eine Resektion indiziert ist, besteht die Behandlung in einer Rektumamputation (vgl. Kap. II.7.1.4).

Alternativ kommen lokale Behandlungsverfahren oder Kontaktbestrahlungen in Betracht (s. Kap. II.7.1.8). Ist die Haut des Analkanals oder gar die Perianalhaut vom Tumor infiltriert, so kann es zu Tumorabsiedlungen in den Leistenlymphknoten kommen. Betroffene Patienten werden entsprechend den für das Plattenepithelkarzinom angegebenen Richtlinien behandelt.

7.2.4 Basalzellkarzinom

Die Analhaut ist selten der Manifestationsort eines Basalzellkarzinoms. Die Inzidenz dieses Tumors wird in großen Serien mit 0,05-0,4% aller anorektalen Karzinome angegeben [2, 4]. Wie beim Basaliom des Gesichts sind Lymphknotenabsiedlungen sehr selten.

Über die Langzeitprognose des analen Basalzellkarzinoms ist wenig bekannt. Die einzige umfassende Studie ist von Nielsen u. Jensen 1981 [29] publiziert worden. Sie faßt alle Fälle zusammen, die in Dänemark von 1943-1974 aufgetreten sind. Von den 34 Patienten wurden 27 lokal exzidiert, vier rektumamputiert, einer mit einer Kolostomie und Bestrahlungstherapie und 2 nur mit Bestrahlungstherapie behandelt. In 3 Fällen kam es zu Lokalrezidiven, aber nach einer Nachexzision oder -bestrahlung traten in den nächsten 5 Jahren keine Rückfallkrebse mehr auf. Die Prognose ist also außerordentlich gut. Eine palliative Behandlung ist bei dieser Variante des Analkarzinoms nie erforderlich, da der Tumor fast immer radikal angegangen werden kann.

7.2.5 Malignes Melanom

Wie das Basaliom ist auch das maligne Melanom des Analkanals ein seltener Tumor. Morson u. Pang [28] fanden nur 10 Fälle in einem Kollektiv von über 4000 Patienten mit malignen Tumoren der Anorektalregion, die am St. Mark's Hospital in London behandelt wurden. Wie Melanome der übrigen Haut setzt der Tumor in Abhängigkeit von der Eindringtiefe rasch Metastasen in die umgebende Haut, die inguinalen Lymphknoten, die Lunge, die Leber, das Gehirn und das Skelettsystem.

Wie Raven 1948 zeigte, sind maligne Melanome nicht strahlensensibel [35], so daß die einzige Heilungschance in der chirurgischen Entfernung, d.h. einer Rektumamputation, besteht. Die Operation, die am besten mit einer beidseitigen En-bloc-Resektion der inguinalen Lymphknoten kombiniert wird, ist jedoch in fast allen Fällen als palliativer Eingriff anzusehen. Auch an großen onkologischen Zentren liegt die 5-Jahres-Heilungsrate unter 10% [45]. Langzeitüberlebende gibt es fast ausschließlich in Fällen, bei denen die Eindringtiefe 3 mm noch nicht überschreitet. Auch wenn keine Metastasen nachgewiesen werden können, sind daher fast alle Eingriffe palliativ.

Da der Tumor meist bereits Metastasen setzt, wenn die Primärgeschwulst noch klein ist, ergeben sich bei Patienten mit diffuser Metastasierung seltener Indikationen zur palliativen Resektion des Primärtumors als beim Plattenepithelkarzinom. Einbrüche in umgebende Organe, Schmerzzustände durch lokalen Tumordruck oder eine Obstruktion des Rektums kommen kaum vor. Bei starkem Juckreiz, Bluten oder Nässen des Tumors haben wir jedoch lokale Exzisionen durchgeführt. Ist die örtliche Ausräumung nicht möglich, bleibt die Anlage eines Sigmaafters. Beim Vorliegen von Leisten- oder Fernmetastasen werden Rektumamputationen unserem

Grundkonzept einer palliativen Therapie nicht gerecht. Wir beschränken uns auf eine symptomatische Behandlung.

Palliative Chemotherapien sind in Einzelfällen angewendet worden. Ob eine chemotherapeutische Behandlung sinnvoll ist, läßt sich aufgrund der kleinen Fallzahlen nicht entscheiden.

7.2.6 Kloakogenes Karzinom

Noch seltener als die beiden vorgenannten Tumorarten ist das primäre Adenokarzinom des Analkanals. Zwar gibt es in einigen Fällen eine gut dokumentierte Assoziation mit über Jahre bestehenden Analfisteln. Aus diesem Grund ist verschiedentlich von „Fistelkrebsen" gesprochen worden. Über die exakte Histogenese der primären Adenokarzinome des Analkanals gibt es jedoch recht unterschiedliche Auffassungen. Dukes u. Galvin [10] vermuten, daß der Ursprung dieser Krebse in ungewöhnlichen Aufwerfungen der anorektalen Mukosa liegt; Zimberg u. Kay [48] dagegen halten die Proktodäaldrüsen für den wahrscheinlichsten Ausgangsort. Auch das anorektale Übergangsepithel sowie die apokrinen Drüsen der Perianalhaut sind verschiedentlich als mögliche Ursprungsgewebe vorgeschlagen worden [22, 28].

Die palliative Behandlung der primären Adenokarzinome folgt im wesentlichen den für das Plattenepithelkarzinom angegebenen Richtlinien. Erlaubt es der Allgemeinzustand des Patienten, kann in Einzelfällen eine Rektumamputation mit Ausräumung der Leistenlymphknoten angezeigt sein, um einem Einbruch in benachbarte Hohlorgane, einer Verjauchung, Blutungen oder Schleimfluß vorzubeugen. Viele Fälle sind jedoch bei Diagnosestellung bereits inoperabel und können nur durch Bestrahlung oder symptomatische Therapie behandelt werden. Die Prognose erscheint insgesamt schlechter als die des Plattenepithelkarzinoms [18, 46].

Literatur

1. Al-Jurf AS, Turnbull RB, Fazio VW (1979) Local treatment of squamous cell carcinoma of the anus. Surg Gynecol Obstet 148: 576
2. Armitage G, Smith IB (1954) Rodent ulcer of the anus. Br J Surg 42: 395
3. Boman BM, Moertel CG, O'Connell MJ et al. (1984) Carcinoma of the anal canal. A clinical and pathologic study of 188 cases. Cancer 54: 114
4. Buie LA, Brust JCM (1933) Malignant anal lesions of epithelial origin. Lancet 53: 565
5. Cummings BJ, Thomas GM, Keane TJ, Harwood AR, Rider WD (1982) Primary radiation therapy in the treatment of anal canal carcinoma. Dis Colon Rectum 25: 778
6. Dalby JE, Pointon RS (1961) The treatment of anal carcinoma by interstitial irradiation. Am J Roentgenol 85: 515
7. Devois A, Decker R (1960) La curiepuncture du cancer de l'anus. Arch Fr Mal Appar Dig 49: 54
8. Dobrowsky W (1989) Radiotherapy of epidermoid anal canal cancer. Br J Radiol 62: 53
9. Doggett SW, Green MD, Cantril ST (1988) Efficacy of radiation therapy alone for limited squamous cell carcinoma of the anal canal. Am J Radiat Oncol Biol Phys 15: 1069
10. Dukes CE, Galvin C (1956) Colloid carcinoma arising within fistula in the anorectal region. Ann R Coll Surg Engl 18: 246-261
11. Eschwege F, Breteau N, Chavy A, Lasser P, Wibault P, Kac J (1979) Complications de la radiotherapie transcutanee epitheliomas ducanal anal. Gastroenterol Clin Biol 3: 183
12. Fisher WB, Herbst KD, Sims JE, Critchfield CF (1978) Metastatic cloacogenic carcinoma of the

anus: sequential responses to adriamycin and cis-dichlorodiamineplatinum (II). Cancer Treat Rep 62: 91
13. Frost DB, Richards PC, Montague ED, Giacco GG, Martin RG (1984) Epidermoid cancer of the anorectum. Cancer 53: 1285
14. Gabriel WB (1941) Squamous-cell carcinoma of the anus and anal canal. Proc R Soc Med 34: 139
15. Gabriel WB (1960) Discussion on squamous cell carcinoma of the anus and anal canal. Proc R Soc Med 53: 403
16. Gilchrist RK, David VC (1938) Lymphatic spread of carcinoma of the rectum. Ann Surg 108: 621
17. Glimelius B, Pahlman L (1987) Radiation therapy of anal epidermoid carcinoma. Int J Radiat Oncol Biol Phys 13: 305
18. Goligher J (1984) Surgery of the anus, rectum and colon, 5th edn. Baillière Tindall, London
19. Greenall MJ, Quan SHQ, DeCosse JJ (1985) Epidermoid cancer of the anus. Br J Surg [Suppl] S97
20. Greenall MJ, Quan SHQ, Urmacher C, DeCosse JJ (1985) Treatment of epidermoid carcinoma of the anal canal. Surg Gynecol Obstet 161: 509
21. Greenall MJ, Magill GB, Quan SHQ, DeCosse JJ (1986) Recurrent epidermoid cancer of the anus. Cancer 57: 1437
22. Grodsky L (1960) Extramammary Paget's disease of the perianal region. Dis Colon Rectum 3: 502
23. Hardcastle JD, Bussey HJR (1968) Results of surgical treatment of squamous cell carcinoma of the anal canal and anal margin seen at St. Mark's Hospital 1928-66. J R Soc Med 61: 629
24. International Union against Cancer (1987) TNM-classification of malignant tumours, 4th edn. Springer, Berlin Heidelberg New York Tokyo
25. Klotz RG, Pamukcoglu T, Souilliard DH (1967) Transitional cloacogenic carcinoma of the anal canal. Cancer 20: 1727
26. Kuehn PG, Eisenberg H, Reed JF (1968) Epidermoid carcinoma of the perianal skin and anal canal. Cancer 22: 932
27. Morson BC (1959) The pathology and results of treatment of cancer of the anal region. Proc R Soc Med [Suppl] 52: 117
28. Morson BC, Pang LSC (1968) Pathology of anal cancer. Proc R Soc Med 61: 623
29. Nielsen OV, Jensen SL (1981) Basal cell carcinoma of the anus - a clinical study of 34 cases. Br J Surg 68: 856
30. Nigro ND, Vaitkevicius VK, Considine B (1974) Combined therapy for cancer of the anal canal: a preliminary report. Dis Colon Rectum 17: 354
31. O'Brien PH, Jenrette JM, Wallace KM, Metcalf JS (1982) Epidermoid cancer of the anus. Surg Gynecol Obstet 155: 745
32. Papillon J (1982) Rectal and anal cancers. Springer, Berlin Heidelberg New York
33. Papillon J, Montbarbon JF (1987) Epidermoid carcinoma of the anal canal. Dis Colon Rectum 30: 324
34. Raven RW (1941) Squamous-cell carcinoma of the anus and anal canal. Proc R Soc Med 34: 157
35. Raven RW (1948) Anorectal malignant melanoma. Proc R Soc Med 41: 469
36. Richards JC, Beahrs OH, Woolner LB (1962) Squamous cell carcinoma of the anus, anal canal and rectum in 109 patients. Surg Gynecol Obstet 114: 475
37. Rosser C (1931) The etiology of anal cancer. Am J Surg 11: 328
38. Rousseau JMG, Fenton J (1973) La télécobalt thérapie des cancers du anal canal. J Radiol 54: 622
39. Roux-Berger JL, Ennuyer N (1948) Carcinoma of the anal canal. AJR 60: 807
40. Salmon RJ, Fenton J, Asselain B, Mathieu G, Girodet J, Durand JC et al. (1984) Treatment of epidermoid anal canal cancer. Am J Surg 147: 43
41. Sawyers JL (1977) Current management of the carcinoma of the anus and perianus. Am Surg 43: 424
42. Singh R, Nime F, Mittelman A (1981) Malignant epithelial tumors of the anal canal. Cancer 48: 411
43. Stearns MW, Quan SHQ (1970) Epidermoid carcinoma of the anorectum. Surg Gynecol Obstet 131: 953

44. Sweet RH (1947) Results of treatment of epidermoid carcinoma of the anus and rectum. Surg Gynecol Obstet 84: 967
45. Wanebo HJ, Woodruff JM, Farr GH, Quan SHQ (1981) Anorectal melanoma. Cancer 47: 1891
46. Welch JP, Malt RA (1977) Appraisal of the treatment of carcinoma of the anus and anal canal. Surg Gynecol Obstet 145: 837
47. Wolfe HRI (1968) The management of metastatic inguinal adenitis in epidermoid cancer of the anus. J R Soc Med 61: 626
48. Zimberg YH, Kay S (1957) Anorectal carcinomas of extramucosal origin. Ann Surg 145: 344

8 Hepatobiliäre Malignome

H.-U. ZIEREN, H. PICHLMAIER

8.1 Primäre Lebertumoren

8.1.1 Befund

In unseren Breiten und den meisten westlichen Ländern sind primäre Lebermalignome mit einer Inzidenz von etwa 1-2 Fällen pro 100000 Einwohner und einem Anteil von 1-2% aller Malignome selten [19, 34]. Dagegen gehören sie in weiten Teilen Asiens und Afrikas mit einem Anteil von 25-50% aller bösartigen Neubildungen zu den häufigsten Tumoren. Bei der Entstehung werden ätiologische Zusammenhänge mit chronischen Hepatitis-B-Infektionen und Nahrungsaufnahme von karzinogenen Substanzen wie Aflatoxinen und Pyrrolizidinalkaloiden vermutet. Ein wesentliches therapeutisches Problem ist die häufige Entstehung in zirrhotischen Lebern und die multilokuläre hepatische Manifestation [34]. Nach einer WHO-Klassifikation werden primäre Leberkrebse histologisch in 4 Gruppen unterteilt (Tabelle 1).

Mit Abstand häufigster Tumor ist das hepatozelluläre Karzinom (Synonym: primäres Leberzellkarzinom) mit einem Anteil von 60-90% [27, 30, 60]. Wegen unterschiedlicher Behandlungsstrategien werden die cholangiolären Karzinome der intrahepatischen Gallengänge zu den Lebertumoren, die cholangiolären Karzinome der Gallengangsbifurkation dagegen zu den extrahepatischen Gallenwegstumoren gezählt (vgl. Kap. II.8.3).

Die einzige Aussicht auf Heilung besteht in der radikalen chirurgischen Entfer-

Tabelle 1. WHO-Klassifikation der primären Lebertumoren. (Nach [29])

A. Epitheliale Tumoren
1. Hepatozelluläres Karzinom (Leberzellkarzinom)
2. Cholangiokarzinom (intrahepatisches Gallengangskarzinom)
3. Zystadenokarzinom der Gallengänge
4. Kombiniertes hepatozelluläres und Cholangiokarzinom
5. Hepatoblastom
6. Undifferenziertes Karzinom

B. Nichtepitheliale Tumoren
Hämangio-, embryonales Sarkom, sonstige

C. Sonstige maligne Tumoren
Teratom, Karzinosarkom, andere

D. Unklassifizierte Tumoren

Tabelle 2. Ergebnisse der chirurgischen Therapie primärer Lebertumoren (*k.A.* keine Angaben)

Autor	Jahr	Resektionen	Kliniksletalität	Jahres-Überlebensraten					Median	Kliniksletalität berücksichtigt
				1-	2-	3-	4-	5-		
		n	[%]			[%]			[Monate]	
Westliche Patienten										
Fortner et al. [23]	1981	42	17	85	-	50	-	37	-	Nein
Bengmark et al. [8]	1982	21	14	47	38	-	20	-	-	Nein
Funovics u. Fritsch [26]	1983	25	24	20	-	9	-	-	8,7	Nein
Iwatsuki et al. [37]	1983	43	9	78	60	56	-	46	-	Ja
Thompson et al. [73]	1983	35	20	-	-	-	-	31	-	Ja
Zirngibl u. Gebhardt [79]	1983	53	42	20	15	10	7	7	14,8	Nein
Lim u. Bangard [46]	1984	22	39	-	-	-	-	-	18,7	k. A.
Pichlmayr et al. [65]	1984	59	12	67	54	48	-	-	-	k. A.
Adson [2]	1986	62	5	-	-	54	-	35	-	Ja
Asiatische Patienten										
Lee et al. [44]	1982	165	20	45	30	20	-	18	-	Ja
Okamoto et al. [44]	1984	103	13	65	-	27	-	13	-	Nein
Tsuzuki et al. [75]	1984	54	-	52	-	33	-	11	-	Nein
Wu et al. [77]	1987	400	4	60	48	40	32	26	-	Nein

nung des Tumors und nur in ausgewählten Fällen in der orthotopen Lebertransplantation [66]. Die Ergebnisse kurativer Behandlungsversuche lassen sich aufgrund unterschiedlicher Operationsindikationen und -verfahren nur unter Vorbehalt vergleichen. Wegen lokaler Inoperabilität oder zu hoher Risiken betragen die von Chirurgen in neueren Publikationen angegebenen Resektionsraten nur zwischen 21% und 43% [2]. Da ein Teil der Patienten gar nicht erst dem Chirurgen vorgestellt wird, vor allem ausgedehnte Leberresektionen nach wie vor mit relativ hohen Kliniksmortabilitäten behaftet sind und auch potentiell kurativ resezierte Patienten nach überstandener Operation nur durchschnittliche 5-Jahres-Überlebenszeiten von 7-46% besitzen (Tabelle 2), ergibt sich eine schlechte Gesamtprognose. Obwohl ein TNM-Klassifizierungsvorschlag der UICC vorliegt [31], existiert bislang keine stadiengerechte Aufschlüsselung der Behandlungsergebnisse. Nach Cady [11] werden nur etwa 3-4% aller Patienten mit primären Lebermalignomen dauerhaft geheilt, womit primäre Leberkrebse zu den Tumoren mit den schlechtesten Heilungsaussichten gehören.

8.1.2 Behandlungsziele

Ist der Tumor lokal nicht radikal resektabel, oder bestehen extrahepatische Metastasen, kann die Erkrankung nur noch palliativ behandelt werden. Dies kann auch schon bei Zeichen der portalen Hypertension oder Leberfunktionsstörungen vermutet werden. Klarheit verschafft jedoch erst die weitere Diagnostik und im Zweifel die Probelaparotomie. Ohne konkrete Abgrenzung dient die palliative Behandlung prinzipiell der längstmöglichen Erhaltung eines lebenswerten Zustands. In ihrer individuellen Vielschichtigkeit ist diese Größe weder meß- noch definierbar. Sie kann daher nur gemeinsam mit dem einzelnen Patienten in einer gegebenen Situation ermittelt werden. Trotz vielfacher Überschneidungen und gegenseitiger Beeinflussungen bestehen die in Tabelle 3 genannten Hauptziele.

Im Idealfall dient die palliative Behandlung sowohl der Lebensverlängerung als auch der Linderung tumorbedingter Beschwerden und erhält hierdurch die soziale Integration. Unabdingbar ist auch eine umfassende psychosoziale Betreuung, wozu verschiedene ambulante und stationäre Hilfen zur Verfügung stehen (vgl. S. 703 ff.). Problematisch wird die Therapieplanung, wenn erhoffte Vorteile gegen Risiken, Befindlichkeitsstörungen und Hospitalisierungszeiten abgewogen werden müssen. In einer solchen Situation darf die Therapiewahl jedoch nicht auf den Patienten als medizinischen Laien abgewälzt werden; der verantwortungsbewußte Arzt muß dann bei aller angebrachten Transparenz im Sinne seines Patienten entscheiden.

Der Wert lebensverlängernder Maßnahmen mißt sich am Spontanverlauf der unbehandelten Erkrankung. Aus ethischen Gründen gibt es keine umfassende prospektive randomisierte Studie, die einen zuverlässigen Vergleich der Überlebenszeiten von nichtbehandelten und palliativ behandelten Patienten ermöglicht. Nach vorliegenden Angaben ist bei unbehandeltem Leiden mit einer durchschnittlichen Lebenserwartung von 4 Monaten nach Symptombeginn und 2 Monaten nach Diagnosestellung zu rechnen (Tabelle 4). In Einzelfällen wurden jedoch auch spontane Überlebenszeiten bis zu wenigen Jahren mitgeteilt [72]. Asiaten und Afrikaner, Pa-

Tabelle 3. Ziele der palliativen Therapie bei primären Lebertumoren

Lebensverlängerung
Beschwerdelinderung von
- Schmerzen
- Verdauungsstörungen
- Ikterus
- Sonstige

Soziale Integration

Tabelle 4. Spontanverlauf unbehandelter primärer Lebertumoren (*k.A.* keine Angaben)

Autor	Jahr	Patienten n	Überlebenszeit (Durchschnitt)
Westliche Patineten			
Appelqvist [5]	1982	7	4,5 Monate
Bengmark et al. [8]	1982	25	2,8 Monate (median 1,1 Monate)
Asiatische und afrikanische Patienten			
Falkson u. Coetzer [21]	1986	k.A.	2 Monate (in einer randomisierten Studie)
Lai et al. [43]	1981	104	3,5 Wochen
Lee et al. [44]	1982	616	1,1 Monate
Nagasue et al. [52]	1984	100	4 Monate ab Symptomatik 2 Monate ab Diagnose
Okuda et al. [61]	1985	130	3-4 Monate nach Probelaparotomie

Tabelle 5. Symptome primärer Lebermalignome bei Diagnosestellung oder Kliniksaufnahme. Mehrfachnennungen möglich. Literaturübersicht, n = 4045 Patienten. (Nach [5, 8, 26, 27, 43-45, 49, 52, 60])

Symptome	Angaben einzelner Autoren	Durchschnitt [%]
Abdominale Schmerzen	25-78	54
Abdominales Spannungsgefühl	9-70	30
Gewichtsverlust	6-92	42
Schwäche	11-73	36
Erbrechen	5-30	18
Ikterus	3-34	18
Fieber	4-13	9
Abdominale Blutung	4-17	10
Sonstige	12-89	30

tienten mit cholangiolären Karzinomen oder zusätzlicher Leberzirrhose scheinen eine noch schlechtere Prognose zu haben.

Leberkrebse verursachen ganz unterschiedliche Beschwerden (Tabelle 5). Neben allgemeinen Tumorzeichen wie Schwäche und Gewichtsverlust stehen zunächst Oberbauchschmerzen, abdominales Spannungsgefühl, Ikterus, Verdauungsstörungen und Fieber im Vordergrund. Durch die häufig begleitende Leberzirrhose gesellen sich die bekannten Folgen des portalen Hochdrucks wie Aszites, Meteorismus und Ösophagusvarizenblutungen hinzu. Mit Fortschreiten der Erkrankung kommt es schließlich zu Kachexie, Tumorblutungen und Leberkoma.

8.1.3 Methoden

Das Instrumentarium der palliativen Therapie besteht aus unterschiedlichen chirurgischen, interventionell-radiologischen, strahlentherapeutischen, internistisch-onkologischen, symptomatischen, sozialen und anderen Behandlungsmöglichkeiten, die ergänzend oder alternativ eingesetzt werden können (Tabelle 6).

Palliative Resektion

Wegen unterschiedlicher Begriffsauslegungen fehlen konkrete Angaben zur Häufigkeit palliativer Resektionen weitgehend. Vor dem Hintergrund der bescheidenen Spätergebnisse (Tabelle 2) muß wohl ein beträchtlicher Teil der kurativ beabsichtigten Resektionen im nachhinein als palliativ angesehen werden. Bengmark et al. [8] beziffern 44% ihrer Leberresektionen als palliativ, was sich mit den Angaben von Zirngibl u. Gebhardt [79] deckt, in deren Krankengut etwa die Hälfte der Resektionen als unradikal eingestuft wurde. Die Notwendigkeit zur palliativen Resektion ergibt sich trotz primär kurativer Absicht, wenn sich intraoperativ die Aussichtslosigkeit eines radikalen Eingriffs zu einem Punkt zeigt, an dem die Resektion aus technischen Gründen nicht mehr abgebrochen werden kann. Prinzipiell Vergleichbares gilt auch für die Lebertransplantation [66]. Von einem palliativen Charakter

Tabelle 6. Instrumentarium der palliativen Therapie primärer Lebertumoren

Chirurgische Therapie
- Palliative Resektion
- Implantation von Infusionssystemen zur lokalen Chemotherapie
- Ligatur der A. hepatica propria
- Biliodigestiver Bypass
- Gastroenterale Umleitung
- Kryochirurgie, Laser

Interventionelle Radiologie
- Embolisation, Chemoembolisation
- Perkutane transhepatische Gallengangsdrainage/Endoprothese

Strahlentherapie
- Perkutan
- Radioaktive Antikörper

Chemotherapie
- Systemisch
- Lokal

Hyperthermie
- Radiofrequenz
- Magnetfeld

Multimodale Therapie
- Verschiedene

Endoskopie
- Ösophagusvarizensklerosierung
- Endoskopische Gallengangsdrainage/Endoprothese

Symptomatische Therapie von
- Schmerzen
- Ernährungsstörungen
- Leberinsuffizienz
- portalem Hochdruck

Psychosoziale Hilfen

der Resektion ist auch auszugehen, wenn der Tumor die Organgrenzen überschritten hat. Wegen des erhöhten Risikos und des nicht abwägbaren Gewinns ist die Indikation zur erweiterten organüberschreitenden Resektion sehr zurückhaltend zu stellen. In Einzelfällen wurden jedoch sowohl nach organüberschreitenden Resektionen als auch nach Rezidiveingriffen erstaunliche Ergebnisse mitgeteilt [9, 17, 39, 74, 77]. Unter Umständen ergeben sich hier bei vermeintlich weniger malignen histologischen Subtypen der Leberzellkarzinome, den sog. fibrolamellären Formen, zukünftig erweiterte Operationsindikationen [9, 33]. Obwohl theoretisch möglich, ist eine Effektivitätssteigerung adjuvanter Behandlungen durch eine palliative Tumorverkleinerung bislang nicht erwiesen. Die bewußt palliative Leberresektion ist daher auf bestimmte Situationen beschränkt:

Palliative Resektion bei Tumorblutung
Die meist gut vaskularisierten Lebertumoren neigen zu spontanen Rupturen und führen dann durch die abdominale Blutung zum Blutungsschock. Nicht selten wird

der Tumor erst bei der notwendigen Laparotomie diagnostiziert. Im großen Krankengut von Lee et al. [44] wurden 13,4% aller Patienten mit primären Lebermalignomen als chirurgische Notfälle wegen abdominaler Tumorblutungen eingewiesen. Kann nicht kurativ reseziert werden, führt die palliative atypische Resektion bei oberflächlich gelegenen Tumoren zur sichersten Blutstillung. Ist eine Resektion nicht möglich, sollten die zuführenden Gefäße am besten gezielt ligiert werden [76]. Als nichtoperative Alternative kann die gezielte Embolisation vor allem bei kleineren Blutungen gute Dienste leisten [32, 35]. Andere mögliche Maßnahmen wie temporäre Tamponade, Übernähung, Laserung, Koagulation oder lokale Applikation von Hämostyptika können die Blutung meist nicht dauerhaft stillen, so daß etwa 15% aller Patienten mit primären Lebertumoren unmittelbar an tumorbedingten Blutungen versterben [43, 52].

Symptomatische palliative Resektion
Durch Kompression oder Infiltration können sowohl die Magen-Darm-Passage als auch der Galleabfluß behindert werden. Hieraus resultieren schließlich die Unfähigkeit zur oralen Nahrungsaufnahme und der zunehmende posthepatische Ikterus. Angesichts dieser unerträglichen Zustände kann bei gutem Zustand des Patienten die palliative Resektion allein oder in Kombination mit gastroenteralen oder biliodigestiven Umleitungen (vgl. Kap. II.8.3) in Erwägung gezogen werden.

Sonstige palliative Tumorverkleinerung
Neue Aspekte zur palliativen Tumorverkleinerung ergeben sich vielleicht durch die Kryochirurgie und die Laserung [72, 80]. Die lokale Zerstörung von Tumorgewebe ist auch durch eine intratumorale Injektion von Alkohol oder Tumornekrosefaktor möglich. Durch ultraschallgesteuerte perkutane Injektion kann der gleiche Effekt jedoch auch ohne Laparotomie erreicht werden [47]. Die Auswirkungen der alleinigen oder adjuvanten lokalen Tumorverkleinerung auf die Überlebenszeit und die Lebensqualität der Patienten können derzeit nicht abschließend beurteilt werden, so daß wir Indikationen höchstens bei lokal symptomatischen Tumoren und im Rahmen von klinischen Studien sehen.

Dearterialisation

Die Wirkung der Dearterialisation beruht darauf, daß der Tumor im Vergleich zum Normalgewebe einen erhöhten Sauerstoff- und Blutbedarf hat und deshalb bei Drosselung der Versorgung mehr als das ortsständige Gewebe geschädigt wird. Die Tumorischämie kann entweder operativ durch Ligatur der A. hepatica propria oder interventionell-radiologisch durch Embolisation erfolgen (vgl. Kap. I.4.8). Obwohl experimentelle und klinische Untersuchungen Tumorverkleinerungen nachgewiesen haben (Übersichten bei [4, 6])), wird die Wirkung der Dearterialisation durch eine sich rasch ausbildende Kollateralisierung limitiert. Aus diesem Grund wurden verschiedene Methoden zur Erzeugung einer intermittierenden und wiederholbaren Ischämie entwickelt [6]. Dies auch vor dem Hintergrund, daß nach alleiniger permanenter Dearterialisation Mortalitätsraten von 1–43% beschrieben wurden [6]. Es liegen jedoch auch Berichte vor, daß primär nichtresektable Tumoren nach Dearterialisation kurativ reseziert werden konnten [36, 77]. Bei unterschiedlichen Mitteilungen ist der Wert der alleinigen operativen oder interventionell-radiologischen Dearterialisation nicht eindeutig beurteilbar. Von den meisten Autoren wird die Indikation zur Dearterialisation vor allem in Kombination mit einer lokalen Chemotherapie bei einem auf die Leber beschränkten Tumorbefall gesehen [18, 50, 71]. Indikationen zur symptomatischen Dearterialisation können sich bei Tumorblutungen, Gallenwegsobstruktionen oder sonstigen lokalen Tumorkomplikationen ergeben.

Chemotherapie

Erfahrungen zur Chemotherapie primärer Lebertumoren liegen fast nur für hepatozelluläre Karzinome vor. Die Chemotherapie kann systemisch oder lokal erfolgen.

Systemische Chemotherapie
In unzähligen Studien sind verschiedene Substanzen als Mono- oder Polychemotherapien erprobt worden (Übersichten bei [12, 13, 21, 42, 48, 55]). Ohne Anspruch auf Vollständigkeit mag Tabelle 7, die auf einer Analyse englischsprachiger Publikationen der Jahre 1979-1986 von Nerenstone et al. [55] beruht, einen Eindruck verschaffen. Bei durchschnittlichen Ansprechraten von 5-20% liegen die zusammengefaßten medianen Überlebenszeiten mit 2,5-4 Monaten in einem Bereich, der sich nicht wesentlich von der spontanen Lebenserwartung unterscheidet (Tabelle 4). Obwohl vereinzelt auch längere Überlebenszeiten und Ansprechraten bis zu 80% beobachtet wurden, ist der Therapieeffekt meist zeitlich limitiert. So finden sich in einer neueren Übersicht bei Lotze u. Wanebo [50] nachweisbare Therapieeffekte über mediane Zeit-

Tabelle 7. Ergebnisse der systemischen und lokalen Chemotherapie primärer Leberzellkarzinome. (Zusammenfassung nach [55])

Therapie	Studien	Patienten	Ansprechraten		Mediane Überlebenszeiten	
	(Gesamtzahl)		Angaben einzelner Autoren	Mittel	Angaben einzelner Autoren	Mittel
	n		[%]		[Monate]	
Systemisch						
5-FU oral	3	69	0-50	9	1-10	3,2
5-FU i.v.-Bolus	5	65	0-10	5	1- 5	2,5
5-FU in Kombination	9	290	0-38	10	2- 7	3,8
Adriamycin	13	644	0-79	19	3- 8	4
Adriamycin in Kombination	11	333	0-43	20	2- 9	3,9
Anthrazykline	5	93	0-17	8	3- 4	3,4
Sonstige Phase-II-Studien	15	380	0-43	11	2- 7	3,8
Lokal						
5-FU/FUDR	10	128	14-69	39	6-22	11
Adriamycin	3	27	46-60	44	20	20
Sonstige Monotherapie	4	98	0-50	40	7	7
Sonstige Polychemotherapie	4	80	10-70	44	2-21	14,2

räume von 6-28 Wochen. Die Behandlungsergebnisse werden von verschiedenen, im einzelnen noch nicht genau bekannten Faktoren beeinflußt. Von großer Bedeutung ist der Allgemeinzustand des Patienten. So fanden Falkson et al. [24] nach systemischer Chemotherapie für Patienten mit normalem Aktivitätsindex eine mediane Überlebenszeit von 52 Wochen, während Patienten in reduziertem Allgemeinzustand nach der gleichen Behandlung nur noch 5 Wochen lebten. Da Nebenwirkungen, Befindlichkeitsstörungen und Hospitalisierungszeiten gegen einen nicht erwiesenen Therapieeffekt abgewogen werden müssen, kann die systemische Chemotherapie derzeit nicht als Standardbehandlung primärer Hepatome angesehen werden [13, 21, 42, 50]. Einen Behandlungsversuch halten wir daher nur bei Therapiewunsch des Patienten und im Rahmen von kontrollierten Studien für gerechtfertigt.

Lokale Chemotherapie

Die lokale Chemotherapie ist nur sinnvoll, wenn der Tumor ausschließlich auf die Leber begrenzt ist. Durch lokale Gabe kann in der Leber ein hoher Wirkstoffspiegel bei geringer Gesamttoxizität erreicht werden. Lebermalignome werden zu etwa 95% aus dem arteriellen und nur zu 5% aus dem portalen Stromgebiet versorgt [56]. Daher erfolgt die lokale Chemotherapie vorzugsweise über die A. hepatica propria entweder durch selektive Katheterisierung oder über operativ implantierte Infusionssysteme. Heutzutage werden in der Regel dünne Silikonschläuche, die mit einem subkutanen Depot verbunden sind, in die A. gastroduodenalis - einen Seitenast der A. hepatica communis - implantiert (vgl. Kap. II.7.7.1). Trotz des Nachteils einer hierzu erforderlichen Operation bestehen die Vorteile in der problemlosen perkutanen Punktion, den wiederholbaren Infusionen und der geringen Beeinträchtigung des Patienten. Probleme können sich bei den häufigen Variationen der Lebergefäßversorgung ergeben (vgl. Kap. I.4.8.1). Mittlerweile wurden verschiedene Substanzen in diversen Therapieschemata erprobt (Übersichten bei [7, 12, 50, 55]). Nach lokaler Chemotherapie werden Ansprechraten bis 70% und durchschnittliche mediane Überlebenszeiten bis zu 20 Monaten beschrieben (Tabelle 7). Es ist unbewiesen, ob diese relativ guten Ergebnisse durch die Methode oder durch andere Faktoren wie Patientenselektion bedingt sind. Bei begrenzten Patientenkollektiven, teilweise zusätzlichen adjuvanten Behandlungen und mangelnder Vergleichbarkeit der meisten Studien bleiben sowohl das optimale lokale Therapiekonzept als auch der generelle Wert der lokalen im Vergleich zur systemischen Chemotherapie umstritten [12, 24, 42, 50, 62]. Angesichts der Tatsachen, daß nach lokaler Chemotherapie Mortalitätsraten bis zu 47% mitgeteilt wurden [62] und weder eine Lebensverlängerung noch eine Beschwerdelinderung schlüssig erwiesen sind, halten wir die lokale Chemotherapie von primären Lebermalignomen derzeit nur im Rahmen von kontrollierten Studien für gerechtfertigt.

Strahlentherapie

Perkutane Strahlentherapie

Wegen der geringen Bestrahlungstoleranz der Leber wird die Effektivität der perkutanen Strahlentherapie durch die relativ geringen, gefahrlos applizierbaren Strahlendosen limitiert. Eine Lebensverlängerung durch alleinige perkutane Bestrahlung ist nicht gesichert [22, 28, 51, 62]. Obwohl auch positive Berichte über die sog. symptomatische Bestrahlung vorliegen [65, 67], ist der therapeutische Wert der alleinigen Bestrahlung primärer Lebermalignome nicht bewiesen. Ausnahmen bilden die seltenen Hämangioendotheliome, über deren gute strahlentherapeutische Beeinflussung verschiedene Mitteilungen vorliegen [38, 59].

Radioaktiv beladene Antikörper
Werden gegen tumorantigene gerichtete Antikörper radioaktiv beladen, lagern sich diese nach systemischer Gabe bevorzugt im Tumor ab und ermöglichen eine interne Bestrahlung. Im Mittelpunkt der Bemühungen steht derzeit das mit ^{131}Ir radioaktiv beladene Antiferritin. Sitzmann et al. [69] berichten über 11 Patienten mit primär nichtresektablen Tumoren, von denen 6 nach Gabe von radioaktiv beladenen Antikörpern erfolgreich kurativ reseziert werden konnten. Durch zusätzliche Gabe von Adriamycin beobachtete Order [63] ermutigende Ergebnisse. Trotz vielversprechender Ansätze ist eine abschließende Bewertung dieser Methode derzeit noch nicht möglich.

Multimodale Therapie

Da die Ergebnisse der einzelnen lebensverlängernden palliativen Behandlungen insgesamt nicht befriedigen konnten, wurden zur Effektivitätssteigerung unterschiedliche Behandlungsstrategien kombiniert. Von den vielen beschriebenen Konzepten seien hier nur die aussichtsreichsten Kombinationen kurz skizziert:

Chemotherapie und Dearterialisation
Heutzutage wird die Leberdearterialisation in der Regel mit einer lokalen Chemotherapie verknüpft. Tendenziell scheinen sich hierdurch die Ergebnisse verbessern zu lassen (Übersichten bei [6, 50]), ein Beweis liegt jedoch nicht vor.

Chemoembolisation
Die Chemoembolisation (vgl. Kap. I.4.8.1) ist eine Kombination von Embolisation und lokaler Chemotherapie. Hierzu werden unterschiedliche Trägersubstanzen wie Polyvinylalkohol (Ivalon), Lipiodol (Ethibloc-N) oder absorbierbare Gelatine (Gelfoam) mit Zytostatika beladen. Nach lokaler intraarterieller Applikation werden die kleinen Tumorgefäße embolisiert und das Zytostatikum vor Ort freigesetzt. Günstig ist neben der Kombination beider Therapieeffekte, daß das Zytostatikum durch den verminderten Blutfluß länger am Wirkort verbleibt. In neueren Publikationen wurden ermutigende Ergebnisse nach Chemoembolisation primärer Lebertumoren mitgeteilt [39, 57, 68]. Die Effektivität der Chemoembolisation läßt sich möglicherweise durch anschließende Embolisation der A. hepatica propria noch steigern [57].

Chemotherapie und Bestrahlung
Mit der Kombination von perkutaner Bestrahlung und lokaler oder systemischer Chemotherapie wurden vereinzelt gute Erfahrungen gemacht. So berichten Friedman et al. [25], Chandrasekharan u. Retnakumari [14] sowie Falkson et al. [22] über verbesserte Ansprechraten und Beschwerdereduktionen nach Kombination beider Modalitäten. In einer vielzitierten randomisierten Studie von Friedman et al. [25] er-

gab die Kombination von Strahlenbehandlung und systemischer Polychemotherapie sowohl gegenüber alleiniger Bestrahlung als auch gegenüber der Kombination von Bestrahlung und lokaler Chemotherapie die besten Ergebnisse.

Strahlensensibilisierung
Die Strahlensensibilisierung beruht auf dem Prinzip, daß die Strahlenempfindlichkeit des Tumors durch selektive Erhöhung seines Sauerstoffgehalts gesteigert wird. Die selektive Sauerstofferhöhung wird durch die sog. Strahlensensibilisatoren über biochemische Vorgänge bewirkt. Als Strahlensensibilisatoren werden in diesem Zusammenhang vor allem Misonidazol, aber auch 5-Fluorouracil untersucht. Die Bewertung der klinischen Relevanz ist derzeit noch nicht möglich [10].

Chemotherapie und Hyperthermie
Die Effektivitätssteigerung der Zytostase durch Hyperthermie ist schon länger bekannt (s. S. 146). Technische Probleme schränkten die Nutzung dieses Effekts bei Lebertumoren bislang jedoch entscheidend ein, so daß die operative, isolierte hypertherme Leberperfusion bei primären Hepatomen nur ganz vereinzelt durchgeführt wurde [3]. Durch die nichtinvasive sog. regionale Radiofrequenzhyperthermie oder vergleichbare Methoden ergeben sich in Kombination mit systemischer oder lokaler Chemothcrapie oder Bestrahlung möglicherweise neue Ansätze [20, 70].

Galleableitung

Obwohl bei Diagnosestellung durchschnittlich nur etwa 18% der Patienten ikterisch sind (Tabelle 5), entwickeln die meisten Patienten mit fortschreitendem Leiden eine mehr oder weniger ausgeprägte Gelbsucht. Der Ikterus bei Lebertumoren ist in der Regel Ausdruck der zunehmenden Leberinsuffizienz. Wachsen die Tumoren in die hilusnahen großen Gallengänge ein, oder komprimieren Lymphknotenmetastasen die extrahepatischen Gallengänge, entsteht eine alleinige oder zusätzliche mechanische Komponente. Die Ursache des Ikterus läßt sich durch laborchemische oder radiologische Untersuchungen differenzieren [40]. Bei Nachweis eines Abflußhindernisses durch Kontrastmitteldarstellung der Gallengänge ist eine palliative Galleableitung indiziert. Je nach Verschlußlokalisation und Patientenzustand stehen unterschiedliche operative, interventionell-radiologische und endoskopische Verfahren der Galleableitung zur Verfügung. Bei multiplen intrahepatischen Obstruktionen, schlechtem Zustand des Patienten und einer nur noch kurzen Lebenserwartung sind biliodigestive Ableitungen erfahrungsgemäß nur selten möglich. In erster Linie kommen daher perkutane transhepatische Gallengangsdrainagen oder - wenn technisch möglich - perkutan oder endoskopisch implantierte Gallengangsendoprothesen zum Einsatz. Zusätzlich zur Drainage kann die Tumorverkleinerung durch Embolisation hilfreich sein [54].

Symptomatische Therapie

Obwohl die bereits aufgeführten palliativen Behandlungen auch der Beschwerdereduktion dienen sollen, werden unter der sog. symptomatischen Therapie verschiedenste Maßnahmen zur unmittelbaren Beschwerdelinderung zusammengefaßt.

Diese unterscheiden sich in ihren Grundzügen nicht wesentlich von der symptomatischen Therapie anderer Malignome (vgl. Kap. I.4.12). Im Vordergrund stehen die Schmerztherapie (vgl. Kap. I.4.13) und die Behandlung von Leberfunktionsstörungen bis hin zum Leberversagen nach bekannten Strategien [16]. Bei quälendem ikterischen Juckreiz können Colestyramin, Antihistaminika, Vitamin A und Sedativa gegeben werden. Die Folgen der portalen Hypertension mit Aszites werden in üblicher Weise mit Aldosteronantagonisten und unterstützend mit natriumarmer Diät behandelt. Ösophagusvarizenblutungen, die bei etwa 15% aller Patienten mit Hepatomen unmittelbare Todesursache sind [52], werden vornehmlich durch endoskopische Sklerosierung behandelt. Solange keine hepatische Dekompensation vorliegt, ist keine besondere Diät notwendig. Es empfiehlt sich eine ausgewogene, kalorien- und eiweißreiche Ernährung.

8.1.4 Schlußfolgerung

Die Vielfalt der beschriebenen Behandlungsmethoden darf nicht darüber hinwegtäuschen, daß die meisten dieser Therapien bislang den zweifelsfreien Beweis ihrer Wirksamkeit schuldig geblieben sind und ohnehin häufig nur in ausgewählten Fällen angewendet werden können. Die Vielzahl der vorliegenden Untersuchungen steht im Gegensatz zu den bisher gesicherten Erkenntnissen. Es gibt daher z.Z. kein generelles palliatives Behandlungskonzept primärer Leberkrebse. Der Leidensweg der meisten Patienten kann nur durch symptomatische Linderung ihrer Beschwerden und mitfühlende Begleitung erleichtert werden.

Literatur

1. Aaronsen KF, Teder H, Lindberg B (1986) Indications and therapeutic possibilities using degradable microspheres in liver malignancies. Receut Results Cancer Res 100: 282-288
2. Adson MA (1986) Liver resection in primary and secondary liver cancer. In: Bengmark S, Blumgart LH (eds) Liver surgery. Livingstone, Edinburgh
3. Aigner K, Tonn JC, Walther H, Krahl M, Schoch P, Vogelsberger W (1983) Isolierte Leberperfusion bei diffuser Metastasierung des kolorektalen Karzinoms. In: Häring R (Hrsg) Chirurgie der Leber. Edition Medizin, Weinheim, S 257-261
4. Allison DJ (1988) Embolization of liver tumours. In: Blumgart LH (ed) Surgery of the liver and biliary tract. Churchill Livingstone, Edingburgh, pp 1201-1217
5. Appelqvist P (1982) Primary carcinoma of the liver: Clinical course and therapeutic results. J Surg Oncol 21: 87-93
6. Bengmark S, Jeppsson B (1986) Permanent hepatic artery ligation versus temporary desarterialization in the treatment of hepatic tumors. Recent Results Cancer Res 100: 268-275
7. Bengmark S, Tranberg K-J (1986) Chemotherapy (systemic and infusion) in the management of primary and secondary tumours. In: Bengmark S, Blumgart LH (eds) Liver surgery. Churchill Livingstone, Edingburgh, pp 35-50
8. Bengmark S, Hafström L, Jeppsson B, Sundqvist KN (1982) Primary carcinoma of the liver: Improvement in sight? World J Surg 6: 54-60
9. Blumgart LH (1986) Concepts of liver resection for primary and secondary tumors. Recent Results Cancer Res 100: 185-196
10. Byfeld JE, Frankel SS, Sharp TR, Hornbeck CL, Callipari FB (1985) Phase 1 and pharmacologic trial of 72-hour infused 5-Fluorouracil and hyperfractionated cyclical radiation. Int J Radiat Oncol Biol Phys 11: 791-800

11. Cady B (1983) Natural history of primary and secondary tumors of the liver. Sem Oncol 10: 127-135
12. Cady B (1987) Infusional therapy of hepatoma: Current results. In: Wanebo HJ (ed) Hepatic and biliary cancer. Dekker, New York, pp 255-266
13. Cady B, Macdonald JS, Gunderson LL (1985) Cancer of the hepatobiliary system. In: DeVita VT, Hellman S, Rosenberg StA (eds) Cancer. Principles and practice of oncology. Lippincott, Philadelphia, pp 741-770
14. Chandrasekharan NT, Retnakumari VL (1983) The role of radiotherapy in the management of hepatomas. Indian J Radiol 37: 373-376
15. Collins JM (1986) Pharmocologic rationale for hepatic arterial therapy. Recent Results Cancer Res 100: 140-147
16. Crossley IR, Williams R (1988) Management of liver failure. In: Blumgart LH (ed) Surgery of the liver and biliary tract. Churchill Livingstone, Edingburgh, pp 1323-1339
17. Dagradi AG, Mangiante GL, Marchiori LAM, Nicoli NM (1987) Repeated hepatic resection. Int Surg 72: 87-92
18. Dahl EP, Fredlund PE, Tylen U, Bengmark S (1981) Transient hepatic dearterialization followed by regional intra-arterial 5-fluorouracil infusion as treatment for liver tumors. Ann Surg 193: 82-88
19. Dhom G, Rimkus K (1987) Epidemiology of primary liver cancer in a West German population: The Saarland. In: Wagner G, Zhang, Y-H (eds) Cancer of the liver, esophagus, and nasopharynx. Springer, Berlin Heidelberg New York Tokyo, pp 17-18
20. Falk RE, Newhook L, Moffat FL, et al. (1986) Thermochemotherapy for unresectable hepatic cancer. Recent Results Cancer Res 100: 315-320
21. Falkson G, Coetzer BJ (1986) Application and results of different chemotherapy regiments in primary liver malignancies. Recent Results Cancer Res 100: 103-111
22. Falkson G, MacIntyre JM, Moertel CG, Johnson LA, Scherman RC (1984) Primary liver cancer. An Eastern Cooperative Oncology Group trial. Cancer 54: 970-977
23. Fortner JG, McLean B, Kim DK et al. (1981) The seventies evolution in liver surgery for cancer. Cancer 47: 2163-2166
24. Friedman MA (1986) Systemic therapies for patients with liver tumors: Prospects for the future. Recent Results Cancer Res 100: 112-119
25. Friedman MA, Phillips TL, Carter SK, Sonada T, Hannigan JF (1982) Radiation and/or chemotherapy (intraarteriell vs intravenous) for liver tumors: an NCOG Phase III study. Proc Am Soc Clin Oncol 1: 93
26. Funovics J, Fritsch A (1983) Leberresektionen bei primären Tumoren und Metastasen. In: Häring R (Hrsg) Chirurgie der Leber. Edition Medizin, Weinheim, S 237-245
27. Gebhardt C (1987) Maligne Tumoren der Leber. In: Gall FP, Hermanek P, Tonak J (Hrsg) Chirurgische Onkologie. Springer, Berlin Heidelberg New York Tokyo, S 461-470
28. Geddes EW, Falkson G (1970) Malignant hepatoma in the Bantu. Cancer 24: 1271-1278
29. Gibson JB, Sobin LH (1978) Histological typing of tumors of the liver, biliary tract and pancreas. WHO, Geneva
30. Grundmann R, Pichlmaier H (1983) Leberresektion bei Tumor, Trauma und Echinococcus. Langbecks Arch Chir 359: 181-190
31. Hermanek P, Sobin LH (1987) TNM Classification of malignant tumours, 4th edn. fully revised. Springer, Berlin Heidelberg New York Tokyo
32. Hirai K, Kawazoe Y, Yamashita K (1986) Transcatheter arterial embolization for spontaneous rupture of hepatocellular carcinoma. Am J Gastroenterol 81: 275-279
33. Hodgson HJF (1987) Fibrolamellar cancer of the liver. Hepatology 5: 241-247
34. Hodgson HJF (1988) Primary hepatocellular carcinoma (HCC). In: Blumgart LH (ed) Surgery of the liver and biliary tract. Churchill Livingstone, Edingburgh, pp 1129-1134
35. Hsieh J-S, Huang C-J, Huang Y-S, Sheen P-C, Huang T-J (1987) Intraperitoneal hemorrhage due to spontaneous rupture of hepatocellular carcinoma: Treatment by hepatic artery embolization. AJR 149: 715-717
36. Hwang T-L, Chen M-F, Lee T-Y, Chen T-J, Lin D-Y, Liaw Y-F (1987) Resection of hepatocellular carcinoma after transcatheter arterial embolization. Reevaluation of the advantages and disadvantages of preoperative embolization. Arch Surg 122: 756-759
37. Iwatsuki S, Shaw B, Starzl T (1983) Experience with 150 liver resections. Ann Surg 197: 247-253

38. Kagan AR, Jaffe HL, Kenamer R (1971) Hemangioma of the liver treated by irradiation. J Nucl Med 12: 835-837
39. Kanematsu T, Matsumata T, Takenaka K, Yoshida Y, Higashi H, Sugimachi K (1988) Clinical management of recurrent hepatocellular carcinoma after primary resection. Br J Surg 75: 203-206
40. Karran S, Dewbury KC, Wright R (1985) Investigation of the jaundiced patient. In: Wright R, Millward-Sadler GH, Alberti KGMM, Karran S (eds) Liver and biliary disease. Bailliere Tindall, London
41. Kellium CD, Tegtmeyer CJ (1987) Angiography in the diagnosis and treatment of liver tumors. In: Wanebo HJ (ed) Hepatic and biliary cancer. Dekker, New York
42. Knop RH, Berg CD, Ihde DC (1986) Primary liver cancer in adults. In: Moossa AR, Robson MC, Schimpff StC (eds) Comprehensive textbook of oncology. Williams & Wilkins, Baltimore, pp 1087-1096
43. Lai CL, Lam KC, Wong KP, Wu PC, Todd D (1981) Clinical features of hepatocellular carcinoma: review of 211 patients in Hong Kong. Cancer 47: 2746-2755
44. Lee NW, Wong J, Ong GB (1982) The surgical management of primary carcinoma of the liver. World J Surg 6: 66-75
45. Leichenich A (1986) Diagnostik, Behandlung und Prognose primärer maligner Tumoren der Leber und extrahepatischen Gallenwege. Inaug Diss, Med Fak Köln
46. Lim RC, Bongard FS (1984) Hepatocellular carcinoma. Changing concepts in diagnosis and management. Arch Surg 119: 637-642
47. Livraghi T, Festi D, Monti F, Salmi A, Vettori C (1986) US-guided percutaneous alcohol injection of small hepatic and abdominal tumors. Radiology 161: 309-312
48. Lokich J (1987) Chemotherapy for hepatoma. In: Wanebo HJ (ed) Hepatic and biliary cancer. Dekker, New York
49. Longmire WP, Tompkins RK (1981) Manual of liver surgery. Springer, Berlin Heidelberg New York Tokyo
50. Lotze MT, Wanebo HJ (1987) Current and future research directions in management of hepatic cancer. In: Wanebo HJ (ed) Hepatic and biliary cancer. Dekker, New York
51. Moertel CG (1982) The liver. In: Holland JF, Frei IIIE (eds) Cancer medicine. Lea & Febiger, Philadelphia
52. Nagasue N, Yukaya H, Hamada T, Hirose S, Kanashima R, Inokuchi K (1984) The natural history of hepatocellular carcinoma. A study of 100 untreated cases. Cancer 54: 1461-1465
53. Nagorney DM, Adson MA (1987) Major hepatic resections for hepatoma in the west. In: Wanebo HJ (ed) Hepatic and biliary cancer. Dekker, New York
54. Nakao N, Ishikura R, Miura K, Takahashi H, Miura T (1987) Transcatheter arterial embolization in hepatoma complicated with obstructive jaundice. Cardiovasc Intervent Radiol 10: 40-42
55. Nerenstone SR, Ihde DC, Friedman MA (1988) Clinical trials in primary hepatocellular carcinoma: current status and future directions. Cancer Treat Rev 15: 1-31
56. Niederhuber JE, Ensminger WD (1983) Surgical considerations in the management of hepatic neoplasia. Semin Oncol 10: 135-145
57. Ohnishi K, Sugita S, Nomura F, Iida S, Tanabe Y (1987) Arterial chemoembolization with Mitomycin C microcapsules followed by transcatheter hepatic artery embolization for hepatocellular carcinoma. Am J Gastroenterol 82: 876-879
58. Okamoto E, Kyo A, Yamanaka N, Tanaka N, Juwata K (1984) Prediction of the safe limits of hepatectomy by combined volumetric and functional measurements in patients with impaired hepatic function. Surgery 95: 586
59. Okazaki N, Yoshino M, Yoshiada T (1977) Radiotherapy of hemangioma cavernosum of the liver. Gastroenterology 73: 353-360
60. Okuda K (1980) Primary liver cancers in Japan. Cancer 45: 2663-2669
61. Okuda K, Ohtsuki T, Obata H et al. (1985) Natural history of hepatocellular carcinoma and prognosis in relation to treatment. Cancer 56: 918-928
62. Ong GB, Chan PKW (1976) Primary carcinoma of the liver. Surg Gynecol Obstet 143: 31-38
63. Order SE (1987) New radiotherapeutic approaches to hepatoma. In: Wanebo HJ (ed) Hepatic and biliary cancer. Dekker, New York
64. Patt, YZ, Claghorn L, Charnangavej, Soski M, Cleary K, Mavlight GM (1988) Hepatocellular

carcinoma - a retrospective analysis of treatments to manage disease confined to the liver. Cancer 61: 1884-1888

65. Phillips R, Murikami K (1960) Primary neoplasms of the liver: Results of radiation therapy. Cancer 13: 714
66. Pichlmayr R, Neuhaus P, Brölsch C (1984) Die Chancen einer chirurgischen Behandlung von Lebertumoren. Verh Dtsch KrebsGes 5: 473-482
67. Ryu M, Watanabe Y, Yamamoto H et al. (1984) The role of irradiation in multi-disciplinary treatments of primary hepatoma. J Jpn Soc Cancer Ther 19: 353
68. Sasaki Y, Imoka S, Kasugai H et al. (1987) A new approach to chemoembolization therapy for hepatoma using ethiodized oil, cisplatin and gelatin sponge. Cancer 60: 1194-1203
69. Sitzmann JV, Order SE, Klein JL, Leichner PK, Fishman EK, Smith GW (1987) Conversion by new treatment modalities of nonresectable to resectable hepatocellular cancer. J Clin Oncol 10: 1566-1573
70. Storm FK, Morton DL (1983) Hyperthermia: adjunctive modality for hepatic infusion chemotherapy. Semin Oncol 10: 223
71. Takagi H, Morimotu T, Yasue M, Ochiai E, Yamada E, Ashikawa T, Kido C (1983) Ligation and catheterization of the hepatic artery for palliative treatment of malignant hepatic tumors. J Surg Oncol 23: 219-222
72. Tang ZY, Yu Y-Q, Yang B-H (1987) Subclinical hepatocellular carcinoma. In: Wagner G, Zhang Y-H (eds) Cancer of the liver, esophagus, and nasopharynx. Springer, Berlin Heidelberg New York Tokyo, pp 64-72
73. Thompson H, Tompkins R, Longmire W (1983) Major hepatic resection. Ann Surg 197: 375-388
74. Trede M, Raute M (1986) Surgical therapy of primary liver tumors. Recent Results Cancer Res 100: 197-211
75. Tsuzuki T, Okata Y, Iida S, Shimazu M (1984) Hepatic resection in 125 patients. Arch Surg 119: 1025-1032
76. Wong J, Choi TK (1988) Primary liver cell cancer - Asian experience. In: Blumgart LH (ed) Surgery of the liver and biliary tract. Churchill Livingstone, Edingburgh, pp 1135-1151
77. Wu M-C, Zhang X-C, Chen H, Yao X-P, Xu G-N, Wu B-W, Yang J-M (1987) Four hundred cases of hepatic resection for primary liver cancer. In: Wagner G, Zhang Y-H (eds) Cancer of the liver, esophagus, and nasopharynx. Springer, Berlin Heidelberg New York Tokyo, pp 75-81
78. Yamada R, Sato M, Kawabata M (1983) Hepatic artery embolization in 120 patients with unresectable hepatoma. Radiology 143: 51-55
79. Zirngibl H, Gebhardt C (1983) Ergebnisse der operativen Therapie maligner Lebertumoren. In: Häring R (Hrsg) Chirurgie der Leber. Edition Medizin, Weinheim, S 229-235
80. Zhou X-D, Tang Z-Y, Yu Y-Q, Ma Z-C (1988) Clinical evaluation of cryosurgery in the treatment of primary liver cancer. Cancer 61: 1889-1892

8.2 Lebermetastasen

8.2.1 Befund

Lebermetastasen sind die häufigsten malignen Neubildungen der Leber. Da Angaben zur Häufigkeit je nach Krankengut und Diagnostik variieren, kann ihre tatsächliche Inzidenz nur abgeschätzt werden. In Autopsiestudien wurden bei über einem Drittel aller obduzierten Krebspatienten Lebermetastasen gefunden [67, 99]. Nahezu jeder maligne Tumor kann in die Leber metastasieren. Im chirurgischen Alltag stehen Metastasen operativ behandelbarer gastrointestinaler Tumoren im Vordergrund (Tabelle 8).

Neben der Histologie des Primärtumors sind weitere wesentliche Differenzierungen, ob die Lebermetastasierung solitär oder diffus ist, extrahepatische Metasta-

Tabelle 8. Bestand an Lebermetastasen in der Tumornachsorge der Chirurgischen Universitätsklinik Köln bei einer Querschnittserhebung 1988

Primärtumor	Gesamte Lebermetastasen		Isolierte Lebermetastasen		Leber- und andere Metastasen	
	n	[%]	n	[%]	n	[%]
Kolon	25	(43)	19	(45)	6	(37)
Rektum	10	(17)	8	(19)	2	(13)
Magen	11	(19)	9	(21)	2	(13)
Lunge	4	(7)	-	-	4	(25)
Pankreas	3	(5)	1	(2)	2	(12)
Sonstige	5	(9)	5	(12)	-	-
Gesamt	58	(100)	42	(100)	16	(100)

sen bestehen und der Primärtumor radikal saniert ist oder werden kann. Hieraus ergeben sich verschiedene Befundkonstellationen. Zur Befundbeschreibung existiert trotz vieler Vorschläge [24, 25, 28, 34, 64, 95, 96 u.a.] kein einheitliches Klassifizierungssystem.

Das Auftreten von Lebermetastasen gilt als Zeichen des generalisierten Tumorleidens und reduziert die Überlebenschancen des Patienten. Aussicht auf Heilung besteht nur, wenn der Primärtumor kurativ behandelt ist oder werden kann und die Lebermetastasen radikal reseziert werden können. Da diese Voraussetzungen nur selten gegeben sind, kommt eine zumindest von der Intention her kurative Behandlung nur für einen geringen Teil aller Patienten in Frage. So sind selbst von den solitären Lebermetastasen kolorektaler Karzinome nur etwa 10-20% technisch resektabel [3, 33, 88].

8.2.2 Behandlungsziele

Die Ziele der palliativen Behandlung sind prinzipiell die Verlängerung des Lebens und die Linderung tumorbedingter Beschwerden. Aufgrund unterschiedlicher Befundkonstellationen und vielschichtiger persönlicher Wünsche des Patienten ergeben sich im Einzelfall individuelle Behandlungsschwerpunkte. Erfahrungsgemäß konzentrieren sich die therapeutischen Bemühungen bei Lebermetastasen auf einige Hauptbereiche (Tabelle 9). Sowohl durch den Primärtumor als auch durch andere Metastasen können sich darüber hinaus weitere Behandlungsnotwendigkeiten ergeben.

Die optimale palliative Behandlung dient sowohl der Lebensverlängerung als auch der Beschwerdelinderung und sichert hierdurch die soziale Integration. Eine solch günstige Situation ist im klinischen Alltag selten, da in der Regel Behandlungsrisiken, -nebenwirkungen und Hospitalisierungszeiten gegen einen erhofften Therapiegewinn abgewogen werden müssen. Ein patientenorientierter Therapieplan kann daher nur in partnerschaftlicher Kooperation zwischen Arzt und Patient erarbeitet werden. Auch wenn die Entscheidung zu einer bestimmten Therapie schwierig sein kann, darf sie nicht auf den Patienten als medizinischen Laien abgewälzt werden.

Tabelle 9. Ziele der palliativen Behandlung von Lebermetastasen

Lebensverlängerung
Beschwerdelinderung von
- Schmerzen
- Verdauungsstörungen
- Ikterus
- Sonstige
Soziale Integration

Tabelle 10. Spontanverlauf unbehandelter Lebermetastasen. (Zusammenfassung nach [39])

Primärtumor	Ausmaß des Leberbefalls	Patienten (Gesamtzahl)	Mediane Überlebenszeit	
			Angaben einzelner Autoren	Durchschnitt
		n	[Monate]	
Kolon und Rektum				
Unabhängig vom Primärtumor	Alle	163	7-10	8,5
	Solitär	36	16-17	16
	Bilobär	152	5- 6	5
	Diffus	152	3- 8	5
Primärtumor nicht reseziert	Alle	53	3- 4	3,5
Kein extrahepatischer Tumorbefall	Solitär	39		24
	Multiple unilobär	31		16
	Multiple bilobär	182		11
Magen	Alle	87	2- 3	2,4
Pankreas und Gallenwege	Alle	86	1- 2	1,7

Auch der aufgeklärte Patient ist hiermit in der Regel überfordert. Die gewählte Therapie muß die Wünsche des Patienten mit realistischen Behandlungsaussichten zur Deckung bringen und auch eine begleitende psychosoziale Betreuung einschließen.

Welche konkreten Auswirkungen die reinen Lebermetastasen auf das Lebensschicksal und das Befinden der Patienten haben, läßt sich wegen der häufigen Überlagerungen durch andere Tumormanifestationen gar nicht genau beurteilen. Es ist jedoch davon auszugehen, daß die meisten unmittelbaren Todesursachen von Krebspatienten durch Lebermetastasen bedingt sind [42].

Das Ausmaß der Lebensverlängerung durch eine palliative Behandlung kann nur im Vergleich zum Spontanverlauf der unbehandelten Erkrankung ermittelt werden. Da randomisierte Kollektive weitgehend fehlen, erscheint die Zusammenfassung vorhandener Angaben von allerdings fraglichem Wert (Tabelle 10).

Diese Zusammenfassung läßt jedoch, wie auch die Zusammenstellung des eigenen Krankenguts (Abb. 1), erkennen, daß Patienten mit unbehandelten Lebermetastasen kolorektaler Karzinome im Gesamtdurchschnitt eine längere Lebenserwartung haben als Patienten mit Lebermetastasen von Magen- und Pankreaskarzinomen. Die im Vergleich zur Literaturzusammenstellung von Hughes u. Sugarbaker [39] etwas höhere mediane spontane Lebenserwartung unserer Patien-

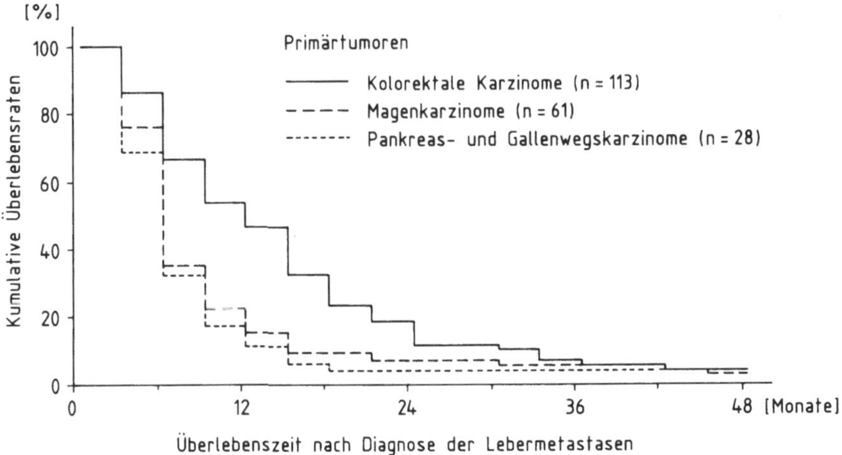

Abb. 1. Kumulative Überlebenszeiten von Patienten mit unterschiedlichen Primärtumoren nach Diagnose von Lebermetastasen ungeachtet sonstiger Tumormanifestationen. Eigenes Krankengut

Tabelle 11. Beschwerden von Patienten mit Lebermetastasen (n = 58) der chirurgischen Tumornachsorge bei einer Querschnittserhebung. Eigenes Krankengut, Mehrfachnennungen möglich

Symptome	Häufigkeit	
	n	[%]
Oberbauchschmerzen	23	(40)
Verdauungsstörungen	17	(29)
Schwäche	8	(14)
Luftnot	8	(14)
Appetitlosigkeit	6	(10)
Sonstige	13	(22)
Beschwerdefrei	21	(36)

ten (kolorektal 12 Monate, Magen und Pankreas/Gallenwege 6 Monate) beruht möglicherweise auf einer früheren Diagnosestellung, da der Großteil dieser Lebermetastasen im Rahmen der Tumornachsorge bei routinemäßigen und engmaschigen Ultraschallkontrollen schon bei geringen Befunden diagnostiziert wurde.

Von großer prognostischer Bedeutung sind das Ausmaß des intra- und extrahepatischen Tumorbefalls sowie der Allgemeinzustand des Patienten [97, 101]. Da auch solche prognostisch bedeutsamen Faktoren in die Indikationen für die einzelnen palliativen Behandlungen mit einfließen, ist die Bewertung der Therapieergebnisse nur in Relation zu Kontrollgruppen mit vergleichbaren Voraussetzungen sinnvoll. So leben Patienten mit Lebermetastasen und unbehandelten kolorektalen Primärtumoren ohne Therapie im Median nur 3,5 Monate, während die spontane Lebenserwartung bei solitären Lebermetastasen ohne sonstigen Tumornachweis mit durchschnittlich 24 Monaten weitaus günstiger ist (Tabelle 10).

Auch die Symptome von Lebermetastasen zeigen eine Abhängigkeit vom Ausmaß des hepatischen und allgemeinen Tumorbefalls. Von den Patienten unserer ambulanten Tumornachsorge mit Lebermetastasen unterschiedlicher Primärtumoren und Erkrankungsstadien war immerhin etwa 1/3 zum Zeitpunkt der Untersuchung beschwerdefrei (Tabelle 11). Hierbei handelte es sich fast ausschließlich um isolierte kleinere Lebermetastasen. Unter Oberbauchschmerzen litten 40% und unter Verdauungsstörungen 29% der Patienten. Appetitlosigkeit, Schwäche und Luftnot machten vor allem Patienten mit ausgedehnten Metastasen zu schaffen. Diese litten auch vermehrt unter Beschwerden, die primär auf andere Tumormanifestationen wie Knochenmetastasen zurückzuführen waren.

8.2.3 Methoden

Das Instrumentarium der palliativen Therapie von Lebermetastasen besteht aus verschiedenen sich ergänzenden oder aternativen chirurgischen, interventionell-radiologischen, internistisch-onkologischen, strahlentherapeutischen, endoskopischen und psychosozialen Methoden (Tabelle 12). Die meisten Verfahren haben spezielle Indikationen und sind bestimmten Situationen vorbehalten.

Palliative Resektion

Indikationen zur Resektion von Lebermetastasen ergeben sich in der Regel nur, wenn isolierte Metastasen in kurativer Absicht entfernt werden können. Diese Voraussetzungen bestehen meist nur bei Lebermetastasen kolorektaler Karzinome, da diese wegen ihrer vorwiegend hämatogenen Metastasierung noch am häufigsten isoliert die Leber als erstes Filterorgan befallen. Die radikale Entfernung von Lebermetastasen mit kurativem Ziel erbringt von allen Behandlungsverfahren die besten Ergebnisse. In einer multizentrischen Analyse von 798 Resektionen kolorektaler Lebermetastasen ermittelten Hughes et al. [41] eine gesamte 5-Jahres-Überlebensrate von 33% und eine 5-Jahres-Rezidivfreiheit von 21% bei einer Kliniksletalität von derzeit unter 5%. Diese Angaben decken sich mit unseren eigenen Erfahrungen anhand von 99 Leberresektionen bei Metastasen. Bei kolorektalen Lebermetastasen betrug die 5-Jahres-Überlebensrate unter Einbeziehung der Klinikletalität 25%. Resektionen von Lebermetastasen anderer Tumoren werden dagegen nur selten durchgeführt [30, 33, 39]. Ausnahmen bestehen bei Lebermetastasen endokriner Tumoren und unter günstigen Konstellationen bei Wilms-Tumoren, Hypernephromen und bestimmten Sarkomen [39]. Für bewußt palliative Resektionen gibt es unseres Erachtens nur wenige Indikationen:

Hormonaktive Metastasen
Lebermetastasen hormonaktiver gastrointestinaler Tumoren können über die ektope Hormonproduktion erhebliche therapieresistente Beschwerden erzeugen. Da die Metastasen oft weitaus größer und durch die Masse hormonproduktiver als die mitunter gar nicht auffindbaren Primärtumoren sind, kann die palliative Entfernung von gut erreichbaren Metastasen zu einer wesentlichen Beschwerdereduktion führen. Lebermetastasen von Karzinoidtumoren sind die häufigsten hormonaktiven Lebermetastasen. Durch Serotoninausschüttung entsteht das bekannte klinische

Tabelle 12. Instrumentarium der palliativen Therapie von Lebermetastasen

Chirurgische Therapie
- Palliative Resektion
- Implantation von Infusionssystemen zur lokalen Chemotherapie
- Ligatur der A. hepatica propria
- Isolierte Leberperfusion
- Biliodigestiver Bypass
- Gastroenterale Umleitung
- Kryochirurgie, Laser

Interventionelle Radiologie
- Embolisation, Chemoembolisation
- Perkutane transhepatische Gallengangsdrainage/Endoprothese

Chemotherapie
- Systemisch
- Lokal

Strahlentherapie
- Perkutan
- Radioaktive Mikrosphären/Antikörper

Hormon- und Immuntherapie
Hyperthermie
- Radiofrequenz, Magnetfeld

Endoskopie
- Gallengangsdrainage/Endoprothese

Symptomatische Therapie von
- Schmerzen
- Ernährungsstörungen
- Leberinsuffizienz

Psychosoziale Hilfen

Bild mit Flush, Herzrasen und Diarrhöen [55]. Eine palliative Leberresektion ist vertretbar, wenn ohne großes Risiko mindestens 90-95% der hormonaktiven Tumormasse entfernt werden können [30, 39]. Bei geeigneter Patientenselektion und Operationstechnik dürften Vorteile gegenüber Embolisation oder Ligatur der A. hepatica propria bestehen [13, 30, 39, 58]. In Einzelfällen sind sogar erfolgreiche Nachresektionen wegen erneuter hepatischer Tumorprogredienz beschrieben worden [39].

Symptomatische Resektion
Lebermetastasen können durch lokale Kompression und Infiltration schwer beherrschbare Schmerzen sowie Störungen des Galleabflusses oder der gastrointestinalen Passage verursachen. In ausgewählten Fällen kann bei gutem Zustand des Patienten die lokale Resektion allein oder in Kombination mit gastroenteralen oder biliodigestiven Umleitungen erwogen werden. Vergleichbares gilt, wenn bei Blutungen und abszedierenden Einschmelzungen ein sinnvoller chirurgischer Ansatz besteht.

Lokale Metastasenzerstörung
Lebermetastasen können durch Kryochirurgie und Laserung lokal zerstört werden. Die Wirkung beruht auf Erzeugung einer Tumornekrose und erfolgt bei der Kryochirurgie (vgl. Kap. I.4.4) durch extreme Kälte und bei der Laserung (vgl. Kap. I.4.3) durch hohe Hitze. Ravikumar et al. [71] berichten über einfache technische Handhabung, fehlende ernsthafte Komplikationen und nachweisbare deutliche Tumorverkleinerungen bei palliativer Kryochirurgie von Lebermetastasen. Eine Beurteilung des Therapiegewinns ist bei nur 10 Patienten nicht möglich. Lokale intratumorale Applikationen von Alkohol oder Tumornekrosefaktor führen ebenfalls zur Nekrose von Lebermetastasen und bieten den Vorteil, auch perkutan unter Ultraschallkontrolle appliziert werden zu können [51, 65]. Ob sich durch die lokale Tumorzerstörung allein oder in Kombination mit Resektionen oder ajduvanten Behandlungen zukünftig neue Ansätze ergeben, muß derzeit offen bleiben. Zum jetzigen Zeitpunkt können diese Methoden nicht als Standardbehandlungen angesehen werden und sollten auf klinische Studien beschränkt bleiben.

Dearterialisation

Maligne Tumoren haben einen höheren Sauerstoff- und Nährstoffbedarf als das normale Körpergewebe und werden bei Drosselung der Blutzufuhr des Wirtsorgans mehr geschädigt als das ortsständige Gewebe. Während das normale Leberparenchym und kleine Metastasen vor allem aus dem portalen Stromgebiet versorgt werden, erhalten größere Lebermetastasen ihre Blutversorgung in erster Linie aus der A. hepatica propria (Übersichten bei [2, 12, 87]). Aus diesem Grund toleriert das normale Lebergewebe die Unterbrechung der arteriellen Blutzufuhr weitaus besser als die Metastasen. Die Dearterialisation der Leber kann operativ durch Ligatur der A. hepatica propria oder interventionell-radiologisch durch Embolisation erfolgen. In zahlreichen klinischen Studien wurden Tumorregressionen nach beiden Methoden dokumentiert (Übersichten bei [5, 12]). Kontraindikationen bestehen in extrahepatischem Tumornachweis, manifesten Leberfunktionsstörungen, Leberzirrhose und reduziertem Portalvenenfluß. Der Wert der alleinigen permanenten Dearterialisation ist wegen der sich rasch ausbildenden Kollateralversorgung und der geringen Effektivität bei kleinen Metastasen limitiert. Ohne Beweis einer Lebensverlängerung wurden nach Ligatur der A. hepatica propria wegen Lebermetastasen Mortalitätsraten bis zu 17% beschrieben [92]. In einer neueren Publikation traten nach Ligatur der A. hepatica propria wegen kolorektaler Lebermetastasen in 12% Komplikationen mit einer Mortalität von 2% auf [62]. Die alleinige Dearterialisation hat heutzutage weitgehend an Bedeutung verloren [9, 75, 93]. Ausnahmen bilden Metastasen hormonproduzierender Tumoren, über deren erfolgreiche operative oder embolische Dearterialisation zahlreiche Berichte vorliegen [11, 18, 43, 52, 56, 85]. Ob neuere Methoden der intermittierenden Dearterialisation [9, 10, 12, 36, 102] allein oder in einem multimodalen Konzept Verbesserungen bringen, ist noch nicht abschließend geklärt.

Chemotherapie

Bei einer generalisierten Tumorerkrankung ist die Chemotherapie vom theoretischen Ansatz her die sinnvollste Behandlung. Die Chemotherapie von Lebermetastasen kann systemisch und lokal erfolgen.

Systemische Chemotherapie
Bei multizentrischer Tumormanifestation kann - wenn überhaupt - nur die systemische Chemotherapie Aussicht auf Erfolg versprechen. Zahlreiche Substanzen sind als Mono- oder Polychemotherapien zur Behandlung von Lebermetastasen verschiedener Primärtumoren eingesetzt worden.

Ohne Anspruch auf Vollständigkeit zeigt die Zusammenfassung publizierter Ergebnisse (Tabelle 13) für die einzelnen Primärtumoren große Variationen in den Ansprechraten. Hierbei lassen sich 3 Gruppen erkennen: 1. Mamma- und kleinzellige Bronchialkarzinome, die mit etwa 40% noch am besten ansprechen; 2. eine Gruppe gastrointestinaler Tumoren mit Ansprechraten von 21-28%; 3. die in weniger als 20% beeinflußbaren malignen Melanome. Weitgehende Unklarheit besteht darüber, welche Substanzen und Therapieschemata im Einzelfall die besten Erfolgsaussichten versprechen. Da die erzielten Tumorregressionen meist zeitlich begrenzt sind, ist der Nachweis von Therapieeffekten keinesfalls automatisch mit Lebensverlängerung oder Beschwerdelinderung gleichzusetzen. Angesichts der Tatsachen, daß eine Lebensverlängerung durch systemische Chemotherapie für Lebermetastasen solider Tumoren nicht erwiesen ist und die Behandlung für den Patienten mit einem nicht unerheblichen Maß an Unannehmlichkeiten verknüpft ist, beurteilen wir ihren Wert in der palliativen Behandlung von Lebermetastasen insgesamt zurückhaltend. Ob eine systemische Behandlung im Einzelfall sinnvoll ist, muß am konkreten Befund

Tabelle 13. Chemotherapie von Lebermetastasen. (Zusammenfassung nach [45, 77])

Primärtumoren	Substanzen	Studien	Patienten	Ansprechrate	
				Angaben einzelner Autoren	Durchschnitt
		n	n	[%]	
Systemisch					
Kolorektal	5-FU	5	171	0- 67	23
Kolorektal	FUDR	4	158	9- 38	22
Kolorektal	Kombinationen	10	437	7- 43	21
Magen	Kombinationen	9	103	0- 50	28
Pankreas	Kombinationen	6	89	8- 67	22
Kleinzelliges Bronchialkarzinom	Kombinationen	7	45	0- 71	40
Mamma	Kombinationen	12	141	30- 75	46
Malignes Melanom	DTIC	7	175	4-100	17
Malignes Melanom	Kombinationen	18	218	0- 50	11
Lokal intraarteriell					
Kolorektal	5-FU	3	126	27- 58	47
Kolorektal	FUDR	6	380	32- 76[a]	54

[a] Ansprechrate aufgrund bildgebender Diagnostik.

gemeinsam mit dem Onkologen entschieden werden. Sie erscheint uns jedoch für die meisten Primärtumoren nur bei gutem Allgemeinzustand des Patienten im Rahmen von Therapiestudien gerechtfertigt.

Lokale Chemotherapie

Die lokale Chemotherapie ist nur bei einem ausschließlich auf die Leber begrenzten Tumorbefall sinnvoll. Der theoretische Anreiz besteht in der Erreichung hoher intrahepatischer Wirkspiegel bei geringer Geamtbelastung des Organismus. Vor allem seitdem implantierbare Infusionssysteme eine relativ problemlose und den Patienten wenig belastende Applikation ermöglichen (vgl. Kap. I.4.7.1) [48], hat die lokale Chemotherapie von isolierten Lebermetastasen viel Beachtung gefunden. Die lokale Applikation kann über das portale [16] oder das arterielle Stromgebiet erfolgen. Wegen der überwiegend arteriellen Versorgung der Metastasen steht heutzutage die arterielle Applikation im Vordergrund [2, 19, 73, 77]. Schwierig wird die Durchführung bei den häufigen Gefäßvariationen der Leberversorgung durch aberrierende zusätzliche Gefäße [22]. Ob in diesen Fällen die portale Applikation über die wiedereröffnete Nabelvene oder mehrere arterielle Katheter zu bevorzugen sind, wird unterschiedlich beurteilt. Da vor allem die Lebermetastasen kolorektaler Karzinome die Voraussetzungen eines isolierten Leberbefalls erfüllen, beziehen sich die meisten Erfahrungen auf die lokale Chemotherapie kolorektaler Lebermetastasen: In den meisten Studien wurden die Substanzen 5-FU und FUDR untersucht. Beide Medikamente werden in der Leber metabolisiert (First-pass-effect) und haben eine kurze Plasmahalbwertszeit. Hierdurch kann der Vorteil der lokalen Gabe auch pharmakologisch umgesetzt werden [77]. In den meisten Untersuchungen ergab die FUDR-Infusion im Verhältnis zur 5-FU-Gabe sowohl höhere Ansprechraten als auch höhere hepatotoxische Komplikationen bei wiederum vergleichbaren Überlebenszeiten (Tabelle 13) [77]. Welchen Einfluß der konkrete Applikationsmodus (Dosis, Infusionsdauer, Bolus vs. kontinuierliche Gabe, Therapieintervalle) auf die Behandlungsergebnisse im einzelnen hat, ist noch nicht abschließend geklärt. Die Nebenwirkungen der lokalen Chemotherapie können in technische und therapiebedingte Komplikationen unterteilt werden. Technische Komplikationen durch das Infusionssystem bestehen in Dislokation, Thrombose und Infektion. Die diesbezüglichen Gesamtkomplikationsraten variieren je nach Technik und Infusionssystem zwischen 10% und 80% [15, 20, 57]. An therapiebedingten Nebenwirkungen sind vor allem chemische Leberschäden und gastrointestinale Störungen zu erwarten. So traten nach kontinuierlicher intraarterieller FUDR-Gabe durchschnittlich in 69% chemische Hepatitiden, in 40% gastrointestinale Störungen und in 23% biliäre Sklerosen auf [8, 37, 45, 46, 60, 76]. Im eigenen Krankengut betrug die Gesamtrate leichterer und schwerwiegender Komplikationen 25% (Krüger, persönliche Mitteilung). Eine Überlebensverlängerung durch lokale Chemotherapie ist trotz einiger Indizien nicht umfassend bewiesen [24, 25, 77, 90]. Ein wesentliches Problem ist das Auftreten extrahepatischer Metastasen. Nach einer Literaturübersicht von 451 Publikationen zur lokalen Chemotherapie von Lebermetastasen beträgt die durchschnittliche extrahepatische Metastasierungsrate nach lokaler Chemotherapie etwa 40% (Krüger, persönliche Mitteilung). Ob aus diesem Grund nicht doch die systemische Gabe trotz niedrigerer hepatischer Ansprechraten zu bevorzugen ist, bleibt derzeit offen [24, 25, 37, 38, 45, 46, 60, 77]. Die in diesem Zusammenhang meist zi-

Tabelle 14. Ergebnisse einer randomisierten Studie zur arteriell lokalen vs. systematischen Chemotherapie kolorektaler Lebermetastasen mit Fluorodesoxyuridin. (Nach [47])

	Lokal arteriell	Systemisch
Patientenzahl	48	51
Ansprechrate (%)	50	20
Mediane Dauer der partiellen Remissionen (Monate)	11	7
Extrahepatische Tumorprogression (%)	56	37
Mediane Überlebenszeiten (Monate)	17	8[a]
Komplikationen (%)		
Magenulkus	17	6
Gastritis	8	2
Biliäre Sklerose	8	-
Diarrhö	2	70
Kolitis	-	8

[a] Von 20 Patienten, die nur systemisch behandelt wurden.

tierte randomisierte Studie von Kemeny et al. [47] zeigte eine höhere Effektivität der lokalen im Vergleich zur systemischen Chemotherapie (Tabelle 14). Eingeschränkt wird die Aussagekraft, da Patienten, deren Lebermetastasen unter systemischer Chemotherapie progredient waren, zum Teil zusätzlich lokal behandelt wurden.

Vereinzelt wurde auch die intraperitoneale Applikation von Zytostatika in der Behandlung von Lebermetastasen erprobt (Übersicht bei [35, 82]). Die Zytostatika gelangen nach Resorption über das Portalblut in die Leber und sollen den Vorteil haben, in zytotoxischer Dosis auch gegen bekannte oder versteckte intraabdominelle Tumorabsiedlungen wirksam zu werden [83]. Aufgrund der geringen Erfahrungen ist eine Bewertung nicht möglich.

Strahlentherapie

Perkutane Strahlentherapie

Die Effektivität der perkutanen Bestrahlung wird durch die geringe Bestrahlungstoleranz der Leber limitiert. Nach verträglichen Dosen von 20–30 Gy wurde zwar keine eindeutige Lebensverlängerung, jedoch eine Beschwerdebesserung in 55–90% beschrieben [14, 50, 68, 81, 94]. Eine mögliche Indikation besteht somit in einer rein symptomatischen Bestrahlung, bei der keine wesentlichen Nebenwirkungen zu erwarten sind [29, 49, 73, 100].

Radioaktiv beladene Mikrosphären

Die lokale intraarterielle Applikation von radioaktiven Mikrosphären ist eine bereits länger bekannte Methode zur internen Bestrahlung und wurde auch allein oder in Kombination zur Behandlung von Lebermetastasen eingesetzt [7, 20, 53]. Trotz tendenziell guter Beobachtungen ist eine generelle Bewertung aufgrund geringer Fallzahlen nicht möglich. Eine wesentliche Verbesserung der Behandlungsergebnisse ergibt sich jedoch allem Anschein nach nicht.

Radioaktiv beladene Antikörper
Eine möglicherweise vielversprechende Neuentwicklung ist die Applikation radioaktiv beladener Antikörper [49, 61]. Deren Effekt beruht auf der Beobachtung, daß sich Antikörper gegen Tumorantigene selektiv im Tumor ablagern [24, 25, 61]. Im Vordergrund der Bemühungen steht die interne Bestrahlung kolorektaler Metastasen mit radioaktiven monoklonalen Antikörpern [26]. Die klinische Relevanz kann derzeit noch nicht abgeschätzt werden.

Multimodale Therapie

Um die Ergebnisse der einzelnen palliativen onkologischen Behandlungen zu verbessern, werden im Rahmen von multimodalen Therapien verschiedene Behandlungsverfahren miteinander kombiniert. Unter den vielen neueren Therapien seien hier die derzeit erfolgversprechendsten Kombinationen skizziert:

Chemotherapie und Dearterialisation
Heutzutage wird die chirurgische oder embolische Leberdearterialisation meist mit einer lokalen Chemotherapie verknüpft [12, 35, 62, 91]. Die Chemotherapie erfolgt dabei vor, während oder nach der Dearterialisation intraarteriell [21, 23], intraportal [35, 91, 92] oder intraperitoneal [6, 92]. Insgesamt scheinen sich die Behandlungsergebnisse hierdurch verbessern zu lassen. Bei teilweise widersprüchlichen Angaben zur besten Applikationsform ist der wirkliche Stellenwert offen.

Chemoembolisation
Die Chemoembolisation ist eine Kombination aus Embolisation und lokaler Chemotherapie (vgl. Kap. I.4.8) [44]. Hierzu werden bestimmte Mikrosphären (z. B. Polyvinylalkohol, Lipiodol, absorbierbare Gelatine) mit einem Zytostatikum injiziert. Nach lokaler Applikation werden die kleinen Tumorgefäße embolisiert. Neben der Effektivitätssteigerung der Zytostase durch Tumorischämie verbleibt das Cytostatikum länger am Wirkort [1]. Eine Kombination mit anderen palliativen Behandlungen ist möglich. Ob diese theoretischen Vorteile auch die Behandlungsergebnisse verbessern, ist aufgrund der vorliegenden Berichte nicht gesichert [44, 79, 98].

Chemotherapie und Bestrahlung
Die Kombination von perkutaner Bestrahlung mit systemischer oder lokaler Chemotherapie kann die Behandlungsergebnisse im Verhältnis zu den jeweiligen Einzelbehandlungen möglicherweise verbessern [17, 29, 49, 69]. Ein zweifelsfreier Vorteil ist derzeit nicht erwiesen.

Strahlensensibilisierung
Strahlensensibilisatoren wie Misonidazol steigern den Sauerstoffgehalt im Tumor und erhöhen hierdurch dessen Strahlenempfindlichkeit. Der Wert der Strahlensensibilisierung wird neben anderen Anwendungen auch in der Behandlung von Lebermetastasen überprüft [14, 17, 50, 66]. In einer prospektiven Untersuchung erbrachte die perkutane Bestrahlung nach Strahlensensibilisierung im Vergleich zur alleinigen perkutanen Bestrahlung tendenziell bessere Ergebnisse, ohne daß ein eindeutig signifikanter Unterschied festgestellt werden konnte [50].

Chemotherapie und Hyperthermie
Verschiedene experimentelle und klinische Untersuchungen konnten eine gesteigerte Wirksamkeit der Chemotherapie durch Temperaturerhöhung nachweisen (s. S. 146). Eine Möglichkeit der Nutzung dieses Effekts ist die isolierte Leberperfusion (s. unten). Durch neuere nichtinvasive Methoden der lokalen Hyperthermieerzeugung ergeben sich in Kombination mit systemischer oder lokaler Chemotherapie möglicherweise neue Ansätze [27, 63, 70, 86]. Falk et al. [27] berichten über beachtenswerte Ergebnisse bei der Kombination von Radiofrequenzhyperthermie mit systemischer oder lokaler Chemotherapie. Aufgrund der retrospektiven Stratifizierung der Patienten und einer wohl nicht zufallsverteilten Zuordnung der einzelnen Chemotherapieschemata ist eine Generalisierung nicht möglich.

Isolierte Leberperfusion

Die isolierte regionale Leberperfusion ist eine Sonderform der regionalen Chemotherapie, bei der die Leber im extrakorporalen Kreislauf isoliert wird und dann in Hyperthermie hochdosierte Zytostatikadosen verabreicht werden [96]. Eine Kombination mit Leberresektion, Dearterialisation und nachfolgender lokaler Chemotherapie ist möglich. Die Mortalität in einer Serie von 31 Leberperfusionen von Aigner et al. [4] und Schwemmle u. Aigner [80] betrug fast 10%. Da eine Lebensverlängerung nicht erwiesen ist, die Methode technisch sehr anspruchsvoll und komplikationsträchtig ist, kann die isolierte Leberperfusion nicht als Standardbehandlung angesehen werden. Ihr Einsatz erscheint somit lediglich an damit vertrauten Zentren im Rahmen von kontrollierten Therapiestudien gerechtfertigt.

Hormon- und Immuntherapie

Bestimmte Tumoren und deren Metastasen können bei entsprechendem Rezeptorstatus hormonell in ihrem Wachstum beeinflußt werden. Zu den Tumoren, die auf eine Hormonbehandlung ansprechen können, gehören in erster Linie Mamma-, Prostata-, Schilddrüsen- und gynäkologische Karzinome. Durch die Immuntherapie wird das körpereigene Abwehrsystem über verschiedene Mechanismen im Kampf gegen den Tumor untersützt [74, 84] (vgl. Kap. I.4.9). Trotz vieler theoretisch äußerst interessanter Ansätze und der Erprobung verschiedener Substanzen kann ihr Wert in der Behandlung von Lebermetastasen derzeit noch nicht abschließend beurteilt werden. Viele neuere Substanzen werden daher nur in kontrollierten Therapiestudien eingesetzt.

Galleableitung

Erfahrungsgemäß entwickeln viele Patienten mit Lebermetastasen im Krankheitsverlauf einen Ikterus. Eine Galleableitung ist nur bei posthepatischer Komponente durch Kompression der großen Gallengänge sinnvoll. Eine Obstruktion ist durch Metastasen im Leberhilus, Lymphknotenmetastasen im Lig. hepatoduodenale oder direkte Infiltration durch Primärtumoren des Oberbauchs möglich. Je nach konkreter Situation stehen verschiedene chirurgische, interventionell-radiologische und endoskopische Verfahren zur Verfügung. Vor allem bei fortgeschrittenem Leiden sind in der Regel nichtoperative Methoden wie perkutane oder endoskopische Gallengangsdrainagen zu bevorzugen.

Symptomatische Therapie

Die symptomatische Behandlung von Lebermetastasen hat die unmittelbare Beschwerdelinderung zum Ziel. Sie umfaßt v.a. die Behandlung von Schmerzen und Ernährungsstörungen. Je nachdem, ob Beschwerden seitens der Leber, des Primärtumors oder sonstiger Metastasen im Vordergrund stehen, kommen verschiedene allgemeine und spezielle Anwendungen zum Einsatz (vgl. Kap. I.4.12). Zu konkreter symptombezogener Behandlung der Lebermanifestation bestehen darüber hinaus wenig Möglichkeiten. Ansonsten gleicht die symptomatische Behandlung von Lebermetastasen prinzipiell der primärer Lebertumoren (vgl. Kap. II.8).

8.2.4 Schlußfolgerung

Metastasen im allgemeinen und Lebermetastasen im speziellen bleiben ein ungelöstes onkologisches Problem. Sie sind unter vielen Gesichtspunkten Gegenstand experimenteller und klinischer Forschung. Trotz vieler Beobachtungen wissen wir nicht, welche Gesetzmäßigkeiten den Krankheitsverlauf letztendlich prägen und welche Behandlung in einer konkreten Situation die beste ist. Mangels einheitlicher Klassifizierungssysteme, Bewertungsmaßstäbe und Patientenauswahlkriterien lassen sich die meisten klinischen Untersuchungen nicht oder nur eingeschränkt vergleichen. Wir ziehen aus dem derzeitigen Wissensstand für unseren chirurgischen Alltag folgende praktische Konsequenzen: Bei entsprechenden Voraussetzungen sollen Lebermetastasen kolorektaler Karzinome in kurativer Absicht reseziert werden. Sonstige kurativ beabsichtigte Resektionen sind absolute Ausnahmen und ganz wenigen Indikationen vorbehalten. Palliative Resektionen von symptomatischen Lebermetastasen werden von uns nur ausnahmsweise bei Karzinoid- oder Lebermetastasen mit langsamer Wachstumstendenz bei Patienten in gutem Zustand erwogen. Bei isolierten inoperablen Lebermetastasen kolorektaler Karzinome empfehlen wir bei gutem Allgemeinzustand des Patienten die Chemoembolisation oder die lokale arterielle Chemotherapie über ein implantiertes Infusionssystem (vgl. Kap. I.4.8). Indikationen zu systemischen Chemotherapien und Bestrahlungen klären wir im konkreten Einzelfall gemeinsam mit Onkologen und Strahlentherapeuten ab. Häufig kann den Patienten nur durch symptomatische Beschwerdelinderung, mitfühlende Pflege und psychosoziale Unterstützung geholfen werden.

Literatur

1. Aaronsen KF, Teder H, Lindberg B (1986) Indications and therapeutic possibilities using degradable microspheres in liver malignancies. Recent Results Cancer Res 100: 282-288
2. Ackermann, NB, Hodgson WB (1986) Vascular patterns of liver tumors and their consequences for different therapeutic approaches. Recent Results Cancer Res 100: 248-255
3. Adson MA (1987) Resection of liver metastases - when is it worthwile? World J Surg 11: 511-520

4. Aigner K, Tonn JC, Walther H, Krahl M, Schoch P, Vogelsberger W (1983) Isolierte Leberperfusion bei diffuser Metastasierung des kolorektalen Karzinoms. In: Häring R (Hrsg) Chirurgie der Leber. Edition Medizin, Weinheim, S 257-261
5. Allison DJ (1988) Embolization of liver tumours. In: Blumgart LH (ed) Surgery of the liver and biliary tract. Churchill Livingstone, Edinbourgh, pp 1201-1217
6. Almersjö O, Bengmark S, Hafström LO, Leissner KH (1976) Results of liverdearterialization combined with regional infusion of 5-fluorouracil for liver cancer. Acta Chir Scand 142: 131-138
7. Ariel IM, Padula G (1978) Treatment of symptomatic metastatic cancer to the liver from primary colon and rectal cancer by intraarterial administration of chemotherapy and radioactive isotopes. Prog Clin Cancer 7: 247
8. Balch CM, Urist MM (1986) Intraarterial chemotherapy for colorectal liver metastases and hepatomas using a totally implantable drug infusion pump. Recent Results Cancer Res 100: 234-247
9. Bengmark S, Jeppsson B (1986) Permanent hepatic artery ligation versus temporary desarterialization in the treatment of hepatic tumors. Recent Results Cancer Res 100: 268-275
10. Bengmark S, Tranberg K-J (1986) Chemotherapy (systemic and infusion) in the management of primary and secondary tumours. In: Bengmark S, Blumgart LH (eds) Liver surgery. Churchill Livingstone, Edingbourgh, pp 35-50
11. Bengmark S, Ericsson M, Lunderquist A, Martensson H, Nobin A, Sako M (1982) Temporary liver dearterialization in patients with metastatic carcinoid disease. World J Surg 6: 46-53
12. Bengmark S, Jeppson B, Nobin A (1988) Arterial ligation and temporary dearterialization. In: Blumgart LH (ed) Surgery of the liver and biliary tract. Churchill Livingstone, Edingbourgh, pp 1219-1235
13. Blumgart LH, Allison DJ (1982) Resection and embolization in the management of secondary hepatic tumors. Wold J Surg 6: 32-45
14. Borgelt BB, Gelber R, Brady LW, Griffin T, Hendrickson FR (1981) The palliation of hepatic metastases. Int J Radiat Biol Phys 7: 587-591
15. Brückner R, Rothmund M, Hinterberger R (1984) Lokale Infusionstherapie bei Lebermetastasen kolorektaler Karzinome. Ergebnisse einer Phase-II-Studie. Dtsch Med Wochenschr 109: 936-941
16. Burkhard O, Zeile G, Hinterberger R, Preiss J, Wiegand H, Roux A (1984) Treatment of isolated liver metastases by regional liver perfusion via the portal vein. Verh Dtsch KrebsGes 5: 494
17. Byfield JE (1986) Combined use of drugs and radiation in the treatment of liver metastases. Recent Results Cancer Res 100: 298-306
18. Carrasco CH, Chuang VP, Wallace S (1983) Apudomas metastatic to the liver: treatment by hepatic artery embolization. Radiology 149: 79-83
19. Collins JM (1986) Pharmacologic rationale for hepatic arterial therapy. Recent Results Cancer Res 100: 140-147
20. Crady, ED (1979) Internal radiation therapy of hepatic cancer. Dis Colon Rectum 22: 371
21. Dahl EP, Fredlund PE, Tylen U, Bengmark S (1981) Transient hepatic dearterialization followed by regional intra-arterial 5-fluorouracil infusion as treatment for liver tumors. Ann Surg 193: 82-88
22. Daly JM, Kenemy N, Oderman P, Botet J (1984) Long-term hepatic arterial infusion chemotherapy. Arch Surg 119: 936-941
23. El-Domeiri AA, Mojab K (1978) Intermittent occlusion of the hepatic artery and infusion chemotherapy for carcinoma of the liver. Am J Surg 135: 771-775
24. Encke A, Hottenrott C, Lorenz M (1986) Die Verfahren der regionalen Chemotherapie. In: Schildberg FW (Hrsg) Chirurgische Behandlung von Tumormetastasen. Bibliomed Melsungen, S 145-157
25. Encke A, Baum RP, Hottenrott C, Lorenz M, Hör G (1988) Die Bedeutung der Immundiagnostik für Metastasen- und Rezidivchirurgie. Chirurg 59: 309-316
26. Epenetos AA, Courtenay-Luck N, Dhokia B et al. (1987) Antibody-guided irradiation of hepatic metastases using intrahepatically administered radiolabelled anti-CEA antibodies with simultaneous and reversible hepatic blood flow stasis using biodegradable starch microsperes. Nucl Med Commun 8: 1047-1058

27. Falk RE, Newhook L, Moffat FL et al. (1986) Thermochemotherapy for unresectable Hepatic cancer. Recent Results Cancer Res 100: 315-320
28. Fortner JG, Siva JS, Golbey RB, Cox EB, MacLean BJ (1984) Multivariate analysis of a personal series of 247 consecutive patients with liver metastases from colorectal cancer. Ann Surg 199: 306-316
29. Foster JH, Ensminger WF (1985) Treatment of metastatic cancer to liver. In: DeVita VT, Hellman S, Rosenberg StA (eds) Cancer. Principles and practice of oncology. Lippincott, Philadelphia, pp 2117-2132
30. Foster JH, Lundy J (1981) Liver metastasis. Curr Probl Surg 18: 160-202
31. Friedmann MA (1986) Systemic therapies for patients with liver tumors: prospects for the future. Recent Results Cancer Res 100: 112-119
32. Friedmann M, Cassidy M, Levine M (1979) Combined modality therapy of therapeutic metastases. Nothern Calif Oncol Group. Cancer 44: 906
33. Gall FP, Scheele J, Herfarth Ch, Rothmund M, Funovics J, Siewert JR (1985) Therapiekonzept bei Lebermetastasen. Langenbecks Arch Chir 365: 219-226
34. Gennari L, Doci R, Bozetti F, Bignami P (1986) Proposal for staging liver metastases. Recent Results Cancer Res 100: 80-84
35. Gerard A, Dalesio O, Duez N et al. (1986) Hepatic arterial ligation and portal vein infusion: a clinical trial by the Gastrointestinal Tract Cancer Group of the European Organization for Research and Treatment of Cancer. Recent Results Cancer Res 100: 276-281
36. Hansen H (1986) Die passagere Leberdearterialisation. In: Schildberg FW (Hrsg) Chirurgische Behandlung von Tumormetastasen. Bibliomed Melsungen, S 161-167
37. Hohn D, Stagg R, Rayner A, Lewis B (1987) The NCOG randomized trial of intravenous (IV) vs. hepatic artrial (IA) FUDR for colorectal cancer metastatic to the liver. III. Intern. Conference on Advances in Regional Cancer Therapy (Abstr B 6)
38. Hottenrott C, Lorenz M (1987) Stellenwert der lokalen Chemotherapie der Leber. Z Gastroenterol 25: 364
39. Hughes KS, Sugarbaker PH (1987) Resection of the liver for metastatic solid tumors. In: Rosenberg StA (ed) Surgical treatment of metastatic cancer. Lipincott, Philadelphia, pp 125-164
40. Hughes KS et al. (Registry of Hepatic Metastases) (1986) Resection of the liver for colorectal carcinoma metastases: A multi-institutional study of paterns of recurrence. Surgery 100: 278-284
41. Hughes KS et al. (Registry of Hepatic Metastases) (1988) Resection of the liver for colorectal carcinoma metastases: A multi-institutional study of indications for resection. Surgery 103: 278-288
42. Jaffe BM, Donegan WL, Watson F, Spratt JS (1968) Factors influencing survival in patients with untreated hepatic metastases. Surg Gynecol Obstet 127: 1-11
43. Jian R, Seyring JA, Roche A (1984) Improvement of metastatic glucagonoma by hepatic artery embolization. Gastroenterology 87: 481
44. Kato T, Nemeto R, Mori H, Takahashi M, Harada M (1981) Arterial chemoembolization with mitomycin C microcapsules in the treatment of primary and secondary carcinoma of the kidney, liver, bone and intrapelvic organs. Cancer 48: 674-680
45. Kemeny N (1983) The systemic chemotherapy of hepatic metastases. Semin Oncol 10: 148-155
46. Kemeny MM, Goldberg D, Beatty DJ et al. (1986) Results of a prospective randomized trial of continous chemotherapy and hepatic resection as treatment of hepatic metastases from colorectal primaries. Cancer 57: 492-498
47. Kemeny N, Daly J, Reichman B, Geller N, Botet J, Oderman P (1987) Intrahepatic or systemic infusion of fluorodeoxyuridine in patients with liver metastases from colorectal carcinoma. A randomized trial. Ann Intern Med 107: 459-465
48. Kempf P, Pometzki H (1983) Verbesserung der Lebensqualität bei Lebermetastasen des kolorektalen Karzinoms. In: Häring, R. (Hrsg) Chirurgie der Leber. Edition Medizin, Weinheim, S 281-286
49. Kinsella TJ (1983) The role of radiation therapy alone and combined with infusion chemotherapie for treating liver metastases. Semin Oncol 10: 215-222
50. Leibel SA, Pajak TF, Massullo V et al. (1987) A comparison of misonidazole sensitized radiation therapy to radiation therapy alone for palliation of hepatic metastases: Results of a Radia-

tion Therapy Oncology Group randomized prospective trial. Int J Radiat Oncol Biol Phys 13: 1057-1064
51. Livraghi T, Festi D, Monti F, Salmi A, Vettori C (1986) US-guided percutaneous alcohol injection of small hepatic and abdominal tumors. Radiology 161: 309-312
52. Lunderquist A, Ericsson M, Nobin A, Sanden G (1984) Gelfoam powder embolization of the hepatic artery in liver metastases of carcinoid tumors. Radiologe 22: 65
53. Mantravadi RVP, Spigos DG, Tan WS, Felix EL (1982) Intraarterial yttrium 90 in the treatment of hepatic malignancies. Radiology 142: 783-786
54. McVie JG, Burgers JMV, Hoefnagel C, Tomlinson E (1984) The use of microspheres in the treatment of liver metastases. In: Van der Velde CJH, Sugarbaker PH (eds) Liver metastasis. Nijhoff, Boston, pp 313-323
55. Mengel CE (1982) The carcinoid syndrome. In: Holland JF, Frei III (eds) Cancer medicine. Lea & Febiger, Philadelphia, pp 1818-1827
56. Mitty H, Warner RRP, Newman LH (1983) Control of carcinoid syndrome with hepatic artery embolization. Radiology 155: 623
57. Molzahn E, Gruenagel HH, Freund U, Gross D (1988) Konzepte zur Prophylaxe und Behandlung von Lebermetastasen beim colorectalen Carcinom durch regionale Chemotherapie. Chirurg 59: 34-40
58. Morrow CE, Grage TB, Sutherland DE (1983) Hepatic resection for secondary neoplasms. Surgery 92: 610
59. Mühe E, Angermann B (1987) Fernmetastasen. In: Gall FP, Hermanek P, Tonak J (Hrsg) Chirurgische Onkologie. Springer, Berlin Heidelberg New York Tokyo, S 140-150
60. Niederhuber E, Ensminger WD, Gyves J, Thrall J, Walker S, Cozzi E (1984) Regional chemotherapy of colorectal cancer metastatic to the liver. Cancer 53: 1336
61. Order SE, Klein PK, Leichner PK et al. (1986) Radiolabeled antibody in the treatment of primary and metastatic liver malignancies. Recent Results Cancer Res 100: 307-314
62. Petrelli NJ, Barcewicz PA, Evans JT, Ledesma EJ, Lawrence DD, Mitelman A (1984) Hepatic artery ligation for liver metastasis in colorectal carcinoma. Cancer 53: 1347-1353
63. Petrovich Z, Langholz B, Astrahan M, Emami B (1988) Deep microwave hyperthermia for metastatic tumors of the liver. Recent Results Cancer Res 107: 244-248
64. Pettavel J, Leyvraz S, Douglas P (1984) The necessity for staging liver metastases and standardizing treatment-response criteria. The case of secondaries of colo-rectal origin. In: Van der Velde CJH, Sugarbaker PH (eds) Liver metastasis. Nijhoff, Boston pp 154-168
65. Pfreundschuh M (1989) Update Onkologie. Med Klin 84: 542-547
66. Phillips TL, Wasserman TL (1984) Promise of radiosensitizers and radioprotectors in the treatment of human cancer. Cancer Treat Rep 68: 291-302
67. Pikren JW, Tsukada Y, Lane WW (1984) Liver metastases: an analysis of autopsy data. In: Weiss L, Gilbert HA (eds) Liver metastases. Hall, Boston, pp 2-18
68. Prasad B, Lee M, Hendrickson FR (1977) Irradiation of hepatic metastases. Int J Radiat Oncol Biol Phys 2: 129-132
69. Raju PI, Maruyama Y, DeSimone P, MacDonald J (1987) Treatment of liver metastases with a combination of chemotherapy and hyperfractionated external radiation therapy. Am J Clin Oncol 10: 41-43
70. Ramming KP (1985) Surgical management of metastatic tumor in the liver. In: Moossa AR, Robson MC, Schimpff StC (eds) Comprehensive textbook of oncology. Williams & Wilkins, Baltimore, pp 1097-1104
71. Ravikumar TS, Kane R, Cady B et al. (1987) Hepatic cryosurgery with intraoperative ultrasound monitoring for metastatic colon carcinoma. Arch Surg 122: 403-409
72. Ridge JA, Daly JM (1985) Treatment of colorectal hepatic metastases. Surg Gynecol Obstet 161: 597-606
73. Ridge JA, Bading JR, Gelbard AS, Benua RS, Daly JM (1987) Perfusion of colorectal metastases. Relative distribution of flow from the hepatic artery and portal vein. Cancer 59: 1547-1553
74. Schackert HK, Betzler M, Herfarth Ch (1988) Immuntherapie beim chirurgisch Krebskranken. Chirurg 59: 317-322
75. Schild H (1988) Embolisation der Leber. In: Günther RW, Thelen M (Hrsg) Interventionelle Radiologie. Thieme, Stuttgart

76. Schlag P, Berger M (1987) Neue Konzepte in der Behandlung von Lebermetastasen kolorektaler Karzinome. Thieme, Stuttgart
77. Schlag P, Hohenberger P (1988) Regionale Chemotherapie von Lebertumoren - Eine Situationsanalyse. Chirurg 59: 218-224
78. Schreml W. (1986) Indications for treatment and determination of treatment effects with primary and secondary liver tumors. Recent Results Cancer Res 100: 91-102
79. Schultheiss KH, Schiefer HG, Kaths T, Muhrer KH, Hunold, Schwemmle K (1984) Chemoembolization, a new mode of intraarterial treatment of liver tumors and metastases. Verh Dtsch KrebsGes 5: 490
80. Schwemmle K, Aigner K (1986) Requirements and results of liver perfusion. Recent Results Cancer Res 100: 229-233
81. Sherman DM, Weichselbaum R, Order SE (1978) Palliation of hepatic metastases. Cancer 41: 2013-2017
82. Speyer JL (1984) Intraperitoneal chemotherapy. A possible role in the treatment of hepatic metastases. In: Van der Velde CJH, Sugarbaker PH (eds) Liver metastases. Nijhoff, Amsterdam, pp 249-262
83. Speyer JL, Sugarbaker PH, Collins JM, Dendrick RL, Klecker RW, Myers CE (1981) Portal levels and hepatic clearance of 5-Fluorouracil after intraperitoneal administration in humans. Cancer Res 41: 1916-1922
84. Steplewski Z, Sears HF, Koprowski H (1986) Monoclonal antibody infusion in gastrointestinal cancer patients. Recent Results Cancer Res 100: 321-323
85. Stöckmann F, v. Romatowski H-J, Schuster R, Ceutzfeld W (1984) Hepatic artery embolization: Successful treatment of endocrine gastrointestinal tumors with liver metastases. Verh Dtsch KrebsGes 5: 491
86. Storm FK, Morton DL (1983) Hyperthermia: adjunctive modality for hepatic infusion chemotherapy. Semin Oncol 10: 223
87. Strohmeyer T, Haugberg G, Lierse W (1987) Angioarchitecture and blood supply of micro- and macrometastases in human livers. An anatomic-pathological investigation using injection-techniques. J Hepatol 4: 181-189
88. Sugarbaker PH, Ottow RT, August DA (1984) Surgical therapy of heaptic metastases. In. Van der Velde CJH, Sugarbaker PH (eds) Liver metastases. Nijhoff, Amsterdam, pp 187-205
89. Sugarbaker, PH, Gianola FJ, Speyer JL, Wesley R, Barofsky I, Myers C (1985) Prospective randomized trial of intravenous v intraperitoneal 5-FU in patients with advanced primary colon or rectal cancer. Semin Oncol 7: 101-111
90. Sugarbaker PH, Chang AE, Schneider PhD, Simpson C, Culnane M, Steinberg SM (1988) A prospective randomized trial of regional versus systemic continuous 5-fluorodoxyuridine-chemotherapy in the treatment of colorectal liver metastases. Workshop: Progress in regional chemotherapy, Wien, 3.-5.11.1988
91. Takagi H, Morimoto T, Yasue M, Ochiai E, Yamada E, Ashikawa T, Kido C (1983) Ligation and catheterization of the hepatic artery for palliative treatment of malignant hepatic tumors. J Surg Oncol 23: 219-222
92. Taylor I (1978) Cytotoxic perfusion for colorectal liver metastases. Br J Surg 65: 109-114
93. Trede M, Raute M (1988) Primäre maligne und metastatische Tumoren der Leber. In: Herfarth Ch, Schlag P (Hrsg) Richtlinien zur operativen Therapie maligner Tumoren. Demeter, Gräfelfing
94. Turek-Meischeider M, Kazem I (1975) Palliative irradiation for liver metastases. JAMA 232: 625-628
95. Van der Velde CJH (1986) The staging of hepatic metastases arising form colorectal cancer. Recent Results Cancer Res 100: 85-90
96. Van der Velde CJH, Tjaden UR, Kothius BJL (1984) Isolated regional liver perfusion in the treatment of hepatic metastases. In: Van der Velde CJH, Sugarbaker PH (eds) Liver metastasis. Nijhoff, Boston, pp 292-312
97. Wagner JA, Adson MA, Van Heerden JA, Adson MH, Ilstrup DM (1984) The natural history of hepatic metastases from colorectal cancer. Ann Surg 199: 502-507
98. Wallace S, Charnsangavej C, Carrasco CH, Bechtel W, Wright K, Gianturco C (1984) Radiological intervention techniques in the percutaneous treatment of liver metastases. In: Van der Velde CJH, Sugarbaker PH (eds) Liver metastasis. Nijhoff, Boston, pp 214-229

99. Willis RA (1973) Spread of tumors in the human body. Butterworth, London
100. Winkel K zum, Wieland C, Weischedel U (1986) Therapeutic strategies in primary and metastatic liver cancer: Indication and results of external radiation therapy. Recent Results Cancer Res 100: 289-297
101. Wood CB (1984) Natural history of liver metastases. In: Van der Velde CJH, Sugarbaker PH (eds) Liver metastasis. Nijhoff, Boston, pp 47-54
102. Wopfner F (1983) Intrahepatische Chemotherapie unter kurzzeitiger arterieller Blockung bei disseminierten Lebermetastasen. In: Häring R (Hrsg) Chirurgie der Leber. Edition Medizin, Weinheim, S 287-294

8.3 Tumoren der extrahepatischen Gallenwege

8.3.1 Befund

Die extrahepatischen Gallenwege werden in erster Linie durch primäre Gallenwegskarzinome befallen. Palliative Behandlungsnotwendigkeiten ergeben sich aber auch bei infiltrierend wachsenden Tumoren der Leber, der Gallenblase, des Magens, des Pankreas und sonstiger Abdominalorgane sowie bei Lymphknotenmetastasen im Lig. hepatoduodenale [79, 124].

Neoplasien der extrahepatischen Gallenwege sind selten. In Autopsiestudien wurden sie nur in 0,01-0,46% aller Obduktionen gefunden [115]. Histologisch handelt es sich in über 90% um Adenokarzinome [115]. Zum Tumor-Staging existiert ein TNM-Klassifizierungssystem der UICC [54].

Neben dem Tumorstadium ist die Lokalisation der Tumoren im Gangsystem von wesentlicher Bedeutung. Nach einem Vorschlag von Longmire [80] werden die extrahepatischen Gallengänge hierzu in 3 Abschnitte unterteilt: Das obere Drittel bilden der rechte und linke Leberhauptgang, die Bifurkation und der Ductus hepaticus communis, das mittlere Drittel entspricht dem Ductus choledochus bis zum Oberrand des Pankreas, und zum unteren Drittel werden alle Tumoren distal davon bis zur Papilla Vateri gerechnet. Die publizierten Häufigkeitsangaben zur Lokalisation variieren je nach Krankengut und Diagnostik; durchschnittlich entfallen etwa 40-50% der Gallenwegstumoren auf das obere, 20-25% auf das mittlere und 15-25% auf das untere Drittel, während in etwa 10-15% ein diffuses Wachstum vorliegt [41, 46, 76, 110, 130].

Die kurative und palliative Behandlung von Tumoren des oberen Drittels ist wegen deren zentralen Sitzes im Leberhilus besonders problematisch. Da diese Tumoren einer radikalen chirurgischen Entfernung nur schwer zugänglich sind, galten sie lange Zeit als unheilbar. Trotz der insgesamt schlechten Prognose wurden im Vergleich zu den anderen Gallenwegskarzinomen immer wieder ein relativ langsames Wachstum und eine relativ späte Metastasierung dieser hochdifferenzierten Karzinome beobachtet [70, 85, 131]. Diese Tumoren des Bifurkationsbereichs werden nach der ersten Zusammenstellung derartiger Fälle von Klatskin [68] auch als Klatskin-Tumoren bezeichnet. Die Tumoren des distalen Drittels werden wegen der engen topographischen Beziehungen zur Papilla Vateri und zum Pankreaskopf kurativ und palliativ ähnlich behandelt wie die Pankreaskopftumoren (vgl. Kap. II.9).

Ein Gallenwegskarzinom ist inkurabel, wenn es nicht radikal entfernt werden kann und wenn Lymphknoten- oder Fernmetastasen bestehen. Der Zwang zur primär palliativen Behandlung ergibt sich häufig durch die frühe lymphogene Metastasierung, die bereits in 40-80% der laparotomierten Fälle besteht [67, 69, 137]. Trotz großer Fortschritte der hepatobiliären Chirurgie und der Bestrebungen, wenn immer möglich kurativ zu resezieren, betragen die angegebenen durchschnittlichen Resektionsquoten für Gallenwegstumoren sämtlicher Lokalisationen zusammengefaßt nur etwa 35% [46].

Nach erhofft kurativer Resektion haben die distalen Gallenwegstumoren, die radikal durch partielle Duodenopankreatektomie nach Whipple behandelt werden, noch die beste Prognose. Bei unterschiedlichen Mortalitätsraten betragen die 5-Jahres-Überlebensraten der distalen Tumoren nach kurativen Resektionen heutzutage durchschnittlich 28-40% [97, 130]. Nach kurativen Resektionen von oberen und mittleren Gallenwegskarzinomen liegen die durchschnittlichen Überlebenszeiten im Bereich von 1-2 Jahren [97, 102]. Da ein Teil der Patienten gar nicht erst dem Chirurgen vorgestellt wird, resultiert eine bescheidene Gesamtprognose. So ist davon auszugehen, daß von allen Patienten mit Gallengangskarzinomen nach 5 Jahren nur noch weniger als 5% leben [14, 76, 80].

8.3.2 Behandlungsziele

Ziel der palliativen Behandlung ist prinzipiell die längstmögliche Aufrechterhaltung einer guten Lebensqualität. Dies soll durch die Komponenten Lebensverlängerung, Beschwerdelinderung und soziale Integration erreicht werden (Tabelle 15).

Der Patient profitiert von der Behandlung nur, wenn sein subjektiver Gewinn - was darunter im Einzelfall auch immer zu verstehen ist - die Nebenwirkungen, Risiken und Hospitalisierungszeiten der Behandlung überwiegt. Die geeignete palliative Behandlung kann nur gemeinsam mit dem Patienten in einer konkreten Situation ermittelt werden. In jedem Fall aber muß sie die soziale Integration des Kranken zum Ziel haben und von mitmenschlichem Einfühlungsvermögen geprägt sein. Die zu lindernden Beschwerden resultieren aus direkten und indirekten Tumorfolgen (Tabelle 16).

Leitsymptom der Gallenwegstumoren ist der Stauungsikterus, der bei Diagnosestellung in durchschnittlich 93% der Fälle besteht. Unmittelbare Folgen sind Juckreiz, Gallengangsentzündungen und progrediente Leberinsuffizienz. Durch lokale Infiltration entstehen Schmerzen und gastrointestinale Passagestörungen, die zu Gewichtsverlust und Erbrechen führen. Ansonsten bestehen allgemeine Schwäche, Fieber und rezidivierende Koliken. Das Finalstadium ist schließlich durch Kachexie, septische Komplikationen, progressives Leber- und Multiorganversagen geprägt. Todesursachen sind in erster Linie die direkten Folgen der Galleabflußstö-

Tabelle 15. Ziele der palliativen Therapie beim Gallenwegskarzinom

Wiederherstellung des Galleabflusses
Behandlung von Gallengangsentzündungen
Schmerzlinderung
Ernährung
Soziale Integration

Tabelle 16. Symptome von Gallenwegskarzinomen bei Diagnose. Literaturübersicht, n = 782 Patienten. (Nach [17, 38, 46, 73, 75, 76, 87, 110, 131])

Symptome	Angaben einzelner Autoren	Durchschnitt
	[%]	
Ikterus	80-100	93
Gewichtsverlust	34- 85	62
Schmerzen	21- 51	35
Juckreiz	4- 58	29
Sonstige	2- 29	16

rung [14, 102, 131]. Aus diesem Grund ist von einer suffizienten Galleableitung auch ein lebensverlängernder Effekt zu erwarten. Obwohl aus rationalen Überlegungen sowie praktischen Erfahrungen schlüssig, läßt sich das Ausmaß der Lebensverlängerung durch alleinige Galleableitung nicht exakt mit Zahlen belegen. Da heute fast alle Patienten palliativ behandelt werden, existieren keine zuverlässigen Angaben zum Verlauf der unbehandelten Erkrankung aus kontrollierten Studien. In historischen und nicht unbedingt vergleichbaren Kontrollgruppen betrugen die durchschnittlichen spontanen Überlebenszeiten nach Diagnosestellung etwa 3 Monate [36, 72, 125].

8.3.3 Methoden

Zur palliativen Behandlung von Gallenwegstumoren stehen verschiedene alternative oder sich ergänzende chirurgische, interventionell-radiologische, internistisch-onkologische, strahlentherapeutische und psychosoziale Maßnahmen zur Verfügung (Tabelle 17).

Schwerpunkte der palliativen Behandlung sind die galleableitenden Verfahren. Vor allem im Finalstadium treten zunehmend die symptomatische Beschwerdelinderung und die psychosoziale Unterstützung in den Vordergrund. Hierzu zählen in erster Linie die Schmerzlinderung und die ambulante oder stationäre Pflege (vgl. Kap. I.3.7).

Mittlerweile existieren in mehreren Fachrichtungen Methoden zur palliativen Galleableitung. Da die Verfahren unterschiedliche Voraussetzungen haben, spiegelt der reine Vergleich von Erfolgsquoten und Komplikationsraten den Wert der einzelnen Methoden nur unzureichend wider. Die Wahl der Behandlungsmethode unterliegt verschiedenen Faktoren:

Allgemeinzustand des Patienten. Die Inzidenz von Tumoren des Gallengangssystems steigt mit zunehmendem Alter. Das Durchschnittsalter bei Diagnosestellung beträgt etwa 70 Jahre [123]. Morbidität und Mortalität palliativer Galleableitungen zeigen eine deutliche Korrelation mit Patientenalter, Anamnesedauer, vorherigen Fieberepisoden, Höhe des Serumbilirubins und pathologischen Werten anderer Stoffwechselparameter [108]. Viele gefürchtete Behandlungskomplikationen sind schon durch den Spontanverlauf der Erkrankung vorprogrammiert. So läßt sich die häufige Cholangitis bereits bei etwa 1/3 aller Patienten vor Behandlungsbeginn als initia-

Tabelle 17. Instrumentarium der palliativen Therapie von Gallenwegstumoren

Chirurgische Therapie
- Palliative Resektion
- Biliodigestive Bypassverfahren
- Operative Gallengangsdrainagen/Prothesen
- Gastroenterale Umleitung

Interventionelle Radiologie
- Perkutane Gallengangsdrainagen/Prothesen

Endoskopie
- Endoskopisch-transpapilläre Gallengangsdrainagen/Prothesen
- Laser

Strahlentherapie
- Perkutan
- Intraluminal
- Intraoperativ

Chemotherapie
- Systemisch
- Lokal

Symptomatische Therapie von
- Schmerzen
- Gallensäureverlust
- Juckreiz
- Ernährungsstörungen

Psychosoziale Hilfen

le bakterielle Kontamination mikrobiologisch nachweisen [65, 91]. Da die einzelnen Methoden unterschiedlich risikoreich, aufwendig und für den Patienten belastend sind, müssen bei der Indikationsstellung der Allgemeinzustand des Patienten, Risikofaktoren, Tumorstadium und - insofern überhaupt abschätzbar - die Lebenserwartung berücksichtigt werden. Sind risikoreiche Maßnahmen nicht vertretbar, müssen wenig belastende Verfahren gewählt werden. Dies auch vor dem Hintergrund, daß viele Patienten Spätkomplikationen der Behandlung nicht mehr erleben.

Verschlußlokalisation. Die einzelnen Behandlungsverfahren haben je nach Tumorlokalisation ihre speziellen Vor- und Nachteile. Besondere Schwierigkeiten bestehen häufig bei hilusnahen Verschlüssen. Die Implantation von Gallengangsdrainagen ist bei langstreckigen und derben Verschlüssen problematisch und nicht selten unmöglich.

Technische und persönliche Möglichkeiten. Jede Behandlungsmethode ist nur so gut wie derjenige, der sie anwendet. Eine Reihe von Operations- und Drainagetechniken wurde nur an speziellen Zentren entwickelt und angewendet. Publizierte gute Ergebnisse sind daher nicht überall reproduzierbar. Aus diesem Grund wird das konkrete Vorgehen auch durch die verfügbaren eigenen und alternativen Kapazitäten bestimmt. Kommt eine Verlegung in ein Zentrum nicht in Betracht, soll im Zweifelsfall das vertraute Verfahren gewählt werden, auch wenn andere Methoden vielleicht theoretische Vorteile versprechen.

Palliative Resektion

Je nach Tumorlokalisation bestehen für palliative Resektionen unterschiedliche Indikationen:

Tumoren des oberen Drittels

Wegen der engen Nachbarschaft zu lebenswichtigen Strukturen der Leberpforte sind kurative Resektionen von proximalen Gallenwegstumoren nicht mit dem sonst in der Tumorchirurgie postulierten Sicherheitsabstand möglich. Auch wenn die Resektionsränder tumorfrei sind, werden von manchen Chirurgen alle diese Resektionen als palliativ eingestuft [14]. Chirurgen, die bei hochsitzenden Tumoren der Gallengangsbifurkation eine aggressive chirurgische Therapie bevorzugen, geben palliative Resektionsraten von 17-73% an [40, 62, 63, 73, 86, 106, 110]. Je nach Ausdehnung wird der Tumor lokal oder mit zusätzlicher Leberresektion entfernt (Abb. 2a-c). Diese Resektionen sind technisch sehr anspruchsvoll und werden meist nur an speziellen Zentren durchgeführt. Die primäre Indikation zur palliativen Resektion ist die zuverlässige Galleableitung. Eine Lebensverlängerung durch eine unvollständige Tumorentfernung ist nicht erwiesen und muß bezweifelt werden. Die Lebensqualität nach Resektion und Rekonstruktion ist besser als nach al-

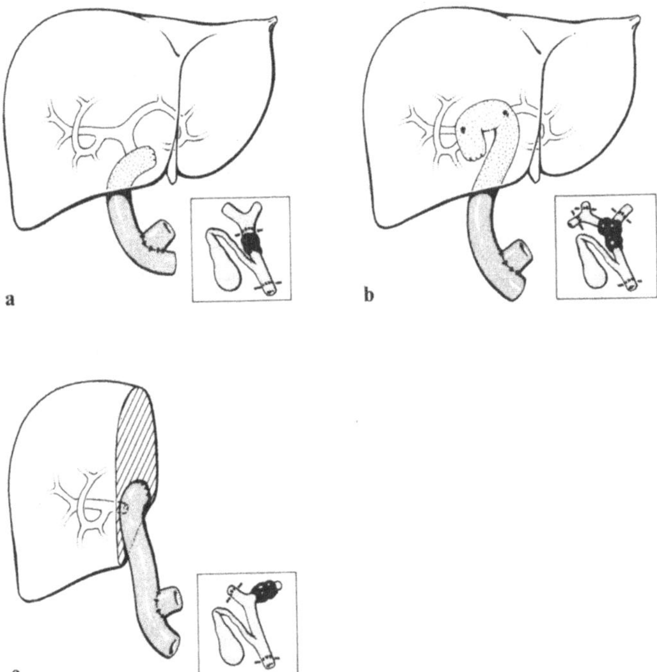

Abb. 2a-c. Resektionstechniken von proximalen Gallenwegskarzinomen **a** Resektion des Ductus hepaticus communis und des Ductus choledochus und Rekonstruktion durch Hepatikojejunostomie mit dem erhaltenen Stumpf des Ductus hepaticus, **b** Hilusresektion und intrahepatische Cholangiojejunostomie mit Segmentgallengängen, **c** linksseitige Hemihepatektomie und Cholangiojejunostomie mit dem Stumpf des rechten Ductus hepaticus. (Teilweise mod. nach [133])

ternativen palliativen Behandlungen [17, 130]. Mediane Überlebenszeiten nach sämtlichen Resektionen von Hilustumoren liegen zwischen 11 und 21 Monaten [4, 26, 40, 62, 63, 73, 134]. Die Überlebenszeiten primär palliativ resezierter Patienten sind mit durchschnittlich 7 Monaten erwartungsgemäß kürzer [40, 130]. In Einzelfällen wurden jedoch auch mehrjährige Überlebenszeiten nach palliativer Resektion mitgeteilt [131]. Die Berechtigung zur palliativen Resektion ergibt sich auch durch die Senkung der Mortalitätsraten, die an einigen Zentren derzeit sogar unter 10% liegen [17, 40, 134]. Da nur ausgewählte Patienten in gutem Zustand operiert werden, ist ein direkter Vergleich mit anderen palliativen Behandlungsverfahren weder möglich noch sinnvoll. In einigen Fällen wurden jedoch auch beachtenswerte Ergebnisse nach erweiterten Resektionen der Gallengänge, der Lebergefäße und der Leber mitgeteilt [85].

Tumoren des mittleren und unteren Drittels
Für Tumoren des mittleren und unteren Gallengangsabschnitts ergeben sich kaum Indikationen zur palliativen Resektion, da ein suffizienter Galleabfluß in der Regel einfacher und risikoärmer durch biliodigestive Umleitungen erreicht werden kann [131]. Wie für die Pankreaskopftumoren dokumentiert und für die distalen Gallenwegstumoren zu vermuten, bringt die palliative Resektion im Vergleich zu biliodigestiven Bypasses keine Lebensverlängerung [20]. Beruht die Cholestase auf äußerer Kompression durch Lymphknotenmetastasen im Lig. hepatoduodenale, bestehen gastrointestinale Passagestörungen durch Tumorinfiltration, oder ist eine biliodigestive Anastomose erst nach palliativer Resektion möglich, kann die palliative Resektion gelegentlich sinnvoll sein.

Biliodigestive Bypassverfahren

Biliodigestive Bypasses beruhen auf dem Prinzip, daß der prästenotisch erweiterte Gallengangsteil über eine Anastomose mit dem Dünndarm verbunden wird und die Galle in das Intestinum abfließen kann. Zur Ableitung wird in der Regel eine nach Roux ausgeschaltete Jejunumschlinge oder seltener auch das Duodenum verwendet. In die meisten Anastomosen werden zumindest in der frühen postoperativen Phase äußere Drainagen eingelegt. Ob und wie lange die Anastomose drainiert wird, hängt von der Anastomosenweite, dem technischen Schwierigkeitsgrad und der befürchteten Tumorprogression ab. Die Vorteile - Sicherung des Galleflusses, Reduktion von Gallenlecks - müssen im Einzelfall gegen die Nachteile - Infektionsgefahr, geringerer Patientenkomfort - abgewogen werden. Insgesamt besteht jedoch ein Trend, weite und intraoperativ einwandfreie Anastomosen nicht mehr zu drainieren [10, 133]. Die meisten Chirurgen sehen in biliodigestiven Bypasses die dauerhafteste und für den Patienten komfortabelste Methode der palliativen Galleableitung [15, 17, 94, 103, 116]. Die verschiedenen Bypassverfahren unterscheiden sich vor allem durch die vom Tumor vorgegebene Höhe der biliodigestiven Anastomose:

Tumoren des oberen Drittels
Ist der Leberhilus zugänglich, können je nach Tumorbefall der Ductus hepaticus communis, die Bifurkation, einer oder beide intrahepatische Hauptgänge mit einer

ableitenden Dünndarmschlinge anastomosiert werden [15, 17] (Abb. 3 a). Voraussetzung ist, daß die Anastomose in einem tumorfreien Bereich mit genügendem Sicherheitsabstand zum Tumor erfolgen kann. Falls eine direkte Naht von Gallengangs- und Jejunumschleimhaut wegen schlechter Übersicht oder schmallumigen Gallengangssystems nicht möglich ist, kann die Anastomose als Mukosaplastik nach Smith

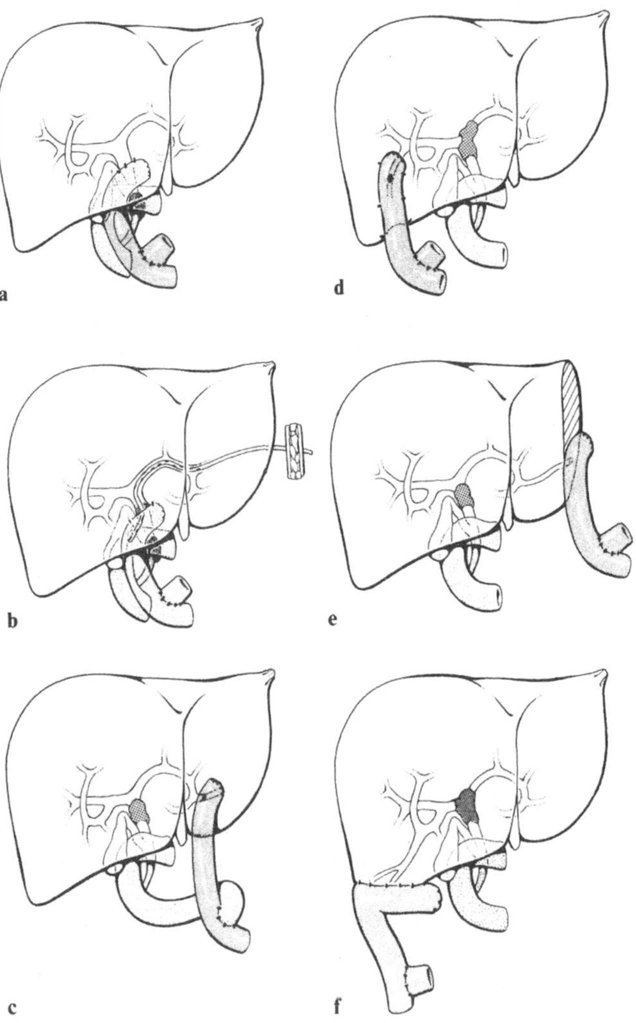

Abb. 3 a–f. Biliodigestive Bypassverfahren. **a** Hepatikojejunostomie mit einer nach Roux-Y ausgeschalteten Jejunumschlinge, **b** Hepatikojejunostomie durch Schleimhautplastik nach Smith, **c** linksseitige Cholangiojejunostomie in der Lig.-teres-Technik mit dem Segmentgallengang III, **d** rechtsseitige Cholangiojejunostomie mit dem Segmentgallengang V bei Verschluß der Gallengangsbifurkation, **e** linksseitige Cholangiojejunostomie nach linkslateraler Leberresektion und direkter Anastomose mit dem Gallengang nach Longmire u. Sandford [81], **f** rechtsseitige Cholangiojejunostomie nach atypischer kleiner Leberresektion und Anastomose mit der gesamten Leberschnittfläche. (Teilweise mod. nach [133])

[120] erfolgen („mucosal graft operation", Abb. 3 b). Hierzu wird eine kleine seromuskuläre Scheibe der Dünndarmschlinge abgetragen, und ein Schleimhautzylinder wird mittels einer transhepatischen Drainage aus der Dünndarmschlinge in den Gallengang gestülpt.

Da bei fortgeschrittenen Tumoren häufig eine biliodigestive Anastomose im Leberhilus ohne Resektion nicht möglich ist, kann in der Regel nur ein intrahepatischer cholangiodigestiver Bypass geschaffen werden [12, 94]. Heute stehen hierzu 2 Operationsmethoden im Vordergrund: Nach der von Soupault u. Couinaud [122] beschriebenen Technik dient das Lig. teres hepatis als äußere Leitstruktur zum Auffinden des Gallengangs zum linkslateralen Lebersegment (Segment III nach Couinaud [34]). Aus diesem Grund wird das Verfahren im englischsprachigen Schrifttum auch als „round ligament approach" bezeichnet. Nach Präparation wird der meist erweiterte Gallengang direkt mit einer ausgeschalteten Jejunumschlinge anastomosiert (Abb. 3 c). Obwohl der Gallengang des III. Segments nur etwa 30% des gesamten Leberparenchyms drainiert, genügt dies zu einer guten Palliation [11, 14, 15]. Bei ungestörter Verbindung mit dem restlichen Gallengangssystem erfolgt ja ohnehin eine zusätzliche Drainage der anderen Leberareale. Ist dieser Zugang nicht möglich, oder wird eine unzureichende Drainage befürchtet, kann eine alternative oder zusätzliche Anastomose mit dem Gallengang des rechten medioanterioren Segments (Segment V nach Couinaud [34]) angelegt werden (Abb. 3 d). Hierzu gibt es keine vergleichbare Leitstruktur, doch wird das Auffinden des gesuchten Gallengangs durch die intraoperative Sonographie erleichtert. Die Cholangiojejunostomie nach Longmire u. Sandford [81] erfordert eine zusätzliche - meist linkslaterale - Leberresektion (Abb. 3 e). Das Leberparenchym wird hierzu an einer geeigneten Stelle schrittweise disseziert, bis ein genügend großer Gallengang gefunden wird (meist Gallengang zum Segment II oder III). Nach Vervollständigung der Leberresektion wird dann eine ausgeschaltete Jejunumschlinge entweder direkt mit dem präparierten Gallengang oder mit der gesamten Leberschnittfläche anastomosiert. Als Variation dieser Technik sind kleinere atypische Leberresektionen möglich [15, 64] (Abb. 3 f).

In neueren Publikationen werden für Cholangiojejunostomien Kliniksletalitäten zwischen 0 und 33%, Komplikationsraten zwischen 15% und 44% und mediane Überlebenszeiten von 6-16 Monaten angegeben [7, 12, 17, 24, 28, 78, 94, 118, 132]. Insgesamt wird die Lig.-teres-Technik bevorzugt [12, 14, 28, 73]. In einer retrospektiven Zusammenstellung von Bismuth et al. [12] zeigten Cholangiojejunostomien im Vergleich zu operativ, endoskopisch oder perkutan implantierten Gallengangsdrainagen Vorteile bezüglich Ausmaß und Dauer der Beschwerdelinderung.

Als Alternative zu den intrahepatischen Bypassverfahren wird vereinzelt auch die Hepatikocholezystojejunostomie vorgeschlagen [21, 141]. Hierzu werden eine iatrogene Fistel zwischen zentralem Gallengangssystem und Gallenblase erzeugt und die Galle über eine Anastomose zwischen Jejunum und Gallenblase abgeleitet. Als vorteilhaft wird von den Beschreibern die relativ einfache und sichere Technik angesehen. Da eine differenzierte Aufschlüsselung der Behandlungsergebnisse fehlt, ist eine abschließende Bewertung dieser Methode nicht möglich.

Tumoren des unteren und mittleren Drittels

Bei Tumoren des unteren und mittleren Gallengangsdrittels erfolgt die biliodigestive Anastomose in der Regel mit dem Ductus hepaticus communis oder dem Ductus choledochus. Voraussetzung ist auch hier, daß die Anastomose in einem tumorfreien Bereich mit einem ausreichenden Sicherheitsabstand möglich ist. Aus diesem Grund wird nur bei distalen Tumoren der Ductus choledochus anastomosiert, während bei höheren oder großen Tumoren der Ductus hepaticus communis oder gar intrahepatische Cholangiojejunostomien bevorzugt werden. Ob die Anastomose mit einer ausgeschalteten Jejunumschlinge oder mit dem mobilisiertem Duodenum erfolgen soll, wird unterschiedlich gehandhabt [9, 11, 44]. Insgesamt werden Kliniksletalitäten dieser Bypasses von 0-25% und durchschnittliche Überlebenszeiten von 4-9 Monaten angegeben [9, 73, 88, 94, 99, 130]. In einer Untersuchung von Malangoni et al. [88] haben sich diese Bypassverfahren im Vergleich zu operativen Drainagen und zur perkutanen Ableitung bezüglich Komplikations- und Mortalitätsraten als überlegen erwiesen. Verbindungen zwischen den Gallengängen und dem Dünndarm haben eine Schrumpfungstendenz. Gerade wenn die Gallenwege vor der Operation erheblich entzündlich verändert waren, kann diese Schrumpfungsneigung ausgeprägt sein und schließlich zu symptomatischen Anastomosenstenosen führen. Naturgemäß können derartige Stenosen endoskopisch oft nur sehr schwer und nicht selten gar nicht erreicht werden. In entsprechenden Fällen hat es sich daher bewährt, den Darm seitlich an das Gallengangssystem anzuschließen und die dann bestehende Exzeßlänge als Schleimfistel in die Bauchwand einzunähen. Von hier aus kann über eine kurze Strecke von beispielsweise 10 cm endoskopisch in den folgenden Monaten und Jahren die Gallengangsanastomose eingesehen und ggf. durch Dehnung erweitert werden. Der Gallereflux spielt bei isoperistaltisch angelagerter Schlinge keine Rolle. Besteht keine Schrumpfungsneigung der Anastomose mehr, kann durch einen einfachen subkutanen Eingriff ohne Eröffnung der Bauchhöhle die bis dahin als Schleimfistel ausgeleitete Darmschlinge mit dem Klammernahtgerät verschlossen und die Haut darüber vernäht werden.

Gallengangsdrainagen

Es gibt verschiedene Methoden zur palliativen Gallengangsdrainage. Voraussetzung für transtumorale Drainagen ist die erfolgreiche Passage und Aufbougierung der Stenose. Ein Problem sämtlicher Drainagen ist die Verstopfungsgefahr durch Inkrustation von Gallensekret und Tumorprogredienz. Die Drainagen können operativ, perkutan-transhepatisch oder endoskopisch-transpapillär implantiert werden. Prinzipiell werden externe, interne und kombinierte extern-interne Modelle unterschieden.

Bei einer externen Drainage werden einer oder beide Drainageschenkel durch die Leibeswand ausgeleitet. Vorteilhaft ist, daß die Drainagen über den extrakorporalen Anteil für Manipulationen leicht zugänglich sind. Bestimmte Modelle können hierüber bei Verstopfung oder Dislokation sogar ausgewechselt werden. Nachteile bestehen, da die Ausleitungsstelle Eintrittspforte für Keime ist, die Drainagen einer besonderen Pflege bedürfen und der Kranke jederzeit an sein Leiden erinnert wird. Auch wenn durch ein geschlossenes Ableitungssystem [13] septische Komplikationen reduziert werden können, sind Gallengangsentzündungen Hauptkomplikationen externer Drainagen [66]. Bei rein äußeren Ableitungen kann durch den Gallensäure- und Flüssigkeitsverlust ein sog. Gallensäureverlustsyndrom entstehen.

Interne Drainagen haben keinen extrakorporalen Anteil und dienen zur transtumoralen Galleableitung in das Intestinum. Sie werden auch als Endoprothesen oder Stents bezeichnet. Vor- und Nachteile verhalten sich prinzipiell genau umgekehrt wie bei externen Drainagen. Mit der Verstopfung von Gallengangsendoprothesen ist nach durchschnittlich 2-4 Monaten zu rechnen, wobei im Einzelfall auch längere Liegezeiten möglich sind [133]. Zusätzlich besteht bei vielen Modellen die Gefahr der Dislokation in das Duodenum. Kombinierte extern-interne Drainagen stellen einen Kompromiß zwischen den erstgenannten beiden Formen dar. Sie dienen der intestinalen Ableitung und sind über einen externen Schenkel von außen zugänglich. Mit Ausnahme der sog. Exo-Endo-Prothese (s. S. 462) wird der äußere Zugang mit den beschriebenen Nachteilen des extrakorporalen Anteils erkauft.

Operative Gallengangsdrainagen
Operativ implantierte Drainagen werden entweder transtumoral oder zusätzlich in eine biliodigestive Anastomose eingelegt. Heute bestehen Indikationen für alleinige operative Drainagen vor allem dann, wenn intraoperativ die Anlage eines biliodigestiven Bypass aus technischen oder anderen Gründen nicht möglich ist und alternativ eine Drainage implantiert wird. Gegenüber den nichtoperativen Gallengangsdrainagen bieten sie ansonsten keine prinzipiellen Vorteile. Es gibt externe, interne und kombinierte operativ implantierte Drainagen.

Transhepatische Endlosdrainage (U-Tubus). Bei der transhepatischen Endlosdrainage - im englischsprachigen Schrifttum auch als U-Tubus bezeichnet - werden sowohl der prä- als auch der poststenotische Drainageschenkel ausgeleitet und außerhalb des Körpers verbunden. Hierdurch entsteht ein zirkulierendes System (Abb. 4a). Die Galle kann entweder direkt transtumoral oder über den äußeren Umweg in den Dünndarm abfließen. Die Endlosdrainage führt zu keinem Gallensäureverlustsyndrom und kann - falls nötig - ohne Laparotomie ausgetauscht werden. Indikationen zur Endlosdrainage bestehen vor allem bei hohen Stenosen, da die nichtoperative Drainageimplantation hier nicht selten mißlingt. Über gute palliative Ergebnisse nach transtumoraler U-Drainage berichten Terblanche et al. [128] anhand von 14 Patienten mit hohen Gallengangskarzinomen. Bei einer Kliniksletalität von 19% betrugen die 1- und 2-Jahres-Überlebensraten immerhin 57% und 33%. Die meisten Patienten wurden jedoch zusätzlich bestrahlt. Dagegen fanden andere Arbeitsgruppen Mortalitätsraten von 40% und durchschnittliche Überlebenszeiten von nur 6-7 Monaten [135, 136].

T- und Y-Drainage. Im Gegensatz zur Endlosdrainage wird bei der T- oder Y-Drainage nur der poststenotische Schenkel ausgeleitet (Abb. 4b). Die Drainage kann bei hohen Stenosen bis in beide Hepatikushauptäste in Form eines Y gelegt werden. Die Galle kann dann entweder in den Darm oder über den externen Schenkel nach außen abfließen. Die Ergebnisse schwanken je nach Krankengut und konkreter Technik. Die durchschnittliche Kliniksletalität liegt zwischen 10% und 20% [47, 131, 140]. Spülungen über den externen Schenkel sind möglich, können die Verstopfung jedoch nicht immer verhindern. Da die Drainagen nur durch Laparotomie auswechselbar sind, zu einem mehr oder weniger starken Gallensäureverlustsyndrom führen und mit den allgemeinen Nachteilen einer externen Drainage behaftet sind, werden

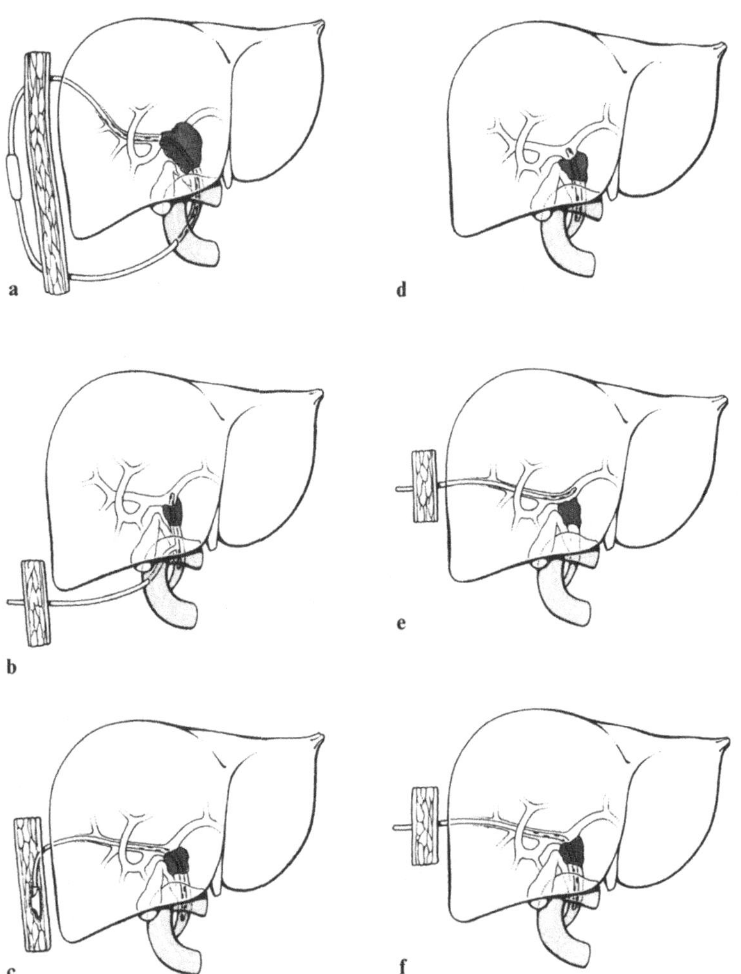

Abb. 4a–f. Gallengangsdrainagen. **a** Operativ implantierte Endlosdrainage, **b** operativ implantierte Y-Drainage, **c** operativ implantierte Exo-Endo-Prothese, **d** operativ, perkutan oder endoskopisch implantierte Endoprothese, **e** perkutane transhepatische Cholangiodrainage (PTCD), **f** kombinierte extern-interne perkutane transhepatische Drainage. (Teilweise mod. nach [133])

sie heute angesichts besserer nichtoperativer Alternativen nur noch selten implantiert [133].

Exo-Endo-Prothese. Die Exo-Endo-Prothese ist eine transtumorale Drainage, bei der ein Schenkel ohne äußere Ausleitung in einem kleinen subkutan implantierten Depot (Port) endet [16, 135] (Abb. 4c). Die Drainage besitzt keinen äußeren Anteil, ist aber trotzdem zu Ableitung, Spülung oder Wechsel über das perkutan punktierbare Depot zugänglich. Eine vergleichbare Methode wurde von Akiyama et al. [3] publiziert. Nach perkutaner transhepatischer Drainage und transtumoraler Lage wird der prästenotische Schenkel nicht nach außen, sondern lediglich in das Subkutangewebe und von dort aus in eine ausgeschaltete Jejunumschlinge geleitet.

Verlorene Drains (Endoprothesen, Stents). Als verlorene Drains, Endoprothesen oder Stents werden interne Drainagen zur transtumoralen endoluminalen Schienung bezeichnet (Abb. 4d). Für die einzelnen Lokalisationen stehen unterschiedliche Prothesen zur Verfügung [47, 59, 117]. Wesentlicher Nachteil dieser Prothesen ist, daß sie bei Verstopfung oder Dislokation eine erneute Laparotomie erfordern. Daher werden heutzutage meist andere Methoden bevorzugt. Vereinzelt werden jedoch auch gute Ergebnisse nach operativer Prothesenimplantation beschrieben. So behandelten Sezeur et al. [117] 20 Patienten wegen malignen hohen Verschlußikterus mit einer von ihnen entwickelten Silikonprothese. Bei einer Kliniksletalität von nur 5% betrugen die mediane Liegedauer der Drainagen wie auch die Überlebenszeit der Patienten zum Zeitpunkt der Publikation 9,5 Monate. Infektionen, Dislokationen und Verschlüsse traten nicht auf.

Endoskopische Gallengangsdrainage

Durch den Aufschwung der diagnostischen endoskopischen retrograden Cholangiographie (ERC) und die Weiterentwicklung technisch-endoskopischer Möglichkeiten hat die endoskopische Gallengangsdrainage im letzten Jahrzehnt eine zunehmende Bedeutung in der palliativen Therapie des malignen Verschlußikterus gewonnen. Die Galle kann zwar auch über eine nasobiliäre Sonde abgeleitet werden [33, 142], doch steht die endoskopische Prothesenimplantation im Vordergrund der Bemühungen (Abb. 4d). Gelingt die Tumorpassage nicht, kann die Eröffnung der Tumorstenose durch Laser [30] oder Elektrokoagulation versucht werden. Ebenfalls möglich ist die Kombination mit perkutaner Technik. Hierzu wird perkutan punktiert, ein Führungsdraht von zentral über die Stenose anterograd vorgeschoben und dann über diesen Führungsdraht die Prothese endoskopisch-retrograd plaziert. Die Erfolgsquoten der endoskopischen Prothesenimplantation variieren zwischen 63% und 100% [18, 29, 32, 60, 89] und liegen bei geeigneter Patientenselektion und technischer Geübtheit bei etwa 90% [71, 123] (Tabelle 18). In einer 2107 Patienten umfassenden Umfrage zur transpapillären Gallengangsdrainage von Kühner et al. [71] wurden durchschnittliche Gesamtkomplikationsraten von 14,6% mit einer Streubreite von 2,6-22% angegeben. Die sog. methodenbedingte Letalität lag zwischen 0 und 4,3%. Angaben zur Cholangitisfrequenz und zur 30-Tages-Letalität schwankten jeweils zwischen 10% und 33%, durchschnittliche mediane Überlebenszeiten zwischen 2 und 6 Monaten [32, 50, 61, 77, 121] (Tabelle 18). Technische Probleme, Komplikations- und Mortalitätsraten steigen mit der Höhe der Stenose [33, 60]. So beschreiben Huibregtse u. Tytgat [60] bei distalen Tumoren in 95% eine Reduktion des Ikterus, während dies nur in jeweils 71% der mittleren und hohen Verschlüsse gelang. Umgekehrt stieg die Cholangitishäufigkeit von 8% bei distalen Tumoren auf 14% bei mittleren und schließlich 42% bei Hilustumoren. Eine Verstopfung tritt nach unterschiedlichen Zeiträumen bei 21-31% der endoskopischen Endoprothesen auf [61]. In der Umfrage von Kühner et al. [71] betrug die mittlere Liegedauer der Endoprothesen bis zur Okklusion 96 Tage. Da die Freispülung meist mißlingt, besteht die Therapie im Versuch der endoskopischen Auflaserung [100] oder im endoskopischen Prothesenwechsel. In der bislang einzigen prospektiven randomisierten Studie erbrachten endoskopische Endoprothesen bessere Ergebnisse als perkutane (Tabelle 18, [123]).

Tabelle 18. Ergebnisse endoskopischer und perkutaner Gallengangsprothesen. (Zusammenfassung nach [123])

Endoprothesen	Patienten n	Erfolgreiche Implantation [%]	Erfolgreiche Drainage [%]	30-Tages-Mortalität [%]	Frühe Komplikationen [%]	Medianes Überleben [Tage]
Literaturübersicht						
Endoskopisch[a]	815	87	86	13	21,5	154
Perkutan[b]	833	89	68	23	25,1	111
Randomisierte Studie [123]						
Endoskopisch	39	89	81	6	18	159
Perkutan	36	76	61	24	61	113

[a] Hagenmüller [50], Huibregtse u. Tytgat [60], Leung et al. [77].
[b] Müller et al. [96], Leung et al. [77], Dooley et al. [39], Hoevels u. Lunderquist [57], Burcharth [22, 23], Coons u. Carey [31], Pereiras et al. [104].

Perkutane Gallengangsdrainagen
Die perkutanen transhepatischen Drainagetechniken (PTCD, perkutane transhepatische Cholangiographie und Drainage) sind Weiterentwicklungen der schon lange zur Diagnostik eingesetzten perkutanen transhepatischen Cholangiographie (PTC). Ihre Anwendungsgebiete reichen von der zeitweisen prä- und postoperativen bis zur permanenten alleinigen Ableitung. Zur Verfügung stehen extern, interne und kombinierte extern-interne Drainagen. In jedem Fall wird die Leber perkutan punktiert, ein erweiterter Gallengang aufgesucht und über die Punktionsnadel die Drainage in das Gallengangssystem vorgeschoben. Die Punktion erfolgt gewöhnlich in Lokalanästhesie von ventral oder lateral unter Ultraschallkontrolle und gelingt in etwa 95% [95, 96].

Externe perkutane transhepatische Cholangiodrainage. Nach Punktion wird die Drainagespitze im gestauten zentralen Gallenwegssystem plaziert und die Galle nach außen abgeleitet (Abb. 4e). Komplikationen bestehen vor allem im Übertritt von Galle aus der Leberpunktionsstelle in die freie Bauchhöhle mit folgender galliger Peritonitis, aszendierenden Cholangitiden und Drainagedislokationen [84]. Zur Reduktion der Dislokationsgefahr sind spezielle Schlaufenkatheter und Befestigungsmöglichkeiten entwickelt worden [49]. Kann die Drainagespitze bis in den poststenotischen Gallengang vorgeschoben werden, entsteht eine extern-interne Drainage (Abb. 4f). Hierdurch werden die Dislokationsgefahr und der Gallensäure- und Flüssigkeitsverlust verringert [57]. Bei gestörter Kommunikation der Segmentgallengänge können eine zweite oder – im Extremfall – mehrere Drainagen eingelegt werden. Für einen solchen Fall ist auch die sog. extern-interne Kreuzverbindung von 2 perkutanen Drainagen möglich [8]. Hierzu wird eine perkutane Drainage über die Stenose bis in das Duodenum vorgeschoben, und eine zweite perkutane Drainage wird im anderen, nicht kommunizierenden Gallengangssystem plaziert. Verbindet man nun beide externen Schenkel, kann auch die Galle aus dem nicht transtumoral drainierten Leberteil über den äußeren Umweg und die andere transtumorale Drainage in das Intestinum abfließen.

Die Vorteile der PTCD bestehen in der relativ einfachen Technik und der Galleableitung ohne Laparotomie. Anhand von 200 perkutanen Drainagen wegen fast ausschließlich malignen Verschlußikterus geben Mueller et al. [95] in 27% unmittelbare drainagebedingte Komplikationen, in weiteren 23% Früh- und in 17% Spätkomplikationen an. Vergleichbare Ergebnisse wurden auch von anderen Autoren publiziert [114, 127]. Angaben zur Häufigkeit der Cholangitis, einem der Hauptprobleme der perkutanen Drainagen, variieren zwischen 14,5% und 47% und liegen durchschnittlich bei etwa 30% [6]. Obwohl in den meisten Publikationen zwischen drainage- und patientenbedingten Todesfällen unterschieden wird, betragen die Kliniksletalitäten etwa 15-30% [5, 22, 83, 104]. Wegen der hohen Komplikationsraten und des geringen Behandlungskomforts für den Patienten bestehen Indikationen zur permanenten perkutanen transhepatischen Drainage vor allem dann, wenn anderweitige Drainageversuche scheitern oder dem Patienten nicht mehr zugemutet werden können. Die Ergebnisse der PTCD sind auch vor dem Hintergrund einer hieraus resultierenden negativen Patientenselektion zu sehen.

Der Wert der präoperativen perkutanen Drainage zur Reduktion von Operationskomplikationen ist umstritten. Obwohl verschiedene retrospektive und nichtrandomisierte Studien einen günstigen Effekt versprachen [37, 48, 98], zeigten einige neuere prospektive randomisierte Studien höhere operative Komplikations- und Mortalitätsraten nach präoperativer Drainage [92, 109].

Perkutan implantierte Endoprothese (Stent). Gelingt die Passage der Stenose, kann eine Endoprothese perkutan-transhepatisch implantiert werden (Abb. 4d). Nach Entfernung des äußeren Drainageteils - sicherheitshalber erst nach einigen Tagen - entfallen die Nachteile der externen Drainage. Die perkutane Prothesenplazierung gelingt in etwa 90% [49, 123]. Komplikationen bestanden in einer Zusammenstellung von Burcharth [22] vor allem in Galleaustritt aus der Leberpunktionsstelle in 3,5%, intraabdominellen Blutungen in 1,8%, Cholangitiden in 5,7% und Prothesendislokationen in 3,5%. Hieraus ergab sich eine Gesamtkomplikationsrate von 17,6%. Nach einer Literaturzusammenstellung von Speer [123] betrugen die durchschnittlichen Erfolgsraten 68%, die 30-Tages-Mortalität 23%, Raten früherer Komplikationen 25% und die mediane Überlebenszeit 111 Tage (Tabelle 18).

Strahlentherapie

Gallenwegskarzinome können perkutan, intern-intraduktal und intraoperativ bestrahlt werden. Da die Beseitigung des Stauungsikterus vordringliches Therapieziel ist, bestehen Indikationen vor allem in der adjuvanten Bestrahlung nach galleableitenden Maßnahmen. Es liegen verschiedene Berichte zu günstigen Auswirkungen der perkutanen Bestrahlung auf das Überleben und die Beschwerden vor [52, 56, 75, 93, 107, 128, 140]. Ein Beweis durch randomisierte Studien fehlt jedoch bislang. Vergleichbares gilt auch bezüglich der palliativen Bestrahlung von Rezidiven nach primär kurativen Resektionen [69, 107]. Der Therapieeffekt kann womöglich durch eine intern-intraduktale Bestrahlung gesteigert werden [93, 107]. Hierzu wird eine Applikatorsonde über eine externe Drainage in das Gallengangssystem eingebracht, und diese wird in Afterloading mit ^{192}Ir bestrahlt [26, 27, 43, 55, 93]. Da sich die applizierte Dosis rasch im Gewebe abbaut, ist vor allem bei größeren Tumormassen eine gleichzeitige externe Bestrahlung notwendig. Vor allem japanische Arbeitsgruppen berichten über gute Effekte nach einmaliger intraoperativer Bestrahlung vor allem nach palliativen Resektionen [1, 62, 63, 129]. Da nur in wenigen Kliniken die Möglichkeit zur intraoperativen Bestrahlung besteht und nicht alle Patienten laparotomiert werden, bleibt diese Therapieform auf wenige Einzelfälle beschränkt.

Chemotherapie

Erfahrungen zur Chemotherapie von Gallenwegskarzinomen liegen nur sporadisch vor. Die Chemotherapie ist systemisch und lokal möglich:

Systemische Chemotherapie
Verschiedene Substanzen wie Mitomycin [111] oder 5-FU [42, 111] sind als Monotherapien oder in Kombinationen mit anderen Agenzien als Polychemotherapien [2, 25, 42, 51, 53, 112] systemisch verabreicht worden. Bei publizierten Ansprechraten bis zu 50% [111] betrug die durchschnittliche Ansprechrate in einer Literaturzusammenstellung von Oberfield [101] bei 97 Patienten nur 29%. Die medianen Zeiträume nachweisbarer Therapieeffekte variieren zwischen 8,5 und 18 Monaten [97].

Lokale Chemotherapie
Nach dem Vorbild der lokalen Chemotherapie primärer und sekundärer Lebertumoren (vgl. Kap. II.8.1.3 und II.8.2.3) wurde auch die lokale Chemotherapie von Gallenwegskarzinomen über die A. gastroduodenalis - ein Seitenast der A. hepatica communis - erprobt. Die lokale Applikation basiert auf der Beobachtung, daß inoperable Gallenwegstumoren zunächst lokal infiltrieren und metastasieren und erst relativ spät Fernmetastasen entstehen [101]. Darüber hinaus zeigten anatomische Untersuchungen [128], daß die unteren Gallenwege von der A. gastroduodenalis und der A. mesenterica superior, die oberen Gallenwege und die Gallenblase von der A. hepatica propria versorgt werden. In einer neueren Literaturzusammenstellung von Oberfield [101] zur lokalen arteriellen Chemotherapie von Gallenwegskarzinomen wurden in 15 von 38 publizierten Fällen - das entspricht 39% - partielle Remissionen beobachtet. In den meisten Studien wurden 5-FU [90, 119] und FUDR [113, 126, 137, 138] und nur vereinzelt Adriamycin [45] und Mitomycin [119] gegeben.

Angesichts der geringen Erfahrungen mit systemischer und lokaler Chemotherapie von Gallenwegskarzinomen, relativ geringen Ansprechraten und einer nicht gesicherten Überlebensverlängerung ist die Chemotherapie derzeit keine palliative Standardbehandlung von Gallenwegstumoren. Möglicherweise ergeben sich durch die Kombination mit Strahlen- und/oder Immuntherapie und die Entwicklung neuer Agenzien zukünftig erfolgversprechendere Ansätze.

Symptomatische Therapie

Unter der symptomatischen Therapie von Gallenwegskarzinomen werden verschiedene Anwendungen zur unmittelbaren oder unterstützenden Beschwerdelinderung zusammengefaßt. Bei äußerer Galleableitung entsteht durch den Verlust von Flüssigkeit, Elektrolyten und Gallensäuren ein sog. Gallensäureverlustsyndrom [58]. Durch den intestinalen Mangel an Gallensäuren, der auch sonst bei ungenügendem Galleabfluß auftreten kann, resultiert eine verminderte Resorption von Fetten und fettlöslichen Vitaminen (Vitamine A, D, E, K). Hauptfolgen sind chologene Diarrhöen und Blutgerinnungsstörungen durch Vitamin-K-Mangel. Die Therapie besteht in der oralen Substitution von Gallensäuren, der parenteralen Gabe benötigter Vitamine (vor allem Vitamin K) und in schweren Fällen im parenteralen Ausgleich der Wasser- und Elektrolytstörungen. Cholangitiden, die mit und ohne Galleableitung häufig auftreten, werden mit hochdosierten Breitsprektrumantibiotika (z. B. Ureidopenizillin oder neuere Zephalosporine wie Cefotaxim oder Latamoxef) behandelt [66].

Bedürfen extrakorporale Gallendrainagen der täglichen Pflege, sind der Patient und seine Angehörigen entsprechend zu schulen und bei stationärer Entlassung mit dem nötigen Verbandsmaterial auszustatten. Ist hierdurch keine fachgerechte Pflege gewährleistet, muß die Hilfe einer ambulanten häuslichen Pflege vermittelt werden. Bei ikterischem Juckreiz kann ein Therapieversuch mit Colestyramin, Antihistaminika, Sedativa und Vitamin A unternommen werden.

Ansonsten unterscheidet sich die palliative symptomatische Therapie von Gallenwegstumoren in ihren Grundzügen nicht wesentlich von der symptomatischen Behandlung anderer Malignome (vgl. Kap. I.4.12.4). Wichtigster Pfeiler, vor allem bei fortgeschrittenem Leiden, ist eine ausreichende Schmerzbekämpfung (vgl. Kap. I.4.13). Kolikartige Schmerzen durch gestörten Gallefluß werden zusätzlich mit Spasmolytika behandelt. Weitere Behandlungsansätze bestehen in adäquater Ernährung (vgl. Kap. I.4.11) und Verdauungsregulation.

8.3.4 Schlußfolgerung

Schwerpunkt der palliativen Behandlung von Gallenwegstumoren ist die suffiziente Galleableitung. Durch die Entwicklung neuerer nichtoperativer Verfahren und die Verbesserung operativer Techniken steht heutzutage ein breitgefächertes Instrumentarium zur Verfügung. Die einzelnen Methoden sind weniger konkurrierende, als vielmehr einander ergänzende Verfahren. Hohe Morbiditäts- und Mortalitätsraten sind vor dem Hintergrund des komplikationsträchtigen Spontanverlaufs der unbehandelten Erkrankung zu sehen. Bei kritischer Auswahl der im Einzelfall geeigneten Behandlungsmethode kann in der Regel auch bei dem desolaten Krankheitsbild des fortgeschrittenen Gallenwegskarzinoms eine zufriedenstellende Beschwerdelinderung erreicht werden.

Literatur

1. Abe M, Takahashi M (1981) Intraoperative radiotherapy. The Japanese experience. Int J Radiat Oncol Biol Phys 7: 863-868
2. Adolphson CC, Carpenter JT (1982) Response to doxorubicin and mitomycin in cholangiocarcinoma. A case report. Cancer Treat Rep 66: 209-210
3. Akiyama H, Yukihiro N, Saeki S, Kin T, Nishimawari K, Sasao Iwamori S (1987) A new method for internal biliary drainage in malignant obstructive jaundice. Intrahepatic cholangioenteric bypass via PTCD fistula. Acta Chir Scand 153: 199-201
4. Alexander F, Rossi RL, O'Bryan M, Khettry U, Braasch JW, Watkins E (1984) Biliary carcinoma. A review of 109 cases. Am J Surg 147: 503-509
5. Arlart IP, Dewitz H von, Fritz W (1986) Erfahrungen mit der präoperativen und palliativen perkutanen transhepatischen Cholangiodrainage (PTCD). Fortschr Röntgenstr 144: 267-272

6. Audisio RA, Bozetti F, Severini A et al. (1988) The occurence of cholangitis after percutaneous biliary drainage: Evaluation of some risk factors. Surgery 103: 507-512
7. Beals SS, Lucas RJ (1984) Management of high bile duct carcinoma. Am Surg 50: 305-311
8. Becker CD, Fache JS, Gibney RG, Burhenne HJ (1987) External-internal cross-connection for bilateral percutaneous biliary drainage. AJR 149: 91-92
9. Birkenfeld S, Serour F, Levi S, Abulafia A, Balassiano M, Krispin M (1988) Choledochoduodenostomy for benign and malignant biliary tract diseases. Surgery 103: 408-410
10. Bismuth H, Lazorthes F (1981) Les traumatismes operatoires de la voie biliaire principale. Masson, Paris
11. Bismuth H, Malt RA (1979) Carcinoma of the biliary tract. N Engl J Med 301: 704-706
12. Bismuth H, Castaing D, Traynor O (1988) Resection or palliation: Priority of surgery in the treatment of hilar cancer. World J Surg 12: 39-47
13. Blenkharn JI, McPherson GAD, Blumgart LH (1984) Septic complications of percutaneous transhepatic biliary drainage. Evaluation of a new closed drainage system. Am J Surg 147: 318-321
14. Blumgart LH (1988) Cancer of the bile ducts. In: Blumgart LH (ed) Surgery of the liver and biliary tract. Churchill Livingstone, Edinbourgh, pp 829-853
15. Blumgart LH (1988) Hilar and intrahepatic biliary-enteric anastomosis. In: Blumgart LH (ed) Surgery of the liver and biliary tract. Churchill Livingstone, Edinburgh, pp 899-913
16. Blumgart LH, Voyles CR, Smadja C (1981) Exo-endoprothesis for relief of obstructive jaundice. Lancet II: 306-307
17. Blumgart LH, Hadjis NS, Benjamin IS, Beazley R (1984) Surgical approaches to cholangiocarcinoma at confluence of hepatic ducts. Lancet I: 66-70
18. Brandstätter G, Kratochvil P, Stupnicki T, Deu E (1985) Endoskopische palliative Gallengangsdrainage. Wien Klin Wochenschr 97: 710-714
19. Broe PJ, Cameron JL (1981) The management of proximal biliary tract tumors. Adv Surg 15: 47-91
20. Brooks JR, Culebras JM (1976) Cancer of the pancreas: palliative operation, Whipple procedure, or total pancreatectomy? Am J Surg 131: 516-520
21. Browne MK (1986) Hepaticocholecystektojejunostomy as a simple technique for decompression of the biliary tract. Surg Gynecol Obstet 163: 174-176
22. Burcharth F (1984) Results of percutaneous implantation of endoprothesis. In: Classen MJ, Geenen U, Kawai K (eds) Nonsurgical biliary drainage. Springer, Berlin Heidelberg New York Tokyo, pp 49-50
23. Burcharth F, Efsen F, Christiansen LA, Pedersen JH, Pedersen G (1981) Nonsurgical internal biliary drainage by endoprothesis. Surg Gynecol Obstet 153: 857-860
24. Cahow CE (1980) Alternative methods for hepatic decompression. Surg Clin North Am 60: 1305-1314
25. Cambareri RJ, Smith FP, Kales A, et al. (1980) 5-Fluorouracil, Adriamycin and Mitomycin-C in cholangiocarcinoma. Proc Am Soc Clin Oncol Am Assoc Cancer Res 21: 418 (Abstr)
26. Cameron JL, Sanfey H (1987) Surgical management of proximal cholangiocarcinomas. In: Wanebo HJ (ed) Hepatic and biliary cancer. Dekker, New York, pp 395-415
27. Cameron JL, Broe P, Zuidema GD (1982) Proximal bile ducts. Surgical management with silastic transhepatic stents. Ann Surg 196: 412-419
28. Choi TK, Lai ECS, Wong J (1988) Malignant hilar biliary obstruction treated by segmental bilioenteric anatomosis. Surgery 104: 525-529
29. Classen M, Hagenmüller F (1983) Biliary drainage. Endoscopy 15: 221-229
30. Classen M, Hagenmüller F, Gössner W, Yamakawa T, Frank F (1987) Laser treatment of bile duct cancer via percutaneous choledochoscopy. Endoscopy 19: 74-75
31. Coons HG, Carey PH (1983) Large-bore, long biliary endoprothesis (biliary stent) for improved drainage. Radiology 148: 89-94
32. Cotton PB (1982) Duodenoscopic placement of biliary protheses to relieve malignant obstructive jaundice. Br J Surg 69: 501-503
33. Cotton PB (1984) Endoscopic methods for relief of malignant jaundice. World J Surg 8: 854-861
34. Couinaud C (1957) Le foie. Etudes anatomiques et chirurgicales. Masson, Paris

35. Delarue D, Priou D, Grosetti D, Launois B (1982) Traitement palliatif des „Cancers du hile" du foie. Ann Chir 36: 712-715
36. Denbesten L, Liechty RD (1965) Cancer of the biliary tree. Am J Surg 109: 587-589
37. Denning DA, Ellison EC, Carey LC (1981) Preoperative percutaneous transhepatic biliary decompression lowers operative mortality in patients with obstructive jaundice. Am J Surg 141: 61-65
38. Dittel KK, Kraft E, Riese L, Wiedmann H (1983) Therapie und Prognose bei 300 primären extrahepatischen Gallenwegscarcinomen. Langenbecks Arch Chir 360: 229-240
39. Dooley JS, Dick K, George P, Kirk RM, Hobbs KEF, Sherlock S (1984) Percutaneous transhepatic endoprothesis for bile duct obstruction. Gastroenterology 86: 905-909
40. Evander A, Fredlund P, Hoevels J, Ihse I, Bengmark S (1980) Evaluation of aggressive surgery for carcinoma of the extrahepatic bile ducts. Ann Surg 191: 23-29
41. Faintuch J, Levin B (1987) Diagnosis of bile duct cancer. In: Wanebo HJ (ed) Hepatic and biliary cancer. Dekker, New York, pp 299-326
42. Falkson G, MacIntyre JM, Moertel CG (1984) Eastern Cooperative Oncology Group experience with chemotherapy for inoperable gallbladder and bile duct cancer. Cancer 54: 965-969
43. Fletcher MS, Brinkley D, Dawson JL, Nunnerley H, Wheeler PG, Williams R (1981) Treatment of high bile duct carcinoma by internal radiotherapy with irridium-192 wire. Lancet II: 172-174
44. Fry DE, Buchignani E, Polk HC, Ahmad W, Harbrecht PJ (1982) Applications of choledochoduodenostomy in biliary tract obstruction. Am Surg 48: 149-152
45. Garnick MB, Ensminger WD, Israel M (1979) A clinical-pharmacological evaluation of hepatic arterial infusion of adriamycin. Cancer Res 39: 4105
46. Gebhardt C (1987) Maligne Tumoren der extrahepatischen Gallenwege. In: Gall FP, Hermanek P, Tonak J (Hrsg) Chirurgische Onkologie. Springer, Berlin Heidelberg New York Tokyo, S 477-484
47. George PA, Brown C, Foley RTE (1981) Carcinoma of the hepatic duct junction. Br J Surg 68: 14-18
48. Gundry SR, Strodel WE, Knol JA, Eckhauser FE, Thompson NW (1984) Efficacy of preoperative biliary tract decompression in patients with obstructive jaundice. Arch Surg 119: 703-708
49. Günther RW (1988) Perkutane Gallenwegsdrainage. In: Günther RW, Thelen M (Hrsg) Interventionelle Radiologie. Thieme, Stuttgart S 363-373
50. Hagenmüller F (1984) Results of endoscopic bilioduodenal drainage in malignant bile duct stenoses. In: Classen M, Geenan J, Kawai K (eds) Nonsurgical biliary drainage. Springer, Berlin Heidelberg New York Tokyo, pp 93-104
51. Hall SW, Benjamin RS, Murphy WK et al. (1979) In Adriamycin, BCNU, Ftorafur chemotherapy of pancreatic cancer. Cancer 44: 2008-2013
52. Hanna SS, Rider WD (1978) Carcinoma of the gallbladder or extrahepatic bile ducts: The role of radiotherapy. Can Med Assoc J 118: 59-61
53. Harvey JH, Smith FP, Schein PS (1984) 5-Fluorouracil, Mitomycin and Doxorubicin (FAM) in carcinoma of the biliary tract. J Clin Oncol 2: 1245-1248
54. Hermanek P, Sobin LH (eds) (1987) TNM Classification of malignant tumours, 4th edn, fully revised. Springer, Berlin Heidelberg New York Tokyo
55. Herskovic A, Heaston D, Engler MJ, Fishburn RI, Jones RS, Noeli KT (1981) Irradiation of biliary carcinoma. Radiology 139: 219-222
56. Hishikawa Y, Shimada T, Miura T, Imajyo Y (1983) Radiation therapy of carcinoma of the extrahepatic bile ducts. Radiology 146: 787-789
57. Hoevels J, Lunderquist (1984) Results of percutaneous internal-external drainage. In: Claasen MJ, Geenen J, Kawai U (eds) Nonsurgical biliary drainage. Springer, Berlin Heidelberg New York Tokyo, pp. 43-46
58. Hofmann AF (1984) The bile-loss syndrome: a doubtful entity. In: Claasen MJ, Greenen J, Kawai U (eds) Nonsurgical biliary drainage. Springer, Berlin Heidelberg New York Tokyo, pp 120-126
59. Huguet C (1982) Le cancer du hile du foie. Chirurgie 32: 421-426
60. Huibregtse K, Tytgat GNT (1984) Endoscopic placement of biliary protheses. In: Salmon P (ed) Advances in gastrointestinal endoscopy. Chapman & Hall, London, pp 219-231
61. Huibregtse K, Katon RM, Tytgat GN (1988) Endoscopic management of biliary and periam-

pullary cancer. In: Blumgart LH (ed) Surgery of the liver and biliary tract. Churchill Livingstone Edinburgh, pp 889-896
62. Iwasaki Y, Ohto M, Todoroki T, Okamura T, Nishimura A, Sato H (1977) Treatment of carcinoma of the biliary system. Surg Gynecol Obstet 144: 219-224
63. Iwasaki Y, Todoroki T, Fukao K, Ohara K, Okamura T, Nishimura H (1988) The role of intraoperative radiation therapy in the treatment of bile duct cancer. World J Surg 12: 91-98
64. Kanematsu T, Sugimachi K, Takenaka K (1984) A new secured technique for intrahepatic cholangiojejunostomy and drainage of bile. Surg Gynecol Obstet 159: 84-87
65. Keighley MRB (1977) Microorganisms in the bile: a preventable cause of sepsis after biliary surgery. Ann Roy Coll Surg Eng 59: 329-334
66. Keighley MRB, Blenkharn JI (1988) Infection and the biliary tree. In: Blumgart LH (ed) Surgery of the liver and biliary tract. Churchill Livingstone, Edinburgh, pp 121-132
67. Kinami Y, Miyazaki I, Shinmura K, Nagakawa T (1982) An important problem of resection of the tumor for patients with upper bile duct carcinoma. 7. Weltkongress, CICD, Tokio, 6.9.9.1982
68. Klatskin G (1965) Adenocarcinoma of the hepatic duct at its bifurcation within the porta hepatis. An unusual tumor with distinctive clinical and pathological features. Am J Med 38: 241-256
69. Kopelson G, Harisiadis L, Tretter P (1977) The role of radiation therapy in cancer of the extrahepatic biliary system: An analysis of thirteen patients and a review of the literature of the effectiveness of surgery, chemotherapy, and radiotherapy. Int J Radiat Oncol Biol Phys 2: 883
70. Kremer B, Henne-Bruns D, Soehendra N, Grimm H, Pieper F (1988) Zur Problematik der chirurgischen Therapie des Hepaticusgabel-Carcinoms. Chirurg 59: 472-477
71. Kühner W, Frimberger E, Ottenjann R (1985) Transpapilläre biliäre Drainagen. In: Riemann JF, Demling L (Hrsg) Endotherapie der Gallenwegserkrankungen. Thieme, Stuttgart, S 135
72. Kutwayti K, Baggenstoss AH, Stauffer MH, Priestley JT (1957) Carcinoma of the major intrahepatic and extrahepatic bile ducts exclusive of the papilla of vater. Surg Gynecol Obstet 104: 357-366
73. Langer JC, Langer B, Taylor BR, Zeldin R, Cummings B (1985) Carcinoma of the extrahepatic bile ducts: results of an agressive surgical approach. Surgery 98: 752-759
74. Launois B, Campion J-P, Brissot P, Gosselin M (1979) Carcinoma of the hepatic hilus. Surgical management and the case for resection. Ann Surg 190: 151-157
75. Lees CD, Zapolanski A, Coopermann AM, Hermann RE (1980) Carcinoma of the bile ducts. Surg Gynecol Obstet 151: 193-198
76. Leichenich A (1986) Diagnostik, Behandlung und Prognose primärer maligner Tumoren der Leber und extrahepatischen Gallenwege. Inaug Diss, Med Fak Köln
77. Leung JWC, Emery R, Cotton PB, Russell RCG, Vallon AG, Mason RR (1983) Management of malignant obstructive jaundice at the Middlesex Hospital. Br J Surg 70: 584
78. Little JM, Shead GV, Deane S, Grassby J (1986) Intrahepatic biliary-intestinal bypass in malignant jaundice. Aust NZ J Surg 563: 221-227
79. Lokich JJ, Kane RA, Harrison DA, McDermott WV (1987) Biliary tract obstruction secondary to cancer: Management guidelines and selected literature review. J Clin Oncol 5: 969-981
80. Longmire WP (1976) Tumors of the extrahepatic biliary radicals. Curr Probl Surg 12: 1
81. Longmire WP, Sandford MC (1948) Intrahepatic cholangiojejunostomy with partial hepatectomy for biliary obstruction. Surgery 128: 330-347
82. Longmire WP, McArthur MS, Batounis EA, Hiatt J (1973) Carcinoma of the extrahepatic biliary tract. Ann Surg 190: 151-157
83. Lörelius LE, Jacobson G, Sawado S (1982) Endoprothesis as an internal biliary drainage in inoperable patients with biliary obstruction. Acta Chir Scand 148: 613-619
84. Lunderquist A (1988) Interventional radiological techniques in the liver and biliary tract. In: Blumgart LH (ed) Surgery of the liver and biliary tract. Churchill, Livingstone, Edinburgh, pp 473-490
85. Lygidakis NJ (1987) Kombinierte Rekonstruktion der Gallengänge und Lebergefäße bei Carcinomen der Hepaticusgabel. Chirurg 58: 282-285
86. Lygidakis NJ, van der Heyde MN, van Dongen RJAM, Kromhout JG, Tytgat, Huibregtse K (1988) Surgical approaches for unresectable primary carcinoma of the hepatic hilus. Surg Gynecol Obstet 166: 107-114

87. Lygidakis NJ, van der Heyde MN, Houthoff HJ (1988) Surgical approaches to the management of primary biliary cholangiocarcinoma of the porta hepatis: The decision-making dilemna. Hepatogastroenterology 35: 261-267
88. Malangoni MA, McCoy DM, Richardson JD, Flint LM (1985) Effective palliation of malignant biliary duct obstruction. Ann Surg 201: 554-559
89. Manegold BC, Jung M (1987) Endoskopisch-therapeutische Eingriffe an den Gallen- und Pankreaswegen. Chirurg 58: 392-401
90. Massey WH, Fletcher, WS, Judkins WS, Dennis DL (1971) Hepatic artery infusion for metastatic malignancy using percutaneously placed catheters. Am J Surg 121: 160
91. McPherson GAD, Blenkham JI, Nathanson B, Bowley NB, Benjamin IS, Blumgart LH (1982) Significance of bacteria in external biliary drainage systems: A possible role for antisepsis. J Clin Surg 1: 22-26
92. McPherson GAD, Benjamin IS, Hodgson HJF, Bowley NB, Allison DJ, Blumgart LH (1984) Pre-operative percutaneous transhepatic biliary drainage: The results of a controlled trial. Br J Surg 71: 371-375
93. Meyers WC, Jones RS (1988) Internal radiation for bile duct cancer. World J Surg 12: 99-104
94. Miyazaki K, Nagafuchi K, Nakayama F (1988) Bypass procedure for bile duct cancer. World J Surg 12: 64-67
95. Mueller PR, van Sonnenberg E, Ferruci JT (1982) Percutaneous drainage: technical and catheter-related problems in 200 procedures. AJR 138: 17-23
96. Mueller PR, Ferrucci JT, Teplick et al. (1985) Biliary stent endoprothesis: an analysis of complications in 113 patients. Radiology 156: 637-639
97. Nagorney DM, McPherson GAD (1988) Carcinoma of the gallbladder and extrahepatic bile ducts. Semin Oncol 15: 106-115
98. Nakayama F, Ikeda A, Okuda K (1978) Percutaneous transhepatic drainage of the biliary tract. Technique and results in 104 cases. Gastroenterology 74: 554-559
99. Nakayama F, Miyazaki K, Nagafuchi K (1988) Radical surgery for middle and distal thirds bile duct cancer. World J Surg 12: 60-63
100. Nishioka NS, Kelsey PB, Kibbi A-G, Mihm MC, Anderson RR (1987) Recanalization of occluded biliary endoprotheses with pulsed laser radiation. Lasers Surg Med 7: 391-393
101. Oberfield RA, Rossi RL (1988) The role of chemotherapy in the treatment of bile duct cancer. World J Surg 12: 105-108
102. Ottow RT, August DA, Sugarbaker PH (1985) Treatment of proximal biliary tract carcinoma: an overview of techniques and results. Surgery 97: 251-262
103. Paquet K-J, Koussouris P (1987) Ist die intrahepatische Cholangiojejunostomie bei im Leberhilus lokalisiertem malignem Verschlußikterus eine bessere Alternative zur endoskopisch-transhepatischen Drainage? Chirurg 58: 663-667
104. Pereiras RV, Rheingold OJ, Hutson D et al. (1978) Relief of malignant obstructive jaundice by percutaneous insertion of a permanent prothesis in the biliary tree. Ann Intern Med 89: 589-593
105. Pichlmayr R, Lehr L, Zigler H (1983) Resektion hilusnaher Gallengangscarcinome statt palliativer Gallenwegsdrainage. Langenbecks Arch Chir 359: 275-288
106. Pichlmayr R, Ringe B, Lauchart W, Bechstein WO, Gubernatis G, Wagner E (1988) Radical resection and liver grafting as the two main components of surgical strategy in the treatment of proxima bile duct cancer. World J Surg 12: 68-77
107. Pilepich MV (1987) Radiation in carcinoma of the extrahepatic bile duct. In: Wanebo HJ (ed) Hepatic and biliary cancer. Dekker, New York, pp 417-427
108. Pitt HA, Cameron JL, Postier RG, Gadacz TR (1981) Factors affecting mortality in biliary tract surgery. Am J Surg 141: 66-72
109. Pitt HA, Gomes AS, Lois JF, Mann LL, Deutsch LS, Longmire WP (1985) Does preoperative percutaneous drainage reduce operative risk or increase hospital cost? Ann Surg 201: 545-553
110. Pitt HA, Roslyn JJ, Tompkins RK (1987) Surgical resection of bile duct cancer. The UCLA experience. In: Wanebo HJ (ed) Hepatic and biliary cancer. Dekker, New York, pp 339-355
111. Ramming KP, Tesler AS, Haskell CM (1980) Gastrointestinal tract neoplasms. In: Haskell CM (ed) Cancer treatment. Saunders, Philadelphia, p 231
112. Ravry MJR, Hester M (1980) Combination chemotherapy of hepatocellular and biliary tract

carcinoma with adriamycin plus bleomycin. 16th annual meeting of the American Society of Clinical Oncology, San Diego, California, May 26-27

113. Reed ML, Vaitkevicius VK, Al-Sarraf M et al. (1981) The practicality of chronic hepatic artery infusion therapy of primary and metastatic hepatic malignancies: Tenyear results of 124 patients in a prospective protocol. Cancer 47: 402
114. Riemann JF (1984) Complications of percutaneous bile drainage. In: Claasen MJ, Geenen J, Kawai U (eds) Nonsurgical biliary drainage. Springer, Berlin Heidelberg New York Tokyo, pp 29-35
115. Sako K, Seitzinger GL, Garside E (1957) Carcinoma of the extrahepatic bile ducts: Review of the literature and report of six cases. Surgery 41: 416-437
116. Schriefers KH, Smague E (1984) Operationstechniken bei Neoplasien der proximalen Gallenwege. Chirurg 55: 787-793
117. Sezeur A, Fagniez PL, Kracht M, Rey P, Leandri J, Julien M, Malafosse M (1988) Surgical intubation by a new biliary endoprothesis. Surg Gynecol Obstet 166: 361-362
118. Shimada H, Niimoto S, Matsuba A, Nakagawara G, Kobayashi M, Tsuchiya S (1988) Experience with intrahepatic cholangiojejunostomy for unresectable carcinoma of the hepatic hilus. Int Surg 73: 1-5
119. Smith GW, Bukowski RM, Hewlett JS, Groppe CW (1984) Hepatic artery infusion of 5-fluorouracil and mitomycin C in cholangiocarcinoma and gallbladder carcinoma. Cancer 54: 1513-1516
120. Smith R (1964) Hepaticojejunostomy with transhepatic intubation. Br J Surg 51: 186-194
121. Soehendra N, Grimm H (1988) Endoscopic retrograde drainage for bile duct cancer. World J Surg 12: 85-90
122. Soupault R, Couinaud C (1957) Sur un procède nouveau de derivation biliaire intrahepatique. Les cholangio-jejunostomies gauches sans sacrifice hepatique. Presse Med 65: 1157-1159
123. Speer AG, Russel RC, Hatfield AR et al. (1987) Randomised trial of endoscopic versus percutaneous stent insertion in malignant obstructive jaundice. Lancet II:57-62
124. Stellato TA, Zollinger RM, Shuck JM (1987) Metastatic malignant biliary obstruction. Am Surg 53: 385-388
125. Stewart HL, Lieber MM, Morgan DR (1940) Carcinoma of the extrahepatic bile ducts. Arch Surg 41: 662-713
126. Sullivan RD, Zurek WZ (1965) Chemotherapy for liver cancer protacted ambulatory infusion. JAMA 194: 481
127. Teplick SK, Haskin PM, Matsumoto T, Wolferth CG, Paulides CA, Gain T (1984) Interventional radiology of the biliary system and pancreas. Surg Clin North Am 64: 87-119
128. Terblanche J, Kahn D, Bornman PhC, Werner D (1988) The role of U tube palliative treatment in high bile duct carcinoma. Surgery 103: 624-632
129. Todoroki T, Iwasaki Y, Okamura T et al. (1980) Intraoperative radiotherapy for advanced carcinoma of the biliary system. Cancer 46: 2179-2184
130. Tompkins RK (1988) Treatment and prognosis in bile duct cancer. World J Surg 12: 109-110
131. Tompkins RK, Thomas D, Wile A, Longmire WP (1981) Prognostic factors in bile duct carcinoma. Analysis of 96 cases. Ann Surg 194: 447-457
132. Traynor O, Castaing D, Bismuth H (1987) Left intrahepatic cholangio-enteric anastomosis (round ligament approach): an effective palliative treatment for hilar cancers. Br J Surg 74: 952-954
133. Trede M, Raute M (1988) Übernähungen, Anastomosen- und Drainage-Techniken an der Leber. Chirurg 59: 805-814
134. Tsuzuki T, Ogata Y, Iida S, Nakanishi I, Takenaka Y, Yoshii H (1983) Carcinoma of the bifurcation of the hepatic ducts. Arch Surg 118: 1147-1151
135. Voyles CR (1985) The exoendoprothesis in proximal bilioenteric anastomoses. Am J Surg 149: 80-83
136. Wanebo HJ, Grimes OF (1975) Cancer of the bile duct: The occult malignancy. Am J Surg 130: 262-268
137. Warren KW, Mountain JD, Lloyd-Jones W (1972) Malignant tumors of the bile ducts. Br J Surg 59: 501
138. Watkins E, Oberfield RA, Cady B, Clouse ME (1978) Arterial infusion chemotherapy of diffuse

hepatic malignancies. In: Ariel IM (ed) Progress in clinical cancer, vol 7. Grune & Stratton, New York
139. Weintraub S, Grünspan M, Singer D (1980) Hepaticochelystostomy and cholecystojejunostomy for bile drainage. Am J Surg 139: 441-442
140. Wheeler PG, Dawson JL, Nunnerley H, Brinkley D, Laws J, Williams R (1981) Newer techniques in the diagnosis and treatment of proximal bile duct carcinoma. An analysis of 41 consecutive patients. Q J Med 50: 247-258
141. Wolloch Y, Deviri E, Tikva P (1987) A simple method for palliative diversion of the bile in patients with obstructive jaundice due to perihilar tumors. Surg Gynecol Obstet 164: 466-467
142. Wurbs D (1984) Results of bilionasal drainage. In: Claasen MJ, Geenen J, Kawai U (eds) Nonsurgical biliary drainage. Springer, Berlin Heidelberg New York Tokyo, pp 75-80

8.4 Tumoren der Gallenblase

Wegen der topographischen, pathophysiologischen und -morphologischen Verwandtschaft ist die palliative Behandlung von Tumoren der Gallenblase und der extrahepatischen Gallenwege in ihren Grundzügen vergleichbar. Im folgenden werden daher nur die besonderen Schwerpunkte der palliativen Behandlung von Gallenblasentumoren in Abgrenzung zu den extrahepatischen Gallenwegstumoren dargestellt.

8.4.1 Befund

Maligne Tumoren der Gallenblase sind die fünfthäufigsten gastrointestinalen Tumoren [20]. Sie werden bei 0,5-1% aller Obduktionen [32, 34, 37] und bei etwa 1-2% aller Gallenwegsoperationen gefunden [8, 17, 34]. Ätiologische Zusammenhänge mit Gallensteinen werden vermutet, sind jedoch nicht erwiesen [6]. Histologisch handelt es sich in 80-90% um Adenokarzinome [6, 13]. Zur Befundbeschreibung existiert ein TNM-Klassifizierungssystem der UICC [19].

Ein Gallenblasenkarzinom ist inkurabel, wenn es nicht radikal reseziert werden kann. Durch die im Vergleich zu den häufigen benignen Erkrankungen unspezifische Frühsymptomatik und die enge Beziehung zum Lobus quadratus der Leber sind die meisten Gallenblasenkrebse bei Diagnosestellung nicht mehr heilbar. So bestehen in etwa 70% der laparotomierten Fälle bereits eine Leberinfiltration und in 45-60% eine regionale Lymphknotenmetastasierung [25, 34, 40]. Ausnahmen mit besserer Prognose sind die bei einer Cholezystektomie als Zufallsbefund entdeckten Frühstadien. Diese auf die Schleimhaut begrenzten Tumoren machen lediglich etwa 10% aller Gallenblasentumoren aus [2, 6, 10, 17].

Klinisch kann der Zwang zur primär palliativen Behandlung bereits vermutet werden, wenn ein Ikterus, ein Aszites oder eine gestörte Magen-Darm-Passage bestehen [14]. So können nur etwa 15% der Patienten mit Ikterus und Gallenblasenkarzinom in kurativer Intention behandelt werden [14].

Aufgrund des in der Regel schon fortgeschrittenen Tumorstadiums betragen die kurativen Resektionsraten nur zwischen 5% und 25% [1, 17, 21, 22, 25, 34, 41]. Nach vermeintlich kurativer Resektion liegen die 5-Jahres-Überlebensraten zwischen 0 und 56% [9, 22, 23, 41]. In der größten Sammelstatistik von Piehler [34] betrug die 5-

Jahres-Überlebensrate nach 690 kurativen Resektionen 16,5%. Von allen Patienten mit Gallenblasenkarzinomen leben nach 5 Jahren weniger als 5% [16, 23, 30, 34, 45].

8.4.2 Behandlungsziele

Ziele der palliativen Behandlung sind die Verlängerung des Lebens, die Linderung von Beschwerden, und die Erhaltung eines lebenswerten Zustandes bei bestmöglicher sozialer Integration (Tabelle 19).

Beschwerden entstehen zunächst durch lokales Tumorwachstum, wobei die meisten Patienten unter mehreren Beeinträchtigungen leiden (Tabelle 20). Bei Diagnosestellung sind Oberbauchschmerzen Hauptsymptom. Durch tumoröse Infiltration des Duodenums oder Magens wird die Magen-Darm-Passage behindert, was zu Gewichtsverlust und Erbrechen führt. Anders als bei Gallenwegstumoren entsteht eine Cholestase durch Gallenblasenkarzinome erst, wenn der Tumor die Gallenblase verlassen hat und zur Kompression der Gallengänge führt. Der Ikterus ist daher Spätsymptom und findet sich bei Diagnosestellung in etwa 40% der Fälle. An sonstigen Beschwerden bestehen ikterusbedingter Juckreiz und Fieber sowie - auch von benignen Veränderungen bekannte - Symptome wie Fettunverträglichkeit und Koliken. Das Finalstadium der Erkrankung ist schließlich durch Kachexie, zunehmenden Ikterus, septische Komplikationen, progredientes Leber- und Multiorganversagen geprägt.

Tabelle 19. Hauptziele der palliativen Therapie beim Gallenblasenkarzinom

Schmerzlinderung
Wiederherstellung des Galleabflusses
Wiederherstellung der Magen-Darm-Passage
Behandlung von Gallenwegsentzündungen
Soziale Integration

Tabelle 20. Symptome des Gallenblasenkarzinoms bei Diagnosestellung

Symptom	Piehler u. Crichlow [34] 1978[a]	Eigene Literaturübersicht[b]	
	Durchschnitt	Angaben einzelner Autoren	Durchschnitt
	[%]		[%]
Oberbauchschmerzen	76	52-97	74
Erbrechen	32	32-64	50
Gewichtsverlust	39	10-63	49
Ikterus	38	27-61	42
Juckreiz	-	6-15	11
Sonstige	-	11-47	29

[a] Sammelstatistik über 6222 Gallenblasenkarzinome, relative Inzidenz bei symptomatischen Patienten.

[b] Eigene Literaturübersicht, n = 511 Patienten. (Aus [7, 9, 17, 25, 33, 45]).

Das Ausmaß einer palliativen Lebensverlängerung kann nur am Verlauf der unbehandelten Erkrankung gemessen werden. Aus moralisch-ethischen Gründen gibt es keine kontrollierte Studie, die einen zuverlässigen Vergleich der Überlebenszeiten von unbehandelten und palliativ behandelten Patienten mit Gallenblasenkarzinomen erlaubt. Die mediane Lebenserwartung von 2115 Patienten, deren Tumoren nicht reseziert werden konnten, betrug in der Sammelstatistik von Piehler u. Crichlow [34] im Median 2–4 Monate. Dies deckt sich mit unseren eigenen Erfahrungen. Nach Probelaparotomie lag die mediane Überlebenszeit bei 1,4 Monaten [15, 25]. Nach 9 Monaten war auch der letzte Patient verstorben.

8.4.3 Methoden

Zur palliativen Behandlung von Gallenblasentumoren stehen unterschiedliche chirurgische, internistisch-onkologische, endoskopische, interventionell-radiologische, strahlentherapeutische, symptomatische und psychosoziale Maßnahmen zur Verfügung (Tabelle 21).

Die Wahl der geeigneten Behandlung unterliegt verschiedenen Einflußfaktoren. Diese bestehen im wesentlichen im Ausmaß des Tumorbefalls, im Allgemeinzustand des Patienten und in den verfügbaren eigenen oder alternativen Kapazitäten. Von großer Bedeutung ist auch der Wille des Patienten, der die Therapiewahl wesentlich beeinflußt.

Tabelle 21. Instrumentarium der palliativen Therapie von Gallenblasentumoren

Chirurgische Therapie
- Palliative Resektion
- Biliodigestive Bypassverfahren
- Operative Gallengangsdrainagen/Endoprothesen
- Gastroenterale Umleitungen

Interventionelle Radiologie
- Perkutane Gallengangsdrainagen/Prothesen

Endoskopie
- Endoskopisch-transpapilläre Gallengangsdrainagen/Prothesen

Strahlentherapie
- Perkutan
- Intraoperativ

Chemotherapie
- Lokal
- Systemisch

Symptomatische Therapie von
- Schmerzen
- Ernährungsstörungen
- Gallensäureverlust
- Juckreiz

Psychosoziale Hilfen

Palliative Resektion

Ein Gallenblasenkarzinom wird durch Cholezystektomie reseziert. Im Rahmen von radikalen Operationen werden außer bei Frühstadien zusätzlich die befallenen Leberanteile sowie die lokalen Lymphknotenstationen im Leberhilus und im Lig. hepatoduodenale mitentfernt. Angaben zum Anteil von palliativen Resektionen variieren in den meisten Publikationen zwischen 50% und 70% [7, 13, 22, 34, 44]. Im eigenen Krankengut betrug der Anteil palliativer Eingriffe an den Resektionen von Gallenblasenkarzinomen 54% (Tabelle 22). Eine Überlebensverlängerung durch die palliative Tumorresektion ist nicht erwiesen und muß bezweifelt werden. So betrug die mediane Überlebenszeit im Krankengut von Köckerling et al. [22] nach palliativer Resektion 2,6 Monate und nach Probelaparotomie 1,8 Monate. Die geringe Lebensverlängerung der resezierten Patienten war jedoch vor allem durch deren besseren Allgemeinzustand bedingt.

Die 30-Tages-Kliniksletalität nach palliativen Tumorresektionen ist beträchtlich und betrug im Krankengut von Köckerling et al. [22] 50%. Diese hohe Mortalität ist jedoch weniger durch chirurgische Komplikationen, als vielmehr durch direkte und indirekte Tumorfolgen bedingt. Der Patient profitiert von einer palliativen Tumorresektion nur in wenigen Situationen.

Indikationen zur palliativen Resektion können sich bei explorativen Laparotomien ergeben, wenn noch kein disseminierter intraabdomineller Tumorbefall vorliegt und die Tumorresektion technisch sicher möglich ist. Die palliative Cholezystektomie soll die Infiltration in den Leberhilus und in das Duodenum mit den entsprechenden schwerwiegenden Folgen verhindern oder zumindest hinauszögern.

Besteht eine sonst nicht thherapierbare Cholestase oder eine Duodenalobstruktion, kann bei Patienten in gutem Allgemeinzustand die palliative Tumorresektion in Verbindung mit biliodigestiven oder gastroenteralen Umleitungen erwogen werden.

Tabelle 22. Operative Therapie von 82 Gallenblasenkarzinomen. Eigenes Krankengut 1959-1988

Art des Eingriffs	Patienten	
	n	[%]
Kurative Resektion	12	(14,6)
Cholezystektomie	8	(9,8)
Cholezystektomie und Gallenwegsrevision	2	(2,4)
Cholezystektomie und Leberresektion	2	(2,4)
Palliative Eingriffe	25	(30,5)
Cholezystektomie	12	(14,6)
Cholezystektomie und Gallenwegsrevision	2	(2,4)
Hepatikojejunostomie	5	(6,1)
Choledochojejunostomie	1	(1,2)
Gallengangsdrainage	3	(3,6)
Gastroenterostomie	2	(2,4)
Probelaparotomie	39	(47,6)
Keine operative Therapie	6	(7,3)
Gallenblasenkarzinome gesamt	82	(100)

Galleableitung

Die Cholestase entsteht beim Gallenblasenkarzinom durch Infiltration in die extra- oder intrahepatischen Gallengänge und ist Zeichen des fortgeschrittenen Leidens. Zur Behandlung steht prinzipiell das gesamte Spektrum galleableitender Verfahren zur Verfügung (vgl. Kap. II.8.3.3). Wegen des in der Regel reduzierten Patientenzustands werden wenig belastende Maßnahmen angestrebt. Schwierig wird die Behandlung bei ausgedehnter Leberinfiltration und -metastasierung. Bestehen multiple intrahepatische Gallengangsobstruktionen, ist eine suffiziente Galleableitung mitunter unmöglich.

Biliodigestive Bypassverfahren
Eine biliodigestive Umleitung ist nur indiziert, wenn sie technisch sicher durchführbar ist, noch keine generalisierte abdominale und allgemeine Tumoraussaat besteht und dem Patienten eine solche Operation zugemutet werden kann. Die Wahl der konkreten Operationstechnik richtet sich nach Höhe und Ausdehnung der Gallengangsinfiltration. Da die Obstruktion meist auf das obere Gallengangsdrittel übergreift, sind bezüglich der Anastomosenhöhe zumindest Hepatikojejunostomien notwendig. Ist der Tumor bereits in den Leberhilus eingewachsen, kann nur eine intrahepatische Cholangiojejunostomie durchgeführt werden. Hierzu wird meist die Lig.-teres-Technik zum Segmentgallengang III bevorzugt (vgl. Kap. II.8.3.3, S. 459) [5, 26, 27, 38]. Im Vergleich zu Gallenwegskarzinomen werden palliative biliodigestive Operationen bei Gallenblasentumoren seltener durchgeführt [27]. Im eigenen Krankengut wurden nur in 7,3% aller Gallenblasenkarzinome (Tabelle 22), jedoch bei 30% der Gallenwegstumoren biliodigestive Bypasses geschaffen.

Gallengangsdrainagen
Die einzelnen Gallengangsdrainagen haben alle ihre speziellen Vor- und Nachteile (vgl. Kap. II.8.3.3, S. 460). Operative Gallengangsdrainagen werden in der Regel nur noch im Rahmen von explorativen Laparotomien implantiert, da endoskopische oder perkutane Prothesen den Patienten weniger belasten. Welche Technik im Einzelfall gewählt wird, hängt in erster Linie von den konkreten Kapazitäten ab. Gelingt die Prothesenimplantation nicht, kann die Galle transhepatisch-perkutan nach außen abgeleitet werden.

Strahlentherapie

Nach palliativer perkutaner Bestrahlung von Gallenblasenkarzinomen wurden in einigen Publikationen günstige Effekte bezüglich Beschwerdelinderung und Lebensverlängerung beschrieben [3, 18, 24]. Aus Mangel an umfangreicheren und vor allem randomisierten Studien ist der wirkliche Wert der Strahlentherapie im palliativen Behandlungskonzept noch nicht abschließend geklärt [4, 31, 35]. Die meisten Erfahrungen beziehen sich auf die adjuvante perkutane Bestrahlung nach Resektionen. Einige nichtrandomisierte Untersuchungen versprechen hierdurch eine Lebensverlängerung, die bislang unbewiesen ist [36, 43]. Vergleichbares gilt auch für die intraoperative Strahlentherapie [42].

Chemotherapie

Erfahrungen zur Chemotherapie von Gallenblasenkarzinomen liegen nur vereinzelt vor. Analog zu den Gallenwegskarzinomen (vgl. Kap. II.8.3.3) wurden sowohl die systemische als auch die lokale arterielle Applikation erprobt.

In einer prospektiven Studie der Eastern Cooperative Oncology Grop [12] wurde die orale 5-FU-Gabe allein oder in Kombination mit anderen intravenös applizierten Substanzen untersucht. Die objektiven Ansprechraten lagen in allen Therapiegruppen ohne wesentliche Differenzen unter 10%. Nach systemischer Gabe unterschiedlicher Substanzen in diversen Therapieschemata fand Moertel [29] bei 46 Patienten lediglich in 13% vorübergehende objektive Remissionen. Nach lokaler arterieller Gabe von Mitomycin C allein oder in Kombination mit systemischer 5-FU-Gabe wurden im Vergleich zu historischen Kontrollen längere Überlebenszeiten beobachtet [11, 39]. Objektivierbare Therapieeffekte wurden jedoch nicht dokumentiert. Misra et al. [28] beschreiben nach lokaler arterieller Applikation von 5-FU und Mitomycin C bei Lebermetastasen von Gallenblasenkarzinomen in 9 von 13 Fällen (69%) objektive Ansprechraten ohne Beweis einer Lebensverlängerung.

Eine Überlebensverlängerung ist derzeit weder für die systemische noch für die lokale Chemotherapie von Gallenblasenkarzinomen erwiesen. Unter Berücksichtigung der Behandlungswidrigkeiten und -nebenwirkungen sehen wir z. Z. außerhalb von Therapiestudien keine Indikation für die Chemotherapie von Gallenblasenkarzinomen.

Symptomatische Therapie

Vgl. Kap. II.8.3.3.

8.4.4 Schlußfolgerung

Bis auf die seltenen Zufallsbefunde ist das Gallenblasenkarzinom bei Diagnose meist schon weit fortgeschritten. Ziel der palliativen Behandlung ist vor allem die unmittelbare und zuverlässige Beschwerdelinderung. Angesichts des meist raschen körperlichen Verfalls stehen wenig belastende, einfache und sichere Behandlungsverfahren im Vordergrund. Hauptpfeiler der palliativen Behandlung ist die zufriedenstellende Schmerzbekämpfung, die durch fürsorgliche Pflege und Betreuung unterstützt wird.

Literatur

1. Barr LH (1984) Carcinoma of the gallbladder. Am Surg 50: 275
2. Beltz WR, Concon RE (1974) Primary carcinoma of the gallbladder. Ann Surg 180: 180-184
3. Buskirk SJ, Gunderson LL, Adson MA et al. (1984) Analysis of failure following curative irradiation of gallbladder and extrahepatic bile duct carcinoma. Int J Radiat Oncol Biol Phys 10: 2013-2023
4. Cady B, Macdonald JS, Gunderson LL (1985) Cancer of the hepatobiliary system. In: DeVita VT, Hellman S, Rosenberg StA (eds) Cancer. Principles and practice of oncology. Lippincott, Philadelphia, pp 741-770

5. Choi TK, Fan ST, Lai ECS, Wong J (1988) Malignant hilar biliary obstruction treated by segmental bilioenteric anastomosis. Surgery 104: 525-529
6. Collier NA, Blumgart LH (1988) Tumours of the gallbladder. In: Blumgart LH (ed) Surgery of the liver and biliary tract. Churchill, Livingstone, Edinburgh, pp 819-828
7. Dittel KK, Kraft E, Riese L, Wiedmann H (1983) Therapie und Prognose bei 300 primären extrahepatischen Gallenwegstumoren. Langenbecks Arch Chir 360: 229-240
8. Donaldson LA, Busutil A (1975) A clinopathological review of 68 carcinomas of the gallbladder. Br J Surg 62: 26
9. Dunbar LL, Adkins RB, Farringer J, Waterhouse G, O'Leavy JP (1983) Carcinoma of the gallbladder and bile ducts. A retrospective review. Am Surg 49: 94-104
10. Evander A, Ihse I (1981) Evaluation of intended radical surgery in carcinoma of the gallbladder. Br J Surg 68: 158-160
11. Eyben van F, Hellekant C, Mattson W et al. (1980) Mitomycin C in advanced gallbladder carcinoma. Acta Radiol 19: 81-84
12. Falkson G, MacIntyre JM, Moertel CG (1984) Eastern Cooperative Oncology Group experience with chemotherapy for inoperable gallbladder and bile duct cancer. Cancer 54: 965-969
13. Gebhardt C (1987) Maligne Tumoren der Gallenblase. In: Gall FP, Hermanek P, Tonak J (Hrsg) Chirurgische Onkologie. Springer, Berlin Heidelberg New York Tokyo, S 471-476
14. Gradisar IA, Kelly TR (1970) Primary carcinoma of the gallbladder. Arch Surg 100: 232-235
15. Grundmann R, Leichenich A (1982) Maligne Tumoren der Leber und der extrahepatischen Gallenwege. Chirurg 53: 563-570
16. Gupta S, Udupa KN (1980) Primary carcinoma of the gallbladder: A review of 328 cases. J Surg Oncol 14: 35-44
17. Hamrick, RE, Liner J, Hastings PR, Cohn I (1982) Primary carcinoma of the gallbladder. Ann Surg 195: 270-273
18. Hanna SS, Rider WD (1978) Carcinoma of the gallbladder or extrahepatic bile ducts: The role of radiotherapy. Can Med Assoc J 118: 59-61
19. Hermanek P, Sobin LH (eds) (1987) TNM Classification of malignant tumours, 4th edn, fully revised. Springer, Berlin Heidelberg New York Tokyo
20. Holmes SL, Mark JBD (1971) Carcinoma of the gallbladder. Surg Gynecol Obstet 133: 561-564
21. Klamer TW, Max MH (1983) Carcinoma of the gallbladder. Surg Gynecol Obstet 156: 641
22. Köckerling F, Scheele J, Gall FP (1988) Die chirurgische Therapie des Gallenblasencarcinoms. Chirurg 59: 236-243
23. Koo J, Wong J, Cheng FCY, Ong GB (1981) Carcinoma of the gallbladder. Br J Surg 68: 161-165
24. Kopelson G, Harsiadis L, Tretter P, Chang CH (1977) The role of radiation therapy in cancer of the extrahepatic biliary system: An analysis of thirteen patients and a review of the literature of the effectiveness of surgery, chemotherapy and radiotherapy. Int J Radiat Oncol Biol Phys 2: 883-894
25. Leichenich A (1986) Diagnostik, Behandlung und Prognose primärer maligner Tumoren der Leber und extrahepatischen Gallenwege. Inaug Diss. Med Fakultät Köln
26. Little JM, Shead GV, Deane S, Grassby J (1986) Intrahepatic biliary-intestinal bypass in malignant jaundice. Aust NZ J Surg 56: 221-227
27. Malagoni MA, McCoy DM, Richardson JD, Flint LM (1985) Effective palliation of malignant biliary duct obstruction. Ann Surg 201: 554-559
28. Misra NC, Jaiswal MSD, Singh RV, Das B (1977) Intrahepatic arterial infusion of combination of mitomycin-C and 5-fluorouracil in treatment of primary and metastatic liver carcinoma. Cancer 39: 1425-1429
29. Moertel CG (1982) The gallbladder. In: Holland JF, Frei EIII (eds) Cancer medicine. Lea & Febiger, Philadelphia, pp 1782-1785
30. Morrow CE, Sutherland DE, Florack G, Eisenberg MM, Grage TB (1983) Primary gallbladder carcinoma: Significance of subserosal lesions and results of aggressive surgical treatment and adjuvant chemotherapy. Surgery 94: 709-714
31. Nagorney DM, McPherson GAD (1988) Carcinoma of the gallbladder and extrahepatic bile ducts. Semin Oncol 15: 106-115
32. Ohlsson EG, Aronson KF (1973) Carcinoma of the gallbladder - a study of 181 cases. Acta Chir Scand 140: 475

33. Perpetuo MO, Valdivieso M, Heilbrun LK, Nelson RS, Connor T, Bodey G (1978) Natural history study of gallbladder cancer. Cancer 42: 330-335
34. Piehler JM, Crichlow RW (1978) Primary carcinoma of the gallbladder. Surg Gynecol Obstet 147:929-941
35. Pilepich MV (1987) Radiotherapy in carcinoma of the gallbladder. In: Wanebo HJ (ed) Hepatic and biliary cancer. Dekker, New York, pp 447-452
36. Pilepich MV, Lambert PM (1978) Radiotherapy of carcinomas of the extrahepatic biliary system. Radiology 127: 767-770
37. Schmauss AK, Bahrmann E, Perlin L (1970) Erfahrungen bei 174 Gallenblasenmalignomen. Dtsch Z Verdau Stoffwechselkr 30: 81
38. Shimada H, Niimoto S, Matsuba A, Nakagawara G, Kobayashi M, Tsuchiya S (1988) Experience with intrahepatic cholangiojejunostomy for unresectable carcinoma of the hepatic hilus. Int Surg 73: 1-5
39. Smith GW, Bukowski RM, Hewlett JS, Groppe CW (1984) Hepatic artery infusion of 5-fluorouracil and mitomycin C in cholangiocarcinoma and gallbladder carcinoma. Cancer 54: 1513-1516
40. Sons HU, Borchard F, Joel BS (1985) Carcinoma of the gallbladder: Autopsy findings in 287 cases and review of the literature. J Surg Oncol 28: 199
41. Tashiro S, Konno T, Mochinaga M, Nakakuma K, Murata E, Yokoyama I (1982) Treatment of carcinoma of the gallbladder in Japan. Jpn J Surg 12: 98-104
42. Todoroki T, Iwasaki Y, Okamura T et al. (1980) Intraoperative radiotherapy for advanced carcinoma of the biliary system. Cancer 46: 2179-2184
43. Treadwell TA, Hardin WJ (1976) Primary carcinoma of the gallbladder. The role of adjunctive therapy in its treatment. Am J Surg 132: 703-706
44. Vaittinen E (1970) Carcinoma of the gallbladder. A study of 390 cases diagnosed in Finland 1953-1967. Ann Chir Gynaecol 59 [Suppl]: 7-31
45. Wanebo HJ (1987) Carcinoma of the gallbladder. In: Wanebo HJ (ed) Hepatic and biliary cancer. Dekker, New York, pp 431-445
46. Wanebo HJ, Castle WN, Fechner RE (1982) Is carcinoma of the gallbladder a curable lession? Ann Surg 195: 624-631

9 Pankreaskarzinome

R. GRUNDMANN

9.1 Epidemiologie

Das Pankreaskarzinom stellt mittlerweile die vierthäufigste Krebstodesursache zumindest in den Vereinigten Staaten dar, es wird allein übertroffen von Karzinomen der Lunge, des Kolorektums und der Brust. In den USA sterben jährlich ca. 20000 Patienten an einem Pankreaskarzinom, und die Tendenz ist steigend: Waren im Jahr 1920 noch 2,9 Todesfälle auf 100000 Einwohner zu beobachten, so waren es im Jahr 1970 bereits 9 [39].

9.2 Ursachen

Von den verschiedenen Faktoren, die ätiologisch für die Karzinomentstehung angeschuldigt werden (genetische Faktoren, Diabetes, gesamte Fettaufnahme, Kaffee- und Alkoholgenuß, Pankreatitis), scheint speziell dem Tabakkonsum, wenn auch nicht klar herausgearbeitet, Bedeutung zuzukommen [22, 39].

9.3 Das Problem

Diagnostik und Behandlung des Pankreaskarzinoms sind nach wie vor unbefriedigend: Es gibt keinen sicheren Vorsorgetest, in der Regel werden die Tumoren erst in weit fortgeschrittenem Stadium diagnostiziert. Die Chirurgie ist selten kurativ, und Strahlen- und Chemotherapie sind nur von begrenztem Wert. Gudjonsson analysierte 157 Studien der Literatur [42]. Er kam zu dem Ergebnis, daß von 37000 chirurgisch behandelten Patienten nur etwa 100 Patienten mehr als 5 Jahre überlebten, entsprechend einer 5-Jahres-Überlebensrate von 0,27%. Auch handelte es sich bei den langzeitüberlebenden Patienten nicht selten um Kranke, bei denen das Karzinom histologisch nicht gesichert wurde (in einer Studie von Connolly et al. war bei 17% der langzeitüberlebenden Patienten der Lokalbefund histologisch nicht überprüft worden, und 29% wiesen ein Karzinom auf, das *nicht* vom exokrinen Pankreas ausging [18]). Dies läßt den Schluß zu, daß die Behandlung des Pankreaskarzinoms stets mehr oder minder palliativ ist.

Nach ihrem Überleben kann man die Patienten in 3 Gruppen einteilen: Patienten, bei denen unter „kurativem" Gesichtspunkt eine Resektion des Tumors möglich ist, sie überleben im Mittel 11-21 Monate; dann Patienten mit lokal nichtresezierbaren Tumoren, bei denen rein palliative chirurgische Maßnahmen in Betracht kommen, sie überleben im Mittel 5-11 Monate; und schließlich Patienten, bei denen keinerlei chirurgische Therapie angeboten werden kann (mittlere Überlebensrate 2,5-5 Monate) [63]. Nutzen und Risiko der verschiedenen Behandlungsmaßnahmen müssen unter dieser prognostischen Perspektive abgewogen werden.

9.4 Klassifikation und Prognose

Die UICC hat eine neue Stadieneinteilung für das exokrine Karzinom der Bauchspeicheldrüse eingeführt, die ab Januar 1987 für zunächst 10 Jahre gültig ist (Tabelle 1). Bei der Stadieneinteilung der Lymphknoten wird nur noch zwischen N0 und N1 unterschieden [35].

Die Prognose der Erkrankung hängt nun entscheidend vom Tumorstadium ab [99]; nur bei T1a-Tumoren kann man von Frühkarzinomen mit günstiger Prognose

Tabelle 1. T-Klassifikation und Stadieneinteilung für das exokrine Pankreaskarzinom nach dem Vorschlag der UICC

T-Klassifikation

T1: Auf Pankreas beschränkt
T1a ≤ 2 cm Durchmesser
T1b > 2 cm Durchmesser
T2: Infiltration von Duodenum, Gallengang oder umgebendem Gewebe
T3: Infiltration von Magen, Milz, Kolon oder benachbarten großen Gefäßen

Stadieneinteilung

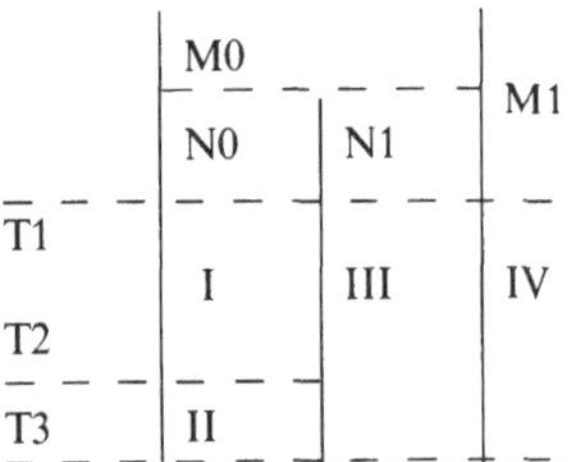

Tabelle 2. Prognose des exokrinen Pankreaskarzinoms in Abhängigkeit von der klinischen T-Klassifikation. (Nach [54])

Tumorklassifikation	n	[%]	5-Jahres-Überlebensrate [%]
T1a	8	0,4	86
T1b	58	2,6	25
T2	507	23,1	6
T3	1621	73,9	3

sprechen, bei denen sich radikale Maßnahmen lohnen [35]. Bei T1b-Tumoren verschlechtert sich die Prognose schon wesentlich, wie eine Analyse von Ichikawa [54], der 2194 Pankreaskarzinome aus verschiedenen Instituten Japans gesammelt hat, zeigt (Tabelle 2).

Prognostisch bedeutsam ist auch die individuelle Wachstumstendenz des Tumors. Connolly et al. weisen darauf hin, daß auch nichtradikal operierte Patienten mehr als 8 Jahre überleben können [18]. Dies beweist, daß die Tumoren biologisch unterschiedlich aggressiv sind. Es wird deshalb versucht, mit der quantitativen Tumor-DNS-Analyse das maligne Potential des Einzeltumors zu bestimmen, um so in Zukunft das operative Vorgehen der Aggressivität des Tumors anzupassen [71].

9.5 Leitsymptome der Erkrankung und Behandlungsziele

Ziel einer palliativen Behandlung ist die Kontrolle der führenden Leitsymptome fortgeschrittener Tumoren:

- Beseitigung von Ikterus und Juckreiz,
- Beseitigung von Brechreiz und Wiederherstellung der Nahrungspassage bei Duodenalobstruktion,
- Linderung der Schmerzen,
- soziale Rehabilitation.

Tabelle 3. Die verschiedenen Verfahren zur palliativen Behandlung des Pankreaskarzinoms

Palliative Tumorresektion
- Partielle/totale Duodenopankreatektomie
- Lokale Tumorexzision

Umleitungsverfahren
- Biliodigestive Anastomose
  Choledochojejunostomie
  Cholezystojejunostomie
  Choledochoduodenostomie
- Gastrojejunostomie

Endoskopische Drainage/Sphinkterotomie

PTCD (perkutane transhepatische Choledochusdrainage)

T-Drain

Strahlentherapie
- Extern
- Interstitielle Implantation von Radioisotopen
- Intraoperativ

Chemotherapie
- Systemisch
- Lokal

Monoklonale Antikörper

Neurolyse

Alle genannten Behandlungsziele können grundsätzlich durch Tumorresektion erreicht werden, die demnach auch unter palliativer Zielsetzung ihre Berechtigung hat. Will man lediglich das Leitsymptom „Ikterus" beseitigen, so werden die verschiedenen galleableitenden Verfahren zum Tragen kommen (Bypassoperationen, endoskopische Drainagen, T-Drain/PTCD). Die Duodenalobstruktion läßt sich durch eine Umleitungsoperation (Gastrojejunostomie) angehen, das Leitsymptom „Schmerz" bedarf einer symptomatischen Therapie bzw. speziell beim Pankreaskarzinom der chemischen Neurolyse des N. splanchnicus und des Plexus coeliacus.

Zusätzlich können in Einzelfällen auch Chemo- und Strahlentherapie erwogen werden, um so die Schmerzen zu therapieren und die Radikalität chirurgischer Maßnahmen zu verbessern (Radiotherapie) bzw. die Empfindlichkeit der Tumoren für eine Strahlentherapie zu erhöhen (Chemotherapie).

Die verschiedenen Möglichkeiten der palliativen Behandlung des Pankreaskarzinoms sind in Tabelle 3 zusammengefaßt.

9.6 Methoden

9.6.1 Palliative Tumorresektion durch partielle/totale Duodenopankreatektomie

Ob ein Umleitungsverfahren oder aber eine Tumorresektion durchgeführt wird, hängt vom Allgemeinzustand des Patienten sowie vom Lokalbefund ab.

Grundsätzlich sollte versucht werden, den Tumor zu entfernen - trotz der ungünstigen Prognose nach Tumorresektion. Dabei spricht das Vorhandensein von Leitsymptomen wie Gewichtsverlust, Gelbsucht und Oberbauchschmerzen nicht gegen die Resektion, wie eine Analyse von Mannell et al. zeigt [68]. Sie fanden bei Patienten, die längerfristig (3 Jahre und mehr) überlebten, diese Symptome genauso häufig wie bei Patienten, die innerhalb eines Jahres nach Tumorresektion verstarben (Tabelle 4). Lediglich bei massiven Rückenschmerzen infolge Infiltration des N. splanchnicus ist Zurückhaltung angebracht, da dieses Symptom auf eine weit fortgeschrittene Erkrankung hinweist und dementsprechend bei den längerfristig überlebenden Patienten nur selten zu finden ist.

Für die Tumorresektion spricht, daß Patienten nach Resektion durchschnittlich 3mal so lang überleben wie nach Bypassoperation [24]. In der Summe wird mit palliativen Resektionen zwar relativ wenig erreicht, für den Einzelfall läßt sich ein Nutzen jedoch nicht ausschließen, zumal Patienten nach Resektion durchaus zufriedenstellend leben können. Im Gegensatz zu Patienten, bei denen lediglich Umgehungsoperationen durchgeführt wurden, sind Patienten nach Tumorresektion nicht selten sozial rehabilitiert, so daß sie zumindest für einige Zeit ihre Arbeit wiederaufnehmen können [104]. Auch läßt sich durch die Tumorresektion das lokale Weiterwachsen des Tumors eindämmen, weitere palliative Maßnahmen wie Chemo- und Radiotherapie können - mit begrenzter Aussicht auf Erfolg - angeschlossen werden. Der symptomatische Effekt ist, was die Schmerzen angeht, besser, als wenn lediglich ein Umleitungsverfahren gewählt wird. Schließlich vermeidet die Tumorresektion die nicht seltenen Komplikationen des Bypass wie Blutung und Obstruktion.

Wird die Galle hingegen lediglich nach außen abgeleitet, wie bei Anlage einer

Tabelle 4. Symptome und Überleben von Patienten mit duktalem Adenokarzinom des Pankreas. (Nach [68])

Symptome	Überleben	
	längerfristig	kurzfristig
Gelbsucht		
- Patienten (%)	78	86
- Serumbilirubin ($\bar{x}$) (mg/dl)	11,4	13,9
Gewichtsverlust		
- Patienten (%)	83	82
- durchschnittlicher Verlust (kg)	9,5	7,7
Oberbauchschmerzen		
- Patienten (%)	39	55
Rückenschmerzen		
- Patienten (%)*	13	34

* p = 0,06.

PTCD oder Einlegen eines T-Drains, so bedeutet dies ein Galleverlustsyndrom und Schläuche, die mit Beuteln versorgt werden müssen. Dies sind Dinge, die den Patienten erheblich belästigen und durch eine Tumorresektion vermieden werden können, was um so schwerer wiegt, als die Überlebenszeit dieser Patienten sehr begrenzt ist.

Voraussetzung für eine palliative Tumorresektion ist allerdings eine niedrige Kliniksletalität, die Indikation ist nur vertretbar, wenn die Operationsletalität unter 5% liegt [104]. Sind Morbidität und Mortalität nach dem resezierenden Eingriff hoch, hat nicht nur der Patient von der Operation keinen Nutzen, sondern es werden auch die Behandlungskosten unvertretbar in die Höhe getrieben, wie eine Analyse von Lea u. Stahlgren demonstriert [61]. In ihrem Krankengut nützte der Radikaleingriff beim fortgeschrittenen Tumor wenig, die Kosten betrugen aber das 5fache im Vergleich zur Bypassoperation.

Die Indikation zur Resektion ist nicht mehr gegeben, wenn der Tumor bereits benachbarte Gefäße befallen hat (Portalgefäße, A. hepatica communis, A. mesenterica superior) und sich dies radiologisch nachweisen läßt [95] oder wenn sich ausgedehnte Lymphknotenmetastasen im Retroperitoneum befinden und dieses infiltriert haben. Das gleiche gilt erst recht für das Vorhandensein von Aszites und Lebermetastasen.

Die bei Infiltration der Gefäße gelegentlich vorgeschlagene erweiterte radikale Pankreatektomie, auch als „regionale Pankreatektomie" bezeichnet [33, 34], konnte bisher nicht überzeugen [73, 98]. Bei diesem Verfahren werden u.U. alle 3 großen Gefäße (Pfortader, A. mesenterica superior, Truncus coeliacus) reseziert und rekonstruiert [32]. Die Operationsletalität war unakzeptabel hoch und die postoperative Morbidität beträchtlich.

Indikation zur Resektion in Abhängigkeit von der Tumorlokalisation

In die Indikation zur Resektion geht nicht nur die Größe des Lokalbefunds, sondern auch der Sitz des Tumors ein. Während nur 10% aller duktalen Pankreaskarzinome resektabel sind, sind es etwa 95% aller ampullären und periampullären Karzinome (Tabelle 5). Für letztere Karzinome gilt, daß die Tumorentfernung durch partielle Duodenopankreatektomie grundsätzlich sinnvoll und der lokalen Exzision eindeutig überlegen ist [83, 90].

Entsprechend unterscheiden sich duktales Pankreaskarzinom und Papillenkarzinom auch in ihrem 5-Jahres-Überleben [69]: Für das duktale Karzinom können selbst bei radikaler Operation nur 5-Jahres-Überlebensraten von 5% erwartet werden, während es beim Papillenkarzinom immerhin bis zu 40% sind (Tabelle 5).

Whipple-Operation (partielle Duodenopankreatektomie) oder totale Pankreatektomie?

Während noch vor 10 Jahren der totalen Pankreatektomie (Abb. 1) als dem radikaleren Vorgehen vor der Whipple-Operation (Abb. 2) der Vorzug gegeben wurde [14, 17], da nur so die Lymphknoten vollständig zu entfernen seien, hat sich diese Einstellung mittlerweile geändert. Es hat sich gezeigt, daß die Mehrzahl der Tumoren so weit fortgeschritten ist, daß alle radikalen Maßnahmen zu spät kommen. Liegt ein Lymphknotenbefall vor, handelt es sich um eine systemische Erkrankung, der durch lokale Radikalität nicht beizukommen ist. So kann man mit der totalen im Vergleich zur partiellen Pankreasresektion die Überlebensraten nicht verbessern [26, 60], wohl aber die Lebensqualität verschlechtern.

Tabelle 5. Resektionsquoten und 5-Jahres-Überlebensraten beim Pankreaskarzinom in Abhängigkeit von Tumorart und Lokalisation. (Nach [45])

	Resektionsquote [%]	5-Jahres-Überleben [%]
Duktales Pankreaskarzinom	10	5
Ampulläres Karzinom	95	40
Zystadenokarzinom	90	40
Inselzellkarzinom	65	35

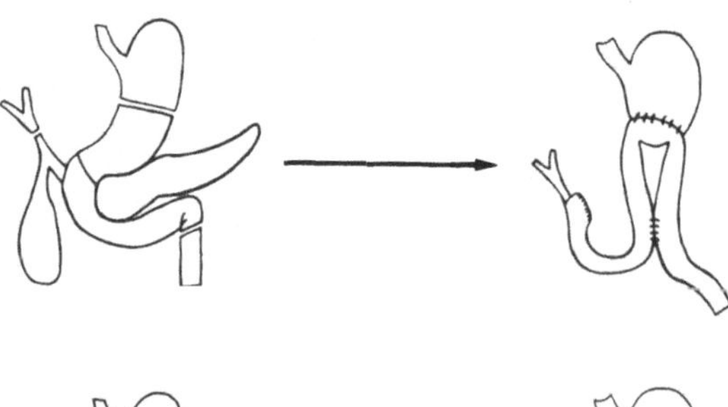

Abb. 1. Totale Duodenopankreatektomie

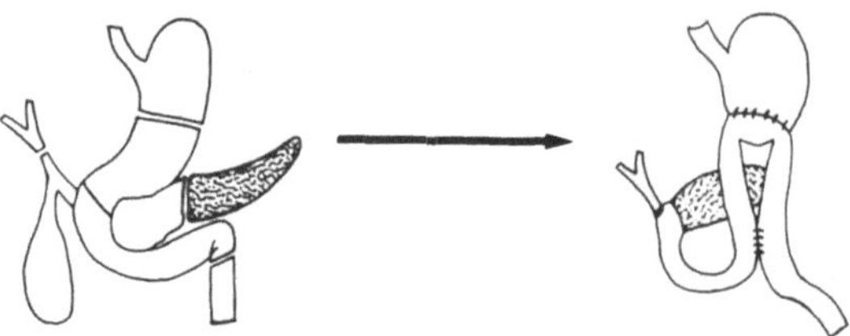

Abb. 2. Partielle Duodenopankreatektomie

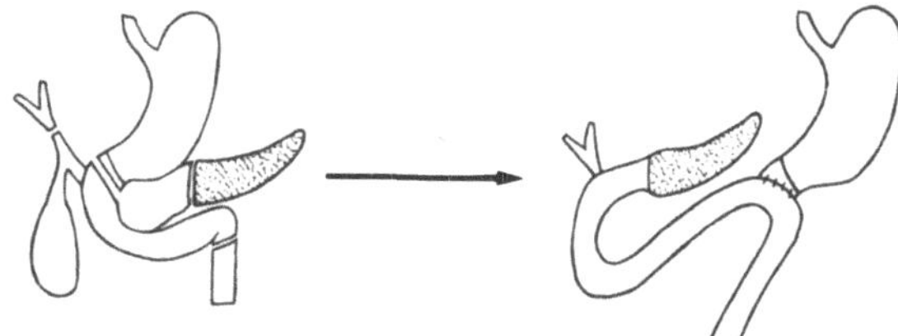

Abb. 3. Pyloruserhaltende Resektion

Die totale Pankreatektomie kommt nur für Patienten in Frage, bei denen sich die Anastomose zwischen Restpankreas und Jejunum schwierig gestaltet oder der Schnittrand nicht sicher tumorfrei ist [47]. In diesen fortgeschrittenen Fällen lassen sich durch totale Pankreatektomie die gefährliche pankreatikojejunale Anastomose und damit auch die postoperative Pankreatitis vermeiden [73] (40% aller Todesfälle nach Whipple-Operation sollen auf einer Insuffizienz im Bereich dieser Anastomose beruhen). Schließlich kann an eine totale Pankreatektomie gedacht werden, wenn der Patient bereits insulinpflichtig ist [26] - vorausgesetzt, er ist kooperationsfähig, da die postoperative Einstellung des Diabetes nicht unproblematisch ist [64].

Die Nachteile der totalen Pankreatektomie sind exokrine und endokrine Funktionsverluste und eine gehäufte Ulkusrate im Gastroduodenalbereich. Entsprechend häufig sind hypoglykämisches Koma und Steatorrhöen zu beobachten [45].

Pyloruserhaltende Resektion

Auf diese Variante der Whipple-Operation wurde von Braasch et al. [13] aufmerksam gemacht. Vorteil des Verfahrens, bei dem der Magen nicht reseziert wird (Abb. 3), vor der Whipple-Originalmethode soll eine geringere postoperative Malabsorptionsrate sein [29, 41]. Ein abschließendes Urteil über die Vorzüge dieses Vorgehens kann noch nicht gefällt werden; dies gilt speziell für den Malignompatienten, für den langfristige positive Wirkungen auf den Ernährungszustand eher unwichtig sind [96]. Auch muß - falls auf eine gleichzeitige Vagotomie verzichtet wird - mit einer relativ hohen Rate an Anastomosengeschwüren gerechnet werden.

9.6.2 Lokale Tumorexzision

Die lokale Tumorexzision kommt nur für Papillenkarzinome, nicht aber für das duktale Pankreaskarzinom in Betracht. Der Eingriff ist zwar nicht so radikal wie die partielle Duodenopankreatektomie, kann aber für ältere Patienten in reduziertem Allgemeinzustand durchaus empfohlen werden. Die Überlebensraten nach lokaler Tumorexzision sind beachtlich, das Vorgehen ist einer alleinigen Bypassoperation überlegen [83].

Ergebnisse nach partieller/totaler Duodenopankreatektomie

Insgesamt gesehen ist die Resektabilität der soliden Pankreaskarzinome äußerst gering (Tabelle 6); ähnliches gilt für die 5-Jahres-Überlebensraten (Tabelle 7); die Kliniksletalität ist hoch (Tabelle 8).

Tabelle 6. Resektionsquoten solider Adenokarzinome des Pankreas (Literaturangaben)

Autor	Behandelte Patienten n	Resektionsquote [%]
Morrow et al. [74]	225	17,3
Andren-Sanberg u. Ihse [3]	641	14
Bjorck et al. [9]	648	9,6
Bergstrand et al. [8]	469	9,4
Atkins et al. [6]	86	5
Nakase et al. [76]	1368	17,4
Sato et al. [87]	89	22,5
Hermreck et al. [48]	348	14,4
Rhoads et al. [81]	83	25
Connolly et al. [18]	766	11,6
Gesamt	4723	13,9

Tabelle 7. 5-Jahres-Überlebensraten nach „radikaler" Tumorresektion (Literaturangaben, Kliniksletalität ausgeschlossen)

Autor	Patienten n	5-Jahres-Überlebensrate [%]
Morrow et al. [74]	16	0
Kellum et al. [56]	15	26,7
Appelqvist et al. [5]	19	5,3
Herter et al. [49]	60	5
Piorkowski et al. [77]	28	0
Huang u. Wang [52]	19	15,8
Hsu u. Guzman [51]	13	15,4
van Heerden et al. [46]	44	2,3
Bjorck et al. [9]	62	8,1
Cooperman et al. [19]	70	7,1
Shead u. Shah [91]	14	0
Connolly et al. [18]	89	3,4
Gesamt	449	6,0

Tabelle 8. Kliniksletalität nach partieller Duodenopankreatektomie

Autor	Behandelte Patienten n	Kliniksletalität [%]
Bjorck et al. [9]	62	9,7
Cooperman et al. [19]	27	11,1
Braasch u. Gray [12]	82	13,4
van Heerden [46]	51	13,7[a]
Herter et al. [49]	31	16,1
Gilsdorf u. Spanos [36]	50	18
Monge et al. [72]	119	21
Nakase et al. [76]	308	25
Connolly et al. [18]	39	25,6
Gesamt	769	20,3

[a] Totale Pankreatektomie.

9.6.3 Palliative Umleitungsverfahren

Beseitigung der Gallenwegsobstruktion

Biliodigestive Anastomose
Biliodigestive Anastomosen, d.h. Umleitungsverbindungen zwischen den Gallenwegen und dem Darm, stellen (falls die Tumorresektion nicht möglich ist) die Methode der Wahl dar, den Patienten von dem Leitsymptom „Ikterus" zu befreien. Im Vergleich zur Tumorresektion beinhalten sie ein deutlich geringeres Komplikationsrisiko (Abb. 4).

Die verschiedensten Umleitungsverfahren sind vorgeschlagen worden. In der Reihenfolge ihrer Bedeutung können Choledochojejunostomie, Cholezystojejunostomie und schließlich Choledochoduodenostomie zur Anwendung kommen (Abb. 5).

Choledochojejunostomie. Die Choledochojejunostomie gilt als die geeignetste Form eines extrahepatischen biliären Bypass [85]. Der Abfluß ist hier am günstigsten und das Problem der postoperativen Cholangitis, vor allem, wenn mit einer nach Roux ausgeschalteten Schlinge der Reflux vermieden werden kann, am geringsten. Eine Umfrage von Aoki u. Katsumi belegt, daß 75% aller Institutionen in Japan diese Anastomose für die palliative Gallenwegsableitung benutzen [4].

Cholezystojejunostomie. Die Verbindung zwischen Gallenblase und Darm wird als biliodigestive Anastomose zweiter Wahl angegeben, da sie häufig die Galle nicht ge-

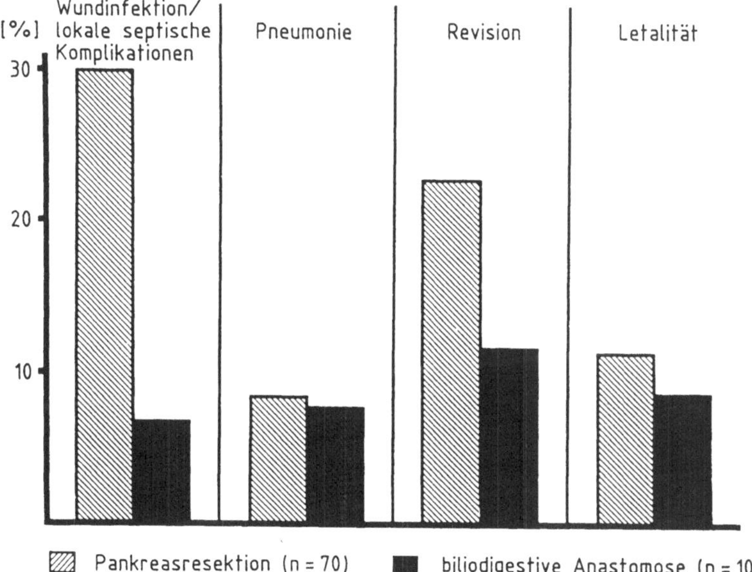

Abb. 4. Postoperative Komplikationen nach Pankreasresektion und biliodigestiver Anastomose. Eigenes Krankengut, 01.09. 1982-31.10. 1988

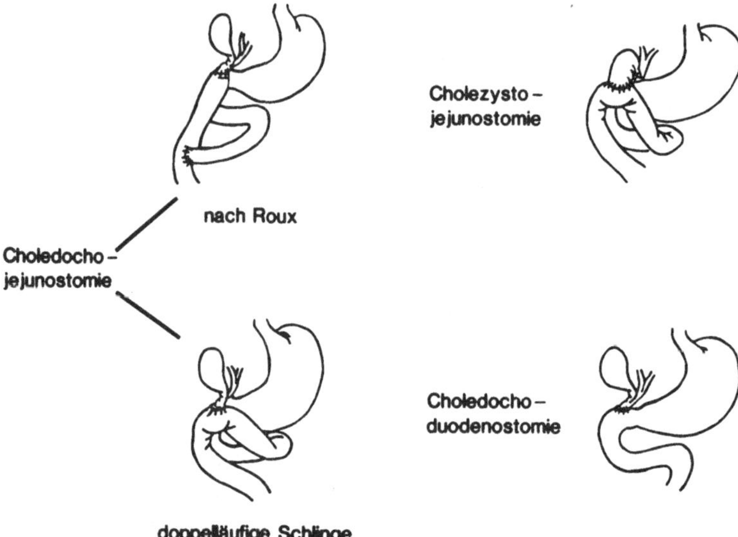

Abb. 5. Verschiedene Verfahren der Galleableitung bei Pankreaskopftumor

Tabelle 9. Langzeitkomplikationen nach palliativer biliodigestiver Anastomose (Gallenblasen- gegen Gallengangsableitung)

Autor	n	Cholangitis [%]		Rezidivierende Gelbsucht [%]	
		Gallenblasen-ableitung	Gallengangs-ableitung	Gallenblasen-ableitung	Gallengangs-ableitung
Blievernicht et al. [10]	108			8	0
Thompson u. Walker [97]	87			10	0
Richards et al. [82]	74	4	0	6	0
Ross u. Jonas [84]	55			8	0
Eastman u. Kune [25]	39			43	0
Elmslie u. Slavotinek [27]	27			6	0
Vijayanagar u. Robins [101]	23	10		11	0
Wong et al. [107]	17			20	0
Gesamt x̄	430			12	0

nügend ableitet [40]. Auch soll die Rate an Cholangitiden und rezidivierender Gelbsucht bei diesem Verfahren höher sein als nach Choledochojejunostomie (Tabelle 9). Doch sei zugegeben, daß die Cholezystojejunostomie das einfachere Verfahren darstellt; bei technischen Schwierigkeiten und reduziertem Allgemeinzustand des Patienten kann sie dementsprechend durchaus angewendet werden. In einer Untersuchung von Richards et al. hatten nur 4,2% der Patienten Probleme mit dieser Art der biliodigestiven Anastomose [82], und auch Aoki u. Katsumi weisen auf den guten palliativen Effekt hin [4].

Daß die Ergebnisse nach Cholezystoenterostomie weniger günstig sind als nach Choledochoenterostomie, mag auch auf einem Selektionsmechanismus beruhen:

Tabelle 10. Überleben und Kliniksletalität nach palliativer biliodigestiver Anastomose (Gallenblasen- gegen Gallengangsableitung)

Autor	n	Kliniksletalität [%]		Überleben [Monate]	
		Enterostomie mit			
		Gallenblase	Gallengang	Gallenblase	Gallengang
Bergstrand et al. [8]	201	15	16	4,7	6,4
Buckwalter et al. [15]	192	21	20	5,8	7,5
Bufkin et al. [16]	157	15	37	4,4	7,4
Hines u. Burnes [50]	65	23	8	4,5	10,0
Richards et al. [82]	64	14	23	6,2	5,7
Bowers [11]	60	19	20	6,4	6,0
Porter [79]	34	35	29	2,0	2,0
Gesamt	773	17	22		

Liegen schwierige operative Verhältnisse vor, wird im allgemeinen die Cholezystoenterostomie bevorzugt, ansonsten wird die Choledochojejunostomie durchgeführt. Entsprechend läßt sich auch nicht behaupten, daß die Überlebensrate durch die Art des gewählten Bypass beeinflußt wird. Auch hinsichtlich der Kliniksletalität gab es zwischen beiden Verfahren keine wesentlichen Unterschiede (Tabelle 10).

Choledochoduodenostomie. Dieser Eingriff - obwohl technisch einfach - ist bei Patienten mit Pankreaskarzinom relativ selten indiziert (in einer Übersicht von Aoki u. Katsumi nur bei 18% aller Patienten [4]), da die Tumoren doch häufig das Duodenum imprimieren. Bestehen keine Zeichen der Duodenalobstruktion, kann das Verfahren angewendet werden [15].

Ductus-choledochus-Drainage (T-Drain)
Ist die Prognose extrem ungünstig (vor allem, wenn bereits Lebermetastasen oder eine Peritonealkarzinose vorliegen), sollte auf Bypassoperationen mit ihrer nicht unbeträchtlichen Komplikationsrate und Kliniksletalität (Tabelle 10) verzichtet werden. Es empfiehlt sich dann, den Ductus choledochus lediglich mittels eines T-Drains abzuleiten [66, 82]. Das Verfahren kommt allerdings erst dann in Betracht, wenn endoskopische Maßnahmen oder die PTCD nicht gelingen (s. unten, Tabelle 11).

Endoskopische Drainagen/Sphinkterotomie
Ist die Papille einsehbar und der Tumor zu passieren, stellt sich die Indikation zur *endoskopischen palliativen Drainage.* Huibregtse et al. berichten über 200 von 221 Patienten mit Pankreaskarzinom, bei denen die innere Schienung mittels einer Endoprothese gelang [53]. Die 30-Tage-Letalität betrug 10%, 92 % der überlebenden Patienten zeigten eine Bilirubinnormalisierung. Bei einer mittleren Überlebenszeit von 6 Monaten waren die Ergebnisse denen nach biliodigestiver Anastomose vergleichbar - bei relativ geringem Komplikationsrisiko.

Nachteile waren Cholangitis (in 8%) und Prothesenverkrustungen (in 21% der

Tabelle 11. Ergebnisse nach palliativer Behandlung eines malignen Verschlußikterus (retrospektive Untersuchung). (Nach [62])

	Drainageverfahren		
	Chirurgischer Bypass	Perkutan	Endoskopisch
Patientenzahl	34	48	64
Technische Erfolgsrate (%)	100	87,5	89
30-Tage-Letalität	9	17	16
Erneute Einweisung wegen lokaler Komplikationen (%)	9	29	12,5
Mittleres Überleben (Monate)	8	8	6,5

Tabelle 12. Endoskopische (n = 39) gegen perkutane (n = 36) Gallengangsdrainage. Ergebnisse einer prospektiven randomisierten Studie. (Nach [94])

	Endoskopische Drainagen [%]	Perkutane Drainagen [%]
Befreiung von Gelbsucht	81	61
30-Tage-Letalität	15	33
Letalität der erfolgreich behandelten Patienten	6	24
Frühkomplikationen	19	67
- Davon Cholangitis	18,9	15,2

Fälle, im Mittel nach 5 Monaten [53], die jedoch durch Auswechseln der Prothesen zu beseitigen sind [103]. Andere Autoren gehen allerdings davon aus, daß die Prothesen im Mittel nur für 2-3 Monate offenbleiben [58], und empfehlen das endoskopische Einlegen einer inneren Drainage nur für Patienten mit kurzer Lebenserwartung.

Die Indikation zur endoskopischen Drainage darf auch deshalb großzügig gestellt werden, weil vergleichende Daten, die den Vorzug anderer Methoden (Bypassoperation) beweisen könnten, nur unzureichend zur Verfügung stehen (s.a. Tabelle 11) [58, 62].

Eine Besonderheit stellt das *Papillenkarzinom* dar: Hier kann u.U. sogar auf das Einlegen einer endoskopischen Prothese verzichtet werden. Bei relativ guten Langzeitergebnissen genügt oft die *alleinige endoskopische Sphinkterotomie* [21, 62, 89].

Perkutane transhepatische Choledochusdrainage

Die perkutane transhepatische Choledochusdrainage (PTCD) ist, was das Überleben angeht, im Prinzip den anderen Methoden gleichwertig [21, 65, 102]. Es muß aber betont werden, daß äußere Drainagen den Patienten stark belästigen und in seiner Lebensqualität einschränken. Wir möchten die PTCD deshalb erst dann empfehlen, wenn die innere Schienung mißlingt. Auch ist die PTCD nicht frei von Komplikationen (wie Cholangitis [7]), besonders an der Leberpunktionsstelle kann es zu Blutungen und Gallelecks kommen, so daß in einer prospektiven randomisierten

Studie [94] mit der endoskopischen Methode deutlich bessere symptomatische Effekte erzielt wurden als mit der perkutanen Drainage (Tabelle 12).

Die Methode von Ponsky u. Aszodi [78] und anderen [57], die die durch PTCD gewonnene Galle über eine perkutan gestochene Gastroenterostomie wieder in den Darm ableiten, um so das Galleverlustsyndrom zu vermeiden, stellt hier keinen Fortschritt im palliativen Sinne dar, das Drainageproblem bleibt. Vor allem für jüngere Patienten und solche, die noch eine Lebenserwartung von mehr als 3-6 Monaten haben, empfiehlt sich dieses Vorgehen nicht, zumal auch durch PTCD allein die drohende Duodenalobstruktion nicht beseitigt werden kann. In diesen Situationen bietet die Chirurgie die bessere palliative Behandlung.

Beseitigung der Duodenalobstruktion durch Gastroenterostomie

Etwa 10-20% aller Patienten mit Pankreaskarzinom entwickeln im Laufe der Behandlung Symptome einer Magenentleerungsstörung (mit Erbrechen und Übelkeit) infolge der Duodenalobstruktion. Diese Beschwerden können nur chirurgisch, durch Anlegen einer Gastroenteroanastomose, beseitigt werden.

Die Frage ist, ob eine solche Magendekompression grundsätzlich (d.h. prophylaktisch bei Anlegen einer biliodigestiven Anastomose) oder erst beim Auftreten von Beschwerden durchgeführt werden sollte.

Die Ansichten sind geteilt. Die Befürworter [85, 88] einer *prophylaktischen Gastroenterostomie* weisen darauf hin, daß bis zu 16% aller Patienten, bei denen primär lediglich ein biliärer Bypass angelegt wurde, später wegen Magenentleerungsstörungen erneut operiert werden müssen. Dieser Zweiteingriff sei durch prophylaktische Gastroenterostomie zu vermeiden, bei vertretbarem Risiko (die Operationsletalität steigt nicht an, wenn bei Choledochojejunostomie zusätzlich die Gastroenterostomie erfolgt; Tabelle 13).

Tabelle 13. Kliniksletalität nach biliodigestiver Anastomose mit und ohne zusätzliche Gastroenterostomie

Autor	n	Letalität [%] Gastroenterostomie	
		ja	nein
Meinke et al. [70]	216	14	14
Sarr et al. [86]	214	1	1
Forrest u. Longmire [31]	103	26	16
Glenn u. Thorbjarnarson [38]	102	18	6
Richards et al. [82]	94	19	20
Blievernicht et al. [10]	93	20	19
Reed et al. [80]	87	10	7
Wongsuwanporn u. Basse [108]	66	12	13
Bowers [11]	64	10	22
Glantz u. Ozeran [37]	58	13	34
Porter [79]	37	14	32
Gesamt $\bar{x}$	1134	13	13

Trotz dieser Argumente sind die Gegner einer prophylaktischen Gastroenterostomie in der Mehrzahl, in einer Umfrage von Aoki u. Katsumi [4] führten nur 9% der Befragten die prophylaktische Gastroenterostomie durch, aus Furcht vor möglichen Komplikationen.

So entwickelten z.B. in dem Krankengut von Wongsuwanporn u. Basse [108] zwar 7 von 40 Patienten nach alleiniger Gallenwegsableitung im weiteren Verlauf Beschwerden im Sinne einer Duodenalobstruktion, umgekehrt fanden sich aber auch bei 2 von 26 Patienten mit prophylaktischer Gastrojejunostomie Magenentleerungsstörungen, bedingt durch Anastomosenengen. Bei 4 Patienten kam es zusätzlich zu Anastomosenblutungen, die einer chirurgischen Therapie bedurften, so daß die Komplikationen der prophylaktischen Gastroenterostomie deren potentielle Vorteile aufwogen.

Blutungen aus dem Anastomosenbereich sind Folgen peptischer Geschwüre. Diese Gefahr wird unterschiedlich gesehen, Sarr et al. geben eine Rate von nur 3% an [86]. Andere Autoren fürchten diese Komplikation mehr und schlagen deshalb vor, bei prophylaktischer Gastrojejunostomie grundsätzlich auch eine Vagotomie durchzuführen, um die relativ hohe Ulkusgefahr zu vermeiden [108]. Die Vagotomierate betrug in einer Umfrage von Aoki u. Katsumi 30% [4].

Zurückhaltung wird gegenüber der prophylaktischen Gastroenteroanastomose auch deshalb geübt, weil dieses Verfahren die Patienten keineswegs immer von ihren Beschwerden befreit, in einer Analyse von Feduska et al. [28] waren es nur 53% aller Patienten. Weaver et al. [105] fanden überraschend, daß gerade die Patienten, die präoperativ erhebliche Beschwerden hatten und bei denen die Gastrojejunostomie dementsprechend *therapeutisch* durchgeführt wurde, am wenigsten von einem solchen Eingriff profitierten. Neunzig Prozent der symptomatischen Patienten hatten auch nach der Operation Beschwerden. Ursache könnte sein, daß die Beschwerden nicht so sehr durch die Passagebehinderung als vielmehr durch das Fortschreiten der Tumorerkrankung als solcher hervorgerufen wurden.

Aus dem Gesagten ergibt sich, daß die prophylaktische Gastroenterostomie in der Mehrzahl der Fälle nicht indiziert ist: Ist der Tumor weit fortgeschritten, bedarf es bei kurzer Lebenserwartung keiner Prophylaxe. Ist umgekehrt der Tumor relativ begrenzt, können die Patienten auch die Komplikationen dieses Umleitungsverfahrens (wie peptische Geschwürbildung) erleben - ohne daß sicher ist, daß sie je eines solchen Eingriffs bedürfen bzw. aus ihm Nutzen ziehen werden [14].

9.6.4 Radiotherapie

Die Bestrahlung von Patienten mit Pankreaskarzinom kann extern oder auch zusätzlich intraoperativ erfolgen.

Externe Radiotherapie

Die externe Bestrahlung ist nur von begrenztem Wert [23]. Es hat sich gezeigt, daß die Gewebetoleranz, speziell der Gallengänge, gegenüber einer Bestrahlung nicht sehr hoch ist. Beispielsweise kommt es schon bei Bestrahlungen von 30 Gy zur Gallenwegsfibrose, während die Gefäße und die Umgebung 50 Gy tolerieren [43]. Auch

Tabelle 14. Symptomkontrolle durch Strahlentherapie bei fortgeschrittenem Pankreaskarzinom. (Nach [106])

Symptome	Hochvoltstrahlentherapie	^{125}I-Implantation und externe Bestrahlung
Schmerzfrei		
- Ganz	14/23	5/7
- Teilweise	7/23	1/7
Gelbsucht	25/28	10/10
Gewichtsverlust	9/10	7/7
Anorexie	3/5	2/2
Brechreiz	4/5	1/1
Gastrointestinale Blutung	2/2	1/1
Diarrhö	0/0	2/2
Steatorrhö	0/5	0/6
Diabetes	0/3	0/5
Darmobstruktion	0/0	2/2

Anmerkung: Anzahl Responder/Gesamtzahl symptomatischer Patienten.

sehr hohe postoperative Dosen haben nicht ausgereicht, Lokalrezidive zu verhindern. Des weiteren bedeutet eine Senkung der Lokalrezidivrate noch nicht eine Minderung der Fernmetastasen, so daß sich die Überlebenszeiten durch eine zusätzliche externe Bestrahlung nicht verbessern ließen. Selbst höchste externe Strahlendosen (63-70 Gy) hatten in einer Studie des Thomas Jefferson Institute [106] keinen Erfolg.

Wird eine Radiotherapie durchgeführt, so sollte sie mit einer Chemotherapie, z. B. mit 5-Fluorouracil (5-FU), kombiniert werden [43]. Allerdings sind auch die Ergebnisse dieses Therapiekonzepts nicht überzeugend, entsprechend kann eine solche Behandlung nur unter kontrollierten Studienbedingungen empfohlen werden.

Immerhin haben einige Autoren [106] durch eine postoperative adjuvante Chemo- und Radiotherapie die Ergebnisse verbessern können, so auch Kalser u. Ellenberg [55]. Die adjuvante Therapie führte in dieser Untersuchung zur Verlängerung des Überlebens und Abnahme der Rezidive.

Zu ähnlichen Ergebnissen kamen Morrow et al. [74]: Sie weisen darauf hin, daß Chemo- und Radiotherapie allein wenig ausrichten, daß aber die Kombination von Chemo- und Radiotherapie eine Lebensverlängerung bewirken kann.

Hauptindikation einer externen Strahlentherapie ist die *Schmerzbekämpfung*. Speziell die Rückenschmerzen der Patienten lassen sich damit beeinflussen. Whittington et al. [106] konnten zeigen, daß 65% ihrer Patienten durch eine externe Bestrahlung (68 Gy) schmerzfrei wurden, bei einer mittleren Überlebensrate von 10 Monaten. Den Effekt hinsichtlich der Palliation anderer Symptome gibt Tabelle 14 wieder.

Interstitielle Implantation von Radioisotopen

Dieses Verfahren (Technik bei Shipley et al. [92]) ist nicht komplikationslos und sollte deshalb nur in ausgewählten Fällen zur Anwendung kommen. Immerhin sprechen ca. 80% aller Pankreastumoren auf die lokale Implantation radioaktiver Isotopen ^{125}J an. Jedoch sind die Ergebnisse, was das Überleben angeht, unbefriedigend [23]. Ein günstiger palliativer Effekt wird von Whittington et al. beschrieben (Tabelle 14) [106].

Intraoperative Bestrahlung

Die intraoperative Bestrahlung [1, 2, 67, 100] kann allein oder im Verbund mit chirurgischen Maßnahmen (Bypassoperation/Tumorresektion) durchgeführt werden. Vorteil einer intraoperativen Bestrahlung des Operationsfelds ist es, hohe Dosen mit relativ geringem Schadensrisiko applizieren und so das Risiko eines Rezidivs verringern zu können. Die Behandlung basiert auf der Überlegung, daß die Chirurgie allein in der überwiegenden Mehrzahl nicht ausreicht, den Tumor gänzlich zu beseitigen, und daß andererseits das Pankreas relativ tief liegt, radiosensitive Strukturen ihm benachbart sind und dementsprechend von außen nur schlecht zu bestrahlen ist.

Wird eine intraoperative Bestrahlung durchgeführt, sollte sie sinnvollerweise mit einer externen Strahlenbehandlung kombiniert werden.

Für die Kombination spricht, daß es schwierig ist, einen großen Tumor durch eine einzige intraoperative Bestrahlung zu eliminieren. Auch hat sich gezeigt, daß das

Schema 1. Indikation der intraoperativen Bestrahlung *(IORT)* bei lokal fortgeschrittenem Pankreaskarzinom. (Nach [2])

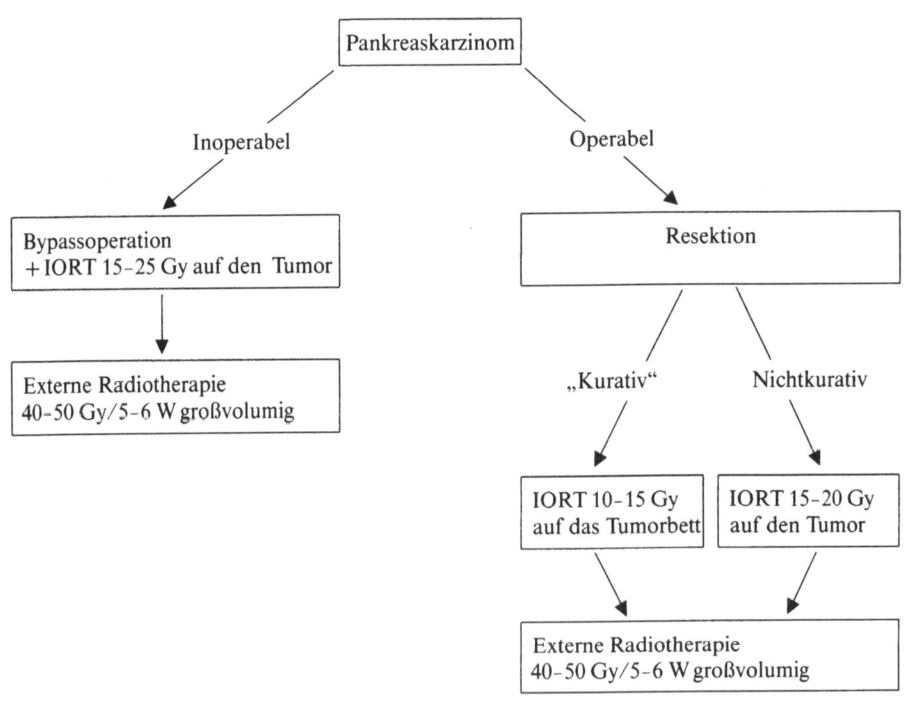

Randrezidiv durch die intraoperative Bestrahlung allein nicht verhindert werden kann.

Endgültige Ergebnisse bleiben abzuwarten. Die mediane Überlebenszeit betrug in einer Untersuchung von Abe et al. [1, 2] 5,5 Monate für Patienten, die mit Operation oder intraoperativer Bestrahlung allein behandelt wurden, während Patienten, die mit einer Kombination von intraoperativer und externer Bestrahlung behandelt wurden, im Mittel 12 Monate überlebten.

Schema 1 gibt die derzeitige Sicht der Indikation zur intraoperativen Strahlentherapie beim fortgeschrittenen Karzinom wieder.

9.6.5 Chemotherapie

Systemische Chemotherapie

Der Wert einer Chemotherapie beim fortgeschrittenen Pankreastumor ist äußerst begrenzt; mit einer Chemotherapie allein konnte keine sichere Verlängerung der Überlebenszeiten erreicht werden. Zwar wurden vereinzelt 5-FU-Responderraten von bis zu 67% berichtet, im allgemeincn dürfen jedoch nur die in Tabelle 15 angegebenen Ansprechraten als realistisch angesehen werden [44]. Eine alleinige Chemotherapie kommt dementsprechend nur unter kontrollierten klinischen Bedingungen für Patienten in gutem Allgemeinzustand in Frage. Im Prinzip ist sie für das fortgeschrittene Karzinom abzulehnen.

Besser bewiesen ist der Wert der Chemotherapie in Kombination mit der externen Radiotherapie (im Sinne einer Radiosensibilisierung). Hier ließen sich in kontrollierten Studien verlängerte Überlebenszeiten im Vergleich zur konventionellen Behandlung erzielen [44, 66, 74, 93].

Regionale Chemotherapie

Es versuchten 11,7% aller befragten japanischen Institutionen, eine Tumorkontrolle durch eine zusätzliche regionale Chemotherapie zu erreichen [4]. Dabei erfolgte die lokale Applikation der Zytostatika bevorzugt über die A. gastroduodenalis bzw. die A. gastroepiploica dextra, aber auch über die A. hepatica communis. Die Ergebnisse waren nicht überzeugend.

Tabelle 15. Ansprechraten verschiedener Zytostatika beim Pankreaskarzinom. (Nach [44])

Zytostatikum	Ansprechrate [%]
5-Fluorouracil	28
Mitomycin C	27
Streptozotocin	36
Adriamycin	13
Methyl-CCNU	9
Methotrexat	4
Cisplatin	14

9.6.6 Monoklonale Antikörper

Inwieweit in Zukunft mit monoklonalen Antikörpern eine Therapie inoperabler Pankreaskarzinome möglich ist, kann nicht entschieden werden. Partielle Tumorremissionen, d.h. eine Reduktion des Tumorvolumens um mehr als 50%, waren in einer prospektiven Untersuchung nicht zu beobachten, so daß im Moment diese Therapie nur anekdotischen Wert besitzt [75].

9.6.7 Chemische Neurolyse

Die Schmerzen beim fortgeschrittenen Pankreaskarzinom lassen sich unter Umständen durch Galleableitung und Beseitigung der Duodenalobstruktion allein verringern (s.S. 457-465). In der Mehrzahl der Fälle beruhen sie jedoch auf einer Tumorinfiltration des Plexus coeliacus bzw. des N. splanchnicus. Die chemische Neurolyse des Splanchnikus gilt dann als das beste Verfahren, die Schmerzen zu behandeln. Während früher versucht wurde, durch Splanchnikektomie oder Durchtrennung des Plexus coeliacus eine Schmerzerleichterung zu erreichen - mit relativ aufwendiger chirurgischer Technik -, hat sich heute die chemische Neurolyse durchgesetzt. Sie kann sowohl intraoperativ erfolgen [20, 30] als auch - falls der Zustand des Patienten als inoperabel gilt - perkutan durchgeführt werden [85]. Als neurolytische Substanzen werden entweder eine 6%ige Phenollösung oder 50%iger Alkohol verwendet.

Der Wert der Methode läßt sich an den Ergebnissen von Flanigan u. Kraft [30] ablesen: Sie berichten über eine Schmerzerleichterung in mehr als 80% der Fälle, bei einer mittleren Dauer der Schmerzbefreiung von 4,3 Monaten.

Literatur

1. Abe M, Shibamoto Y, Takahashi M, Manabe T, Tobe T, Inamoto T (1987) Intraoperative radiotherapy in carcinoma of the stomach and pancreas. World J Surg 11: 459
2. Abe M, Takahashi M, Shibamoto Y, Ono K, Yabumoto E, Mori K (1988) Derzeitige Stellung der intraoperativen Strahlentherapie. Chirurg 59: 211
3. Andren-Sandberg A, Ihse I (1983) Factors influencing survival after total pancreatectomy in patients with pancreatic cancer. Ann Surg 198: 605
4. Aoki Y, Katsumi M (1984) Palliative surgery for unresectable carcinoma of the head of the pancreas, ampulla, and distal end of the common bile duct in Japan. Am J Surg 147: 349
5. Appelqvist P, Viren M, Minkkinen J, Kajanti M, Kostiainen S, Rissanen P (1983) Operative finding, treatment, and prognosis of carcinoma of the pancreas: an analysis of 267 cases. J Surg Oncol 23: 143
6. Atkins AR, Lindell TD, Fletcher WS (1977) A ten-year study of carcinoma of the pancreas. Am Surg 63: 660
7. Audisio RA, Bozzetti F, Severini A et al. (1988) The occurrence of cholangitis after percutaneous biliary drainage: evaluation of some risk factors. Surgery 103: 507
8. Bergstrand O, Ahlberg J, Ewerth S, Hellers G, Holmstrom B (1978) A retrospective study of carcinoma of the pancreas with special reference to the results of surgical treatment. Acta Chir Scand [Suppl] 482: 26
9. Bjorck S, Svensson O, MacPherson S, Edlund J (1981) Cancer of the head of the pancreas and choledocoduodenal junction: a clinical study of 88 Whipple resections. Acta Chir Scand 147: 353
10. Blievernicht SW, Neifeld JP, Terz JJ, Lawrence KW jr (1980) The role of prophylactic gastrojejunostomy for unresectable periampullary carcinoma. Surg Gynecol Obstet 151: 794

11. Bowers RF (1964) What can be done for carcinoma of the pancreas? Clin Med 71: 59
12. Braasch JW, Gray BN (1977) Considerations that lower pancreatoduodenectomy mortality. Am J Surg 133: 480
13. Braasch JW, Gongliang J, Rossi RL (1984) Pancreatoduodenectomy with preservation of the pylorus. World J Surg 8: 900
14. Brooks JR, Culebras JM (1976) Cancer of the pancreas. Palliative operation, Whipple procedure, or total pancreatectomy? Am J Surg 131: 516
15. Buckwalter JA, Lawton RL, Tidrick RT (1965) Bypass operations for neoplastic biliary tract obstruction. Am J Surg 109: 100
16. Bufkin WJ, Smith PE, Krementz FT (1967) Evaluation of palliative operations for carcinoma of the pancreas. Arch Surg 94: 240
17. Castellanos J, Manifacio G, Lillehei RC, Shatney CH (1976) Total pancreatectomy for ductal carcinoma of the head of the pancreas: current status. Am J Surg 131: 595
18. Connolly MM, Dawson PJ, Michelassi F, Moossa AR, Lowenstein F (1987) Survival in 1001 patients with carcinoma of the pancreas. Ann Surg 206: 366
19. Cooperman AM, Herter FP, Marboe CA, Helmreich ZV, Perzin KH (1981) Pancreatoduodenal resection and total pancreatectomy - an institutional review. Surgery 90: 707
20. Copping J, Willix R, Kraft R, Arbor A (1969) Palliative chemical splanchnicectomy. Arch Surg 98: 418
21. Cotton PB (1984) Endoscopic methods for relief of malignant obstructive jaundice. World J Surg 8: 854
22. Czernichow P, Lerebours E, Colin R (1986) Epidémiologie du cancer du pancréas. Presse Med 15: 387
23. Dobelbower RR, Milligan AJ (1984) Treatment of pancreatic cancer by radiation therapy. World J Surg 8: 919
24. Dunn E (1987) The impact of technology and improved perioperative management upon survival from carcinoma of the pancreas. Surg Gynecol Obstet 164: 237
25. Eastman MC, Kune GA (1980) The objectives of palliative surgery in pancreas cancer, a retrospective study of 73 cases. Aust NZ J Surg 50: 462
26. Edis AJ, Kiernan PD, Taylor WF (1980) Attempted curative resection of ductal carcinoma of the pancreas. Review of Mayo Clinic Experience, 1951-1975. Mayo Clin Proc 55: 531
27. Elmslie RG, Slavotinek AH (1972) Surgical objectives in unresected cancer of the head of the pancreas. Br J Surg 59: 508
28. Feduska NJ, Dent TL, Lindenauer SM (1971) Results of palliative operations for carcinoma of the pancreas. Arch Surg 103: 330
29. Fink AS, DeSouza LR, Mayer EA, Hawkins R, Longmire WP (1988) Longterm evaluation of pylorus preservation during pancreaticoduodenectomy. World J Surg 12: 663
30. Flanigan DP, Kraft RO (1978) Continuing experience with palliative chemical splanchnicectomy. Arch Surg 113: 509
31. Forrest JF, Longmire WP jr (1979) Carcinoma of the pancreas and periampullary region: A study of 279 patients. Ann Surg 189: 129
32. Fortner JG (1973) Regional resection of cancer of the pancreas: a new surgical approach. Surgery 73: 307
33. Fortner JG (1981) Surgical principles for pancreatic cancer: regional, total and subtotal pancreatectomy. Cancer 47: 1712
34. Fortner JG, Kim DK, Cubilla A, Turnbull A, Pahnke LD, Shils ME (1977) Regional pancreatectomy. En bloc pancreatic portal vein and lymph node resection. Ann Surg 186: 42
35. Gall FP, Kessler H (1987) Das Frühcarcinom des exokrinen Pankreas: Diagnose und Prognose. Chirurg 58: 78
36. Gilsdorf RB, Spanos P (1973) Factors influencing morbidity and mortality in pancreaticoduodenectomy. Ann Surg 177: 332
37. Glantz G, Ozeran RS (1966) Role of gastroenterostomy in management of pancreatic carcinoma. Am Surg 32: 670
38. Glenn F, Thorbjarnarson B (1964) Carcinoma of the pancreas. Ann Surg 159: 945
39. Gordis L, Gold EB (1984) Epidemiology of pancreatic cancer. World J Surg 8: 808
40. Gough IR, Mumme G (1983) Palliative bypass surgery in carcinoma of the head of the pancreas. Aust NZ J Surg 53: 411

41. Grace PA, Pitt HA, Longmire WP (1986) Pancreatoduodenectomy with pylorus preservation for adenocarcinoma of the head of the pancreas. Br J Surg 73: 647
42. Gudjonsson B (1986) Cancer of the pancreas: 50 years of surgery. Presented at the Annual Meeting of the American College of Gastroenterology, Oct. 1986
43. Gunderson LL, Tepper JE, Biggs PJ et al. (1983) Intraoperative ± external beam irradition. Curr Probl Cancer 7: 4
44. Harvey JH, Schein PS (1984) Chemotherapy of pancreatic carcinoma. World J Surg 8: 935
45. Heerden JA van (1984) Pancreatic resection for carcinoma of the pancreas: Whipple versus total pancreatectomy - an institutional perspective. World J Surg 8: 880
46. Heerden J van, ReMine WH, Weiland LH, McIlrath DC, Ilstrup DM (1981) Total pancreatectomy for ductal adenocarcinoma of the pancreas. Am J Surg 142: 308
47. Heerden JA van, McIlrath DC, Ilstrup DM, Weiland LH (1988) Total pancreatectomy for ductal adenocarcinoma of the pancreas: an update. World J Surg 12: 658
48. Hermreck AS, Thomas CY, Friesen SR (1974) Importance of pathologic staging in the surgical management of adenocarcinoma of the exocrine pancreas. Am J Surg 127: 653
49. Herter FP, Cooperman AM, Ahlborn TN, Antinori C (1982) Surgical experience with pancreatic and periampullary cancer. Ann Surg 195: 274
50. Hines LH, Burns RP (1976) Ten years experience treating pancreatic and periampullary cancer. Am Surg 42: 441
51. Hsu Y-H, Guzman LG (1982) Carcinoma of the pancreas: diagnosis and treatment. South Med J 75: 972
52. Huang Y-T, Wang JQ (1982) Pancreaticoduodenal resection. Report of 75 cases. Chin Med J [Engl] 95: 805
53. Huibregtse K, Katon RM, Coene PP, Tytgat GNJ (1986) Endoscopic palliative treatment in pancreatic cancer. Gastrointest Endosc 32: 334
54. Ichikawa M (1986) Report from JJC to UICC. TNM Project Committee
55. Kalser MH, Ellenberg SS (1985) Pancreatic cancer. Adjuvant combined radiation and chemotherapy following curative resection. Arch Surg 120: 899
56. Kellum JM, Clark J, Miller HH (1983) Pancreatoduodenectomy for resectable malignant periampullary tumors. Surg Gynecol Obstet 157: 362
57. Keymling M, Schlee P, Warm K, Wörner W (1987) Inoperables Pankreaskarzinom. Fortschr Med 105: 287
58. Kiil J, Kruse A, Rokkjaer M (1987) Endoscopic biliary drainage. Br J Surg 74: 1987
59. Kraft RO (1971) Discussant. Arch Surg 103: 330
60. Kümmerle F, Rückert K (1984) Surgical treatment of pancreatic cancer. World J Surg 8: 889
61. Lea MS, Stahlgren LH (1987) Is resection appropriate for adenocarcinoma of the pancreas? A cost-benefit analysis. Am J Surg 154: 651
62. Leung JWC, Emery R, Cotton PB, Russell RCG, Vallon AG, Mason RR (1983) Management of malignant obstructive jaundice at the Middlesex Hospital. Br J Surg 70: 584
63. Livstone EM, Spiro HM (1984) The pancreatic cancer problem. World J Surg 8: 803
64. Longmire WP (1984) Cancer of the pancreas: palliative operation, Whipple procedure, or total pancreatectomy. World J Surg 8: 872
65. Malangoni MA, McCoy M, Richardson JD, Flint LM (1985) Effective palliation of malignant biliary duct obstruction. Ann Surg 201: 554
66. Malt RA (1983) Treatment of pancreatic cancer. JAMA 250: 1433
67. Manabe T, Baba N, Nonaka A et al. (1988) Combined treatment using radiotherapy for carcinoma of the pancreas involving the adjacent vessels. Int Surg 73: 153
68. Mannell A, Weiland LH, Heerden JA van, Ilstrup DM (1986) Factors influencing survival after resection for ductal adenocarcinoma of the pancreas. Ann Surg 203: 403
69. Matsuno S, Sato T (1986) Surgical treatment for carcinoma of the pancreas. Experience in 272 patients. Am J Surg 152: 499
70. Meinke WB, Twomey PL, Guernsey JM, Frey CF, Higgins G, Keehn R (1983) Gastric outlet obstruction after palliative surgery for cancer of the head of the pancreas. Arch Surg 118: 550
71. Michelassi F, Funk G, Vannucci L, Montag AG, Bibbo M, Block GE (1987) Cystic tumors of the pancreas and prognostic value of tumor DNA content. Gastroenterology 92: 1534
72. Monge JJ, Judd ES, Gage RP (1964) Radical pancreatoduodenectomy: a 22-year experience with the complications, mortality rate, and survival rate. Ann Surg 160: 711

73. Moossa AR, Scott MH, Lavelle-Jones M (1984) The place of total and extended total pancreatectomy in pancreatic cancer. World J Surg 8: 895
74. Morrow M, Hilaris B, Brennan MF (1984) Comparison of conventional surgical resection, radioactive implantation, and bypass procedures for exocrine carcinoma of the pancreas 1975-1980. Ann Surg 199: 1
75. Muhrer KH, Büchler M, Lucks A, Süß D, Klapdor R, Schulz G (1988) Monoklonale Antikörper in der Therapie nicht-resektabler Pankreaskarzinome. Chirurg 59: 328
76. Nakase A, Matsumoto Y, Uchida K, Honjo I (1977) Surgical treatment of cancer of the pancreas and the periampullary region: cumulative results in 57 institutions in Japan. Ann Surg 185: 52
77. Piorkowski RJ, Blievernicht SW, Lawrence W Jr, Madariaga J, Horsley JS, Neifeld JP, Terz JJ (1982) Pancreatic and periampullary carcinoma. Experience with 200 patients over a 12 year period. Am J Surg 143: 189
78. Ponsky JL, Aszodi A (1982) External biliary-gastric fistual: A simple method for reycling bile. Am J Gastroenterol 77: 939
79. Porter EA (1970) Carcinoma of the pancreas. NZ Med J 71: 288
80. Reed K, Vose PC, Jarstfer BS (1979) Pancreatic cancer: 30-year review (1947-1977). Am J Surg 138: 929
81. Rhoads JE, Zintel HA, Helwig J Jr (1957) Results of operations of the Whipple type in pancreaticoduodenal carcinoma. Ann Surg 146: 661
82. Richards AB, Chir M, Sosin H (1973) Cancer of the pancreas: the value of radical and palliative surgery. Ann Surg 177: 325
83. Robertson JFR, Imrie CW, Hole DJ, Carter DC, Blumgart LH (1987) Management of periampullary carcinoma. Br J Surg 74: 816
84. Ross H, Jonas RA (1980) The results of surgery for carcinoma of the pancreas. Aust NZ J Surg 50: 454
85. Sarr MG, Cameron JL (1984) Surgical palliation of unresectable carcinoma of the pancreas. World J Surg 8: 906
86. Sarr MG, Gladen HF, Beart RW Jr, Heerden JA van (1981) Role of gastroenterostomy in patients with unresectable pancreatic carcinoma. Surg Gynecol Obstet 152: 597
87. Sato T, Saitoh Y, Noto N, Matsuno S (1977) Follow-up studies of radical resection for pancreaticoduodenal cancer. Ann Surg 186: 581
88. Schouten JT (1986) Operative therapy for pancreatic carcinoma. Am J Surg 151: 626
89. Seifert E, Gail K, Weismüller J (1982) Langzeitresultate nach endoskopischer Sphinkterotomie. Dtsch Med Wochenschr 107: 610
90. Sellner F, Jelinek R (1984) Die Wandlung der Wertigkeit der Papillenexstirpation beim Papillenkarzinom. Chirurg 55: 809
91. Shead G, Shah SG (1980) Operative mortality following surgery for carcinoma of the pancreas. Aust NZ J Surg 50: 459
92. Shipley WU, Tepper JE, Warshaw AL, Orlow EL (1984) Intraoperative radiation therapy for patients with pancreatic carcinoma. World J Surg 8: 929
93. Sirinek KR, Aust JB (1986) Pancreatic cancer: continuing diagnostic and therapeutic dilemma. Surg Clin North Am 66: 757
94. Speer AG, Cotton PB, Russell RCG et al. (1987) Randomised trial of endoscopic versus percutaneous stent insertion in malignant obstructive jaundice. Lancet II: 57
95. Suzuki T, Tani T, Ichio H (1976) Appraisal of arteriography for assessment of operability in periampullary cancer. Ann Surg 182: 66
96. Suzuki T, Imamura M, Kajiwara T, Kim H-C, Miyashita T, Tobe T (1988) A new method of reconstruction after pylorus-preserving pancreatoduodenectomy. World J Surg 12: 645
97. Thompson JF, Walker CJ (1983) The management of pancreatic cancer: A review of 173 cases. Aust NZ J Surg 53: 25
98. Trede M (1987) Treatment of pancreatic carcinoma: the surgeon's dilemma. Br J Surg 74: 79
99. Tsuchiya R, Tomioka T, Izawa K et al. (1986) Collective review of small carcinomas of the pancreas. Ann Surg 203: 77
100. Tuckson WB, Goldson AL, Ashayeri E, Halyard-Richardson M, DeWitty RL, Leffall LD (1988) Intraoperative radiotherapy for patients with carcinoma of the pancreas. The Howard University Hospital Experience, 1979-1986. Ann Surg 207: 648

101. Vijayanagar R, Robins SH (1970) Evaluation of palliative operations for carcinoma of the pancreas: a ten-year study. Mt Sinai J Med (NY) 37: 115
102. Voegeli DR, Crummy AB, Weese JL (1985) Percutaneous transhepatic cholangiography, drainage, and biopsy in patients with malignant biliary obstruction. Am J Surg 150: 243
103. Walta DC, Fausel CS, Brant B (1987) Endoscopic biliary stents and obstructive jaundice. Am J Surg 153: 444
104. Warshaw AL (1984) Progress in pancreatic cancer - Introduction. World J Surg 8: 801
105. Weaver DW, Wiencek RG, Bouwman DL, Walt AJ (1987) Gastrojejunstomy: Is it helpful for patients with pancreatic cancer? Surgery 102: 608
106. Whittington R, Dobelbower RR, Mohiuddin M, Rosato FE, Weiss SM (1981) Radiotherapy of unresectable pancreatic carcinoma: a six year experience with 104 patients. Int J Radiat Oncol Biol Phys 7: 1639
107. Wong J, Kim STK, Lam KH, Ong GB (1978) Unresectable malignant obstruction of the bile ducts. Aust N Z J Surg 48: 503
108. Wongsuwanporn T, Basse E (1983) Palliative surgery treatment of sixty-eight patients with carcinoma of the head of the pancreas. Surg Gynecol Obstet 156: 73

10 Tumoren der Luftröhre, der Lunge und des Mediastinums

H. Pichlmaier, M. Walter

10.1 Tumoren der Lunge und der großen Atemwege

Das Bronchialkarzinom ist der häufigste zum Tode führende Tumor des Mannes. Weltweit muß mit 1 Mio. Todesfällen pro Jahr gerechnet werden [1]. Bei einer Inzidenz von 50,2 pro 100 000 Einwohner versterben in der Bundesrepublik jährlich mehr als 26 000 Menschen an dieser Geschwulst. Kein anderer Tumor hat im Verlauf der vergangenen 10 Jahre so stark an Häufigkeit zugenommen. Wenngleich Männer derzeit noch 5mal häufiger betroffen sind, verschiebt sich das Geschlechts-

Tabelle 1. Obduktionsergebnis bei Patienten, die innerhalb eines Monats nach „kurativer Resektion eines Bronchialkarzinoms" verstorben sind. (Nach [26])

Zelltyp	Patientenzahl	Fortbestehender Tumor	Fernmetastasen	Befallenes Organ	
Plattenepithelkarzinom	131	44 (33%)	22 (17%)	Lymphknoten	6
				Nebenniere	5
				Leber	5
				Lunge + Niere	3
Kleinzelliges Karzinom	19	13 (70%)	12 (63%)	Leber	7
				Lymphknoten	6
				Nebenniere	4
				Gehirn + Niere	2
Adenokarzinom	30	13 (43%)	12 (40%)	Nebenniere	7
				Gehirn	5
				Lymphknoten	4
				Wirbelsäule	3
Großzelliges Karzinom	22	3 (17%)	3 (14%)	Niere	3
				Nebenniere + Leber + Lunge	2
				Nebenniere	18
				Lymphknoten	17
				Leber	16
				Niere + kontralaterale Lunge	6
Summe	202	73 (35%)	49 (24%)		

verhältnis kontinuierlich zu ungunsten der Frauen. Der Häufigkeitsgipfel des Bronchialkarzinoms liegt im 6. - 7. Lebensjahrzehnt.

Das Bronchialkarzinom ist in ca. 30% operabel [1]. In den Stadien I, II, III und IV betragen die prozentualen 5-Jahres-Überlebenszahlen der Operierten 46%, 38%, 17% und 0 im großen Heidelberger Krankengut [1] von 979 Betroffenen mit Bron-

Tabelle 2. Histologische Klassifizierung der Bronchialtumoren (Prozentanteile). (Nach [16])

A. Häufige Tumortypen (94%)

I. *Epidermoide Karzinome*

II. *Kleinzellige anaplastische Karzinome*
   1. Spindelzelliger Typus
   2. Polygonalzelliger Typus
   3. Lymphozytenähnlicher Typus („oat cell type")
   4. Übrige

III. *Adenokarzinome*
   1. Bronchogene Adenokarzinome
      a. Azinöse Adenokarzinome
      b. Papilläre Adenokarzinome (mit oder ohne Schleimbildung)

IV. *Großzellige Karzinome*
   1. Solide Geschwülste mit schleimhautähnlichem Inhalt
   2. Solide Geschwülste ohne Schleim
   3. Riesenzellkarzinome
   4. Wasserklarzellige Karzinome

B. Seltene Tumortypen (6%)

V. *Kombination von Epidermoiden und Adenokarzinomen*

VI. *Bronchioloalveolarzellige Karzinome*
   1. Nicht lokalisiert
   2. Lokalisiert

VII. *Karzinoide*

VIII. *Bronchialschleimdrüsenkarzinome*
   1. Zylindrome
   2. Mukoepidermoide Geschwülste
   3. Übrige

IX. *Papilläre Geschwülste des Oberflächenepithels*
   1. Epidermoide Geschwülste
   2. Epidermoide Geschwülste mit Becherzellen
   3. Übrige

X. *Mischgeschwülste und Karzinosarkome*
   1. Gemischte Geschwülste (Kollisionsgeschwülste)
   2. Karzinosarkome vom embryonalen Typus (Blastome)
   3. Übrige Karzinosarkome

XI. *Sarkome*

XII. *Noch nicht klassifizierbare Geschwülste*

XIII. *Mesotheliome*
   1. Lokalisierte Mesotheliome
   2. Diffuse Mesotheliome

XIV. *Melanome*

chialkarzinom [38]. Diese Zahlen dürfen auch aufgrund anderer Statistiken als repräsentativ gelten [2, 35]. Inoperabel waren 70 % (n = 682). Ihre prozentuale 5-Jahres-Überlebensquote betrug nach Stadien I - IV respektive 9%, 5%, 4% und 0. Ohne Berücksichtigung der Operationsletalität (um 4% für Lappenresektionen, bis 10% für Pneumonektomien [1, 2]) ergeben sich auf die absoluten Zahlen in jeder Gruppe umgerechnet 5-Jahres-Heilungsziffern - bezogen auf das Gesamtkrankengut - von 7,5% für die operierten Patienten und 2,4% für die nichtoperierten. Die Gesamtheilungsquote über 5 Jahre beim Bronchialkarzinom beträgt damit 8-10% und hat sich in den vergangenen 20-30 Jahren nicht verbessert [2, 11, 12, 22, 23, 30-32]. Läßt man die Patienten unberücksichtigt, die nach 5 Jahren einen Rückfall erleiden, so werden über 90% der Betroffenen eines Tages palliativer Behandlung bedürfen. Die hohe Zahl derer, die trotz kurativ geglaubter Operation noch Resttumor tragen (Tabelle 1) [3] oder nach zunächst erfolgreicher Operation ein zweites Bronchialkarzinom an anderer Stelle entwickeln [4], unterstreicht diese Situation. Hieraus folgt, daß die große Mehrzahl der Bronchialkarzinomträger von Anfang an palliativ behandelt wird.

Im chirurgisch vorselektierten Krankengut ist das Plattenepithelkarzinom mit bis zu 50% der bösartigen Lungengeschwülste der häufigste histologische Tumortyp. Mit etwa 20% der Fälle sind Adeno- und kleinzelliges Bronchialkarzinom etwa gleich häufig, während das großzellige Karzinom seltener auftritt. Auf alle Bronchialkarzinome bezogen, kommen das Plattenepithel- und das kleinzellige Bron-

Tabelle 3. Klassifikation der Lungentumoren, Kurzfassung. (Nach [17])

T - Primärtumor	
TX:	Positive Zytologie
T1:	<3 cm
T2:	>3 cm, Ausbreitung in Hilusregion, Invasion von viszeraler Pleura, partielle Atelektase
T3:	Beteiligung von Brustwand, Zwerchfell, Perikard, mediastinaler Pleura u. a., totale Atelektase
T4:	Invasion von Mediastinum, Herz, großen Gefäße, Trachea, Speiseröhre u. a., maligner Erguß
N - Regionäre Lymphknoten	
N1:	Peribronchiale, ipsilaterale hiläre Lymphknoten
N2:	Ipsilaterale mediastinale Lymphknoten
N3:	Kontralaterale mediastinale, Skalenus- oder supraklavikuläre Lymphknoten
M - Fernmetastasen	
MX:	Das Vorliegen von Fernmetastasen kann nicht beurteilt werden
M0:	Keine Fernmetastasen
M1:	Fernmetastasen
R - Klassifikation	
RX:	Vorhandensein von Residualtumor kann nicht beurteilt werden
R0:	Kein Residualtumor
R1:	Mikroskopischer Residualtumor
R2:	Makroskopischer Residualtumor
Histopathologisches Grading	
GX:	Differenzierungsgrad kann nicht beurteilt werden
G1:	Gut differenziert
G2:	Mäßig differenziert
G3:	Schlecht differenziert
G4:	Undifferenziert

Tabelle 4. Stadiengruppierung

Okkultes Karzinom	TX	N0	M0
Stadium 0	Tis	N0	M0
Stadium I	T1	N0	M0
	T2	N0	M0
Stadium II	T1	N1	M0
	T2	N1	M0
Stadium IIIA	T1	N2	M0
	T2	N2	M0
	T3	N0, N1, N2	M0
Stadium IIIB	Jedes T	N3	M0
	T4	Jedes N	M0
Stadium IV	Jedes T	Jedes N	M1

Stadium I

T0	N0	M0
T1	N1	M1
T2	N2	
T3	N3	
T4	N4	

Stadium II

T0	N0	M0
T1	N1	M1
T2	N2	
T3	N3	
T4	N4	

Stadium IIIA

T0	N0	M0
T1	N1	M1
T2	N2	
T3	N3	
T4	N4	

T0	N0	M0
T1	N1	M1
T2	N2	
T3	N3	
T4	N4	

Stadium IIIB

T0	N0	M0
T1	N1	M1
T2	N2	
T3	N3	
T4	N4	

T0	N0	M0
T1	N1	M1
T2	N2	
T3	N3	
T4	N4	

Stadium IV

T0	N0	M0
T1	N1	M1
T2	N2	
T3	N3	
T4	N4	

Tabelle 5. Berechnung der postoperativen Lungenfunktion (*FEV_1 postop.* postoperativ berechneter Atemstoß; *FEV_1 präop.* präoperativ gemessener Atemstoß; $\dot{Q}_{op}\%$ prozentualer Anteil der zu operierenden Lungenhälfte an der Gesamtperfusion, szintigraphisch bestimmt; *K* Korrekturkonstante nach Ali et al. für die unmittelbare postoperative ($K_1 = 1,27$) und die späte postoperative Funktion ($K_2 = 0,56$); *A* Anzahl der operativ zu entfernenden Segmente; *B* Zahl der insgesamt auf der zu operierenden Seite vorhandenen Segmente). (Nach [34])

1. Pneumonektomie

$$FEV_1 \text{ postop.} = FEV_1 \text{ präop.} - FEV_1 \text{ präop.} \cdot \frac{\dot{Q}_{op}\%}{100} \text{ (l/s)}$$

2. Lobektomie (Bilobektomie)

$$FEV_1 \text{ postop.} = FEV_1 \text{ präop.} - FEV_1 \text{ präop.} \cdot K \cdot \frac{A}{B} \cdot \frac{\dot{Q}_{op}\%}{100} \text{ (l/s)}$$

chialkarzinom mit je etwa 30% gleich häufig vor. Die genannten 4 Tumortypen bilden innerhalb der malignen Lungengeschwülste 94% (Tabelle 2) [25].

Neben dem histologischen Tumortyp ist die anatomische Ausdehnung der Geschwulst für die Prognose entscheidend. Diese Ausdehnung wird nach der neuen TNM-Klassifikation beurteilt (Tabelle 3). Hieraus ergibt sich die Einteilung in Stadien (Tabelle 4).

Das dritte therapierelevante Kriterium ist der Leistungsindex des Patienten, wobei allgemein der Karnofsky-Index, organbezogen die physiologischen prä- und (zu erwartenden) postoperativen Leistungsdaten der Lunge (Tabelle 5) zur Beurteilung herangezogen werden.

10.1.1 Befund

Das Bronchialkarzinom ist nicht mehr heilbar, wenn es das Stadium III oder IV erreicht hat. Eine Operation mit kurativem Ergebnis ist unwahrscheinlich, wenn der Tumor die Ausdehnung T3 erreicht oder überschritten hat, wenn eine Lymphknotenbeteiligung über N1 vorliegt oder Fernmetastasen nachgewiesen sind (M1) (s. Überlebenskurven, Abb. 1). Gleiches gilt jenseits R0 in der R-Klassifikation. Dementsprechend deuten klinische Zeichen wie Schmerzen, Schluckbeschwerden, Nervenausfälle (Horner-Syndrom, seitengleiche Armnervenausfälle, Rekurrensparese - meist links! -, Phrenikusparese) auf Inkurabilität. Umgekehrt finden sich im Stadium I und II meist keine klinischen Zeichen, die Diagnose wird in der Regel zufällig gestellt [28]. Eine beträchtliche patienten- und arztbedingte diagnostische Verzögerung ist die Regel.

Screening-Untersuchungen haben die Überlebenszeit nicht oder nur in sehr

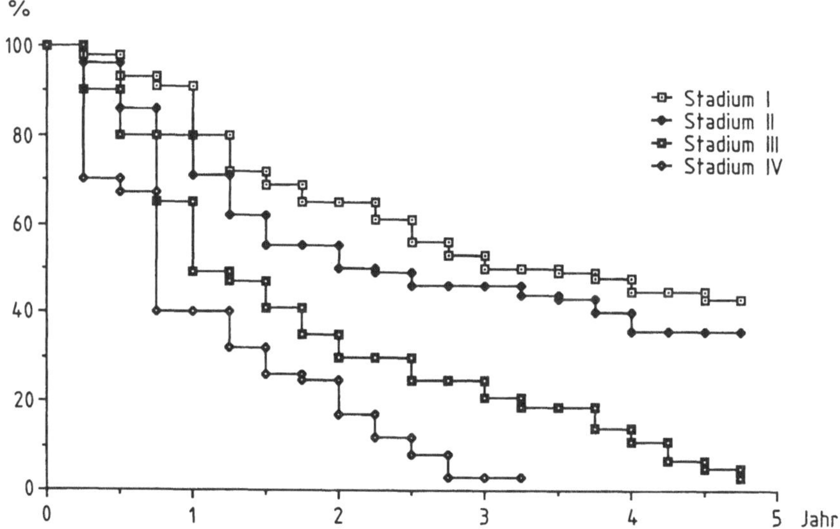

Abb. 1. Überlebenskurven nach Bronchialkarzinom (n = 386), berechnet nach Kaplan u. Meier [19], (eigenes Krankengut 1980–1989)

Tabelle 6. Fernmetastasen in verschiedenen Organen in Abhängigkeit vom Tumortyp (Autopsiebefund). (Nach [26])

	Leber [%]	Nebenniere [%]	Knochenmark [%]	Gehirn [%]	Sonstige [%]
Plattenepithelkarzinom	30,5	27,8	24,4	13,7	
Kleinzelliges Karzinom	61,9	39,2	37,5	30,5	Abdominale Lymphknoten 56,6
Adenokarzinom	44,8	42,9	39,9	25,4	
Großzelliges Karzinom	39,6	36,4	28,9	29,4	Abdominale Lymphknoten 36,0

strengen Protokollen, und da nur gering, verbessert [11, 16]. Bei fortschreitendem Tumor kommt es neben den genannten Symptomen zu Fieber, Bluthusten, Atemnot bis zur Erstickung und den unterschiedlichen Zeichen der Tumorgeneralisierung. Hier ist besonders die hämatogene Metastasierung in Gehirn und Skelett folgenschwer (Tabelle 6). Mögliche Symptome bei klinisch noch nicht metastasiertem Bronchialkarzinom sind Husten, Hämoptoe, Temperaturerhöhung, Nachtschweiß, Leistungsknick, Gewichtsverlust, rezidivierende pulmonale Infektionen, Schmerzen, Dyspnoe und paraneoplastische Syndrome.

10.1.2 Behandlungsziele

Eine palliative Behandlung des Bronchialkarzinoms muß sich an den Symptomen orientieren. Da die Zeichen der Tumoreinschmelzung wie Fieber, Krankheitsgefühl, Bluthusten und die der Raumnot in der betroffenen Thoraxseite (z. B. Erguß!) wie Atemnot, eingeschränkte Belastbarkeit u. a. besonders quälend sind, ist eine primär palliative Lungenresektion, ggf. auch erweitert, grundsätzlich zu überlegen und in den meisten Fällen, in denen sie technisch und funktionell möglich ist, angezeigt [39]. Hiervon ausgenommen ist das histologisch gesicherte kleinzellige Bronchialkarzinom [29, 36, 37].

Nur eine individuelle, gemeinsam mit dem Patienten erarbeitete Indikation kann zur Entscheidung führen. Wir neigen zu einer sehr großzügigen Operationsanzeige, da in der Regel unter vertretbarem Operationsrisiko (5-10% in Abhängigkeit vom Resektionsausmaß) und bei begrenzter Hospitalisierungszeit (10 - 14 Tage) ein wenigstens zunächst deutlich besseres Befinden erreicht wird (Tabelle 7) [29].

10.1.3 Methoden

Beim nichtkleinzelligen Bronchialkarzinom ist die palliative Tumorentfernung anzustreben [5, 18, 24]. Auf besondere Radikalität sollte, um die genannten Ziele zu erreichen, verzichtet werden. Damit ist die Lobektomie, auch die rechtsseitige Bilobektomie, das Verfahren erster Wahl. Rekonstruktive Maßnahmen am Bronchialsystem und/oder den Pulmonalarterien erhöhen das Operationsrisiko unerheblich, erlauben es jedoch, im geeigneten Fall, einzelne Lungenlappen zu erhalten

Tabelle 7. Ziele der palliativen Therapie des Bronchialkarzinoms

Beseitigung quälender Symptome auf Zeit
- Fieber
- Schmerzen
- Bluthusten
- Atemnot
- Belastungsinsuffizienz
- Geruchsbelästigung
- Schluckbeschwerden
- Kopf- und Armvenenstauung durch obere Einflußbehinderung
Soziale Wiedereingliederung

und die nach zentral gerichtete Radikalität zu erhöhen. Sie verbessern gegenüber der Pneumonektomie das funktionelle Ergebnis. Sie sind ggf. großzügig einzusetzen. Segmentresektionen stellen als diffizile, begrenzte und risikoreichere Operationen eine höchst seltene Ausnahme dar. Dagegen lassen sich im entsprechenden Fall durch die risikoarmen atypischen Resektionen länger anhaltende Remissionen erzielen. Zurückhaltend muß die Anzeige zur palliativen Lungenflügelentfernung, besonders auf der rechten Seite, gestellt werden. Häufig ist die damit erreichbare subjektive Besserung gering, und die Vorteile der Tumorentfernung werden durch erhebliche Funktionseinbußen erkauft. Gelegentlich ist der Versuch, palliativ zu lobektomieren, nicht zu verwirklichen, und der Chirurg kann gezwungen sein, den Eingriff als Pneumonektomie zu beenden. Nur sehr selten kann die Anzeige bestehen, eine erweiterte Pneumonektomie, ggf. mit Carinaresektion, vorzunehmen. Dieser Eingriff kann jedoch in Verbindung mit einer Lobektomie der rechten Seite sinnvoll sein. Wenn das Stadium N2 noch nicht überschritten ist, stellt die systematische Lymphadenektomie der betroffenen Seite die Regel dar.

Ist technische Inoperabilität gegeben, so können durch Wiedereröffnung verschlossener Bronchiallumina eine Atelektase beseitigt und eine poststenotische Pneumonie günstig beeinflußt werden. Hierzu wird heute in der Regel der endoskopisch gezielte Laserstrahl eingesetzt.

Dementsprechend ist die lokale Kryotherapie als weniger wirksam und für den Patienten belastend in den Hintergrund getreten.

Der Ersatz der großen Luftwege durch Fremdmaterial (z.B. Neville-Prothese) befindet sich noch immer im experimentell-klinischen Stadium [27]. Auch die Zytostatikaperfusion der Lunge, ggf. in Hyperthermie, hat das experimentelle Stadium bisher nicht verlassen.

Chirurgische Möglichkeiten zur Behandlung von Metastasen werden in den einschlägigen Kapiteln angesprochen.

Eine *Strahlentherapie* (s. Kap. I.4.5) des inkurablen, nichtkleinzelligen Bronchialkarzinoms wird nach zunächst abwartender Haltung überwiegend zur temporären Beseitigung von verschlußbedingten Atelektasen vorgenommen [6, 15]. Bei T3-Tumoren kann sie als Primärtherapie zur Schmerzbehandlung eingesetzt werden, besonders dann, wenn eine Geschwulst in die Brustwand oder die Wirbelsäule oder als Tumor des Sulcus pulmonalis (Pancoast-Tumor) in die obere Thoraxapertur und die dortigen nervalen und vaskulären Strukturen einwächst. Die obere Einflußstauung und der Trachealeinbruch können zur palliativen Strahlentherapie veranlassen [33].

Der Wert einer *palliativen Chemotherapie* bei nichtkleinzelligem Bronchialkarzinom ist nach wie vor nicht gesichert [10, 20].

Kleinzellige Bronchialkarzinome dagegen werden in jedem Stadium chemotherapiert, ggf. zusätzlich bestrahlt. Obwohl man bei diesen Tumoren vielfach vom Vorliegen einer primären Systemerkrankung spricht, ist - eingebettet in die kombinierte Strahlen-Chemo-Therapie - die chirurgische Entfernung des Primärtumors in den Stadien I und II als palliative Maßnahme nach überwiegender derzeitiger Ansicht sinnvoll [7-9, 14, 21, 29, 32].

Viele Kranke mit inkurablem Bronchialkarzinom erreichen rasch ein Stadium, in dem *Symptomkontrolle* und *Schmerztherapie* die einzigen Möglichkeiten der Behandlung darstellen. Mit Bronchosekretolytika, Spasmolytika, Antibiotika und Analgetika ist eine symptomatische Behandlung möglich. Gerade beim fortgeschrittenen Bronchialkarzinom haben zusätzlich Morphium und dessen Derivate eine segensreiche Wirkung.

10.1.4 Schlußfolgerung

Die operative Behandlung des nichtkleinzelligen Bronchialkarzinoms ist nach wie vor der wirksamste Behandlungsansatz. Da jedoch nur knapp 1/3 der Patienten operabel ist, von diesen wiederum weniger als die Hälfte länger als 5 Jahre tumorfrei bleibt und die Gesamtheilungsziffer über 5 Jahre bei Bronchialkarzinom knapp 10% erreicht, ist bei diesem so häufigen malignen Tuimor die palliative Therapie eine besonders wichtige Aufgabe. Jenseits der geschilderten Behandlungsansätze, einschließlich der oft nur noch möglichen Symptomkontrolle und Schmerztherapie, stellt die große Zahl der an diesem Tumor unheilbar Erkrankten mit ihren Schmerzen, ihrer ständigen Angst vor Atemnot und ihren die Umgebung belastenden Symptomen eine besondere Zielgruppe der palliativen Therapie in Form der stationären Behandlung oder der Hausbetreuung dar.

Literatur

1. American Cancer Society (1985) Press Release, 7. Feb. 1985
2. Ashor GL, Kern WH, Meyer BW, Lindesmith GG, Stiles QR, Tucker BL, Jones JC (1975) Longterm survival in bronchogenetic carcinoma. J Thorac Cardiovasc Surg 70: 581-589
3. Baudrexl A, Wilde J, Eule H et al. (1984) Die chirurgische Behandlung des kleinzelligen Bronchialkarzinoms. Arch Geschwulstforsch 54: 61-67
4. Becher N, Freutzel-Beyme R, Wagner G (1984) Krebsatlas der Bundesrepublik Deutschland, 2. Aufl. Springer, Berlin Heidelberg New York Tokyo
5. Bieselt R, Eule H, Gäbel W (1984) Operationsindikation und Behandlungsergebnisse beim fortgeschrittenen Bronchialkarzinom. Zentralbl Chir 109: 494-498
6. Bleehen NM, Bunn PA, Cox JD et al. (1983) Role of radiation therapy in small cell anaplastic carcinoma of the lung. Cancer Treat Rep 67: 11-19
7. Blum U, Ungeheuer E, Macha H, Kiel G (1981) Ist die chirurgische Therapie beim kleinzelligen Bronchialkarzinom heute noch indiziert? Dtsch Med Wochenschr 106: 1286-1288
8. Bodemann HH, Arnold H, Wannenmacher M, Kraft A (1984) Therapie des kleinzelligen Bronchialkarzinoms. Dtsch Med Wochenschr 109: 913-915

9. Bronz G, Geroulanos S, Senninig A (1980) Das kleinzellige Bronchialkarzinom: Chirurgie ja oder nein? Helv Chir Acta 47: 47 - 53
10. Drings P (1987) Die Chemotherapie des Bronchialkarzinoms. In: Frommhold W, Gerhard P (Hrsg) Tumoren der Lunge. Klinisch-radiologisches Seminar 17. Thieme, Stuttgart, S 110 - 124
11. Drings P, Vogt-Moykopf J (1988) Das nicht kleinzellige Bronchialkarzinom. Dtsch Ärztebl 85: 1469-1473
12. Drings P, Heilmann HP, Thomas C, Vogt-Moykopf J (1989) Lungentumoren. In: Linder F, Sade H, Gross R, Eigler F-W, Höffken K (Hrsg) Maligne Tumoren und Systemerkrankungen. Deutscher Ärzte Verlag, Köln, S 92-95
13. Greschuchna D (1978) Ergebnisse der operativen Behandlung des kleinzelligen Bronchialkarzinoms. Thoraxchirurgie 26: 300-303
14. Gropp C, Havelmann K (1980) Was ist gesichert in der Behandlung des kleinzelligen Bronchialkarzinoms? Internist 21: 705-710
15. Heilmann H-P (1987) Strahlentherapie der Tumoren der Lunge. In: Scherer E (Hrsg) Strahlentherapie, Radiologische Onkologie. Springer, Berlin Heidelberg New York Tokyo, S 565-593
16. Hermanek P, Giedl J (1981) Aussagen des klinischen Pathologen als Grundlage für das Behandlungsprinzip und die Erfolgsbeurteilung beim Lungenkrebs. In: Hamelmann H, Troidl H (Hrsg) Behandlung des Bronchialkarzinoms. Thieme, Stuttgart
17. Hermanek P, Scheibe O, Spiessl B, Wagner G (Hrsg) (1987) TNM-Klassifikation maligner Tumoren, 4. Aufl. Springer, Berlin Heidelberg New York Tokyo
18. Junginger T, Pichlmaier H (1983) Chirurgie des Bronchialkarzinoms. In: Hellriegel KP, Sack H (Hrsg) Bronchialkarzinom, Mammakarzinom. Springer, Berlin Heidelberg New York Tokyo
19. Kaplan EL, Meier P (1958) Non-parametric estimation from incomplete observation. J Am Statist Ass 53: 457-481
20. Klastersky J, Sculier JP (1985) Chemotherapy of non-small-cell lung cancer. Semin Oncol 12: 38-48
21. Konrad RM, Ammedick U, Bläute R (1980) Soll das kleinzellige Karzinom operiert werden? Med Welt 31: 1087-1091
22. Krumhaar D, Zinser J, Mollinedo J (1977) Ergebnisse palliativer Resektionen beim Bronchialkarzinom. Fortschr Med 95: 1671-1675
23. Kutschera W (1986) Die Bedeutung der TNM-Klassifizierung für die Beurteilung der Prognose des resezierten Lungenkrebses. Onkologie 9: 334-335
24. Maassen W, Greschuchna D (1981) Die operative Behandlung und deren Fortschritte bei intrathorakalen Tumoren. Prax Pneumol 35: 869-876
25. Meister R (1986) Maligne Lungentumoren. In: Gall FP, Hermanck P, Tonak J (Hrsg) Chirurgische Onkologie. Springer, Berlin Heidelberg New York Tokyo
26. Muggia FM, Hansen HH, Chervu LR (1977) Diagnosis in metastatic sites. In: Straus MJ (ed) Lung cancer. Grune & Stratton, New York
27. Neville WE, Bolanawski JP, Soltanzaden A (1976) Prosthetic reconstruction of the trachea and carina. J Thorac Cardiovasc Surg 72: 525
28. Pichlmaier H, Junginger T (1974) Diagnostik und Therapie des Bronchialkarzinoms. MMW 116: 137-142
29. Pichlmaier H, Sack H, Klein HO (1985) Tumoren des Bronchialsystems und der Lunge. In: Groß R, Schmidt CG (Hrsg) Klinische Onkologie. Thieme, Stuttgart
30. Schalhorn A (1985) Bronchialkarzinom: Möglichkeiten und Grenzen der Chemotherapie. Fortschr Med 103: 309-313
31. Schuster D, Heim ME, Andres R, Queisser W (1986) Lebensqualität von Karzinom-Patienten unter Chemo- und Radiotherapie. Prospektive Studie bei Gastrointestinal- und Bronchialkarzinom-Patienten. Onkologie 9: 172-180
32. Seeber S, Niederle N (1985) Interdisziplinäre Therapie des Bronchialkarzinoms. Springer, Berlin Heidelberg New York Tokyo
33. Smith RA (1978) The importance of mediastinal lymph node invasion by pulmonary carcinoma in selection of patients for resection. Ann Thorac Surg 25: 5-11
34. Thoma R (1987) Funktionelle Operabilität bei thoraxchirurgischen Eingriffen. In: Pichlmaier H, Schildberg FW (Hrsg) Kirschnersche allgemeine und spezielle Operationslehre, Thoraxchirurgie. Springer, Berlin Heidelberg New York Tokyo

35. Vincent RG, Takita H, Lane WE, Guierrez AC, Pickren JW (1976) Surgical therapy of lung cancer. J Thorac Cardiovasc Surg 71: 581-590
36. Vogt-Moykopf J (1985) Aufgaben der allgemeinen Thoraxchirurgie. Prax Klin Pneumol 39: 3-4
37. Vogt-Moykopf J, Becker HD, Bülzebruck H, Merkle NM, Meyer G (1986) Präoperative Diagnostik und operative Therapie des nicht kleinzelligen Bronchialkarzinoms. Aktuel Onkol 26: 187-330
38. Vogt-Moykopf J, Brandscheid D, Bützebruck H, Probst G (1989) Aktuelle Aspekte der neuen Stadieneinteilung beim Bronchialkarzinom und ihre klinischen Konsequenzen. Chirurg 60: 16
39. Wal van de HJCM, Lacquet LK, Jongerius CM (1984) Chest wall resection for bronchogenic carcinoma. Thorac Cardiovasc Surg 32: 170-173

10.2 Tumoren des Mediastinums

10.2.1 Pathologie

Das Mediastinum wird von verschiedenen Organen begrenzt und besteht entwicklungsgeschichtlich, einschließlich der in ihm befindlichen oder daran angrenzenden Organe, aus sehr unterschiedlicher Matrix, die im Wechsel von allen 3 Keimblättern gebildet wird. Demzufolge verbirgt sich hinter dem Sammelbegriff Mediastinaltumor eine große Vielzahl von benignen und malignen Veränderungen und Neubildungen (Abb. 2).

Neurogene Tumoren - die häufigsten Geschwülste des Mediastinums - liegen dem Ursprungsgewebe entsprechend fast immer im hinteren Mittelfellraum. Daneben finden sich hier in der Hauptsache enterogene oder bronchogene Zysten und Tumoren. Meningozelen, Chordome und Chondrome sind selten. Die Struma endothoracica falsa liegt stets im hinteren Mediastinum und steht mit dem zervikalen Schilddrüsengewebe durch ein Parenchymband in Verbindung. Demgegenüber liegt die häufigere Struma endothoracica vera als isolierte oder schilddrüsenadhärente Form stets im oberen vorderen Mittelfellraum.

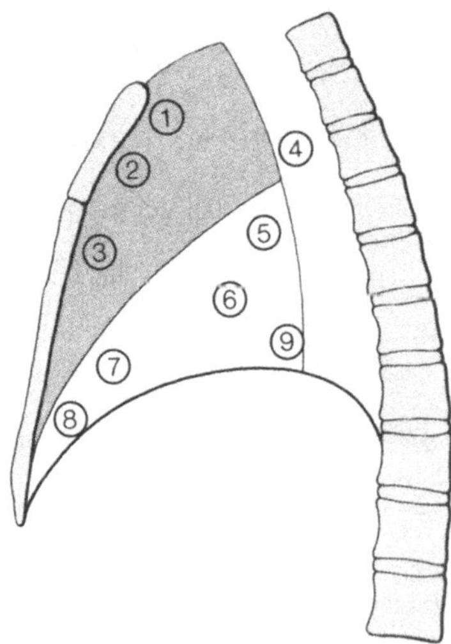

Abb. 2. Zunächst unter dem Sammelbegriff Mediastinaltumor erscheinende Veränderungen im Thorax (seitliche Ansicht), ① Struma, ② Thymustumoren, ③ Teratome Dermoide, ④ Neurogene Tumoren, ⑤ Ösophagustumoren, Zysten, ⑥ Lymphknotenvergrößerungen, ⑦ Bronchogene Zysten, ⑧ Morgagni-Larry-Hernien, ⑨ Hiatushernien

Das mittlere Mediastinum weist gehäuft lymphatische Systemerkrankungen und bronchogene Zysten auf.

Im vorderen Mediastinum liegen vor allem Dermoide, Teratome bzw. teratoide Zysten sowie Perikard- und Pleurazölomzysten. Wesentlich seltener sind hier Lipome, Fibrome und Hämangiome [10].

Im oberen vorderen Mediastinum trifft man auf Thymome, bronchogene Zysten, Thymuszysten, Myxome, Lymphome und gelegentlich auch Nebenschilddrüsenadenome [2].

Etwa $^1/_4$ der mediastinalen Geschwülste ist maligne. Wenngleich einzelne Gewebstypen scheinbar ein bestimmtes Lebensalter bevorzugen, ist im allgemeinen die Alters- und Geschlechtsverteilung regellos. Art und Größe des Mediastinaltumors lassen keinen Schluß auf dessen Entwicklungsdauer oder Dignität zu [3, 7, 9].

10.2.2 Symptomatik

Ein Großteil der Mediastinaltumoren bleibt klinisch stumm und wird zufällig entdeckt. Demgegenüber sind die malignen Geschwülste des Mittelfellraums nur in etwa 30% der Fälle nicht von einer klinischen Symptomatik begleitet [1]. Das klinische Beschwerdebild ist typisch, wenn das Wachstum die im Mittelfellraum liegenden Organe oder Gefäß-Nerven-Strukturen beeinträchtigt (Herz, Speiseröhre, Luftröhre und Hauptbronchien, N. Laryngeus recurrens, N. phrenicus, sympathische Ganglien u. a.). Die verschiedenartigen Symptome geben einerseits diagnostische Hinweise auf Art und Lokalisation der Raumforderung, andererseits lassen sie auch Rückschlüsse auf ein weiter fortgeschrittenes Tumorstadium zu. So sind nahezu 80% aller Rekurrensparesen Folge von malignem Tumorwachstum im oberen Mediastinum [5].

10.2.3 Indikation

Bei Mediastinaltumoren sind palliative chirurgische Eingriffe zur Beseitigung oder Verringerung der den Patienten gefährdenden Symptome wo immer möglich angezeigt. Dies gilt insbesondere für die obere Einflußstauung und das Atemnotsyndrom. Können die anderen in Tabelle 8 aufgeführten Beschwerden, die den Patien-

Tabelle 8. Symptomatik bei Mediastinaltumoren

Obere Einflußstauung
Husten
Stridor
Schluckstörungen
Horner-Trias
Zwerchfellparese
Singultus
Heiserkeit
Motilitätsstörungen des Magen-Darm-Trakts
Interkostalneuralgie
Kardiale Symptome

ten in seiner Lebensqualität deutlich beeinträchtigen, konservativ nicht beherrscht werden, so ist auch hier ein operativer Eingriff angezeigt. Eine Ausnahme stellen lediglich lymphogene Tumoren dar, die in erster Linie strahlenbehandelt und/oder chemotherapiert werden [14].

10.2.4 Technik

Wir bevorzugen als Zugang zum vorderen Mediastinum die partielle obere Sternotomie. Lediglich große, beidseits gelegene Tumoren machen eine komplette Sternotomie erforderlich. Bei eindeutiger Seitenpräferenz des Tumors kann eine anterolaterale Thorakotomie vorteilhaft sein. Ist bei Infiltration eines Lungenoberlappens oder von Hilusstrukturen eine Lungenresektion erforderlich, so läßt sich diese von lateral meist leichter durchführen. In ausgedehnte bösartige Geschwülste miteinbezogen ist häufig die V. brachiocephalica, deren Unterbrechung wegen der bereits vorhandenen Kollateralen meist keine schwerwiegenden Folgen hat. Dagegen sollte die V. cava superior partiell oder ggf. auch zirkulär ersetzt werden (PTFE-Prothese oder dergleichen), wenn dadurch die Radikalität vergrößert oder eine vorhandene Einflußstauung beseitigt werden kann. Eine prothetische Rekonstruktion der V. brachiocephalica ist dagegen selten erforderlich. Außer bei benignen Thymomen im Stadium III und IV nach Masaoka et al. [8] können Tumoren im oberen vorderen Mediastinum häufig makroskopisch radikal entfernt werden. Bei oberer Einflußstauung oder Atemnotsyndrom - wobei beide gelegentlich kombiniert sind - können palliative Noteingriffe erforderlich werden, um die obere Thoraxapertur zu dekomprimieren und der akuten Erstickung vorzubeugen. Bei lymphogenen Tumoren wird in dieser Situation die Sofortbestrahlung als Notfalleingriff vorgezogen. Häufig ist es dabei zweckmäßig, über die ersten Tage der Therapie hinweg eine Intubation, ggf. mit Beatmung, durchzuführen. Bestrahlt wird auch, wenn der Tumor durch Operation nicht beseitigt werden kann.

Für Tumoren im mittleren Mittelfellraum bevorzugen wir die anterolaterale Thorakotomie. Sie erlaubt in dieser Region eine gute Übersicht und ist damit meistens dem transsternalen Zugang überlegen.

Die Tumoren des hinteren Mediastinums sind in etwa 75 % neurogenen Ursprungs. In diesen Fällen ist es - nicht zuletzt aus rechtlichen Überlegungen - Pflicht des Arztes, präoperativ zu klären (z. B. durch Tomogramm oder Computertomographie), ob ein intraspinaler Tumoranteil vorliegt, was sich durch Erweiterung der Intervertebralforamina zeigt. Ist dies der Fall, so erfolgt zunächst die Hemilaminektomie mit Extirpation des intraspinalen Anteils. Entweder in gleicher Sitzung nach Umlagerung des Patienten oder zu einem späteren Zeitpunkt wird dann die paravertebrale, intathorakal gelegene Raumforderung transpleural entfernt.

10.2.5 Ergebnisse

Wegen der Seltenheit und Vielfalt der Mediastinaltumoren umfassen die in den vergangenen 2 Jahrzehnten beschriebenen Patientenkollektive meist nicht mehr als jeweils 50-100 Patienten (Abb. 3). Zudem ist das dargestellte Patientengut aufgrund

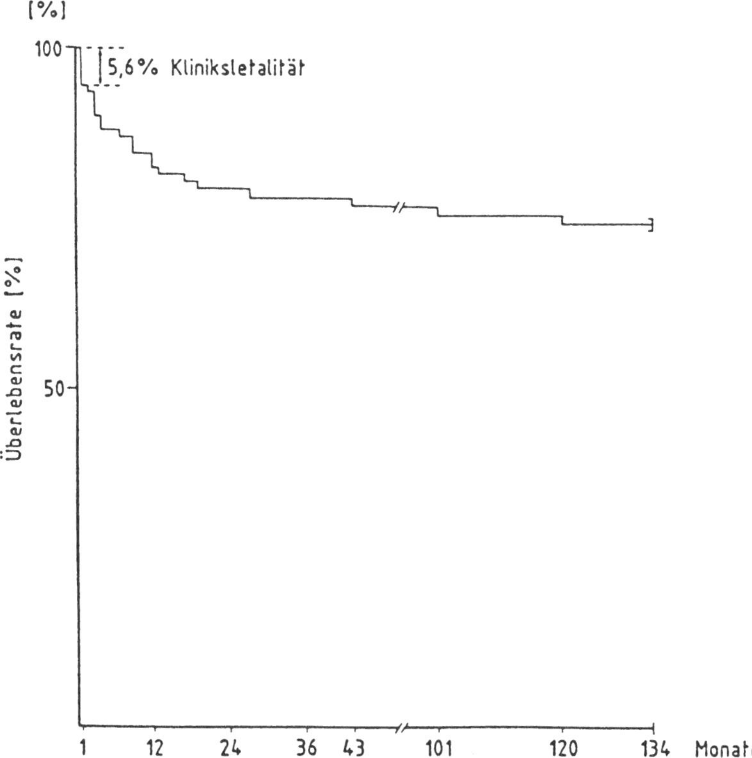

Abb. 3. Überlebenskurve nach Exstirpation mediastinaler Tumoren, berechnet nach Kaplan u. Meier [4]. Eigene Ergebnisse aus dem Untersuchungszeitraum vom 01.06. 1977 - 01.08. 1988 unter Einschluß der 30-Tages-Letalität (n = 89). Thymome mit myasthenischer Symptomatik ausgeschlossen

Tabelle 9. Invasionsstadien der Thymome. (Nach [8])

I.	Makroskopisch vollständig gekapselt Mikroskopisch keine Kapselinvasion
II.	Makroskopisch Invasion in das umgebende Fettgewebe oder die mediastinale Pleura
III.	Makroskopisch Invasion in die Nachbarorgane
IV.	Pleurale oder mediastinale Aussaat sowie lymphogene und hämatogene Metastasierung

der verschiedenen Tumortypen äußerst inhomogen. Spezifizierte Angaben finden sich lediglich für Thymome [1, 2, 8, 11, 13]. Diese weisen in 23-66% der Fälle Zeichen der Malignität auf [2, 8, 11]. Der Versuch, Thymome aufgrund histologisch-zytologischer Kriterien hinsichtlich ihrer Dignität zu klassifizieren, wird mehrheitlich kritisch beurteilt [9]. Die rein deskriptive Einteilung invasiver Thymome in die Kategorien I (ohne Zellatypien) und II (mit Zellatypien) erscheint geeigneter [6]. Größere Bedeutung für das zu erwartende biologische Verhalten des Tumors kommt der Festlegung des Invasionsgrads zu. Hierzu ist heute die Einteilung nach Masaoka et

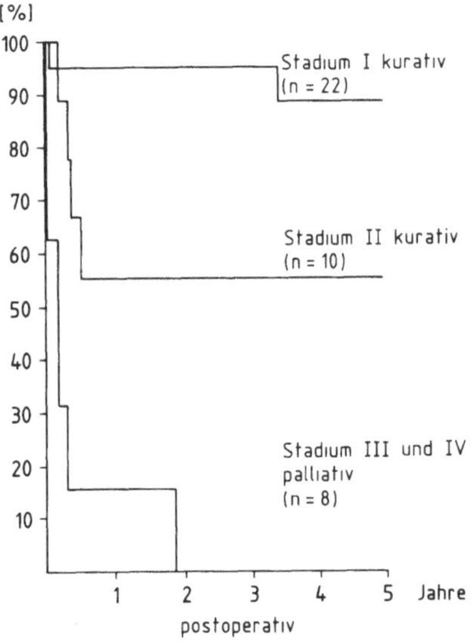

Abb. 4. Überlebenskurven bei Thymomresektion

al. anerkannt [8] (Tabelle 9). Die 1-Jahres-Überlebensrate nach palliativer Resektion im Stadium III liegt bei 15% (Abb. 4).

Die bösartigen mesenchymalen Geschwülste stellen eine sehr inhomogene Gruppe dar. Sie verursachen erhebliche Symptome. Durch ihr teilweise aggressives, rasches Wachstum in die umgebenden Gewebsstrukturen kann sich ihre Resektion sehr schwierig gestalten. Bei ihrer geringen Strahlensensibilität ist dennoch eine möglichst radikale Exstirpation anzustreben.

Unter den Keimblattgeschwülsten haben Teratokarzinome und embryonale Karzinome wegen der frühen Metastasierung die schlechteste Prognose.

10.2.6 Schlußfolgerung

Mediastinaltumoren stellen den Arzt wegen ihrer außerordentlichen morphologischen Vielfalt häufig vor Probleme. Mit Ausnahme der Lymphome, deren Behandlung eine Domäne der konservativ-onkologischen Therapie darstellt, ist für alle anderen Mediastinaltumoren die Operation die Therapie der ersten Wahl. Auch palliative Tumorverkleinerungen sind sinnvoll und sollten, wenn die Resektion nicht möglich ist, vorgenommen werden. Die Exstirpation auch sehr großer Tumoren gelingt oft. Eine Ausnahme stellt das maligne Thymom im Stadium III und IV dar, das die häufigste Ursache einer akuten oberen Einflußstauung ist. Erweist sich der Tumor als inoperabel, sollte in Abhängigkeit von der histologischen Diagnose zunächst versucht werden, den Zustand durch eine Bestrahlung und/oder Chemotherapie zu verbessern. Gegebenenfalls muß bei Erstickungsgefahr über die ersten Tage der Notfall-Strahlen-Therapie intubiert werden. Eine palliative Tumorverkleinerung kann neben der Verringerung bzw. Beseitigung der subjektiven Beschwerden auch günstigere Voraussetzungen für eine weiterführende konservative onkologische Therapie schaffen. Die Inoperabilität eines Mediastinaltumors kann in der

Regel erst intraoperativ festgestellt werden. Die Indikation zur operativen Freilegung ist daher großzügig zu stellen. Lymphogene Tumoren stellen eine Ausnahme dar. Allerdings muß ihre feingewebliche Natur eindeutig geklärt sein, was gelegentlich nur durch Probeexstirpation gelingt.

Literatur

1. Batata M, Martini N, Huvos AG, Aquilar RJ, Beattie EJ (1974) Thymomas: Clinicopahologic features, therapy and prognosis. Cancer 34: 389-396
2. Bergh NP, Gatzinsky P, Larsson S, Lundin P, Ridell B (1978) Tumors of the thymus and thymic region: 1. Clinopathological studies on thymomas. Ann Thorac Surg 25: 91-98
3. Engel U, Bay V, Mier C (1987) Tumoren des vorderen Mediastinums - chirurgische Behandlung und Prognose. Chirurg 58: 341-343
4. Kaplan EL, Meier P (1958) Non-parametric estimation from incomplete observation. J Am Statist Ass 53: 457-481
5. Koslowski I, Irmer W, Bushek A (1982) Lehrbuch der Chirurgie. Schattauer, Stuttgart New York, S472
6. Levine GD, Rosai J (1978) Thymic hyperplasia and neoplasia: a review of current concepts. Hum Pathol 9: 495-515
7. Ludosto R, Koikkalainen K, Jyrälä A, Franssilia K (1978) Mediastinal tumors: A folow-up study of 208 patients. Scand J Thorac Cardiovasc Surg 12: 253-259
8. Masaoka A, Monden YM, Nakahara K, Tanioka T (1981) Follow-up study of thymomas with special reference to their clinical stages. Cancer 48: 2485-2492
9. Otto HF (1982) Zur Klassifikation und Prognose mediastinaler Tumoren. Arzt Krankenh J 7: 246-252
10. Saada J, Almosni M, Bakdach H, Toty L (1987) Hémangiomes benins du médiastin. Rev Mal Respir 4: 141-143
11. Salyer WR, Eggelston JC (1976) Thymoma. Cancer 37: 229 - 249
12. Seifert G (1977) Atmungsorgane. In: Eder M, Gedigh P (Hrsg) Lehrbuch der allgemeinen Pathologie und pathologischen Anatomie, 30. Aufl. Springer, Berlin Heidelberg New York, S638-642
13. Späth G, Jenninger R, Huth C, Laberke HG, Hoffmeister HE (1987) Tymome - Eine retrospektive Studie über 48 Fälle. Chirurg 58: 529-536
14. Sunder-Plassmann L, Dienemann H (1987) Eingriffe an Lunge und Mediastinum. Chirurg 58: 521-528

10.3 Lungenmetastasen

10.3.1 Befund

Die Angaben über erfolgreiche Resektionen von Lungenmetastasen in der Literatur sind zahlreich. Dennoch wird ihr Auftreten auch heute noch häufig als Zeichen der generalisierten Ausbreitung eines Tumorleidens mit infauster Prognose angesehen. Die angegebenen Behandlungserfolge im Vergleich zum Spontanverlauf für die einzelnen Patienten sind schwer zu objektivieren. Prospektive Studien bei diesen hochselektierten Kranken sind nicht mehr zu begründen. Wenn die Indikation gegeben ist und strenge Kriterien der Operabilität erfüllt sind, kann kein anderes Verfahren einen Herd maligner Zellen so sicher, schnell und schonend für das gesunde Lungennachbargewebe und den Gesamtorganismus beseitigen wie eine Resektion. Die Entfernung pulmonal metastasierter Tumorknoten hat zudem durch die Entwicklung verschiedener onkologischer Behandlungskonzepte an Bedeutung gewonnen, da letztlich erst die exakte histologische Identifikation eine individuell angepaßte konservative Therapie ermöglicht und eine Tumormassenverkleinerung oft als Basis für diese Behandlung angesehen wird. Somit ist die Resektion von Lungenmetastasen heute nicht nur unter chirurgisch kurativer Zielsetzung von Bedeutung, sie ist vielmehr zu einem wichtigen Bestandteil der interdisziplinären onkologischen Behandlung geworden.

10.3.2 Indikation

Die Indikation zur Resektion von Lungenmetastasen ist an verschiedene Voraussetzungen geknüpft und nur im Rahmen eines onkologisch-therapeutischen Gesamtkonzepts vertretbar.

Neben den allgemeingültigen Kriterien der Operabilität muß der Primärtumor bereits radikal - ohne Lokalrezidiv - entfernt sein oder bei synchronem Auftreten von Lungenmetastasen muß die Primärgeschwulst vollständig resektabel sein. Extrapulmonale Metastasen dürfen nicht vorliegen. Fehlen nichtoperative gleichwertige Behandlungsmöglichkeiten, müssen sämtliche Lungenmetastasen funktionell und anatomisch zu entfernen sein. Kontraindiziert ist die Metastasenresektion, wenn eine vollständige Entfernung nur durch die Resektion ausgedehnter Parenchymanteile (z. B. Pneumonektomie) erreicht werden kann. Ebenfalls nicht angezeigt ist die Resektion beim Vorliegen einer größeren Anzahl pulmonaler Metastasen [1, 2, 6, 18, 24]. Nur in Ausnahmefällen kann auch in diesen Grenzsituationen die operative Entfernung sinnvoll sein, wenn hierdurch eine Verbesserung des Therapieerfolgs im onkologischen Gesamtkonzept erwartet werden darf. Bei Primärtumoren mit bevorzugter Metastasierung in die Lunge ist die Indikation verhältnismäßig großzügig zu stellen. Bei Geschwülsten mit Neigung zur simultanen Absiedlung in mehrere Organe ist sie dagegen erst nach umfangreicher Diagnostik gegeben. Kern et al. (in [24]) unterscheiden 4 Gruppen von Primärtumoren, deren pulmonale Metastasen unterschiedlich für die Resektion geeignet sind:

1. günstig (osteogenes und Weichteilsarkom, Tumoren des Urotrakts),
2. weniger günstig (Hals-Nasen-Ohren-Tumoren, kolorektale Tumoren, Tumoren der Cervix uteri, Mammatumoren),
3. ungünstig (Melanom, Ösophagustumoren),
4. spezielle Situation (endokrine Tumoren, Hodentumoren).

Sind die Patienten vollständig über die Wirkungslosigkeit anderer Behandlungsverfahren gegenüber ihrer Tumorerkrankung aufgeklärt, so kann auch ihr Wunsch nach Metastasenentfernung die Operationsindikation beeinflussen. Dies ist jedoch in hohem Maße fragwürdig und eher ein Problem der Patientenführung als der chirurgischen Indikation.

10.3.3 Behandlungsziele

Ziele der Behandlung sind eine Verlängerung des Lebens und/oder die Beseitigung oder Erleichterung von Leiden, nur selten die Heilung. Hierbei ist der Begriff „Lebensverlängerung" schwer zu objektivieren, weil Kontrollkollektive fehlen. Der natürliche Verlauf ist nur in historischen Kontrollen bekannt und kaum vergleichbar.

Die eindeutige Abklärung eines Lungenrundherdes bei einem bereits vorbehandelten Tumorkranken gelingt meist nur durch Resektion mit nachfolgender histologischer Untersuchung [6, 11, 20, 27]. Das histologische Ergebnis persistierender Lungenmetastasen nach Chemo- oder Strahlentherapie kann helfen, über Abbruch oder Weiterführung oder Art der Behandlung zu entscheiden. Hierzu gehört auch die Resektion von Metastasen eines Mammakarzinoms zur Rezeptorenbestimmung, wenn Primärtumorgewebe nicht zur Verfügung steht. Die Verringerung der Tumormasse ausgedehnter inoperabler Geschwülste als Basismaßnahme für eine nachfolgende Radio- oder Chemotherapie stellt nur selten eine hinreichende Begründung für eine primäre Lungenresektion dar. Die Entfernung therapieresistenter Restherde kann dagegen sinnvoll sein. Dies gilt, wenn ein fortgeschrittener inoperabler Tumor durch eine erfolgreiche konservativ-onkologische Therapie in ein regional begrenztes operables Stadium überführt werden kann („down-staging") [6].

10.3.4 Prognostische Faktoren

Etwa 30% der Malignomträger entwickeln Lungenmetastasen. Nur 1/3 dieser Patienten erfüllt die Grundvoraussetzungen zur Operation [6, 20]. Der kleinere Teil dieses Kollektivs weist eine Kombination prognostisch günstiger Faktoren im Hinblick auf die postoperative Überlebenszeit auf. Nur wenige der Patienten werden durch die Resektion geheilt [2, 7, 9, 10, 12, 18, 20, 24, 26-28]. Eine Vielzahl möglicher prognostischer Einflußgrößen wurde in der Vergangenheit untersucht, um jenes Kollektiv einzugrenzen, das von der chirurgischen Entfernung pulmonaler Metastasen profitiert:

Das Wachstum von Lungenmetastasen verläuft nahezu exponentiell. Die *Tumorverdopplungszeit* ist somit ein wichtiger prognostischer Faktor [5, 13, 20, 22]. Morphologisch unterschiedliche Tumoren können jedoch ein abweichendes biologisches Verhalten aufweisen. Die Tumorverdopplungszeit kann zudem durch therapeutische Maßnahmen verändert werden. Für das osteogene Sarkom konnten Giritsky et al. [10] zeigen, daß die durchschnittliche Tumorverdopplungszeit durch eine kombinierte Chemotherapie in ihrer Untersuchung von 22 auf 74 Tage verlängert wurde [1, 10]. Wenngleich nur wenige Erfahrungen vorliegen, scheint das präoperative Ansprechen auf eine onkologische Therapie auch das Ergebnis der Lungenmetastasenresektion günstig zu beeinflussen.

Die Bedeutung der *Metastasenzahl* ist umstritten [2, 5, 20, 27]. So haben insbesondere Sarkomträger mit 4 oder weniger Lungenmetastasen eine längere durchschnittliche Überlebenszeit als jene mit 5 und mehr Tochtergeschwülsten [1, 8, 10, 19, 23]. Liegen 16 und mehr Metastasen vor, so ergibt sich kein sinnvoller chirurgischer Therapieansatz mehr [24].

Auch für das *krankheitsfreie Intervall* gilt der prognostische Wert bei bestimmten

Tumoren als gesichert [24]. Ausnahmen sind hier das Mamma- und das Kolonkarzinom [12, 17, 24, 29]. *Synchron* aufgetretene *Metastasen* stellen keine Kontraindikation zur Operation dar. Die durchschnittliche Überlebenszeit nach Resektion synchroner Lungenmetastasen entspricht jener nach Resektion metachron aufgetretener Tochtergeschwülste [5, 20].

Bei *bilateralen Metastasen* entspricht die durchschnittliche Überlebenszeit jener bei einseitigem Befall. Ihr Vorliegen ist daher als prognostischer Faktor nicht verwertbar. Es stellt keine Kontraindikation zur Operation dar [10, 24].

Beim Vergleich der Überlebensraten ergibt sich nach Ausschluß der Kliniksletalität kein gesicherter Unterschied zwischen *einmaligen* und *wiederholten* pulmonalen *Metastasenresektionen* [23]. Bei wiederholtem Auftreten von Lungenmetastasen müssen jedoch strenge Maßstäbe an die funktionelle Resezierbarkeit angelegt werden.

Keines der vorgenannten Kriterien allein darf nach heutigem Kenntnisstand Grund für die Ablehnung einer Resektion pulmonaler Metastasen sein. Zumindest für das Sarkom scheint jedoch die Kombination der Tumorverdopplungszeit, der Metastasenzahl und des krankheitsfreien Intervalls ein brauchbarer prognostischer Faktor zu sein. Bei der großen Variabilität des biologischen Verhaltens der verschiedenen Tumoren muß die Indikation zur Resektion von Lungenmetastasen mit großer Vorsicht, ohne allzu starre Regeln, vor allem aber individuell gestellt werden.

10.3.5 Technik

Standardzugang zur Entfernung von beidseitigen Lungenmetastasen ist die mediane Sternotomie. Sie erlaubt die intraoperative Exploration beider Lungenflügel in einer Sitzung. Hierzu sollte der betreffende Lungenflügel kurzfristig luftleer sein; dies ist möglich, wenn unter Verwendung eines Doppellumentubus eine Lungenseite bei Bedarf aus der Ventilation genommen werden kann. Bei Nachweis von Metastasen im linken Lungenunterlappen ist die ein- oder zweizeitige bilaterale Thorakotomie vorzuziehen, da eine Operation von vorn in diesem Bereich schwierig bis unmöglich ist. Es wird auf der weniger befallenen Seite begonnen, um nach Kenntnis des Befunds über die Indikation zu einem ein- oder zweizeitigen Vorgehen zu entscheiden.

Grundprinzip der Entfernung von Lungenmetastasen ist die parenchymsparende Resektion. Die meisten pulmonalen Tochtergeschwülste liegen peripher und sind somit einer atypischen Resektion zugänglich. Tumorausschälungen führen zum Rezidiv und sind in onkologischem Sinn inadäquat. Bei zentralem Sitz der Metastasen kommt eine Lobektomie, selten eine Segmentresektion in Frage, die Pneumonektomie ist, wenn überhaupt, nur in speziellen Ausnahmesituationen gerechtfertigt.

10.3.6 Kombinierte Therapie

Anders als bei der Behandlung von Lebermetastasen steht methodisch für die Therapie von Lungenmetastasen neben den örtlich gezielten Verfahren der Operation und Bestrahlung nur die systemische Chemotherapie zur Verfügung. Eine im Experiment mehrfach angewandte isolierte Zytostatikaperfusion der Lunge hat bisher das Versuchsstadium nicht verlassen. Dagegen gehört die Kombination von Operation und systemischer Chemotherapie bei Lungenmetastasen in der Mehrzahl der Fälle zum onkologischen Standard. Dies gilt in besonderem Maß für viele kindliche Tumoren (Knochen- und Weichteilsarkome, Neuroblastome, Hepatome, Nephroblastome u.a.) und verschiedene Erwachsenengeschwülste (z.B. Genitaltumoren, Mammakarzinome, Knochen- und Weichteilsarkome, Tumoren der Hals- und Gesichtsregion u.a.). Metastasen endokriner Tumoren nehmen eine Sonderstellung ein. So kann durch Resektion einerseits eine u.U. beträchtliche endokrine Symptomatik wenigstens auf Zeit beseitigt werden, andererseits ergeben sich spezielle Ansätze antitumoraler Therapie (Anwendung von Enzymblockern, z.B. Aminoglutethimid bei Nebennierenrindenkarzinom, H_2-Rezeptoren-Blocker bei malignem Gastrinom, Anwendung spezieller Zytostatika wie Streptozotocin bei metastasierendem Glukagonom oder Inselzellkarzinom, Gabe von radioaktiven Stoffwechselspezifika wie Radiojod bei Metastasen von Schilddrüsenkarzinomen u.a.). Neue Ansätze kombinierter Therapie sind in Erprobung (z.B. Einsatz monoklonaler Antikörper gegen Kolonkarzinomzellen) oder im Entwicklungsstadium (z.B. Tumormarker und andere Spurensucher als Träger antitumoral wirkender Substanzen).

In jedem Fall, in dem eine Resektion von Lungenmetastasen erwogen wird, müssen Überlegungen angestellt werden, ob und auf welche Weise eine systemische Basis- oder Zusatzbehandlung zweckmäßig ist. Es ist die Aufgabe von Tumorzentren, verbindliche Konzepte zu entwickeln und diese in prospektiven klinischen Studien zu überprüfen. Schon jetzt steht fest, daß erst die Möglichkeiten der systemischen Tumortherapie die Operation von Lungenmetastasen in vielen Fällen sinnvoll machen.

10.3.7 Ergebnisse

Die 5-Jahres-Überlebensrate nach Resektion von Lungenmetastasen liegt um 30% [1, 2, 4-7, 9, 20, 21, 23, 24, 26, 28] (Abb.5, 6). Abhängig von Primärtumortyp, dem Differenzierungsgrad, dem bevorzugten Metastasensitz und dem biologischen Verhalten wird die Prognose unterschiedlich beurteilt. Die 5-Jahres-Überlebensraten sind bei chemotherapiesensiblen Geschwülsten wie Hodentumoren mit 60-90% weitaus am günstigsten [7]. Für Sarkome, Nierenkarzinome und Malignome des männlichen Urogenitaltrakts schwanken die Angaben zwischen 30% und 45% [1, 8, 9, 11, 19, 22, 23]. Nach übereinstimmender Meinung ist die Prognose für das Mammakarzinom mit Angaben um 30% [24] und für kolorektale Tumoren mit 14-28% ungünstiger [12, 17, 29]. Es muß zwischen gastrointestinalen Geschwülsten mit Drainage über das Pfortadersystem in die Leber und Primärtumoren mit Abfluß über das Venensystem in die Lunge unterschieden werden. Stellt die Lunge das erste Filter dar, wie dies für Hoden- und Nierentumoren sowie für osteogene und Weichteilsarkome gilt, sind die Ergebnisse nach Lungenmetastasenresektion besser. Aufgrund des häufigeren Primärbefalls der Leber liegt die 5-Jahres-Überlebenszeit bei gastrointestinalen Tumoren deutlich unter 30%. Für das Speiseröhren- und Magenkarzinom gilt heute, daß das Auftreten von Lungenmetastasen eine inkurable systemische Tumorausbreitung anzeigt. Eine Resektion ist daher kaum indiziert [24]. Die ungünstigste Prognose hat das maligne Melanom. Die durchschnittliche Überle-

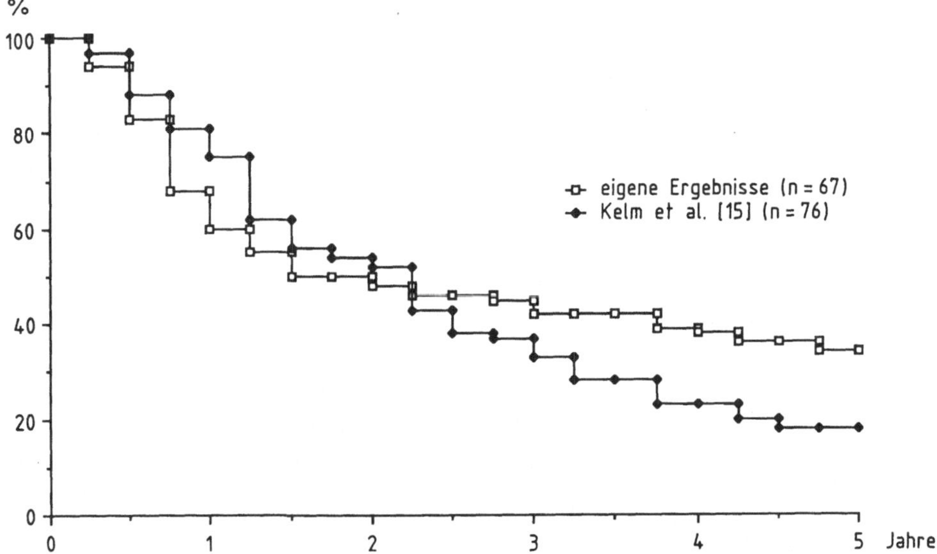

Abb. 5. Überlebenskurven nach Resektion von Lungenmetastasen, berechnet nach Kaplan u. Meier [14]

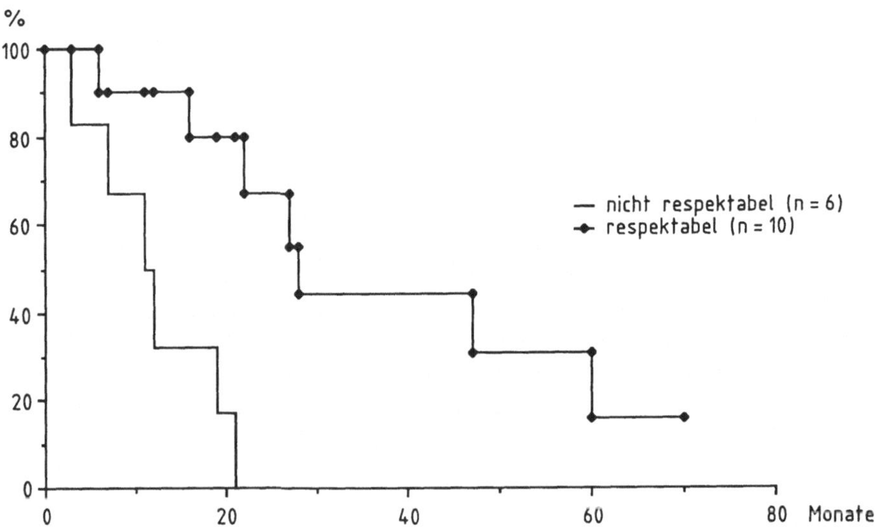

Abb. 6. Überlebenskurven bei Lungenmetastasen bei Ewing-Sarkom, berechnet nach Kaplan u. Meier [14]. (Nach [16])

benszeit liegt um 11 Monate [2, 3]. Die Kliniksletalität nach Resektion pulmonaler Metastasen ist niedrig; sie wird mit 0-3,3% angegeben [19, 20, 26, 28].

10.3.8 Schlußfolgerungen

Bei Betrachtung der 5-Jahres-Überlebensraten nach Resektion von Lungenmetastasen mit dem Spontanverlauf pulmonal metastasierter Geschwülste zeigt sich ein besseres Ergebnis nach chirurgischer Therapie (s. Abb. 6). Allerdings fehlt der prospektive randomisierte Vergleich. Die Resektion ist heute dennoch fester Bestandteil des meist palliativen onkologischen Therapiekonzepts. Sie ist an die Erfüllung bestimmter Voraussetzungen gebunden. Hier kann die Kombination der verschiedenen Kriterien eine Entscheidungshilfe sein. Wegen der geringen funktionellen Beeinträchtigung sind parenchymsparende Resektionen die Therapie der Wahl. Ausgedehnte Eingriffe sind nur in Ausnahmefällen angezeigt, wenn durch sie eine deutliche Verbesserung der Therapiechancen onkologisch-konservativer Behandlungsmodalitäten zu erwarten ist. Die Aufnahme der Patienten in ein standardisiertes Nachsorgeschema ist unumgänglich, da nur durch exakt erfaßte, große Kollektive der tatsächliche Wert dieser Behandlung eines Tages wird endgültig beurteilt werden können. Um den palliativen Nutzen der Lungenmetastasenresektion erkennen zu können, müssen vor allem Kriterien der Lebensqualität erarbeitet und in die Nachsorgeschemata integriert werden.

Literatur

1. Baum ES, Fickenscher L, Nachman JB, Idriss F (1981) Pulmonary resection and chemotherapy for metastatic alveolar soft-part sarcoma. Cancer 47: 1946-1948
2. Beattie EJ (1984) Surgical treatment of pulmonary metastases. Cancer 54: 2729-2731
3. Cahan WG (1973) Excision of melanoma metastases to lung: Problems in diagnosis and management. Ann Surg 12: 703-709
4. Chevalier KT, Rouesse J, Lemoine G, Baldeyrou P, Pejovic MH, Arriagada R (1982) Traitement chirurgical des métastases pulmonaires de l'adulte. Nouv Presse Med 11: 995-997
5. van Dongen RMJA, Hart AM, Jonk A, Postuma HS, Vos A, van Zandwijk N (1986) Resection of pulmonary metastases - Results, prognostic factors, reappraisal of selection criteria. Thorac Cardiovasc Surg 34: 140-142
6. Drings P (1987) Die Therapie von Lungenmetastasen im interdisziplinären Konzept. Dtsch Ärztebl 84: 237-239
7. Einhorn LH (1980) Aggressive surgical management of testicular carcinoma metastatic to lungs and mediastinum. Ann Thorac Surg 30: 224-229
8. Flye MW, Woltering G, Rosenberg StA (1984) Aggressive pulmonary resection for metastatic osteogenic and soft tissue sarcomas. Ann Thorac Surg 37: 123-127
9. Gall FP, Mühe E, Angermann B (1979) Chirurgische Behandlung von Lungenmetastasen. Dtsch Med Wochenschr 104: 835-837
10. Giritzky AS, Etcubanas E, Mark JBD (1978) Pulmonary resection in children with metastatic osteogenic sarcoma. J Thorac Cardiovasc Surg 75: 354-362
11. Javadpour N (1984) Cancer of the kidney. Thieme, Stuttgart New York
12. Johnson WR, Katrivessis H (1987) Lung recurrence after curative surgery for colorectal carcinoma. Dis Colon Rectum 30: 417-419
13. Joseph WL, Morton DL, Adkins PC (1971) Prognostic significance of tumor doubling time in evaluating operability in pulmonary metastatic disease. J. Thorac Cardiovasc Surg 61: 23 - 32

14. Kaplan EL, Meier P (1958) Non-parametric estimation from incomplete observation. J Am Statist Ass 53: 457-481
15. Kelm C, Achatzy R, Wahlers B, Wörn H, Kunze WP (1988) Chirurgie von Lungenmetastasen. Thorac Cardiovasc Surg 36: 118 - 121
16. Lanza AL, Miser JS, Pass HI, Roth JA (1987) The role of resection in the treatment of pulmonary metastases from Ewing's sarcoma. J Thorac Cardiovasc Surg 94: 181-187
17. Mansell JK, Zinsmeister AR, Pairolero PC, Jett JR (1986) Pulmonary resection for metastatic colorectal adenocarcinoma. Chest 89: 109-112
18. McCormack PM, Martini N (1979) The changing role of surgery for pulmonary metastases. Ann Thorac Surg 28: 139-145
19. Meyer WH, Schell M, Mahesh Kumar AP, Rao BN, Green AA, Champion J, Pratt ChB (1987) Thoracotomy for pulmonary metastatic osteosarcoma. Cancer 59: 374-379
20. Mountain CF, McMurtrey MJ, Hermes KE (1984) Surgery for pulmonary metastases: A 20-year experience. Ann Thorac Surg 38: 323-330
21. Patterson GA, Todd TRJ, Ilves R, Pearson FG, Cooper JD (1982) Surgical management of pulmonary metastases. Can J Surg 25: 102-105
22. Putnam JB, Roth JA, Wesley MN, Johnston MR, Rosenberg StA (1984) Analysis of prognostic factors in patients undergoing resection of pulmonary metastases from soft-tissue sarcomas. J Thorac Cardiovasc Surg 87: 260-268
23. Rizzoni WE, Pass HI, Wesley MN, Rosenberg StA, Roth JA (1986) Resection of recurrent pulmonary metastases in patients with soft-tissue sarcomas. Arch Surg 121: 1248-1252
24. Rosenberg StA (1987) Surgical treatment of metastatic cancer. Lippincott, Philadelphia
25. Shepherd MP (1982) Thoracic metastases. Thorax 37: 366 - 370
26. Swoboda L, Toomes H (1987) Ergebnisse nach operativer Entfernung von Lungenmetastasen. Schweiz Med Wochenschr 117 [Suppl 21]: 23
27. Toomes H, Manke H-G, Vogt-Moykopf I, Drings P (1981) Eingriffe in Lungenmetastasen. Chirurgie 52: 21-24
28. Vogt-Moykopf J, Meyer G, Merkle NM, Langsdorf M (1986) Late results of surgical treatment of pulmonary metastases. Thorac Cardiovasc Surg 34: 143-148
29. Wilking N, Petrelli NJ, Herrera L, Regal A-M, Mittelmann A (1985) Surgical resection of pulmonary metastases from colorectal adenocarcinoma. Dis Colon Rectum 28: 562-564

11 Tumoren der Brustwand, des Brustfells und des Zwerchfells

H. PICHLMAIER, M. WALTER

11.1 Befund

Maligne Tumoren der Thoraxwand, der Pleura und des Zwerchfells sind selten. Wesentlich häufiger ist die lokale Infiltration durch bösartige Geschwülste der angrenzenden Organe oder eine Beteiligung im Stadium der Metastasierung [8-10, 14].

11.1.1 Brustwand

Zu den bösartigen Geschwülsten der Brustwand gehören neben primären Knochentumoren wesentlich häufiger Metastasen der knöchernen Thoraxwand. Unter den Primärtumoren führen Fibrosarkome, Chondrosarkome und osteogene Sarkome, während Ewing-Sarkome selten sind [3]. Bösartige Weichteilgeschwülste der Brustwand sind beschrieben. Bei ossären Metastasen kommen in erster Linie Tumoren der Lunge, Mamma, Prostata und des Genitales als Ursprungsort in Frage [10-13].

11.1.2 Brustfell

Das maligne Pleuramesotheliom ist selten. Es kann in allen serös ausgekleideten Körperhöhlen auftreten. Die Inzidenz liegt derzeit bei 0,2 Erkrankungsfällen pro 100 000 Einwohnern [1, 5]. Die Pleura ist 2-3mal häufiger Sitz eines Tumors als das Peritoneum. Nur 1% aller malignen Mesotheliome ist im Perikard lokalisiert. Während das wesentlich seltenere lokalisierte Pleuramesotheliom meist von der viszeralen Pleura ausgeht, hat die diffuse maligne Form ihren Ursprung überwiegend von der parietalen Pleura. Der Häufigkeitsgipfel liegt zwischen dem 50. und 70. Lebensjahr, wobei Männer wesentlich öfter als Frauen betroffen sind [13].

Im Stadium der Metastasierung maligner Tumoren kann eine Pleuritis carcinomatosa vorliegen und zu Verwechselungen Anlaß geben.

11.1.3 Zwerchfell

Angaben zu malignen Primärtumoren des Zwerchfells sind äußerst spärlich. Eine Infiltration des Diaphragmas ist jedoch sowohl durch intrathorakale als auch durch intraabdominelle Geschwülste und Rumpfwandtumoren möglich.

11.2 Symptomatik

11.2.1 Brustwand

Die Symptomatik der bösartigen Brustwandgeschwülste ist uncharakteristisch. Trotz oft eindrucksvoller Ausdehnung bleiben diese Tumoren häufig lange stumm. Manchmal kündigen sie sich durch rheumatoide und bewegungsabhängige Schmerzen an. Wächst der Tumor ausschließlich nach innen, so wird die Diagnose oft nur zufällig gestellt [13]. Je nach Lokalisation, Infiltration und Größe der Geschwulst führt dies zu Schmerzen - oft atemabhängig - und Dyspnoe. Exulzerierende Tumoren werden heute selten beobachtet [12].

11.2.2 Brustfell

Frühsymptome bei Pleuramalignomen fehlen. Im Vordergrund steht fast immer die Symptomatik eines therapieresistenten einseitigen Pleuraergusses. Im fortgeschrittenen Stadium treten Pleuraschmerzen und Interkostalneuralgien, begleitet von Kurzatmigkeit, Fieber und Gewichtsverlust, auf. Die Pleurapunktion zur zytologischen Untersuchung führt nur selten zur Diagnose. Bei den meisten Patienten ist daher eine Thorakoskopie oder die Probethorakotomie mit ausgiebiger Biopsie zur Sicherung der Diagnose erforderlich [1, 4, 7, 15].

11.2.3 Zwerchfell

Bei Befall des Zwerchfells durch einen malignen Tumor fehlt häufig die Symptomatik. Gelegentlich wird über in die Schulter ausstrahlende Schmerzen geklagt. Das klinische Bild wird bestimmt von Art, Ausdehnung und Nachbarschaftssymptomen des Primärtumors bzw. vom Stadium der Tumorerkrankung.

11.3 Behandlungsziele

11.3.1 Brustwand

Ziel der Behandlung ist die Beseitigung der Geschwulst, wo dies nicht möglich ist, die Behandlung der Symptomatik und die Verlängerung oder Verbesserung des Lebens. Hierbei stehen die Wiederherstellung einer adäquaten pulmonalen Kapazität, die Beseitigung von Neuralgien und die Entfernung exulzerierender Tumoren, die den Patienten sozial beeinträchtigen, im Vordergrund. Dies gilt auch dann, wenn eine Verlängerung der Überlebenszeit nicht erwartet werden kann. Nach ausgedehnten Brustwandresektionen (Rippen - Sternum) muß eine funktionelle Rekonstruktion erfolgen, um eine ausreichende Atemfähigkeit (Vermeidung von Pendelatmung) zu gewährleisten [2, 6].

11.3.2 Brustfell

Die Beseitigung rezidivierender Pleuraergüsse mit eingeschränkter Ventilation sowie die wenigstens zeitweise Erleichterung der Schmerzen stehen im Vordergrund der palliativen Therapie. Solange eine Pleuropneumektomie funktionell und anatomisch möglich ist, erscheint ihre Durchführung gerechtfertigt. So gut wie immer erweist sie sich als palliativ.

11.4 Indikation

11.4.1 Brustwand

Die Indikation zu palliativ-chirurgischen Maßnahmen bei malignen Tumoren der Thoraxwand ist stets gegeben, wenn die Begleitsymptomatik wie Schmerzen und Dyspnoe durch den chirurgischen Eingriff beseitigt oder verringert werden kann und andere nichtoperative Therapieformen fehlen. Exulzerierende Brustwandtumoren sollten zur Symptomkontrolle entfernt werden. Nicht angezeigt sind ausgedehnte Resektionen bei Thoraxwandmetastasen eines fortgeschrittenen inkurablen Tumors.

11.4.2 Brustfell

Die palliative Pleurektomie - ggf. beidseitig - ist fragwürdig. Bei rezidivierendem, gelegentlich hämorrhagischem Pleuraerguß kann sie ausnahmsweise durchgeführt werden. Kontraindiziert sind palliative Resektionen, wenn eine Verbesserung des Allgemeinzustands nicht erwartet werden kann oder die Resektion mit einem individuell zu hohen Operationsrisiko verbunden ist. Häufig ist eine palliative Symptomkontrolle vorzuziehen.

11.5 Methoden

11.5.1 Brustwand

Grundprinzip der chirurgischen Palliation ist die möglichst vollständige Resektion des Tumors. Wird der durch die Operation entstandene Defekt von der Skapula bedeckt, so sind stabilisierende Rekonstruktionen der Thoraxwand in der Regel nicht erforderlich [11, 13]. Im Gegensatz dazu ist bei entsprechender Ausdehnung die Wiederherstellung der ventralen und lateralen Brustwand zur Vermeidung einer paradoxen Atmung und aus kosmetischen Gründen notwendig. Durch die Verwendung verschiedener synthetischer Materialien (nicht resorbierbares Kunststoffnetz, Metallstabilisatoren etc.) kann in Verbindung mit plastisch-rekonstruktiven Maßnahmen wie Haut-Muskel-Plastiken und dem freien mikrovaskulären Gewebetransfer fast immer eine ausreichende Stabilität erreicht werden. Dies gilt auch für frontale, mittelständige Defekte nach kompletter Resektion des Sternums unter Mitnahme der Sternoklavikulargelenke [6, 10]. An die palliative Resektion von Fibro- und Osteosarkomen wird eine Chemotherapie angeschlossen, beim Ewing-Sarkom wird die postoperative Strahlentherapie empfohlen [8].

11.5.2 Brustfell

Die Meinungen über die bestmögliche Therapie des malignen Pleuramesothelioms sind kontrovers. Die geringen Fallzahlen und die bei vielen Einzelbeobachtungen fehlende Bestimmung der Tumorausbreitung machen Vergleiche unmöglich. Zur Therapieentscheidung hat sich die Stadieneinteilung nach Butchard bewährt [13] (Tabelle 1).

Im Stadium I ist die Operation mit kurativen Ziel angezeigt. Sie umfaßt die Resektion der gesamten Pleura, ggf. als Pleuropneumektomie die Entfernung der Lunge, des ipsilateralen Perikards und des Zwerchfells. In den Stadien II und III muß die Indikation zur Operation im Einzelfall gestellt werden. Sie kann als palliative Pleurektomie (Debulking-Operation) angezeigt sein und wird mit einer Radio- und Chemotherapie kombiniert. Bei allgemeiner Inoperabilität des Patienten ist evtl. eine palliative Bestrahlung möglich. Die Nähe der Speiseröhre, des Rückenmarks, des Herzens und die zu erwartende Strahlenfibrose der Lunge limitieren jedoch diese Behandlung. Die intrapleurale Gabe von radioaktiven Substanzen oder Chemotherapeutika wie Mitoxantron-HCl (Novantron): 20–30 mg; ^{90}Y-Silikat: 50–75 µCi, kommt als palliatives Verfahren zur Behandlung des Ergusses zur Anwendung. Sie setzt jedoch einen intakten Pleuraspalt mit guter Verteilungsmöglichkeit der Substanzen voraus und ist daher nur begrenzt anwendbar [8].

Eine Monochemotherapie mit Doxorubicin wird als Möglichkeit angegeben und soll zu temporären Remissionen führen. Eine Verbesserung der Ansprechrate durch Kombination mit anderen Mitteln konnte bisher nicht nachgewiesen werden [7, 15].

11.5.3 Zwerchfell

Abhängig vom Ausgangspunkt des Tumors wird ein transthorakaler oder abdominaler Zugang gewählt. Erlaubt die Ausdehnung des resezierten Zwerchfellanteils

Tabelle 1. Stadieneinteilung bei malignem Pleuramesotheliom nach Butchard

Stadium I:	Tumor auf Pleura einer Seite beschränkt und/oder ipsilateraler Befall der Lunge, des Perikards oder des Zwerchfells
Stadium II:	Tumorbefall der Brustwand oder Befall von Ösophagus und Herz und/oder Lymphknotenbefall innerhalb des Brustkorbs
Stadium III:	Tumorinfiltration durch das Zwerchfell mit Übergreifen auf das Peritoneum und/oder Befall der kontralateralen Pleura und/oder Lymphknotenbefall außerhalb des Thorax
Stadium IV:	Hämatogene Fernmetastasierung

keine primäre Naht, so ist der Einsatz autogenen oder synthetischen Materials möglich. Wir bevorzugen hierzu lyophiliserte Dura oder nichtresorbierbares synthetisches Netz (z. B. Marlex).

11.6 Ergebnisse

11.6.1 Brustwand

Die Prognose maligner Thoraxwandgeschwülste ist ungünstig. Durch die Tumorverkleinerung kann jedoch beim Vorliegen eines Sarkoms die Ausgangssituation für eine weiterführende Chemotherapie - im Falle des Ewing-Sarkoms kombiniert mit einer postoperativen Bestrahlung - verbessert werden [11]. Bei metastatischem Thoraxwandbefall kann die umschriebene Resektion das Allgemeinbefinden des Patienten durch die Beseitigung quälender Symptome temporär verbessern. Aufgrund der geringen Fallzahl und des inhomogenen Krankenguts fehlen verbindliche Angaben zur Überlebenszeit.

11.6.2 Brustfell

Die durchschnittliche Überlebenszeit nach Feststellung eines malignen Pleuramesothelioms liegt zwischen 2 und 12 Monaten [4, 7, 8]. Nach „radikaler" Pleuropneumektomie im Stadium I können 5-Jahres-Überlebensraten um 10% erwartet werden [4]. Hierbei ist allerdings zu berücksichtigen, daß die Operationsletalität dieses Eingriffs um bis zu 20% liegt [1, 7]. Durch die palliative Pleurektomie beim Pleuramesotheliom in den Stadien II - IV und bei Vorliegen einer Pleuritis carcinomatosa bei extrathorakalem Primärtumor (z. B. Mammakarzinom) können die rezidivierenden Ergüsse verhindert werden. Wir befürworten eine palliative Resektion bei Pleuritis carcinomatosa jedoch nur unter der Voraussetzung, daß der Primärtumor unter Kontrolle oder bereits entfernt ist und weitere Tumormanifestationen fehlen. Durch die palliative parietale Pleurektomie werden im Einzelfall die Bedingungen für eine weiterführende hormonale oder zytostatische Therapie verbessert. Durch die Kombination palliativ-chirurgischer Maßnahmen, intra- und postoperativer Strahlentherapie und Polychemotherapie kann die durchschnittliche Überlebenszeit geringgradig verlängert werden [8].

11.6.3 Zwerchfell

Ergebnismitteilungen nach palliativer Zwerchfellresektion fehlen.

11.7 Schlußfolgerungen

Durch die palliative Resektion primärer und sekundärer Brustwandgeschwülste können das subjektive Befinden und die Lebensqualität des Patienten zeitweilig beeinflußt werden. Die Tumorverkleinerung soll eine günstigere Ausgangssituation für eine adjuvante Strahlen- oder Chemotherapie schaffen. Die Resektion exulzerierender Tumoren verbessert die soziale Situation des Kranken. Für die Resektion bösartiger Brustfellgeschwülste gilt, daß die den Patienten am meisten belastenden Pleuraergüsse damit gelegentlich beseitigt werden können.

Literatur

1. Antman KH (1980) Current concepts: malignant mesothelioma. N Engl J Med 303: 200-202
2. Arnold PG, Pairolero PC (1979) Use of pectoralis major muscle flaps to repair defects of anterior chest wall. Plast Reconstr Surg 63: 205-211
3. Brand T, Hatch EJ, Schaller RT, Stevenson JK, Arensman RM, Schwartz MZ (1986) Surgical management of the infant with mesenchymal hemartoma of the chest wall. J Pediatr Surg 21: 556-558
4. Butchard EG, Ashcroft T, Barnsley WC, Hoden MP (1981) The role of surgery in diffuse malignant mesothelioma of the pleura. Semin Oncol 8: 321-328
5. Dalouen P, Dabbert AF, Hinz J (1969) Zur Epidermiologie des Pleuramesothelioms. Prax Klin Pneumol 23: 547-558
6. Jurkiewicz MJ, Arnold PG (1973) The omentum: an account of its use in the reconstruction of the chest wall. Ann Surg 185: 548 - 553
7. Lohr J, Klippe HJ, Kroeger C (1981) Chirurgische Behandlung des Pleuramesothelioms. Gegenwärtige kurative und palliative Möglichkeiten, Prax Klin Pneumol 35: 394-399
8. Maassen W, Greschuchna D (1981) Die operative Behandlung und deren Fortschritte bei intrathorakalen Tumoren. Prax Klin Pneumol 35: 869-876
9. Paone JE, Spees EK, Newston CG, Lillemoe KD, Kieffer RF, Gadacz TR (1982) An appraisal of en-bloc resection of peripheral bronchogenic carcinoma involving the thoracic wall. Chest 21: 203 - 207
10. Ramming KP, Holmes EC, Zarem HA, Lesavoy MA, Morton DL (1982) Surgical management and reconstruction of extensive chest wall malignancies. Ann J Surg 144: 146-149
11. Roux BT le, Shama DM (1983) Resection of tumors of the chest wall. Year Book, New York
12. Sando W, Jurkiewicz MJ (1986) An approach to repair of radiation necrosis of chest wall and mammary gland. World J Surg 10: 206-219
13. Schwartz SJ, Shires GT, Spencer FC, Storer EH (1985) Principles of surgery, 4th edn. McGraw-Hill, New York, pp 647 - 660
14. Wal HJCM van de, Lacquet LK, Jongerius CM (1984) Chest wall resection for bronchogenic carcinoma. Thoracy cardiovasc surg 32: 170-173
15. Zwintz E (1980) Die chirurgische Problematik diffuser Malignome der Pleura In: Denk W, Karrer K, Pridun N (Hrsg) Aktuelle chirurgische Onkologie, Bd. 1. Pharmazeutische Verlagsgesellschaft, Wien, S340

12 Mammakarzinome

G. SPILKER, D. EBERHARD

12.1 Allgemeines

Das fortgeschrittene Mammakarzinom ist dann als inkurabel anzusehen, wenn Nachbarstrukturen befallen sind und eine lymphogene, hämatogene Metastasierung vorliegt. Es stellt somit ein komplexes Krankheitsbild dar und erfordert ein spezifisches, individuell abgestimmtes Therapiekonzept. Der Wert einer palliativen Behandlung wird beurteilt nach der Letalität, der posttherapeutischen Morbidität, der Dauer der Hospitalisierung, der Lebensverlängerung und der allgemeinen Lebensqualität. Die Beurteilung der allgemeinen Lebensqualität bereitet besondere Schwierigkeiten.

Tabelle 1. TNM-Klassifizierung maligner Tumoren. (Nach [60])

T - Primärtumor

TX: Primärtumor kann nicht beurteilt werden
T0: Kein Anhalt für einen Primärtumor
Tis: Carcinoma in situ: intraduktales Carcinoma oder lobuläres Carcinoma in situ, Paget-Krankheit der Mamille ohne nachweisbaren Tumor
T1: Tumor ≤ 2 cm
  T1a: ≤ 0,5 cm, aber nicht > 1 cm
  T1b: > 0,5 cm, aber nicht > 1 cm
  T1c: > 1 cm, aber nicht > 2 cm
T2: Tumor > 2 cm, aber nicht > 5 cm
T3: Tumor > 5 cm in größter Ausdehnung
T4: Tumor jeglicher Größe mit direkter Ausdehnung auf Brustwand oder Haut
  T4a: Mit Ausdehnung auf die Brustwand
  T4b: Mit Ödem (einschließlich Apfelsinenhaut), Ulzerationen der Brusthaut oder Satellitenmetastasen der Haut der gleichen Brust
  T4c: Kriterien 4a und 4b gemeinsam
  T4d: Entzündliches Karzinom

N - Regionäre Lymphknoten

NX: Regionäre Lymphknoten können nicht beurteilt werden
N0: Keine regionären Lymphknotenmetastasen
N1: Metastasen in beweglichen ipsilateralen axillären Lymphknoten

M - Fernmetastasen

M0: Keine Fernmetastasen
M1: Fernmetastasen

Tabelle 2. Tumor-Grading. (Nach [60])

Grading	Malignitätsgrad
GX:	Differenzierungsgrad kann nicht bestimmt werden
G1:	Gut differenziert
G2:	Mäßig differenziert
G3:	Schlecht differenziert
G4:	Undifferenziert

12.2 Befund

Als inkurabel gilt jedes Mammakarzinom des T4-, N3- oder M1-Stadiums (Tabellen 1, 2) [37, 50, 61].

In Hinblick auf Therapieplanung und Prognose hat eine nichtmorphologische *Subklassifizierung* durch die Bestimmung der Hormonrezeptoren größte Bedeutung.

Steroidrezeptoren sind zelluläre Proteine, die streng spezifisch einzelne Steroidhormone binden und die Voraussetzung für die Antwort der Zelle auf ein hormonelles Signal sind. Es wird eine quantitative Bestimmung gefordert. Bei Werten von mehr als 10 fmol sind der Östrogen- oder der Progesteronrezeptor positiv (ER+; PgR+) [7, 24, 36, 37–39, 42, 44, 49].

12.3 Pathologie, Metastasierung

12.3.1 Pathologie

Aus der Vielfalt der Erscheinungsformen sind 2 für die Prognose relevante Karzinomtypen am häufigsten.

1. Das lobuläre Karzinom. Es ist häufig multizentrisch und bilateral (25%). Das invasive lobuläre Karzinom ist der klassische Typ des szirrhösen, wenig polymorphkernigen Karzinoms.

2. Das duktale Kazinom. Hierzu zählt man:

- NOS-Formen (not otherwise specified),
- das medulläre Karzinom mit lymphoidzelliger Infiltration,
- das muzinöse Karzinom,
- Formen mit besonderer klinischer Manifestation wie die Paget-Krankheit der Mamille und das inflammatorische Karzinom (dermale lymphatische Karzinomatose) [37].

12.3.2 Metastasierung

Neben der Untersuchung der allgemeinen Operabilität sollten Leitsymptome, welche auf eine systemische Metastasierung deuten, abgeklärt werden (Tabellen 3, 4).

Eine Metastasierung findet beim Mammakarzinom sowohl über den Blut- als auch über den Lymphweg sehr früh statt. Lymphknoten dienen nicht als Barriere bzw. Filterstation, sondern sind in ihrer Wertigkeit als Zielorgan für Metastasen anderen Organen gleichzusetzen. Dementsprechend ist nach den Gesetzen der Tumorkaskade die Radikalität bei der Axilladissektion nicht vordringlich.

Die lymphogene Metastasierung folgt in Abhängigkeit vom Sitz des Primärtumors einer regelhaften Sequenz der verschiedenen nachgeschalteten, anatomisch definierten Gruppen.

Tabelle 3. Symptome, die auf Metastasen hinweisen und eine sofortige Abklärung fordern. (Nach [31, 55, 57])

CEA-, AP-, γ-GT, Prolaktinanstieg
Anämie
Rückenschmerzen, rheumatische Beschwerden
Parästhesien und andere neurologische Störungen (oft nur temporär)
Kopfschmerzen
Diabetes insipidus (bei HHL-Metastasen)
Doppelbilder, Schwindel
Symptomatische Epilepsie (bei diffuser Karzinose der Leptomeningen)
Wesensveränderungen
Zunahme des Halsumfangs
Sprachstörungen
Heiserkeit (Rekurrenzsparese)
Leistungsknick
Zunahme des Bauchumfangs (Hepatosplenomegalie, Aszites)
Verschlußikterus
Verstärkte Venenzeichnung im Bereich des ventralen Stamms
Lokale Hautrötungen
Spannungen in der kontralateralen Brust
Dyspnoe, Tachykardie etc.

Tabelle 4. Kriterien der lokalen Inoperabilität beim Mammakarzinom

1. Ausgedehntes Ödem der Brusthaut
2. Hautabsiedlungen
3. Inflammatorisches Karzinom
4. Parasternale Tumorknoten
5. Supraklavikuläre Metastasen
6. Armödem
7. Fernmetastasen
8. Zwei oder mehrere klinische Zeichen fortgeschrittenen Wachstums:
   - Hautulzerationen
   - Hautödem
   - Fixierung der axillären Lymphknoten
   - Axilläre Lymphknoten > 2,5 cm
   - Tumorinfiltration der Thoraxwand

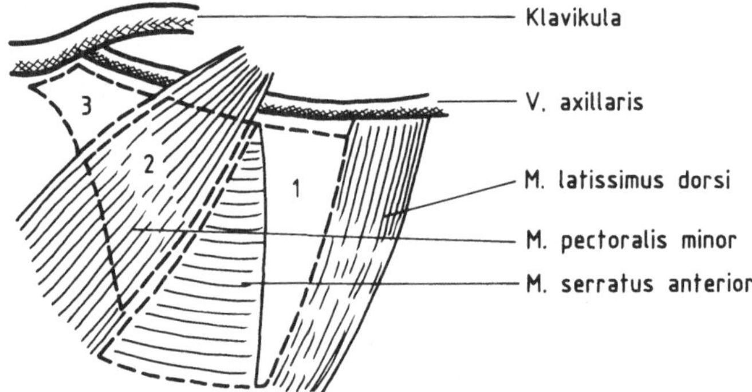

Abb. 1. Die 3 Lymphknotenetagen der Axilla (*Level 1* Lymphknoten lateral und kaudal des M. pectoralis minor, *Level 2* Lymphknoten hinter dem M. pectoralis minor und die sog. Rotter-Gruppe, *Level 3* Lymphknoten medial und oberhalb des M. pectoralis minor)

Tabelle 5. Frequenz und Verteilung hämatogener Metastasen beim Mammakarzinom

Hämatogene Metastasen in	Frequenz [%]
Lungen	63
Skelett	58
Leber	51
Pleura	44
Nebennieren	31
Haut	20
Peritoneum	17
Ovarien	13
Nieren	13
Pankreas	10
Hirn	20

Die Einteilung der regionalen Lymphknoten erfolgt in 3 Etagen (Abb. 1) [37].

Die hämatogene Metastasierung, die der lymphogenen vorauseilt, erfolgt über die Stufen Einschwemmung, Transport (Embolisation) und Implantation (Wachstum in anderen Organen).

Zentrale Bedeutung hat die Lunge. Durch kontinuierliche Ausbreitung kann die Pleura pulmonalis, durch Abklatschmetastasen die Pleura parietalis einbezogen werden.

Über die pulmonale Schaltstelle erfolgt die Metastasierung in andere Organe (Tabelle 5) [50, 61].

12.4 Behandlungsziele

Die palliative chirurgische Therapie stellt definitionsgemäß einen lindernden Eingriff zur Beseitigung bestimmter Symptome dar und dient nicht der Heilung der

Tabelle 6. Plastisch-chirurgische Defektdeckung beim Mammakarzinom

Lappenthypus	Beispiele
1. Fasziokutaner Lappen	Thorakoepigastrischer Lappen
	Vertikaler abdominaler fasziokutaner Lappen
2. Muskellappen	M. latissimus dorsi (mit Spalthaut)
3. Kombinierter Haut-Muskel-Lappen	M. latissimus dorsi (myokutaner Insellappen)
	M. latissimus dorsi (Transpositionslappen)
	M. rectus abdominis (kranial/kontralateral)
	M. rectus abdominis (kaudal/transverse rectus abdominal myocutaneous flap, TRAM vertical rectus abdominal myocutaneous flap, VRAM)
4. Freier Gewebetransfer	M. latissimus dorsi
	M. rectus abdominis (TRAM)
5. Sonstige	Omentum majus (Spalthaut)

Tabelle 7. Möglichkeiten zur Palliativtherapie beim Mammakarzinom

Resektion
- Radikal
- Erweitert
- Limitiert

Hormontherapie
Chemotherapie
Strahlentherapie
Symptomatische Therapie
- Metastasenchirurgie
- Lokalrezidiv

Grundkrankheit. Beim lokal fortgeschrittenen, nicht mehr kurablen Mammakarzinom finden sich häufig exulzerierte, infizierte und somit übelriechende, manchmal blutende und schmerzhafte Tumoren, die aus hygienischen, pflegerischen und psychologischen Gründen exzidiert werden müssen [26]. Zur Deckung der dabei entstehenden, oft ausgedehnten Gewebsdefekte stehen verschiedene plastisch-chirurgische Techniken zur Verfügung (Tabelle 6) [9, 11, 12, 18, 22, 40, 43, 54, 56].

12.5 Methoden

Das Instrumentarium der palliativen Therapie besteht aus sich ergänzenden chirurgischen, radiologischen und onkologischen Maßnahmen sowie einer adjuvanten symptomatischen Therapie (Tabelle 7).

Bei der Behandlung des Stadiums IV des Mammakarzinoms spielt der chirurgische Eingriff im Vergleich zur systemischen Hormon- und/oder Chemotherapie eine untergeordnete Rolle.

12.5.1 Palliative Resektion

Beim lokal weniger fortgeschrittenen Mammakarzinom stehen, sei es zur Gewinnung von Hormonrezeptoren oder zur Beseitigung drohender penetrierender oder perforierender Tumormassen, folgende Methoden zur Verfügung (Tabelle 8) [7, 11, 16, 48, 54, 56, 62].

12.5.2 Hormontherapie

Östrogenpositiv sind 60-70% aller Mammakarzinome. Davon sind zusätzlich noch etwa $^2/_3$ progesteronpositiv. Von den rezeptorpositiven Mammakarzinomen sprechen rund 60% auf hormonelle Maßnahmen an (Tabelle 9) [44].

Bei unbehandeltem Primärkarzinom und nachgewiesener Fernmetastasierung muß die Forderung gestellt werden, entweder durch Probeexzision oder durch ausgedehntere chirurgische Verfahren karzinomatöses Gewebe zur Rezeptoranalyse zu gewinnen.

Ist der Tumor ER+, so ist die Verabreichung des Antiöstrogens Tamoxifen die Therapie der Wahl. Die Nebenwirkungsrate ist gering, und die Chance auf eine längerwährende Remission ist größer als bei anderen therapeutischen Verfahren.

Tabelle 8. Möglichkeiten der chirurgischen Primärtherapie beim fortgeschrittenen Mammakarzinom

Methode	Synonyma	Entfernung von
Tumorexstirpation Lumpektomie	Tumorektomie Tylektomie	Tumor Tumor mit Sicherheitsabstand von 3 cm, evtl. mit Haut
Segmentale Mastektomie	Quadrantektomie Partielle Mastektomie	Ein Viertel oder Ein Drittel der Brust samt dem bedeckenden Hautmantel und der darunter liegenden Pektoralisfaszie, evtl. mit Ausräumung der 1. regionären Lymphknotenetage
Einfache Mastektomie Modifizierte radikale Mastektomie	Adenomammektomie	Drüse, einschließlich Haut und Mamille, ggf. mit Muskulatur
Alternative: Kryolumpektomie - nach Gefrieren auf −18°C wird der Tumor exstirpiert.		

Tabelle 9. Östrogenrezeptoren und Antwort auf endokrine Therapie. (Nach [44])

Gruppe	Ansprechrate [%]
ER+	57
ER−	8
Unselektiert	30

Indikation

Bei prämenopausalen Patientinnen wurde als erster Therapieschritt die Ovarektomie und als Alternative dazu die Tamoxifentherapie empfohlen. Die Tamoxifentherapie ist der Ovarektomie nachweislich nicht unterlegen, so daß in jüngerer Zeit auch bei prämenopausalen Patientinnen zugunsten der Antiöstrogentherapie auf eine Ovarektomie verzichtet wird. Hiermit hat die Differenzierung in prä- und postmenopausal wohl prognostische, nicht aber behandlungsstrategische Bedeutung.

Bei *viszeraler Metastasierung oder rasch progredientem* Verlauf wird initial evtl. eine Kombination aus Hormon- und Chemotherapie verabreicht.

Nach Ansprechen auf eine Hormontherapie und erneuter Progredienz können als weitere Therapieschritte hochdosiert Gestagene oder Aminoglutethimide verabreicht werden.

Bei fehlender Remission auf die initiale Hormontherapie wird auf eine Chemotherapie übergegangen.

Bei Patientinnen mit *unbekanntem Hormonrezeptorstatus* sollte in Betracht gezogen werden, daß 60–70% der Mammakarzinome ER+ sind. In einem Kollektiv von ausschließlich ossären Metastasen (insbesondere osteoplastische) ist man davon ausgegangen, daß die Mehrzahl der Karzinome rezeptorpositiv ist. Ein Therapieversuch mit Hormonen ist somit gerechtfertigt.

Ein *rezidivfreies Intervall von mehr als 2 Jahren* spricht für einen rezeptorpositiven Tumor (v.a. bei postmenopausalen Patientinnen).

Bei *rein ossären Metastasen* ist nach neueren Studien häufig die Therapie mit hochdosierten Gestagenen oder Aminoglutethimid wirkungsvoller als jene mit Tamoxifen.

Bei rezeptorpositiven Patientinnen mit ausschließlich pulmonalen Herden scheint die Therapie mit HD-MPA (Medroxyprogesteronazetat in hoher Dosierung) wirksamer zu sein als jene mit dem Aromatasehemmer Aminoglutethimid.

Bei *unklarem Rezeptorbefund* kann in spezifischen Fällen der Versuch gemacht werden, aus dem alten Tumorgewebe die *Lektinrezeptoren* zu bestimmen. Dadurch lassen sich Rückschlüsse auf das endokrine Ansprechen des Tumors ziehen.

Der Nachweis von *Aromatase* im Tumorgewebe läßt vor allem bei positivem Hormonrezeptorstatus einen Therapieerfolg auf Aminoglutethimid erwarten (häufig bei ossär metastasierenden Karzinomen bei postmenopausalen Frauen) [6, 14, 24, 27, 35, 37, 45, 51].

Hormonpräparate

1. Nichtsteroidale Antiöstrogene

Nafoxidin und Tamoxifen (Nolvadex). Sie antagonisieren den stimulierenden Effekt der endogenen Östrogene (Östradiol) durch kompetitive Hemmung am Östrogenrezeptor. Tamoxifen ist effektiv, bei geringer Nebenwirkungsrate.

Dosierung: 30 mg/Tag p.o. in einer Einzeldosis. Tamoxifen wird in der Regel als Monotherapeutikum angewendet. Gelegentlich bringt die Sequenztherapie mit Progesteronpräparaten gute Erfolge.

2. Gestagene

Medroxyprogesteronazetat (MPA; (Clinovir, Farlutal). MPA ist ein synthetisiertes Gestagen.

Dosierungen von 500 mg 1-2mal pro Woche zeigten eine Remission von höchstens 10-15%, u.U. sogar eine Progredienz. Der einschneidende therapeutische Schritt erfolgte durch die Einführung der hochdosierten MPA-Gabe (HD-MPA), wodurch Remissionen von ca. 30% erreicht wurden.

Die MPA-Therapie ist indiziert bei Therapieresistenz auf Tamoxifen; bei rezeptornegativen Patientinnen, wenn eine 6-8wöchige Beobachtungszeit vertretbar ist; bei hormonell und chemotherapeutisch ausbehandelten Patientinnen.

Applikationsform: 1. Tabletten (Dosierung: 1000 mg/Tag); 2. orale Suspension (Dosierung 2mal 500 mg/Tag); 3. Intramuskuläre Injektion (Dosierung: 500 mg/Tag an 5 Tagen einer Woche über 6 Wochen, dann 2mal 500 mg/Woche).

Bis zu einem Wirkungseintritt bedarf es einer applizierten Totaldosis von 15 g [5, 6, 52]!

Megestrolazetat (MA; Megestat). MA ist ebenfalls ein synthetisches Gestagen, das hauptsächlich in den USA Anwendung findet. Der Unterschied zum MPA liegt in der Dosierung. Wirkung und Nebenwirkungen sind dem MPA ähnlich.

Dosierung: 160 mg/Tag als Einzeldosis.

3. Aromataseinhibitoren

Testolakton, Aminoglutethimid (Orimeten). Aminoglutethimid (AG) interferiert sowohl mit dem intra- als auch mit dem extraadrenalen Steroidmetabolismus und bewirkt innerhalb der Nebennierenrinde eine kompetitive Hemmung der enzymatischen Umwandlung von Cholesterol zu Pregnenolon. Die höchsten Remissionsraten fanden sich mit 70% bei östrogenrezeptorpositiven Tumoren.

AG ist indiziert bei ossären Metastasen, wo es aufgrund seiner dramatisch einsetzenden analgetischen Wirkung auch als erster Therapieschritt angewendet werden kann; bei geriatrischen Patientinnen; bei Nichtansprechen auf vorangegangene Hormontherapien bei rezeptorpositiven Patientinnen; bei ER- oder PgR-negativem Status, bei Aromataseaktivität von mehr als 10 pmol/Östrogen (gebildet)/g Protein/h.

Dosierung: Tabletten à 125 mg und 250 mg. Die Anwendung erfolgt entsprechend Tabelle 10.

AG kann als Nebennierenhemmer zur Nebenniereninsuffizienz führen. Als Reaktion auf die Unterdrückung der Kortisolausschüttung kommt es zu einer überschießenden hypophysären ACTH-Produktion. Daher wird AG immer in Kombi-

Tabelle 10. Dosierungsschema von Aminoglutethimid

Tage	Morgens	ca. 22 Uhr	Kombiniert mit
3	-	125 mg	Hydrokortison 2 mal 20 mg/Tag
3	125 mg	125 mg	oder
Dauer	250 mg	250 mg	Kortisonazetat 2 mal 25 mg/Tag

nation mit Kortison gegeben. Erfolgversprechend ist auch die Kombination von AG mit MPA.

Dosierung: Aminoglutethimid 500 mg/Tag p.o.; Medroxyprogesteronazetat 500-1000 mg/Tag p.o. [8, 20, 33].

4. LHRH-Agonisten/Antagonisten

Diese sind synthetisierte Analoge des natürlichen GnRH (= LHRH), das die Freisetzung und die Synthese der Gonadotropine LH und FSH stimuliert. Diese wiederum stimulieren die Steroidsynthese und deren gonadale Ausschüttung. Es kommt zu einer Stimulierung (agonistische Wirkung), dann zu einem Verlust der Rezeptoren und Suppression der Gonadotropine und Sexualsteroide (antagonistische Wirkung) [27, 49].

Applikationsform: subkutan, als Spray.

12.5.3 Chemotherapie

Patientinnen mit negativem Hormonrezeptorbefund werden ausschließlich mit Zytostatika behandelt, und in der Regel wird eine initiale Remission erreicht, jedoch muß man betonen, daß die Dauer der Remission in der Mehrzahl der Fälle kurz ist. Kommt es zu einer neuerlichen Progredienz, so gelingt es selten, den fortgeschrittenen Krankheitskomplex zu beherrschen.

Indikationen

- Negativer Hormonrezeptorstatus,
- kurzes rezidivfreies Intervall nach der Operation,
- viszerale Metastasierung oder rasches Tumorwachstum,
- Hyperkalzämiesyndrom,
- Versagen einer Hormontherapie.

Es sollte immer eine Polychemotherapie durchgeführt werden, die als Intervalltherapie gegeben werden sollte, um das Immunsystem nicht zu überlasten. Welche Kombination in welcher Dosierung gegeben wird, hängt von individuellen Parametern ab (Tabellen 11, 12).

Tabelle 11. Bei Polychemotherapie des Mammakarzinoms zu berücksichtigende Parameter

Hormonrezeptorstatus
Proliferationstendenz des Tumors bzw. der Metastasen
Größe des Tumors
Grading
Lokalisation der Metastasen (ossär, viszeral, Weichteile)
Einstellung der Patientin
Allgemeinzustand und Vorerkrankungen
Alter (keine Chemotherapie nach dem 70. Lebensjahr)

Tabelle 12. Zytostatikadosierungen. (Nach [4])

Methotrexatkombination		
CMF	Zyklophosphamid Methotrexat 5-Fluorouracil	100 mg/m² p.o. Tag 1-14 40 mg/m² i.v. Tag 1+8 600 mg/m² i.v. Tag 1+8 Wiederholung alle 4 Wochen
CMF	Modifiziert Zyklophosphamid Methotrexat 5-Fluorouracil	500 mg/m² i.v. Tag 1+8 40 mg/m² i.v. Tag 1+8 600 mg/m² i.v. Tag 1+8 Wiederholung alle 4 Wochen
CMFP	Wie oben + Prednison	40 mg/m² p.o. Tag 1-14
CMFVP	Zyklophosphamid Methotrexat 5-Fluorouracil Vincristin Prednison	60 mg/m² p.o./Tag 12 Monate 15 mg/m² i.v./Woche 12 Monate 400 mg/m² i.v./Woche 12 Monate 1 mg/m² i.vf./Woche 10 Monate 30 mg/m² p.o. Tag 1-14 20 mg/m² p.o. Tag 15-22 10 mg/m² p.o. Tag 29-42
Anthrazyklinkombination		
VAC	Vincristin Adriamycin Zyklophosphamid	1 mg/m² i.v. Tag 1 50 mg/m² i.v. Tag 1 500 mg/m² i.v. Tag 1 Wiederholung nach 3 Wochen
EAC	Eldisine Adriamycin Zyklophosphamid	3 mg/m² i.v. Tag 1 50 mg/m² i.v. Tag 1 500 mg/m² i.v. Tag 1 Wiederholung nach 3 Wochen
FAC	5-Fluorouracil Adriamycin Zyklophosphamid	500 mg/m² i.v. Tag 1 50 mg/m² i.v. Tag 1 500 mg/m² i.v. Tag 1 Wiederholung alle 3 Wochen
FEC	5-Flururacil Epirubicin Zyklophosphamid	500 mg/m² i.v. Tag 1 50 mg/m² i.v. Tag 1 500 mg/m² i.v. Tag 1 Wiederholung alle 3 Wochen
Mitoxantronkombination		
FMC	5-Fluorouracil Mitoxantron Zyklophosphamid	500 mg/m² i.v Tag 1 10-12 mg/m² i.v. Tag 1 500 mg/m² i.v. Tag 1

Jede Zytostatikatherapie stellt für die Patientin, die sich zwischen Hoffnung, Angst und Resignation bewegt, eine enorme psychische Belastung dar. Das metastasierende Mammakarzinom ist nicht heilbar. Die Zielsetzung der Therapie sollten lange Überlebenszeiten bei hoher Lebensqualität sein.

Wirkungsmechanismen [1-4, 13, 14, 22, 25, 38, 45, 47, 53]

1. *Alkylierende Substanzen.* Sie bilden alkylierende Radikale, die innerhalb der DNS der Doppelhelix zu Vernetzungen führen.
   Beispiele: Zyklophosphamid (Endoxan), Chlorambucil (Leukeran), Äthylenimin (Thiotepa).

2. *Alkaloide.* Sie sind Spindelgifte, die die Mitose hemmen.
   Beispiele: Vincristinsulfat (Vincristin, Oncovin), Vindesin (Eldisin), Vinblastin (Velbe), Etoposid (Vepesid), VP 16.

3. *Antimetaboliten.* Der Nukleinsäure- oder Proteinstoffwechsel wird durch sie kompetitiv gehemmt.
   Beispiele: Amethopterin (Methotrexat), 5-Fluorouracil (Fluorouracil).

4. *Antibiotika.* Sie hemmen die Bildung von Messenger-Ribonukleinsäure.
   Beispiele: Adriamycin (Adriblatin), Dactinomycin (Lyovac-Cosmegen), Mitomycin C, Bleomycin.

5. *Nicht einzuordnende Zytostatika unterschiedlicher Wirkung.*
   Beispiele: Bismaplat, Platinex, Cisplatyl, Platiblastin, Hexamethylmelamin.

6. *Nitrosoharnstoffe.* Alkylierende Substanz.
   Beispiele: BCNU (Carmubris), CCNU (CiNU).

12.5.4 Strahlentherapie

Indikationen

Im Rahmen der Palliativtherapie beim Mammakarzinom ist die Radiatio bei folgenden Problemfällen indiziert:

- bei lokal fortgeschrittenen Karzinomen, evtl. in Kombination mit einer topischen und systemischen Therapie,
- beim metastasierenden Mammakarzinom,
- bei lokokutanen Rezidiven oder rezidivierenden Lymphknotenmetastasen, z. B. wenn eine Resistenz gegenüber einer Chemotherapie besteht - in diesem Fall wird entweder primär bestrahlt und danach exzidiert, oder die Bestrahlung erfolgt im Anschluß an die chirurgische Intervention.

Behandlungsziele

Ziel der palliativen Strahlentherapie ist es, die rasche Progredienz leidvoller, die Lebensqualität mindernder Symptome zu verhindern (Schmerzen, Ulzerationen, Blutungen, Sekretionen usw.).

Weiter soll das Tumorwachstum gehemmt werden - als Prophylaxe bei Gefahr eines erhöhten Blutdrucks, eines Querschnittssyndroms oder einer oberen Einflußstauung.

Methodik

Bei der palliativen Strahlentherapie ist die Megavolttherapie obligat. Darunter versteht man die Anwendung von ^{60}Co-Gammastrahlen ultraharten Röntgenstrahlen der Linearbeschleuniger und Betatrons, Betastrahlen von Linear- und Kreisbeschleunigern.

Wird eine großflächige Bestrahlung gefordert - wie bei Lokalrezidiven -, eignen sich schnelle Elektronen in Form einer Schalenbestrahlung. Im Lymphabflußgebiet kommt die Gegenfeldbestrahlung mit Kobalt oder ultraharten Röntgenstrahlen zur Anwendung.

Die Strahlentherapie wird in der Regel fraktioniert verabreicht, d.h., die geplante Strahlendosis wird fraktioniert in mehreren Einzelsitzungen gegeben (meist 10 Gy/Woche in Einzeldosen von 5mal 2,0 Gy oder 4mal 2,5 Gy).

Bei der Primärtherapie von lokal fortgeschrittenen Fällen werden Dosen von ca. 60-70 Gy gefordert. Bei der Palliativbehandlung zur Linderung der Symptome sollte die Patientin so wenig wie möglich durch die Radiatio belastet werden. Hier genügen Dosen von 40 Gy.

Bei Knochenmetastasen besteht die Indikation zur Radiatio nur bei Schmerzzuständen oder nachweislicher Progredienz (Tabelle 13).

Bei multiplen ZNS-Metastasen (inkl. retrobulbäre Metastasen) wird eine Radiatio nach Vorbehandlung mit hochdosierten Kortisongaben empfohlen.

Bei Patientinnen mit Befall der supraklavikulären und axillären Lymphknoten mit Einbeziehung des Plexus brachialis werden ca. 70 Gy in 7 Wochen benötigt. (Die Nervenwurzeln von C5-T2 müssen inkludiert sein.) Eine Wachstumsinhibition bei rezidivierenden Lymphknotenmetastasen läßt sich mit einer Dosis vo 50 Gy in 5 Wochen mit weiterer Dosisaufsättigung erreichen.

Durch die Bestrahlung beim metastasierenden Mammakarzinom lassen sich die Symptome der Einflußstauung durch intrathorakale Metastasen, die der Ösophagusobstruktion durch mediastinale Metastasen bessern und der Kapselschmerz bei Lebermetastasen lindern.

Beim Mammakarzinom ist die *„radioresponsiveness“* sehr variabel.

Tabelle 13. Effektivität der Strahlenbehandlung von Skelettmetastasen

Knochenschmerzen	75%
- Vollständige Besserung	20%
- Teilweise Besserung	5%
- Unbeeinflußt	
Röntgenbild	
- Stillstand einer vormals progredienten Metastase	80%
- Kalkeinlagerung nach 4-6 Monaten	50%
Knochenszintigramm	
- Verminderte Aufnahme der radioaktiven Testsubstanz	80%

Eine kombinierte Strahlen-, Chemo-Therapie sollte aufgrund der additiven Knochenmarkdepression sequentiell und nicht simultan erfolgen.

Bei einzelnen Zytostatika (wie Adriamycin) sind Interferenzen zu beachten [15, 17, 19, 21, 23, 28, 29, 34, 46, 47, 59, 61, 63].

12.5.5 Symptomatische Therapie

Metastasenchirurgie

Weichteilmetastasen wie Brustwandmetastasen, Lymphknotenmetastasen in der Supraklavikularregion oder in der kontralateralen Axilla sollten ggf. mit erstmaliger oder neuerlicher Hormonrezeptorbestimmung exstirpiert werden. Bei positivem Befund ist eine Hormontherapie indiziert.

Viszerale Metastasen, z. B. Lungen-, Lebermetastasen, verlangen eine Chemotherapie.

Viszerale Metastasen mit zerebraler Beteiligung werden mit Radiotherapie, kombiniert mit systemischer Methode, behandelt.

Bei ausschließlich zerebralen Manifestationen ist die Strahlentherapie das Mittel der Wahl. Bewährt hat sich die initiale Therapie mit Dexamethason (evtl. 16 mg/Tag für 4 Wochen) und anschließender Bestrahlung. Makoski empfiehlt 40 Gy in 4 Wochen auf das gesamte Zerebrum und zusätzlich 10 Gy auf die befallene Region. Bei vorsichtiger Fraktionierung zeigen 80% ein deutliches Ansprechen [39, 50, 57, 58].

Metastasen der Chorioidea sind beim Mammakarzinom keine seltene Manifestation. Wegen der einsetzenden Einschränkung der Sehschärfe werden sie in der Regel sehr früh entdeckt. Die Radiotherapie verbessert in der Regel rasch das Sehvermögen und erreicht eine Tumorvernichtung [17, 39, 41].

Pulmonale Metastasen werden mit oder ohne chirurgische Therapie systemisch behandelt. Bei einzelnen Herden ist eine mehr oder weniger ausgedehnte Resektion angezeigt [32, 58].

Knochenmetastasen sind die häufigste Absiedlung des Mammakarzinoms (etwa 20% der Patientinnen mit Rezidiv oder metastatischem Befall).

Symptome ossärer Metastasen sind in 80% Schmerzen mit Funktionsbeeinträchtigung und Belastungsinsuffizienz bis hin zum Ruheschmerz und zur Spontanfraktur. Bei Befall der Wirbelsäule treten je nach Höhenlokalisation radikuläre, brachialgiforme, ischialgiforme Beschwerden, evtl. auch Oberbauch- und diffuse Thoraxschmerzen, Stenokardien oder Interkostalneuralgien auf.

Eine Strahlentherapie ist sehr bedeutsam, denn sie führt in bis zu 90% der Fälle zu einer Schmerzlinderung, in 80% zu einer Remission oder Stabilisierung von vormals progredienten Metastasen.

Eine Heilung osteolytischer Herde wird in der Hälfte der Fälle erzielt. Knochenherde allein sind noch keine absolute Indikation für die Radiotherapie, sondern nur zusätzliche Erschwernisse wie Schmerzen, Progredienz.

Osteoplastische Metastasen sind Zeichen für eine günstige Reaktion des Knochens auf den Tumor, eine Bestrahlung ist nur bei osteolytischen Metastasen sinnvoll [21, 34, 46].

Tabelle 14. Ziel und Aufgaben der Metastasenchirurgie

- Beseitigung oder Linderung der Schmerzen
- Erhaltung oder Wiederherstellung der Pflegefähigkeit
- Erhaltung oder Verbesserung der Bewegungs- und Belastungsfähigkeit sowie der regionalen Stabilität
- Verhinderung von Komplikationen (pathologische Frakturen, Rückenmarkkompression, Spinalnervenkompression, Kompression peripherer Nerven)
- Chirurgisch adäquate Versorgung von Komplikationen, z. B. nach eingetretener Fraktur

Lokalrezidiv

Beim lokalen Rezidiv ist der chirurgischen Intervention zunächst der Vorzug gegenüber der Bestrahlung gegeben, auch wenn noch keine Bestrahlung durchgeführt wurde (Tabelle 14). Eine Rezeptorbestimmung ist in jedem Fall durchzuführen. Nach Abheilung sollte eine Radiatio angeschlossen werden [10, 37, 61].

12.6 Schlußfolgerung

Auch für das desolate Krankheitsbild des fortgeschrittenen exulzcrierenden und penetrierenden Mammakarzinoms stehen uns heute mit der Möglichkeit der verschiedensten Defektdeckungen Therapieformen zur Linderung der vor allem psychosozialen Probleme zur Verfügung.

Nicht in erster Linie das Beherrschen der verschiedenen Lappentechniken, sondern die individuell auf die jeweilige Situation angepaßte Auswahl der kombinierten Behandlung gewährleisten eine palliative Therapie des inoperablen Mammakarzinoms.

Literatur

1. Ames FC, Blumenschein GR, Montague ED (1984) Current controversies in breast cancer, University of Texas Press, Austin
2. Ariel IM, Cleary JB (1987) Breast cancer, Mc Graw-Hill, New York
3. Arwich AE, Peetz ME, Moseley HS et al. (1983) The importance of treatment sequence in advanced and metastatic carcinoma of the breast. J Surg Oncol 21: 9
4. Bartels H (1985) Chemotherapie beim Mammakarzinom. In: Schildberg FW, Kiffner E (Hrsg) Interdisziplinäre Therapie des Mammakarzinoms. perimed, Erlangen
5. Beaufort F, Fereberger W (1983) Hochdosierte Gestagentherapie bei Mammakarzinom. Wien Med Wochenschr 7: 169
6. Becher R, Miller AA, Hottken K, Firusian N, Gerold U, Schmidt CG (Hrsg) Hochdosierte Behandlung mit Medroxyprogesteronacetat beim metastasierendem Mammakarzinom: Eine Phase-II Studie. In: Schmidt-Matthiesen HFK (Hrsg) Medroxyprogesteronacetat (MPA) in der Onkologie. Schattauer, Stuttgart New York, S 39
7. Beller FK (1985) Atlas der Mammachirurgie, Schattauer, Stuttgart New York
8. Bezwoda WR, Mansoor N, Dansey R (1987) Correlation of breat tumour aromatase activity and response to aromatase inhibition with aminoglutethimide, Oncology 44/6: 345
9. Bobin JY, Crozet B, Ranchere JY (1988) Using the costal muscle flap with latissimus dorsi muscle to repair full - thickness anterior chest wall defects, Ann Plast Surg 20: 471

10. Bohmert H (1985) Beitr Onkologie, Bd 22: Karger, Basel, S 68
11. Bohmert H (1982) Brustkrebs und Brustrekonstruktion. Thieme, Stuttgart New York
12. Bricout N, Banzet P (1986) Rectus abdominis myocutaneous flap of the lower type in breast reconstruction: Scand J Plast Reconstr Surg 20: 93
13. Canellos GP (1988) Systemic therapy of breast cancer. Aust 148: 88-91
14. Cavalli F (1983) Was gibt es Neues auf dem Gebiet der Hormontherapie und der kombinierten Hormon/Chemotherapie. In: Hellriegel KP, Sack H (Hrsg) Bronchialkarzinom, Mammakarzinom. Springer, Berlin Heidelberg New York Tokyo
15. Danoff BF (1983) Radiotherapy of locally advanced breast cancer. In: Feig SA (ed) Breast carcinoma. Masson, New York
16. Deutsche Gesellschaft für Chirurgie (1976) Praxis der Krebsbehandlung in der Chirurgie. Das Mammakarzinom. Verlegerbeilage zu Mitteilungen der Deutschen Gesellschaft für Chirurgie, Heft 3
17. Dobrowsky W, Schmid AP, Dobrowsky E (1987) Zur Strahlentherapie von Aderhautmetastasen beim Mammakarzinom. Strahlenther Onkol 163: 361
18. Elliot D, Lewis-Smith PA, Piggot TA (1988) The expanded latissimus dorsi flap. Br J Plast Surg 41: 319
19. Feig SA, Mc Lelland R (1983) Breast carcinoma. Masson, New York
20. Gorgone S (1987) Aminoglutethimide in the treatment of metastasizing breast carcinoma in old age. Chir Ital 39: 166
21. Hackl A (1985) Strahlentherapeutische Aspekte bei der Behandlung des Mammakarzinoms (Radiotherapy aspects in the treatment of breast cancer). Wien Med Wochenschr 135: 587
22. Harashina T, Inoue T, Sasaki K et al. (1988) Reconstruction of breast after superradical mastectomy with a pedicled latissimus dorsi flap and a free TRAM flap. Br J Plast Surg 41: 361
23. Heilmann HP (1985) Strahlentherapie. In: Schildberg FW, Kiffner E (Hrsg) Interdisziplinäre Therapie des Mammakarzinoms. perimed, Erlangen
24. Hellriegel KP, Sack H (1983) Bronchialkarzinom Mammakarzinom. Springer, Berlin Heidelberg New York Tokyo
25. Herfarth Ch, Betzler M (Hrsg) Das Mammakarzinom, eine interdisziplinäre Situationsanalyse, Karger, Basel München Paris London
26. Hirsch HA (1983) Palliative operative Maßnahme bei fortgeschrittenen Malignomen. Arch gynecol 235: 1-4
27. Holtkamp W, Wuttke W, Nagel GA, Blossey HC (1988) Vergleichende Untersuchung zum Prolaktin-Östrogen, Gestagen- und Androgenrezeptorgehalt menschlicher Mammacarcinome, Onkologie 11: 71
28. Horring Ch (1986) Palliative Maßnahmen bei Knochenmetastasen. In: Wander HE, Nagel GA (Hrsg) Mammakarzinom. Zuckschwerdt, München Bern Wien
29. Kagan AR, Steckel R (1986) Radiologic contributions to cancer management. Lung metastasis. AJR 147: 305
30. Kamby C, Guldhammer B, Vejborg I et al. (1987) The presence of tumor cells in bone marrow at the time of first recurrence of breast cancer. Cancer 60 (1987) 1306
31. Kamby C, Vejborg I, Daugaard S et al. (1987) Clinical and radiologic characteristics of bone metastases in breastcancer. Cancer 60: 2524
32. La Salle D, Leffall Jr (1983) Surgical management of metastatic and locally advanced breast cancer. In: Feig AS, McLelland R (eds) Breast Carcinoma. Masson, New York
33. Lipton A, Santner SJ, Santan RJ et al. (1986) Aromatase activity in primary and metastatic human breast cancer. Breast Cancer Res Treat 8: 83
34. Lote R, Walloe A, Bjersand A (1986) Bone metastases. Prognosis, diagnosis and treatment. Acta Radiol [Oncol] 25: 227
35. Maas H (1985) Gesichertes und neue Trends in der endokrinen Behandlung des Mammakarcinoms. Beitr Onkol 22: 91
36. Maas H, Jonat W (1979) Steroidhormonrezeptoren in Mammacarzinomen. Geburtshilfe Frauenheilkd 39: 761
37. Manfreda D (1986) Mammacarcinom, In: Fasching W (Hrsg) ACO Manual der chirurgischen Krebstherapie. Facultas, Wien, S 35
38. Magolese G (1983) Breast Cancer. Churchill Livingstone, New York London Melbourne
39. Makoski H-B (1983) Strahlentherapie des fortgeschrittenen Mammakarzinoms. In: Hellriegel

KP (Hrsg) Bronchialkarzinom - Mammakarzinom. Springer, Berlin Heidelberg New York Tokyo
40. Maruyama Y, Onishi K, Iwahira Y (1986) Vertical abdominal flap for chest wall defects. Scand J Plat Reconstr Surg 20: 79
41. Mewis L, Young SE (1983) Breast carcinoma metastatic to the choroid. Ophthalmology 89: 147
42. Nagel GA, Wander HE (1981) Metastasierende Mammacarcinome. Dtsch Ärzteblatt 9: 399
43. Olivari N (1976) The lattissimus dorsi flap. Br J Plast Surg 29: 126
44. Osborne KC (1983) Hormonal considerations in the treatment of advanced breast cancer. In: Feig S, Mc Lelland R (eds) Breast Carcinoma. Masson, New York
45. Palmeri R, Papalia E, Lazzara S et al. (1987) Sequential therapy with antiestrogens and progestational drugs in carcinoma of the breast in an advanced stage. Chir Ital 39: 185
46. Peretti G, Belfiore G, Nuzzo A, Morera E, Basilico L (1984) Radioterapia palliativa delle metastasi ossee. Confronto tra due prazionamenti. Radiol Med (Torino) 70: 393
47. Powel TJ (1988) Advances in breast cancer - New approaches to treatment: a review. Eur J Cancer Clin Oncol 24: 95
48. Rand RW, Eggerding F, Den Besten L, King W (1987) Cryolympectomy for carcinoma of the breast. Surg Gynecol Obstet 165: 392
49. Sagaster P (1987) Therapie des Mammakarzinoms. Therapiewoche Österreich 1: 81
50. Schildberg FW, Kiffner E (Hrsg) (1985) Interdisziplinäre Therapie des Mammakarzinoms. perimed, Erlangen
51. Schmidt-Matthiesen H, Bastert G (1984) Gynäkologische Onkologie. Schattauer, Stuttgart New York
52. Schmidt-Matthiesen H (1984) MPA in der Gynäkologie. Schattauer, Stuttgart New York
53. Schünemann H (1986) Gynäkologische Malignome; systemische Therapie metastasierender Mamma- und Genitalmalignome. Zuckschwerdt, München Bern Wien
54. Seyfer AE, Graeber GH, Wind GG (1986) Atlas of chest wall reconstruction. Aspen, Maryland Royal Tunbridge Wells
55. Smulder J, Smets W (1960) Metastases from carcinoma of the breast. Incidences of pituitary metastases. Bull Cancer (Paris) 53: 434
56. Strömbeck JO, Rosato EF (1987) Mammachirurgie, Thieme, Stuttgart New York
57. Szuwart U, König HJ, Bennefeld H et al. (1988) Klinik der hypophysären Metastasierungen. Onkologie 11: 66
58. Takita H, Edgerton F, Karakousis C et al. (1981) Surgical management of metastases to the lung. Surg Gynecol Obstet 152: 191
59. Trott KR (1985) Strahlentherapieresistenz beim Mammakarzinom. Beitr Onkol 22: 112
60. UICC (Union Internationale Contre le Cancer) (1987) TNM Klassifizierung maligner Tumoren. Springer, Berlin Heidelberg New York Tokyo
61. Wander HE, Nagel GA (1986) Mammacarzinom. Zuckschwerdt, München Bern Wien
62. Wilson RE (1987) Surgical treatment of advanced breast cancer. In: Ariel IM, Cleary JB (eds) Breast cancer. Mc Graw-Hill, New York
63. Tochner ZA, Fuks Z (1987) Radiation treatment for palliation of metastatic breast cancer. In: Ariel IM, Cleary JB (eds) Breast cancer. Mc Graw Hill, New York

13 Skelett-Tumoren

K. E. Rehm, H. J. Helling

13.1 Einleitung

13.1.1 Bedeutung des Skeletts für die Funktionen des Alltagslebens

Das menschliche Knochengerüst dient der Erhaltung der Körperform, und als passiv-statischer Teil des Bewegungsapparats legt es die Bewegungsachsen der Gelenke fest. Es bietet dem Muskel- und Bandsystem die Stütz- und Hebelarme.

Der aufrechte Gang wird erreicht durch ein Zusammenspiel des Achsenskeletts (Wirbelsäule, Becken) und der lastaufnehmenden und -übertragenden Knochenelemente der Beine mit den streckenden und haltenden Muskelgruppen des Rumpfes und der unteren Extremität.

Zonen besonders hoher Lastübertragung finden sich im Beckengürtel an den Verbindungsstellen der einzelnen Skelettabschnitte. Axiale Kräfte des Rumpfes werden über die mit breiten Bandhaftungen gesicherten Sakroiliakalgelenke in den Beckenring eingeleitet. Die bei Fortbewegung in den Hüftgelenken zu übertragenden Kräfte betragen in rhythmischer Wiederholung ein Mehrfaches des Körpergewichts [30].

Der Arm als Träger der Hand erschließt dem Menschen das nächstliegende Feld mechanischer Einflußnahme auf die Umwelt und den eigenen Körper. Er ist ein Teil der gestischen Ausdrucksmöglichkeiten des Menschen. Die zugrundeliegende Skelettform seiner Knochen und Gelenke ist weniger auf eine hohe Lastaufnahme ausgerichtet denn auf eine nahezu vollständige Erreichbarkeit aller räumlichen Punkte in der nächsten Umgebung des Körpers. Die freie Beweglichkeit des als Kugelgelenk ausgelegten Schultergelenks bildet eine wichtige Voraussetzung, die ergänzt wird durch die bis 180° umfassende Unterarmumwendung. Die Hand als Erfolgsorgan schließlich erhält ihre komplexen Greiffunktionen durch die Oppositionsfähigkeit des Daumens.

13.1.2 Funktionsstörungen durch Tumorbefall

Tumorbefall des Skeletts kann dessen genannte Aufgaben in vielfältiger Weise beeinträchtigen. Unabhängig von gut- oder bösartigem Charakter des jeweiligen Tumors entstehen Störungen durch den speziellen Tumorsitz und seine Beziehungen zu den Gelenken. Weitere Funktionsstörungen rühren von tumorbedingten Kno-

Tabelle 1. Tumorabhängige Beeinflussung der Skelettfunktionen

Mechanische Behinderung	Tumorsitz in Gelenknähe
Schmerzen durch Periostirritation	Reflektorische Bewegungseinschränkung
Störung der Knochenstatik	Drohen/Ereignis einer Spontanfraktur

chenschmerzen und von reflektorischen Bewegungseinschränkungen her, schließlich führen tumorbedingte Knochenzerstörungen über stetig verminderte Belastbarkeit zu schließlich völliger Gebrauchsunfähigkeit des betroffenen Skelettabschnitts (s. Tabelle 1).

Solche Ereignisse bedeuten für den erkrankten Patienten eine unmittelbare Einschränkung seines Aktionsraums, u. U. den Verlust der Gehfähigkeit bei Zerstörung der oben genannten lasttragenden Knochenabschnitte. Es kann bis zum Einsetzen angemessener stabilisierender Maßnahmen weitgehende Pflegebedürftigkeit entstehen.

13.2 Systematik der malignen Skelett-Tumoren

13.2.1 Primäre maligne Knochentumoren

Die häufigsten malignen Tumoren des Skeletts entstehen aus den typischen, ihm zugrundeliegenden Bindegewebsformen. Kollagen, Knochen und Knorpel sind die unterschiedlichen Matrixdifferenzierungen, die den Skelettelementen und ihren Tumoren zugrunde liegen. Manche Tumoren sind jedoch bislang ungewissen histogenetischen Ursprungs, wie das Ewing-Sarkom oder die sehr seltenen Adamantinome.

Eine weitere Gruppe von Tumoren kann im Knochen entstehen, geht jedoch von Geweben aus, die für Knochen nicht typisch sind, wie Gefäße, glatte Muskulatur, Nerven oder Fett. Eine kleine Gruppe von Tumoren entsteht aus in den Knochen hinein versprengten oder in diesen verbliebenen embryonalen Geweberesten.

Grundsätzlich können aus allen genannten Ausgangsgeweben Tumoren gutartigen, intermediären und bösartigen Charakters entstehen. Die letzteren sind Gegenstand der folgenden Darlegungen.

Der häufigste maligne Knochentumor ist das Osteosarkom (Tabelle 2). Die typischen Lokalisationen sind die Metaphysen langer Röhrenknochen, in denen die Osteosarkome während der Zeiten maximalen Wachstums besonders häufig entstehen. Bei unterschiedlichen feingeweblichen Grundmustern (osteoblastisch, fibroblastisch, chrondroblastisch, großosteoklastenreich, teleangiektatisch) entscheidet auch die Lokalisation (periostal, paraossal) über die Höhe der Malignität dieser knochensubstanzbildenden Tumoren.

Das Chrondrosarkom, ein langsam wachsender Tumor des erwachsenen Skeletts, tritt oftmals nur als zunächst schmerzlose Schwellung in Erscheinung. Chrondrosarkome sind durch Bestrahlung oder Chemotherapie nahezu unbeeinflußbar. Der Grad ihrer Differenzierung korreliert gut mit den 5-Jahres-Überlebensraten (um 80% bei hoch, 15% bei niedrig differenzierten Tumoren).

Die von den Fibroblasten bzw. von den Histiozyten ausgehenden Sarkome sind

Tabelle 2. Primäre maligne Knochentumoren

Tumor	Unterteilungen/Merkmale
1. Osteosarkom	Zentrale, periostale, paraossale Lokalisation Osteoblastische, fibroblastische, chondroblastische, teleangiektatische Differenzierungen
2. Chondrosarkom	
3. Fibrosarkom	
4. Malignes Histiozytom	
5. Riesenzelltumoren	Maligne durch häufige lokale Rezidive und Metastasierung
6. Chordom	
7. Adamantinom	
8. Ewing-Sarkom	
9. Myelom	
10. Malignes Lymphom	

selten im Skelett lokalisiert. Sie kommen in Femur-, Tibiametaphyse und -schaft vor. Gelegentlich entstehen sie in Knochenabschnitten, die durch einen Morbus Paget, eine fibröse Dysplasie oder durch einen Knocheninfarkt vorgeschädigt sind.

Der in den epiphysären Abschnitten des Skeletts junger Erwachsener vorkommende Riesenzelltumor hat in einer geringen Häufigkeit auch maligne Eigenschaften. In diesen Fällen kommt es zu wiederholten lokalen Rezidiven, oder es treten gar Metastasen auf. Solche Tumoren nehmen das histologische Erscheinungsbild der genannten sarkomatösen Knochentumoren an. Die in ihnen enthaltenen osteoklastären Riesenzellen führen zu reinen Osteolysen.

Das Chordom ist ebenso wie das Adamantinom ein seltener maligner osteogener Tumor. Das Chordom entspringt aus notochordalen Resten in der Mittellinie der Halswirbelsäule oder des Os sacrum. Selten findet es sich in Brust- oder Lendenwirbelsäule. Das Adamantinom der langen Röhrenknochen ist ein epithelialer Tumor mit zystisch-lytischem Erscheinungsbild, der vor allen Dingen in der Tibia auftritt (über 90% der Fälle).

Zu den malignen Rundzelltumoren des Knochens zählt das Ewing-Sarkom, dem vermutlich mesenchymale Zellen zugrunde liegen. Einige dieser Tumoren zeigen histologisch ein Bild, das neuroektodermale Ursprünge nahelegt. Bei Kindern muß die Differentialdiagnose gegenüber Metastasen eines Neuroblastoms gestellt werden. Ewing-Sarkome sind gewöhnlich sehr empfindlich auf präoperative Chemo- oder Strahlentherapie.

Das maligne Myelom geht von den medullären Blutzellen aus. Es tritt multilokulär auf und besitzt ausgeprägt osteolytische Anteile, so daß häufig pathologische Frakturen entstehen.

Gelegentlich findet sich ein Non-Hodgkin-Lymphom in einem Knochen, ohne daß an einem anderen Ort ein Lymphom festzustellen wäre. Die langen Röhrenknochen und besonders das Femur sind am häufigsten betroffen.

Fehlende kurative Möglichkeiten

Soll im onkologischen Gesamtkonzept eine Heilung der genannten Tumoren angestrebt werden, so müssen die chirurgischen Maßnahmen zunächst eine radikale Beseitigung des Tumors ermöglichen. Das zweite, jedoch untergeordnete Prinzip, zielt auf den Funktionserhalt des betroffenen Körperabschnitts.

Liegt nun zum Zeitpunkt der Diagnosestellung eine Absiedlung des Tumors in entfernte Körperregionen oder Organe vor, so können chirurgische Maßnahmen nur die aktuellen Symptome des Tumorleidens beseitigen oder die Tumormasse verkleinern, nicht jedoch eine Befreiung vom Tumorleiden bringen.

Unter dieselben Einschränkungen fallen ausgedehnte Skelett-Tumoren des Rumpfes oder stammnahe Extremitätentumoren, wenn durch die Beziehung zu wichtigen Organen lokal keine radikalen Eingriffe möglich sind.

Die in Frage kommenden Maßnahmen sollen auf eine rasche Beseitigung von belastenden Symptomen (Exulzerationen, Schmerzen) und auf eine rasche Funktionswiederherstellung zielen. Langfristige Behandlungspläne mit wiederholten Eingriffen kommen in den genannten Situationen nicht in Frage.

13.2.2 Knochenmetastasen

Primärtumoren, Verteilungsmuster im Skelett

Nach klinischer Erfahrung muß festgestellt werden, daß Knochen für die Ansiedlung und das weitere Überleben von Zellverbänden maligner Tumoren ein geeignetes Wirtsgewebe darstellen muß. Bei metastasierenden malignen Tumoren ist das Skelett nach Leber und Lunge ein sehr häufig von Fernmetastasen betroffenes Organ.

Knochenmetastasen von Mammakarzinomen werden in allen Autopsie- oder Szintigraphiestudien mit einer Frequenz von bis zu 85% am häufigsten gefunden. Ebenfalls sehr häufig metastasieren Prostata- (bis 85%), Bronchial- (bis 60%), Schilddrüsen- (bis 60%) und Nierenkarzinome (bis 40%) in den Knochen. Einzelne Berichte liegen über eine recht hohe Inzidenz bei Blasen- und Uterushalskarzinomen vor (42-50%). Karzinome des Gastrointestinaltrakts und der Bauchspeicheldrüse metastasieren sehr selten in den Knochen (3-13%). Eine Übersicht gibt Tabelle 3, die in Anlehnung an die Literaturübersicht bei Galasko [10] erstellt ist.

Tabelle 3. Häufigkeit der Skelettmetastasen verschiedener Primärtumoren in Autopsie- und Szintigraphiestudien

Primärtumor	Skelettmetastasen Häufigkeit [%]
Mammakarzinom	47-85
Prostatakarzinom	33-85
Schilddrüsenkarzinom	28-60
Bronchialkarzinom	32-60
Nierenkarzinom	33-40
Uterushalskarzinom	50
Blasenkarzinom	42
Ovarialkarzinom	9
Gastrointestinale Karzinome	3-13

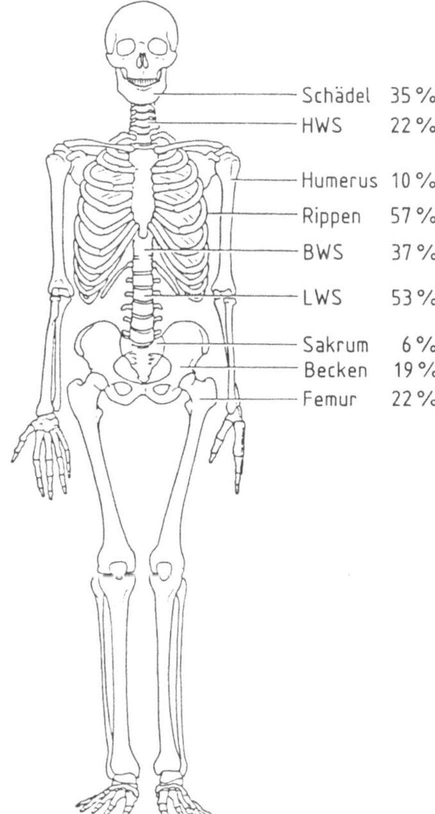

Abb. 1. Verteilung von Skelettmetastasen in einer Autopsiestudie mit unterschiedlichen Primärtumoren (*HWS, BWS, LWS* Hals-, Brust-, Lendenwirbelsäule). (Nach [40])

Das Achsenskelett ist häufiger von Metastasen befallen als die Extremitäten. Unter diesen sind wiederum die proximalen Abschnitte von Humerus und Femur am häufigsten betroffen. Dieses Verteilungsmuster wiederholt sich in allen klinischen und Autopsiestudien unabhängig von der Art des Primärtumors.

Abbildung 1 zeigt die Verteilung von Skelettmetastasen, wie sie in einer Autopsiestudie an 68 Patienten mit unterschiedlichen Primärtumoren gefunden wurden. [40].

Metastasierungswege in den Knochen

Tumormetastasen erreichen den Knochen auf vaskulärem Weg. Sie siedeln sich zunächst in typischer Weise im roten, reich vaskularisierten Knochenmark an, beginnen sich von dort aus destruierend auszudehnen und schließlich die Kortikalis aufzulösen.

Bateson [1] hat nach ausgedehnten Untersuchungen in den 50er Jahren das System des vertebralen Venenplexus als einen sehr wichtigen Metastasierungsweg identifiziert. Es handelt sich um ein klappenloses, plexusartiges Netzwerk mit longitudinaler Ausrichtung und Verbindung von den intrakraniellen bis zu den intrapelvinen Venensystemen. Experimentelle Studien haben wiederholt gezeigt, daß systemisch im Brust- oder Beckenbereich applizierte Tumorzellsuspensionen unter bestimmten Bedingungen (erhöhter intraabdomineller Druck) sich in hoher Inzidenz im vertebralen Venenplexus wiederfanden. Hier liegt die anatomische Erklärung für die Häufigkeit von Skelettmetastasen im Achsenskelett [38].

Histologische Grunderscheinungsformen und pathophysiologische Vorgänge

Knochenneubildung und Knochenabbau stehen unter normalen Bedingungen in einem ausgewogenen Verhältnis zueinander. Wenn in den Knochen verschleppte Tumorzellen dort ihre Ansiedlung und Vermehrung aufnehmen, werden die beiden Vorgänge des Knochenaufbaus und der Knochenauflösung durch diese Tumorzellen beeinflußt. Beide Vorgänge laufen hauptsächlich durch eine entsprechende Stimulation der knocheneigenen Zellen ab, weniger durch direkten Einfluß der Tumorzellen auf die Knochensubstanz. Die Metastasen mancher Primärtumoren stimulieren überwiegend die Osteoblasten. Der in diesen Metastasen neugebildete Knochen wird von den stimulierten Osteoblasten an die bestehende Spongiosa angebaut und in netzartigen, plumpen Bälkchensystemen in den Markraum hinein fortgesetzt. Diese überschießende Knochenneubildung führt zu typischen Sklerosezonen innerhalb der Metastase. Die Röntgenaufnahmen solcher Metastasen zeigen dichte Zonen unregelmäßiger und überschießender Knochenneubildung. Besonders häufig treten solche osteoblastischen Metastasen bei Prostatakarzinomen sowie bei einem Teil der Mamma- und Magenkarzinome auf (s. Tabelle 4). Ein zweiter Mechanismus der Knochenneubildung, zumeist am Rande von Knochenmetastasen, ist eine lokale Reaktion des Knochens auf gleichzeitig ablaufende tumorvermittelte Knochenauflösung. Bei Osteolysevorgängen freiwerdende Substanzen führen ihrerseits zur Stimulation der ortsständigen Osteoblasten und somit zur reaktiven Knochenneubildung. Diese findet sich oft am Rande ausgedehnter Osteolysen in Form schmaler Sklerosezonen.

Die freigesetzten Osteolyseprodukte haben ihrerseits chemotaktische Wirkung auf Tumorzellen. Sie können sogar Tumorzellwachstum noch stimulieren [20]. In diesen Zusammenhängen wird deutlich, wie Osteolysevorgänge zusätzliche Metastasierung fördern können, oder warum sekundäre Tumoren ausgerechnet, in vom Morbus Paget befallenen Knochen entstehen können [27].

Besonders typisch sind Osteolysen bei Metastasen von Hypernephromen, Bronchialkarzinomen, anaplastischen Schilddrüsenkarzinomen und bei multiplen Myelomen (s. Tabelle 4).

Tabelle 4. Metastasierungstyp unterschiedlicher Primärtumoren

Osteoblastisch	Osteolytisch
Prostatakarzinom	Hypernephrom
Magenkarzinom	Bronchialkarzinom
Mammakarzinom	Schilddrüsenkarzinom
	Multiple Myelome
	Mammakarzinom

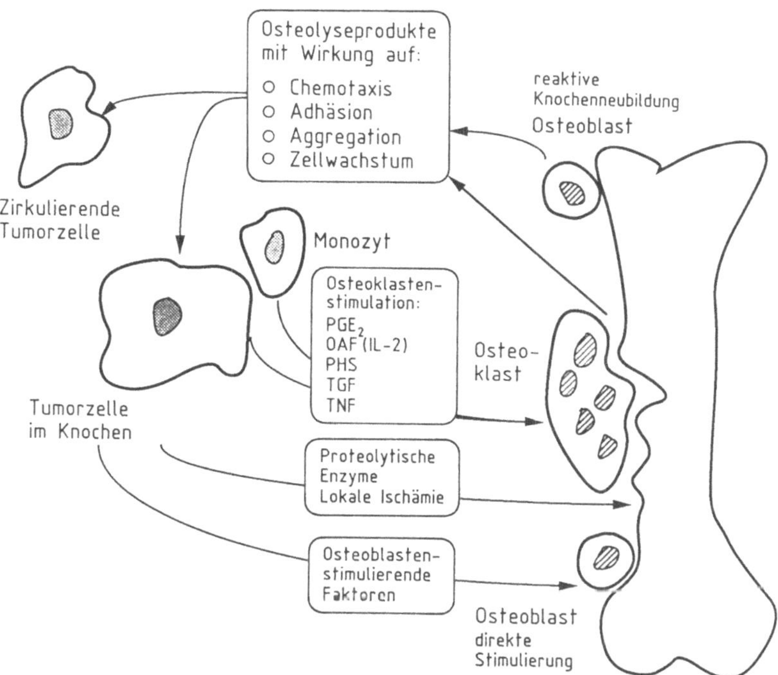

Abb. 2. Gegenseitige Beeinflussung der ortsständigen Knochenzellen und der metastatischen Tumorzellen im Knochenmilieu (*PGE_2* Prostaglandin E_2, *OAF* osteoklastenaktivierender Faktor, *IL-2* Interleukin 2, *PHS* parathormonartige Substanz, *TGF* transforming growth factor, *TNF* Tumornekrosefaktor)

Metastasen führen auf hauptsächlich zwei Wegen zur Zerstörung des trabekulären und kortikalen Knochens. Zum einen kann der Tumor selber durch Ischämie oder durch tumoreigene proteolytische Enzyme zur Knochenzerstörung führen. Zum anderen können tumoreigene Produkte die Osteoklasten stimulieren. Als solche Produkte wurden osteoklastenaktivierender Faktor, „transforming growth factors", parathormonartige Substanzen, Tumornekrosefaktor und Prostaglandine der E-Reihe identifiziert [32]. Ein Teil dieser Produkte wie die Prostaglandine wird wahrscheinlich von den regelmäßig in Tumornähe angesiedelten Monozyten produziert. Eine Übersicht und Zusammenfassung dieser Zusammenhänge bietet Abb. 2.

13.3 Klinik

Primäre Knochentumoren bedeuten bei ihrem ersten Auftreten für den Patienten zumeist nichts anderes als eine schmerzhafte Schwellung des betroffenen Skelettabschnitts. Eine bereits eingetretene Fernmetastasierung - bei Knochentumoren zumeist hämatogen - läßt sich in der Regel nur durch die weiterführende Diagnostik erfassen. In seltenen Situationen kommen die Infiltration der über dem Tumor gelegenen Haut und damit Exulzerationen vor. Hier können ständiger Eiweißverlust und bakterielle Besiedlung mit Verjauchung und Toxineinschwemmung die Situation des Patienten erschweren.

Bei anamnestisch bekanntem malignen Tumorleiden werden vom Bewegungsapparat ausgehende Beschwerden in den diagnostischen Überlegungen stets auch an das Grundleiden denken lassen. Schmerzen, Verlust der Bewegungsfähigkeit durch eine Fraktur im tumorbefallenen Bezirk, Paralysen und Beeinträchtigung der Kontinenzfunktionen von Blase und Mastdarm durch Ausdehnung epiduraler Metastasen sind klinisch unmittelbar erfaßbare Zeichen eines Skelettbefalls durch einen malignen Tumor.

Eine häufige metabolische Komplikation maligner Tumoren ist die Hyperkalzämie. Ihre typischen Symptome - Übelkeit, Erbrechen, Teilnahmslosigkeit, Verwirrtheit, sogar komatöse Zustände - können leicht als klinische Situation im Endstadium eines Krebsleidens fehlgedeutet werden [26]. Eine Hyperkalzämie kann des weiteren renale (Polyurie, Kaliumverlust) und kardiale Störungen (Rhythmusstörung) verursachen. Die Hyperkalzämie tritt als paraneoplastisches Syndrom bei malignen hämatologischen Erkrankungen, bei Tumoren ohne Knochenmetastasen und besonders oft bei osteolytischen Skelettmetastasen auf.

13.4 Weiterführende Diagnostik

13.4.1 Radiologie

Die kalziumreichen Strukturen des Knochens absorbieren Röntgenstrahlen sehr gut. Veränderungen und Reaktionen können daher bis hinein in feine trabekuläre Strukturen bereits mit der Röntgenstandardtechnik einer Blattfilmaufnahme in mindestens 2 Ebenen erfaßt werden. Die klassischen Malignitätszeichen - Spiculae, Codman-Dreieck, Zwiebelschalenstruktur, umschriebene Osteolysen ohne Sklerosesaum, Unterbrechung der glatten Kortikalislinie - sind die röntgenologischen Zeichen der Reaktion des Knochens auf das Tumorwachstum und Hinweis auf die knochenbildenden Aktivitäten des Tumors selbst (s. Abb. 3).

Die oben genannten histologischen Grunderscheinungsformen von Knochen-

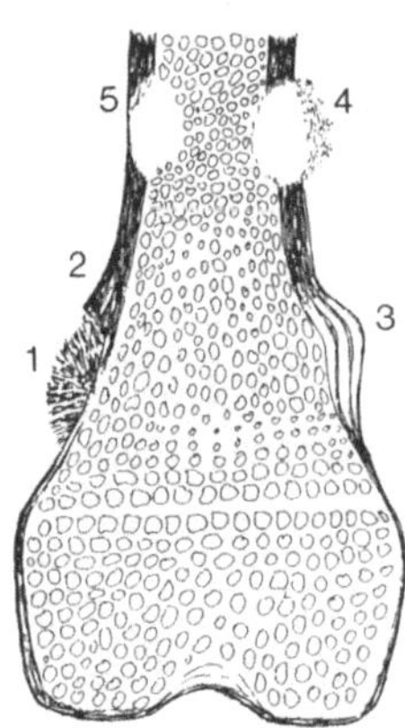

Abb. 3. Röntgenologische Zeichen pathologischen Tumorwachstums im Knochen. *1* Spiculae, *2* Codman-Dreieck, *3* Zwiebelschalenstruktur, *4* Kortikalisunterbrechung mit unscharfen Weichteilschatten, *5* unscharf begrenzte Osteolysezone mit Kortikaliszerstörung von innen her

metastasen - osteoblastisch/osteolytisch - sind auf dem Röntgenbild sofort erkennbar. Die Wachstumsgeschwindigkeit eines knochenzerstörenden Prozesses kann an dessen Rändern abgelesen werden [19]. Es lassen sich ein Landkartenmuster (Grad I), ein Mottenfraßmuster (Grad II) und ein Muster der Knochendurchdringung (permeatives Muster, Grad III) unterscheiden. Bei Grad I (Landkartenmuster) kann der umgebende Knochen den sehr langsam wachsenden Tumor mit einer Sklerosezone abgrenzen, oder er ist ohne Sklerosezone scharf begrenzt. Die Übergangszone des Mottenfraßmusters ist unscharf. Es sind unregelmäßig verteilte, kleinere Osteolysen in nächster Nähe des Hauptbefunds erkennbar. Die Grenzen eines im Knochen wachsenden Tumors vom Grad III lassen sich auf den Standardröntgenaufnahmen nicht mehr eindeutig festlegen. Er füllt möglicherweise den gesamten Markraum aus und wird erst nach Durchdringung auch der Kortikalis an deren kalkdichten Reaktionen erkennbar (Zwiebelschalen, Spiculae, Unterbrechung der Kortikaliskontinuität).

Nach Festlegung der allgemeinen Kriterien Malignität und Wachstumsgeschwindigkeit gilt der nächste Schritt der Artdiagnostik eines malignen Knochentumors. Diese kann nie allein aufgrund des morphologischen Bildes betrieben werden, sondern muß Alter des Patienten, Tumoranamnese (Grundleiden?) und -lokalisation berücksichtigen. Skelettmetastasen können die Erscheinungsweisen aller Knochentumoren nachahmen. Sollte in der allgemeinen Situation des Patienten die Artdiagnostik des Skelett-Tumors noch nicht abgeschlossen sein, jedoch therapeutische Konsequenzen haben, so bietet die Röntgendiagnostik den Hinweis auf die Region, in der eine Biopsie am aufschlußreichsten sein wird.

Die Computertomographie liefert auch bei palliativer Therapieplanung wichtige ergänzende Informationen. Sie kann das Ausmaß der Weichteilbeteiligung zeigen. Besonders in rasch wachsenden Grad-III-Tumoren kann durch die CT die Tumorausdehnung im Knochenmark nach proximal und distal genauer festgelegt werden. In komplexen Regionen wie Schulter und Becken gibt die CT die beste anatomische Übersicht zur Therapieplanung. Sie zeigt an der Wirbelsäule des weiteren eindeutig das Ausmaß intraspinalen Tumorwachstums. Die NMR-Technik (nuclear magnetic resonance) kann ebenfalls die Frage nach dem Ausmaß des Tumorwachstums im Knochenmark und in den Weichteilen beantworten [36]. Eine weitere Verfeinerung der Technik bietet die Myelographie in Zusammenhang mit der Durchführung einer Computertomographie.

Die Angiographie bietet in der Diagnostik von Skelett-Tumoren zusätzliche Hilfe, um:

- den möglichen vaskulären Ursprung mancher seltener Tumoren zu zeigen,
- einen reich vaskularisierten Tumor (z. B. Hypernephrommetastase) präoperativ auf angiographischem Wege zu embolisieren,
- den topographischen Bezug zu den großen Gefäßen zu klären und so den besten operativen Zugang festzulegen,
- grundsätzlich die lokale Operabilität zu klären.

13.4.2 Szintigraphie

Mit 99m-Tc markierte Diphosphonate werden wegen ihrer hohen Affinität zu Knochengeweben in der Knochenszintigraphie angewendet. Ihre Anreicherung im Knochen geht in 2 Phasen vor sich: In der 1. kurzen Phase werden die Isotope passiv aufgrund lokal gesteigerter Durchblutung angereichert. In der 2. Phase reichern sie sich in neugebildeten Geflechtknochenzonen an. Hier liegt der Grund für die höhere Sensitivität eines Knochenszintigramms bei lokalen Umbauvorgängen. Eine Artdiagnostik des zugrundeliegenden Vorgangs nach benigne oder maligne ist jedoch nicht möglich. Ursachen für eine umschriebene Anreicherung in der Knochenszintigraphie zeigt Tabelle 5.

Tatsächlich zeigen sich Knochenmetastasen im Szintigramm oftmals lange (Wochen/Monate) bevor sie in konventionellen Röntgenaufnahmen sichtbar werden [11]. Die Skelettszintigraphie eignet sich sehr gut als erster Schritt in Diagnose und Überwachung schmerzhafter Knochenveränderungen. Im zweiten Schritt folgt die oben schon besprochene konventionelle Röntgendiagnostik. Sollte die Differenzierung einer Knochenläsion nicht gelingen, wird die Computertomographie angeschlossen. Auch nach röntgenologischer Primärdiagnose einer pathologischen Fraktur kann die zusätzliche Skelettszintigraphie die präoperative Planung beeinflussen. So können zusätzliche, nahegelegene Metastasen desselben Knochens entdeckt werden, welche auf den Röntgenbildern noch nicht sichtbar sind, jedoch operativ im selben Eingriff mit ausgeräumt und stabilisiert werden müssen.

Nach erfolgreicher Anwendung adjuvanter Therapien (Hormone, Bestrahlung, Chemotherapie) sollen sich die Anreicherungen im Szintigramm rascher als die röntgenologisch erfaßbaren Zeichen zurückbilden (Wochen vs. Monate). Die Therapieüberwachung durch Serienszintigramme ist also auch bei fortgeschrittenem Tumorleiden angebracht [11]. Die Durchführung einer Knochenszintigraphie bei vermuteten oder bekannten Knochentumoren ist in folgenden Fällen indiziert:

- bei unklaren Schmerzen in umschriebenen Skelettabschnitten,
- zur präoperativen Klärung der Ausbreitung,
- zur Überprüfung des Therapieerfolgs.

Leider muß auch in Szintigrammen mit falsch-negativen Ergebnissen gerechnet werden. Sie treten auf, wenn der Knochen in keiner Weise auf einen Tumor mit Knochenneubildung reagiert. Beispiele hierfür sind Myelome, Lymphome und sehr rasch wachsende, osteolytisch aktive Tumoren. Weiterhin können Herde unter

Tabelle 5. Ursachen für Anreicherungen im Knochenszintigramm

Knochenneubildung:	Frakturheilung Gutartige Tumoren mit Neubildung von Geflechtknochen Morbus Paget
Entzündung:	Osteoarthritis Osteomyelitis
Tumoren:	Osteogene Tumoren und ihre Metastasen Skelettmetastasen

2 mm nicht mit Sicherheit erkannt werden. Anreicherungen im vorderen Beckenring können von den Aktivitäten des Urins in der Blase überdeckt werden.

13.4.3 Diagnose des Grundleidens

In manchen Fällen zeigt das Knochenszintigramm bereits einen multiplen Befall des Skeletts an, ohne daß bislang ein malignes Grundleiden bekannt wäre. Die pathologische Fraktur einer Solitärmetastase kann sogar die Erstmanifestation eines Tumorleidens, z. B. eines Bronchialkarzinoms, sein. Die weiterführende Diagnostik zielt auf die Untersuchung der oben genannten Organe, deren Skelettmetastasen am häufigsten klinisch manifest werden. In diesen Fällen sind Thoraxröntgenaufnahmen, Sonographie und Szintigraphie der Schilddrüse, Mammographie, Abdomensonographie, intravenöses Urogramm, gynäkologische Abklärung des inneren Genitales und urologische Untersuchung der Prostata sinnvolle Zusatzuntersuchungen.

Sollte der Charakter solitärer symptomatischer Knochenläsionen klinisch unklar bleiben, so muß eine Biopsie durchgeführt werden. Feinnadelbiopsien haben bei Knochenmetastasen eine Spezifität von etwa 70% [33]. Wir bevorzugen die offene Biopsie, welche eine größere Sicherheit bietet, ausreichendes Material aus Tumoranteilen zu gewinnen, die aufgrund der vorausgehenden Röntgendiagnostik als repräsentativ anzusehen sind.

Diese Zonen müssen intraoperativ zur zusätzlichen Sicherheit unter Bildwandlerdurchleuchtungskontrolle identifiziert werden.

13.4.4 Einordnung der klinischen Gesamtsituation

Durch die vorangegangene Diagnostik muß festgelegt werden, ob die aktuell aufgedeckte Knochenläsion die einzige feststellbare Metastase eines ansonsten radikal behandelten Primärtumors darstellt, ob es sich um einen primären Knochentumor handelt oder ob dieser Knochenbefall Ausdruck eines malignen Grundleidens ist, das selbst nicht radikal behandelbar ist oder an anderen Orten bereits Tochtergeschwülste abgesiedelt hat.

Im letzten Fall sollten die diagnostischen Maßnahmen das Ausmaß der Grunderkrankung feststellen. Über den Knochenbefall hinausgehende Organmanifestationen sollten bekannt sein, da der Primärtumor auch andernorts bereits zu behandlungsbedürftigen Komplikationen geführt haben kann.

Die unmittelbar präoperative Diagnostik mit den 3 Grundmaßnahmen Laboruntersuchungen, EKG und Thoraxröntgen hilft, das präoperative allgemeine Risiko für Narkose und Operation einzuschätzen [5]. Anhand der präoperativ durchgeführten Risikodiagnostik und der Größe des Eingriffs werden die Patienten präoperativ den Risikogruppen I-V zugeteilt:

I: Elektiveingriffe bei klinisch gesunden Menschen.
II: Leichte Allgemeinerkrankung ohne Leistungseinschränkung.
III: Schwere Allgemeinerkrankung mit Leistungseinschränkung.
IV: Schwere Allgemeinerkrankung, die mit oder ohne Operation das Leben des Patienten bedroht.

V: Risikoeingriffe bei schwerkranken Menschen, deren Tod innerhalb von 24 h zu erwarten wäre.

Patienten der Risikogruppen III und IV leiden im allgemeinen unter zusätzlichen Beeinträchtigungen des Herz-Kreislauf-Systems, der Atmungsorgane oder des Elektrolythaushalts. Die aktuelle Belastbarkeit dieser Patienten wird sich oft bessern lassen, wenn präoperativ gezielte Maßnahmen eingesetzt werden und die Zeit bis zur Operation des jeweiligen Skelett-Tumors mit konservativen Maßnahmen überbrückt wird (Bettruhe, Gipsruhigstellung, Extension). Andererseits bedeutet die erzwungene, auch nach Tagen zählende Immobilisation eines älteren, bereits hinfälligen Menschen eine zusätzliche Vergrößerung seines allgemeinen Risikos.

Sollte, wie in Kap. II.13.6 besprochen, die operative Behandlung eines symptomatischen malignen Knochentumors angezeigt sein, so muß man präoperativ zu einer ungefähren Einschätzung der Lebenserwartung kommen. Sie gründet sich auf das bekannte Ausmaß der Grunderkrankung zusammen mit der aktuellen Gefährdung aufgrund begleitender Erkrankungen. Wir meinen, daß eine Festsetzung einer bestimmten Zeitspanne - z. B. 6 Wochen, 3 Monate - an übersehbarer Lebenserwartung den Aufgaben einer modernen palliativen Medizin nicht gerecht wird. Die tatsächlich verbliebene Überlebenszeit läßt sich nach aller ärztlicher Erfahrung nur in der allerletzten Phase überblicken. Die aktuellen Symptome des Patienten belasten diesen jedoch bereits zum Diagnosezeitpunkt und fordern - u. U. operative - Linderung!

Wir meinen, daß einfache konservative Maßnahmen zur Behandlung akuter Symptome vor allem zur Schmerzausschaltung nicht aus den Augen verloren werden sollen.

Die Indikation zur Operation sollte immer dann gestellt werden, wenn die operationsbedingte Behandlungszeit (Wundheilung, postoperative Schmerzen) kürzer als die erwartete Lebenszeit ist.

13.5 Interdisziplinäres onkologisches Kolloquium

13.5.1 Festlegung der Behandlungsziele

Die Behandlung symptomatischer Knochentumoren, welche Teil einer nicht mehr kurablen Grunderkrankung sind, zielt darauf, Beschwerden zu mildern oder verlorengegangene Funktionen wiederzugewinnen.

Die wichtigsten und häufigsten mit metastasierenden Knochentumoren und -metastasen verbundenen Beschwerden und Veränderungen sind Verschiebungen im Kalziummetabolismus (Hyperkalzämie), Verdrängung des Knochenmarks mit Verminderung der korpuskulären Blutbestandteile, Schmerzen, drohende oder erfolgte pathologische Frakturen mit Verlust der Mobilität sowie Lähmungserscheinungen.

Im onkologischen Kolloquium legen Internist, Strahlentherapeut, Radiologe, Chirurg und Pathologe gemeinsam mit weiteren betroffenen Fachvertretern diagnostisches und therapeutisches Vorgehen im einzelnen fest.

Zunächst müssen Therapiestrategien zur Beherrschung der aktuellen Symptome festgelegt werden. Parallel erfolgt die Einschätzung, ob darüber hinaus nur eine kurzfristige oder aber eine längerfristige Zurückdrängung des Tumorleidens denkbar ist. Hiervon hängen das Ausmaß und die Aggressivität der einzelnen Maßnahmen jeder der beteiligten Disziplinen ab.

13.5.2 Hormontherapie, Chemotherapie

Entsprechend dem zugrundeliegenden Tumortyp sind Chemo- und Hormontherapie die Basistherapieformen systemisch metastasierender Malignome. Chirurgische Maßnahmen und Strahlentherapie können lokal entstandene Probleme beherrschen.

Die mittlere Zeit bis zur maximal möglichen Tumorzerstörung durch Polychemotherapie innerhalb von Knochenmetastasen beträgt etwa 32 Wochen [39]. Drohende oder erfolgte pathologische Frakturen lassen sich in aller Regel mittels Chemotherapie nicht wieder zur Ausheilung bringen. Für die hormonelle Therapie eignen sich prinzipiell metastasierte Mamma- und Prostatakarzinome. Schmerzen durch Knochenmetastasen können in etwa 50-75% der Patientinnen mit Mammakarzinomen mittels endokriner Therapie erfolgreich und rasch behandelt werden. Eine Rückbildung von Knochenmetastasen durch Östrogene, Androgene, Progesterone oder niedrigdosierte Kortikosteroide kann in ca. 25% erwartet werden. Chirurgische ablative Maßnahmen (Ovarektomie, Adrenalektomie, Hypophysektomie) erbringen ähnliche Ergebnisse (in 30-35% Rückbildung der Metastasen).

Das chemische Antiöstrogen Tamoxifen allein zeigte keine gute Wirksamkeit auf Knochenmetastasen. In Verbindung mit Aminoglutethimid (chemische Adrenalektomie) oder bei Gabe von Kortison zusammen mit Aminoglutethimid wurde statistisch signifikant häufiger eine Rückbildung der Knochenmetastasen eines Mammakarzinoms beobachtet (15% der Patientinnen, die mit Tamoxifen allein behandelt wurden, gegenüber 23-34% bei Kombination mit Aminoglutethimid) [34].

Prostatakarzinome reagieren in hohem Maße auf Hormontherapie. Besserung des Allgemeinbefindens der Patienten durch Nachorchiektomie, Östrogenbehandlung (z.B. Diäthylstilböstrol, hohe Komplikationsrate) antiandrogene Behandlung (Cyproteronazetat) oder nach Gabe von Medroxyprogesteronazetat läßt sich in 70-80% erwarten. Objektive Remissionen der tumorfernen Metastasen in Lunge oder Knochen lassen sich jedoch nur in Einzelfällen feststellen.

13.5.3 Osteoklastenhemmung

Ein weiterer medikamentöser Therapieansatz besteht bei osteolytischen Metastasen in der selektiven Hemmung der Osteoklastenaktivität mittels Diphosphonaten wie Etidronat oder Clodronat. Über die Hemmung der Osteolysen kann einerseits der in Kap. II.13.2.2, S. 552 besprochene Mechanismus unterbrochen werden, über welchen Knochenmetastasen die Ansiedlung weiterer metastatischer Tumorembolie begünstigen. Verschiedene Studien belegen andererseits, daß Clodronat Knochenschmerzen günstig beeinflussen, Hyperkalzämien nachhaltig beherrschen und präventiv die Häufigkeit von Frakturen in osteolytischen Herden senken kann [7, 31].

13.5.4 Strahlentherapie

Die Strahlentherapie stellt ein wichtiges Instrument in der Behandlung fortgeschrittener Knochentumoren dar. In Abhängigkeit von Tumortyp und Ausdehnung der Erkrankung wird sie in kurativer oder palliativer Absicht eingesetzt, wobei kurative Anwendungen höhere Strahlendosen (50–60 Gy) erfordern. Auch für palliative Zielsetzungen (s. Tabelle 6) werden höhere Dosen von bis zu 40 Gy bei strahlenunempfindlichen Tumoren eingesetzt (Prostatakarzinom). Strahlensensible Tumoren (Mammakarzinom, multiple Myelome) erfordern geringere Dosen bei gleicher Zielsetzung. Indikationen zur Strahlentherapie sind alle schmerzhaften, nicht frakturgefährdeten malignen Knochentumoren im fortgeschrittenen Stadium einer bösartigen Grunderkrankung, pathologische Wirbelkörperbrüche ohne Kompression des Rückenmarks, frakturgefährdete Läsionen in Wirbelsäule und Extremitäten bei voraussichtlich kurzer Überlebenszeit oder schlechtem Allgemeinbefinden, schließlich die Nachbestrahlung nach chirurgischer Stabilisierung einer drohenden oder stattgehabten Fraktur.

Zuweilen sind chirurgische Maßnahmen zur Stabilisierung einer Wirbelsäulenfraktur wegen multipler Osteolysen in mehreren benachbarten Segmenten nur unter erheblichem technischen Aufwand durchführbar, so daß sich bei schlechtem Allgemeinzustand wiederum die Strahlentherapie anbietet.

Schmerzausschaltung oder zumindest partielle Schmerzlinderung läßt sich mit einer Herddosis um 20 Gy fraktioniert in knapp 70% bei pathologischen Frakturen, in 80% bei drohenden Frakturen erreichen [29]. Eventuell hat beim Mammakarzinom sogar eine deutliche niedrigere Herddosis von 8 Gy, als Einmalfraktion verabreicht, dieselbe Wirkung, wenn es nur um die Schmerzbehandlung geht [41].

Eine Stabilisierungsbestrahlung fortschreitender Osteolysen oder drohender pathologischer Frakturen erfordert höhere Herddosen zwischen 30 und 40 Gy. Auch wenn die subjektive Besserung rasch und sicher erreicht wird, so lassen sich objektive Zeichen einer Remineralisierung innerhalb von Frakturen nur in 33%, in gefährdeten Zonen in bis zu 50% feststellen.

Eine „Stabilisierung“ zuvor progredienter Metastasen läßt sich nach Angaben von Rieden [29], in 40% (Frakturgefährdung) bis 55% (pathologische Frakturen) erreichen.

Ein Problem der Strahlentherapie besteht darin, daß auch die zur sekundären (biologischen) Stabilisierung benötigten Osteoblasten mitgeschädigt werden. Hieraus erklärt sich, daß auch bei strahlensensiblen Tumoren eine Rekalzifizierung durchschnittlich erst nach 2 Monaten sichtbar wird. In günstigen Fällen beginnt zwar schon bei Abschluß der Bestrahlung eine Rekalzifizierung, sie kann jedoch

Tabelle 6. Indikationen zur palliativen Strahlentherapie am Skelett

1. Schmerzhafte Knochenmetastasen
2. Lokal nichtresezierbare, primäre Knochentumoren (Rumpf, Schulter-Beckengürtel)
3. Pathologische Wirbelkörperbrüche ohne Rückenmarkkompression
4. Frakturgefährdete Läsionen bei schlechtem Allgemeinzustand
5. Nach operativer Stabilisierung drohender oder stattgefundener pathologischer Frakturen
6. Multisegmentale Osteolysen der Wirbelsäule

auch erst nach 6 Monaten eintreten. Ein anderer Effekt der Osteoblastenzerstörung liegt in der Möglichkeit von Ermüdungsbrüchen unter oder nach Abschluß der Bestrahlung [37, 17].

Falls eine diffuse Skelettmetastasierung vorliegt, können nuklearmedizinische Methoden zur palliativen Anwendung kommen. Die systemische Anwendung der osteotropen Radionuklide ^{32}P und ^{89}Sr soll in solchen Fällen therapieresistente Schmerzen noch günstig beeinflussen können [15].

13.6 Indikationen zu chirurgisch-rekonstruktiven Eingriffen

Eine palliative chirurgische Intervention bei malignen Knochentumoren hat die allgemeinen, rasch zu erreichenden Behandlungsziele Schmerzfreiheit, Wiederherstellung der eigenen Beweglichkeit im täglichen Leben und - wo dieses Ziel nicht mehr erreichbar ist - Verbesserung der Pflegemöglichkeiten, schließlich psychische Entlastung des Patienten.

Eine Einschränkung erfährt die Indikationsstellung zur Operation, wenn eine diffuse, metastatische Zerstörung eines größeren Skelettabschnitts vorliegt und der Allgemeinzustand des Patienten einen größeren Eingriff mit Ersatz des kompletten Skelettabschnitts nicht zuläßt oder wenn eine sichere Verankerung der Implantate in den benachbarten Skelettabschnitten durch weitergehende Osteolysen vereitelt wird.

Die absehbare Überlebenszeit hat bei den verschiedenen Autoren in scheinbar willkürlicher Weise Einfluß auf die Indikationsstellung zur Operation. Zum Teil wird eine Operation angezeigt, wenn noch 3 [16] oder 4 Wochen Überlebenszeit zu erwarten sind [25]. Andere Autoren machen die Indikation zur Operation von mindestens 6-8 Wochen absehbarer Überlebenszeit abhängig [12, 28]. Colyer [4] fordert demgegenüber, daß eine an sich angezeigte Operation dem Patienten auch empfohlen wird, wenn dieser nur „narkosefähig" ist.

Wir meinen, daß ein Patient immer einen Nutzen von der Operation hat, wenn die operationsbedingte Behandlungszeit (postoperative Wundheilung, operationsbedingte Schmerzen und Immobilisation) kürzer als die zu übersehende Überlebenszeit ist. Insbesondere steht allein die Tatsache einer viszeralen oder multilokulären Metastasierung einer Operation sicher nicht entgegen [18, 24]. Sollte der klinische Zustand des Patienten jedoch postoperativ eine Intensivüberwachung unter Reanimationsbedingungen absehbar machen, so ist ein operativer Eingriff nicht mehr indiziert.

Die im einzelnen bestehenden Indikationen zur Operation werden im folgenden besprochen.

13.6.1 Schmerzen

Tumorbedingte Schmerzen in einem Knochenabschnitt entstehen durch Dehnung des Periosts oder durch nicht ausreichende Stabilität in einem belasteten Knochen. In der Wirbelsäule führen maligne Kompressionsbrüche auch ohne Einengung des

Rückenmarks bei stärkeren Fehlstellungen sekundär zu starken Rückenschmerzen. Strahlentherapie kann in diesen nicht dringlichen Situationen in einem hohen Prozentsatz (bis zu 80%, s. Kap. II.13.5.4) Erleichterung bringen. In belasteten Knochenabschnitten sind nach Bestrahlung fortbestehende Schmerzen ein wichtiges Warnsystem. In diesen verbleibenden Fällen bietet eine chirurgische Stabilisierung die Schmerzbehandlung der Wahl.

13.6.2 Frakturgefährdung und pathologische Fraktur

Die stabilitätsgefährdende Gefügelockerung eines tumorbefallenen Knochens läßt sich gut bereits auf Standardröntgenaufnahmen in mindestens 2 Ebenen abschätzen. Im Schaft der langen Röhrenknochen entscheidet die Auflösung der Kortikalis durch den von der Markhöhle aus wachsenden Tumor über die Stabilität. Größere Klarheit über das Ausmaß einer kortikalen Zerstörung kann ein Computertomogramm erbringen. In den Zonen hoher Lastübertragung - Acetabulumdach, Schenkelhals, Trochanter minor - können bereits kleine Osteolysen die Stabilität gefährden.

Im Versuch, die Gefahr einer pathologischen Fraktur abzuschätzen, kommen die unterschiedlichen Autoren stets zu ähnlichen Ergebnissen. Fidler [8] mußte feststellen, daß Frakturen in allen Schaftknochen mit mehr als 75%iger Zerstörung der Kortikalis aufgetreten waren. Betrug die kortikale Läsion vor dem Frakturereignis 50-75%, so traten noch in 68% der betroffenen Knochen Frakturen auf. Nur bei Zerstörung der Kortikalis unter 50% fiel die Inzidenz einer pathologischen Fraktur deutlich ab (3%).

In prophylaktischer Absicht führte Solini [35] bereits ca. $^1/_4$ aller Eingriffe in einer großen Serie wegen maligner pathologischer Frakturen aus (bei 137 von 517 Eingriffen). Er sieht in der Diaphyse langer Röhrenknochen Frakturgefahr, wenn eine Osteolyse größer als 2,5 cm wird oder 40% der Kortikalis betrifft. Harrington [13] empfiehlt die prophylaktische Stabilisierung von langen Röhrenknochen, wenn 50% der Kortikalis zerstört sind, die Läsion größer als 2,5 cm ist, am Trochanter minor bereits eine pathologische Fraktur festzustellen ist oder wenn Schmerzen trotz ausreichender Bestrahlung anhalten. Bertin [2] berichtete über 4 Patienten mit pathologischen Frakturen des Trochanter minor als Erstmanifestation einer malignen Grunderkrankung. Bei allen 4 Patienten kam es in der Folge zu pathologischen subtrochantären Frakturen. Keene et al. [14] überprüften retrospektiv eine große Gruppe von Patientinnen mit Brustkrebsmetastasen im Femur. Sie sahen, anders als die im folgenden zu diskutierende Arbeitsgruppe von Menck [22], keine verläßliche Möglichkeit, morphologische Kriterien aufzustellen, anhand derer sich Läsionen, in denen sich später pathologische Brüche ereigneten, von solchen unterschieden, in denen im weiteren Verlauf keine Fraktur beobachtet wurde. Die permeativen Metastasen führten in dem von Keene et al. untersuchten Patientengut zu etwa der Hälfte der Frakturen. Sie wurden jedoch ausgeschlossen, da es zu schwierig erschien, ihren Durchmesser genau genug zu bestimmen. Retrospektiv haben Menck et al. [22] morphologische Kriterien untersucht, die mit einer hohen Inzidenz pathologischer Frakturen verbunden waren. Sie stellten fest, daß 90% aller pathologischen Femurbrüche im Zusammenhang mit einer der folgenden Veränderungen auftraten:

- querer Durchmesser der Osteolyse größer als 60% des Knochendurchmessers,
- axiale Länge der kortikalen Destruktion größer als 13 mm am Schenkelhals,
- axiale Länge der kortikalen Destruktion größer als 30 mm an allen übrigen Orten des Femurs,
- Zerstörung von mindestens 50% der Kortikalis.

Eine prophylaktische Stabilisierung sollte stets in ein radiotherapeutisches Konzept mit eingebunden sein. Beide Konzepte können sich nicht gegenseitig ersetzen. Die Radiotherapie bietet die Chance, eine weitere Ausbreitung des Tumors zu verhindern. Die gewonnene Stabilität bleibt also erhalten. Diese Chance wird noch verstärkt, wenn der chirurgische Eingriff eine möglichst weigehende Tumorausräumung beinhaltet, so daß die durch Strahlen zu behandelnde Tumormasse deutlich reduziert ist. Schließlich wird die Phase der Kallusbildung durch Strahleneinfluß in therapeutischer Höhe (über 25 Gy) während der Knochenheilung nachhaltig gestört [3]. Dieses Problem wird jedoch klinisch nicht bedeutsam, wenn der fragliche Skelettabschnitt vor einem bereits drohenden Frakturereignis angemessen operativ stabilisiert worden ist [13].

Das Ereignis einer pathologischen Fraktur an einem Extremitätenknochen bedeutet stets den sofortigen Verlust uneingeschränkter Bewegungsfähigkeit, verstärkte Schmerzen, Immobilisation, vermehrte Pflegebedürftigkeit. Lediglich Kompressionsbrüche der Wirbelkörper können durch Sinterung wieder in eine stabile Situation gelangen, in der konservative Maßnahmen (Schmerzmedikation, Bestrahlung) möglich sind. Im übrigen stellt eine pathologische Fraktur eine dringende Operationsindikation dar, da nur durch eine rasche Stabilisierung eine weitere Verschlechterung des Allgemeinbefindens durch Folgeerkrankungen wie Thrombose, Embolie, Dekubitalulzera, Pneumonie vermieden werden kann.

13.6.3 Beginnende/drohende neurologische Ausfälle

Wie in Kap. II.13.2 dargelegt, stellt die Wirbelsäule einen der häufigsten Metastasierungsorte im Skelett dar. Klinisch sind Wirbelsäulenmetastasen jedoch oft unauffällig und werden bei Verlaufskontrollen in Routineknochenszintigraphien entdeckt. Sie benötigen keine spezifische lokale Behandlung. Zwei Symptome müssen jedoch zu rascher weiterer Diagnostik und gezielter Therapie führen: neu auftretender Schmerz und beginnende neurologische Ausfälle. Schmerz entsteht durch tumorbedingte Periostdehnung oder Kompression der Nervenwurzeln oder des Rückenmarks. Eine weitere Ursache für Schmerzen ist eine pathologische Fraktur des Wirbelskeletts, die durch Ausmaß oder Lokalisation Instabilität bedeuten kann.

Bei Verletzungen der Wirbelsäule werden Brüche des Wirbelkörpers ohne Beteiligung der Hinterkante als stabil angesehen. Verletzungen mit Einschluß der Wirbelkörperhinterkante oder der Wirbelbögen gelten allgemein als instabil. Ein Tumorbefall wird jedoch nicht in gleicher Weise wie die traumatischen Wirbelsäulenverletzungen die stabilisierenden Bandstrukturen mit zerstören.

McBroom [21] hat daher 4 Typen des Wirbelsäulenbefalls vorgeschlagen, wobci er sich auf das in der Traumatologie anerkannte biomechanische Prinzip der 3 tragenden Abschnitte der Wirbelsäule bezieht (Wirbelkörper, Hinterkante der Wirbelkörper, Wirbelbögen mit Gelenken). Der 4. Abschnitt, die dorsalen Bandverbindungen, wird außer acht gelassen, da ihm nur bei traumatischen Zerreißungen Bedeutung zukommt.

Die Tatsache, daß eine frakturbedingte Kyphose von mehr als 30% im allgemeinen auch als Operationsindikation angesehen wird, ist in der folgenden Typeneinteilung mit berücksichtigt worden:

Typ 1: Tumorbefall von bis zu 2 Abschnitten ohne Kyphose, ohne neurologische Ausfälle.

Typ 2: Tumorbefall von 2 Abschnitten mit Kyphose über 30 oder Tumorbefall aller 3 knöchernen Säulen, jedoch keine neurologischen Ausfälle.

Typ 3: Tumorbefall von bis zu 2 Abschnitten ohne Kyphose, jedoch mit neurologischen Ausfällen.

Typ 4: Tumorbefall mit Kyphose über 30 oder Befall aller 3 Abschnitte, zugleich neurologische Ausfälle.

Der asymptomatische Patient des Typs 1 wird keine lokalen Therapiemaßnahmen benötigen. Prophylaktische Stabilisierung der Wirbelsäule bei lokal beschwerdefreien Patienten kann derzeit nicht allgemein empfohlen werden.

Bei Typ 2 mit erheblicher Kyphose oder Destabilisierung aller 3 knöchernen Säulen kann durch alleinige Bestrahlung nicht erwartet werden, daß Stabilität oder Beschwerdefreiheit wiedererlangt wird. Dieser Typ stellt eine Operationsindikation dar.

Typ 3 erfaßt die Patienten mit neurologischen Ausfällen, bei denen sich noch keine zusätzliche knöcherne Instabilität zeigt. Sind diese Ausfälle sehr langsam aufgetreten, oder liegt ihnen ein bekanntermaßen strahlenempfindlicher Tumor zugrunde, so wird die Strahlentherapie indiziert sein. Strahlensensibel sind Lymphome und Myelome; geringere Sensitivität besitzen Mamma- und Prostatakarzinome. Alle anderen Tumoren müssen als strahlenunempfindlich angesehen werden, und bei ihnen stellt sich somit die Indikation zur Operation mit rascher Entlastung des Rückenmarks und Stabilisierung der anliegenden Bewegungssegmente.

Bei Patienten des Typs 4 mit neurologischen Symptomen und gleichzeitig vorliegenden Zeichen der knöchernen Instabilität sind nur rasche operative Entlastung und Stabilisierung angezeigt.

Eine allgemeine Voraussetzung zu allen stabilisierenden Maßnahmen in der Tumorchirurgie der Wirbelsäule ist jedoch, daß nicht mehr als 2 benachbarte Wirbelkörper befallen sein sollten, um technisch noch eine sichere Verankerung der stabilisierenden Instrumentation zu gewährleisten.

13.6.4 Zusammenfassung

Die oben im einzelnen besprochenen Indikationen können in dringliche Indikationen (pathologische Frakturen, neurologische Ausfälle durch strahlenunempfindliche Tumoren) und relative Indikationen (persistierende Schmerzen, prophylaktische Stabilisierung bei Frakturgefährdung) unterteilt werden.

Tabelle 7. Palliative Operationsindikationen bei malignen Knochentumoren

1. Schmerzen trotz Bestrahlung
2. Pathologische Frakturen der Extremitäten, des Becken-Schulter-Gürtels
3. Frakturgefährdung langer Röhrenknochen
   - Zerstörung von mehr als 50% der Kortikalis
   - Durchmesser der Osteolyse größer als 60% des Knochendurchmessers
   - Axiale Länge der Kortikaliszerstörung
     mehr als 15 mm am Schenkelhals
     mehr als 30 mm an Schaft und Metaphyse
4. Pathologische Absprengung des Trochanter minor
5. Instabilität der Wirbelsäule
   - Kyphose mehr als 30°
   - Beteiligung aller 3 knöchernen Abschnitte in einem Wirbelknochen
   - Osteolysen in nicht mehr als 2 benachbarten Wirbelknochen
6. Neurologische Ausfälle durch strahlenunempfindliche Tumoren

Wir sehen als einzige Voraussetzung lediglich, daß die erwartete Überlebenszeit länger als die operationsbedingte Behandlungszeit sein soll.

Eine Zusammenfassung und Übersicht bietet Tabelle 7.

13.7 Prinzipien chirurgisch-rekonstruktiver Maßnahmen

Alle Operationstechniken zielen auf einen Funktionsgewinn für den Patienten oder auf eine erleichterte Pflege, die schmerzfrei und nicht durch Immobilisation des Patienten z. B. in Extensionsverbänden behindert sein soll.

13.7.1 Übersicht

Grundsätzlich gliedert sich jeder Eingriff wegen maligner Tumoren des Skeletts in den ersten Schritt zur Entfernung der Geschwulst und den zweiten zur Stabilisierung des betroffenen Skelettabschnitts.

Die Resektion des gesamten tumortragenden Knochenabschnitts unter onkologisch-radikalen Gesichtspunkten wird in fortgeschrittenen Stadien einer malignen Erkrankung selten möglich sein. Häufiger wird der Tumor durch ein genügend großes Knochenfenster freigelegt und kürettiert werden müssen. Die „radikale" Entfernung der Geschwulst durch Amputation des gesamten Extremitätenabschnitts ist nur noch indiziert, wenn schwere, nicht zu rekonstruierende Weichteilschäden oder nicht beeinflußbare Schmerzen vorliegen. Zuweilen ist bei multiplen Osteolysen und allgemeiner Hinfälligkeit nur noch eine Stabilisierung ohne Tumorentfernung möglich.

Im zweiten Schritt muß der entstandene Defekt wieder aufgefüllt und stabilisiert oder überbrückt werden.

Resektion

Manche tumortragende Knochenabschnitte können ohne wesentlichen Funktionsverlust für die abhängige Extremität ersatzlos reseziert werden. Hierzu zählen Fibula, Klavikula und kleinere Teile der Beckenschaufel.

Osteosynthese

Besteht zwar grundsätzlich die Indikation zur Stabilisierung, ist aber ein aufwendiger Eingriff wegen der allgemeinen Situation des Patienten nicht angebracht, so können am Schaft von Humerus, Femur oder Tibia auch Methoden der gedeckten Stabilisierung durch Einbringen von Marknägeln oder Bündelnägeln (Humerus) angewendet werden. Der Nachteil besteht darin, daß die zumeist multiplen Tumorherde nicht ausgeräumt und theoretisch durch die Nagelung noch verschleppt werden können. Weiterhin resultiert im besten Fall nur eine übungsstabile Fixierung und keine Belastungsstabilität.

Am Humerus besteht eine Sondersituation: Bis zu 5 cm des Schafts können ohne spürbare Einschränkung reseziert werden [23]. Die beiden tumorfreien Knochenenden werden durch eine einfache Plattenosteosynthese übungsstabil miteinander verbunden.

Verbundosteosynthese

Am häufigsten wird die Verbundosteosynthese angewendet. Knochenzement (Polymethylmethakrylat) wird in die entstandene Defektzone gefüllt und bietet durch seine Druckfestigkeit eine gute Abstützung zur Kraftübertragung von proximalen zu distalen Kortikalisanteilen. In Skelettabschnitten, in denen eine Verankerungsmöglichkeit fehlt, bietet Knochenzement ein gutes Widerlager für Metallimplantate, mit welchen die Zug- und Biegekräfte neutralisiert werden. Im Ergebnis besteht nach einer Verbundosteosynthese eine sofortige volle Belastbarkeit der Extremität. Ein Nachteil ist, daß die biologische, d. h. knöcherne, Überbrückung des Defekts behindert ist oder sehr verzögert abläuft. Falls von einer langfristigen Rehabilitation ausgegangen werden kann, wird diesem Nachteil durch eine gleichzeitige autologe Knochentransplantation entgegengewirkt.

Endoprothetik

Mußten zur Entfernung des Tumors größere Knochenabschnitte reseziert werden, so können die entstehenden Defekte nur mit angemessenen Prothesen überbrückt werden.

Ein Defekt im Schaft eines langen Röhrenknochens kann mit einer Diaphysenprothese ausgefüllt werden, deren metallische Enden in der Markhöhle jeweils des proximalen und distalen tumorfreien Knochenendes im Verbund mit Knochenzement verankert werden. Hat der Tumor den Knochen in unmittelbarer Gelenknähe zerstört, so kommen Gelenkendoprothesen zum Einsatz. Zuweilen läßt sich eine befriedigende Funktion bereits mit den üblichen Konfektionsprothesen erreichen. Oft muß jedoch eine Tumorprothese mit langem Schaft im distalen, tumorfreien

Knochenabschnitt verankert werden. Die Muskelansätze werden an speziellen Polyäthylenaufsätzen dieser Prothesen fixiert. In geeigneten Fällen kann ein ganzer Skelettabschnitt, wie das gesamte Femur, ersetzt werden. Die entsprechende Prothese verfügt über einen Hüftkopf und am distalen Ende über ein im Tibiakopf zu verankerndes Kniescharniergelenk. Am Becken kann der gesamte, die Hüftpfanne tragende Abschnitt entfernt und durch maßgefertigte Metall- oder Kunststoffimplantate ersetzt werden.

Wirbelsäuleneingriffe

Die meisten metastatischen Wirbelsäulentumoren betreffen die Wirbelkörper. Symptome entstehen entweder durch zunehmende Instabilität mit Kyphosierung oder durch Rückenmarkkompression, die von den ventral gelegenen Tumoren ausgeht. Die Tumorausräumung ist in den mittleren Halswirbelsäulenabschnitten, der Brustwirbelsäule und der Lendenwirbelsäule bis zum 4. Lendenwirbelkörper über einen vorderen Zugang möglich. Der tumorbefallene Wirbelkörper wird vollständig entfernt, der entstehende Defekt mit einem distrahierbaren Distanz- oder Teleskop-Stück abgestützt und mit Knochenzement aufgefüllt. Bei verbliebener Rotationsinstabilität kann noch eine zusätzliche dorsale Stabilisierung oder eine seitlich in den benachbarten Wirbelkörpern verankerte Instrumentierung verwendet werden [6, 9]. Statt des Teleskopstücks kann in der oberen Halswirbelsäule auch lediglich Knochenzement verwendet werden, der über eine ventral fixierte Platte am Herausgleiten gehindert wird [6].

Es ist aus anatomischen Gründen schwer, die oberen Abschnitte der Wirbelsäule (3. Halswirbelkörper und darüber) von vorn zu erreichen und sicher zu fixieren. Hier kommt nach dorsaler Entlastung des Rückenmarks durch Laminektomie eine Stabilisierung mit einer umgekehrt U-förmigen Okziputabstützplatte in Frage, die mit ihrem Scheitel am Okziput verschraubt wird und mit den nach unten gerichteten Schenkeln rechts und links paraspinal dorsal an den Wirbelbögen fixiert wird [6, 9]. Der thorakolumbale Übergang und die distale Lendenwirbelsäule sind von ventral technisch nur auf sehr aufwendigem Wege zu stabilisieren. Die dorsale Plattenspondylodese verbindet sich hier mit einer von dorsal durchgeführten transpedunkulären Auffüllung des gesinterten Wirbelkörpers mit Knochenzement unter Bildwandlerkontrolle. In allen oben genannten Situationen sollten zusätzlich zum Knochenzement Spongiosa oder kortikospongiöse Späne zur Defektauffüllung verwendet werden, da nur so eine sichere, langfristige knöcherne Fusion der stabilisierten Wirbelsäulensegmente zu erwarten ist.

13.7.2 Klinische Beispiele

Die im vorigen Abschnitt beschriebenen chirurgischen Verfahren sollen anhand einiger Beispiele illustriert werden. Bei einer 59jährigen Frau war 2 Jahre vor stationärer Aufnahme in unsere Klinik eine Mastektomie wegen eines Mammakarzinoms ausgeführt worden. Wegen schmerzhafter Knochenmetastasen in Becken und Wirbelsäule wurde eine Schmerzbestrahlung angewendet. Beim Aufstützen des rechten Arms auf den Behandlungstisch am Ende einer Radiotherapiesitzung empfand die

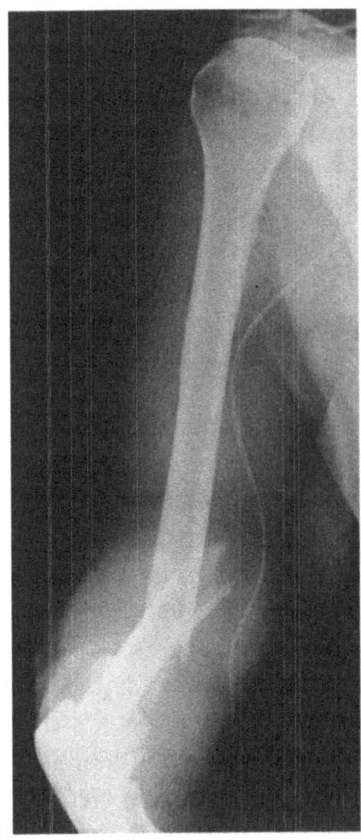

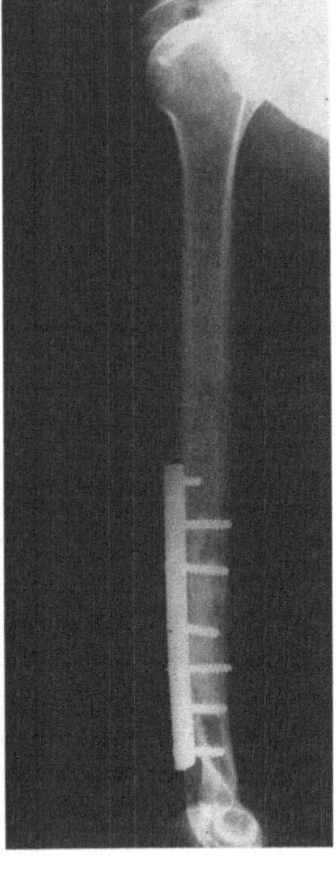

Abb. 4. a Pathologische Humerusschaftfraktur bei einer 59jährigen Patientin mit metastasierendem Mammakarzinom. **b** Plattenverbundosteosynthese; Schulter und Ellenbogen sofort nahezu frei beweglich; Überlebenszeit 2 Monate

Patientin ein plötzliches Schmerzgefühl im rechten Oberarm. Röntgenologisch fand sich die pathologische distale Humerusfraktur (Abb. 4a). Die Operation mit Ausräumung der osteolytischen Metastasenmasse, Auffüllung des Defekts mit Knochenzement, und Stabilisierung durch Anschrauben einer breiten dynamischen Kompressionsplatte brachte die sofortige schmerzfreie Beweglichkeit des Arms zurück (Abb. 4b). Am 5. postoperativen Tag konnte die Patientin zur Fortführung des Strahlentherapieprogramms in die zuweisende Klinik zurückverlegt werden. Arm und Hand blieben bis zu ihrem Tode durch rasch fortschreitende Metastasierung voll gebrauchsfähig.

Bei einem 78jährigen Mann mit operiertem Hypernephrom traten plötzlich ohne äußeren Anlaß Schmerzen in der linken Schulter auf. Das Röntgenbild zeigte den pathologischen proximalen Humerusschaftbruch durch eine osteolytische Metastase (Abb. 5a). Die Ausmaße des Tumors erlaubten eine Resektion des entsprechenden Knochenabschnitts und Fixierung mittels einer konventionellen Osteosynthese (Abb. 5b). Der Arm wurde trotz Verkürzung um 5 cm für die verbliebene Überlebenszeit von 4 Monaten wieder schmerzfrei gebrauchsfähig.

Bei einer 58jährigen Patientin hatten ausgedehnte strahlenresistente Metastasen eines follikulären Schilddrüsenkarzinoms den hüftpfannentragenden linken Bekkenteil und Anteile des Hüftkopfs zerstört (Abb. 6a). Die Patientin war durch Schmerzen bewegungsunfähig geworden. Eine Verbundarthrodese der linken Hüfte mit Knochenzement und Löffelplatte ergab sofortige Schmerzfreiheit und volle Belastungsfähigkeit (Abb. 6b). Die Patientin konnte $1^1/_2$ Jahre lang ihren Haushalt

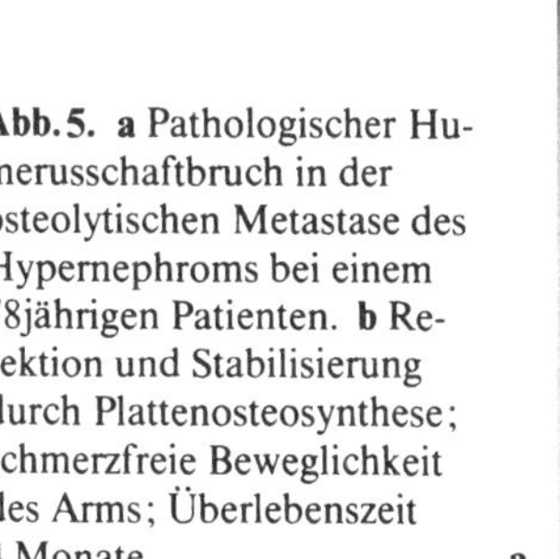

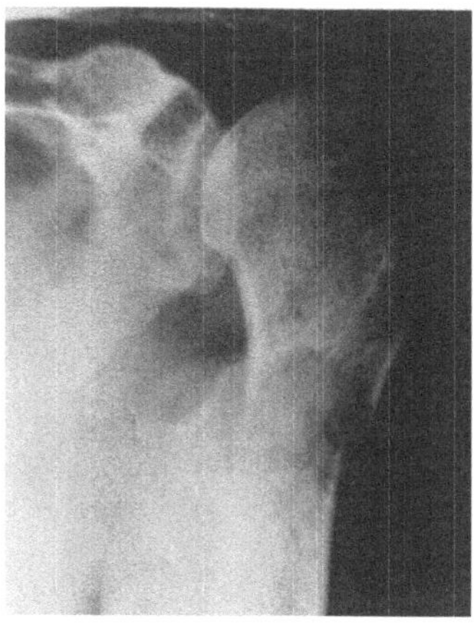

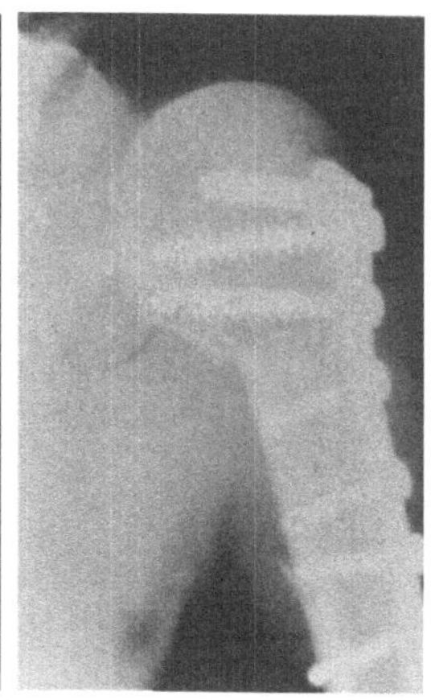

Abb. 5. a Pathologischer Humerusschaftbruch in der osteolytischen Metastase des Hypernephroms bei einem 78jährigen Patienten. **b** Resektion und Stabilisierung durch Plattenosteosynthese; schmerzfreie Beweglichkeit des Arms; Überlebenszeit 4 Monate

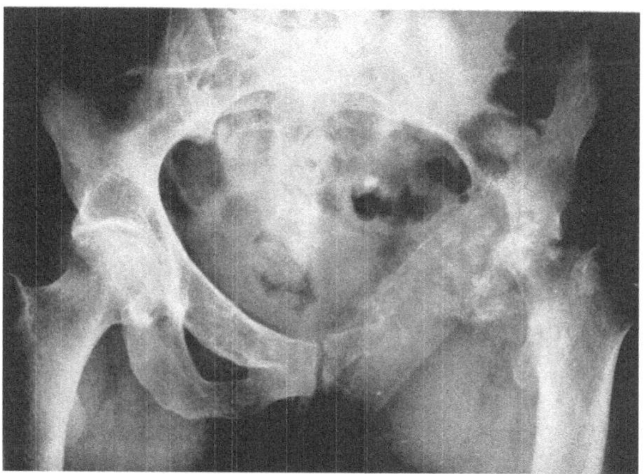

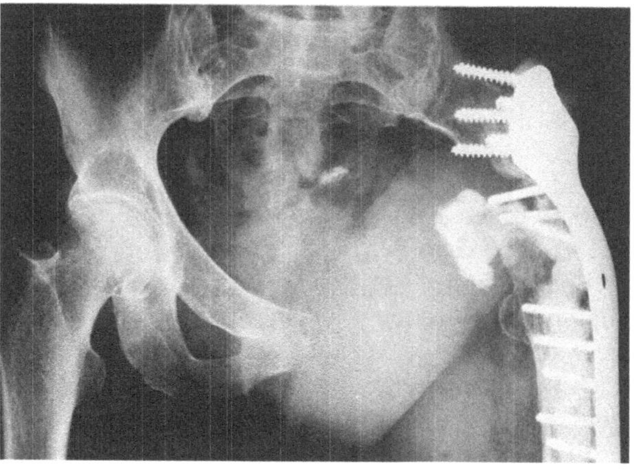

Abb. 6. a Osteolytische Zerstörung des linken Hüftgelenks einer 58jährigen Patientin durch metastasiertes follikuläres Schilddrüsenkarzinom. **b** Schmerzfreie volle Belastungsfähigkeit nach Verbundarthrodese des linken Hüftgelenks 18 Monate nach dem Eingriff

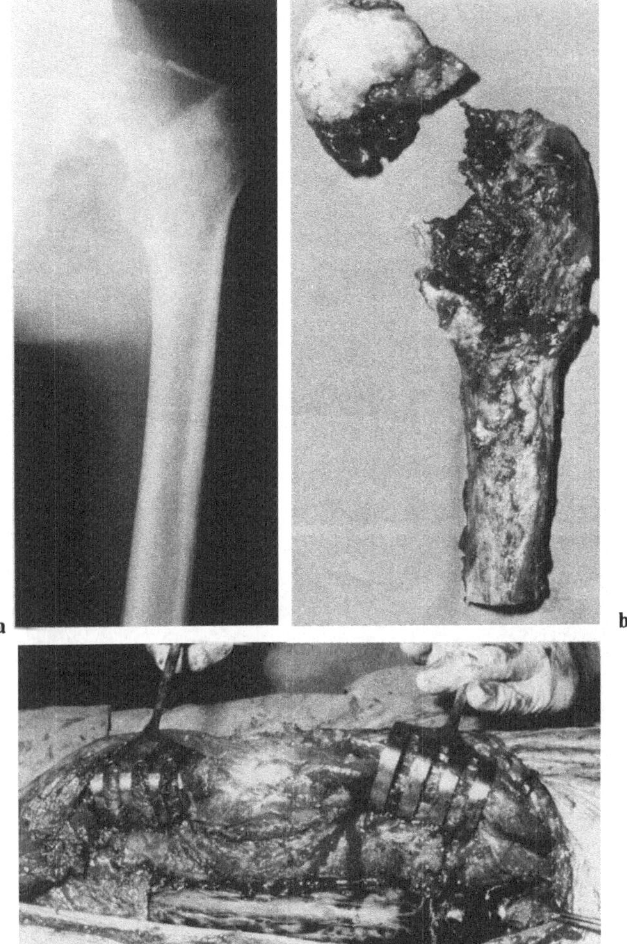

Abb. 7. a Pathologischer Oberschenkelhalsbruch durch Melanommetastase bei einem 29jährigen Mann. **b** Operationspräparat. **c** Operative Situation nach Implantation der kunststoffummantelten Tumorprothese; schmerzfreies Gehen 2 Jahre nach der Operation

selbst besorgen, bis sie wegen fortschreitenden allgemeinen Tumorwachstums wieder der stationären Behandlung bedurfte.

Ein 29jähriger Mann mit einem exzidierten malignen Melanom am Rücken empfand zunehmende Schmerzen in der linken Hüfte bis zur Gehunfähigkeit. Ursache war eine große Melanommetastase im linken Schenkelhals (Abb. 7 a und b). Nach Resektion des proximalen Femurdrittels und Implantation einer sog. Tumorprothese (Abb. 7 c) ist seit 2 Jahren schmerzfreies Gehen ohne Gehhilfe möglich.

Eine 62jährige Frau erlitt eine pathologische Fraktur in einem bekannten osteolytischen Herd eines Plasmozytoms (Abb. 8 a und b). Die Implantation einer 2teiligen Diaphysenprothese nach Resektion des tumortragenden Knochenabschnitts erbrachte eine schmerzfreie volle Belastungsfähigkeit des Beins (Abb. 8 c).

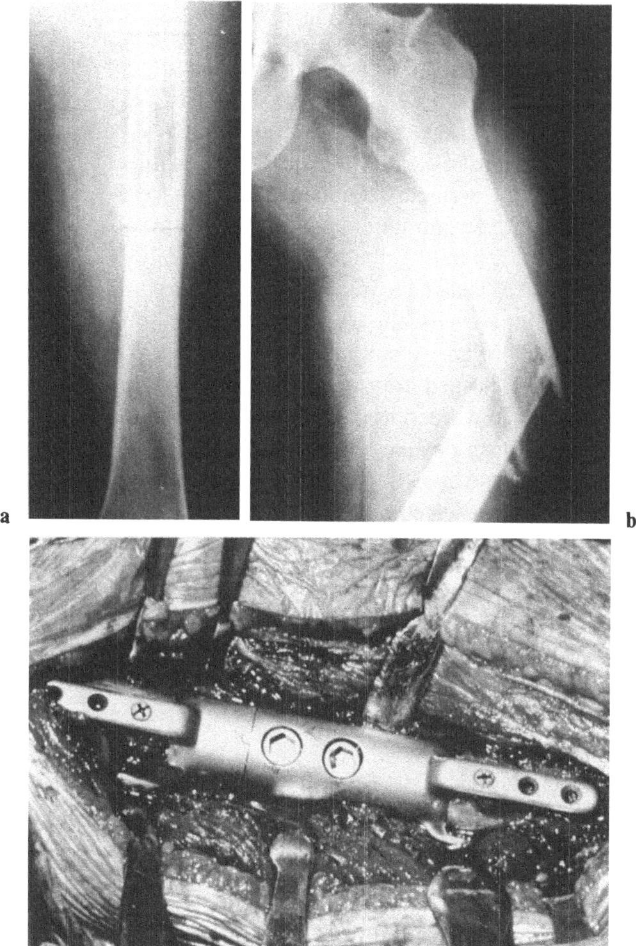

Abb. 8. **a** Osteolytischer Plasmozytomherd des Femurschafts bei einer 62jährigen Patientin. **b** Pathologische Fraktur kurze Zeit später. **c** Tumorresektion und Implantation einer Diaphysenprothese; Vollbelastung des Beins; Patientin lebt 2 Jahre nach der Operation

13.8 Ergebnisse im eigenen Krankengut

Das hier vorgestellte Patientenkollektiv zweier Kliniken wurde in den Jahren 1971-1984 an der Unfallchirurgie der Chirurgischen Universitätsklinik Gießen und in den Jahren 1970-1987 an der Unfallchirurgie der Chirurgischen Universitätsklinik Köln versorgt. Patienten mit malignen Knochentumoren, die aufgrund lokaler Komplikationen oder der allgemeinen Ausbreitung und des Charakters der Grunderkrankung zur palliativen Behandlung ihrer Symptome in chirurgische Behandlung kommen, stellen eine hochselektionierte Gruppe dar. Auch im chirurgischen Krankengut unserer Kliniken sind als Primärtumoren Mamma- und Bronchialkarzinome mit 28% und 19% am häufigsten vertreten (s. Tabelle 8).

Das Prostatakarzinom metastasiert in einem sehr hohen Prozentsatz in den Knochen (s. Kap. II.13.2.2, Tabelle 3). In unserer Patientengruppe erforderten die Metastasen dieses Tumors jedoch selten eine palliative chirurgische Behandlung. Der Grund ist vermutlich in der oben beschriebenen Tatsache zu sehen, daß diese Tumoren zumeist osteoblastische Metastasen setzen, deren lokale Komplikationsrate naturgemäß sehr niedrig ist.

Typischerweise sind die stammnahen Abschnitte der langen Röhrenknochen und das Achsenskelett die häufigsten Tumorträger. Da die meisten Komplikationen der malignen (metastatischen und primären) Knochentumoren in den belasteten Knochen oder am Oberarm auftreten, sind auch in unserem Kollektiv Femur und Humerus am häufigsten betroffen (s. Tabelle 9).

Im Achsenskelett treten Metastasen zwar absolut am häufigsten auf, gewinnen aber keine wesentliche chirurgische Bedeutung, solange keine lasttragenden Anteile zerstört werden (Acetabulum) oder an der Wirbelsäule nicht Instabilitäten, stärkste Gibbusbildungen oder neurologische Ausfälle auftreten. Die malignen Wirbelsäulentumoren werden in palliativer Absicht zumeist radiotherapeutisch behandelt. Sie sind im chirurgischen Krankengut selten (s. Tabelle 9). Ihre Zahl dürfte jedoch in einem aggressiveren Behandlungskonzept bei fortschreitender chirurgischer Technik auch im chirurgischen Kollektiv steigen (s. a. Kap. II.13.6.3).

Tabelle 8. Primärtumoren bei chirurgisch behandelten malignen pathologischen Frakturen

	Patientenzahl	
	n	[%]
Mammakarzinom	47	(28)
Bronchialkarzinom	31	(19)
Hypernephrom	20	(12)
Plasmozytom	12	(7)
Kolonkarzinom	10	(6)
Prostatakarzinom	7	(4)
Schilddrüsenkarzinom	6	(3,5)
Uteruskarzinom	5	(3)
Unbekannter Primärtumor	13	(8)
Sonstige (Melanom, Blasenkarzinom, Lymphom, Histiozytom)	10	(6)
Osteosarkome	6	(3,5)
Gesamt	167	

Tabelle 9. Lokalisation der malignen Skelettumoren (Mehrfachnennungen möglich)

	Metastasen	
	n	[%]
Proximales Femur	74	(39)
Femurschaft	38	(20)
Humerus	50	(26)
Becken	10	(5)
Klavikula	6	(3)
Tibia	4	(2)
Wirbelsäule	2	(1)
Sonstige (Sternum, Rippen, Fibula)	8	(4)

In den meisten Fällen konnten chirurgische Verfahren angewendet werden, welche vom Ansatz her den oben genannten Zielen genügen: möglichst sofortige schmerzfreie Gebrauchsfähigkeit und Belastbarkeit des betroffenen Skelettabschnitts. Wie aus Tabelle 10 zu ersehen, stellten Verbundosteosynthesen und Endoprothesen die überwiegende Mehrzahl der chirurgischen Verfahren. Beide Prinzipien erlauben, die genannten Ziele zuverlässig zu erreichen. Resektionen oder Exzisionen kamen in Einzelfällen zur Anwendung. Sie wurden je nach Tumorsitz mit einfachen Osteosynthesen (Humerus, Klavikula) oder mit einer Prothese (Hüfte) kombiniert. Bei wenigen Patienten, bei denen man eine längere Überlebenszeit erwartete, wurde zusätzlich autologes Knochenmaterial in ausgeräumte Tumorkno-

Tabelle 10. Palliative chirurgische Behandlungsverfahren

	Zahl der Eingriffe n
Verbundosteosynthesen (Platten/Winkelplatten/Marknägel)	79
Endoprothesen (alloplastischer Gelenk-/Skelettersatz)	40
Resektion/Exzision (autologe Knochenanlagerung und Osteosnthese/ Arthrodese)	25
Intramedulläre Kraftträger (Marknagel/Ender-Nägel/Bündelnägel)	43
Spondylodesen	2
Gesamt	189

Tabelle 11. Funktionelle Ergebnisse nach chirurgischer Versorgung pathologischer Femurfrakturen

	Gesamt	Übungsstabil	Gehfähig
Endoprothesen	11	11	10
Verbundosteosynthesen	21	21	14
Intramedulläre Kraftträger	13	13	9

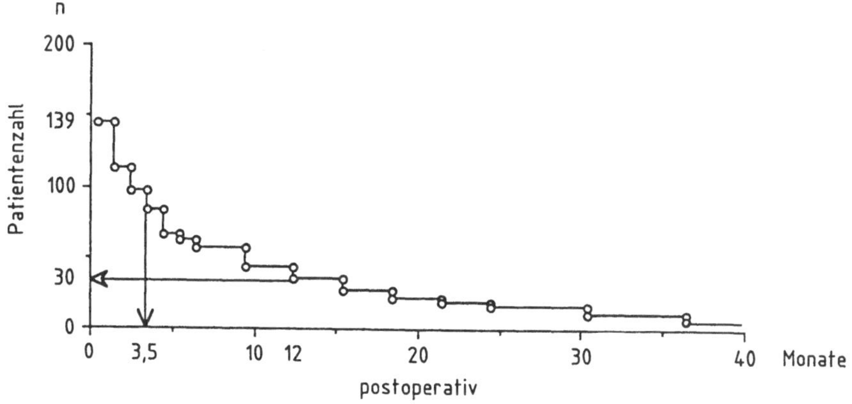

Abb. 9. Überlebenskurve

chenhöhlen eingelagert. Reine intramedulläre Kraftträger wurden nur angewendet, wenn sehr kurze Überlebenszeiten zu erwarten waren und lediglich die rasche, möglichst schmerzfreie Wiedererlangung der Beweglichkeit für nur absehbar kurze Zeit angestrebt wurde.

In der Kölner Patientengruppe wurden die funktionellen Ergebnisse aller behandelten malignen Femurbrüche festgestellt (s. Tabelle 11).

Bei allen Patienten konnte unabhängig vom chirurgischen Verfahren rasch eine schmerzfreie oder fast schmerzfreie Bewegungsfähigkeit des Beins wiedererlangt werden. Bei endoprothetischer Versorgung wurden fast alle Patienten wieder gehfähig, während nach Verbundosteosynthesen oder Anwendung intramedullärer Kraftträger jeweils $^2/_3$ der Patienten die Gehfähigkeit wiedererlangten.

Die Überlebenszeit der meisten Patienten war kurz. Sie betrug im Median 3,5 Monate (s. Abb. 9). Nach 1 Jahr lebten noch 30 Patienten (am Ende des 3. postoperativen Jahres waren alle bis auf 2 gestorben). Todesursachen waren stets ein allgemeines Fortschreiten oder Komplikationen des Grundleidens. Ein Patient verstarb an unmittelbar postoperativen Komplikationen.

13.9. Zusammenfassung

Die Indikationen zu palliativen chirurgischen Eingriffen bei malignen Skeletterkrankungen umfassen:

- drohende oder eingetretene pathologische Frakturen,
- tumorbedingte Wirbelsäuleninstabilitäten mit Schmerzen und Fehlstellungen oder mit neurologischen Ausfällen bei strahlenunempfindlichen Tumoren,
- konservativ nicht beherrschbare Schmerzzustände.

Es stehen zuverlässige Osteosynthesetechniken und eine hochentwickelte Endoprothetik zur Verfügung, um die angestrebten Ziele zu erreichen, die in rascher und schmerzfreier Wiedererlangung der Bewegungsfähigkeit, Verhinderung schwerwiegender neurologischer Komplikationen, zumindest psychischer Entlastung des Patienten und Verbesserung der Pflegefähigkeit bestehen.

Wegen der außerordentlichen Bedeutung dieser Ziele sollte die Indikation zur Operation stets gestellt werden, wenn die erwartete Überlebenszeit die operationsbedingte Nachbehandlungszeit übertrifft.

Literatur

1. Bateson OV (1982) The vertebral vein system. Caldwell lecture, 1956. In: Weiss L, Gilbert HA (eds) Bone metastasis. Hall, Boston pp 21-62
2. Bertin KL, Horstmann J, Coleman ShS (1984) Isolated fracture of the lesser trochanter in adults: An initial manifestation of metastatic malignant disease. J Bone Joint Surg [Am] 66: 770-773
3. Bonarigo BC, Rubin T (1967) Non-union of pathologic fracture after radiation therapy. Radiology 88: 889
4. Colyer RA (1986) Surgical stabilization of pathological neoplastic fractures. Curr Probl Cancer 10: 117
5. Dudziak R (1985) Anaesthesiologische Diagnostik. In: Dudziak R (Hrsg) Lehrbuch der Anaesthesie, 3. Aufl. Schattauer, Stuttgart S 69

6. Eggers Ch, Wolter D (1987) Chirurgische Therapie ossärer Fernmetastasen. Münch Med Wochenschr 129: 835
7. Elomaa I, Blomquist E, Porkka L, Lamberg-Allardt C, Borgström GH (1987) Treatment of skeletal disease in breast cancer: A controlled clodronate trial. Bone 8 [Suppl I]: 53
8. Fidler M (1981) Incidence of fracture through metastasis in long bones. Acta Orthop Scand 52: 623
9. Fidler MW (1987) Surgery for spinal metastasis. In: Coombs R, Friedlaender GC (eds) Bone tumour management. Butterworth, London pp 246
10. Galasko CSB (1982) The anatomy and pathways of skeletal metastases. In: Weiss L, Gilbert HA (eds) Bone metasasis. Hall, Boston pp 49
11. Galasko CSB (1987) Skeletal szintigraphy. In: Coombs R, Friedlaender G (eds) Bone tumour management. Butterworth, London pp 57
12. Gristina AG, Daniel MA, Spurr ChL (1983) Intraosseous metastatic breast cancer treatment with internal fixation and study of survival. Ann Surg 197: 128
13. Harrington KD (1986) Impending pathological fractures from metastatic malignancy: Evaluation and management. Instr Course Lect 35: 357
14. Keene JS, Sellinger DS, McBeath AA, Engber WD (1986) Metastatic breast cancer in the femur. A search for the lesion at risk of fracture. Clin Orthop 203: 282
15. Kimmig B, Hermann HJ, Kober B (1983) Nuclearmedizinische Therapie von Knochenmetastasen. Röntgen Blätter 36: 216
16. Kunze KG, Rehm KE, Hofmann D, Jander R (1984) Die Behandlung pathologischer Frakturen und ihre Ergebnisse. Aktuel Traumatol 14: 48
17. Lane JM, MacCormack RR, Sundaresan N, Hurson B, Boland P (1984) Treatment of pathologic fractures. In: Uhthoff K, Strahl E (eds) Current concepts of diagnosis and treatment of bone tumor and soft tissue tumors. Springer, Berlin Heidelberg New York Tokyo, p 203
18. Lindecken KD (1984) Funktionserhaltende Eingriffe bei metastatischen Frakturen. Zentralbl Chir 109: 905
19. Lodwick GS, Wilson AJ, Farrel C (1980) Determining growth rates of focal lesions of bone from radiographs. Radiology 134: 577
20. Manishen WJ, Sivananthank F, Orr FW (1986) Resorbing bone stimulates tumor cell growth: A role for the micro environment in bone-metastases. Am J Pathol 123: 39
21. McBroome R (1988) Radiation or surgery for metastatic disease of the spine? Curr Med Lit Orthop 1: 1
22. Menck H, Schulze S, Larsen E (1988) Metastasis size in pathologic femural fractures. Acta Orthop Scand 59: 151
23. Müller KH, Müller-Färber J (1982) Diaphysenprothese zur operativen Behandlung von Knochenmetastasen des Olecranonschaftes. Unfallheilkunde 85: 499
24. Müller ME (1970) Treatment of pathological fractures. Aktuel Probl Chir Orthop 14: 725
25. Muhr G, Tscherne H (1981) Operative Behandlung bei Knochenmetastasen. Chirurg 52: 16
26. Mundy GR, Ibbotson KJ, D'Souza SM, Simpson EL, Jacobs JW, Martin JJ (1984) The hypercalcemia of cancer. Clinical implications and pathogenic mechanisms. N Engl J Med 310: 1718
27. Powell N (1983) Metastatic carcinoma in association with Paget's disease of bone. Br J Radiol 56: 582
28. Reichmann W, Thul P (1980) Die pathologische Fraktur. Indikation und Behandlung. Münch Med Wochenschr 122: 878
29. Rieden K, Kober B, Mende O, zum Winkel K (1986) Strahlentherapie pathologischer Frakturen und frakturgefährdeter Skelettläsionen. Strahlenther Onkol 162: 742
30. Savvidis E, Löhr F (1988) Größe der Hüftgelenkskraft in der sogenannten Entlastungsphase des Ganges. 7. Kölner Biomechanisches Colloquium 30.09./01.10. 1988 (Vortrag)
31. Scharla SH, Minne HW, Sattar P et al. (1987) Therapie der Tumorhypercalcämie mit Clodronat. Einfluß auf Parathormon und Calcitriol. Dtsch Med Wochenschr 112: 1121
32. Scheer HJ, Yagoda A (1987) Bone metastases: Pathogenesis treatment and rationale for use of resorption inhibitors. Am J Med 82 [Suppl 2A]: 6
33. Schwinn ChP (1981) The pathologist and the diagnosis of bone metastasis. In: Weiss L, Gilbert HA (eds) Bone metastasis. Hall, Boston pp 168
34. Smith IE, Macaulay V (1985) Comparison of different endocrine therapy in management of bone metastasis from breast carcinoma. J R Soc Med 78 [Suppl 9]: 15

35. Solini A, Guercio N, Paschero B, Ruggeri N (1986) Moderni orientamenti sul trattamento profilattico delle lesioni metastatiche. Chir Organi Mov 71: 217
36. Steiner RE, Pennock J (1987) Diagnostic techniques for bone tumors - magnetic resonance imaging. In: Coombs R, Friedlaender G (eds) Bone tumour management. Butterworth, London pp 53
37. Stokes StH, Walz BJ (1983) Pathologic fracture after radiation therapy for primary non-Hodgkin's malignant lymphoma of bone. Int J Radiat Oncol Biol Phys 4: 1153
38. van den Brenk HAS (1975) Venous diversion trapping and growth of blood-born cancer cells en-route to the lungs. Br J Cancer 31: 46
39. Whitehouse JMA (1985) Site dependent response to chemotherapy for carcinoma of the breast. J R Soc Med 78 [Suppl 9]: 18
40. Willis RA (1973) The spread of tumors in the human body, 3rd edn, Butterworth London
41. Yarnold JR (1985) Role of radiotherapy in the management of bone metastases from breast cancer. J R Soc Med 78 [Suppl 9]: 23

14 Maligne Weichteiltumoren

I. KRÜGER

Der Begriff Weichteile umfaßt nach der WHO-Klassifikation alle nichtepithelialen extraskelettalen Gewebe mit Ausnahme des retikuloendothelialen Systems, der Glia und der Stützgewebe spezifischer Organe und Eingeweide.

Maligne Weichteiltumoren sind mit ca. 1% aller Malignome nicht häufig. Die Seltenheit, die große klinische, histologische und biologische Vielfalt dieser Tumoren sind wesentliche Gründe für die derzeit noch offenkundige therapeutische Unsicherheit.

14.1 Klinik

Maligne Weichteiltumoren können in jedem Alter auftreten, am häufigsten jedoch im 5. Lebensjahrzehnt.

Nach einer Literaturzusammenstellung von 3314 Fällen [11, 14, 15, 17, 21] sind ca. 60% aller malignen Weichteiltumoren an den Extremitäten, weitere 20% am Rumpf an leicht zugänglichen Orten sowie jeweils 10% im Mediastinum oder Retroperitoneum bzw. am Kopf oder Hals lokalisiert.

Weichteiltumoren rufen uncharakteristische Symptome hervor, womit die lange Anamnese von 6-22 Monaten erklärt wird [3, 7]. Erstes Symptom eines Weichteiltumors ist in der überwiegenden Zahl der Fälle eine vom Patienten bemerkte nicht schmerzhafte Schwellung. Beschwerden treten erst dann auf, wenn der Tumor auf angrenzende Nerven und Gefäße Druck ausübt oder benachbarte Organe verdrängt.

14.2 Diagnostik

Die Anamnese und eine subtile klinische Untersuchung geben besondere Hinweise. So sind rasches Wachstum, derbe Konsistenz, mangelnde Verschieblichkeit und Abgrenzbarkeit gegen die Umgebung Hinweise für Malignität.

Neben den klinischen und laborchemischen Untersuchungen (großes Blutbild, BSG, alkalische Phosphatase, Transaminasen) sind heute radiologische (Röntgenaufnahme der befallenen Region, Thorax in 2 Ebenen, Sonographie, Computertomographie, Kernspintomographie, Angiographie) und nuklearmedizinische (Knochen- und Leberszintigraphie) Diagnoseverfahren unentbehrlich.

Das Ziel dieser aufwendigen Diagnostik ist die genaue Identifikation von Lokalisation und Ausdehnung des Tumors und die Erfassung von möglichen Fernmetastasen.

Die definitive Diagnose eines malignen Weichteiltumors kann nur nach histologischer Untersuchung gesichert werden. Bei kleinen Tumoren, d. h. weniger als 5 cm im Durchmesser, wird eine Probeexzision, bei größeren Tumoren eine Probeinzision durchgeführt. Die Inzisionsstelle muß so angelegt sein, daß dieser Bezirk inkl. Haut bei einer unmittelbar nachfolgenden Resektionsbehandlung komplett und en bloc mitentfernt werden kann.

Die Feinnadel- und die Stanzbiopsie besitzen eine eingeschränkte Aussagekraft und sind deshalb von geringem diagnostischen Wert.

14.3 Klassifikation

In den letzten 20 Jahren bemühte man sich, das biologische Verhalten der malignen Weichteiltumoren durch exakte Definitionen der prognostisch bedeutsamen Parameter wie Malignitätsgrad und Tumor-Wirts-Verhalten zu erforschen. Die Ergebnisse dieser Untersuchungen wurden 1978 in den Empfehlungen der UICC zusammengefaßt. Danach werden die malignen Weichteiltumoren histologisch nach ihrem Ursprungsort klassifiziert (Tabelle 1). Einige Tumoren wie z. B. das alveoläre Weichteilsarkom und der maligne Granularzelltumor können bislang keinem Ursprungsgewebe zugeordnet werden.

Tabelle 1. Histopathologische Klassifikation der malignen Weichteiltumoren nach den Empfehlungen der UICC

Ursprungsgewebe	Tumortyp
Fibröses Gewebe	Fibrosarkom
	Malignes fibröses Histiozytom
Fettgewebe	Liposarkom
Glatte Muskulatur	Leiomyosarkom
Quergestreifte Muskulatur	Rhabdomyosarkom
Synoviales Gewebe	Synoviales Sarkom
Blut- und Lymphgefäße	Malignes Hämangioendotheliom
	Malignes Hämangioperizytom
	Lymphangiosarkom
Knorpel- und Knochengewebe	Extraskelettales Chondrosarkom
	Extraskelettales Osteosarkom
Nervengewebe	Malignes Schwannom
Undifferenziertes Mesenchym	Malignes Mesenchymom
Unsichere Genese	Alveoläres Weichteilsarkom
	Maligner Granularzelltumor

14.4 Stadieneinteilung

Mit Zunahme der Therapiemöglichkeiten für maligne Tumoren gewinnt die vergleichende Beurteilung der Behandlungsergebnisse an Bedeutung und steigt das Bedürfnis an Stadieneinteilungen, die leicht und einheitlich anzuwenden sind.

Es ist deshalb ein großer Fortschritt, daß ein internationales Klassifizierungssystem, das GTNM-System, geschaffen wurde [15], das auf der Beschreibung meßbarer Faktoren basiert. Dabei bedeuten G1-3 geringer, mäßiger und hoher Malignitätsgrad. Hierbei werden Kriterien wie Zellreichtum, mitotische Aktivität, Zellpleomorphie sowie die Art und Menge der intra- und extrazellulären Bausubstanzen (Kollagen, mukoide Substanzen etc.) berücksichtigt. Die Größe des Tumors wird mit T1 für Tumoren mit einem Durchmesser von weniger als 5 cm, T2 für Tumoren mit einem Durchmesser über 5 cm und T3 bei Infiltration von Nerven, Gefäßen und Knochen angegeben. Die Metastasierung in den Lymphknoten oder die Fernmetastasierung werden mit N bzw. M bezeichnet. Weitere Angaben zur Stadieneinteilung können der Tabelle 2 entnommen werden.

14.5 Therapie

Weichteiltumoren rufen uncharakteristische Symptome hervor. Beschwerden treten erst dann auf, wenn der Tumor auf angrenzende Nerven und Gefäße Druck ausübt oder benachbarte Organe verdrängt, womit die lange Anamnese von 6-22 Monaten erklärt wird [3, 7]. Aus diesem Grund wird die Mehrzahl der malignen Weichteiltumoren erst im fortgeschrittenen Tumorstadium diagnostiziert [9]. Zu diesem Zeitpunkt liegen oftmals Satellitenknoten [8] oder klinisch nachweisbare bzw. okkulte Fernmetastasen vor [9], so daß nur noch eine palliative Therapie möglich ist. Bei diesen Tumoren konnte auch unter Einsatz adjuvanter Therapiemaßnahmen keine Arbeitsgruppe 5-Jahres-Überlebensraten von über 65% erzielen.

Eine erfolgreiche Therapie der malignen Weichteiltumoren setzt große Erfahrungen in der spezifischen Diagnostik, Beherrschung der modernen operativen und

Tabelle 2. Stadieneinteilung der malignen Weichteiltumoren nach den GTNM-Parametern

Stadium	Kriterien
Ia	G1 T1 N0 M0
Ib	G1 T2 N0 M0
IIa	G2 T1 N0 M0
IIb	G2 T2 N0 M0
IIIa	G3 T1 N0 M0
IIIb	G3 T2 N0 M0
IIIc	G1-3 T1-2 N1 M0
IVa	G1-3 T3 N0-1 M0
IVb	G1-3 T1-3 N0-1 M1

radiologischen Techniken, geschultes Personal für postoperative Nachsorge und ein onkologisches Konsilium, bestehend aus einem erfahrenen Chirurgen, einem Strahlentherapeuten und einem Internisten, voraus, wobei bereits prätherapeutisch eine interdisziplinäre Therapieplanung angestrebt werden sollte.

14.5.1 Primärtumor und Rezidiv

Unabhängig von den Unterschieden der Histogenese beträgt die Rezidivhäufigkeit nach Entfernung des Primärtumors 20-50% [9, 11, 18, 19]. Bei Auftreten eines Lokalrezidivs ohne Nachweis von Fernmetastasen gelten prinzipiell die gleichen Überlegungen wie für die Therapieplanung beim Primärtumor. Es müssen jedoch folgende Besonderheiten bedacht werden: 1. Das Rezidiv neigt zur histologischen Entdifferenzierung mit entsprechender Verschlechterung der Prognose. 2. Das Auftreten eines Rezidivs erhöht die Wahrscheinlichkeit für das Vorliegen klinisch nachweisbarer oder subklinischer Fernmetastasen. Aus diesen Gründen muß die Indikation zu radikalen chirurgischen Eingriffen (Amputation, Hemipelvektomie etc.) und anderen Maßnahmen mit Verschlechterung der Lebensqualität vor den Hintergrund eines evtl. nicht mehr kurativen, sondern lediglich palliativen Therapieansatzes gestellt werden.

Chirurgische Therapie

Die chirurgische Entfernung des malignen Weichteiltumors stellt nach allgemeingültiger Meinung die Basis der Behandlung dar. Unabhängig vom histologischen Typ weisen diese Tumoren verschiedene Besonderheiten auf, die bei der Therapieplanung zu berücksichtigen sind. Die Tumoren erscheinen makroskopisch eingekapselt. Tatsächlich gibt es aber keinen Weichteiltumor, der eine echte Bindegewebskapsel besitzt. Die Pseudokapsel besteht aus den äußeren, durch den Druck des umgebenden Gewebes abgeflachten Tumorschichten. Das Wachstum der Weichteiltumoren verläuft zunächst in einer eingeschränkten Weise, wobei makroskopisch eine relativ umschriebene Geschwulst imponiert. Hermanek [8] wies bereits vor 10 Jahren darauf hin, daß sich auch bei makroskopisch umschriebener Geschwulstentwicklung der Tumor in vielen Fällen in kleinen Zellgruppen mehrere Zentimeter über die makroskopischen Tumorgrenzen hinaus entlang der Faszienflächen, Muskelsepten und epineuralen Bindegewebe ausbreitet. Die lokale Exzision, auch „Ausschälen" genannt, hat daher den Nachteil, daß Abklatschmetastasen und Satellitenknoten in unmittelbarer Nachbarschaft des Tumors nicht mitentfernt werden. Deshalb beträgt die Rezidivrate nach diesem Vorgehen bis zu 90% [4, 7, 17, 23]. Das Vorgehen der Wahl ist die lokale weite Exzision (Synonyme: Kompartment- oder En-bloc-Resektion). Bei diesem Eingriff werden der Tumor, alle anatomischen Strukturen, denen der Tumor entstammt, und eine benachbarte Zone von 2-3 cm normalen Gewebes entfernt. Auch bei diesem Vorgehen können Abklatschmetastasen, die zu lokalen Rezidiven führen können, nicht mit Sicherheit vermieden werden. Darüber hinaus ist bei onkologisch begründeter ausgedehnter Resektion eine Funktionsbeeinträchtigung nicht immer zu vermeiden.

Überschreitet die Ausdehnung des Tumors die Grenze der Resezierbarkeit, so sind, bei Lokalisation an den Extremitäten oder in der Nähe des Schulter- oder Bekkengürtels, ultraradikale Eingriffe wie Gliedmaßenamputation, Exartikulationen und Hemipelvektomien möglich. Solche Eingriffe weisen aber, insbesondere bei Vorliegen eines Tumorrezidivs, 2 Nachteile auf:

- den permanenten Verlust der Extremität;
- das Risiko, daß zum Zeitpunkt der Indikationsstellung subklinische Metastasen vorhanden sein können, die trotz radikalen lokalen Vorgehens das Schicksal der Patienten besiegeln.

Darüber hinaus liegen bei einer großen Zahl der Patienten bereits zum Zeitpunkt der Erstdiagnose des Primärtumors klinisch nachweisbare Fernmetastasen vor [9], so daß in diesem Fall die Therapie des Primärtumors lediglich palliativer Charakter (Beseitigung oder Linderung lokaler tumorbedingter Beschwerden) besitzt.

Diese Überlegungen führten in vielen onkologischen Zentren zur Erarbeitung von extremitätenerhaltenden operativen Verfahren [2, 4, 13]. Der Nachteil dieser „konservativen" Chirurgie sollte durch zusätzliche Strahlen- und systemische Chemotherapie aufgewogen werden.

Strahlentherapie

Die Rolle der Strahlentherapie bei der Behandlung maligner Weichteiltumoren wurde in den 60er Jahren und Anfang der 70er Jahre viel diskutiert [3, 12]. Während einige Autoren bessere Ergebnisse bei einer postoperativen Bestrahlung als bei alleinigen chirurgischen Eingriffen mitteilten, berichteten andere über hohe Strahlenresistenz der Weichteiltumoren und über irreversible Schäden des umliegenden Gewebes bei der Applikation von Tumorvernichtungsdosen [11, 22]. Die Meinungen haben sich nach der Entwicklung neuer Techniken geändert. Fest steht dennoch, daß die alleinige Strahlentherapie keine Aussicht auf Erfolg hat. Bei nicht komplett resezierbaren Tumoren und bei Rezidiven wird eine zusätzliche Bestrahlung empfohlen, obwohl statistisch gesicherte Daten noch ausstehen.

Chemotherapie

Trotz einer adäquaten lokalen Behandlung des Primärtumors entwickeln 30-50% der Patienten Fernmetastasen, die das weitere Schicksal bestimmen. Diese Beobachtungen führten zum Einsatz einer systemischen Zytostase im Therapiekonzept der malignen Weichteiltumoren, die „adjuvant" oder „therapeutisch" durchgeführt werden kann.

Die adjuvante Chemotherapie ist auch bei der Behandlung von Patienten mit Weichteiltumoren eine heftig diskutierte Maßnahme. Das Fehlen statistisch gesicherter Daten an großen Patientenzahlen zur Wirksamkeit der adjuvanten Chemotherapie und die häufigen, z.T. erheblichen Nebenwirkungen sind wesentliche Argumente gegen die Anwendung. In einer prospektiven randomisierten Studie, in der der Einfluß einer adjuvanten Applikation von Adriamycin, Zyklophosphamid und hochdosiertem Methotrexat auf das Überleben der Patienten geprüft wurde, ergab sich eine Verbesserung der 3-Jahres-Überlebensrate von 74% auf 95% [14]. Die bislang kurze Nachbeobachtungszeit und die kleine Fallzahl schränken allerdings die Aussagekraft dieser Studie ein.

Bei nichtresezierbaren Tumoren oder bei vorhandenen Fernmetastasen, am häufigsten Lungenmetastasen, wird eine „therapeutische" Chemotherapie durchgeführt. Die Erfolgsaussichten bei solch ausgedehnten Primärtumoren sind allerdings schlecht, und Lungenmetastasen können besser operativ entfernt werden.

Dennoch müssen weitere Zytostatika und deren Kombinationen erprobt werden.

Extremitätenperfusion

Bisherige Ergebnisse nach systemischer Chemotherapie sind wahrscheinlich deshalb wenig befriedigend, weil die Applikation von hohen Zytostatikadosen durch die Nebenwirkungen limitiert wird. Bei Sitz des Tumors an den Extremitäten können die Konzentrationen durch die regionale Applikation mit Hilfe einer extrakorporalen Zirkulation erheblich erhöht werden, ohne den Gesamtorganismus zu schädigen. Bislang wurden nur an wenigen Zentren Erfahrungen mit dieser Methode bei der Behandlung maligner Weichteiltumoren gesammelt [5, 16, 20].

In den vergangenen 9 Jahren haben wir dieses Therapiekonzept bei 36 Patienten mit malignen Weichteiltumoren der Extremitäten angewendet.

Bei 6 Patienten war der Tumor an der oberen, bei 30 Patienten an der unteren Extremität lokalisiert. In 9 Fällen lag ein Liposarkom, in 7 Fällen ein Fibrosarkom, in jeweils 5 Fällen ein malignes Histiozytom bzw. Hämangioperizytom, in 4 Fällen ein synoviales Sarkom und in jeweils 3 Fällen ein Schwannom bzw. ein Leiomyosarkom vor. Sechs Patienten befanden sich im Tumorstadium I, 10 im Tumorstadium II, 18 im Tumorstadium III und 2 im Tumorstadium IV.

Wir führten bei allen Patienten eine Exzision im Gesunden und eine adjuvante regionale hypertherme Zytostatikaperfusion der betroffenen Extremität durch. Einzelheiten zur Technik der Extremitätenperfusion können dem Kap. I.4.7.2 entnommen werden.

Bei 4 Patienten traten im Verlauf der Nachbeobachtungszeit lokale Rezidive auf, und insgesamt 7 Patienten starben aufgrund einer Fernmetastasierung an den Folgen ihres Tumorleidens. Nach einer mittleren Nachbeobachtungszeit von 38 Monaten leben 29 der 36 Patienten tumor- und beschwerdefrei.

Tabelle 3. Behandlungsergebnisse bei malignen Weichteiltumoren der Extremitäten (*WE* weite Exzision)

Autor	Jahr	Patienten n	Art der Behandlung	Rezidive [%]	5-Jahres-Überlebensrate [%]
Shiu et al. [18]	1975	158	Ablatio	28	63
Stehlin et al. [20]	1975	37	WE + Perfusion + Radiatio	16	62
Simon u. Enneking [19]	1976	54	WE oder Ablatio	16,7	62
Lindberg et al. [11]	1981	300	WE + Radiatio	22	61
Rosenberg et al. [14]	1983	26	WE + Radiatio + systische Chemotherapie	15,4	71
Eigenes Krankengut		36	WE + Perfusion	11	64

Beim Vergleich der Behandlungsergebnisse nach unterschiedlichen Therapiekonzepten (Tabelle 3) zeigt sich, daß die 5-Jahres-Überlebensrate der Patienten mit etwa 62% in allen Gruppen annähernd gleich ist. Nach einer lokalen Exzision und regionalen Zytostatikaperfusion ist die Rezidivrate am niedrigsten, dies bei Erhalt der Extremität.

14.5.2 Lymphknotenmetastasen

Das Auftreten von Lymphknotenmetastasen stellt bei malignen Weichteiltumoren eine Seltenheit dar [1, 6, 9]. Nach einer Fallzusammenstellung des American College of Surgeons über 5812 Patienten [9] traten nur bei 3,1% der Patienten Lymphknotenmetastasen auf. Bei Rhabdomyosarkomen, synovialen Sarkomen und Angiosarkomen war die Rate an Lymphknotenmetastasen mit 4,1-5,3% relativ am höchsten. Aus diesen Zahlen ergibt sich, daß eine elektive Lymphadenektomie in der Therapie der malignen Weichteiltumoren nicht erforderlich ist.

14.5.3 Fernmetastasen

Das Schicksal der Patienten mit malignen Weichteiltumoren wird in der Regel durch das Auftreten von Fernmetastasen bestimmt. Zum Zeitpunkt der Erstdiagnose des Primärtumors lagen in der Studie des American College of Surgeons [9] bereits bei 23% der Patienten klinisch nachweisbare Fernmetastasen vor. Weitere 18% der Patienten entwickelten nach „kurativer" Resektion des Primärtumors im Verlauf der Nachbeobachtungszeit Fernmetastasen. Der häufigste Metastasierungsort ist die Lunge (34%), gefolgt vom Skelettsystem (23%) und der Leber (15%).

Die Therapie der Fernmetastasen ist in den entsprechenden Organkapiteln abgehandelt.

Literatur

1. Ariel JM, Briceno M (1975) Rhabdomyosarcoma of the extremities and trunk: Analysis of 150 patients treated by surgical resection. J Surg Oncol 7: 269
2. Bowden L, Booker RJ (1958) The principles and technique of resection of soft parts for sarcoma. Surgery 44: 963
3. Cade S (1951) Soft tissue tumors: Their normal history and treatment. Proc R Soc Med 44: 19
4. Eilber FR, Mirra JJ, Grant TT, Weisenburger T, Morton DL (1980) Is amputation necessary for sarcomas? Ann Surg 192: 431
5. Englund NE, Lindstedt E, Wang JO (1971) Regional perfusion in the treatment of sarcomas of the extremities. Acta Chir Scand 137: 243
6. Gerner RE, Moore GE (1975) Synovial sarcoma. Ann Surg 181: 22
7. Gilbert HA, Vagan AR, Winkley J (1975) Soft tissue sarcomas of the extremities: Their natural history, treatment and radiation sensitivity. J Surg Oncol 7: 303
8. Hermanek P (1977) Klinische Pathologie der Weichteiltumoren. Chirurg 48: 685
9. Lawrence W, Donegan WL, Natarajan N, Mettlin C, Beart R, Winchester D (1988) Adult soft tissue sarcomas. A pattern of care survey of the American College of Surgeons. Ann Surg 205: 349
10. Leibel SA, Tranbough RF, Wana WM, Beckstead JH, Bovill EG, Phillips TL (1982) Soft tissue sarcomas of the extremities. Cancer 50: 1076

11. Lindberg RD, Martin RG, Romsdahl MM, Barkley HT (1981) Conservative surgery and postoperative radiotherapy in 300 adults with soft-tissue sarcomas. Cancer 47: 2391
12. McNeer GP, Cantin J, Ghu F, Nickson JJ (1968) Effectiveness of radiation therapy in the management of sarcoma of the soft somatic tissue. Cancer 22: 391
13. Morton DC, Eilber FR, Townsend CM (1976) Limb salvage from a multidisciplinary treatment approach for skeletal and soft tissue sarcomas of the extremities. Ann Surg 184: 268
14. Rosenberg SA, Tepper J, Glatstein E et al. (1983) Prospective randomized study of adjuvant chemotherapy in adults with soft tissue sarcomas of the extremities. Cancer 52: 424
15. Russel WO, Cohen J, Enzinger F et al. (1977) A clinical and pathological staging system for soft tissue sarcomas. Cancer 40: 1562
16. Schraffodt-Koops H, Eibergen R, Olthoff J, van der Ploog E, Vermey A (1976) Isolated regional perfusin in the treatment of soft tissue sarcomas of the extremities. Clin Oncol 2: 245
17. Shieber W, Graham P (1962) An experience with sarcomas of the soft tissue of adults. Surgery 52: 295
18. Shiu MH, Castro EB, Hajdu SI, Fortner JG (1975) Surgical treatment of 297 soft tissue sarcomas of the lower extremity. Ann Surg 182: 597
19. Simon MA, Enneking WF (1976) The management of soft tissue sarcomas of the extremities. J Bone Joint Surg 58: 317
20. Stehlin JS Jr, de Ipolyi PD, Giovanella BC, Gutierrez AE, Anderson RF (1975) Soft tissue sarcomas of the extremities. Am J Surg 130: 643
21. Stont AP (1961) Sarcomas of the soft tissue. CA 11: 218
22. Tepper J, Rosenberg SA, Glatstein E (1982) Radiation therapy technique in soft tissue sarcomas of the extremities. J Radiol Oncol Biol Phys 8: 263
23. Walker MJ, Wood DK, Briele HA, Greager JA, Patel M, Das Gupta TK (1986) Soft tissue sarcomas of the distal extremities. Surgery 99: 392

15 Maligne Melanome der Haut

I. Krüger, R. Huber

15.1 Allgemeines

Das maligne Melanom ist ein seltener, von den Melanozyten ausgehender Tumor. Obwohl der Anteil des malignen Melanoms an allen Neoplasien des Menschen lediglich ca. 1% ausmacht, nimmt seine Inzidenz rascher zu als die der meisten anderen Malignome. Aus der Mehrzahl der epidemiologischen Studien geht hervor, daß sich die Inzidenz der Hautmelanome unter der weißen Bevölkerung in der ganzen Welt alle 6-10 Jahre verdoppelt. Zur Zeit muß mit einer Inzidenz von 10-12 Neuerkrankungen pro 100000 Einwohner gerechnet werden [16].

Der typische Melanompatient ist hellhäutig, blond oder rothaarig, hat eine größere Tendenz zur Sommersprossenbildung und entwickelt bereits nach kurzer Exposition zum Sonnenlicht einen Sonnenbrand. Eine direkte Beziehung zwischen Äquatornähe und Melanomhäufigkeit ist vielerorts erkennbar. Gegen eine alleinige ätiologische Rolle des Sonnenlichts spricht aber die Beobachtung, daß die Inzidenz in Europa im Norden größer ist als im Süden [14].

Das maligne Melanom kann in jedem Alter auftreten. Eine klare Bevorzugung eines Geschlechts gibt es nach neueren Untersuchungen nicht, doch tritt das Melanom bei Frauen gehäuft an den Extremitäten und bei Männern bevorzugt am Rumpf auf [13].

15.2 Diagnostik

Die Mehrheit aller Melanompatienten könnte durch eine einfache chirurgische Exzision geheilt werden, wenn der Tumor frühzeitig entdeckt wird. Die klinische Diagnose eines malignen Melanoms ist jedoch sehr schwierig.

Die Anamnese liefert bereits eindeutige Verdachtsmomente. Plötzliche Veränderungen eines pigmentierten Hauttumors wie Größenzunahme, Farbveränderungen, Juckreiz, Rötung der Umgebung, Ulzeration, Blutung oder Schmerzen sind dringend malignomverdächtig. Für die Verdachtsdiagnose eines malignen Melanoms sind folgende morphologische Kriterien von großer Bedeutung: Asymmetrie, fleckige Farbe, irreguläre Ränder und ein Durchmesser von über 5 mm.

Selbst erfahrene Onkologen stellen klinisch nur in ca. 70% der Fälle die Diagnose eines malignen Melanoms. Da über 70 Hautveränderungen bekannt sind, die klinisch anstelle eines Melanoms diagnostiziert werden können, empfiehlt sich bei jedem verdächtigen Befund die Probeexstirpation im Gesunden zur Sicherung der Diagnose [14].

15.3 Histologie

15.3.1 Tumortyp

Nach der histologischen Untersuchung des Primärtumors werden im wesentlichen die folgenden Tumortypen unterschieden [16]:

- *Noduläres malignes Melanom (NMM).*
  Das noduläre maligne Melanom erscheint klinisch teils als flaches Infiltrat, teils als kugeliger Tumor von meist dunkler Farbe. Histologisch findet sich ein vertikales Tumorwachstum mit Infiltration der tiefen Hautschichten.
- *Superfiziell spreitendes Melanom (SSM).*
  Die Melanomzellen durchsetzen zunächst die Epidermis. Erst später dringen sie in die obere Kutis vor und breiten sich zunächst auch hier parallel zur Epidermis aus.
- *Lentigo-maligna-Melanom (LMM).*
  Das Lentigo-maligna-Melanom stellt ein malignes Melanom auf dem Boden einer melanotischen Präkanzerose dar. Die Ausbreitung erfolgt oberflächlich intraepithelial und primär zweidimensional. Herdförmig kann es zum Einbruch in das Corium kommen.
- *Akrolentiginöses Melanom (ALM).*
  Das akrolentiginöse Melanom entwickelt sich primär an den Handinnenflächen und Fußsohlen. Nach einer gewissen Dauer kommt es über das horizontale Wachstum hinaus zu einer umschriebenen Infiltration tieferer Schichten.

15.3.2 Tumordicke

Die genaue Bestimmung der maximalen vertikalen Tumordicke erfolgt nach der von Breslow [7] beschriebenen Methode, wobei mit Hilfe eines Okularmikroskops von der höchsten herausragenden Stelle bis zum tiefsten lichtmikroskopisch sichtbaren Tumorzellbalken gemessen wird.

15.3.3 Level

Clark et al. [11] definierten 1969 verschiedene Stufen der Eindringtiefe des malignen Melanoms in Relation zu den Hautschichten, die „Levels of Invasion" (s.a. Abb. 1):

Level I: Tumorzellen auf die Epidermis beschränkt.
Level II: Tumorzellen durchbrechen die Basalmembran bis in das Stratum papillare.

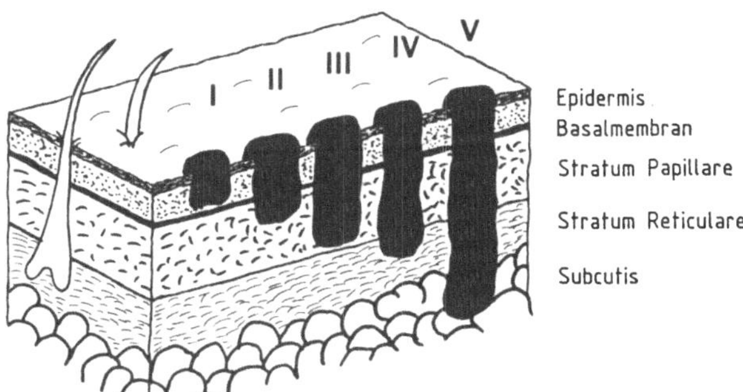

Abb. 1. Schematische Darstellung der „Levels of Invasion“ (Einzelheiten s. Text). (Nach [11])

Level III: Tumorzellen bis in die Grenzzone zwischen Stratum papillare und Stratum reticulare.
Level IV: Invasion des Stratum reticulare.
Level V: Invasion der Subkutis.

15.4 Metastasierung

Die Bösartigkeit des malignen Melanoms begründet sich nicht in erster Linie in seinem lokalen Wachstumsverhalten, sondern in seiner ausgeprägten Neigung zur lymphogenen und hämatogenen Metastasierung.

15.4.1 Lymphknotenmetastasen

Die Metastasierung in die regionären Lymphknoten steht statistisch stark im Vordergrund. Braun-Falco [6] begründete dieses Metastasierungsverhalten mit der Neigung der Melanomzellen zur Segregation, die das frühzeitige Einschleusen von Tumorzellen besonders in die dünnwandigen Lymphgefäße des oberen Coriums verständlich macht.

Die Häufigkeit von Lymphknotenmetastasen hängt vom Geschlecht der Patienten ab. Eigene Untersuchungen zur Lymphknotenmetastasierung des malignen Melanoms bestätigen die Ergebnisse anderer Autoren, wonach eine deutliche zahlenmäßige Bevorzugung des männlichen Geschlechts in bezug auf die Lymphknotenmetastasierung besteht [1, 4].

Während Lymphknotenmetastasen bei nodulären malignen Melanomen, superfiziell spreitenden Melanomen und akrolentiginösen Melanomen in vergleichbarer Häufigkeit auftreten, stellen sie beim Lentigo-maligna-Melanom eine Rarität dar [4].

Untersuchungen zahlreicher Autoren bestätigen die entscheidende Bedeutung der Tumordicke für die Lymphknotenmetastasierung. Nach Balch [1] steigt die Häufigkeit von Lymphknotenmetastasen von knapp 3% bei Primärtumoren unter 0,75 mm Tumordicke über 25% für Tumoren mit einer Tumordicke von 0,76-

Tabelle 1. Lymphknotenmetastasierung in Abhängigkeit von der Dicke und dem Level des Primärtumors

Dicke	Level					
[mm]	I	II	III	IV	V	
<1,5	1/2	0/3	1/26	5/25	0/1	7/57
1,5-4,0	-	-	1/7	26/102	3/3	30/112
<4,0	-	-	2/2	12/29	12/20	26/51
	1/2	0/3	4/35	43/156	15/24	

1,50 mm und 57% für Tumoren mit einer Tumordicke von 1,51-4,00 mm auf 62% für Tumoren mit einer Tumordicke von über 4,00 mm.

Nach eigenen Untersuchungen ist die Häufigkeit der Lymphknotenmetastasen zusätzlich vom Level des Primärtumors abhängig und steigt innerhalb einer Tumordicke mit zunehmendem Level bzw. innerhalb eines Levels mit zunehmender Tumordicke an (Tabelle 1).

15.4.2 Fernmetastasen

Das maligne Melanom kann in alle Organe und Gewebe metastasieren. Die Metastasierung erfolgt scheinbar regellos, doch sind Haut, subkutanes Gewebe und Lunge die häufigsten primären Manifestationsorte für eine Fernmetastasierung. An zweiter Stelle folgen Leber, Knochen und Gehirn. Weitere Metastasen in Schilddrüse, Niere, Nebenniere, Pankreas, Herz und andere Organe sind meist subklinisch (Diagnose in ca. 1% der Fälle) und werden erst bei der Autopsie in einer erstaunlich hohen Häufigkeit von bis zu 50% der Fälle diagnostiziert. Die häufigsten Todesursachen für Patienten mit metastasiertem malignen Melanom sind Lungen- und Hirnmetastasen [2].

15.5 Stadieneinteilung

Mit der Entwicklung moderner therapeutischer Verfahren wächst das Bedürfnis, Behandlungsergebnisse miteinander zu vergleichen bzw. den Patienten gezielt nach seinem Erkrankungsstadium zu behandeln und die Nachsorgeuntersuchungen nach dem individuellen Risiko zu planen. Die Voraussetzung hierzu ist eine exakte Zuordnung in Tumorstadien, die eine zahlenmäßig ausgewogene Einteilung des Patientenkollektivs in prognostisch-statistisch signifikant differente Gruppen erlaubt und die wesentlichen prognostischen Faktoren berücksichtigt.

Die axillaren bzw. inguinalen Lymphknoten werden allgemein den regionären Lymphknoten zugeordnet. Iliakale Lymphknotenmetastasen werden als Fernmetastasen bewertet. Nach unseren Ergebnissen ist die Prognose der Patienten mit Extremitätenmelanomen tatsächlich von der Lokalisation der Lymphknotenmetastasen abhängig. Patienten mit iliakalen Lymphknotenmetastasen wiesen eine deutlich ver-

Tabelle 2. Stadieneinteilung des malignen Melanoms nach der „klassischen" Einteilung

Stadium	Kriterien
I	Lokalisierter Primärtumor und/oder Lokalrezidiv und/oder Satellitenmetastasen
II	Regionäre Lymphknotenmetastasen und/oder In-transit-Metastasen
III	Fernmetastasen

Tabelle 3. M. D. Anderson-Stadieneinteilung des malignen Melanoms

Stadium	Kriterien
I	Primärtumor
II	Lokalrezidiv und/oder Satellitenmetastasen
III a	In-transit-Metastasen
III b	Regionäre Lymphknotenmetastasen
III c	Beides
IV	Fernmetastasen

schlechterte Prognose auf, so daß die Beurteilung der iliakalen Lymphknotenmetastasen als Fernmetastasen gerechtfertigt ist.

15.5.1 „Klassische" 3-Stadien-Einteilung

Die „klassische" 3-Stadien-Einteilung des malignen Melanoms geht auf Vorschläge von Sylven [25] zurück und basiert auf einer klinisch orientierten, relativ groben Einteilung des Patientenkollektivs. Stadium I bezeichnet Patienten mit lokalisierten Primärtumoren, Lokalrezidiven oder Satellitenmetastasen. Bei Nachweis von regionären Lymphknotenmetastasen oder In-transit-Metastasen liegt ein Stadium II bzw. bei Nachweis von Fernmetastasen ein Stadium III vor (Tabelle 2).

15.5.2 M. D. Anderson-Stadieneinteilung

Die Stadieneinteilung nach M. D. Anderson (zit. in [17]) differenziert das Stadium I der „klassischen" 3-Stadien-Einteilung in 2 Tumorstadien. Patienten mit Lokalrezidiven oder Satellitenmetastasen werden dem Tumorstadium II zugeordnet. Weitere Einzelheiten gehen aus Tabelle 3 hervor.

Tabelle 4. Stadieneinteilung des malignen Melanoms nach dem American Joint Committee for Cancer Staging

Stadium	Kriterien
I a	Primärtumor ≤ 0,75 mm, Level ≤ II
I b	Primärtumor 0,76-1,50 mm, Level III
II a	Primärtumor 1,51-4,00 mm, Level IV
II b	Primärtumor > 4,00 mm, Level V und/oder Satellitenmetastasen
III	Regionäre Lymphknotenmetastasen < 5 cm im Durchmesser oder < 5 In-transit-Metastasen
IV	Regionäre Lymphknotenmetastasen > 5 cm im Durchmesser oder ≥ 5 In-transit-Metastasen oder beides und/oder Fernmetastasen

15.5.3 Stadieneinteilung nach dem American Joint Committee for Cancer Staging

Die Stadieneinteilung des American Joint Committee for Cancer Staging (AJCCS) [5] berücksichtigt klinische und pathohistologische Befunde (Tabelle 4). Stimmen Tumordicke und Level des Primärtumors nicht überein, so richtet sich die Klassifikation nach dem jeweils ungünstigeren Befund. Nach Vorschlägen von Ketcham u. Balch [17] erfolgt die Klassifikation in jedem Fall nach der Tumordicke.

15.5.4 TNM-Klassifikation der UICC

Auch die aktuelle Klassifikation der UICC [15] differenziert in 4 Tumorstadien unter Berücksichtigung klinischer und pathohistologischer Befunde (Tabelle 5). Stimmen Tumordicke und Level des Primärtumors nicht überein, so richtet sich die Klassifikation nach dem jeweils ungünstigeren Befund. Einzelheiten zur Klassifikation gehen aus Tabelle 5 hervor.

Im Gegensatz zu der Einteilung des AJCCS werden Patienten mit T4-Tumoren gemeinsam mit den Patienten mit Lymphknotenmetastasen dem Stadium III zugeordnet. Auch die UICC unterteilt in N1 und N2 nach der Ausdehnung der regionären Metastasierung, ohne jedoch diese Patienten verschiedenen Tumorstadien zuzuteilen. Eine Zuordnung in das Tumorstadium IV erfolgt wie auch bei der M.D. Anderson-Einteilung nur bei Vorliegen von Fernmetastasen. Die Prognose der Patienten hängt jedoch nicht ausschließlich vom Nachweis einer Lymphknotenmetastasierung, sondern auch von deren Ausdehnung ab. Somit ist die Unterteilung der Patienten in verschiedene Tumorstadien nach der Ausdehnung des Lymphknoten-

Tabelle 5. Stadieneinteilung des malignen Melanoms nach der UICC

Stadium	Kriterien
I	Primärtumor ≤ 1,50 mm, Level ≤ III
II	Primärtumor 1,51-4,00 mm, Level IV
III	Primärtumor > 4,00 mm, Level V und/oder Satellitenmetastasen und/oder regionäre Lymphknotenmetastasen und/oder In-transit-Metastasen
IV	Fernmetastasen

befalls, wie sie in der Einteilung nach dem AJCCS durchgeführt wird, gerechtfertigt. Leider berücksichtigt die aktuelle Klassifikation der UICC diesen Umstand nicht ausreichend.

15.6 Therapie

Es gibt keine klare Grenze zwischen Melanomen geringer Eindringtiefe und ausschließlich lokalem Wachstum und Melanomen großer Eindringtiefe mit bereits eingetretener Metastasierung. Darüber hinaus liegen oftmals klinisch okkulte Metastasen vor.

Aus diesen Gründen kann keine Grenze zwischen kurativer und palliativer Therapie des Primärtumors gezogen werden. Bei klinisch nachweisbarer Metastasierung hat die Therapie jedoch palliativen Charakter.

15.6.1 Primärtumor

Die chirurgische Entfernung des malignen Melanoms stellt die Basis der Behandlung dar. Bislang galt ein Sicherheitsabstand von allseits 5 cm als erforderlich, es hat sich aber gezeigt, daß die Prognose des malignen Melanoms hauptsächlich von der Tumordicke und nicht primär von der lokalen Radikalität abhängt. Deshalb ist es sinnvoll, die Sicherheitsgrenze in Relation zur Tumordicke zu wählen. Bei einem Melanoma in situ genügt eine Sicherheitsgrenze von 1 cm, bei einer Tumordicke unter 1,50 mm empfiehlt sich eine Sicherheitsgrenze von 2 cm, und bei einer Tumordicke von über 1,50 mm ist eine Sicherheitsgrenze von 3 cm erforderlich. Die Exzision erfolgt unter Schonung der Muskelfaszie, die bei Auftreten eventueller Rezidive als anatomische Grenzschicht gegen eine tiefere Invasion angesehen werden kann. Der entstehende Defekt wird primär verschlossen, bzw. durch eine Verschiebeplastik oder einen Spalthautlappen gedeckt [14].

15.6.2 Lymphknotenmetastasen

Bei Melanomen über 1,5 mm Dicke führen wir die elektive Dissektion der regionären Lymphknoten durch. Zum einen ist nur dadurch eine eindeutige Zuordnung zum Tumorstadium möglich, zum anderen ist dieses Vorgehen begründet durch das Wissen, daß der Primärtumor nur in etwa 20% [9] die regionären Lymphknoten überspringt, in den übrigen Fällen von dort aus Fernmetastasen setzt. Auch die Ergebnisse prospektiver Studien legen bei einer Tumordicke von 1,6-3,5 mm die Überlegenheit der Lymphadenektomie gegenüber der alleinigen Primärtumorentfernung nahe [3, 18, 21, 23].

Bei nachgewiesener Lymphknotenmetastasierung ist die therapeutische Lymphadenektomie des regionalen Lymphabflußgebiets obligat. Dies bedeutet für Rumpfmelanome die präoperative lymphoszintigraphische Markierung des Hauptlymphabflußgebiets.

15.6.3 Fernmetastasen

Die Therapie von Fernmetastasen des malignen Melanoms ist in den entsprechenden Organkapiteln abgehandelt.

Während bei Patienten mit Primärtumoren geringer Eindringtiefe die Wahrscheinlichkeit von okkulten Fernmetastasen hinter der Rate an Lymphknotenmetastasen zurückbleibt, ist bei Patienten mit Primärtumoren größerer Eindringtiefe in einer deutlich erhöhten Wahrscheinlichkeit mit Fernmetastasen zu rechnen. Nach Untersuchungen von Balch [1] liegen bei Patienten mit Primärtumoren größerer Eindringtiefe in 72% der Fälle okkulte Fernmetastasen vor, wogegen nur bei 62% der Patienten Lymphknotenmetastasen beobachtet wurden.

Diese hohe Rate an okkulten Fernmetastasen läßt an der Indikation für eine konsequente regionale Therapie bei Patienten mit malignen Melanomen größerer Eindringtiefe zweifeln, wenn doch bereits in einer hohen Wahrscheinlichkeit Fernmetastasen zu unterstellen sind.

Im eigenen Krankengut konnten wir diese Ergebnisse von Balch [1] jedoch nicht bestätigen. Vom 01.01. 1979-31.12. 1989 haben wir an der Chirurgischen Universitätsklinik Köln bei 315 Patienten mit malignen Melanomen der Extremitäten eine regionale Therapie mit Exzision des Primärtumors, Lymphadenektomie und regionaler hyperthermer Zytostatikaperfusion der betroffenen Extremität durchgeführt. Bei 35 dieser Patienten (11,1%) lag ein Primärtumor mit Befall des subkutanen Gewebes, entsprechend einem Level V nach Clark vor. In 18 Fällen (58%) lagen in Übereinstimmung mit den Literaturangaben [1] Lymphknotenmetastasen vor, jedoch konnten wir nur bei 8 Patienten im Verlauf der Nachbeobachtungszeit Fernmetastasen nachweisen. Bei weiteren 3 Patienten waren bereits zu Therapiebeginn Fernmetastasen bekannt, so daß bei insgesamt 11 Patienten (31,4%) im Verlauf der Nachbeobachtungszeit Fernmetastasen beobachtet wurden. Diese Inzidenz von Fernmetastasen bleibt deutlich unter den Angaben von Balch [1].

Nach Beobachtungen von Stehlin (persönliche Mitteilungen) ist eine Beeinflussung von Fernmetastasen durch die regionale hypertherme Zytostatikaperfusion, wahrscheinlich auf dem Boden immunologischer Vorgänge, möglich. Somit konnte evtl. das in einer deutlich höheren Wahrscheinlichkeit zu erwartende Auftreten von Fernmetastasen durch die Extremitätenperfusion vermindert werden. Diese Überlegungen müssen jedoch zum gegenwärtigen Zeitpunkt als Arbeitshypothese eingestuft werden. Die Überlebensrate der Patienten mit Primärtumoren großer Eindringtiefe war vom Tumorstadium zu Therapiebeginn entsprechend dem Nachweis von Lymphknotenmetastasen abhängig und unterschied sich nicht von der entsprechenden Überlebensrate des Gesamtkrankenguts. Die 5-Jahres-Überlebensrate unserer Patienten lag in den einzelnen Tumorstadien etwa 30% über den Literaturangaben und ist damit keinesfalls als hoffnungslos einzustufen.

Bei Patienten mit malignen Melanomen großer Eindringtiefe ist eine konsequente regionale Therapie trotz der relativ hohen Wahrscheinlichkeit okkulter Fernmetastasen nicht nur zu rechtfertigen, sie ist zu fordern und verbessert die Prognose der Patienten wesentlich.

15.6.4 Extremitätenperfusion

Allgemeines

Das hohe lokoregionäre Metastasierungsrisiko der malignen Melanome führte seit den 50er Jahren zum Einsatz von Chemotherapeutika. Die Behandlungsergebnisse der systemischen Chemotherapie sind deshalb so wenig befriedigend, weil die Dosis der applizierten Zytostatika wegen erheblicher Nebenwirkungen limitiert ist. Diese Tatsache führte zur Entwicklung eines neuen Behandlungskonzepts, der regionalen Perfusion, deren Prinzip darin besteht, das tumortragende Organ von der zentralen Gefäßversorgung abzuriegeln und es mit Hilfe einer Herz-Lungen-Maschine mit hohen Zytostatikadosen in Rezirkulation zu durchströmen. Aus anatomischen Gegebenheiten ist die Perfusion am einfachsten an den Extremitäten durchführbar, deshalb wurden auch hier die meisten Erfahrungen gesammelt.

Durch die Arbeiten von Creech et al. [12] sowie Stehlin [24] wurde eine Methode etabliert, die die Wirkung der Chemotherapie bei Extremitätenmelanomen durch Dosissteigerung, intraarterielle Gabe, Oxygenierung und Hyperthermie optimiert und gleichzeitig die systemische Toxizität minimiert.

Indikation

Aus heutiger Sicht besteht folgende Indikation zur isolierten hyperthermen Extremitätenperfusion:

1. *adjuvant* zusätzlich zur lokalen Exzision des Tumors mit Lymphadenektomie bei allen „High-risk-Melanomen", also bei Primärtumoren ab einer Tumordicke von 1,5 mm unabhängig vom Clark-Level;
2. *therapeutisch* bei Lokalrezidiv oder Satellitenmetastasen und regionärer Lymphknotenmetastasierung zusammen mit der Lymphadenektomie;
3. *neoadjuvant* bei ausgedehnten In-transit-Metastasen zunächst als alleinige Perfusion, um durch Reduktion der Tumormasse eine Operabilität herzustellen;
4. *palliativ* in Einzelfällen auch bei nachgewiesener Fernmetastasierung, z. B. in die

iliakalen Lymphknoten, zum Funktionserhalt der Extremität, zur Linderung der Schmerzen oder zur Verringerung der Größe des Melanoms.

Ergebnisse

An der Chirurgischen Universitätsklinik Köln wurden vom 01.01.1979-31.12.1989 313 Patienten mit malignem Melanom der Extremitäten mit hyperthermer Extremitätenperfusion behandelt.

Abbildung 2 zeigt die Überlebenskurven dieser Patienten nach Kaplan und Meier nach der postoperativ histologisch getroffenen M.D. Anderson-Stadieneinteilung (s. Tabelle 3). Hierbei zeigen die Behandlungsergebnisse bei Patienten im Stadium I einen bekannten geschlechtsabhängigen Unterschied in den Überlebensraten (Abb. 3). Bei einem Überwiegen der Frauen schneiden diese in den 10-Jahres-Überlebensraten besser ab (83%) als Männer (51%). In der Literaturübersicht (Tabelle 6) ist nicht berücksichtigt, daß es sich überwiegend um prätherapeutische Stadieneinteilungen ohne Möglichkeit der histologischen Wertung der nicht routinemäßig durchgeführten Lymphadenektomie handelt. Nur 16 Patienten wiesen ein Melanom im Stadium II auf; die 5-Jahres-Überlebensrate betrug hier 42% [19].

Bei einer Gesamtüberlebensrate von 38% für alle Patienten im Stadium III betragen bei Patienten mit Satelliten- und In-transit-Metastasen (Abb. 4) die 5-Jahres-Überlebensraten 32%, bei Patienten mit regionärer Lymphknotenmetastasierung 48% und bei Patienten mit In-transit-Metastasen und bereits stattgehabter regionärer Lymphknotenmetastasierung 28%. Diese Ergebnisse unterscheiden sich nicht si-

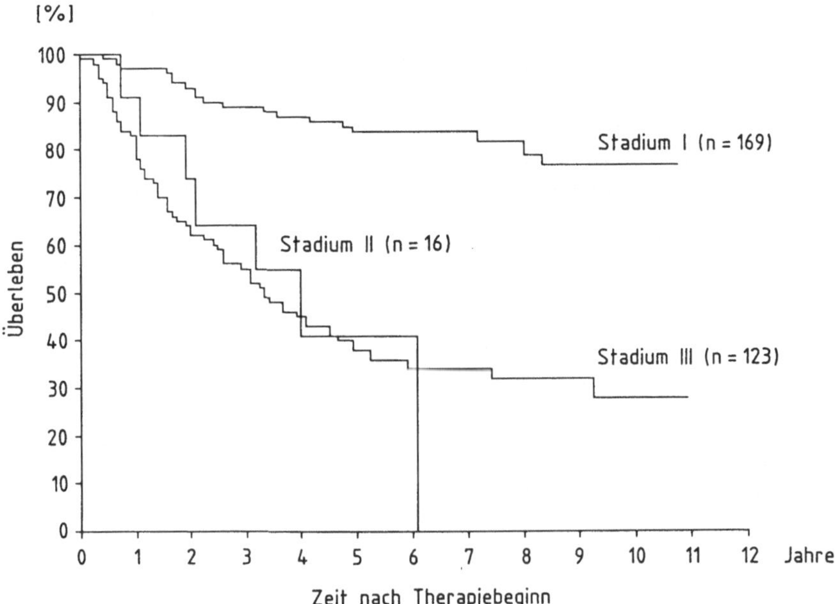

Abb. 2. High-risk-Melanome der Extremitäten, Überlebensraten unter Perfusion (M.D. Anderson-Stadieneinteilung)

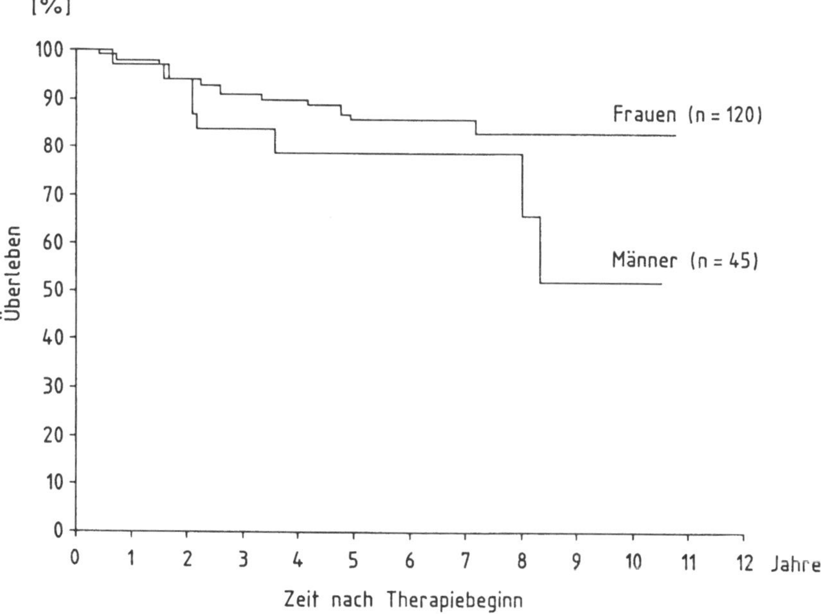

Abb. 3. High-risk-Melanome der Extremitäten, Überlebensraten unter Perfusion im Stadium I, aufgeschlüsselt nach Geschlecht

Tabelle 6. 5-Jahres-Überlebensraten bei Patienten unter Perfusion im Stadium I (Literaturübersicht)

Autor	Patienten n	5-Jahres-Überlebensrate [%]
McBride u. Clark (1971) Cancer 28: 1293	240	86
Golomb (1972) Oncology 26: 197	22	73
Franklin (1975) Plast Reconstr Surg 56: 277	28	86
McBride (1975) Ann Surg 182: 316	92	86
Stehlin (1975) Surg Gynecol Obstet 140: 339	70	84
Davis (1976) Curr Probl Surg 13: 1	72	90
Krementz (1976) Ann Surg 183: 533	249	86
Koops (1977) Cancer 39: 27	31	77

gnifikant von den Beobachtungen von Krementz et al. [20] und lassen vor dem Hintergrund einer kumulativen Häufigkeit lokoregionärer Weichteilmetastasen insbesondere der unteren Extremitäten von 68% (Groth 1990, unveröffentlichte Ergebnisse), die Extremitätenperfusion dennoch sinnvoll erscheinen. Bei Patienten mit iliakalem Lymphknotenbefall zum Zeitpunkt der Perfusion beträgt die 5-Jahres-Überlebensrate 37%.

Über Art und Häufigkeit von Nebenwirkungen der hyperthermen Extremitätenperfusion informiert Tabelle 7.

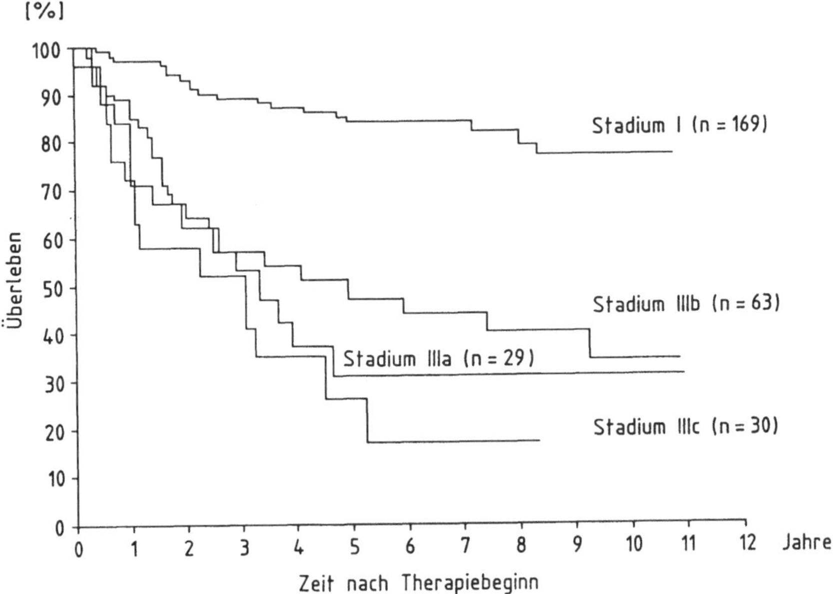

Abb. 4. High-risk-Melanome der Extremitäten, Überlebensraten unter Perfusion im Stadium III

Tabelle 7. Art und Häufigkeit des Auftretens von Nebenwirkungen bei isolierter hyperthermer Extremitätenperfusion (01.01.1979–31.12.1989, n = 99)

Operationstechnische Komplikationen	
Intimadissektion	6
Beckenvenenthrombose	8
Wundheilungsstörung	50
Lokale Reaktionen	
Toxische Gewebereaktionen	
- Rötung	2
- Blasenbildung	3
- Nekrosen	2
- Kompartmentsyndrom	1
Nervenschädigung	6
Systemische Reaktionen	21

Literatur

1. Balch CM (1980) Surgical management of regional lymph nodes in cutaneous melanoma. J Am Acad Dermatol 3: 511
2. Balch CM, Milton GW (1985) Diagnosis of metastatic melanoma at distant sites. In: Balch CM, Milton GW (eds) Cutaneous melanoma clinical management and treatment results worldwide. Lippincott, Philadelphia
3. Balch CM, Soong SJ, Milton GW et al. (1982) A comparison of prognostic factors and surgical results in 1786 patients with localized (stage I) melanoma treated in Alabama, USA, and New South Wales, Australia. Ann Surg 196: 677

4. Balch CM, Cascinelli N, Milton GW, Sim FH (1985) Elective lymph node dissection: pros and cons. In: Balch CM, Milton GW (eds) Cutaneous melanoma clinical management and treatment results worldwide. Lippincott, Philadelphia.
5. Bears OH, Myers MH (1983) Manual for staging of cancer. American Joint Committee for Cancer Staging. Lippincott, Philadelphia
6. Braun-Falco O (1974) Maligne Melanome der Haut aus dermatologischer Sicht. Chirurg 45: 345
7. Breslow A (1970) Thickness, cross-sectional areas and depth of invasion in the prognosis of cutaneous melanoma. Ann Surg 172: 902
8. Breslow A, Macht SD (1977) Optimal size of resection margin for thin cutaneous melanoma. Surg Gynecol Obstet 145: 691
9. Cascinelli N, Preda F, Vaglini M et al. (1983) Metastatic spread of stage I melanoma of the skin. Tumori 69: 449
10. Cascinelli N, Santinami M, Urist MM et al. (1987) Indications for management of primary melanoma. In: Veronesi U, Cascinelli N, Santiami M (eds.) Cutaneous melanoma. Status of knowledge and future perspective. Karger, Basel p 545
11. Clark WH, From L, Bernardino EA, Mihm MC (1969) The histogenesis and biologic behaviour of primary human malignant melanomas of the skin. Cancer Res 29: 705
12. Creech O, Krementz ET, Ryan RF, Winblad NJ (1958) Regional perfusion utilizing an extracorporeal circulation. Ann Surg 148: 616
13. Garbe C, Bertz J, Orfanos CE (1987) Das maligne Melanom im deutschsprachigen Raum in den 80iger Jahren. Hautarzt 38: 639
14. Ghussen F, Pichlmaier H (1988) Das maligne Melanom der Haut. Dtsch Ärztebl 85: 1129
15. Hermanek P, Scheibe O, Spiessl B, Wagner G (Hrsg) (1987) TNM-Klassifikation maligner Tumoren, 4. Aufl. Springer, Berlin Heidelberg New York Tokyo
16. Hundeicker M (1987) Diagnostische Merkmale der malignen Melanome und zur Melanomentwicklung neigender Pigmentmale. Dtsch Med Wochenschr 112: 551
17. Ketcham AS, Balch CM (1985) Classifications and staging systems. In: Balch CM, Milton GW (eds) Cutaneous melanoma clinical management and treatment results worldwide. Lippincott, Philadelphia
18. Koh KH, Sober AJ, Day JR et al. (1986) Prognosis of clinical stage I melanoma patients with positive elective regional node dissection. J Clin Oncol 4: 1238
19. Krementz ET, Ryan RF (1972) Chemotherapy of melanoma of the extremities by perfusion: fourteen years of clinical experience. Ann Surg 175: 900
20. Krementz ET, Ryan RF, Carter RD et al. (1985) Hyperthermic perfusion for melanoma of the limbs. In: Balch CM, Milton GW (eds) Cutaneous melanoma clinical management and treatment results worldwide. Lippincott, Philadelphia, p 171
21. McCarthy WH, Shaw HM, Milton GW (1985) Efficacy of elective lymph node dissection in 2347 patients with clinical stage I malignant melanoma. Surg Gynecol Obstet 161: 575
22. McPeak CJ, McNeer GP, Whiteley HW, Booher RJ (1963) Amputation for melanoma of the extremity. Surgery 54: 426
23. Sim FH, Taylor WF, Pritchard DJ, Soule EH (1986) Lymphadenectomy in the management of stage I malignant melanoma: a prospective randomized study. Mayo Clin Proc 61: 697
24. Stehlin JR (1969) Hyperthermic perfusion with chemotherapy for cancer of the extremities. Surg Gynecol Obstet 129: 305
25. Sylven B (1949) Malignant melanoma of the skin. Acta Radiol 32: 33
26. Turnbull A, Shah J, Fortner J (1973) Recurrent melanoma of an extremity treated by major amputation. Arch Surg 106: 496

16 Nierenkarzinome

R. Engelking, R. Vorreuther

16.1 Allgemeines

Maligne Tumoren der Niere werden heute dank moderner bildgebender Verfahren vielfach frühzeitig gefunden und können dann kurativ operiert werden. Die Prognose ist - sofern noch keine Metastasierung eingetreten ist - relativ günstig.

16.1.1 Epidemiologie

Der häufigste maligne Tumor der Niere ist das Nierenkarzinom, auch Nierenzellkarzinom, Adenokarzinom der Niere oder Hypernephrom genannt. Männer sind häufiger betroffen als Frauen. Die Inzidenz des Nierenkarzinoms wird in der BRD auf etwa 6 pro 100000 Einwohner geschätzt. Der Altersgipfel liegt zwischen dem 50. und 70. Lebensjahr, der Tumor kann jedoch auch bei Jugendlichen gefunden werden. Der Wilms-Tumor bleibt dem Kindesalter vorbehalten.

16.1.2 Metastasierung

Die Ausbreitung des Tumors kann lokal (30%) oder auf lymphogenem, lymphohämatogenem und hämatogenem Wege (40%) erfolgen [43]. Bei Tumornephrektomie mit regionärer Lymphdissektion wurde eine regionale Metastasierung in etwa 12-25% der Fälle in großen Kollektiven gefunden [19, 46]. Die unterschiedlichen Metastasierungswege bestimmen letztlich Art und Zeitpunkt palliativer Maßnahmen.

Während in den 70er Jahren noch bei einem Drittel aller Patienten die Symptome von Fernmetastasen zur Diagnosestellung eines Nierenkarzinoms führten, ist diese Zahl heute sehr viel geringer.

16.1.3 Prognose

Sie wird wesentlich vom Differenzierungsgrad des vorgefundenen Tumors bestimmt. Hochdifferenzierte Tumoren (G1) werden in etwa 28%, mitteldifferenzierte (G2) in 32% und niedrigdifferenzierte (G3) in etwa 40% aller Nierenkarzinome gefunden [43] (Tabelle 1).

Tabelle 1. TNM-Klassifikation des Nierenkarzinoms. (Nach [53])

T - Primärtumor	
T1:	Tumor kleiner als 2,5 cm und begrenzt auf die Niere
T2:	Tumor größer als 2,5 cm und begrenzt auf die Niere
T3a:	Tumor infiltriert perirenales Gewebe oder Nebenniere innerhalb der Gerota-Faszie
T3b:	Tumor breitet sich in Nierenvene(n) oder V. cava aus
T4:	Tumor infiltriert jenseits der Gerota-Faszie
N - Regionäre Lymphknoten	
N0:	Keine regionären Lymphknoten
N1:	Metastase in einzelnem Lymphknoten bis 2 cm im Durchmesser
N2:	Metastase(n) in einzelnen Lymphknoten größer als 2 cm, aber kleiner als 5 cm, oder in mehreren Lymphknoten kleiner als 5 cm
N3:	Metastasen in Lymphknoten größer als 5 cm
M - Fernmetastasen	
M0:	Keine Fernmetastasen
M1:	Fernmetastasen

Tumoren der Stadien T1 und T2 ohne Fern- und Lymphknotenmetastasen haben eine relativ gute Prognose. Nach Schmiedt et al. [43] liegt die 5-Jahres-Überlebensrate bei 55-80%, nach Jonas [15] bei 80-90%, nach Fassbinder [8] bei 87%.

Sind dagegen die regionären Lymphknoten befallen, oder ist der Tumor in die Nierenkapsel, das perirenale Fettgewebe, in die V. renalis bzw. V. cava oder in Nachbarorgane eingebrochen, kommt es zu einer Minderung der 5-Jahres-Überlebensraten auf nur 10-25% trotz radikaler Tumornephrektomie und Lymphadenektomie [8, 36, 47].

Bei Fernmetastasierung wird die Prognose im wesentlichen durch die Lokalisation, die Anzahl infiltrierter Organsystem und die Zahl der Metastasen bestimmt. Nach Wagner [54] überlebten Patienten mit nur einem infiltrierten Organsystem mehr als doppelt so lange wie Patienten mit 2 oder mehr betroffenen Organen (18,5 gegenüber 8,5 Monate). Auch bei Tumorabsiedlung in das Skelettsystem oder die Weichteile ist die mittlere Überlebenszeit signifikant länger als bei Absiedlung in Lunge oder Leber (Skelett 32 Monate, Lunge 12 Monate, Leber 10,5 Monate). Die Mortalität beim Tumorrezidiv oder einer Metastasierung wird von Wagner mit 62,8% nach 2 Jahren angegeben [54].

16.1.4 Therapie

Bei kurativer Zielsetzung wird das primäre nichtmetastasierte Nierenkarzinom durch Radikaloperation mit gleichzeitiger Entfernung der Fettkapsel, der regionären Lymphknoten und der zugehörigen Nebenniere oder in besonderen Fällen heute auch durch lokale Exstirpation des Tumors aus der Niere behandelt.

Es hat sich bewährt, einzelne verspätet auftretende Metastasen nach Möglichkeit gleichfalls operativ anzugehen. Auch ist in den letzten Jahren zunehmend ein aggressives Verhalten bei Lungenmetastasen propagiert worden, wobei die Entfernung mehrerer Lungenmetastasen auch doppelseitig in einer Sitzung erfolgen kann.

16.2 Behandlungsziele

Wenngleich beim metastasierten Nierentumor immer wieder versucht wird, durch Entfernung des Primärtumors und durch systemische Behandlungsmaßnahmen das Wachstum der Metastasen zu stoppen, diese zu verkleinern oder eine komplette Remission und eine Lebensverlängerung zu erzielen, so liegt das wesentliche Ziel doch in der Verbesserung oder zumindest in der Erhaltung einer angemessenen Lebensqualität, ohne die uns eine Lebensverlängerung sinnlos erscheint (Tabelle 2).

Am häufigsten dürften die folgenden Gegebenheiten Anlaß zu einer palliativen Therapie sein:

- Der Tumor ist lokal zwar operabel, es bestehen jedoch unterschiedliche Fernmetastasen, welche in ihrer Gesamtheit nicht operabel sind.
- Der Tumor ist „primär" lokal inoperabel (Einbeziehung mehrerer Nachbarorgane, ausgedehnte Ummauerung der großen Gefäße durch Lymphknotenpakete, Einbruch in die großen Gefäße oder in den Wirbelkanal), oder es besteht eine Inoperabilität wegen zu hohen Alters, schlechten Allgemeinzustands oder gravierender Begleiterkrankungen mit erheblich eingeschränkter Prognose.
- Das Lokalrezidiv nach einer Radikaloperation mit kurativer Zielsetzung, mit oder ohne Symptomatik.
- Es kommt nach einer Radikaloperation zu unterschiedlichen Zeiten zur Manifestation einzelner Spätmetastasen. Die hiermit verbundene Symptomatik richtet sich nach Lokalisation und Ausdehnung des Prozesses. Eine sekundäre kurative Entfernung der Metastasen ist denkbar.
- Eine ausgedehnte, sekundäre Metastasierung, die mit entsprechenden Symptomen einhergehen kann, z. B. Abgeschlagenheit, diffuse rheumatoide Beschwerden oder Schmerzen bei Knochenmetastasen, neurologische Symptome bei Nervenkompression oder Hirnmetastasen, pulmonale Symptomatik wie Hustenreiz oder Hämoptysen bei Lungenmetastasen usw.

Tabelle 2. Ziele der palliativen Therapie beim Nierenkarzinom

Bewältigung lokaler Komplikationen
- Linderung von Schmerzen
- Blutstillung - Blutersatz
- Evtl. Dialyse
Hilfe bei Komplikationen durch Metastasen
- Frakturen
- Querschnittlähmung
- Läsionen im ZNS
- Hämoptoe usw.
Verbesserung oder Erhaltung der Lebenqualität

16.3 Methoden

Für die palliative Behandlung eines lokal inoperablen oder metastasierten Nierenkarzinoms steht eine Reihe von Möglichkeiten zur Verfügung:

- palliative Nephrektomie,
- sekundäre Eingriffe,
- Embolisation,
- Strahlentherapie,
- Hormonbehandlung,
- Chemotherapie,
- Immuntherapie,
- symptomatische Therapie.

In den meisten Fällen wird sich die Notwendigkeit einer interdisziplinären Behandlung ergeben.

16.3.1 Palliative Nephrektomie

Die palliative Nephrektomie beschränkt sich auf die Entfernung der betroffenen Niere und dient der Tumormassenverkleinerung, der Beseitigung der Blutungsquelle bei Makrohämaturie, evtl. auch der lokalen Schmerzbeseitigung. Die Bedeutung einer palliativen oder „adjuvanten" Nephrektomie für Patienten mit einem metastasierten Nierenkarzinom wird in der Literatur unterschiedlich beurteilt. Ohne Nephrektomie beträgt die mittlere Überlebensrate nur etwa 2,6% nach 2 Jahren, nach 3 Jahren werden keine Überlebenden mehr gefunden [29].

Nach alleiniger Tumornephrektomie wird die spontane Regressionsrate für Metastasen in der Literatur mit 0-1,1% angegeben [14, 43, 49].

Während Johnson et al. [14] noch betonten, daß mit der ausschließlichen Entfernung des Primärtumors beim metastasierten Hypernephrom keine Lebensverlängerung zu erzielen sei, sind die Angaben in der neueren Literatur optimistischer: Nach einer palliativen Nephrektomie - unabhängig davon, ob eine „adjuvante" systemische Therapie erfolgte - wurden als mittlere Überlebenszeiten genannt: nach einem Jahr 38,6% [48], nach 2 Jahren 19,2% und nach 3 Jahren 11,2% [29]. In erster Linie dürfte dies ein Problem der Tumormasse sein. Hierfür spricht auch, daß die Prognose u.a. von 4 Faktoren negativ beeinflußt wird: von der Anzahl der Metastasen und der betroffenen Organe, vom fortgeschrittenen Tumorgrad und von einem Gewichtsverlust von mehr als 10% [29].

Wahrscheinlich schafft die palliative Nephrektomie aber für eine zusätzliche konservative Behandlung wie Hormon-, Polychemo-, Radio- oder Immuntherapie bessere Ausgangsbedingungen und führt zu einer begrenzten Lebensverlängerung.

Für den Patienten sollte ein solcher Eingriff aber auch zumutbar sein. Es ist zu bedenken, daß durch eine riskante Tumornephrektomie der Allgemeinzustand des Patienten so beeinträchtigt werden kann, daß es zu einem schnelleren Fortschreiten des Tumorleidens kommt. In solchen Fällen kann eine präoperative Embolisation hilfreich sein.

16.3.2 Sekundäre Eingriffe

Lokale Rezidive sind selten, häufiger sind primäre oder sekundäre Metastasen.

Abdomen

Ein lokales Rezidiv sollte, wenn es Schmerzen verursacht oder wenn zur Unterstützung einer gleichzeitigen konservativen Behandlung eine Massenverkleinerung gewünscht wird, erneut operativ angegangen werden, sofern es operabel ist.

Auch andere sekundäre Eingriffe im Abdomen werden gelegentlich notwendig, wenn ein Subileus oder eine Darmblutung durch Tumoreinbruch bei sonst noch akzeptablem Allgemeinzustand des Patienten aufgetreten ist. Dünndarmresektion, Hemikolektomie, Umgehungsanastomose oder auch ein Anus praeter naturalis können zur Verbesserung oder Erhaltung der Lebensqualität indiziert sein.

Lungenmetastasen

Eine Tumornephrektomie ohne operative Beseitigung von Lungenmetastasen resultiert nach De Kernion [5] in einer 5-Jahres-Überlebensrate von weniger als 5%.

Umgekehrt berichten verschiedene Autoren, daß mit der chirurgischen Behandlung solitärer Lungenmetastasen, Weichteil- oder Knochenmetastasen mindestens die gleiche Überlebenszeit erreicht wurde wie mit einer systemischen Therapie [6, 54]. Schott et al. [44] berichten nach operativer Beseitigung der Lungenmetastasen sogar über eine 5-Jahres-Überlebensrate von ca. 33% mit dem Hinweis, daß die Prognose um so günstiger war, je später die Lungenmetastasen auftraten.

Beim Nierenkarzinom ist die operative Beseitigung von einzelnen, zum Zeitpunkt der Primärtherapie bestehenden Lungenmetastasen also sinnvoll. Sie wird in der Regel in 2. Sitzung durchgeführt. Auch verspätet auftretende pulmonale Einzelmetastasen sind für eine sekundäre Operation geeignet (s. Kap. II.10.3).

Einzelmetastasen

Vereinzelte „primäre" Knochenmetastasen, die sich 3 Monate nach radikaler Tumornephrektomie nicht vermehrt oder vergrößert haben, sollten radikal entfernt werden [24]. Dies gilt auch für einzelne, später aufgetretene Metastasen. Hier kann es sinnvoll sein, diese jeweils aggresiv zu behandeln: bei Bedarf also Exstirpation eines sekundären Tumors in einer Restniere, Adrenektomie bei Nebennierenmetastase, evtl. mit Hormonersatz, Resektion von Knochenmetastasen usw.

Bei diesen „Spätmetastasen" sollte mit der Intervention nicht erst bis zum Auftreten von subjektiven Beschwerden im weitesten Sinne oder bis zu einer drohenden Komplikation gewartet werden.

Auch der metastatische Befall der Wirbelsäule mit drohender oder eingetretener Spinalmarkkompression kann einer palliativen Intervention bedürfen. Schmerzen, neurologische Symptome oder Ausfallerscheinungen oder auch nur radiologische Hinweise bedingen die Indikation. Sundaresan [50) erzielte durch operative Behandlung mit sofortiger Stabilisierung eine mittlere Überlebenszeit von 13 Monaten und eine neurologische Besserung in 70% gegenüber 3 Monaten und nur 45% bei ausschließlicher Bestrahlung.

Bei der palliativen Behandlung des metastasierten Hypernephroms dürfen daher Metastasenoperationen durchaus in Betracht gezogen werden, da sie neben einer Verbesserung der Lebensqualität auch eine Lebensverlängerung beinhalten können.

16.3.3 Embolisation

Neben der Embolisation der Nierenarterie vor einer geplanten Nephrektomie beim fortgeschrittenen Nierenkarzinom kommt die Embolisation auch als definitive palliative Maßnahme in Betracht. Es wird ein permanenter Arterienverschluß durch Embolisation von Fremdstoffen (z. B. Metallspiralen, Gewebekleber, Aminosäuregemische, Alkohol, Ivalon usw.) angestrebt (s. Kap. I.4.8.2).

Die klinische Wertigkeit einer Okklusion der Tumorniere entspricht derjenigen einer Operation. Die Letalität liegt bei ca. 3% [23]. Dies ist bei älteren Patienten zu bedenken.

In der Regel kommt es nach der Okklusion zu einem „Postembolisationssyndrom" mit lokalen Schmerzen, Temperaturerhöhung, Leukozytose, Zunahme der Herzfrequenz, vorübergehendem Blutdruck- und Kreatininanstieg. Leichtere Störungen wie Flankenschmerz, Fieber, Blutdrucksteigerung, Kreatininanstieg werden bei 83% der Patienten beobachtet, schwere Komplikationen wie Exitus letalis, Thrombose, Lungenembolie, hypertone Krisen bei 17% [23].

Als Indikationen für eine palliative Embolisation gelten:

- Nierentumoren mit rezidivierenden oder akut bedrohlichen Makrohämaturien. Die Embolisation kann in solchen Fällen zu einer wesentlichen Verbesserung der Lebensqualität führen.
- starke lokale Schmerzsymptomatik oder raumforderungsbedingte Beschwerden.
- Tumorverkleinerung („down-staging"). Da sich indessen über Kollateralgefäße ein Ersatzkreislauf ausbilden kann, muß damit gerechnet werden, daß auch bei einem kompletten Verschluß der Nierenarterien u.U. nur eine transitorische Tumorverkleinerung oder Verlangsamung der Wachstumsgeschwindigkeit resultiert [43].
- lokale Inoperabilität wegen Infiltration in Nachbarorgane.
- hohes Alter des Patienten, diffuse Metastasierung und schlechter Allgemeinzustand mit unvertretbar hohem Operationsrisiko.
- Umstimmung des Immunsystems. In der Literatur finden sich vereinzelte Hinweise dafür, daß durch die Kombination einer Nephrektomie mit präoperativer Embolisation eine längere Überlebensrate zu erreichen ist, allerdings nur bei Patienten mit Lungenmetastasen. Eine endgültige Beurteilung steht noch aus [23].
- erhöhte endokrine Tumoraktivität (Parathormon/Hyperkalzämie, Erythropoetin/Polyglobulie).

Für eine Embolisation der Tumorniere bei Fernmetastasen sehen wir ohne subjektive Symptome keine Indikation. Die einzige absolute Indikation zur Katheterembolisation dürfte die unstillbare Blutung aus einem inoperablen Nierentumor sein. Andere der genannten „Indikationen“ für eine palliative Embolisation wie Verkleinerung der Tumormasse, Stillstand oder Reduktion des Tumorwachstums wurden bisher nicht durch prospektive Studien belegt.

Pyelonephritiden, Thrombosen oder Insuffizienz der kontralateralen Niere stellen eine klare Kontraindikation gegen eine Embolisation dar.

16.3.4 Strahlentherapie

Für den palliativen Einsatz dieser Methode beim metastasierten Nierenkarzinom bieten sich folgende Indikationen an: Bestrahlung des „Nierenlagers“ nach Tumornephrektomie bei regionärer Lymphknotenmetastasierung. Während der Nutzen einer postoperativen Bestrahlung bei fehlendem Metastasennachweis strittig sein dürfte [37], halten wir sie bei erwiesenen regionären Metastasen für sinnvoll und indiziert, vor allem wenn diese operativ nicht vollständig entfernt werden konnten. Nach Lieven u. Lissner [20] soll sich die 5-Jahres-Überlebensquote durch Operation und Nachbestrahlung bei einer Dosierung bis 70 Gy bis zu 25% steigern lassen.

Eine exakte Trennung zwischen „adjuvanter“ und „palliativer“ Bestrahlung ist in solchen Fällen nicht möglich.

Bestrahlung des lokal inoperablen Nierentumors

Durch die Bestrahlung des Nierentumors kann eine Devitalisierung der Tumorzellen erzielt und damit die Möglichkeit einer weiteren Metastasierung verringert werden [43]. Die Tumorgröße kann reduziert und eine lokal durch Infiltration verursachte Schmerzsymptomatik beeinflußt werden.

Obgleich auch eine positive Wirkung auf Tumorblutungen beschrieben wurde, dürfte die Methode der Wahl in diesen Fällen die Embolisation sein.

Bei Bestrahlung der Niere sind Nebenwirkungen vorwiegend am Magen-Darm-Trakt zu erwarten: Die häufigsten dürften Appetitlosigkeit, Übelkeit, Erbrechen, Diarrhö, Schleimabsonderung aus dem Darm und Darmblutung sein. In einigen Fällen ist mit Elektrolytverschiebungen und Malabsorption zu rechnen.

Bestrahlung solitärer Metastasen

Ihr Effekt bei der palliativen Behandlung ist umstritten. Sie wird immer dann in Frage kommen, wenn eine chirurgische Behandlung der Metastasen ausscheidet und die lokale Ausbreitung zu übersehen ist.

Die Indikation wird sich in der Regel darauf beschränken, eine Konsolidierung bei Fraktur- oder Kompressionsgefahr oder eine Analgesie bei tumorbedingten Schmerzen zu bewirken. In manchen Fällen ließen sich jahrelange beschwerdefreie Intervalle erreichen [37]. So hat die „Schmerzbestrahlung“ bei Metastasierung heute eine ganz entscheidende Bedeutung für die Erhaltung und Verbesserung der Lebensqualität erlangt.

16.3.5 Hormonbehandlung

Für eine hormonelle Beeinflussung des Wachstums von Nierenkarzinomen [43] spricht, daß sie bei Männern doppelt so häufig beobachtet werden wie bei Frauen, daß vorzugsweise bei Männern eine Spontanremission von Metastasen vorkommen soll und daß die Überlebenszeit von Frauen mit Nierenkarzinom die von Männern übertrifft.

Eine Rückbildung von Lungenmetastasen durch Hormonbehandlung soll bei 15-20% möglich sein, während die Rückbildung von Knochenmetastasen nur in Einzelfällen beobachtet wurde. Lokalrezidive scheinen hormonresistent zu sein. In zahlreichen Studien lagen die Response-Raten für Progesteron, Androgene, Antiöstrogene oder Kombinationen von Hormonen mit einer Chemotherapie nach Muss [25, 26] unter 10%. Die mangelnde Effektivität einer Hormonbehandlung wurde daher wiederholt zum Ausdruck gebracht und beanstandet.

Möglicherweise führt Progesteron aber zu einer Minderung der Symptomatik und hat vielleicht auch einen psychologischen Effekt. Eine sichere therapeutische Wirkung wird von De Kernion [3, 4] aber in Frage gestellt. Die Untersuchungen im Zusammenhang mit vermuteten Hormonrezeptoren sind noch nicht abgeschlossen.

16.3.6 Chemotherapie

Bis heute wurden zahlreiche Studien durchgeführt, insgesamt mit unbefriedigenden Ergebnissen. Die Remissionsraten der wichtigsten Zytostatika (Alkylanzien, Antimetabolite, Antibiotika, Vinca-Alkaloide) werden mit 0-13% angegeben [49]. Als wirkungslos werden Substanzen wie Adriblastin, Cisplatin oder Mitomycin C eingestuft.

Die wirksamste Droge scheint Vinblastin zu sein. Es werden Response-Raten von annähernd 15-20% genannt [3, 25], von Bodey [54] sogar eine objektive Remissionsrate von 35%. Die Bestätigung durch randomisierte Studien steht indessen noch aus.

Die Kombination von Vinblastin mit anderen Präparaten brachte keine besseren Erfolge, z.T. aber eine höhere Toxizität.

Allgemein ist man der Meinung, daß die Chemotherapie bei der Behandlung des metastasierenden Hypernephroms bisher keine sehr wirkungsvollen Ergebnisse gebracht hat.

16.3.7 Immuntherapie

Die Annahme, daß bei der Ätiologie und Ausbreitung von Nierentumoren teilweise immunologische Mechanismen eine Rolle spielen [51, 52], führte letztlich zur Einführung der Immuntherapie (s. Kap. I.4.9).

Die Versuche und Studien waren zahlreich, die Ergebnisse im großen und ganzen aber bis heute gleichfalls noch wenig befriedigend. Einige Beispiele seien genannt:

Mit einer aktiven tumorspezifischen Therapie wurde teilweise eine Response-

Rate von bis zu 30% mit einer deutlichen Lebensverlängerung ohne wesentliche Beeinträchtigung der Lebensqualität erreicht [27, 42, 45, 51, 52]. Die Bewertung ist jedoch unterschiedlich, und es bedarf weiterer kontrollierter klinischer Studien [1].

Im Rahmen einer spezifischen passiven Immuntherapie wurden beispielsweise erste positive Ergebnisse mit dem Einsatz tumorspezifischer monoklonaler Antikörper beschrieben. Yagoda konnte eindrucksvolle Resultate bei bisher 21 Patienten erzielen [57].

Noch nicht spruchreif ist die Verwendung des Tumornekrosefaktors (TNF) als unspezifische, passive Immuntherapie. Er wurde bislang nur bei wenigen Patienten angewendet. Soweit erkennbar, wurden noch keine signifikanten Ergebnisse erzielt [4].

Interferone

Seit etwa 1980 wird über die Anwendung von Interferon [IFN) beim metastasierten Nierenkarzinom berichtet. Meist wurden natürliche oder rekombinante Alphainterferone geprüft. Die Studien sind jedoch schwer vergleichbar. Die meisten Aussagen beruhen bisher auf kleinen Fallzahlen.

Über aktuelle Ergebnisse referieren Kriegmeier u. Hofstetter [16]: Die objektiven Ansprechraten der Phase-II-Studien mit unterschiedlichen Interferontypen lagen zwischen 5% und 27%. Eine Remission wurde hierbei in durchschnittlich 16% von 881 ausgewerteten Fällen erreicht (Lit. bei [16]). Der Remissionsbeginn lag bei 2-4 Monaten, die durchschnittliche Remissionsdauer zwischen 3 und 13 Monaten [16]. Doch wurden auch vereinzelt 24 Monate erreicht, nach Muss [25, 26] sogar 31, im Mittel 16 Monate.

Am besten untersucht sind die Alphainterferone. IFN-α soll bei Weichteilmetastasen, besonders bei Lungenmetastasen, bisher am effektivsten sein [15].

Kurth [17, 18] bezeichnet das IFN-α_2 im Vergleich zu anderen Interferonen als die z. Z. wirksamste Substanz in der biologischen Therapie. Die Ansprechdauer liegt durchschnittlich bei 8-16 Monaten [30].

Besonders geeignet dürften Patienten mit lokoregionär fortgeschrittenem Nierenkarzinom mit schlechten 5-Jahres-Überlebenschancen nach „radikaler" Tumorentfernung und Patienten mit exzidierbaren lokoregionären Lymphknotenmetastasen sein.

Auch Studien über andere Interferone und Kombinationen zwischen einzelnen Interferonen liegen vor:

Mit rekombinantem Gammainterferon wurde von Otto et al. [30] beim metastasierten Nierenkarzinom sogar eine Ansprechrate von 31% erzielt. Die Toxizität wurde mit „generell guter Verträglichkeit" charakterisiert.

Grubs [11] berichtet über eine objektive Ansprechrate von 37% (bei bisher 11 Patienten) mit einer Gammainterferonbehandlung in Zyklen.

In einigen Studien wird ein synergistischer Effekt bei der Kombination von Interferon mit Vinblastin beschrieben, aber nicht allgemein bestätigt [9, 10, 12, 22].

Bergerat [2] erreichte mit einer Kombination von rekombinantem IFN-α_{2a} und Vinblastin eine Response-Rate von 43%. Die Angaben anderer Autoren liegen durchschnittlich bei 25%. Nach Kriegmeier u. Hofstetter [16] unterscheiden sich diese Ergebnisse aber nicht signifikant von einer Monotherapie mit Interferon. In jedem Fall ist mit der Kombination auch eine dosisabhängige Zunahme der Toxizität verbunden [16].

Bis heute kann noch nicht definitiv ausgesagt werden, ob durch eine Interferontherapie die Überlebenszeit verlängert werden kann.

Nebenwirkungen des Interferons sind zahlreich. In den meisten Fällen wird ein grippeähnliches Syndrom mit Fieber, Schüttelfrost, Müdigkeit, Rigor, Anorexie, Kopfschmerz und Übelkeit einige Stunden nach der Injektion beobachtet. Weniger häufig sind kardiovaskuläre gastrointestinale, renale, metabolische, hämatologische, hepatische, neurologische Nebenwirkungen u.a. [16].

Auch mit Interferon konnten bisher keine befriedigenden Ergebnisse erzielt werden. Tumorreduktionen wurden ausnahmslos bei Lungenmetastasen beobachtet [30]. Bei Vorliegen von Leber- oder Knochenmetastasen konnte mit Interferon kein Effekt beobachtet werden [35]. Eine Lebensverlängerung ist demnach am ehesten bei Patienten mit begrenzten Lungenmetastasen und bei fehlenden Metastasen in anderen Organen zu erwarten, also bei einem ohnehin noch relativ guten Allgemeinzustand. Dies trifft ebenso für Patienten zu, die vor Beginn der systemischen Behandlung nephrektomiert werden konnten [25], wahrscheinlich auch, wenn die Metastasierung erst geraume Zeit nach der Nephrektomie auftrat [4].

Wiederholt wurde darauf hingewiesen, daß Patienten, die auf eine Therapie mit Interferon ansprachen, im Durchschnitt einen deutlich höheren Leistungsstatus aufwiesen als diejenigen, bei denen die Therapie erfolglos blieb [12, 27, 33].

Interleukine

Die Untersuchungen mit Interleukinen (IL) sind noch im Gange. Die Problematik liegt darin, daß relativ große Interleukinmengen benötigt werden, die Herstellung schwierig und die Toxizität hoch ist und bisher mit den meisten Studien keine signifikanten Ergebnisse erzielt wurden [4].

Auffallende Ergebnisse wurden jedoch mit der Kombination von IL-2 mit LAK-Zellen erreicht [16, 40]. Diese adaptive Immuntherapie scheint erheblich effektiver zu sein als IL-2 allein [38, 39, 40]. Rosenberg berichtete 1988 [38, 39] über Ansprechraten um 21% mit IL-2 allein, jedoch um 34% mit IL-2 plus LAK-Zellen. Auch Philip [32] und West [55] nannten Ansprechraten um 30% bei Verwendung von IL-2 und LAK-Zellen, allerdings bei einem kleineren Krankengut.

Wegen der schwerwiegenden Nebenwirkungen muß die Applikation der Substanzen allerdings unter intensivmedizinischen Bedingungen erfolgen. Für die Mehrheit der Patienten dürfte diese Therapie daher bis auf weiteres ausscheiden. Sie bedarf aber dringend einer weiteren Entwicklung.

Zusammenfassend ist zu sagen, daß es zur systemischen Behandlung der Patienten mit metastasiertem Nierenkarzinom noch kein befriedigendes Therapiekonzept gibt: Die Ansprechraten (komplette und partielle Remission) lagen nach der Literatur für unterschiedliche Therapieformen bei etwa 0,0% (Testosteron), 0,8% (Nephrektomie), 1,8% (Progesteron), 6,0% (Antiöstrogene), 9,0% (Monochemotherapie) und 17,0% (Polychemotherapie).

Mit Interferon konnten in neuerer Zeit Ansprechraten zwischen 16% und (in Kombination mit Vinblastin) ca. 33% erreicht werden [3, 6, 7, 10, 41]. Allerdings liegt hierbei die Toxizität noch zu hoch.

Weitere Fortschritte sind möglicherweise von der kombinierten Anwendung unterschiedlicher Interferone zu erwarten. Auch scheint die Kombination eines Interferons mit einem Chemotherapeutikum, beispielsweise Vinblastin, noch nicht völlig ausgeschöpft [25].

Nach Otto [30] stellt die Interferontherapie derzeit bei Patienten mit metastasierendem Nierenkarzinom die Methode der Wahl dar.

16.3.8 Symptomatische Therapie

Die wichtigsten Indikationen für symptomatische Maßnahmen sind Schmerzen, Blutungen, intestinale Läsionen, Frakturen und die Notwendigkeit einer Dialyse.

Schmerztherapie

Tumorschmerzen
Bei Schmerzen, die durch einen lokal inoperablen Tumor verursacht werden, sollten eine Strahlentherapie oder eine Embolisation erwogen werden. Meist wird der Einsatz einer Schmerztherapie notwendig werden (s. Kap. I.4.13). In vielen Fällen ist einc Kombination der genannten Maßnahmen indiziert. Selten dürfte eine Chordotomie in Frage kommen.

Metastasenschmerzen
Sie können interdisziplinäre Probleme aufwerfen: Ist die Wirbelsäule betroffen, ist nicht selten die Hilfe des Orthopäden erforderlich (Stützkorsett, Stabilisierungsoperation?). Häufig ist die Hochvoltbestrahlung der metastatisch betroffenen Abschnitte indiziert, verteilt über einige Wochen. Oft kann hiermit neben der Stabilisierung der Wirbelkörper zumindest vorübergehend Schmerzfreiheit oder -linderung erreicht werden.

Unter Umständen ist der Versuch einer Applikation von radioaktivem Strontium bei diffuser Knochenmetastasierung in Erwägung zu ziehen.

Isolierte ischialgiforme Schmerzen, evtl. kombiniert mit neurologischen Ausfällen, können neurochirurgische Maßnahmen erfordern.

Schmerztherapie kann aber auch die Intervention des Chirurgen verlangen, z. B. bei pathologischen Frakturen. Am Ende zahlreicher Maßnahmen steht oft die Notwendigkeit einer fortgesetzt medikamentösen Schmerzbehandlung. Hierzu sollte ein entsprechender individuell abgestimmter Therapieplan für den betroffenen Patienten festgelegt und im weiteren Verlauf den Notwendigkeiten angepaßt werden (s. Kap. I.4.13).

Zur Besserung der Schmerzsymptomatik knöcherner Metastasen kommt adjuvant die Applikation von Kalzitonin oder von Clodronat in Betracht [31].

Blutungen

Sobald der Tumor in das Hohlsystem der Niere eingebrochen ist, können Blutungen unterschiedlicher Stärke auftreten: in unregelmäßigen Abständen, als „Dauerblutung", in der Regel ohne Schmerzen, vereinzelt aber mit kolikartigen Beschwerden einhergehend.

Abgesehen von der eindrucksvollen Symptomatik können Anämie oder in extremis Kreislaufreaktionen einer Intervention bedürfen. Bluttransfusionen, Embolisation oder auch palliative Nephrektomie sind die Maßnahmen, die beim fortgeschrittenen Nierentumor helfen können. Unzuverlässig und zeitaufwendiger ist eine lokale Strahlentherapie.

Dickdarmläsionen

Bei lokaler Ausbreitung des Tumors oder bei einem Lokalrezidiv kann es zur Infiltration in die benachbarten Kolonsegmente kommen. Darmverschluß oder Blutungen können die Folge sein. Als palliative chirurgische Maßnahmen kommen dann die Darmresektion, eine Umgehungsanastomose oder die Anlage eines Anus praeternaturalis in Frage.

Frakturen

„Pathologische" Frakturen führen gelegentlich zur Aufdeckung des Tumors überhaupt. Sie sind dann bereits orthopädisch oder chirurgisch versorgt. Werden sie erst nach Diagnosestellung oder Primärtherapie des Tumors durch Metastasen verursacht, unterliegen sie der palliativen Therapie und verlangen interdisziplinäre Maßnahmen wie strahlentherapeutische oder chirurgisch-orthopädische Interventionen.

Dialyse

Es wird selten vorkommen, daß beide Nieren gleichzeitig wegen Tumorbefalls exstirpiert werden müssen. Dann oder bei Tumorbefall einer Solitär- oder Restniere ergibt sich postoperativ die Notwendigkeit zu einer chronischen Dialyse.

Zwar wird bei gleichzeitigem Befall beider Nieren in der Regel versucht, den Tumor mindestens aus einer Niere unter Organerhalt zu exstirpieren, die Entscheidung über das Gelingen fällt aber erst intraoperativ.

War eine längere Blutsperre erforderlich, kann auch bei Anwendung einer lokalen Hypothermie postoperativ noch geraume Zeit bis zur „Erholung" der Niere vergehen, mindestens bis eine kompensierte Retention erreicht ist. Diese Zeit muß mit einer passageren Dialyse überbrückt werden, aber auch eine definitive Dialyse ist denkbar.

Dies sind Situationen, die sehr genau vorher mit dem Patienten abgesprochen werden müssen. Nicht jeder Patient ist bereit, vor allem in höherem Alter, eine definitive Dialysebehandlung als Preis für die angestrebte kurative Behandlung eines Nierentumors in Kauf zu nehmen.

Voraussetzung für eine Dialyse ist, daß eine akzeptable Lebensqualität und eine angemessene Lebenserwartung vorhanden sind, die eine solche palliative Maßnahme rechtfertigen. Vermeidung der Dialyse um jeden Preis bedeutet aber den Verzicht auf eine potente Primärtherapie und den Einstieg in eine palliative systemische Therapie.

Die Planung einer Nierentransplantation bei metastasiertem Nierentumor verbietet sich aus begreiflichen Gründen so lange, bis erwiesen ist, daß mit dem Überleben des Patienten gerechnet werden kann, daß dieser also kurativ behandelt worden ist.

16.4 Schlußfolgerungen

Wie gezeigt, kommt eine Reihe palliativer therapeutischer Maßnahmen beim fortgeschrittenen Nierenkarzinom in Frage. Jede Tumortherapie mit nichtkurativer Zielsetzung muß aber sowohl nach ihrem Einfluß auf den Tumor selbst als auch auf die Lebensqualität des Patienten beurteilt werden.

Wir haben den Eindruck, daß die beschriebenen palliativen Maßnahmen beim Nierenkarzinom bezüglich Aufwand, Belastung des Patienten und Beeinflussung seiner Lebensqualität in einem einigermaßen angemessenen Verhältnis stehen, wenn sie sich gegen einen lokalen Prozeß richten (z. B. Embolisation eines blutenden Nierentumors, Operation oder Strahlentherapie isolierter Knochenmetastasen). Vorhandene Ansätze systemischer Therapien wie Chemo- oder Immuntherapien erfüllen diese Anforderungen jedoch noch nicht, denn bisher werden Tumorremission oder geringe Lebensverlängerung oft mit einer erheblichen Verschlechterung der Lebensqualität des Patienten erkauft.

Bis sich neue, differente Therapieansätze bewährt haben, sollte daher in erster Linie eine Minderung der Toxizität etablierter systemischer Tumortherapien angestrebt werden.

Literatur

1. Ackermann R (1988) Immunologische Aspekte in der Behandlung des Nierenkarzinoms. In: Staehler G (Hrsg) Das Nierenkarzinom. Springer, Berlin Heidelberg New York Tokyo, S 104
2. Bergerat JP, Dufour P, Herbrecht R et al. (1989) Proc Eur Conf Clin Oncol 8 (abstr. 252)
3. de Kernion JB (1983) Treatment of advanced renal cell carcinoma - traditional methods and innovative approaches. J Urol 130: 2
4. de Kernion JB (1988) Current management of renal cell carcinoma. In: Staehler G (Hrsg) Das Nierenkarzinom. Springer, Berlin Heidelberg New York Tokyo, S 98
5. de Kernion JB, Ramming KP, Smith RB (1978) The natural history of metastatic renal cell carcinoma: a computer analysis. J Urol 120: 148
6. de Kernion JB, Sarna G, Figlin R et al. (1983) The treatment of renal cell carcinoma with human leucocyte alpha-interferon. J Urol 130: 1063
7. Einzig AI, Krown SE, Oettgen HF (1984) Recombinant leucocyte A interferon in renal cell cancer. Proc Am Soc Clin Oncol 3: 54
8. Fassbinder W, Hanke P, Möhring K, Klingbeil A, Ritz E (1988) Der nierenfunktionslose Patient mit Hypernephrom: Grenzen der Tumorchirurgie aus nephrologischer Sicht. In: Staehler G (Hrsg) Das Nierenkarzinom. Springer, Berlin Heidelberg New York Tokyo, S 35
9. Figlin RA, de Kernion JB, Maldazy J, Sarna G (1984) Human leucocyte interferon/vinblastine therapy for metastatic renal cell carcinoma. Proc Am Soc Clin Oncol 3: 49
10. Fossa SD, de Garis ST, Heier MS et al. (1986) Recombinant interferon alpha 2a with or without vinblastine in metastatic renal cell carcinoma. Cancer 57: 1700
11. Grups J (1988) zit. n. Wirth M Dtsch Ges Urol Mitteilungen 3: 18
12. Hirsch FW, Kraaz B, Löhr GW, Bross KJ (1988) Wirksamkeit und Nebenwirkungen von rekombiniertem Interferon alpha-2a bei Patienten mit metastasierendem Hypernephrom. Onkologie 11: 263

13. Hohenfellner R, Zingg EJ (1982) Urologie in Klinik und Praxis, Bd I Diagnostik, Entzündungen, Tumoren. Thieme, Stuttgart New York
14. Johnson D, Kaesler K, Samuels M (1975) Is nephrectomy justified in patients with metastatic renal carcinoma? J Urol 114: 27
15. Jonas U (1988) zit. n. Ludwig G. Dtsch Ges Urol Mitteilungen 2: 21
16. Kriegmair M, Hofstetter A (1989) Interferontherapie in der Urologie. Urologe (A) 28: 116
17. Kurth KH, Behrendt H, Burk K (1987) Behandlung fortgeschrittener urologischer Tumoren. Urologische Onkologie II Klinische und experimentelle Urologie 17. Zuckschwerdt, München Bern Wien
18. Kurth KH, Marquat R, Jonas D (1984) Immuntherapie mit autologem Tumorgewebe beim metastasierten Nierenkarzinom. In: Schmiedt E, Altwein JE, Bauer HW (Hrsg) Klinische und experimentelle Urologie 9. Zuckschwerdt, München Bern Wien, S 78
19. Liedl B, Staehler G, Fabricius PG (1988) Prognose des Nierenkarzinoms nach Tumornephrektomie mit Lymphadenektomie. In: Staehler G (Hrsg) Das Nierenkarzinom. Springer, Berlin Heidelberg New York Tokyo, S 53
20. Lieven H von, Lissner HJ (1977) Strahlentherapie beim Adenokarzinom der Niere. Strahlentherapie 153: 245
21. Ludwig G (1988) Bericht über das 9. Klinische Wochenende der Urologischen Universitätskliniken Mainz, Bern, Berlin-Charlottenburg. Mainz vom 11. bis 13. Februar 1988. Dtsch Ges Urol Mitteilungen 2: 21
22. Martinelli G, Cavalli F (1987) alpha-interferon alone or in combination with chemotherapy in the treatment of malignant melanoma, renal cell carcinoma and other solid tumours. In: Smyth JF (ed) Interferons in Oncology. Springer, Berlin Heidelberg New York Tokyo, pp 33-38
23. Marx FJ (1988) Stellenwert der Embolisation in der Behandlung des fortgeschrittenen Nierenkarzinoms. In: Staehler G (Hrsg) Das Nierenkarzinom. Springer, Berlin Heidelberg New York Tokyo, S 85
24. Montie JE, Stewart BH (1977) The role of adjunctive nephrectomy in patients with metastatic renal cell carcinoma. J Urol 117: 272
25. Muss HB (1987) Interferon therapy for renal cell carcinoma. Semin Oncol 14: 36
26. Muss HB, Constanzi JJ, Leavitt R et al. (1987) Recombinant alfa interferon in renal cell carcinoma: a randomized trial of two routes of administration. J Clin Oncol 5: 286
27. Neidhardt JA (1986) Interferon therapy for the treatment of renal cancer. Cancer 57: 1696
28. Neidhardt JA, Murphy GG, Henic LA, Wise JA (1980) Active specific immunotherapy of stage IV renal carcinoma with aggregated tumor antigen adjuvant. Cancer 46: 1128
29. Neves RJ, Zincke H, Taylor WF (1988) Metastatic renal cell cancer and radical nephrectomy. Identification of prognostic factors and patient survival. J Urol 136: 1173
30. Otto U, Schneider AW, Conrad S (1987) Die Behandlung des metastasierenden Nierenkarzinoms mit rekombinantem Alpha-2- oder Gamma-Interferon. In: Kurth KH, Behrendt H, Burk K (Hrsg) Urologische Onkologie II. Klinische und experimentelle Urologie 17. Zuckschwerdt, München Bern Wien, S 60
31. Papadopoulos I (1988) Tumorschmerztherapie aus der Sicht des Urologen. Therapiewoche 38: 41
32. Philip T (1988) IL-2 with or without LAK cells in metastatic renal cell carcinoma. First Interleukin-2 International Symposium, Amsterdam, Abstract book, p 22
33. Quesada JR, Rios A, Swanson D et al. (1985) Antitumor activity of recombinant - derived Interferon alpha in metastatic renal cell carcinoma. J Clin Oncol 3: 1522
34. Quesada JR, Swanson DA, Trindata A et al. (1983) Renal cell carcinoma: Antitumor effects of leukocyte interferon. Cancer Res 43: 940
35. Raghavan D (1988) zit. n. Wirth M, Dtsch Ges Urol Mitteilungen 3: 18
36. Robson CJ, Churchill BM, Anderson W (1969) The results of radical nephrectomy for renal cell carcinoma. J Urol 101: 297
37. Rohloff R, Lang M, Lissner J (1988) Stellenwert der Strahlentherapie in der Behandlung des Nierenkarzinoms. In: Staehler G (Hrsg) Das Nierenkarzinom. Springer, Berlin Heidelberg New York Tokyo, S 115
38. Rosenberg SA (1988) The development of new immunotherapies for the treatment of cancer using interleukin-2. Ann Surg 208: 121

39. Rosenberg SA (1988) Immuntherapy of patients with advanced cancer using recombinant lymphokines. First Interleukin-2 International Symposium, Amsterdam, Abstract book, p 25
40. Rosenberg SA, Lotze MT, Muul LM et al. (1987) A progress report on the treatment of 157 patients with advanced cancer using lymphokine-activated killercells and Interleukine-2 or high-dose Interleukine-2 alone. N Engl J Med 316: 889
41. Schaefer M, Jaeger N (1989) Stellenwert der Interferontherapie beim metastasierten Nierenzellkarzinom. Urol Nephrol 1: 42
42. Schärfe T, Becht E, Klippel KF et al (1986) Active Immunotherapy of stage IV renal cell cancer using autologous tumor cell. In: Schmiedt E, Altwein JE, Bauer HW (Hrsg) Klinische und experimentelle Urologie 9, Zuckschwerdt, München Bern Wien, S 59
43. Schmiedt E, Rattenhuber U, Wieland W (1982) Parenchymatöse Nierentumoren. In: Hohenfellner R, Zingg EJ (Hrsg) Urologie in Klinik und Praxis Bd I, Thieme, Stuttgart New York, S 490
44. Schott G, Weissmüller J, Vecera E (1988) Methods and prognosis of the exstirpation of pulmonary metastases following tumor nephrectomy. Urol Int 43: 272
45. Shapira DV, McCline CS, Henshew EC (1979) Treatment of advanced renal cell carcinoma with specific immunotherapy consisting of autologous tumor cells and C. parvum. Proc Am Soc Clin Oncol 20: 348
46. Sigel A, Herrlinger A, Altendorf A (1988) Der Wert der systematischen radikalen Lymphadenektomie bei der Tumornephrektomie. In: Staehler G (Hrsg) Das Nierenkarzinom. Springer, Berlin Heidelberg New York, S 44
47. Skinner DG, Vermillion CD, Colvin RB (1972) The surgical management of renal cell carcinoma. J Urol 107: 705
48. Slisow W, Marx G (1984) Stellenwert der adjunktiven Nephrektomie beim metastasierenden Nierenzellkarzinom. Arch Geschwulstforsch 54: 483
49. Staehler G (1988) Das Nierenkarzinom. Springer, Berlin Heidelberg New York Tokyo
50. Sundaresan N, Scher H, Giacinto GV di et al. (1986) Surgical treatment of spinal cord compression. J Clin Oncol 4: 1851
51. Tykkä H (1984) Aktive spezifische Immuntherapie in der Behandlung des fortgeschrittenen Nierenkarzinoms: Eine kontrollierte klinische Studie. In: Schmiedt E, Altwein JE, Bauer HW (Hrsg) Klinische und Experimentelle Urologie Bd 9. Zuckschwerdt, München Bern Wien, S 49
52. Tykkä H, Oravisto KJ, Lehtonen T et al. (1978) Active specific immunotherapy of advanced renal cell carcinoma. Eur Urol 4: 250
53. UICC (1987) TNM Klassifikation maligner Tumoren. Springer, Berlin Heidelberg New York Tokyo
54. Wagner H, Possinger K, Gregor G (1988) Natürlicher Verlauf und zytostatische Therapie des metastasierten Nierenzellkarzinoms. In: Staehler G (Hrsg) Das Nierenkarzinom. Springer, Berlin Heidelberg New York, S 124
55. West WH (1988) Continuous infusion recombinant interleukin-2 (rIL-2) and adoptive cellular therapy of renal carcinoma and other malignances. First Interleukin-2 International Symposium, Amsterdam. Abstract book, p 21
56. Wirth M (1988) Bericht über den onkologischen Workshop an der Urol. Klin. Univ. Würzburg 23.-25.6. 1988. Dtsch Ges Urol Mitteilungen 3: 18
57. Yagoda A (1988) zit. n. Wirth M Dtsch Ges Urol Mitteilungen 3: 18

17 Blasenkarzinome

R. ENGELKING, W. FRANZEN

17.1 Allgemeines

17.1.1 Inzidenz

Etwa 3,5% aller Krebstodesfälle erfolgen durch ein Blasenkarzinom. Es ist das häufigste Karzinom im Harntrakt. Männer sind häufiger betroffen als Frauen (Verhältnis ca. 3:1). Das Durchschnittsalter beträgt bei Männern etwa 66 (45-86) Jahre, bei Frauen etwa 69 (46-89) Jahre. Ätiologisch werden Faktoren genannt wie Industrieprodukte, Phenazetinmetabolite, Zytostatika, Nitrosamine, Tabak aber auch Urinretention und Bilharziose [80].

17.1.2 Pathologie

Blasentumoren sind primäre Tumoren, davon 96% epithelialen Ursprungs. Überwiegend sind dies Urothel- oder Übergangszellkarzinome. Etwa 46% sind gut, 30% mäßig und 25% nur wenig differenziert.

Mit zunehmendem Grading steigt die Aggressivität des Tumors, die Häufigkeit zunehmender Infiltrationstiefe in die Blasenwand und die Wahrscheinlichkeit einer frühzeitigen Metastasierung (Tabelle 1).

Während beispielsweise ein T1G1-Tumor eine 5-Jahres-Überlebensrate von 85% hat, liegt diese beim T1G3-Tumor nur noch bei 25% [2].

Je nach Einbruch in Lymph- oder Blutgefäße erfolgt die Metastasierung. Bei Infiltration der Muskularis finden sich Lymphknotenmetastasen in 7%, bei Infiltration des perivesikalen Fettgewebes dagegen in ca. 37% und Fernmetastasen in ca. 62% [31].

Die Lymphknotenmetastasierung erfolgt zunächst in die regionären Lymphknoten, entlang der A. iliaca interna bzw. in die Obturatoriusgruppe, des weiteren entlang der A. iliaca communis. Fernmetastasen findet man in 12-16% bei Diagnosestellung, vorzugsweise in Leber, Lunge, Knochen und Peritoneum. In 37% werden Knochenmetastasen gefunden.

Typisch für das Harnblasenkarzinom ist die hohe Neigung zum lokalen Rezidiv, die mit einer Zunahme des Malignitätsgrades einhergehen kann.

Faktoren, die die Prognose wesentlich beeinflussen, sind Infiltrationstiefe, Differenzierungsgrad, das Ausmaß von Lymphknoten- und Fernmetastasen, multifoka-

Tabelle 1. TNM-Klassifizierung des Blasenkarzinoms. (Nach [73])

T - Primärtumor	
Tis:	Carcinoma in situ
Ta:	Papilläres nichtinvasives Karzinom
T1:	Tumor infiltriert subepitheliales Bindegewebe
T2:	Tumor infiltriert oberflächliche Muskulatur
T3a:	Tumor infiltriert tiefe Muskulatur oder
T3b:	perivesikales Fettgewebe
T4	Tumor infiltriert Prostata, Uterus, Vagina oder Becken- bzw. Bauchwand
N - Regionäre Lymphknoten	
N0:	Keine regionären Lymphknotenmetastasen
N1:	Metastase in einzelnem Lymphknoten bis 2 cm im Durchmesser
N2:	Metastase(n) in einzelnem Lymphknoten größer als 2 cm, aber kleiner als 5 cm, oder in mehreren Lymphknoten kleiner als 5 cm
N3:	Metastasen in Lymphknoten größer als 5 cm
M - Fernmetastasen	
M0:	Keine Fernmetastasen
M1:	Fernmetastasen

les Tumorwachstum und die Tatsache, ob es sich um einen Primär- oder Rezidivtumor handelt.

17.1.3 Symptomatologie

Häufigstes Initialsymptom ist die schmerzlose Hämaturie. Es folgen mit Abstand Dysurie, Pollakisurie, suprapubische und Rückenschmerzen. Ausgeprägte Schmerzen in der Blase findet man in der Regel nur bei fortgeschrittenen, exulzerierten Tumoren.

Stauung der Harnleiter bzw. Nierenbeckenkelchsysteme, venöse Stauung der Beine, Lymphödeme oder Infiltration peripherer Nerven mit entsprechenden Schmerzen signalisieren weit fortgeschrittene Tumoren mit schlechter Prognose.

17.1.4 Metastasierung

Aus der Literatur [33, 47, 48, 76] geht hervor, daß bei 6-20% der Patienten nach einer radikalen Zystektomie im Vergleich zum präoperativ angenommenen Stadium ein weiter fortgeschrittener Tumor mit Befall von Lymphknoten gefunden wurde: nach dem Tumorstadium aufgeschlüsselt bei 5% der pT1-, 30% der pT2-, 31% der pT3a- und 64% der pT3b-Karzinome [26, 58, 60].

Die 5-Jahres-Überlebensrate sinkt mit dem Ausmaß des Lymphknotenbefalls, so daß bei palpablen Lymphknotenmetastasen der belastende Eingriff einer radikalen Zystektomie nicht mehr zu rechtfertigen ist [59].

Zystektomierte Patienten haben im Autopsiegut in 50-80% hämatogene Fernmetastasen, die 1,5-2 Jahre nach einer kurativ geplanten Zystektomie vorwiegend in Leber, Lunge, Skelettsystem und ZNS auftreten.

17.1.5 Therapie

Die Therapie des Blasenkarzinoms sollte primär eine operative sein. Für niedrige Stadien Ta–T1 ist hierfür die transurethrale Elektroresektion (TUR) die Methode der Wahl. Bei höheren Stadien ist eigentlich eine frühzeitige radikale Zystektomie indiziert, vor allem bei multifokalen Prozessen, bei G2–3-Tumoren oder Rezidiven nach primärer TUR, sofern noch keine Metastasierung erkennbar ist.

Aus verständlichen Gründen wird bei T2–3-Tumoren immer wieder versucht, mit einer TUR auszukommen. Die 5-Jahres-Überlebensrate nach TUR liegt für T2-Tumoren bei 40%, für T3-Tumoren nur noch bei 20%.

Mit einer Nachbestrahlung nach TUR können diese Zahlen etwas verbessert werden. Auch kommen zahlreiche andere adjuvante Verfahren zur Anwendung, um die hohe Rezidivneigung des Tumors in den Griff zu bekommen, vorrangig intravesikal verabreichte Zytostatika, bisher aber nur mit mäßigem Erfolg.

Mit einer radikalen Zystektomie können etwas bessere Zahlen erreicht werden: Hier beträgt die 5-Jahres-Überlebensrate für T2-Tumoren ca. 50–60%, für T3-Tumoren ca. 40–50% [17].

Die Zahlen lassen erkennen, daß bei relativ vielen Patienten diese Therapien versagen. Der Grund liegt darin, daß vielfach schon frühzeitig eine Metastasierung besteht.

Für T2-Tumoren wird bei Therapiebeginn in 5–17% mit Lymphknoten- und in 3–10% mit Fernmetastasen gerechnet, nach Hanke et al. [17] sogar in 10–30% mit Fernmetastasen.

Bei T3-Tumoren haben zum Zeitpunkt der radikalen Zystektomie bereits ca. 20% der Patienten Lymphknotenmetastasen [24].

17.2 Behandlungsziele

Bei lokal weit fortgeschrittenem oder metastasiertem Tumor ist die Prognose quoad vitam z.Z. praktisch infaust. Die Grenze zwischen einer noch kurativen oder einer schon palliativen Zielsetzung der Behandlung ist oft fließend. Zwar ist theoretisch eine Heilung denkbar, indessen sind wir beim Blasenkarzinom noch weit von diesem Ziel entfernt. Gerade deshalb sind permanente Anstrengungen mit neuen Methoden gerechtfertigt.

Oberstes Ziel einer palliativen Therapie ist es, die oft beträchtlich verminderte Lebensqualität zu verbessern und die Dauer der Hospitalisierung des Tumorkranken zu verkürzen. Eine Lebensverlängerung ist nicht zwangsläufig ein erstrebenswertes Ziel; in manchen Fällen kann sie aber sinnvoll sein, z.B., wenn ein ausgeprägter Lebenswille erkennbar ist, wenn es sich um eine Mutter mit kleinen Kindern handelt, oder wenn andere familiäre oder soziale Probleme eine Lebensverlängerung erfordern. Außerdem soll die palliative Therapie gravierende Symptome wie Blutungen, Schmerzen, Harnstauung, Inkontinenz und Fistelbildung lindern.

17.3 Methoden

Tabelle 2 zeigt die therapeutischen Möglichkeiten, die sich zur Behandlung des lokal fortgeschrittenen oder metastasierten Blasenkarzinoms anbieten.

17.3.1 Endoskopische Techniken

Transurethrale Elektrokoagulation

Sie wird bei rezidivierenden oder auch kreislaufwirksamen endovesikalen Tumorblutungen eingesetzt und kann notfalls auch in Lokalanästhesie unter Analgosedierung durchgeführt werden. Der Effekt ist meist nur kurzfristig.

Transurethrale Elektroresektion (TUR)

Sie ist beim fortgeschrittenen Tumor (T2-4) indiziert, wenn eine Zystektomie abgelehnt wird oder zu hohe Risikofaktoren diesen Eingriff verbieten, ferner bei lokal inoperablem Tumor, bei Lymphknoten- oder Fernmetastasen (T3-4 N+ M+). Die Hauptindikation zur palliativen TUR ist jedoch die Makrohämaturie [8, 46, 51]. Ferner kann eine TUR bei schwer beherrschbaren Schmerzen, bei tumorbedingter Inkontinenz oder zur Verkleinerung der Tumormasse indiziert sein, wenn eine Polychemotherapie geplant ist [4].

Laserkoagulation

Die Laserkoagulation, in erster Linie zur Blutstillung eingesetzt, dürfte weniger häufig angewendet werden. Das Anästhesieproblem ist hierbei geringer, der technische Aufwand jedoch größer. Der Effekt ist dem der Elektrokoagulation vergleichbar.

Tabelle 2. Palliative Möglichkeiten zur Behandlung des fortgeschrittenen oder metastasierten Blasenkarzinoms

Endoskopische Techniken Gefäßunterbindung Zystektomie Blasenersatzplastiken Harnableitungen	} Operative Maßnahmen
Hyperthermie Embolisation Strahlentherapie Radio-Chemo-Therapie Lokoregionale Chemotherapie Systemische Chemotherapie Immuntherapie	
Symptomatische Therapie	

17.3.2 Gefäßunterbindung

Als naheliegende Methode zur Minderung einer Tumorblutung aus der Blase erscheint die Ligatur der tumorversorgenden Arterien, evtl. auch der A. iliaca interna ein- oder doppelseitig. Dieses Verfahren hat sich indessen nicht bewährt, da nach kurzem blutungsfreien Intervall eine erneute Hämaturie auftreten kann (Kollateralenbildung oder erneute Arrosionsblutung).

Es wird in der Regel aber dann zur Anwendung kommen, wenn andere Methoden versagt haben (s. Kap. II.17.3.13). Die Alternative ist eine palliative Zystektomie und/oder eine Harnableitung.

17.3.3 Palliative Zystektomie

Sie beschränkt sich ausschließlich auf die Entfernung der Blase. Es handelt sich dabei um eine ausgedehnte Operation, die nicht nur durch den Organverlust, die postoperative Morbidität und Mortalität belastet ist, sondern auch erhebliche Probleme im Hinblick auf die erforderliche Harnableitung bringen kann. Im Gegensatz zur radikalen Zystektomie wird meist nur eine nichtkontinente supravesikale Ableitung in Frage kommen (Ileumconduit, Ureterokutaneostomie etc.). Eine Indikation zur palliativen Zystektomie kann unterschiedliche Gründe haben: wenn bei einer kurativ geplanten radikalen Zystektomie intraoperativ Lymphknotenmetastasen gefunden werden und wenn durch Tumormassenreduktion bessere Voraussetzungen für eine nachfolgend geplante Chemo- oder Strahlentherapie oder die Kombination beider Behandlungsformen geschaffen werden sollen, oder wenn lokale Komplikationsmöglichkeiten auf ein Mindestmaß beschränkt werden sollen.

Eine klare Indikation besteht für uns beim lokal fortgeschrittenen Tumor mit erheblicher Symptomatik wie Schmerzen, unstillbaren Blutungen, evtl. kombiniert mit beginnender Harnstauung, sofern eine Harnableitung allein oder andere konservative Maßnahmen nicht ausreichen.

Voraussetzung für eine Zystektomie: Die Lebenserhaltung des Patienten muß sinnvoll sein und die Möglichkeit zu einer Verbesserung der Lebensqualität beinhalten. Es ist unnötig zu sagen, daß dieser große Eingriff technisch noch durchführbar sein muß und vom Patienten toleriert werden sollte.

17.3.4 Blasenersatz- und Reservoirplastiken

In den letzten Jahren wurde eine ganze Reihe von Blasenersatzplastiken propagiert, die entweder (überwiegend bei Männern) an die Harnröhre angeschlossen werden und sich des normalen Schließmuskels bedienen oder ein Reservoir bilden und über ein seitliches Stoma kontinent oder inkontinent abgeleitet werden [5, 19, 20, 34, 35, 37, 44-46, 54, 69-70, 71].

Für diese „Neoblasen" oder Pouch-Plastiken werden die unterschiedlichsten Darmabschnitte wie terminales Ileum, Ileozäkal- oder Kolonsegmente verwendet [20, 34, 35, 71, 72]. Durch spezielle Nippelbildungen wird einerseits der Reflux in die

Harnleiter verhindert, zum anderen ein kontinentes Stoma gebildet, durch welches der Inhalt mittels Selbstkatheterismus zu entleeren ist.

Die Operation selbst ist sehr zeitaufwendig, technisch schwierig und operativ für den Patienten belastend. Fast alle beinhalten zahlreiche Komplikationsmöglichkeiten.

Für ein derartiges Harnreservoir sprechen:

- normale Miktionsmöglichkeit, wenn kein Stoma vorhanden [5, 19, 20, 45];
- kontinentes Stoma (Pouch-Plastiken, Ileozäkalreservoir), daher keine Beutelversorgung nötig;
- positive Auswirkung auf Psyche und soziales Umfeld, vor allem wenn kein Stoma vorhanden und die Kontinenz erhalten ist.

Gegen das Harnreservoir sprechen:

- Teilkontinenz oder Inkontinenz als mögliche Komplikation;
- Notwendigkeit des Selbstkatheterismus beim „kontinenten" Stoma (Pouch-Plastiken);
- schwierige Technik, sehr lange Operationszeit;
- zahlreiche Komplikationsmöglichkeiten.

Mit einer solchen Darmersatzblase steht für den Patienten eine Form der Harnableitung zur Verfügung, die durch Stomafreiheit und annähernd normale Miktions- und Kontinenzverhältnisse eine (im Vergleich zum Conduit) deutliche Verbesserung der Lebensqualität und möglicherweise auch der Prognose des oberen Harntrakts mit sich bringt. Bei entsprechender Technik ist auch die Möglichkeit der Potenzerhaltung gegeben.

Für Frauen bestehen meist größere Probleme, da bei der radikalen Zystektomie in der Regel die gesamte Urethra mitentfernt wird.

Unseres Erachtens sind diese technisch schwierigen und zeitaufwendigen Ersatzplastiken dem Frühstadium eines Blasenkarzinoms vorbehalten, welches noch mit einer kurativen Zielsetzung behandelt wird und bei dem keine Radiotherapie vorgesehen ist.

Für Spätfälle und zur palliativen Behandlung halten wir diese Methoden überwiegend für ungeeignet, zumal hierbei der Refluxschutz im Hinblick auf die Überlebenszeit wenig relevant sein dürfte.

17.3.5 Harnableitungen

Sie können lebensnotwendige Maßnahmen sein und betreffen fast ausschließlich das lokal fortgeschrittene Karzinom.

Transurethrale und vesikale Harnableitung

Durch einen endovesikal exophytisch oder infiltrativ wachsenden Tumor kann es sowohl zu einer Obstruktion als auch zu einer Inkontinenz kommen, die mittels TUR nicht zu beheben sind. Seltener geben eine Hämaturie oder eine ausgeprägte Schmerzsymptomatik Anlaß zu einer transurethralen oder transvesikalen Harnableitung. Eigentlich nur behelfsmäßig kommen die Einlage eines Dauerkatheters oder eine suprapubische Katheterableitung der Blase in Frage. Beide sind einfach zu handhaben, verlangen jedoch gelegentlich den Wechsel der eingelegten Fremdkörper.

Supravesikale Harnableitung

Aus den gleichen Gründen wie bei der subvesikalen Obstruktion, aber auch durch supravesikale Harnleiterobstruktion aufgrund eines infiltrativ wachsenden Blasenkarzinoms oder durch Lymphknoten bedingt kann sich die Indikation zur supravesikalen Harnableitung wie folgt ergeben:

- bei Hämaturie, Schmerzen, Tenesmen oder Inkontinenz;
- bei Harnstauungsnieren beiderseits mit beginnender Urämie;
- bei Stauung einer funktionellen Einzel- oder Restniere;
- bei Urosepsis durch aszendierende Infektionen.

Die supravesikale Harnableitung bedeutet meist eine Lebensverlängerung bei einem inkurablen Grundleiden und sollte daher von einer akzeptablen Lebensqualität begleitet sein. Die Lebenserwartung sollte mehrere Monate betragen.

Die wichtigsten Methoden einer supravesikalen Harnableitung werden im folgenden aufgezeigt.

Perkutane Nephrostomie (PN)
Offen - operativ angelegte Nephrostomien dürften heute (bis auf seltene Fälle) der Vergangenheit angehören. Sie wurden ersetzt durch die „perkutane" Nephrostomie, die in Lokal- und Analoganästhesie angelegt werden kann [14, 15].

Die PN wird notfallmäßig bei beginnender Urämie durchgeführt. Nach Normalisierung der Retentionswerte ist zu erwägen, ob sie durch eine andere, besser zu versorgende, endgültige Harnableitung ersetzt werden kann.

Terminal ist eine PN als einfachste definitive Methode statthaft. Sie sollte in der Regel nur einseitig an der besseren Niere angelegt werden.

Die Komplikationen sind geringfügig, ein Wechsel ist normalerweise nur alle 2 Monate erforderlich.

Ureterostomie
Sie wird in der Regel einseitig durchgeführt. Der Harnleiter wird durch Schnitt freigelegt, die Kontinuität bleibt erhalten. Durch eine Inzision im Harnleiter wird ein Katheter bis zum Nierenbecken hochgeführt.

Ureterokutaneostomie (UCS)
Dabei handelt es sich um eine einseitige Ausleitung des abgetrennten Harnleiters seitlich an der Bauchwand. Sie wird bei drohender oder beginnender Urämie, bei erheblichen Schmerzen in der Blase, zur Trockenlegung derselben oder zur Ablösung einer PN angewendet. Je nach Situation sind zusätzlich eine Unterbrechung des kontralateralen Harnleiters, eine Obliteration desselben oder die völlige Ausschaltung der kontralateralen Niere (Operation, Embolisation, Bestrahlung) angezeigt.

Transureteroureterocutaneostomie (TUUCS)
Bei unzureichender Gesamtclearance beider Nieren kann eine End-zu-Seit-Anastomose des Harnleiters einer Niere mit dem kontralateralen Harnleiter durchgeführt werden. Der 2. Harnleiter wird dann gleichfalls abgetrennt und seitlich aus dem Abdomen herausgeleitet. Das Verfahren ist technisch aufwendiger, Probleme sind an der Anastomose bzw. dem Stoma möglich.

Bei der palliativen Zystektomie ist die TUUCS eine weniger belastende Alternative zum Ileumconduit. Die Wahl zwischen diesen beiden Verfahren wird bestimmt durch Allgemeinzustand und Lebenserwartung des Patienten.

Eine Variante dieser Methode ist die *Transureteropyelostomie* mit Nephrostomie (auch *Ureteropyelotransversostomie*). Hierbei wird ein Harnleiter mittels End-zu-Seit-Anastomose in das kontralaterale Nierenbecken geleitet. Die Ableitung der 2. Niere erfolgt durch Nephrostomie oder UCS. Auch diese Methode ist störanfällig und in 33% mit späten Komplikationen behaftet [36, 43].

Ileumconduit
Für eine Harnableitung bei verminderter Gesamtclearance bietet sich vor allem die jahrzehntelang bewährte Technik des Ileumconduits (u. U. auch des Kolonconduits) an. Hierbei werden beide Harnleiter in ein ausgeschaltetes Ileumsegment geleitet, welches mit seinem distalen Ende wiederum seitlich aus der Bauchdecke heraus geleitet wird (s. Kap. II.17.3.5). Das Stoma kann vom Patienten selbst mit einem Klebebeutel versorgt werden. Der Ileumconduit gilt als die komplikationsärmste definitive Harnableitung [3, 16, 17].

Der Conduit wird zwangsläufig auch im Zusammenhang mit einer palliativen Zystektomie oft eingesetzt. Die häufigsten Frühkomplikationen sind oberflächliche Wundheilungsstörungen, thrombembolische Komplikationen, paralytischer und mechanischer Ileus, Anastomoseninsuffizienz und Harnstauung mit Urosepsis. Die Mortalität beträgt ca. 4% [4]. Spätkomplikationen dürften beim palliativ behandelten Patienten nicht von Bedeutung sein.

Kolonconduit
Analog zum Ileumconduit kommt prinzipiell auch ein Kolonconduit in Frage. Die Komplikationsrate liegt aber wohl etwas höher, besonders bezüglich Stomastenosen [4, 74].

Ureterosigmoideostomie
Auch eine Harnleiter-Darm-Implantation im Bereich des Sigmas ist denkbar [80]. Dagegen sprechen aber folgende Argumente: Die Anastomosen liegen in dem Bereich, in dem u. U. noch eine lokale Strahlentherapie angewendet wird. Nur rund 25% der Patienten sind voll kontinent, was vor allem bei älteren Patienten problematisch werden kann [81]. Eine hyperchlorämische, hypokaliämische Azidose kommt vor.

Im folgenden werden nichtoperative, palliative Methoden vorgestellt.

17.3.6 Transurethrale lokale Hyperthermie

Sie wird durch eine lokale hypertherme Spülwasserzirkulation im Harnblasenlumen sowie durch eine lokale Hochfrequenzhyperthermie erreicht [10, 18]. Eine homogene lokale Überwärmung der Blasenwand mit Anhebung der Temperaturen auf 42-43 °C bleibt fast ohne Nebenwirkungen auf den Gesamtorganismus.

Es ist ein Verfahren, das den Tumor meist inkomplett zerstört. Die Wirkung wird durch hyperthermieinduzierte Immunreaktionen erklärt [18].

Als Monotherapie ist die Methode ungeeignet. Neuere Publikationen berichten über synergistische Effekte von lokaler Hyperthermie und intraarterieller Chemotherapie [10, 18]. Es bleibt abzuwarten, ob diese Methode eine Zukunft hat.

17.3.7 Embolisation

Die Embolisation wird mit unterschiedlichen Indikationen eingesetzt:

1. zur Blutstillung und Schmerzreduktion,
2. bei dem Versuch, die lokale Progression eines Tumors zu verhindern oder zu mindern,
3. im Zusammenhang mit der lokoregionalen Chemotherapie,
4. zur lokalen Applikation von Zytostatika.

Unter Kontrastmittelgabe und Durchleuchtung bzw. im Zusammenhang mit einer selektiven Angiographie wird versucht, die okkludierenden Substanzen möglichst in die unmittelbar den Tumor versorgenden, von der A. iliaca interna abgehenden Arterien zu bringen. Die Technik kann schwierig sein, wenn der Tumor von beiden Seiten arteriell versorgt wird oder bereits zu Gefäßverschlüssen geführt hat.

Mögliche Komplikationen sind Schmerzen im Glutäalbereich durch Verschluß der A. glutaea superior. Als zuverlässige Methode kann die Embolisation nicht empfohlen werden.

17.3.8 Strahlentherapie

Für das invasive Blasenkarzinom kommen folgende strahlentherapeutische Möglichkeiten in Frage:

- definitive radikale Radiotherapie,
- präoperative Radiotherapie und radikale Zystektomie,
- postoperative Radiotherapie,
- „Sandwichradiotherapie", bestehend aus einer Bestrahlung vor und nach einer Zystektomie.

Definitive Strahlentherapie

Hierunter wird eine Bestrahlung mit kurativer Zielsetzung in voller Dosis (50-60 Gy) ohne eine primär geplante Zystektomie verstanden.

Nur 20-25% der Patienten erreichen durch ausschließliche definitive Radiotherapie eine komplette Remission. Die überwiegende Mehrzahl benötigt eine „Salvage-Zystektomie".

Morbidität und Mortalität nach Salvage-Zystektomie liegen höher als nach alleiniger Zystektomie [27, 46].

Für die T3/4-Karzinome hat sich die alleinige Radiotherapie als wenig effektiv erwiesen und dürfte den Ergebnissen der Zystektomie hinsichtlich lokaler Kontrolle und Überleben unterlegen sein.

Die 5-Jahres-Überlebensrate nach definitiver Strahlentherapie wird für die T3/4-Tumoren zusammen im Durchschnitt mit 29% angegeben [8, 42]. Für die T3-Tumoren werden 20-38% genannt, für die T4-Tumoren 6-20% [1, 11]. Für T4-Tumoren ist die Indikationsstellung zur Strahlentherapie eine palliative. Die definitive Strahlentherapie kommt jedoch als alternatives Verfahren bei Patienten in Frage, bei denen eine Operation aus verschiedenen Gründen nicht möglich oder vom Patienten nicht erwünscht ist.

Präoperative Bestrahlung und Zystektomie

Ziel der Bestrahlung (20-50 Gy) ist die Vermeidung einer intraoperativen Tumoraussaat, die Zerstörung subklinischer Mikrometastasen und der Versuch eines sog. „down-staging".

Letzteres wurde für T3-Tumoren bis hin zur kompletten Remission in 49-87% der Fälle beschrieben [22, 75]. Die Rezidivrate lag jedoch bei 20%, und etwa ⅓ der Patienten starb an Fernmetastasen.

Bei radikaler Zystektomie kommen hierzu eine perioperative Letalität um 1% sowie die relativ hohe Morbidität infolge gestörter Harnableitung, gestörter sexueller Aktivität und Sekundärkomplikationen [8, 57, 60].

Insgesamt werden die Ergebnisse einer Vorbestrahlung mit nachfolgender Zystektomie nicht sonderlich hoch bewertet [8, 57].

Postoperative Strahlentherapie

Die Strahlentherapie nach Zystektomie wurde bisher nur wenig untersucht. Die 4-Jahres-Überlebensrate lag für T2-3 Tumoren bei 69%.

Eine postoperative Bestrahlung ist eindeutig indiziert, wenn nach einer Zystektomie ein Lokalrezidiv ohne Nachweis von Fernmetastasen auftritt.

Radiotherapie nach TUR: Die TUR stellt im Stadium T3 nur eine palliative Maßnahme mit kurativer Intention dar. Frommhold u. Jaksc [13] konnten bei T3-Tumoren in 43% eine komplette Remission erzielen. Die Rezidivquote war jedoch relativ hoch.

Die 5-Jahres-Überlebenszeit für diese Tumoren lag bei 20-30% [12].

Als wesentlichste Nebenwirkungen nach TUR und konventioneller Radiotherapie werden reduzierte Blasenkapazität (16%), Zystitis (14%), Proktitis (8%) und Vesikovaginalfistel (3%) genannt [12].

Der Vergleich von prä- und postoperativer Strahlentherapie ist schwierig, da die „Ansprechraten" oder die Angaben einer kompletten Remission oft die Angaben der Ansprechdauer vermissen lassen. Man hat jedoch den Eindruck, daß die Ergebnisse einer präoperativen Bestrahlung mit nachfolgender Zystektomie besser sind als jene bei umgekehrter Applikation, vor allem was die TUR betrifft.

17.3.9 Radio-Chemo-Therapie

In den letzten Jahren wurde mit Erfolg versucht, durch systemisch verabreichte zytostatische Substanzen wie Cisplatin, Adriamycin oder 5-Fluorouracil die Wirkung der Bestrahlung zu verstärken. Man hat den Eindruck, daß durch diese kombinierten Verfahren bessere Ergebnisse erzielt wurden. Wichtig ist wohl, daß durch solche Behandlungskonzepte bei einem Teil der Patienten die Blase mit ausreichender Funktion erhalten bleibt. Es besteht also ein fließender Übergang zwischen einer kurativen und einer palliativen Behandlung.

Untersucht wurden auch hier die unterschiedlichsten Kombinationen: Bestrahlung mit Cisplatin allein [12], Bestrahlung mit Cisplatin und Adriamycin [13], Cisplatin und 5-Fluorouracil [1, 13, 30] oder Bestrahlung in Kombination mit einer Polychemotherapie [12]. Mit diesen Kombinationen konnte bei T2-4-Tumoren eine komplette Remission bei 80% bzw. bei T3-Tumoren bei 75% der Patienten erzielt werden. Die 5-Jahres-Überlebensrate liegt bei den T2-4-Tumoren bei etwa 45%, bei den T3-Tumoren bei etwa 52% [12].

Deutlich wurde, daß heute die kombinierten Behandlungen mit einer Chemotherapie einer alleinigen definitiven Strahlentherapie vorgezogen werden. Eine Indikation bietet sich vor allem für Patienten an, die nicht operationswillig oder -fähig sind. Auch eine hyperfraktionierte akzelerierte Bestrahlung in Kombination mit einer systemischen Chemotherapie (Cisplatin und Adriamycin) sowie einer transurethralen Resektion wurde angewendet [12]. Die TUR erfolgte 4 Wochen vor Beginn der kombinierten Radio-Chemo-Therapie, und Herr [22, 24] kombinierte die Applikation von Cisplatin mit einer Bestrahlung (Herddosis von 20 Gy) vor der Zystektomie und erreichte damit ein signifikantes „down-staging", welches deutlich besser war als jenes, das mit alleiniger Radiotherapie erzielt werden konnte.

Hyperfraktionierte Radiotherapie mit systemischer Chemotherapie

Hervorragende Ergebnisse brachte in jüngster Zeit die Kombination einer hyperfraktionierten, akzelerierten Radio- und Chemotherapie mit kompletten Remissionen in über 70% [29]. Es sei jedoch betont, daß dieses Verfahren bisher nur bei lokal fortgeschrittenen, d.h. also nicht beim fernmetastasierten Urothelkarzinom, eingesetzt werden kann [1, 8, 30].

Auch hierbei muß die systemische Toxizität berücksichtigt werden, die sich - in der Reihenfolge der Häufigkeit - in Übelkeit, Erbrechen, Gewichtsverlust, Alopezie, Kreatininanstieg oder Leukozytendepression äußert.

Operative und Radio-Chemo-Therapie

Bei T3- und T4-Tumoren bietet sich bei lokalen Beschwerden wie Schmerzen, Blutung, Inkontinenz neben einer Radio-Chemo-Therapie auch eine transurethrale Elektroresektion an.

Mit dieser Kombinationsbehandlung konnten komplette Remissionen in 75-86% der T3-Tumoren mit einer 5-Jahres-Überlebensrate um 50% erzielt werden [13, 57]. Die Nebenwirkungen waren tolerabel und nur passager.

17.3.10 Lokoregionale Chemotherapie

In Anbetracht der Ergebnisse der intravenösen Polychemotherapie werden adjuvante Maßnahmen wie eine intraarterielle Applikation des Zystostatikums oder eine Chemoembolisation nur bei speziellen Indikationen für sinnvoll gehalten [8], z. B. bei lokaler Inoperabilität (T4, N1-2) oder aus symptomatischen Gründen (Schmerzen, Hämaturie, Hydronephrose).

Voraussetzung ist eine akzeptable Lebenserwartung. Behandlungsziel ist es, einen größeren Antitumoreffekt mit geringerer systemischer Toxizität gegenüber der intravenösen Gabe zu erreichen [50].

Der Zugang erfolgt offen bei Abbruch einer geplanten Zystektomie oder perkutan. Die superselektive Sondierung kann jedoch bei den meist älteren Patienten wegen einer Arteriosklerose schwierig werden.

Bei nur kleinen Kollektiven wurden die unterschiedlichsten Präparate und Kombinationen eingesetzt mit Response-Raten von 50-58% [7].

Die Komplikationen waren erheblich: Alle Patienten wiesen entzündliche Hautveränderungen, 38% eine Stomatitis und 15% eine Neuropathie des N. ischiadicus auf. Mehr als 50% hatten leukopenisches Fieber [8, 9, 40, 50].

Bei einem Vergleich mit intravenöser systemischer Anwendung [7, 38] ergibt sich, daß die intraarterielle Infusionstherapie beim lokal wachsenden Blasentumor effektiver ist.

Bei etlichen Patienten kam es zum Sistieren einer Hämaturie und zu einer Besserung von Schmerzen im Beckenbereich.

Auch die Kombination von lokoregionaler und systemischer Chemotherapie wurde eingesetzt.

17.3.11 Systemische Chemotherapie

Indikationen für eine palliative Chemotherapie können sein:

1. histologischer Nachweis von Metastasen bei einer Zystektomie,
2. lokal fortgeschrittener Tumor bei gleichzeitig bestehenden Lymphknoten- und/oder Fernmetastasen,
3. bei primär inoperablem Blasentumor (T3-T4),
4. als palliative Chemotherapie beim Lokalrezidiv nach Zystektomie oder bei Spätmetastasen,
5. bei allgemein inoperablen Patienten oder wenn eine Zystektomie unerwünscht ist,
6. nach Versagen einer Strahlentherapie.

Monotherapie

Die Ergebnisse hiermit waren enttäuschend [47]. Die Gesamtansprechrate betrug nur ca. 10-30% [28, 47, 50, 56]. Eine komplette Remission wurde nicht beobachtet, eine partielle nur bei jedem 3. Patienten [55]. Die Remissionsdauer lag zwischen 3 und 6 Monaten. Statistisch ist keine Lebensverlängerung zu erreichen.

Dualtherapie

Eine neue Dimension der Behandlung des Urothelkarzinoms wurde durch die Kombination von Cisplatin und Methotrexat eröffnet. Erstmals schien das metastasierte Karzinom einer erfolgreichen Therapie zugänglich geworden zu sein.

Mit der Kombination von Cisplatin und Methotrexat zeigten sich komplette Remissionen in 20-35% der Fälle für durchschnittlich länger als 1 Jahr [28, 55, 66, 67]. Eindrucksvoll war selbst bei fehlender kompletter Remission die zu beobachtende bessere Lebensqualität [55].

Polychemotherapie

Um die Wirksamkeit der Chemotherapie bei lokal invasiven, fortgeschrittenen und metastasierten Tumoren ohne Steigerung der Einzeldosen und der Toxizität zu erhöhen, wurden verschiedene Kombinationen eingesetzt, von denen die z. Z. wohl wirksamsten die CISCA-, M-VAC- und M-VEC-Schemata sind.

CISCA-Schema
Relativ große Erfahrungen wurden mit der Kombination von Cisplatin, Zyklophosphamid und Adriamycin gemacht [47, 63, 78].

Logothetis et al. [39] konnten komplette Remissionen bei lokal begrenzten Tumoren mit und ohne Lymphknotenmetastasen in 45% und partielle Remissionen in 19%, also eine Ansprechrate von ca. 64% erzielen. Bei viszeraler Metastasierung wurden eine komplette in 20% und eine partielle Remission in 12% beobachtet.

Die Zeit der kompletten Remission betrug mehr als 100 Wochen und 72% dieser Kranken blieben über diesen Zeitraum hinaus tumorfrei. Für eine dauerhafte Remission bei metastasierten Tumoren fordern Logothetis et al. mindestens 5 Serien der CISCA-Therapie.

M-VAC-Schema
Diese Kombination besteht aus Methotrexat, Velbe, Adriamycin und Cisplatin (M-VAC) mit einer Gesamtansprechrate von 71% bei 50% kompletten Remissionen [6, 47, 56, 62, 64, 65, 79]. Die Remissionsdauer betrug im Durchschnitt 9,5 Monate. Alle Metastasen sprachen an, auch in Knochen und Leber [47].

Diese Ergebnisse sind vielversprechend, sie wurden jedoch bei gleichzeitig erhöhter Toxizitätsrate erzielt: Eine Myelosuppression zeigte sich bei mehr als 50% der Patienten, eine Mukositis bei 30% und eine Sepsis bei ca. 9% [65]. Ein Vergleich der CISCA-Therapie mit der M-VAC-Behandlung ließ deutliche Vorteile für das M-VAC-Schema erkennen.

M-VEC-Schema

Wegen der relativ hohen Toxizität der M-VAC-Kombination wurde in jüngerer Zeit von Rüther et al. [53] eine Kombination mit Epirubicin anstelle des Adriamycins (M-VEC) mit ähnlichen Ergebnissen eingesetzt (Epirubicin hat eine geringere Kardio- und Myelotoxizität).

Behandelt wurden Patienten mit einem Tumorstadium pT3-4N—/+M—/+. Es wurden Ansprechraten von ca. 73% erreicht mit einer kompletten Remission von 52%.

Nebenwirkungen: Alle Patienten klagten nach der Applikation von Cisplatin und Epirubicin über Nausea und Vomitus; Alopezie wurde bei allen Patienten beobachtet, Leukopenien bei 33%, eine Leukozytennadirsepsis bei 7%.

Insgesamt scheint das M-VEC-Schema eine deutliche geringere Toxizität zu haben als das M-VAC-Schema [53, 62, 64, 65].

Neoadjuvante Chemotherapie

Fortgeschrittene T2-4-Karzinome werden im allgemeinen durch Zystektomie unter Kontrolle gebracht, doch sterben 40-80% der Patienten innerhalb von 2-4 Jahren an einem lokoregionalen Rezidiv bzw. an einem lymphogenen oder systemischen Progreß, da wahrscheinlich bereits zum Zeitpunkt der Operation okkulte Metastasen vorhanden waren [23, 62]. Nur 5% der Patienten mit regionären Lymphknotenmetastasen überleben 5 Jahre nach pelviner Lymphadenektomie und Zystektomie.

Die ausschließliche Zystektomie ist daher eine fragliche Methode. Der Versuch einer neoadjuvanten Chemotherapie erscheint sinnvoll.

Die Indikation für eine neoadjuvante Chemotherapie besteht bei lokal fortgeschrittenen, bei nicht resezierbaren oder inoperablen Tumoren mit oder ohne Lymphknoten- oder Fernmetastasen [23, 24].

Durch die Behandlung können der lokale Tumor verkleinert und das Stadium reduziert werden. Operabilität kann erreicht werden, oder günstigere Voraussetzungen für eine Radiotherapie oder andere konservative Verfahren sind zu erzielen, wodurch eine Zystektomie u. U. vermieden werden kann. Gleichzeitig können Mikrometastasen hiermit angegangen werden [62].

Man sollte aber auch erwähnen, daß die Zystektomie z. B. nach M-VAC-Behandlung erheblich erschwert ist, da die Chemotherapie zu Gewebsveränderungen im Beckenbereich und Retroperitoneum führen kann.

17.3.12 Immuntherapie

Bahnbrechende Erfolge konnten mit tumorimmunologischen Methoden beim fortgeschrittenen Blasenkarzinom bisher nicht erzielt werden [68].

Neben der BCG-Applikation wurden auch Interferone erprobt, bisher aber auch nur mit zweifelhaftem Erfolg. Zudem zeigt diese Therapie eine erhebliche Toxizität. Nach Debruyne [6] stellt die Immuntherapie bei der Behandlung des metastasierten Blasenkarzinoms für die nächste Zukunft noch kein akzeptables Therapiekonzept dar.

17.3.13 Symptomatische Therapie

Für eine symptomatische Therapie beim fortgeschrittenen bzw. metastasierten Blasenkarzinom bieten sich zahlreiche Anlässe:

- Blutung,
- Schmerzen,
- Harnstauung,
- Inkontinenz,
- Fisteln,
- Ileus,
- pathologische Frakturen - Querschnittslähmung,
- Lymphödem,
- Organmetastasen.

Blutung

Die Hämaturie ist neben dem Schmerz das eindrucksvollste und häufigste Symptom des Blasentumors, welches einer palliativen Behandlung bedarf. Nach Rassweiler u. Eisenberger [50] liegt die Inzidenz für palliative Patienten bei ca. 80%.

Intermittierende oder kontinuierliche Blutungen führen zur Anämie, durch Verlust der Sauerstoffträger zur Dyspnoe und bei zunehmendem Volumenverlust evtl. zu Blutdruckabfall und Tachykardie.

Zur Linderung oder Beseitigung einer Tumorblutung - und sei es auch nur vorübergehend - steht eine Reihe sehr unterschiedlicher Methoden zur Verfügung, die z.T. bereits beschrieben wurden:

- Blutersatz,
- Elektrokoagulation,
- Elektroresektion,
- Laserkoagulation,
- intravesikale Druckerhöhung (Überdruckverfahren nach Helmstein 1972 [21]),
- Formalininstillation,
- Radiotherapie,
- Embolisation,
- Ligatur von Arterien,
- Harnableitung,
- Zystektomie.

Nur wenige dieser Methoden haben indessen praktische Bedeutung. Bewährt hat sich bei Tumorblutungen aus der Blase das folgende Konzept [50]:

1. Zunächst Versuch mit einer Elektrokoagulation bzw. TUR. Erfolgsrate bei 87%, blutungsfreies Intervall ca. 4 Monate.
2. Bei Versagen Versuch mit Formalininstillation (meist 1% oder 2%). Auch hiermit wird eine Erfolgsquote von ca. 80% erreicht, aber verbunden mit einer häufigen Urogenitalsymptomatik.
3. Danach - bei erneuten Blutungen - Versuch superselektiver Embolisation und in desolaten Fällen schließlich Versuch der Gefäßunterbindung bzw.
4. Harnableitung ohne oder mit palliativer Zystektomie.

Schmerzen

Das Symptom „Schmerz" tritt bei etwa 40% der Patienten auf, die zu einer palliativen Behandlung kommen [50].

Bei geringen Schmerzen in Form einer „Dysurie" oder „Algurie" genügen in der Regel spasmolytisch-analgetische Präparate.

Bei großen, infiltrativ wachsenden oder exulzerierten Tumoren mit erheblichen spontanen Schmerzen oder Schmerzen bei der Miktion wird die Applikation stärkerer Analgetika erforderlich (s. Kap. I.4.13).

Von einer Bestrahlung oder Embolisation versprechen wir uns wenig. Eine Verbesserung der Lebensqualität kann hier nur durch eine supravesikale Harnableitung erreicht werden (s. Kap. II.17.3.5).

Durch die Trockenlegung der Blase gelingt es in den meisten Fällen, die z.T. unerträglichen Schmerzen oder Tenesmen weitgehend zu bessern oder sogar zu beseitigen.

Bei der Kombination Schmerz + Blutung bietet sich - sofern noch durchführbar - die palliative Zystektomie an.

Auch Metastasenschmerzen können sehr vielseitig und heftig sein und bedürfen des öfteren einer interdisziplinären Behandlung. Bei Nervenkompression im Bekken oder bei osteolytischen Metastasen im WIrbelsäulenbereich wird oft eine palliative Schmerzbestrahlung sinnvoll sein (s. Kap. I.4.5). Meist wird die Anwendung von Analgetika benötigt, gelegentlich eine Chordotomie.

Sofern noch nicht erfolgt, kann eine systemische Chemotherapie versucht werden, um eine Analgetikareduktion zu erreichen.

Harnstauung - Urämie

Rassweiler u. Eisenberger [50] fanden sie bei 20% der palliativ behandelten Patienten. Die sinnvolle Konsequenz der Harnstauungsniere ist die Entlastung des Hohlsystems durch eine supravesikale Harnableitung (s. Kap. II.17.3.5).

Inkontinenz

Ein außerordentlich lästiges Symptom ist eine Harninkontinenz, die durch subvesikale Tumorausbreitung und Infiltration des Schließmuskels verursacht wird. Sowohl eine Sphinkterinsuffizienz wie eine tumoröse Verlegung der Harnröhre mit Überlaufblase kommen vor. Die Beeinträchtigung der Lebensqualität wird um so größer sein, je differenzierter die Persönlichkeit des Patienten ist. Als palliative Maßnahme kommt eine Harnableitung in Frage, im einfachsten Fall durch Dauerkatheter.

Fisteln

Als tragische Komplikation des Tumors kann es zum Durchbruch in das Rektum oder zu einer vesikovaginalen Fistel oder zu einer Kombination beider Fisteln mit Bildung einer Tumorkloake kommen. Unkontrollierter Harnabgang aus der Vagina, blutig tingierte Durchfälle bzw. Stuhlabgänge durch Vagina oder Harnröhre beeinflussen die Lebensqualität erheblich. Da der Versuch eines Fistelverschlusses im Tumorgebiet aussichtslos ist, bietet sich aus urologischer Sicht nur noch eine Harnableitung bzw. aus chirurgischer Sicht die Anlage eines Anus praeternaturalis an.

Ileus

Metastatische Tumorabsiedlungen im Peritonealbereich können zur Behinderung der Darmpassage führen, zum Subileus oder Ileus. In diesem Fall sind je nach Lokalisation und Ausdehnung des Prozesses die Anlage eines Anus praeternaturalis oder einer Umgehungsanastomose, selten auch eine Darmresektion indiziert. Bei der Entscheidung im Einzelfall ist die Lebenserwartung maßgeblich.

Pathologische Frakturen - Querschnittslähmung

Auch sie stellen ein interdisziplinäres chirurgisches, neurochirurgisches oder orthopädisches Problem dar. Ihre Versorgung steht nicht selten am Anfang der palliativen Therapie, wenn sie nämlich selbst erst zur Aufdeckung des primären Blasenkarzinoms führten.

Bei sekundärer Zerstörung von Wirbelkörpern durch Metastasen mit der Gefahr einer Querschnittslähmung, empfiehlt sich die Anpassung eines abnehmbaren Stützkorsetts. Vor allem sollte der Strahlentherapeut zu Rate gezogen werden. Eine Stabilisierungsoperation wird beim metastasierten Blasenkarzinom selten in Frage kommen. Die Querschnittslähmung durch Tumoreinbruch in die Wirbelsäule und das Rückenmark ist fast immer eine endgültige Situation. Sie beeinträchtigt die Lebensqualität in schwerster Weise, wirft psychologische Probleme auf und verursacht infolge der Bewegungsunfähigkeit erhebliche pflegerische Probleme. Oft ist sie der Beginn einer bis zum Tode dauernden Hospitalisierung.

Lymphödem

In fortgeschrittenen Stadien kann es durch metastatische Verlegung der Lymphbahnen im Becken zum ein- oder doppelseitigen Beinödem kommen, dessen Beseitigung bis heute ein ungelöstes Problem bietet. Versuche mit Beinhochlagerung, Gummistrümpfen, Massagen oder mechanischer Lymphdrainage bringen im progredienten Stadium nur wenig Erfolg.

Organmetastasen

Sie stellen, sofern sie operabel sind, ein chirurgisches (s. Kap. I.4.1.2), wenn funktionelle Störungen auftreten, ein überwiegend internistisches Problem dar. Hieraus kann sich der Versuch einer sehr differenzierten Behandlung ergeben. Entscheidend wird auch in diesen Fällen die Lebenserwartung des Kranken sein.

17.4 Schlußfolgerungen

Wie bei anderen Tumoren steht auch beim fortgeschrittenen oder metastasierten Blasenkarzinom an erster Stelle aller palliativen Maßnahmen die Verbesserung oder zumindest Erhaltung der Lebensqualität. Erst an zweiter Stelle folgt die Verlängerung des Lebens, die aber nur lohnend ist, wenn das erste Ziel erreicht werden kann.

Während für den lokal fortgeschrittenen Tumor zahlreiche, z.T. operative Methoden verfügbar sind, um eine Verbesserung oder Erhaltung der Lebensqualität zu erreichen, sind die Möglichkeiten für eine palliative Behandlung von Fernmetastasen nur gering. Sie beschränken sich z.Z. im wesentlichen auf die Chemotherapie,

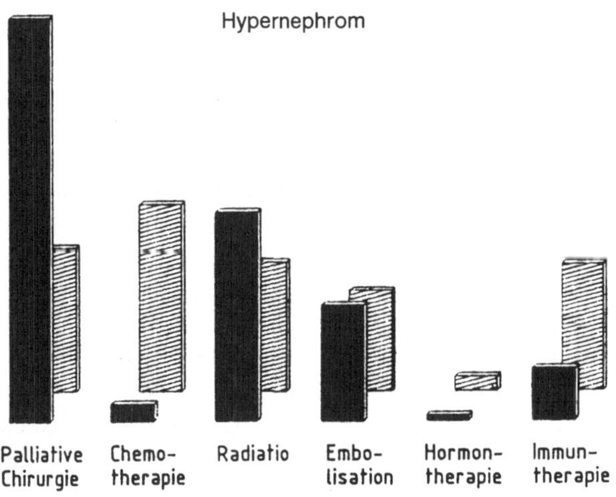

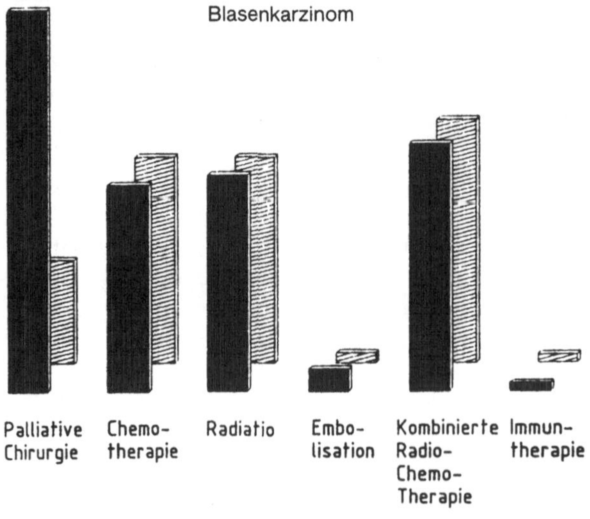

Abb. 1. Relative Wertigkeit palliativer Therapie bei Hypernephrom und Blasenkarzinom (*schwarze Säulen*: Verbesserung der Lebensqualität oder Lebensverlängerung, *schraffierte Säulen*: therapiebedingte Beeinträchtigung der Lebensqualität)

deren Ergebnisse noch viel zu wünschen übrig lassen und die wegen ihrer teilweise noch ausgeprägten Toxizität einen hohen Preis vom Tumorkranken fordert.

Wir haben versucht, die derzeit wichtigsten palliativen Möglichkeiten aufzuzeigen, gleichzeitig aber auch die Grenzen anzudeuten. Wir sind uns bewußt, daß es z.Z. keine kurative Therapie für das weit fortgeschrittene oder metastasierte Blasenkarzinom gibt.

17.5 Vergleich zwischen Nieren- und Blasenkarzinom

Wenn wir einen Vergleich zwischen den positiven und negativen Auswirkungen palliativer Therapiemaßnahmen beim Nieren- und Blasenkarzinom ziehen, dann haben wir den Eindruck, daß bei beiden Tumoren die palliativ-chirurgischen Maßnahmen dominieren, aber auch mit Abstand die besten Ergebnisse bezüglich Lebensqualität oder auch Lebensverlängerung bringen. Wir haben versucht, unsere subjektiven Eindrücke in einer Graphik wiederzugeben, die beide Tumoren miteinander vergleicht (Abb. 1). Wir möchten jedoch betonen, daß aus begreiflichen Gründen hierfür keine harten Daten vorlagen.

Literatur

1. Ammon J, Gehl H-B, Karstens JH (1988) Strahlentherapie des Harnblasenkarzinoms. In: Bichler KH, Flüchter StH, Strohmaier WL (Hrsg) Therapie des Harnblasenkarzinoms. Springer, Berlin Heidelberg New York Tokyo, S 37
2. Barnes RW, Dick AL, Hadley HL, Johnston OL (1977) Survival following transurethral resection of bladder carcinoma. Cancer Res 37: 2895
3. Bichler K-H, Flüchter StH, Strohmaier WL (1988) Therapie des Harnblasenkarzinoms. Springer, Berlin Heidelberg New York Tokyo
4. Bichler HH, Strohmaier WL (1988) Operative Therapie des Harnblasenkarzinoms. In: Bichler K-H, Flüchter StH, Strohmaier WL (Hrsg) Therapie des Harnblasenkarzinoms. Springer, Berlin Heidelberg New York Tokyo, S 23
5. Camey M (1985) Bladder replacement by ileocystoplasty following radical cystectomy. World J Urol 3: 161
6. Debruyne FMJ, Geboers ADH, deMulder PHM (1988) Systemische Chemotherapie beim metastasierten Harnblasenkarzinom. In: Bichler KH, Flüchter SH, Strohmaier WL (Hrsg) Therapie des Harnblasenkarzinoms. Springer, Berlin Heidelberg New York Tokyo, S 51
7. Eickenberg H-U, Gellhaar G (1987) Lokoregionale Chemotherapie in der Urologie. In: Sommerkamp H, Altwein JE, Klippel KF (Hrsg) Urologische Onkologie I. Klinische und experimentelle Urologie 15. Zuckschwerdt, München Bern Wien, S 101
8. Eisenberger F, Rassweiler J, Bub P, Rüther U (1988) Wertigkeit der Therapieformen des fortgeschrittenen Harnblasenkarzinoms. In: Rüther U, Rassweiler J (Hrsg) Therapie des Harnblasencarcinoms, Klinische Onkologie I, Tumordiagnostik-Verlag, Leonberg, S 55
9. Flüchter StH, Bichler KH, Walter E et al. (1986) Intraarterielle synchrone Mikrospherenzytostatika-Infusionen urologischer Tumoren. In: Nagel GH, Sauer R, Schreiber HW (Hrsg) Aktuelle Onkologie 28, Mitomycin 85. Klinik-Pharmakologie-Perspektive. Zuckschwerdt, München Bern Wien, S 172
10. Flüchter StH, Bichler KH, Laberke HD et al. (1988) Lokale Therapiekonzepte beim Harnblasenkarzinom: a. Intravesikale Zytostatikainstillation b. Integrierte Behandlung durch intraarterielle Zytostatikainfusionen und transurethrale Hochfrequenzhyperthermie. In: Bichler KH, Flüchter StH; Strohmaier WL (Hrsg) Therapie des Harnblasenkarzinoms. Springer, Berlin Heidelberg New York Tokyo, S 63

11. Fossa SD (1985) Irradiation of advanced bladder cancer (T_4) In: Pavone-Macaluso M, Smith PH, Bagshaw MA (eds) Testicular cancer and other tumors of the genito-urinary tract. Plenum, New York London
12. Fritsch E, Jakse G (1987) Kombinierte Radio- und Chemotherapie bei fortgeschrittenem Urothelkarzinom der Harnblase. In: Sommerkamp H, Altwein JE, Klippel KF (Hrsg) Urologische Onkologie I. Klinische und Experimentelle Urologie 15. Zuckschwerdt, München Bern Wien, S 107
13. Frommhold H, Jakse G (1988) Kombinierte Radio- und Chemotherapie beim fortgeschrittenen Harnblasenkarzinom - Konzept und klinische Erfahrung. In: Jonas D, Bauer HW (Hrsg) Klinische und experimentelle Urologie 16. Zuckschwerdt, München Bern Wien, S 7
14. Günther R, Altwein JE, Georgi M (1977) Feinnadelpunktion zur antegraden Pyelographie und perkutanen Nephropyeloskopie. Fortschr Röntgenstr 127: 439
15. Günther R, Alken P, Altwein JE (1978) Perkutane Nephropyeloskopie - Anwendungsmöglichkeiten und Ergebnisse. Fortschr Röntgenstr 128: 720
16. Hanke P, Meyer WW, Bieber R, Knöner M (1985) Langzeitergebnisse bei der Ureteroileocutaneostomie nach Bricker. Verh Dtsch Ges Urol 37. Tagung Mainz, Springer, Berlin Heidelberg New York Tokyo, S 284
17. Hanke P, Boeckmann W, Jonas D, Weber W (1988) Radikale Zystektomie beim infiltrierenden Harnblasenkarzinom. In: Jonas D, Bauer HW (Hrsg) Klinische und experimentelle Urologie 16. Zuckschwerdt, München Bern Wien, S 23
18. Harzmann R, Bichler K-H, Gericke D (1988) Transurethrale lokale Hochfrequenzhyperthermie des Harnblasenkarzinoms. In: Bichler K-H, Flüchter StH, Strohmaier WL (Hrsg) Therapie des Harnblasenkarzinoms. Springer, Berlin Heidelberg New York Tokyo, S 87
19. Hautmann R (1985) Supravesikale Harnableitung - derzeitiger Stand. Verh Dtsch Ges Urol 37. Tagung Mainz, Springer, Berlin Heidelberg New York Tokyo, S 92
20. Hautmann R, Egghart G, Frohneberg D, Miller K (1987) Die Ileum-Neoblase. Urologe A 26: 67
21. Helmstein K (1972) Treatment of bladder carcinoma by hydrostatic pressure technique. Br J Urol 44: 434
22. Herr HW (1985) Preoperative irradiation with and without chemotherapy as adjunct to radical cystectomy. Urology 25: 127
23. Herr HW, Scher HI, Sternberg CN et al. (1988) Neoadjuvante M-VAC-Chemotherapie und Operation beim lokal fortgeschrittenen Harnblasenkarzinom. In: Jonas D, Bauer HW (Hrsg) Klinische und experimentelle Urologie 16. Zuckschwerdt, München Bern Wien, S 18
24. Herr HW, Whitmore WF jr (1988) Das infiltrierende Harnblasenkarzinom: Behandlungstendenzen der Zukunft. In: Jonas D, Bauer HW (Hrsg) Klinische und experimentelle Urologie 16. Zuckschwerdt, München Bern Wien, S 11
25. Hohenfellner R, Zingg EJ (1982) Urologie in Klinik und Praxis. Bd I Diagnostik, Entzündungen, Tumoren. Thieme, Stuttgart New York
26. Jacobi GH, Hohenfellner R (1982) Radikale Zystektomie beim Harnblasenkarzinom: Indikation, derzeitiger klinischer Stellenwert, eigene Ergebnisse einer Operationsserie ohne Vorbestrahlung. In: Schmiedt E, Bauer H-W (Hrsg) Blasenkarzinom, Entscheidungshilfen bei der Therapie. Klinische und experimentelle Urologie 6. Zuckschwerdt, München Bern Wien, S 92
27. Jacobi GH, Klippel KH, Hohenfellner R (1983) 15 years experience with radical cystectomy without preoperative radiotherapy for bladder cancer. Aktuel Urol 14: 63
28. Jakse G (1988) Chemotherapie des fortgeschrittenen Blasenkarzinoms. In: Kurth KH, Behrendt H, Burk K (Hrsg) Urologische Onkologie II. Klinische und Experimentelle Urologie 17. Zuckschwerdt, München Bern Wien, S 520
29. Jakse G, Fritsch E, Frommhold H (1987) Hyerfractionated, accelerated radiotherapy and concurrent chemotherapy in locally advanced bladder cancer. Eur Urol 13: 22
30. Jakse G, Rauschmeier H, Fritsch E et al. (1986) Die integrierte Radiotherapie und Chemotherapie des lokal fortgeschrittenen Harnblasenkarzinoms. Aktuel Urol 17: 68
31. Jewett HJ, Strong GH (1946) Infiltrating carcinoma of the bladder: Relation of depth of penetration of the bladder wall to incidence of local extension and metastases. J Urol 55: 366
32. Jonas D, Bauer HW (1988) Trends und Strategien beim infiltrierend wachsenden Harnblasenkarzinom. Klinische und experimentelle Urologie 16. Zuckschwerdt, München Bern Wien
33. Kenny GM, Hardner GJ, Murphy GP (1970) Clinical staging of bladder tumors. J Urol 104: 720

34. Kock NG, Ghoneim MA, Shebab El-Din AB (1987) Replacement of the bladder after cystoprotatectomy with the urethral Kock-pouch. J Urol 137: 389 (Abstract 1127)
35. Kock NG, Nilson AE, Nilsson LO et al. (1982) Urinary diversion via a continent ileal reservoir: clinical results in 12 patients. J Urol 128: 469
36. Kunit G, Frick J, Köhle R, Aulitzky W (1985) Transureteropyelostomie und Durchzugsnephrostomie: Eine alternative Harnableitung. Verh Dtsch Ges Urol 37. Tagung Mainz. Springer, Berlin Heidelberg New York Tokyo, S 300
37. Leisinger HJ (1986) Continent urinary diversion: review of the intussuscepted ileal valve. World J Urol 4: 231
38. Levi JA, Aroney RS, Dalley DN (1980) Combination chemotherapy with cyclophosphamide, doxorubicin and bleomycin for metastatic transitional cell carcinoma of the urinary bladder. Cancer Treat Rep 64: 1011
39. Logothetis CJ, Samuels ML, Johnston DE et al. (1986) Adjuvant (ADJ) CISCA chemotherapy for transitional cell carcinoma of the bladder: A prospective trial. 81. Annual Meeting A.U.A. New York
40. Logothetis CJ, Samuels ML, Wallace S et al. (1982) Management of pelvic complications of malignant urothelial tumors with combined intra-arterial and i.v. chemotherapy. Cancer Treat Rep 66: 1501
41. Logothetis CJ, Samuels ML, Ogden S et al. (1985) Cyclophosphamide, doxorubicin and cisplatin chemotherapy for patients with locally advanced urothelial tumors with or without nodal metastases. J Urol 134: 460
42. Mameghan H, Fisher R (1989) Invasive bladder cancer: prognostic factors and results of radiotherapy with and without cystectomy. Br J Urol 63: 251
43. Marx FJ, Laible V, Schmiedt E (1985) Die Ureteropyelotransversostomie als komplikationsarme palliative Harnableitung. Verh Dtsch Ges Urol 37. Tagung Mainz. Springer, Berlin Heidelberg New York Tokyo, S 298
44. McDougal WS (1986) Bladder reconstruction following cystectomy by uretero-ileo-colourethrostomy. J Urol 135: 698
45. Melchior H, Spehr C, Persson C (1986) Die kontinente Ileum-Blase: Ein erster Bericht über 5 Patienten. Aktuel Urol 17: 256
46. Miller K (1988) Operative Therapie des invasiven Harnblasenkarzinoms. In: Rüther U, Rassweiler J (Hrsg) Therapie des Harnblasenkarzinoms. Tumordiagnostik-Verlag, Leonberg, S 65
47. Peter St (1987) Chemotherapie fortgeschrittener Urothelkarzinome. In: Sommerkamp H, Altwein JE, Klippel KF (Hrsg) Urologische Onkologie I. Klinische und Experimentelle Urologie 15. Zuckschwerdt, München Bern Wien, S 95
48. Prout GR (1976) The surgical management of bladder carcinoma. Urol Clin North Am 3: 149
49. Prout GR jr (1988) Chemo-, radio- und operative Therapien des infiltrierend wachsenden Harnblasenkarzinoms - Bedeutung der Heterogenität. In: Jonas D, Bauer HW (Hrsg) Klinische und experimentelle Urologie 16. Zuckschwerdt, München Bern Wien, S 41
50. Rassweiler J, Eisenberger F (1987) Neue Therapieansätze beim fortgeschrittenen Harnblasenkarzinom. In: Sommerkamp H, Altwein JE, Klippel K (Hrsg) Urologische Onkologie I, Klinische und Experimentelle Urologie 15. Zuckschwerdt, München Bern Wien, S 139
51. Rassweiler J, Fuchs G, Miller K et al. (1984) Palliative Therapie des Harnblasencarzinoms - klinische Erfahrung bei 721 Patienten. Tumordiag Ther 5: 103-112
52. Rassweiler J, Miller K, Gumpinger R et al. (1985) Palliative Behandlung des Harnblasenkarzinoms - klinische Erfahrung bei 795 Patienten. Verh Dtsch Ges Urol 37. Tagung, Mainz. Springer, Berlin Heidelberg New York Tokyo, S 50
53. Rassweiler J, Rüther U, Bub P et al. (1988) Polychemotherapie nach dem M-VEC-Schema - Eine vorläufige Analyse nach 18 Monaten. In: Kurth K-H, Behrendt H, Burk K (Hrsg) Urologische Onkologie II. Klinische und Experimentelle Urologie 17. Zuckschwerdt, München Bern Wien, S 130
54. Reddy PK (1987) Experience with the ileal-cecal continent urinary reservoir. J Urol 137: 205 (abstract 406)
55. Rübben R, Weißbach L (1989) Systemische Chemotherapie in der Behandlung des Harnblasenkarzinoms. Dtsch Ärztebl 11: 548
56. Rüther U, Rassweiler J, Bäuerle K et al. (1988) Zur Polychemotherapie inoperabler Karzinome

der ableitenden Harnwege mit M-VEC. In: Rüther U, Rassweiler J (Hrsg) Therapie des Harnblasencarcinoms. Tumordiagnostik-Verlag, Leonberg, S 91
57. Sauer R, Dunst J, Thiel H-J et al. (1988) Primäre Radiochemotherapie des fortgeschrittenen Harnblasenkarzinoms (Radiotherapie + Cisplatin). In: Rüther U, Rassweiler J (Hrsg) Therapie des Harnblasencarcinoms. Tumordiagnostik-Verlag, Leonberg, S 81
58. Skinner DG (1982) Management of invasive bladder cancer: A meticulous pelvic node dissection can make a difference. J Urol 128: 34
59. Smith JA, Whitmore WF (1981) Regional lymph node metastases for bladder cancer. J Urol 126: 591
60. Smith JA, Batata M, Grabsstald H et al. (1982) Preoperative irradiation and cystectomy for bladder cancer. Cancer 49: 869
61. Sommerkamp H, Altwein JE, Klippel KF (Hrsg) (1987) Urologische Onkologie I, Klinische und experimentelle Urologie 15. Zuckschwerdt, München Bern Wien
62. Scher HI, Fair WR, Yagoda A et al. (1987) Clinical downstaging after neoadjuvant M-VAC for transitional cell carcinoma of the urothelium. J Urol 137: 157 (abstract 213)
63. Sternberg JJ, Bracken RB, Handel PB, Johnson DE (1977) Combination chemotherapy (CISCA) for advanced urinary tract carcinoma. J Am Med Assoc 21: 2282
64. Sternberg CN, Yagoda Y, Scher HI et al. (1985) Preliminary results of M-VAC (methotrexate, vinblastine, doxorubicin and cisplatin) for transitional cell carcinoma of the urothelium. J Urol 133: 403
65. Sternberg CN, Yagoda A, Scher HI et al. (1987) Long-term survival in advanced urothelial cancer with M-VAC: The first two years of accrual. J Urol 137: 167 (abstract 214)
66. Stoter G (1985) Chemotherapy for metastatic bladder carcinoma. World J Urol 3: 110
67. Stoter G, Splinter TAW, Child JA et al. (1987) Combination chemotherapy with cisplatin and methotrexate in advanced transitional cell cancer of the bladder. J Urol 137: 663
68. Strohmaier WL, Bichler K-H, Schanz F (1988) Immuntherapie beim Harnblasenkarzinom. In: Bichler KH, Flüchter StH, Strohmaier WL (Hrsg) Therapie des Harnblasenkarzinoms. Springer, Berlin Heidelberg New York Tokyo, S 119
69. Studer UE (1987) Operative Therapie des infiltrierenden Harnblasenkarzinoms. In: Sommerkamp H, Altwein JE, Klippel KF Urologische Onkologie I. Klinische und Experimentelle Urologie 15. Zuckschwerdt, München Bern Wien, S 113
70. Studer UE, Wüthrich Ch, Ackermann D, Zingg EJ (1988) Innere Harnableitung mit Niederdruckreservoir nach radikaler Zystoprostatovesikulektomie wegen Harnblasenkarzinom. Verh Dtsch Ges Urol 39. Tagung 1987 Stuttgart. Thieme, Stuttgart, S 635
71. Thüroff JW, Alken P, Riedmiller H et al. (1986) The Mainz pouch (mixed augmentation ileum and cecum) for bladder augmentation and continent diversion. J Urol 136: 17
72. Tscholl R, Leisinger HJ, Hauri D (1987) The ileal S-pouch for bladder replacement after cystectomy: preliminary report of 7 cases. J Urol 138: 344
73. UICC (1987) TNM-System, Klassifikation maligner Tumoren. Springer, Berlin Heidelberg New York Tokyo
74. Vahlensieck W (1982) Bladder cancer surgery. In: Denis L, Smith P, Pavone-Macaluso M (eds) Clinical bladder cancer. Plenum Press, New York, pp 71
75. Van der Werf-Messing B, Friedell GH, Raigopal SM et al. (1982) Carcinoma of the urinal bladder T3NxMo treated by preoperative irradiation followed by cystectomy. Int J Radial Oncol Biol Phys 8: 1849
76. Whitmore WF (1977) Assessment and management of deeply invasive and metastatic lesions. Cancer Res 37: 2756
77. Williams RD (1988) Präoperative oder adjuvante Chemotherapie bei Zystektomie. In: Jonas D, Bauer HW (Hrsg) Klinische und experimentelle Urologie 16. Zuckschwerdt, München Bern Wien, S 37
78. Yagoda A (1977) Future implications of phase II chemotherapy trials in ninety-five patients with measurable advanced bladder cancer. Cancer Res 37: 2775
79. Yagoda A (1987) Chemotherapy of urothelial tumors. Cancer 60: 574
80. Zingg EJ (1982) Maligne Tumoren der Harnblase. In: Hohenfellner R, Zingg EJ (Hrsg) Urologie in Klinik und Praxis, Bd 1. Thieme, Stuttgart, S 520
81. Zingg EJ, Wallace DMA (1985) Conservative surgery. In: Zingg EJ, Wallace DMA (eds.) Bladder cancer. Springer, Berlin Heidelberg New York Tokyo, pp 191

18 Gynäkologische Malignome

K. Reusch, A. Bolte

18.1 Palliation in der gynäkologischen Onkologie

Rund 50% aller Malignome der Frau stellen Karzinome des Genitaltrakts sowie der Brust dar. Die Inzidenz der jährlichen Neuerkrankungen innerhalb der Industriestaaten ist nahezu identisch und in den letzten Jahren konstant (Tabelle 1) [5].

18.1.1 Häufigkeit

Einer gynäkologischen Vorsorgeuntersuchung mit hoher Treffsicherheit zugänglich sind vorrangig das Zervix- und das Vulvakarzinom. Trotz der potentiellen Möglichkeiten bei der Entdeckung von Früh- und Vorstadien werden jedoch aufgrund der zu geringen Akzeptanz der Vorsorgeuntersuchung diese meist langfristig lokal wachsenden Malignome in einem hohen Maße erst in fortgeschrittenen Stadien dia-

Tabelle 1. Inzidenz der jährlichen Neuerkrankungen an gynäkologischen Malignomen pro 100 000 Frauen

Mammakarzinom	71
Corpus-uteri-Karzinom	25
Cervix-uteri-Karzinom	24
Ovarialkarzinom	15
Vulvakarzinom	2
Vaginalkarzinom	0,8

Tabelle 2. Häufigkeit fortgeschrittener gynäkologischer Malignome bei Diagnosestellung

Malignom	Häufigkeit [%]
Ovarialkarzinom	70
Endometriumkarzinom	17
Zervixkarzinom	30
Vaginalkarzinom	40
Vulvakarzinom	35
Mammakarzinom	20

gnostiziert und der Primärtherapie zugeführt. Für das Zervixkarzinom trifft dies in ca. 30% - ebenso wie für das Vaginal- und Vulvakarzinom - zu. Das Ovarialkarzinom wird sogar in 70% aller Fälle im Stadium FIGO III und IV erstmals diagnostiziert [6] (Tabelle 2).

Das bedeutet für eine Vielzahl der malignen Neuerkrankungen des Genitaltrakts, daß bereits zum Zeitpunkt der Diagnosestellung das Therapiekonzept - aufgrund der in einem hohen Maße infausten Prognose - palliativen Charakter hat.

Dies gilt insbesondere für das Ovarialkarzinom, das hierdurch trotz seiner geringen Inzidenz und trotz komplexer operativer und zytostatischer Therapiekonzepte in den letzten Jahren weiterhin das Problemmalignom der gynäkologischen Onkologie darstellt. Hier wird möglicherweise zukünftig ein systematisches sonographisches Screening Abhilfe schaffen können [1, 2].

18.1.2 Charakteristika

Die überwiegende Mehrzahl gynäkologischer Malignome sind Karzinome der älteren Frau; dies gilt in besonderem Maße für das Endometrium-, das Vulva- und das Vaginalkarzinom. Hieraus ergibt sich, daß insbesondere bei fortgeschrittenen und rezidivierenden Erkrankungen die therapeutischen Möglichkeiten infolge die Behandlung einschränkender Risikofaktoren limitiert werden (Tabelle 3) und dadurch palliativen Charakter annehmen, wenn auch die Verbesserung von Anästhesie und Intensivmedizin operative Eingriffe an über 80jährigen Karzinomträgerinnen vermehrt zulassen.

18.1.3 Therapieindikationen

Palliative operative Eingriffe in der gynäkologischen Onkologie sind nicht selten lebensnotwendige Maßnahmen in Notfallsituationen, so beispielsweise die Anlage eines Anus praeter naturalis wegen Obstruktionsileus bei einem fortgeschrittenen Ovarialkarzinom oder die Nephrostomie bei Obstruktion der harnableitenden Wege nach Zervixkarzinom. Im Terminalstadium ist die Indikationsstellung zu allen Eingriffen schwierig und stets zu individualisieren, wobei die Gegebenheiten der Tumorerkrankung und der Gesamtsituation der Patienten sowie die technisch-me-

Tabelle 3. Ausgangssituation bei fortgeschrittenen und rezidivierenden gynäkologischen Malignomen

- Schlechter Allgemein- und Ernährungszustand
- Hohes Alter
- Polymorbidität
- Mehrfache Vorbehandlungen
- Anämie, Hypoproteinämie
- Notfallsituation
  Ileus
  Blutung
  Harnstau

Tabelle 4. Indikationsbestimmende Faktoren für palliative Eingriffe bei gynäkologischen Malignomen

Patientin	Tumor	Medizin	Soziales Umfeld
Maß der Beeinträchtigung	Ausmaß der Erkrankung	Technische Voraussetzung	Rückkehr in alte Lebenssituation
Leidenstoleranz	Wachstumsgeschwindigkeit	- Präoperative Vorbereitung	- Familie
Lebenshoffnung	Lebenserwartung	- Postoperative Intensivmedizin	- Altersheim
Therapiewunsch	Maß an Vorbehandlung	Personelle Voraussetzung:	Gewährleistung spezieller Pflege
Familiäre Situation	Spezielle akut bedrohende Symptome	Kooperation zwischen	
Allgemeine Operabilität	- Blutung	- Gynäkologen	
Akzeptanz der operations-spezifischen Morbidität	- Ileus	- Anästhesiologen	
	- Schmerzen	- Chirurgen	
- Anus praeter naturalis	Spezielle Operabilität	- Urologen	
- Nephrostomie	Gefährdung vitaler Funktionen	Einschätzung der operationsspezifischen	
- Amputation		- Morbidität	
		- Mortalität	

dizinischen Möglichkeiten eingehend und kritisch abzuwägen sind [7] (Tabelle 4). Das technisch Machbare kann im Einzelfall bloße Leidensverlängerung, aber auch häusliche Rehabilitierung bedeuten, die meist allerdings nur kuzrfristig ist.

18.1.4 Behandlungsziele

Das Ziel der situations- und risikoadaptierten palliativen Eingriffe in der gynäkologischen Onkologie ist es, die durch das Tumorleiden bedingten beeinträchtigenden Beschwerden wie Sekretion, Blutung, Fötor, Erbrechen, Dyspnoe, Harnstau, Kachexie und Schmerzen soweit wie möglich zu vermindern.

Die möglichen operativen oder strahlentherapeutischen Eingriffe sind in der Regel nicht oder nur unwesentlich lebensverlängernd. Ihr Wert für die einzelne Patientin ist in Anbetracht der nicht selten entstellenden oder z. T. verstümmelnden Wirkung nur subjektiv zu beurteilen unter Bewertung der Minderung oder Verbesserung der Lebensqualität [4, 8].

Hieraus folgt, daß eine angemessene, ehrliche Aufklärung durch den für den Eingriff verantwortlichen Arzt für die Patientin unabdingbar ist. Tabelle 4 zeigt die Komplexität der Indikationsstellung vor einem palliativen Eingriff wobei die Wertigkeit der Einzelkriterien jeweils unterschiedlich sein wird, d. h., der palliative Eingriff ist in jedem Fall individualbezogen.

Sind alle therapeutischen Maßnahmen erschöpft, so ergeben sich heute in der Palliation neben den allgemein angewendeten onkologischen Möglichkeiten - parenterale Ernährung, Portimplantation, Transfusion, Analgesie, psychosoziale Betreuung - in der Gynäkologie zusätzliche medikamentöse Möglichkeiten, die jetzt hauptsächlich roborierenden Charakter haben; hier sind aufgrund ihrer steroidalen Wirkung die Gestagene und Anabolika zu nennen, denen ebenfalls eine geringe euphorisierende Wirkung zukommt [3].

Die palliative Therapie gynäkologischer Malignome wird zunehmend nicht mehr ausschließlich nach Remissionsraten beurteilt, sondern an dem Maß ihrer echten Lebenserleichterung, die stets nur auf die einzelne Patientin zu beziehen ist. Hieraus folgt, daß neben dem körperlichen Befund die psychische und soziale Gesamtsituation sowie der Wunsch der Patientin in den Mittelpunkt ärztlicher Entscheidungen zu stellen sind. Das medizinisch Machbare muß in jedem Einzelfall mit der Gesamtpersönlichkeit der infaust Erkrankten in Einklang gebracht werden.

Literatur

1. Campbell S, Goswamy R, Goessens L, Whitehead M (1982) Real-time ultrasonography for determination of ovarian morphology and volume. A possible early screening test for ovarian cancer. Lancet I: 425
2. Goswamy R, Campbell S, Whitehead M (1983) Screening for ovarian cancer. Clin Obstet Gynaecol 10: 621
3. Hillemanns HJ (1989) Endstadium spezifischer inkurabler Tumoren. In: Schmidt-Matthiesen H, Wulf K-H (Hrsg) Spezielle gynäkologische Onkologie II. 2. Aufl. Urban & Schwarzenberg, München Wien Baltimore
4. Ludwig CA (1986) Medizinische palliative Behandlungskonzepte. 21. Fortbildungskurs für praktische Ärzte und Gynäkologen. Basel, 28.-30. 8. 1986

5. Petterson F (ed) (1988) Annual report on the results of treatment in gynecological cancer, Vol 20. Radiumhemmet, Stockholm
6. Pfleiderer A (1984) Das Ovarialkarzinom. In: Schwalm H, Wulf KH (Hrsg) Klinik der Frauenheilkunde und Geburtshilfe, Bd III. Urban & Schwarzenberg, München Wien Baltimore
7. Schmidt-Matthiesen H, Schnürch HJ (1988) Individualisierte systemische gynäkologische Tumortherapie in der Gynäkologie. Gynäkologe 21: 319-322
8. Schreml W, Hillemanns HJ (1986) Das Krebsfrüherkennungsprogramm. Gegenwärtige Situation und Ergebnisse. Fischer, Stuttgart New York

18.2 Ovarialkarzinom

Das Ovarialkarzinom ist das dritthäufigste Genitalkarzinom der Frau. Der Häufigkeitsgipfel liegt zwischen dem 50. und 70. Lebensjahr [24] (Abb. 1). Aufgrund der Symptomarmut wird die Diagnose oft erst in den fortgeschrittenen Stadien III und

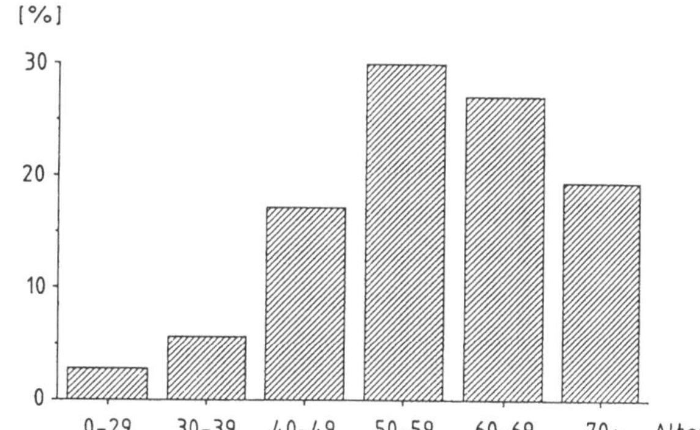

Abb. 1. Altersverteilung des Ovarialkarzinoms. (Aus [24])

Tabelle 5. Stadieneinteilung des Ovarialkarzinoms

TNM	Ovar	FIGO
T1	Begrenzt auf Ovarien	I
T1a	Ein Ovar, Kapsel intakt	Ia
T1b	Beide Ovarien, Kapsel intakt	Ib
T1c	Kapselruptur, Tumor an Oberfläche, maligne Zellen in Aszites oder bei Peritonealspülung	Ic
T2	Ausbreitung im Becken	II
T2a	Uterus, Tube(n)	IIa
T2b	Andere Beckengewebe	IIb
T2c	Maligne Zellen in Aszites oder bei Peritonealspülung	IIc
T3 und/oder N1	Peritonealmetastasen jenseits Becken und/oder regionäre Lymphknotenmetastasen	III
T3a	Mikroskopische Peritonealmetastasen	IIIa
T3b	Makroskopische Peritonealmetastasen ≤ 2 cm	IIIb
T3c und/oder N1	Peritonealmetastase(n) > 2 cm und/oder regionäre Lymphknotenmetastasen	IIIc
M1	Fernmetastasen (ausschließlich Peritonealmetastasen)	IV

IV (70%) gestellt [37]. Hierdurch und durch das oft schnelle Wachstum ergibt sich die ungünstige Prognose.

Bei den primären Ovarialkarzinomen handelt es sich in ca. 55% um seröse Zystadenokarzinome, in 10–20% um endometrioide Adenokarzinome, in 10% um muzinöse Adenokarzinome und in 5% um Dysgerminome sowie in knapp 10% um Granulosazelltumoren [24, 37]. Die heute gebräuchliche Stadieneinteilung des FIGO bzw. das TNM-System sind in Tabelle 5 dargstellt.

18.2.1 Krankheitsverlauf

In den letzten Jahren wurden aufgrund von Verlaufsbeobachtungen *Prognosefaktoren* für das Ovarialkarzinom definiert. Hier ist in erster Linie das intraoperative bzw. histopathologische *Stadium* zum Zeitpunkt der Primärtherapie zu nennen. Danach ist im Stadium III nur in 30% nach 5 Jahren mit einem Überleben der Patientin zu rechnen, für das Stadium IV trifft dies nur noch in knapp 10% aller Erkrankten zu [24]. Dieser Krankheitsverlauf macht deutlich, daß für beide Stadien meist schon die Primärtherapie palliativen Charakter hat (Abb. 2).

Als weiterer entscheidender Prognosefaktor hat sich der postoperativ verbleibende *Tumorrest* erwiesen. Wiederholt konnte gezeigt werden, daß mit Zunahme des Tumorrests nach der Primäroperation die Überlebensrate der Patientin deutlich abnahm. Im Stadium III bei Tumorresten mit 1 cm Durchmesser beträgt nach Smith [34] die 5-Jahres-Überlebensrate 40%, bei mehr als 3 cm unter 10% (Tabelle 6). Diese Beobachtung war maßgeblich für das radikale operative sowie zytostatische Management beim Ovarialkarzinom in den letzten 10 Jahren [16, 34, 41]. Der operative Eingriff (Tabelle 7) ist heute mit der ausgedehnteste und belastendste innerhalb der gynäkologischen Onkologie. Die Erweiterung dieser Radikalität auf den Darmtrakt und die Entfernung von Lymphknotenmetastasen dient nach heutigen Erfahrungen

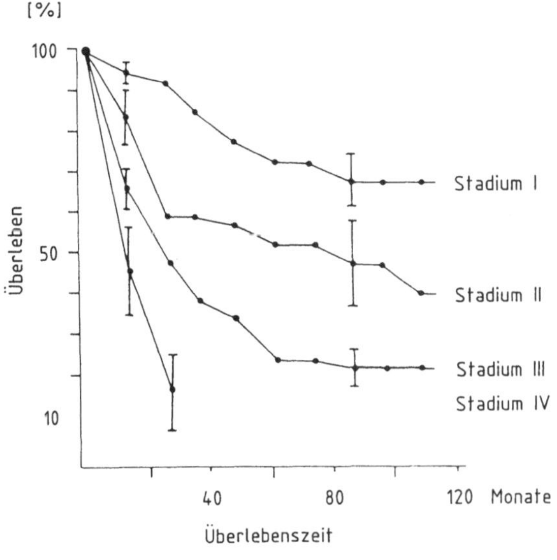

Abb. 2. Überlebenswahrscheinlichkeit nach Ovarialkarzinombehandlung (n = 217) in Abhängigkeit vom Tumorstadium, Ergebnisse der Universitätsfrauenklinik Köln (1972–1985)

nur zur Verbesserung der Überlebenswahrscheinlichkeit, wenn letztlich weniger als 1-2 cm Tumorrest zurückbleibt [14, 25].

Zur weiteren Reduktion des verbliebenen Resttumors wurde eine konsekutive Chemotherapie eingeführt. Eine Verlängerung der Überlebenszeit konnte bisher bei geringem Tumorrest nachgewiesen werden [35].

Ähnlich wie bei anderen Malignomen kommt der *Tumordifferenzierung* (Grading) eine prognostische Bedeutung zum Zeitpunkt der Primärtherapie zu. Als Klassifizierungssysteme werden für das Ovarialkarzinom das zytologische Grading nach Broders [2] sowie nach Day [10] bevorzugt. Der besondere Wert des Gradings besteht in der Differenzierung bezüglich des Krankheitsverlaufs innerhalb eines Stadiums. Lediglich im Stadium IV kommt dem Differenzierungsgrad keine prognostische Bedeutung mehr zu [20, 24].

Des weiteren konnte gezeigt werden, daß ein Zusammenhang zwischen Differenzierungsgrad des Tumors und Wirksamkeit der Chemotherapie besteht. Bei guter bis mäßiger Tumordifferenzierung ist mittels einer Kombinationschemotherapie eine Verbesserung der Überlebenszeit zu erreichen, wohingegen dies bei entdifferenzierten Tumoren nicht erwartet werden kann. Für diese Tumorarten wird durch den Einsatz von Cisplatin eine Verbesserung der Ergebnisse erwartet.

Der *histologische Typ* scheint im Vergleich zu Stadium, Grading und Resttumor für die Prognose eher von untergeordneter Rolle zu sein. Möglicherweise kommt der

Tabelle 6. Resttumorgröße und Überlebensraten beim Ovarialkarzinom Stadium III. (Nach [34])

Residualtumor	N	Überlebensrate	
		2 Jahre	5 Jahre
	n	[%]	
Keiner	31	80	63
Bis 1 cm	84	70	41
1-2 cm	46	49	15
3-6 cm	144	28	8
7-9 cm	36	16	0
10 cm und größer	273	16	3

Tabelle 7. Operatives Vorgehen beim Ovarialkarzinom

- Längsschnitt
- Peritonealzytologie aus mehreren Regionen des Abdomens
- Adnexexstirpation beidseitig
- Resektion des Infundibulums beidseitig
- Hysterektomie
- Resektion des großen Netzes
- Appendektomie (zumindest bei Tumorbefall)
- Resektion von isolierten Tumoren oder Tumorbelägen (Peritoneum, Douglas-Raum, Blase, usw.
- Peritonealbiopsien
- Pelvine Lymphonodektomie
- Paraaortale Lymphonodektomie
- Teilresektion des Darms, der ableitenden Harnwege, der Leber und Resektion von Zwerchfellmetastasen nur sinnvoll, wenn der Tumor vollständig entfernt wird

Tabelle 8. Tumordiagnostik im Rahmen der Nachsorge bei Ovarialkarzinomen der FIGO-Stadien III und IV (*NED* no evidence of disease, *REM* Remission, *PR* partielle Remission, *NC* no change)

Untersuchungsart	Untersuchungsfrequenz		
Klinik			
Zwischenanamnese Gynäkologischer Tastbefund Palpation des Abdomens Messung des Leibesumfangs Lymphknotenstatus Thoraxperkussion Körpergewicht	Nachsorge bei NED, REM Therapiekontrolle bei PR, NC Kontrolle bei Erhaltungstherapie (NED)		alle 3 Monate vor Therapiebeginn alle 3 Monate
Labor			
Tumormarker CEA CA 12-5	NED, REM, PR, NC		alle 3 Monate vor Therapiebeginn
Apparative Diagnostik			
Röntgenthorax	Thorax	bei suspektem Befund bei NED, NC, REM	 alle 6 Monate
Abdomensonogramm	Sonogramm	bei Befundänderung bei NED, NC	 alle 3 Monate
Abdomencomputertomogramm	CT	bei suspektem Befund	

histologischen Typisierung eine gewisse Bedeutung bei der Voraussage bezüglich der Effektivität einer Chemotherapie zu. Mischtumoren und hellzellige Tumoren zeigen eine geringere Ansprechrate als seröse, endometrioide und undifferenzierte Karzinome [9].

Die klinische Erfahrung zeigt, daß junge Frauen trotz fortgeschrittenen Ovarialkarzinoms längere Überlebensraten aufweisen als ältere [34]. Als Grund hierfür muß eher die bessere, weil konsequentere Therapierbarkeit angesehen werden, da in der Regel keine Polymorbidität vorliegt, wie sie bei älteren Frauen die Regel ist.

Zur Verlaufs- bzw. Therapiekontrolle bei fortgeschrittenem Ovarialkarzinom hat sich an der Universitätsfrauenklinik Köln das in Tabelle 8 dargestellte Vorgehen als Minimalprogramm sinnvoll erwiesen. Grundsätzlich hat die körperlich-gynäkologische und klinische Untersuchung in der hier angegebenen Frequenz zuerst den Verdacht auf ein Rezidiv oder eine Progredienz erbracht, der mittels apparativer Diagnostik in nahezu allen Fällen bestätigt werden konnte.

Durch den gleichzeitigen Einsatz von klinischer Untersuchung, Sonographie und Tumormarker (CA 12-5 und CEA) läßt sich für das Ovarialkarzinom eine zuverlässige Aussage zum Krankheitsgeschehen in jedem Stadium machen. Mit dem Tumormarker CA 12-5 liegt für das seröse Ovarialkarzinom ein Marker mit ausreichender Spezifität und Sensitivität vor, dessen Serumkonzentrationen mit der vorhandenen Tumormasse und dem histologischen Typ gut korrelieren. Bei negativem Tastbefund und Markerwerten über 65 U/ml Serumkonzentration ist mit einer Progredienz zu rechnen und eine reine Inspektions-Second-look-Laparotomie zu vermeiden [18] (obere Grenze für gesunde Kontrollen bei 99% Spezifität 65 U/ml).

18.2.2 Operationen

Bedeutung der Second-look-Laparotomie

Nach kompletter und inkompletter primärer Operation eines Ovarialkarzinoms der Stadien III und IV wird heute meist eine Kombinationschemotherapie durchgeführt mit dem Ziel, eine Komplettremission und eine Verbesserung der Überlebensdauer zu erreichen. Zur Überprüfung des Therapieergebnisses wird nach 6-12 Behandlungszyklen - vorausgesetzt, klinisch liegt eine komplette Remission vor - eine Second-look-Laparotomie durchgeführt und mittels zytologischer und histologischer Staginguntersuchungen der Remissionsgrad ermittelt [25, 27, 30, 33]. Bei erwiesener kompletter Remission gilt die zytostatische Therapie als abgeschlossen; so behandelte Patientinnen weisen eine signifikant höhere Überlebensrate auf als solche mit noch nachgewiesenem Tumor [26]. Die Bedeutung einer zytostatischen Therapie bei Patientinnen mit verbliebenem Tumorrest ist noch nicht vollständig geklärt und nach den Untersuchungen von Luesley et al. [19] fraglich. Zur Zeit ist die Second-look-Laparotomie die einzige sichere Möglichkeit zur Überprüfung des Remissionsgrads nach postoperativer Chemotherapie. Klinische und apparative Diagnostik sind nicht in der Lage, kleine Tumoraggregate sicher nachzuweisen. Auch bei negativem Tumormarker CA 12-5 ist in ca. 30% mit dem Auffinden von Tumorgewebe zu rechnen [26].

Liegt bei der Second-look-Laparotomie makroskopisch oder mikroskopisch ein Tumorrest vor, so wird durch dessen Entfernung die Überlebensprognose der Pa-

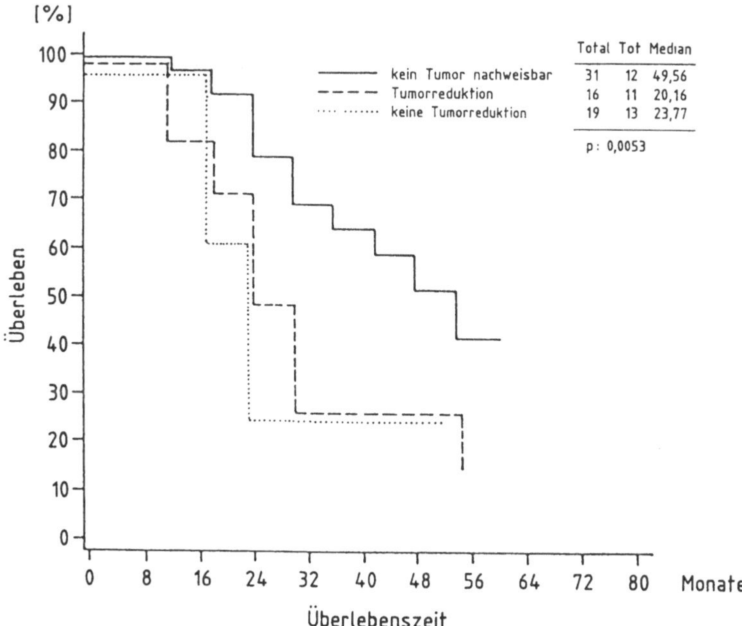

Abb. 3. Überlebenszeit bei Ovarialkarzinomen der Stadien III und IV (1979-1985) in Abhängigkeit davon, ob bei der Zweitlaparotomie Tumorrest entfernt wurde oder nicht. (Aus [26])

tientin mit den derzeitigen Therapiemöglichkeiten nicht mehr verbessert (Abb. 3) [19, 26].

Eine Indikation zur Relaparotomie stellt demnach nur noch das in kompletter Remission befindliche Ovarialkarzinom dar, mit dem Ziel, die Polychemotherapie beenden zu können. Sobald Tumorreste präoperativ diagnostiziert werden, ist mit einem Überlebensgewinn für die Patientin aus der Relaparotomie nicht mehr zu rechnen. Nach primärer kompletter Remission im Stadium I und II mit konsekutiver Chemotherapie besteht ebenfalls keine Indikation zur Relaparotomie, da die Rezidivfrüherkennung die Überlebensspanne der Patientin nicht verlängert.

Bedeutung von Rezidivoperationen

In der Regel ist für das rezidivierende Ovarialkarzinom nur im Ausnahmefall durch einen operativen Eingriff eine Verlängerung der Überlebenszeit der Patientin zu erreichen.

Ein Großteil aller im Rezidiv vorgenommenen Laparotomien muß aufgrund des massiven Tumorbefalls abdominaler Organe als Inspektionslaparotomie beendet werden.

Nach Remissionsinduktion durch Polychemotherapie kann gelegentlich ein Tumor bzw. ein Tumoranteil entfernt werden. Ob hierdurch für diese Patientinnen eine effektive Überlebensverlängerung erreicht wird, ist nicht gesichert und aus den bisherigen Erfahrungen nicht sehr wahrscheinlich. Ebensowenig gesichert ist ihr Wert in bezug auf die Verminderung tumorassoziierter Symptome bei einer hohen Morbidität und Mortalität [1, 4, 7, 8, 17, 28, 33, 39].

Grundsätzlich muß bei der Indikation zu einer solchen Relaparotomie bedacht werden, daß die verbleibende Lebensspanne nur noch wenige Monate beträgt und Tumorkachexie und Ileussymptomatik den weiteren Krankheitsverlauf bestimmen.

Unter den heutigen Bedingungen gilt, daß ein rezidivierendes Ovarialkarzinom nur dann einem Eingriff im Sinne einer „zytoreduktiven" Operation unterzogen werden sollte, wenn durch eine anschließende Chemotherapie, evtl. auch Strahlentherapie, eine weitere tumorvermindernde Wirkung auf den verbliebenen Tumor zu erwarten ist. Im Stadium der nachgewiesenen Fernmetastasierung ist ein solcher operativer Eingriff nicht mehr sinnvoll.

Bedeutung der pelvinen Exenteration

Das fortgeschrittene und rezidivierende Ovarialkarzinom ist in aller Regel im gesamten Abdominalraum einschließlich einer miliaren Aussaat auf das gesamte Peritoneum entwickelt. Aus diesem Grund liegen nur im Ausnahmefall die Bedingungen für eine pelvine Exenteration bei ausschließlichem Befall der Organe des kleinen Beckens vor.

Bedeutung von Operationen bei Darmobstruktion

In ca. 30% entwickelt sich beim fortgeschrittenen und rezidivierenden Ovarialkarzinom eine Darmobstruktion, die mechanisch durch Kompression von Tumormassen bzw. durch Strangulation als Folge von Adhäsionen bei Wiederholungslaparotomien meist mit konsekutiver Strahlentherapie bedingt sind. Hiervon zu unterscheiden ist eine weitere Ursache des Ileus beim Ovarialkarzinom: die primäre Motilitätsstörung bei diffusem peritonealen Karzinombefall einschließlich des Mesenteriums mit Infiltration der versorgenden Nerven.

Bei Patientinnen mit primärem Stadium IV tritt häufiger ein Ileus (36%) auf als bei Patientinnen mit primärem Stadium I und konsekutiver Tumorprogredienz (14%).

Klinisch entwickelt sich das Bild des Ileus nicht akut (inkompletter Verschluß), sondern zeigt eine sich kontinuierlich steigernde Symptomatik bis zum kompletten Verschluß. Betroffen sind in aller Regel mehrere Dünndarmabschnitte (über 50%); ein solitärer Befall eines Dünndarmabschnitts sowie ein ausschließlicher Befall des Kolons sind seltener (33%) [36, 40].

Eine Kontraindikation zur Operation stellen die primäre Motilitätsstörung des Darms bei Peritonealkarzinose sowie das Vorliegen multipler Obstruktionen bei tastbaren Tumormassen dar; ebenso zurückhaltend sollte eine operative Intervention eingeschätzt werden, wenn die Lebenserwartung der Patientin weniger als 2 Monate beträgt. Hier sind konservative Maßnahmen (intravenöse Flüssigkeits-, Elektrolyt- und Eiweißsubstitution, nasogastrale Sonde, parenterale Alimentation) vorrangig.

Dic mittlere Überlebenszeit von Patientinnen mit tumorbedingtem Ileus beträgt ca. 4 Monate [29, 36, 40]. Operierte Patientinnen leben im Mittel 7-8 Monate. Die Operationsmortalität ist mit 4-14% außergewöhnlich hoch (Sepsis, Fistelbildungen, Nahtdehiszenz, pulmonale Embolie, Blutungen, Obstruktionsrezidiv) [29, 40].

Die Art des operativen Eingriffs (Ileotransversostomie, Ileoileostomie, Intestinalfistel) wird jeweils von der individuellen Tumorausbreitung abhängig gemacht; die Art des jeweils durchgeführten Eingriffs (Bypass oder Anastomose) hat keinen Einfluß auf das Überleben der Patientin [7]. Hieraus ergibt sich, daß der am wenigsten belastende Eingriff zu wählen ist [17].

Bei Vorliegen eines entsprechenden Zustands der Patientin wird - um das Ileusrezidiv hinauszuzögern - im Anschluß an den operativen Eingriff eine systemische, tumorhemmende Therapie eingeleitet.

Operationen bei Obstruktion der harnableitenden Wege

Obstruktionen des harnableitenden Systems beim Ovarialkarzinom sind eher selten [17, 31]. Die therapeutischen Möglichkeiten entsprechen denen bei anderen Tumorprogressionen und bestehen in:

1. Splintimplantation,
2. Ureterostomie,
3. Nephrostomie,
4. evtl. Nephrektomie.

Operationen nach Strahlentherapie

Bei vorbestrahltem Becken oder Abdomen sollte ein operativer Eingriff aufgrund der erhöhten Mortalität nur bei lebensbedrohlichen Situationen wie z. B. nicht konservativ zu behandelnde Darmobstruktionen, Blutungen, Darmperforationen und Fistelbildungen durchgeführt werden.

18.2.3 Systemische Therapie

Bis in die Mitte der 70er Jahre erfolgte die Chemotherapie des fortgeschrittenen und rezidivierenden Ovarialkarzinoms ausschließlich mit Alkylanzien als Monotherapie. Die Remissionsraten betrugen rund 40%, die mediane Überlebenszeit lag bei ca. 1 Jahr. In der Folgezeit wurden neue Nichtalkylanzien als Monosubstanzen auf ihre Wirksamkeit hin überprüft, wobei die Remissionsraten ähnlich waren; die etwas günstigere mediane Überlebensdauer (18 gegenüber 13 Monate) insbesondere bei Einsatz von Cisplatin gab Anlaß zu Hoffnungen für eine Verbesserung der Therapie des Ovarialkarzinoms [3, 13].

Auch in der Kombinationstherapie mit anderen Zytostatika erwiesen sich cisplatinhaltige Schemata als überlegen (20,6 gegenüber 14,6 Monate mediane Überlebenszeit). Diese Ergebnisse sind jedoch nach den heutigen Erfahrungen skeptisch zu beurteilen. Bei nichtselektierten Patientinnen ist heute bei Durchführung einer cisplatinhaltigen Kombination mit einer 3-Jahres-Überlebensrate von nur 30% für das Stadium III zu rechnen; im Stadium IV leben nach 3 Jahren nur noch 12% aller Patientinnen.

Grundsätzlich ist davon auszugehen, daß nur bei Patientinnen, die mit einer kompletten Remission reagiert haben, eine Verlängerung der Überlebensdauer zu erreichen ist. Bei 30% dieser Patientinnen treten therapierefraktäre Rezidive auf.

Als weitgehend ungeklärt gilt heute noch der Wert und der Modus einer zytostatischen Erhaltungstherapie nach induzierter kompletter Remission; ebenso ist die Art und Weise der *Second-line-Therapie* im Fall des Rezidivs einzuschätzen. Da in den letzten Jahren die Erstremissionsinduktion zumeist mit platinhaltigen Schemata durchgeführt wurde, steht dieses potente Zytostatikum in der Regel bei erneutem Progreß nicht mehr zur Verfügung. Bei Therapiekombinationen ohne Cisplatin ist mit Remissionsraten beim refraktären Ovarialkarzinom in nicht mehr als 20% der Fälle zu rechnen. Ist der Einsatz von Cisplatin noch möglich und zumutbar, so erge-

Tabelle 9. Sekundäre Chemotherapie nach Versagen einer Alkylanzienbehandlung beim fortgeschrittenen Ovarialkarzinom (*A* Adriamycin, *P* Cisplatin, *F* Fluorouracil, *C* Zyklophosphamid, *H* Hexamethylmelamin, *M* hochdosiertes Methotrexat, *V* Vincristin, *k.A.* keine Angabe). (Nach [5])

Therapie	Patientinnen n	Remissionen [%]	Dauer der Remissionen [Monate]	Autor/Jahr
AP	43	36	k. A.	Bruckner 1981
APF	103	48	5,8	Alberts 1979
CHAP	35	49	6	Kane 1979
HAP	27	41	k. A.	Bernath 1982
	21	19	k. A.	Neijt 1982
CMV	55	30	3-9	Barlow 1979
HP	38	55	8	Vogl 1982
P	31	55	10	Barker 1981

Tabelle 10. Refraktäre Ovarialkarzinome: Cisplatinkombinationen (*CR* komplette Remission, *PR* partielle Remission; übrige Abkürzungen s. Tabelle 9). (Zusammengestellt nach [21])

Kombination	Patientinnen n	Klinisch CR/PR n [%]	Medianes Überleben [Monate]	Autor/Jahr
AP	22	5 (23)	-	Neijt 1982
	20	8 (40)	6	Briscoe 1978
	11	6 (55)	-	Bonomi 1978
HP	29	10 (34)	-	Lund 1982
	13	2 (20)	-	Lopez 1981
	38	21 (55)	-	Vogl 1982
HAP	27	11 (41)	8	Bernath 1982
HAD	36	21 (67)	10	Vogl 1980
HFP	106	27 (25)	13	Albers 1980
CAP	24	12 (50)	9	Bruckner 1978
	66	32 (48)	-	Turbow 1981
	23	7 (30)	14	Bernath 1982
	25	6 (24)	10	Pfleiderer 1984
CP	13	4 (31)	12	Pfleiderer 1984
Total	453	172 (37,9)		

ben sich im Mittel Remissionsraten um 30% mit einer medianen Überlebensdauer von 10-12 Monaten (Tabellen 9 und 10).

Zum Vergleich betrug bei einer Kombination von FAC die mediane Überlebenszeit jedoch auch 10 Monate.

Neue Substanzen

Aufgrund der recht erheblichen Nebenwirkungen der wirksamsten Zytostatika gibt das Cisplatinanalogon Carboplatin bei reduzierter Nephrotoxizität und gastrointestinalen Nebenwirkungen Hoffnung auf Erweiterung des Therapiespektrums, wobei der vollständige Nachweis der Äquieffektivität dieser Substanzen letztlich für das Ovarialkarzinom noch nicht als gesichert anzusehen ist.

Intraperitoneale Chemotherapie

In den letzten Jahren hat die intraperitoneale Applikation von Zytostatika bei Vorhandensein massiver Aszitesbildung bei fortgeschrittenem Ovarialkarzinom wieder eine größere Bedeutung erlangt [23]. Aufgrund der lokal höher applizierbaren Dosen werden im Aszites um das 10- bis 400fach höhere Konzentrationen als vergleichsweise bei intravenöser Gabe erreicht. Die Rate an zytostatikaassoziierten Nebenwirkungen ist jedoch demgegenüber deutlich geringer. Erfahrungen hierzu liegen für Methotrexat, 5-Fluorouracil, Adriamycin und dessen Derivate sowie Cisplatin vor.

Tabelle 11. Neue Substanzen zur palliativen Behandlung des Ovarialkarzinoms in der klinischen Erprobung (*CR* komplette Remission, *PR* partielle Remission, *AMSA* 4'[(9-Acridinyl)amino]-methansulfon-m-aniside (Amsacrin), *MPA* Medroxyprogesteronazetat). (Zusammengestellt nach [21])

Substanz	Dosierung	Patientinnen n	Klinisch CR/PR n	Autor/Jahr
Mitomycin	10 mg/m^2 i.v.	38	5	Shah 1983
Aziridinyl-Bezochinon (AZO)	25-30 mg/m^2 i.v.	15	1	Lund 1984
Galactitol	60 mg/m^2 i.v.	39	6	Blom 1980
Spirogermanium	60-80 mg/m^2 i.v.	13	0	Weiselberg 1982
4-Epidoxorubicin	75 mg/m^2 i.v.	16	1	Tropé 1982
Etoposid (VP 16)	150 mg/m^2 i.v. Tag 1-3	22	7	Kühnle 1984
Razoxane	1,5-2,5 g/m^2 i.v. wöchentlich	21	0	Conroy 1984
AMSA	40 mg/m^2 i.v. Tag 1-3	22	1	Hilgers 1983
Hormone				
MPA	500 mg/m^2 i.m. täglich über 4 Wochen	27	1	Aabo 1982
Tamoxifen	20-40 mg/m^2 p.o. täglich	18	0	Shirey 1984
Total		231	22	

Hormonelle Therapie

Ovarialkarzinome weisen in 64% Östrogen- und in 50% Progesteronrezeptoren auf [38]. Rezeptorbezogene Therapiekonzepte wie z. B. beim Mammakarzinom liegen für das Ovarialkarzinom nur in Ausnahmefällen und dann als Zweit- oder Dritttherapien vor. Ergebnisse einer hochdosierten Gestagentherapie zeigen Teilremissionen zwischen 4% und 15%.

Wenn auch die erzielten Resultate grundsätzlich enttäuschend sind, so liegt der Wert der Gestagentherapie oft in einer Besserung des Allgemeinzustands und in einer leicht euphorisierenden Wirkung [15].

Der Wert einer antiöstrogenen Therapie (z. B. mit Tamoxifen) ist gleichfalls umstritten [22, 32] (Tabelle 11).

18.2.4 Strahlentherapie

Zur Effizienz der Strahlentherapie in der Primärtherapie des Ovarialkarzinoms liegen hauptsächlich Studien aus den 70er Jahren vor [6, 12, 34] (Tabellen 12 und 13).

Trotz nachgewiesener Wirksamkeit ist ihr Wert im Vergleich zu den in den letzten 10 Jahren üblichen intensiven Polychemotherapieregimen nur schwer einzuschätzen. Eine entscheidende Rolle für die Wirksamkeit der postoperativen Strahlentherapie beim Ovarialkarzinom spielen die Größe des Resttumors (<2 cm), der

Tabelle 12. Princess Margaret Study: Beckenbestrahlung, Moving-strip-Technik und Chlorambucilchemotherapie bei vollständig operierten Ovarialkarzinomen der Stadien I, II und III. (Nach [11])

Therapie	Überlebensrate		
	Patientinnen n	3 Jahre [%]	5 Jahre [%]
Nur Beckenbestrahlung	31	70	61
Becken + Chlorambucil	42	75	58
Becken + Moving-strip	43	85	84

Tabelle 13. Fünfjahresüberlebensrate nach Strahlentherapie (Beckenbestrahlung und Moving-strip-Technik) und Alkeranmonotherapie (1969-1975) in Abhängigkeit vom Stadium. (Nach [34])

Stadium	Patientinnen n	Radiatio [%]	Chemotherapie [%]
I	55	97	92
II	85	79	68
III	46	42	68

histologische Karzinomtyp (differenzierte Karzinome), der Zeitpunkt der Strahlentherapie (im Rahmen der Primärbehandlung postoperativ) sowie die angewendete Bestrahlungstechnik. Die Tumorstadien III und IV profitieren von einer postoperativen Strahlentherapie nicht mehr.

Die Nebenwirkungen und Spätfolgen der Strahlentherapie (Enteritis, Diarrhöen, Blutungen, Adhäsionen, Stenosen) sind sorgfältig abzuwägen, insbesondere weil sie Anlaß zu mitunter schwierigen differentialdiagnostischen Problemen geben und im Rezidivfall jede therapeutische Maßnahme nicht unwesentlich erschweren.

Der Stellenwert der intraperitonealen Radiogold- oder Phosphorinstillation ist gegenüber der Großfeldertechnik nicht sicher geklärt.

In Anbetracht der oben beschriebenen Bedingungen bei Indikationen zur Strahlentherapie des Ovarialkarzinoms ergibt sich, daß der Strahlentherapie bei fortgeschrittenen bzw. rezidivierendem Ovarialkarzinom heute keine nennenswerte Bedeutung mehr zukommt. Von der Bestrahlung des gesamten Abdomens im Rezidivfall ist kein therapeutischer Effekt zu erwarten, zumal der meist reduzierte Zustand der Patientin diese Maßnahme in aller Regel nicht zuläßt.

Nur bei lokalisierten, kleinvolumigen Tumorrezidiven erscheint es gerechtfertigt, diesen Bereich hochdosiert zu bestrahlen; eine Situation, die sich aufgrund des Wachstumsverhaltens des Ovarialkarzinoms nur selten ergibt, so daß der Strahlentherapie als Palliativmaßnahme nur bei Sonderfällen eine gewisse Bedeutung zukommt, wie z. B. bei blutender Scheidenmetastase im Sinne der Blutstillung.

Literatur

1. Blythe JG, Wahl TP (1982) Debulking surgery: Does it increase the quality of survival Gynecol Oncol 14: 396-408
2. Broeders AC (1926) Carcinoma: Grading and practical application. Arch Pathol 2: 376-381

3. Bruckner HW, Cohn CJ, Deepe G (1981) Treatment of chemotherapy-resistent advanced ovarian cancer with combination of cyclophosphamide, hexamethylmelamine, adriamycin and cis-diammine-dichloroplatinum (CHAP). Gynaecol Oncol 12: 150
4. Brunschwig A (1961) Attempted palliation by radical surgery in pelvic and abdominal carcinomatosis primary in the ovaries. Clin Obstet Gynecol 4: 875
5. Bruntsch U (1985) Sekundäre Chemotherapie beim fortgeschrittenen Ovarialkarzinom - neue Medikamente. Onkologie 8: 410-416
6. Bush RS (1979) Malignancies of the ovary, uterus and cervix. Arnold, London
7. Castaldo TW, Petrilli ES, Ballon SC, Lagasse LD (1981) Intestinal operations in patients with ovarian carcinoma. Am J Obstet Gynecol 139: 80-84
8. Clark GC (1981) The appropriate extent of bulk resection in advanced ovarian cancer. In: Ballon SC (ed) Gynaecologic oncology. Controversies in cancer treatment. Hall, Boston pp 313-320
9. Davis BW, Goldhirsch A, Locher GW, Dreher E, Greiner R, Burki K, Brunner KW (1984) Pathologic data of prognostic significance for remission introduction in advanced ovarian cancer. J Cancer Res Clin Oncol 107: 106-110
10. Day TJ, Smith J-P (1975) Diagnosis and staging of ovarian cancer. Semin Oncol 2: 217-222
11. Dembo AJ, Bush RS, Beale FA (1979) Ovarian carcinoma: improved survival following abdominopelvic irradiation in patients with a completed pelvic operation. Am J Obstet Gynecol 134: 793-800
12. Fuks Z (1975) External radiotherapy of ovarian cancer. Standard approaches and new frontiers. Semin Oncol 2: 253
13. Gershenson DM, Wharton TJ, Henson J (1981) Single-agent cis-platinum therapy for advanced ovarian cancer. Gynecology 58: 496
14. Griffiths CTh (1980) Cytoreductive surgical treatment in the management of advanced ovarian cancer. In: Van Oosterom, Muggia FM (eds) Therapeutic progress in ovarian cancer, testicular cancer and the sarcomas. Nijhoff, The Hague, pp 3-12
15. Jonat W (1985) Hormontherapie bei progredientem und rezidivierendem Ovarialkarzinom. Onkologie 8: 417-419
16. Käser OA, Almendral CA (1982) Chirurgie der malignen Ovarialtumoren. In: Zander J (Hrsg) Ovarialkarzinom. Urban & Schwarzenberg, München
17. Kaufmann M (1985) Allgemeinbetreuung und operative Therapie bei progredientem oder rezidivierendem Ovarialkarzinom. Onkologie 8: 403-409
18. Kreienberg R, Merkl H (1988) Spezielle medizinische Nachsorge bei gynäkologischen Malignomen. In: Käser O, Friedberg V, Ober KG, Thomson K, Zander J (Hrsg) Gynäkologie und Geburtshilfe, Bd III/2. Thieme, Stuttgart, S 17-27
19. Luesley D, Lawton F, Blackledge G et al. (1989) Failure of second-look laparotomy to influence survival in epithelian ovarian cancer. Oncology Journal Club, vol 2, No. 1: 6
20. Malkasian GD, Haelton CJ, O'Brien PL, Greene MH (1984) Prognostic significance of histologic classification and grading of epithelian malignancies of the ovary. Am J Obstet Gynecol 149: 274-284
21. Meerpohl HJ (1986) Chemotherapie des Ovarialkarzinoms. In: Pfleiderer A (Hrsg) Maligne Tumoren der Ovarien. Enke, Stuttgart
22. Myers AM, Moore GE, Major FJ (1981) advanced ovarian carcinoma: Response to antiestrogen therapy. Cancer 48: 2368
23. Myers Ch (1984) The use of intraperitoneal chemotherapy in the treatment of ovarian cancer. Semin Oncol 11: 275
24. Petterson F (ed) (1988) Annual report on the results of treatment in gynecological cancer. vol 20, Radiumhemmet, Stockholm
25. Pfleiderer A (1984) Tumoren des Eierstocks. In: Bender HG (Hrsg) Gynäkologische Onkologie. Thieme, Stuttgart New York, S 172, 195
26. Pfleiderer A, Meerpohl HG (1988) Nach dem Diskussionsbeitrag anläßlich des VIII. Internationalen Gesprächs über gegensätzliche Auffassungen in der Geburtshilfe und Gynäkologie (Münster-München) vom 15.-17.4. 1988 in Münster
27. Phillips BP, Buchsbaum HJ, Lifschitz S (1979) Reexploration after treatment for ovarian carcinoma. Gynecol Oncol 8: 339-345
28. Piver MSt, Lele S, Barlow JJ (1976) Preoperative and intraoperative evaluation in ovarian malignancy. Obstet Gynecol 48: 312-315

29. Piver MS, Barlow D, Lele SB (1982) Survival after ovarian cancer induced intestinal obstruction. Gynecol Oncol 13: 44
30. Rutledge FN, Burns B Jr (1968) Chemotherapy in ovarian cancer. In: Gentil F, Junqueira AC Ovarian cancer. UICC Monograph Series vol 11. Springer, Berlin Heidelberg New York, pp 226-238
31. Schnürch HJ, Bender HJ (1986) Palliative und pflegerische Maßnahmen bei fortgeschrittenem Ovarialkarzinom. Gynäkologe 19: 186-193
32. Schwartz PE, Keating G, McLusky N, Naftolin F, Eisenfeld A (1982) Tamoxifen therapy for advanced ovarian cancer. Obstet Gynecol 59: 583
33. Smith JP (1980) Surgery for ovarian cancer. In: Newan CE, Ford CH, Jordan JA (eds) Ovarian cancer. Advances in the biosciences, vol 26. Pergamon, Oxford, pp 137-147
34. Smith J-P, Day TJ Jr (1979) Review of ovarian cancer at the university of Texas systems cancer center, Anderson MD Hospital and Tumor Institute. Am J Obstet Gynecol 135: 984
35. Smith JP, Rutledge FN, Deldos L (1975) Results of chemotherapy as an adjunct to surgery in patients with localized ovarian cancer. Semin Oncol 2: 277-281
36. Solomon HJ, Atkinson KH, Coppelson VM, Elliott PM, Houghton CRS, Tattersall MHN, Green D (1983) Bowel complications in the management of ovarian cancer. Aust NZ J Obstet Gynaecol 23: 65-68
37. Teufel G (1986) Primäre operative Therapie maligner Tumore. In: Pfleiderer A (Hrsg) Maligne Tumoren der Ovarien. Enke, Stuttgart, S 158
38. Teufel G, Geyer H, Runge M, Pfleiderer A (1986) Klinische und prognostische Bedeutung von Östrogen- und Progesteronrezeptoren in Ovarialkarzinomen. In: Pfleiderer A (Hrsg) Maligne Tumoren der Ovarien. Enke, Stuttgart, S 137
39. Tunca JC, Buchler DA, Mack EA, Ruzicka FF, Crowley J, Carr WF (1981) The management of ovarian-cancer-caused bowel obstruction. Gynecol Oncol 12: 186-192
40. Tunca JC, Buchler DA, Mack EA (1981) The management of ovarian-cancer-caused bowel obstruction. Gynecol Oncol 12: 219-221
41. Wharton JT, Herson J (1981) Surgery for common epithelian tumors of the ovary. Cancer 48: 582-589

18.3 Endometriumkarzinom

Das Endometriumkarzinom ist eines der häufigsten Malignome des weiblichen Genitales; die Leitsymptome perimenopausale Metrorrhagie und postmenopausale Blutung [28] führen zur relativ frühzeitigen Diagnose und Therapie im Stadium I (75%) [30].

Das Tumorwachstum geht von Anteilen des Endometriums aus und wächst per continuitatem in das Myometrium (Stadium I), die Cervix uteri (Stadium II), Tube

Tabelle 14. Stadieneinteilung des Endometriumkarzinoms (Kurzfassung)

TNM	Corpus uteri	FIGO
Tis	Carcinoma in situ	0
T1	Begrenzt auf Corpus uteri	I
T1a	Cavum uteri ≤ 8 cm	Ia
T1b	Cavum uteri > 8 cm	Ib
T2	Ausbreitung auf Cervix uteri	II
T3	Ausbreitung jenseits Uterus/innerhalb kleinen Beckens	III
T4	Ausbreitung auf Schleimhaut von Harnblase/Rektum/jenseits kleines Becken	IVa
M1	Fernmetastasen	IVb

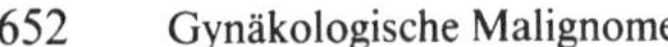

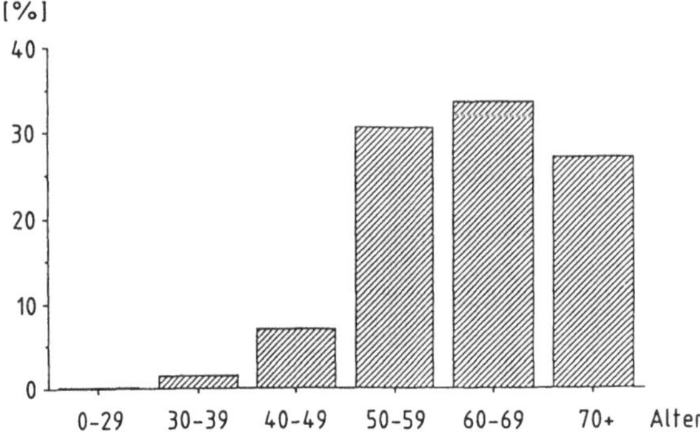

Abb. 4. Altersverteilung des Endometriumkarzinoms. (Aus [30])

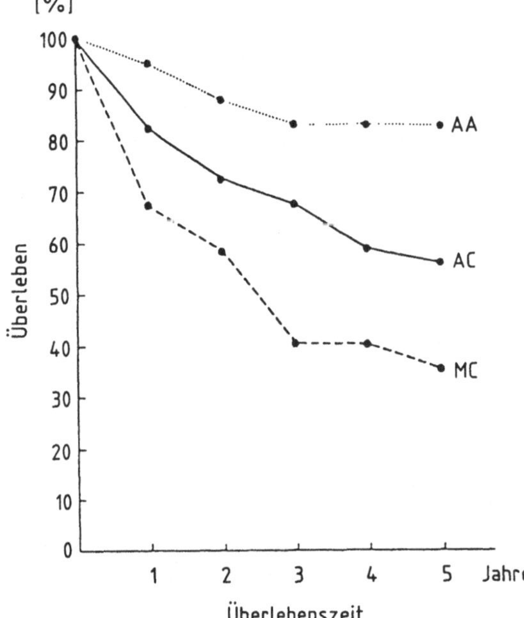

Abb. 5. Überlebensraten nach Endometriumkarzinom in Abhängigkeit vom histologischen Subtyp (*AA* Adenoakanthom, *AC* gut differenziertes Adenokarzinom, *MC* gemischt adenosquamäses Karzinom. (Aus [34])

und Ovar (Stadium III). Das Stadium IV beinhaltet ein Tumorvorkommen in extragenitalen Organen inner- und außerhalb des kleinen Beckens; von einer Generalisierung sind in 35% die Lunge und in 29% die Leber betroffen (Tabelle 14).

Typischerweise tritt das Endometriumkarzinom meist nach Erreichen des 5. Dezenniums auf, also nach Erlöschen der Ovarialfunktion (Abb. 4).

18.3.1 Krankheitsverlauf

Patientinnen des Stadiums I weisen nach Durchführung der heute üblichen, fast ausschließlich durchgeführten Operation eine 5-Jahres-Überlebensrate von 72% auf. Bei Therapiebeginn im Stadium II sinkt die Überlebensrate auf 56%. Von den

Tabelle 15. Abhängigkeit zwischen Tumordifferenzierung und 5-Jahres-Überlebensrate beim Endometriumkarzinom

Grading	5-Jahres-Überlebensrate[a] [%]	5-Jahres-Überlebensrate[b] [%]	Häufigkeit[b] [%]
1	81	91	38,3
2	74	76	48,2
3	50	55	10,9

[a] Ergebnisse nach Jones 1975 [19].
[b] Ergebnisse der Universitätsfrauenklinik Köln 1987.

Tabelle 16. Krankheitsverlauf in Abhängigkeit von der myometranen Infiltrationstiefe des Endometriumkarzinoms, Universitätsfrauenklinik Köln (1957-1985)

Myometrane Infiltration	Auftreten [%]	5-Jahres-Überlebensrate [%]
Keine		
0-1/3	43	89,9
Oberflächlich		
1/3 2/3	19,4	73,3
Tief		
2/3-3/3	11,6	58,3

Patientinnen des Stadiums III leben nach 5 Jahren nur noch 31% und des Stadiums IV 10%. Verbesserungen der 5-Jahres-Überlebensrate ließen sich in den letzten 20 Jahren nur für das Stadium II erzielen [30].

Zur Einschätzung der Prognose gelten heute für das Endometriumkarzinom einzelne patientinnen- und tumorspezifische Charakteristika; diese haben, soweit sie in der Lage sind, innerhalb des Stadiums I zwischen prognostisch ungünstigen und günstigen Krankheitsbildern zu differenzieren, eine besondere Bedeutung bei der Festlegung der durchzuführenden therapeutischen Maßnahmen. Hierzu gehören neben dem Tumorstadium die Differenzierung des histologischen Subtyps (Abb. 5), das Grading des Karzinomtyps (Tabelle 15), die myometrane Infiltrationstiefe des Karzinoms (Tabelle 16), das Alter der Patientin sowie die eventuelle Lymphknotenbeteiligung [4, 24, 29].

18.3.2 Operationen

Die Standardtherapie des Endometriumkarzinoms im Stadium I stellt die abdominale Hysterektomie mit bilateraler Adnexektomie dar [1, 2, 15, 21], im Stadium II wird bei gegebener Operabilität in der Regel die radikale Hysterektomie nach Wertheim-Meigs durchgeführt; der Wert der pelvinen Lymphadenektomie gilt beim Endometriumkarzinom nicht als gesichert [21]. Bei Vorliegen einer myometranen Infiltrationstiefe des Karzinoms von mehr als 1/3 der Gesamtdicke des vorhandenen Myometriums wird postoperativ eine perkutane Strahlentherapie des kleinen Beckens angeschlossen [1, 2]. Zur Verminderung der Rezidivrate am Scheidenabschluß

Tabelle 17. Fünfjahresüberlebensraten nach Endometriumkarzinom in Abhängigkeit von der Primärtherapie, Therapieresultate aller Stadien (I-IV). (Nach [22])

Therapie	5-Jahres-Überlebensrate [%]
Operation	78,6
Operation + Radiatio	80,6
Radiatio + Operation	82,3
Radiatio + Operation + Radiatio	72,6
Radiatio	39,9

wird im allgemeinen eine Kontaktbestrahlung des Scheidenstumpfes mit ^{226}Ra oder ^{192}Ir für sinnvoll erachtet, wobei heute der Brachytherapie nach dem Afterloading-Verfahren der Vorzug gegeben wird [16, 23].

Eine alleinige primäre Strahlentherapie des Endometriumkarzinoms ergibt signifikant ungünstigere Therapieresultate als die alleinige Operation [9, 17, 22] (Tabelle 17). Pyometra, Uterus myomatosus sowie Adnextumoren stellen Kontraindikationen bezüglich der Strahlentherapie dar.

Die ungünstigen Ergebnisse der Strahlentherapie sind ein Grund, mit allen zur Verfügung stehenden Mitteln der anästhesiologischen und intensivmedizinischen Möglichkeiten die Operabilität der Patientin herzustellen; ein weiteres Argument ist die Rezidivtherapie der ausschließlich bestrahlten Patientinnen, die überdurchschnittlich komplikationsbelastet ist.

Zur Zeit wird in Form von Studien der Wert einer adjuvanten zytostatischen bzw. endokrinen Therapie für das Endometriumkarzinom im Stadium I überprüft [33].

Palliative Operationen

Das lokoregionäre Rezidivwachstum sowie die Generalisierung des Endometriumkarzinoms treten in aller Regel in den ersten 5 Jahren nach der Primärtherapie auf. Zwei von 3 Patientinnen mit Rezidiv beim Korpuskarzinom entwickeln Fernmetastasen, eine von 3 ein lokales Rezidiv. Die Prognose der Rezidiverkrankung ist mit einer 5-Jahres-Überlebensrate von nur 10% ungünstig. Im Finalstadium summieren sich zu den tumorassoziierten Komplikationen noch die radiogen bedingten Folgezustände. Hierdurch ist jede operative Rezidivtherapie eingeschränkt; hinzu kommt die meist altersbedingte Polymorbidität der Patientinnen. Grundsätzlich ist in der operativen Therapie des Tumorrezidivs im kleinen Becken nur in Ausnahmefällen ein Gewinn für die Patientin zu sehen. Für eine pelvine Exenteration besteht ebenso selten wie bei anderen Genitalkarzinomen eine Indikation [3, 8]. Meist sind tumorbedingte Notsituationen wie z. B. der Ileus Anlaß zu palliativen Operationen.

Eine nennenswerte Lebensverlängerung wird durch operative Maßnahmen nicht mehr erreicht [5].

18.3.3 Systemische Therapie

Der Nachweis von Östrogen- und Progesteronrezeptoren in Endometriumkarzinomen führte zum Einsatz von Antiöstrogenen und Gestagenen in der palliativen Therapie dieses Karzinoms.

Gestagene

Bei fortgeschrittenen und rezidivierenden Endometriumkarzinomen werden heute mittels hochdosierter Gestagentherapie Remissionsraten von ca. 40% erzielt. Die Ansprechraten sind insbesondere bei progesteronrezeptorpositiven und gut differenzierten Karzinomen günstig. Das Hauptanwendungsgebiet der Gestagentherapie sind ossäre und pulmonale Metastasen des Endometriumkarzinoms, hier stellt sie die First-line-Therapie dar [14, 20, 26, 27, 36]. Anwendung finden heute Gestagene, die sich vom 17α-Hydroxyprogesteron ableiten, insbesondere (in Europa) das Medroxyprogesteronazetat. Die Dosierung im Rahmen der Palliation liegt zwischen 250 und 1000 mg/Tag per os.

Die eigentliche tumorreduktive Wirkung der Gestagene ist letztlich nicht vollständig geklärt, neben der hormonellen Wirkung wird bei hohen Konzentrationen auch ein zytostatischer Effekt diskutiert.

Insbesondere die hochdosierte Gestagentherapie ist bei älteren, zumal bettlägerigen Patientinnen durch ihre thrombembolischen Nebenwirkungen höher risikobelastet. Kontraindikationen zur Gestagentherapie stellen der insulinpflichtige Diabetes mellitus sowie die klinisch manifeste Hypertonie dar.

Antiöstrogene

Tamoxifen ist heute in der palliativen systemischen Therapie des rezidivierenden Endometriumkarzinoms ein wichtiger Bestandteil. Seine Bedeutung liegt nicht zuletzt in der Alternative zu der meist nebenwirkungsreichen hochdosierten Gestagen-

Tabelle 18. Tamoxifentherapie des Endometriumkarzinoms. (Nach [35])

Autor	Jahr		Remissionen		
			komplett	partiell	Stillstand
		n	n	n	n
Trisman	1976	2	–	–	2
Broens	1980	5	1	1	1
Quinn	1981	6	1	1	–
Bonte	1981	17	2	7	4
Hald	1983	26	4	4	7
Swenerton	1984	35	2	6	5
Slavik	1984	24	–	–	13
Brooks	1985	1	–	1	–
Total		116	10	20	32
			9%	17%	28%
			26%		

therapie. Therapielimitierende Nebenwirkungen sind vom Tamoxifen nicht bekannt; die allgemein angewendete Dosierung beträgt 20-30 mg/Tag per os. Insbesondere progesteronrezeptorpositive, gut differenzierte Endometriumkarzinome mit einem rezidivfreien Intervall von 3 und mehr Jahren weisen eine günstige Ansprechrate auf [35] (Tabelle 18). Zwei Therapiekonzepte bezüglich des Einsatzes von Tamoxifen in der Therapie des Endometriumkarzinoms werden angegeben: 1. als Monosubstanz zur Blockade von Östriol, 2. als Sequenztherapie zur Induktion von Progesteronrezeptoren im Tumorgewebe und Sensibilisierung für eine konsekutive Gestagentherapie. Eine Überlegenheit eines dieser Therapiekonzepte konnte bislang nicht gezeigt werden.

Zytostatika

Die zytostatische Therapie des fortgeschrittenen und generalisierten Endometriumkarzinoms ist aus mehreren Gründen eingeschränkt: Die zu behandelnden Patientinnen sind polymorbid, häufig über 70 Jahre alt; zytostatische Remissionsinduktionen nach vorausgegangener endokriner Therapie zeigen kaum Ansprechraten; die radiogene Vorbehandlung schränkt die Anwendung und Wirksamkeit deutlich ein. Anwendbar ist eine zytostatische palliative Therapie bei Patientinnen unter 70 Jahren mit hämotogenen Metastasen, deren Primärtumor rezeptornegativ sowie entdifferenziert war [7, 10, 33].

Als Monosubstanzen haben sich Adriamycin, Zyklophosphamid sowie Cisplatin als wirksam erwiesen. Die Ansprechraten liegen bei 36% für Adriamycin, 21% für Zyklophosphamid, 42% für Cisplatin. Letzteres wird heute insbesondere bei kardial vorgeschädigten Patientinnen eingesetzt. Mit der Kombinationstherapie, wobei zumeist adriamycindominierende Regime zur Anwendung kommen, werden ebenfalls Remissionen um 33% erreicht, wobei die Dauer stets unter 10 Monaten liegt. Die Dosierung für Adriamycin beträgt in der Regel 40-60 mg/m^2 alle 3 Wochen und für Cisplatin 50-100 mg/m^2, wobei kein Unterschied in der Wirksamkeit bei hohen Dosierungen gesehen werden konnte.

Chemo-Hormon-Therapie

In der Annahme, daß die meisten Tumorpopulationen heterogen in bezug auf ihre endokrinen und proliferativen Charakteristika sind, werden ebenfalls Therapieschemata in der Palliation des Endometriumkarzinoms verwendet, in denen verschiedene Zytostatika mit einem Gestagen kombiniert werden (Zyklophosphamid, Adriamycin, Cisplatin mit Megestrolazetat). Komplette Remissionen ließen sich in 33% erreichen; die mittlere Überlebenszeit betrug 12 Monate. Andere Kombinationen mit hochwirksamen Substanzen und Gestagengabe konnten diesen Trend nicht bestätigen. Insgesamt sind derartige Therapiekonzepte sicher nur für ein entsprechend selektiertes Patientinnenkollektiv anwendbar, nicht zuletzt aufgrund der maßgeblichen Nebenwirkungen aller Einzelsubstanzen [6, 12, 18, 37].

26%

18.3.4 Strahlentherapie

Im Rahmen der Primärtherapie ist die Bedeutung der präoperativen Strahlentherapie des Endometriumkarzinoms umstritten und in Deutschland weitgehend verlassen worden. Eine ausschließliche Strahlentherapie des Endometriumkarzinoms im Stadium I bringt signifikant schlechtere Therapieergebnisse als die alleinige Operation (5-Jahres-Überlebensrate von 82,5% gegenüber 47,5%) [9, 17, 22]. Aus diesem Grund ist stets eine operative Therapie anzustreben, um so mehr, als die Nebenwirkungen der Strahlentherapie erheblich sein können.

Patientinnen mit einem Endometriumkarzinom des Stadiums I profitieren kaum von der zusätzlichen postoperativen Nachbestrahlung. Lediglich bei Vorliegen von Risikofaktoren wie nachgewiesener Entdifferenzierung des Tumors (Grading 3) sowie einer myometranen Karzinominfiltration von mehr als $^1/_3$ der Uteruswandung führt die postoperative perkutane Strahlentherapie zu einer Verbesserung der Überlebensrate [11].

Nach Durchführung einer perkutanen Strahlentherapie im Stadium I kann durch die zusätzliche Kontaktbestrahlung des Scheidenstumpfs eine Verbesserung der Überlebensrate nicht erreicht werden [13].

Bei Vorliegen eines Scheidenrezidivs ist die Durchführung einer Kontaktbestrahlung des Tumors mittels ^{226}Ra oder ^{192}Ir als prognostisch günstig zu betrachten, insbesondere wenn im Rahmen der Primärtherapie keine Scheidenstumpfprophylaxe durchgeführt wurde [25, 31, 32]. Die Strahlentherapie von Tumorrezidiven im kleinen Becken stellt letztlich nur eine Ultima ratio dar, wobei mit erheblichen Komplikationen bei radiogener Vorbelastung zu rechnen ist.

Die lokale Bestrahlung von Fernmetastasen, z. B. im Knochen, kann lediglich im Sinne einer Schmerzbehandlung erfolgen, auf das Überleben der Patientin hat sie kaum Einfluß.

Literatur

1. Arbeitsgemeinschaft für gynäkologische Onkologie (AGO) der Deutschen Gesellschaft für Gynäkologie und Geburtshilfe und der Deutschen Krebsgesellschaft (1984). Kaiser R, Schmidt-Matthiesen H, Zippel HH, Dallenbach-Hellweg G, von Fournier D (Hrsg) Empfehlung für die Diagnostik und Therapie des Endometriumkarzinoms. Mitteilungsblatt 5: 2-5
2. Arbeitsgemeinschaft für gynäkologische Onkologie (AGO) der Deutschen Gesellschaft für Gynäkologie und Geburtshilfe und der Deutschen Krebsgesellschaft (1984). Dallenbach-Hellweg G, Schmidt-Matthiesen H (Hrsg) Hyperplasien, Präkanzerosen und Karzinome des Endometriums. Mitteilungsblatt 5: 5-6
3. Averette HE, Lichtinger M, Sevin BU, Girtanner RE (1984) Pelvic exenteration: a 15-year-experience in a general metropolitan hospital. Am J Obstet Gynec 150: 179-184
4. Balzer J, Lohe KJ (1986) Präneoplasien und Karzinome des Endometriums. In: Schmidt-Matthiesen H (Hrsg) Spezielle gynäkologische Onkologie I. Urban & Schwarzenberg, München, S 231
5. Barber HRK (1969) Treatment of recurrent corporeal cancer by anterior and total pelvic exenteration at the Memorial-James Ewing Hospitals, 1947 through 1963. In: Cancer of the uterus and ovary. Eleventh Annual Clinical Conference on Cancer 1966 at the Univ of Texax MD Anderson Hospital and Tumor Institute. Year Book, Chicago
6. Bruckner HW, Deppe G (1977) Combination chemotherapy of advanced and recurrent endometrial adenocarcinoma with adriamycin, cyclophosphamide, 5-fluoro-uracil, and medorxyprogesterone acetate. Obstet Gynecol 50: 10S-12S

7. Brunner KN (1987) Effects and side effects of chemotherapy in endometrial cancer. In: Schulz KD (ed) Endometrial cancer. Zuckschwerdt, München, p 181
8. Brunschwig A (1970) Some reflections on pelvic exenterations after twenty years' experience. In: Sturgis SH, Taymor ML (eds) Progress in Gynecology. vol 5. Grune & Stratton, New York
9. Candiani GB, Mangioni C, Marzi MM (1978) Surgery in endometrium cancer: Age, route and operability rate in 854 stage I and II fresh consecutive cases: 1955-1976. Gynecol Oncol 6: 363-372
10. Colombo N, Green M, Muggia FM (1987) The role of chemotherapy for advanced endometrial cancer. In: Schulz KD (ed) Endometrial cancer. Zuckschwerdt, München, p 191
11. Creasman WT, Boronow RC, Morrow CP, DiSaia PJ, Blessing J (1976) Adenocarcinoma of the endometrium: its metastatic lymph node potential. Gynecol Oncol 4: 239-243
12. Deppe G, Jacobs AJ, Bruckner H, Cohen CJ (1981) Chemotherapy of advanced and recurrent endometrial carcinoma with cyclophosphamide, doxorubicin, 5-fluorouracil and megestrol acetate. Am J Obstet Gynecol 140: 313-316
13. Deutsche Gesellschaft für Gynäkologie und Geburtshilfe, Arbeitskreis 4 (1981) Frischkorn R, Aalders JG, von Fournier D, Frischbier HJ, Janssen J, Ladner HA, Lochmüller H, Rottle K, Penning W, Hirsch HWA, Richter K (Hrsg) Die Nachbestrahlung des operierten Zervix- und Endometriumkarzinoms. Gynäkol Geburtshilfe 1: 30-32
14. Ehrlich CE, Clearly RE, Young PCM (1978) The use of progesterone receptors in the management of recurrent endometrial cancer. In: Brush MG, King RJB, Taylor RW (eds) Endometrial cancer. Baillière-Tindall, London, p 258-264
15. Friedberg V, Käser O, Ober KG, Thomsen K, Zander J (1972) Behandlung der Uteruskarzinome. In: Käser O, Friedberg V, Ober KG, Thomsen K, Zander J (Hrsg) Gynäkologie und Geburtshilfe, Bd III, Thieme, Stuttgart
16. Frischkorn R (1981) Die Nachbestrahlung des operierten Zervix- und Korpuskarzinoms. Ergebnisse einer Expertenberatung. Arch Gynecol 232: 175-180
17. Hernandez W, Nolan JF, Morrow CP, Jernstrom PH (1978) Stage II - endometrial carcinoma: Two modalities of treatment. Am J Obstet Gynecol 131: 171-175
18. Horton J, Elson P, Gordon Ph, Hahn R, Creeck R (1982) Combination chemotherapy for advanced endometrial cancer. Cancer 49: 2441-2445
19. Jones H (1975) Treatment of adenocarcinoma of the endometrium. Obstet gynecol Surv 30: 147-169
20. Kaiser R (1978) Hormonale Behandlung vom Genital- und Mammatumoren bei der Frau. Thieme, Stuttgart
21. Käser O (1983) Operative Möglichkeiten bei der Therapie des Endometriumkarzinoms. Gynäkologe 16: 99-103
22. Kolstad P (1987) The role of radiation in the treatment of endometrial cancer. In: Schulz KD (Hrsg) Endometrial cancer, Zuckschwerdt, München
23. Kucera H, Sagel R, Skodler W, Weghaupt K (1986) Die Afterloading-Kurzzeitbestrahlung der Scheide nach Radikaloperation des Korpuskarzinoms. Geburtshilfe Frauenheilkd 46: 685-689
24. Kusche M, Reusch K, Deimel U, Würz H, Kaiser R (1988) Zur Prognose des Endometriumkarzinoms. Tumordiagn Ther 9: 247-250
25. Leibel StA, Wharam MD (1980) Vaginal and paraaortic lymph node metastases in carcinoma of the endometrium. Int J Radiat Oncol Biol Phys 6: 893-896
26. Martin PM, Rolland PH, Gammere M, Serment H, Toga M (1979) Östrogen- und Progesteron-Rezeptoren bei normalem und neoplastischem Endometrium. Korrelation zwischen Rezeptorgehalt, Histologie und klinischem Verlauf unter Gestagen-Therapie. Int J Cancer 23: 321-329
27. McCarty KS Jr, Barton TK, Fetter BF, Creasman WT, McCarty KS Sr (1979) Correlation of estrogen and progesterone receptors with histologic differentiation in endometrial adenocarcinoma. Am J Pathol 96: 171-182
28. Morrow PC, Townsend DE (1981) Synopsis of gynecologic oncology, 2. Aufl. Wiley, New York
29. Perez CA, Knapp RC, Disaia PG, Young RC (1985) Carcinoma of the endometrium. In: Hellmann S, Rosenberg SA (Hrsg) Cancer, principles and practice of oncology, Lippincott, Philadelphia
30. Petterson F (ed) (1988) Annual Report on the results of the treatment in gynecological cancer, vol 20. Radiumhemmet, Stockholm

31. Pirtoli L, Ciatto St, Cionini L, Taddei G, Colafranceschi M (1989) Salvage with radiotherapy of postsurgical recurrence. Tumori 66: 475-480
32. Phillips GL, Prem KA, Adcock LL, Twiggs LB (1982) Vaginal recurrence of adenocarcinoma of the endometrium. Gynecol Oncol 13: 323-328
33. Schulz KD, Schmidt-Rhode P, Zippel HH, Sturm G (1987) New concepts of adjuvant drug treatment in endometrial cancer. In: Schulz KG (ed) Endometrial cancer. Zuckschwerdt, München, p 169
34. Silverberg SG, Bolin NG, DeGiorgi LS (1972) Adenoacanthoma and mixed adenosquamous carcinoma of the endometrium. A clinicopathologic study. Cancer 30: 1307-1314
35. Swenerton KD (1987) The treatment of disseminated endometrial carcinoma with Tamoxifen. In: Schulz KD (ed) Endometrial cancer. Zuckschwerdt, München, S 165
36. Taylor RW (1987) Treatment of disseminated, recurrent endometrial cancer with progestational agents. In: Schulz KD (ed) Endometrial cancer. Zuckschwerdt, München, p 155
37. Thigpen T, Blessing J, Di Saia P, Ehrlich C (1985) A randomized comparison of adriamycin with or without cyclophosphamide in the treatment of advanced or recurrent endometrial carcinoma. Proc Am Soc Clin Oncol 4: 115

18.4 Zervixkarzinom

Die Inzidenz des Zervixkarzinoms ist in den letzten 40 Jahren um ca. 40% auf 30 Neuerkrankungen/100000/Jahr gesunken [25]. Ebenso ist ein Wechsel in der Verteilung der einzelnen Stadien zu verzeichnen; das Stadium I und das Carcinoma in situ werden häufiger diagnostiziert; da in diesem Kollektiv insbesondere jüngere Frauen anzutreffen sind (80%), scheint die größere Akzeptanz der gynäkologischen Vorsorgeuntersuchung dieser Gruppe zur rechtzeitigen Erkennung beizutragen. Demgegenüber wird bei Frauen über 70 Jahren das Stadium I nur in ca. 6% aller Kollumkarzinome diagnostiziert.

Das Zervixkarzinom tritt in allen Altersgruppen auf mit Schwerpunkt im 4.-6. Dezennium (Abb. 6). Aufgrund signifikant differierender Inzidenzzahlen des Zervixkarzinoms bei einzelnen Bevölkerungsgruppen mit unterschiedlichem Sexualverhalten (Zirkumzision, rituelle Waschungen etc.) wurden schon früh exogene Noxen ursächlich für das Zervixkarzinom angenommen; mit Nachweis des HPV (Human-Papilloma-Virus) im Karzinomgewebe gilt heute die virale Karzinogenese für das Zervixkarzinom als sehr naheliegend [33].

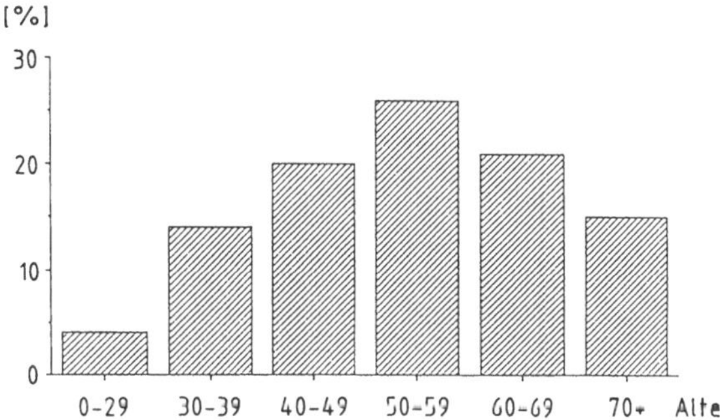

Abb. 6. Altersverteilung des Zervixkarzinoms. (Aus [20])

18.4.1 Krankheitsverlauf

Die klinisch orientierte Stadieneinteilung nach der FIGO (Tabelle 19), die im wesentlichen auf dem gynäkologischen Befund basiert, stellt auch heute noch die Grundlage für das primäre Therapiekonzept dar. Hierbei ist jedoch zu berücksichtigen, daß Fehleinschätzungen des karzinomatösen Ausbreitungsgrads besonders im Stadium II in einem relativ hohen Prozentsatz zu unterstellen sind [3, 5, 6]. Darüber hinaus findet der Lymphknotenstatus keine Berücksichtigung, obwohl ihm auch beim Zervixkarzinom in erster Linie in prognostischer, aber auch in therapeutischer Hinsicht eine signifikante Bedeutung zukommt [13] (Abb. 7).

Eine histopathologische Stadieneinteilung gemäß den von der UICC erarbeiteten TNM-Kriterien liegt für das Zervixkarzinom nur bei primär operierten Erkrankten vor, wobei das Ausmaß der Radikalität der Lymphonodektomie unterschiedlich gehandhabt und bewertet wird. Bildgebende Verfahren wie die Lymphographie und die zur Zeit bevorzugte Computertomographie des Abdomens erfüllen bezüglich der Dignitätsbewertung der regionalen Lymphknoten nicht die gewünschten Spezifitätsanforderungen. Die Bedeutung der Kernspintomographie ist zur Zeit noch Gegenstand wissenschaftlicher Untersuchungen.

Der Erhebung des nodalen Status (TNM-Klassifikation) der Karzinomerkrankung kommt in dreifacher Hinsicht entscheidende Bedeutung zu: bei der Aussage zum etwaigen Krankheitsverlauf, als Indikation zur postoperativen Strahlentherapie bei nachgewiesenem ausgeprägtem Befall und evtl. ein therapeutischer Effekt.

Die Prognose des Zervixkarzinoms ist in erster Linie abhängig von Stadium, pelvinem Lymphknotenbefall, histologischem Karzinomtyp und Differenzierungsgrad [13, 20]. Im Stadium FIGO Ia und Ib des Plattenepithelkarzinoms ist mit einer 5-Jahres-Überlebensrate von ca. 90% zu rechnen, im Stadium II mit ca. 65%; nach 5 Jahren leben nur noch ca. 40% aller Patientinnen des Stadiums III und 8% des Stadiums IV (Abb. 8). Die 5-Jahres-Überlebensdaten für die entsprechenden Stadien des Adenokarzinoms der Zervix liegen um rund 8% günstiger (Abb. 9).

Tabelle 19. Stadieneinteilung des Zervixkarzinoms (Kurzfassung)

TNM	Cervix uteri	FIGO
Tis	Carcinoma in situ	0
T1	Begrenzt auf Uterus	I
T1a	Diagnose nur durch Mikroskopie	Ia
T1a1	Minimale Stromainvasion	Ia1
T1a2	Tiefe ≤ 5 mm, horizontale Ausbreitung ≤ 7 mm	Ia2
T1b	Läsionen größer als T1a2	Ib
T2	Ausdehnung jenseits Uterus, aber nicht zur Beckenwand und nicht zu Vagina/unteres Drittel	II
T2a	Parametrium frei	IIa
T2b	Parametrium befallen	IIb
T3	Ausdehnung zu Vagina/unteres Drittel/Beckenwand/Hydronephrose	III
T3a	Vagina/unteres Drittel	IIIa
T3b	Beckenwand/Hydronephrose	IIIb
T4	Schleimhaut von Harnblase/Rektum/jenseits kleines Becken	IVa
M1	Fernmetastasen	IVb

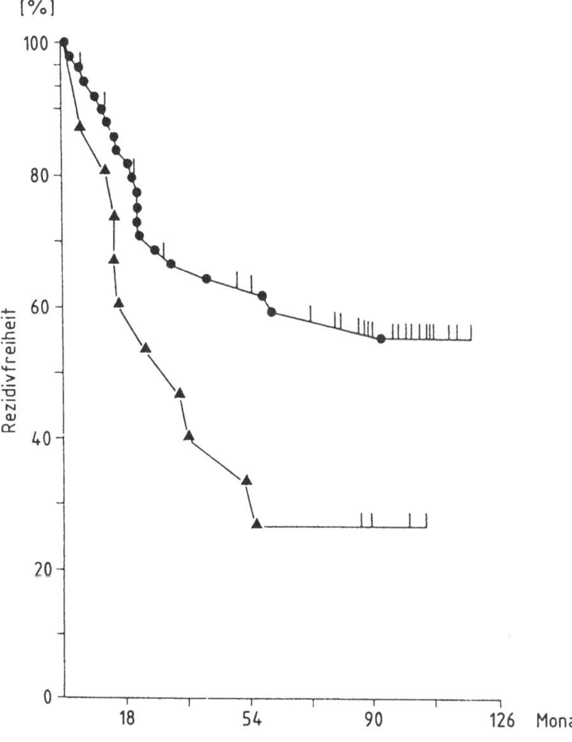

Stadium IIb

Lymphogramm-status		Patienten-zahl	Fehlerzahl	Median
Negativ	●	51	20	92
Positiv	▲	16	11	23

Abb. 7. Rezidivfreies Überleben von Zervixkarzinompatientinnen in Abhängigkeit vom Lymphknotenstatus. (Nach [13])

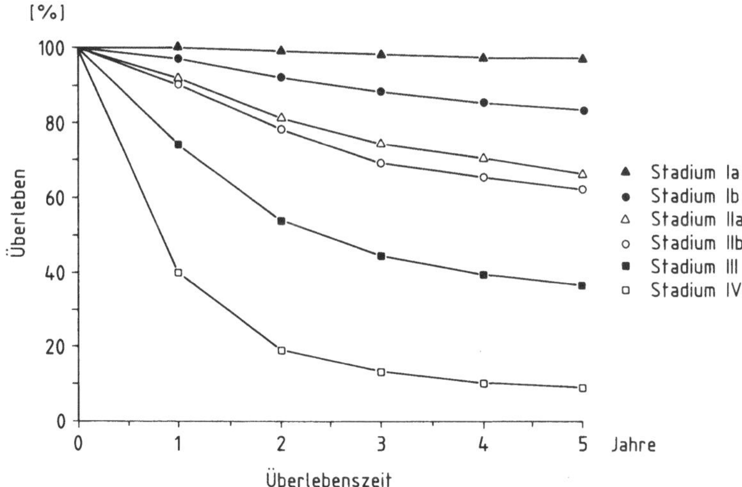

Abb. 8. Plattenepithelkarzinom der Cervix uteri, Überleben in Abhängigkeit vom Stadium. (Aus [20])

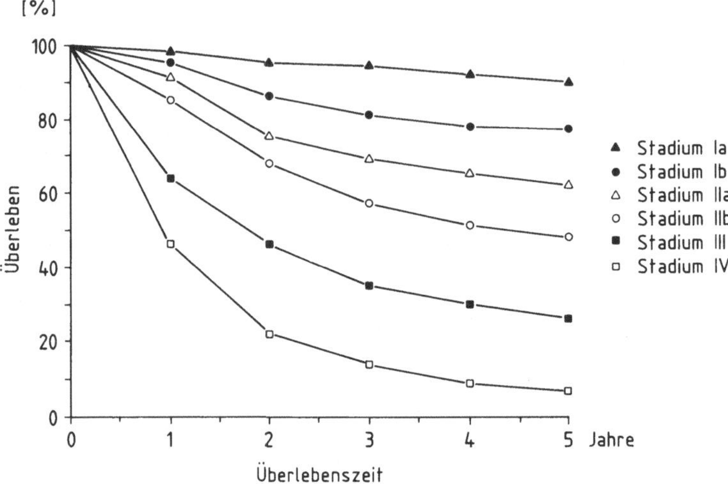

Abb. 9. Adenokarzinom der Cervix uteri, Überleben in Abhängigkeit vom Stadium. (Aus [20])

18.4.2 Therapie

Die primäre Therapie des Zervixkarzinoms beinhaltet heute umfangreiche, zunehmend radikale operative und/oder strahlentherapeutische Maßnahmen, auf die an dieser Stelle nur ein tabellarischer Überblick gegeben werden kann (Tabelle 20). Das Stadium II wird man vorrangig der operativen Therapie zuführen, d.h. der erweiterten abdominalen Hysterektomie mit Lymphonodektomie (Wertheim-Antoine-Meigs). Bei ausgedehntem Lymphknotenbefall wird man evtl. zusätzlich eine postoperative perkutane Strahlentherapie erwägen. Die fortgeschrittenen Stadien (III und IV) werden ausschließlich primär bestrahlt (intrakavitäre Kontaktbestrahlung und perkutane Bestrahlung).

Für das primäre Therapiekonzept des Zervixkarzinoms sind neben dem Stadium der Erkrankung auch der Allgemeinzustand der Patientin (Polymorbidität, Alter, Kontraindikation) sowie operative und intensivmedizinische Grundvoraussetzungen zu berücksichtigen.

Bei Kontraindikationen für eine primäre operative Therapie müssen die zu erwartenden Nebenwirkungen der dann erforderlichen Strahlentherapie sorgsam abgewogen werden; dabei wird nicht selten die Morbidität der Langzeitstrahlentherapie unterschätzt.

Die Grundlage des primären Therapiekonzepts stellt - neben dem histologischen Befund, endoskopischen und bildgebenden Verfahren zur Ausbreitung des Karzinoms - die Beurteilung des vorhandenen Tumorwachstums durch den onkologisch orientierten Gynäkologen dar, wobei man u.U. nicht auf eine Narkoseuntersuchung verzichten und in Zweifelsfällen bezüglich der kurativen Operabilität des Karzinoms eine Staging-Operation durchführen wird.

Die Therapiekontrolle nach Radikaloperation sowie während und nach alleiniger Strahlentherapie ist eine wesentliche Grundvoraussetzung zur Beurteilung des Therapieeffekts, eventueller Komplikationen oder Nebenwirkungen sowie deren

Tabelle 20. Die verschiedenen Stadien des Zervixkarzinoms, ihre Therapie und Prognose. Als Stadium III werden auch jene Fälle registriert, bei denen die aufgeführten palpatorischen Kriterien zwar fehlen, das i. v.-Pyelogramm aber schon eine Abflußbehinderung zeigt. Beim Stadium IV kann eine Strahlentherapie zur Anwendung kommen, falls der karzinomatöse Prozeß noch innerhalb gewisser Grenzen lokalisierbar ist (keine multiplen Fernmetastasen!). (Aus [28])

Stadieneinteilung	Befund	Klinische Definition	Häufige Begleitkomplikationen	Therapie	5-Jahres-Heilung [%]
Ib		Karzinom auf Cervix uteri beschränkt	-	Operation oder Strahlentherapie	75-90
II		Übergang auf Vagina (IIa) oder den Anfangsteil des Parametriums (IIb)	(Eventuell Harnwegskomplikation)	(Operation) Strahlentherapie	50-70
III		Vagina zu mehr als $^2/_3$ (IIIa) oder Parametrien bis zur Beckenwand befallen (IIIb)	Harnwegsaffektion, Stauung, Gefäß- und Nervendruck, Neuralgien und Ödeme unterer Extremitäten	Strahlentherapie	20-40
IV		Karzinomeinbruch in die Nachbarorgane. Fernmetastasen	Wie unter III, ferner direkte Organsymptome (Blase, Rektum)	Symptomatische Maßnahmen, z.T. Strahlentherapie, z.T. Exenteration	0- 8

frühzeitiger Behandlung. Im Rahmen der Nachsorge des behandelten Zervixkarzinoms sollte eine engmaschige gynäkologische Begutachtung erfolgen, in welche die Überwachung der Nierenfunktion und des Endokriniums einzubeziehen ist.

18.4.3 Primär inkurables Zervixkarzinom

Rund die Hälfte aller Zervixkarzinome ist auch heute noch - trotz optimaler Früherkennungsmethoden - als unheilbar einzustufen [20]. Insbesondere das Karzinom der älteren Frau wird meist erst im Stadium III oder IV diagnostiziert, wenn eine Notfallsymptomatik wie Tumorblutungen, Harnabflußstörungen, Rektovaginalfistel, Vesikovaginalfistel, jauchiges Vaginalsekret und Urosepsis zur gynäkologischen Untersuchung führen.

Die Therapie dieser Tumorstadien wird sich in erster Linie nach der vordergründigen Symptomatologie richten und meist nur noch rein palliativen Charakter haben.

Therapie

Operative Eingriffe
Die Voraussetzungen für eine pelvine operative Karzinomtherapie im Sinne der Exenteration in diesen Stadien sind hier extrem selten gegeben. Mindestvoraussetzungen sind eine gewisse, noch vorhandene Beweglichkeit des Karzinoms im kleinen Becken, Ausschluß eines extrapelvinen Karzinombefalls, allgemeine Operabilität, Vorhandensein technischer Operationsmodalitäten und vor allem die Akzeptanz der unabdingbaren Operationsfolgen (Stomata u. a.) durch die Patientin [16, 28, 31].

Die Entscheidung zur pelvinen Exenteration ist äußerst kritisch zu stellen, da in mehr als 50% das Karzinom histologisch doch ausgedehnter ist als präoperativ vermutet wird [17, 31]. Die primäre Mortalität beträgt zwischen 2% und 22%.

Primäre Strahlentherapie
Mit Befall der Nachbarorgane des Uterus (Blase, Rektum) ohne Nachweis von hämatogenen Metastasen kommt in erster Linie eine homogene Bestrahlung des gesamten Beckenraums in Betracht. Eine Kontakttherapie ist aufgrund des steilen Dosisabfalls nur eingeschränkt wirksam. Sie dient vorrangig bei stark blutenden Karzinomen zur Blutstillung. Häufig wird es bei Strahlensensibilität des Tumors zur Ausbildung von Fisteln kommen, auf die die Patientin in jedem Fall vorzubereiten ist. Hier ist durchaus die Anlage eines Anus praeternaturalis oder einer kutanen Nierenfistelung von Beginn der Strahlentherapie zu erwägen, um Hautmazerationen und Inkrustationen durch Urin und Stuhl zu vermeiden.

Symptomatische Therapie
Diffuse starke *Blutungen* aus dem Tumorkrater, die mit konservativen Mitteln nicht beherrschbar sind, stellen eine Indikation zur notfallmäßigen Kontaktbestrahlung dar (^{226}Ra, ^{137}Cs, ^{192}Ir). Nur selten wird die Unterbindung oder Embolisation beider Aa. iliacae internae möglich und wirksam sein.
Bei Harnabflußbehinderungen steht urologischerseits eine Reihe von unkomplizierten Maßnahmen zur Verfügung, mit denen heute das sonst frühzeitige Stadium der Urämie hinausgezögert bzw. vermindert werden kann (s. S. 618 ff.).

Bei drohender bzw. vorliegender *Fistel-* und *Kloakenbildung* wird man zur Vermeidung schmerzhafter Mazerationen des äußeren Genitales sowie einer Urosepsis frühzeitig die Anlage eines Anus praeternaturalis bzw. eine perkutane Nephrostomie oder eine suprapubische Urinableitung durchführen.

18.4.4 Rezidiv

Das Rezidiv eines operierten Zervixkarzinoms tritt zumeist innerhalb der ersten 2 Jahre auf. Nach primärer Strahlentherapie ist auch nach Jahren mit Spätrezidiven zu rechnen [7, 14, 21].

Etwa 20% aller Rezidive entwickeln sich im Bereich des Uterus; in 10% entsteht Tumorgewebe im distalen Vaginalbereich. Am häufigsten ist das Beckenwandrezidiv mit 65%, das insbesondere nach primärer Strahlentherapie beobachtet wird. In der Regel ist nicht mehr zu differenzieren, ob es sich dabei um ein parametranes Rezidiv oder aber um ein Lymphknotenrezidiv handelt. Mit einem günstigen Therapieergebnis ist in Fällen des rezidivierenden Zervixwachstums - falls überhaupt - nur dann zu rechnen, wenn ein kleines Lokalrezidiv vorliegt [29]. Auch im Endstadium der Erkrankung ist das Karzinomwachstum in ca. 50% auf das Becken beschränkt. Nur in ca. 5% aller Zervixkarzinome kommt es zur Ausbildung von Fernmetastasen mit Prädominanz von Lunge und Skelett ohne vorheriges lokoregionäres Rezidivwachstum.

Die *Symptomatologie des lokoregionär wachsenden Rezidivs* des Zervixkarzinoms ist gekennzeichnet durch Schmerzen, Blutungen aus Darm, Blase und Vagina, Fistel- und Kloakenbildung, Gewichtsabnahme bis zur Kachexie, Lymphödeme und Pseudothrombosen der unteren Extremitäten, Hydronephrose, Pyelonephritis, Niereninsuffizienz, Urämie, Anämie, Arrosionsblutungen.

Kompressionen der Ureteren, Lymphgefäße, Nerven und Gefäßscheiden im Becken führen - unabhängig ob durch lokales Tumorwachstum oder durch progre-

Tabelle 21. Die möglichen Folgen von Zervixkarzinom nach operativer und radiologischer Behandlung, die zumeist auch das individuelle Krankheitsbild im Terminalstadium mitbestimmen. (Nach [26])

Karzinom und Strahlentherapie	**Operationsfolgen**	**Karzinomrezidiv, progredientes Wachstum**
Therapeutisches Ziel Zerfall des Karzinomgewebes Folge: Fibrosierung, auch der benachbarten Organe und Gewebe *Potentielle Folgen* - *Fistelbildung* in Nachbarorganen durch radiogenen Schaden - *Blutungen* aus Blase und Rektum (hämorrhagische Entzündung) - Induration mit *sekundärer Einengung* der Harnleiter (Rückstau des Urins) sowie von Sigma bzw. Rektum - Verschwartung alter Karzinombefunde (Parametrium, Beckenwand) mit *Kompression* der eingeschlossenen Gefäße, Lymphbahnen und Nerven - Begünstigung *thrombembolischer Komplikationen*	*Funktionelle Störungen* durch postoperative Narben, Strikturen und Denervierungen: - Blasen- und Darmatonie - Hohe Restharnmengen - Aufsteigende Harnwegsinfekte, Pyleonephritis *Verletzung von Nachbarorganen* *Trophische Gewebsschäden* durch notwendige Gefäßligaturen möglich (Fistelbildung) *Begünstigung thrombembolischer Komplikationen*	*Verdrängung von Organen* funktionelle Störungen *Karzinomatöse Infiltration* von Blase und Rektum mit Einbruch in das Lumen (Blutung, Fistelbildung) *Karzinomkompression* von Gefäßen, Lymphbahnen, Nerven und Ureteren, Alteration der ableitenden Harnwege, Pyelonephritis Begünstigung *thrombembolischer Komplikationen* (Beckenvenenthrombose als Diggerentialdiagnose)

↓

Also: **gemeinsame, stereotype Folgemanifestation** an:

↓

Ureter und Niere, Blase, Rektum und Sigma, Beckenwand mit Nerven, Venen und Lymphbahnen. Schmerzen, BSG-Anstieg

diente Fibrosierung nach therapeutischen Maßnahmen (operativ/Strahlentherapie) - zu nahezu identischen Funktionseinschränkungen, Symptomen und Schädigungsmustern (Tabelle 21). Dominierend sind bei Zervixkarzinomen die urologischen Komplikationen; die Urämie stellt die häufigste Todesursache dar. In 12% muß trotz operativer bzw. strahlentherapeutisch induzierter Karzinomheilung mit dem Tod durch Niereninsuffizienz gerechnet werden, falls nicht rechtzeitige urologische Maßnahmen Abhilfe schaffen [2, 14].

Therapie

Aufgrund der stereotypen Folgeerkrankungen im Rezidivfall und im Endzustand nach durchgeführter Primärtherapie [26] sollte zur Vermeidung unnötiger Therapieschäden nicht auf eine histologische Abklärung des suspekten Befunds verzichtet werden. Jedes palliative Behandlungskonzept bei rezidivierendem Zervixkarzinom ist abhängig von der Art der vorausgegangenen Primärtherapie.

Eine Zweitstrahlentherapie ist selten in der Lage, eine nennenswerte Remission zu induzieren, insbesondere da die Strahlensensibilität des Rezidivtumors abnimmt [15]; für die Patientin ist sie jedoch unweigerlich mit einer hohen Komplikationsrate verbunden (Fistel- und Kloakenbildung, Strikturen der Harnleiter, Lymphödem etc.).

Grundsätzlich ist die Tumortherapie im Rezidivfall des Zervixkarzinoms äußerst problematisch und nur bei einem kleinen Rezidiv erfolgreich. Es gilt nach Einschätzung der Prognose der einzelnen Patientin, zwischen der Aggressivität des meist bis zuletzt rein lokal wachsenden Tumors und den unvermeidlichen Komplikationen und Verstümmelungen jeder Rezidivtherapie sorgfältig abzuwägen. Nicht selten ist eine symptomatische Therapie (externe Harnableitung, Anlage eines Anus praeternaturalis, suffiziente Analgesie, hyperkalorische Ernährung, Anabolikagabe, Transfusionen etc.) für die Patientin segensreicher als eine übereifrige Tumorrezidivtherapie. In aller Regel versterben die Patientinnen ca. 12 Monate nach Entwicklung des Rezidivs infolge von Nierenkomplikationen, kombiniert mit Kachexie, Sepsis und Anämie.

Exenteration

Die Beobachtung, daß das Zervixkarzinomrezidiv bis in das Endstadium auf das Becken beschränkt ist, war in den letzten 40 Jahren immer wieder Anlaß, durch ausgedehnte operative Eingriffe im Sinne der totalen Exenteration den Krankheitsverlauf zu beeinflussen. Dieser verstümmelnde Eingriff stellt neben einer hohen und schweren Komplikationsrate von 75% eine extreme psychische Belastung und pflegerische Abhängigkeit für die Patientin dar. Lediglich bei optimaler Selektion (jüngere Patientin, keine Polymorbidität, lokal beschränktes kleinvolumiges Rezidiv, Akzeptanz der Lebenssituation) ist mit einer 5-Jahres-Überlebensrate von 20% zu rechnen [4, 8-10, 18, 24, 32].

Palliative Strahlentherapie

Rezidive im Bereich der Vaginalwand lassen sich - insbesondere nach alleiniger radikaler Operation - langfristig mittels Kontaktbestrahlung des Vaginalrohrs meist in

Kombination mit einer perkutanen Strahlentherapie beherrschen. Sie machen allerdings weniger als 10% aller Rezidive nach Zervixkarzinom aus [14].

Problematisch ist die Behandlung des Vaginal- und Tumorrezidivs nach vorausgegangener Strahlentherapie. Hier wird man nur bei größerem Zeitabstand zur Primärtherapie eine kleinvolumige Rezidivbestrahlung in Erwägung ziehen, da sonst mit massiven Komplikationen zu rechnen ist (Kloakenbildung, Harnabflußbehinderungen, Stenosierung von Darmanteilen). Nicht selten werden diese Komplikationen von schwersten Schmerzzuständen begleitet. Die Mortalität dieser Folgezustände beträgt 25%; mit einer effektiven Lebensverlängerung ist meist nicht zu rechnen [29].

Das Beckenrezidiv ist das häufigste Rezidiv nach primärer Strahlentherapie (65%). Es ist verbunden mit starken Schmerzzuständen, Ödembildungen sowie Harnabflußbehinderungen. Nicht selten stellen diese Symptome einen Anlaß zur palliativen Strahlentherapie dar, obwohl mit einer Besserung oder aber Lebensverlängerung nicht zu rechnen und die Komplikationsrate hoch ist. In der Mehrzahl der Fälle wird man mit einer gezielten symptomatischen Therapie eine wirksamere Leidensverminderung erreichen.

Chemotherapie

Aufgrund der letztlich unbefriedigenden Ergebnisse lokaler Therapiekonzepte beim rezidivierenden und metastasierenden Zervixkarzinom wurde in den letzten Jahrzehnten immer wieder der Versuch einer zytostatischen Therapie unternommen. Hierzu liegen bisher rund 120 Studien mit unterschiedlichen Substanzen und Kombinationen vor (Tabelle 22). Die mittleren Remissionsraten liegen bei ca. 25%, wobei meist nur eine kurzfristige, partielle Remission mit einer Dauer von 4-8 Monaten erreicht wird.

Tabelle 22. Monochemotherapie des Zervixkarzinoms. (Nach [19])

Substanz	Responder/behandelte Patienten n	Overall Response [%]
Alkylanzien		
Zyklophosphamid	31/228	14
Chlorambucil	11/44	25
Dibromodulcitol	4/15	27
Antimetaboliten		
5-Fluorouracil	68/348	20
Methotrexat	12/77	16
Mitosehemmer		
Vincristin	10/44	23
Antitumorantibiotika		
Doxorubicin (Adriamycin)	8/78	10
Bleomycin	12/172	10
Andere Substanzen		
Cisplatin	21/52	40
Hexamethylmelamin	11/49	22
CCNU, Methyl-CCNU	5/120	4

Bei Einsatz von cisplatinhaltigen Kombinationsregimen werden geringfügig günstigere Remissionsraten erzielt, aber dies auch nur für wenige Monate [30].

Ein primäres Ansprechen auf die zytostatische Therapie ist - wenn überhaupt - nur im Einzelfall mit einer geringen Verlängerung des Überlebens verbunden. In der Regel werden mediane Überlebenszeiten von 3-9 Monaten erzielt [1, 11, 12, 22, 23]. Nicht selten werden unter einer Polychemotherapie des Zervixkarzinoms foudroyante Krankheitsverläufe mit miliarer Tumoraussaat beobachtet [27].

Auch die regional hochdosierte intraarterielle Tumorperfusion mit Zytostatika konnte bislang keine signifikante Verbesserung der Therapieergebnisse zeigen, bei hoher intraoperativer Mortalität und Morbidität (Nekrosebildungen, Peritonitis, foudroyante Metastasierung).

Die Polychemotherapie des rezidivierenden und metastasierenden Zervixkarzinoms hat bislang die Prognose der Patientinnen kaum verbessert. Die Indikation hierzu sollte in Anbetracht der geringen Lebenserwartung und der bisher nahezu unveränderten medianen Überlebenszeit unter Therapie nur in ausgewählten Fällen in Erwägung gezogen werden (z.B. junge Patientin ohne Polymorbidität, günstiger Karnofsky-Index, keine vorausgegangene lokale Rezidivtherapie).

Literatur

1. Alberts DS, Ignoffo R (1978) Adriamycin-cyclophosphamide treatment of squamous cell carcinoma of the cervix. Cancer Treat Rep 62: 143
2. Almendral AC (1986) Operative palliative Behandlungskonzepte. 21. Fortbildungskurs für praktische Ärzte und Gynäkologen
3. Artner J, Holzner H (1970) Vergleichende statistische Untersuchungen der klinischen und histologischen Stadieneinteilung bei der Wertheimschen Radikaloperation. Z Geburtshilfe Gynäkol 173: 1
4. Averette HE, Lichtinger M, Sevin BU (1984) Pelvic exenteration: A 15-year experience in a general metropolitan hospital. Am J Obstet Gynecol 150: 179
5. Averette HE, Sevin BU, Girtanner RE et al. (1981) Prätherapeutische Staging-Laparotomie beim Zervixkarzinom. Gynäkologe 14: 164
6. Bernaschek G, Schaller A (1983) Operieren oder Bestrahlen des Zervixkarzinoms im Stadium IIb. Geburtshilfe, Frauenheilkd 43: 755
7. Carsten PM, Schwarze F (1979) Sozialmedizinische Beurteilung bei bösartigen Gechwulsterkrankungen. GBK-Mitteilungsdienst (Gesellschaft zur Bekämpfung der Krebskrankheiten e.V., Nordrhein-Westfalen)
8. Deckers PJ, Ketcham AS, Sugarbaker EV et al. (1971) Pelvic exenteration for primary carcinoma of the uterine cervix. Obstet Gynecol 37: 647
9. Friedberg V, Petri E (1986) Kommentar. Gynäkologe 19: 86-87
10. Girtanner RE, DeCampo T, Alleyn JN, Averette HE (1981) Routine intensive care for pelvic exenterative operations. Surg Gynecol Obstet 153: 657
11. Guthrie D, Way S (1974) Treatment of advanced carcinoma of the cervix with adriamycin and methotrexate combined. Obstet Gynecol 44: 586
12. Gutrhie D, Way S (1978) The use of adriamycin and methotrexate in carcinoma of the cervix - the development of a safe, effective regimen. Obstet Gynecol 52: 349
13. Hammond JA (1981) The impact of lymph node status on survival in cervical carcinoma. Int J Radiat Oncol Phys 7: 1713-1718
14. Hillemanns HG (1981) Das fortgeschrittene Genitalkarzinom, das inkurable Karzinom, das Karzinomrezidiv. Allgemeiner Teil. Vulvakarzinom, Zervixkarzinom. In: Döderlein G, Wulf K-H (Hrsg) Klinik der Frauenheilkunde und Geburtshilfe, Bd 7. Urban & Schwarzenberg, München Wien Baltimore, S 1-207
15. Hillemanns HG (1980) Endstadien spezifischer inkurabler Tumore. In: Schmidt-Matthiesen H

(Hrsg) Spezielle gynäkologische Onkologie. Klinik der Frauenheilkunde und Geburtshilfe, Bd 12. Urban & Schwarzenberg, München Wien Baltimore
16. Käser O, Ikle FA, Hirsch HA (1973) Atlas der gynäkologischen Operationen. 3. Aufl, Thieme, Stuttgart New York
17. Lichtinger M, Sevin BU, Dembicki L, Averette H (1986) Pelvine Exenteration. Gynäkologe 19: 81-85
18. Nelson JH (1969) Atlas of radical pelvic surgery. Meredtih, New York
19. Perez CA, Knapp RC, DiSaia PJ, Young RC (1985) Gynecologic tumors. In: De Vita VT jr, Hellmann S, Rosenberg SA (eds) Cancer. Principles and practice of oncology, 2nd edn. Lippincott, Philadelphia, p 1036
20. Petterson F (ed) (1988) Annual report on the results of treatment in gynecological cancer, vol 20. Radiumhemmet, Stockholm
21. Pfleiderer A (1980) Die Klinik der gynäkologischen Krebskrankheiten. In: Pfleiderer A, Eissenhauer W (Hrsg) Probleme der Krebsnachsorge. Beitr Onkologie vol 4. Karger, Basel
22. Piver MS, Barlow J, Xynes FP (1978) Adriamycin alone or in combination in 100 patients with carcinoma of the cervix or vagina. Am J Obstet Gynecol 131: 311
23. Piver MS, Barlow JJ, Dunbar J (1980) Doxorubicin, cyclophosphamide and 5-fluorouracil in patients with carcinoma of the cervix or vagina. Cancer Treat Rep 64: 549
24. Rutledge FN, Smith P, Wharton JT, O'Quinn AG (1977) Pelvic exenteration: Analysis of 296 patients. Am J Obstet Gynecol 129: 881
25. Sachs H, Hasche C (1974) Zur Epidemiologie des Karzinoms der Cervix uteri. Geburtshilfe, Frauenheilkd 34: 921
26. Schmidt-Matthiesen H (1965) Die Gewebsreaktion bei der Bestrahlung des Kollumkarzinoms. Strahlentherapie 127: 180
27. Schmidt-Matthiesen H (1981) Zytostatiktherapie der Uterus-Karzinome. Adriamycin-Symposion. Ergebnisse und Aspekte. Karger, Basel New York, S 281
28. Schmidt-Matthiesen H (1985) Gynäkologie und Geburtshilfe, 6. Aufl. Schattauer, Stuttgart New York
29. Schmidt-Matthiesen H, Kühnle H (1986) Präneoplasien und Karzinome der Cervix uteri. In: Schmidt-Matthiesen H (Hrsg) Spezielle gynäkologische Onkologie I. Urban & Schwarzenberg, München
30. Schulz BO, Hof K, Friedrich JH et al. (1984) Erfahrungen mit platinhaltigen Zytostatikakombinationen bei der Therapie fortgeschrittener gynäkologischer Karzinome. Geburtshilfe, Frauenheilkd 44: 34
31. Symmonds RE (1981) Die derzeitige Rolle der Exenterationen für die Behandlung von bösartigen Tumoren im Becken. Gynäkologe 14: 170
32. Wheeless CR (1981) Atlas of pelvic surgery. Lea & Febiger, Philadelphia
33. Zur Hausen H (1984) Viren in der Ätiologie des menschlichen Genitalkrebses. Gynäkol Geburtshilfe 120: 77

18.5 Vulvakarzinom

Das Vulvakarzinom entsteht fast ausschließlich bei Frauen jenseits des 6. Lebensdezenniums (Abb. 10) auf dem Boden chronischer (viraler) Infektionen [32] sowie degenerativer und dysplastischer Veränderungen [4, 6, 11, 12, 16, 17, 23]. In 90% der Fälle handelt es sich um differenzierte Plattenepithelkarzinome. Die Paget- und die Bowen-Krankheit sowie die Queyrat-Erythroplasie gelten als obligate Präkanzerosen [6, 16]. Der Primärtumor kann als vorwiegend endophytisch-ulzeröses Wachstum oder aber als großes blumenkohlartiges Gewächs imponieren. Häufigste Lokalisation ist das Labium majus (Abb. 11); Abklatschmetastasen kontralateral werden ebenso wie das simultane Auftreten eines zusätzlichen Plattenepithelkarzinoms der Cervix uteri oder Vagina nicht selten beobachtet [9].

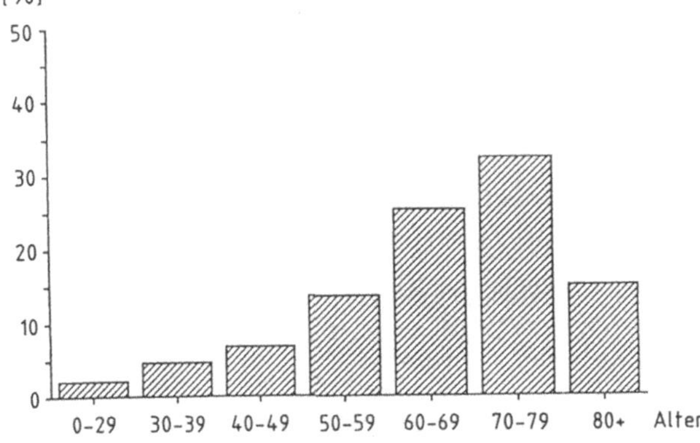

Abb. 10. Altersverteilung des Plattenepithelkarzinoms der Vulva. (Aus [20])

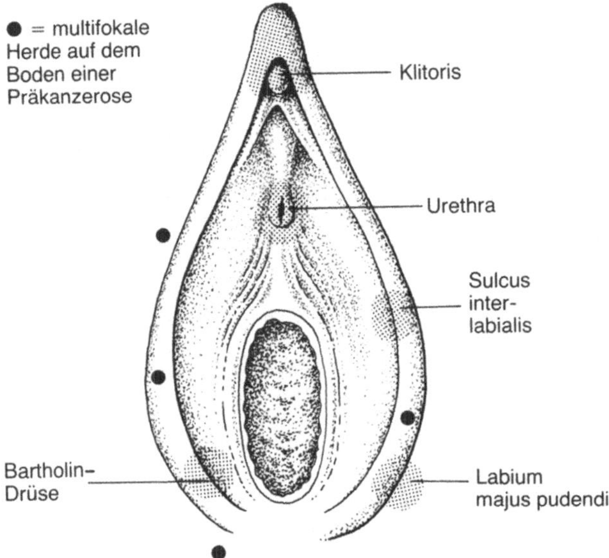

Abb. 11. Prädilektionsorte des Vulvakarzinoms. (Aus [9])

18.5.1 Krankheitsverlauf

Trotz guter Früherkennungsmöglichkeiten (gynäkologische Untersuchung, Kolposkopie, Zytologie, Biopsie) wird die Diagnose eher selten zum Zeitpunkt optimaler Heilungschancen gestellt; dies in erster Linie aufgrund der geringen Akzeptanz der gynäkologischen Untersuchung bei den heute älteren Frauen.

Grundsätzlich gilt das Vulvakarzinom als prognostisch ungünstig; dies ist zum einen durch das Auftreten fortgeschrittener Stadien bei verzögerter Diagnose und zum anderen durch eine frühzeitige lymphogene Metastasierung bedingt [21, 24, 25, 27, 31].

Als Stadieneinteilung des Vulvakarzinoms gilt die von der UICC erklärte TNM-

Klassifikation (Tabelle 23) sowie die nach klinischen Gesichtspunkten ausgerichtete Stadieneinteilung nach Huber [10] (Stadien I-IV).

Patientinnen des Stadium I haben eine 5-Jahres-Überlebenswahrscheinlichkeit von ca. 69%; im Stadium II nimmt diese auf 49%, im Stadium III auf 32% ab; nach 5 Jahren leben nur noch 12% mit einem primär als Stadium IV klassifizierten Vulvakarzinom [20] (Abb. 12).

Die Vulva weist ein komplexes engmaschiges Lymphabflußsystem auf, wodurch eine lymphogene Ausbreitung bereits bei kleinem Primärtumor nicht selten ist [5, 7].

Prädilektionsorte sind beim Vulvakarzinom T1-2 die ipsilateralen inguinofemoralen Lymphknoten; bei Lokalisation des Primärtumors in den Bereich der Medianlinie hinein ist auch mit einer kontralateralen lymphogenen Aussaat zu rechnen [29].

Pelvine Lymphknoten entwickeln sich erst konsekutiv oder bei primärer Ausbreitung des Tumors in das Vaginalepithel [3, 16].

Das Risiko einer Lymphknotenbeteiligung des Vulvakarzinoms ist abhängig von der Größe des Primärtumors, dessen Infiltrationstiefe und Differenzierungsgrad.

Tabelle 23. Stadieneinteilung des Vulvakrzinoms (Kurzfassung)

TNM	Vulva	FIGO
T1	≤2 cm	I
T2	>2 cm	II
T3	Urethra/Vagina/Perineum/Anus	III
T4	Blasenschleimhaut/Schleimhaut obere Urethra/Rektumschleimhaut/ Beckenknochen	IV
N1	Palpabel, kein klinischer Tumorverdacht	I oder II
N2	Palpabel, klinisch Tumorverdacht	III
N3	Fixiert oder ulzeriert	IV
M1a	Palpable tiefe Beckenlymphknoten	IV
M1b	Andere Fernmetastasen	IV

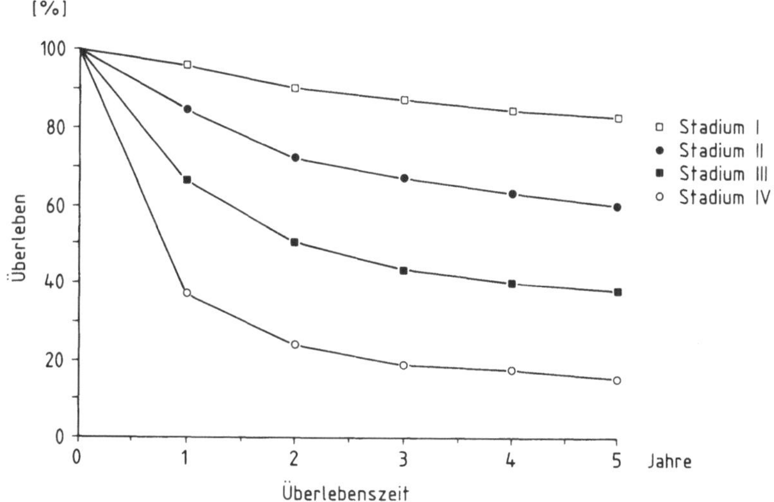

Abb. 12. Vulvakarzinom, Überleben in Abhängigkeit vom Stadium. (Aus [20])

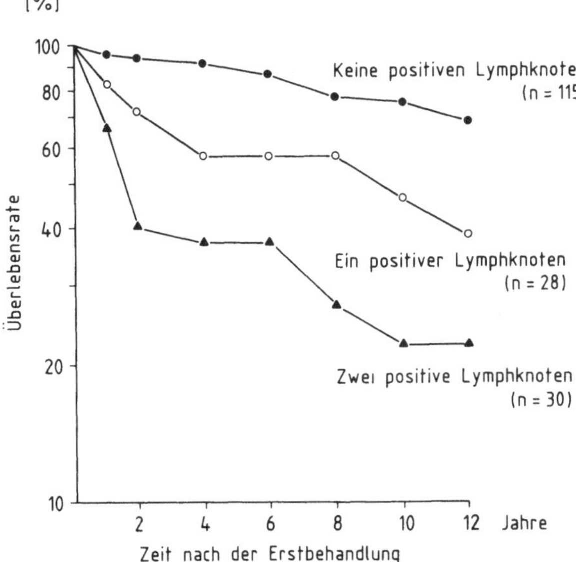

Abb. 13. Vulvakarzinom, Überleben in Abhängigkeit von der Lymphknotenbeteiligung. (Nach [21])

Bei rein klinischer Einschätzung der regionären Lymphknoten im Bereich der Inguinalregionen sollte die hohe Irrtumswahrscheinlichkeit dieser Methode von ca. 43% (falsch-negativ) berücksichtigt werden, insbesondere bei Erwägung eingeschränkter Therapieverfahren [5, 7, 30].

Die Prognose des Vulvakarzinoms ist in erster Linie abhängig vom Lymphknotenbefall (Abb. 13); die 5-Jahres-Überlebensrate sinkt bei Befall von nur 2 Lymphknoten von 90% (NO) auf 40% ab [21].

Das fortgeschrittene und rezidivierende Vulvakarzinom ist qualvoll und schmerzhaft aufgrund seines langsamen, nahezu unaufhaltsamen lokaldestruierenden Wachstums mit sekundären Entzündungen der Beckenorgane. Eine hämatogene Metastasierung ist selten; das Ende ist meist durch hochgradige Kachexie oder Arrosionsblutungen bedingt.

18.5.2 Primärtherapie

Das Ziel jeder Therapie des Vulvakarzinoms ist die „größtmögliche Operation zum frühesten Zeitpunkt" (Taylor, zit. nach [26]), da nur in der sichersten Vermeidung des Rezidivs die Verbesserung der Prognose für die einzelne Patientin liegt; denn eine kurative Behandlung des lokoregionären Rezidivs ist in aller Regel nicht mehr zu erreichen.

Die heute übliche Standardoperation beim manifesten Vulvakarzinom ist die radikale Vulvektomie mit bilateraler inguinaler Lymphonodektomie [13, 22]. In Abhängigkeit vom Tumorstadium sowie vom Grad der allgemeinen Morbidität der meist greisen Patientinnen werden Modifikationen notwendig, wobei eingeschränkte Verfahren (einfache Vulvektomie) mit einer konsekutiven Strahlentherapie des inguinalen Lymphabflusses kombiniert werden. Nicht selten werden bei ausgedehnten Vulvakarzinomen zur vollständigen Entfernung des tumorösen Gewebes sowie zum spannungsfreien Wundverschluß bei radikaler Vulvektomie nicht zuletzt auch bei jüngeren Frauen zur Rekonstruktion der Vulva plastische Maßnahmen im Rahmen der Primärtherapie erforderlich (Literaturübersicht bei [9, 15, 28].

18.5.3 Therapie des Rezidivs

Aufgrund spezifischer Wachstumscharakteristika des Vulvakarzinoms können die lokoregionären Rezidive bezüglich ihrer Genese folgendermaßen unterschieden werden:

1. bei multizentrischer Anlage des Karzinoms Ausbildung von klinischen Tumoren nach unterschiedlicher Latenzzeit induzierter Foci;
2. nach inkompletter Operation, z. B. im Inguinal- oder Perianalbereich als kontinuierliches Wachstum;
3. durch diskontinuierliche Tumoraussaat innerhalb des subkutanen Lymphgefäßnetzes in Form von meist multiplen Knotenbildungen in der Bauchhaut;
4. Ausbildung von Tumoren an operativ neu formierten Epithelgrenzzonen, z. B. im Introitusbereich.

Das Risiko bezüglich der Ausbildung eines Rezidivs besteht auch Jahre nach erfolgter Primärtherapie in konstanter Weise, wie die Untersuchungen von Way [26], wie auch unsere eigenen Ergebnisse zeigen (Abb. 14). Patientinnen mit primär großen Tumoren und solche mit Lymphknotenbeteiligung tragen ein hohes Risiko bezüglich eines frühzeitigen Rezidivwachstums.

Die Therapie des Vulvakarzinoms ist in vielerlei Hinsicht problematisch. Die Patientinnen sind in der Regel polymorbide, die operativen und in noch höherem Maße die strahlentherapeutischen Vorbehandlungen haben meist die ohnehin altersdystrophe Haut zusätzlich sklerosiert und nicht selten zu Ulzerationen geführt. Darüber hinaus ist oft die Lokalisation des Rezidivtumors ungünstig, sein Wachstum destruierend.

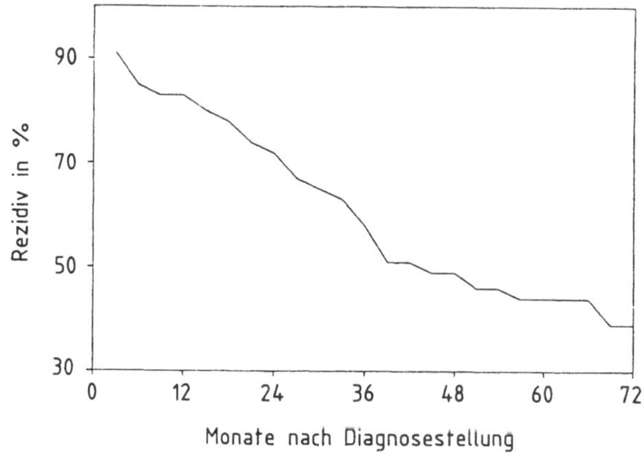

Abb. 14. Rezidivfreiheit nach Vulvakarzinomtherapie. Ergebnisse nach primärer operativer (und strahlentherapeutischer) Behandlung bei 74 Vulvakarzinompatientinnen (1970–1987), Universitätsfrauenklinik Köln

Die Heilungsaussichten jeder Rezidivtherapie gelten als äußerst ungünstig; die meisten Patientinnen versterben innerhalb von 3 Jahren an den Folgen der Karzinomerkrankung.

Allein aus pflegerischen Gründen ist so früh wie möglich wegen des destruierenden Tumorwachstums mit konsekutiver Inkontinenz und entzündlichen Veränderungen im Vulvoperinealbereich zur operativen Tumorentfernung mit plastischer Deckung des Defektes zu greifen. Hierzu steht heute eine Reihe von Methoden zur Verfügung, durch die es gelingt, auch ausgedehnte Lokalrezidive zu decken [1, 2, 7, 9, 13-15, 18, 19]:

- Dehnungslappen,
- Verschiebelappen,
- Rotationslappen,
- VY-, YV-, Z-Plastiken,
- Transpositionslappen,
- Tensor-fasciae-latae-Plastik,
- Glutaeus-maximus-Plastik.

Ob durch exzessive lokale Rezidivoperationen mit gleichzeitiger z. B. Glutaeus-maximus-Plastik das Leben der einzelnen Patientin verlängert werden kann, ist z. Z. nicht geklärt. Der Wert solcher Maßnahmen besteht in erster Linie in der - wenn auch nur vorübergehenden - Rehabilitierung der Patientin.

Das Vulvakarzinom ist als Primärtumor bereits als strahlenresistent zu betrachten, dies gilt in noch höherem Maße für das Rezidiv, zumal jetzt die Haut zusätzlich vorgeschädigt ist. Eine strahlentherapeutische Behandlung im Rezidivfall scheint nur als Versuch gerechtfertigt, wenn eine alleinige operative Therapie im Rahmen der Primärbehandlung vorangegangen ist [8].

Bei jeder Rezidivtherapie des Vulvakarzinoms wird aufgrund der meist rasch eintretenden infausten Situation in hohem Maße die symptomatische Behandlung (z. B. Analgesie, Urinableitung, oberflächliche Blutstillung) im Vordergrund stehen. Nicht selten stellen die suffiziente Schmerztherapie und die lokale reinigende Pflege zusammen mit menschlicher Zuwendung die einzige Hilfe dar.

Literatur

1. Beck L, Bender HG (1979) Intra- und postoperative Komplikationen in der Gynäkologie. Thieme, Stuttgart New York
2. Beck L, Bender HG (1981) Musculus gracilis zur Deckung von Defekten in der Vagina und Vulva. Gynäkologe 14: 49
3. Collins CG, Collins JH, Barclay DL et al. (1963) Cancer volving the vulva. Am J Obstet Gynecol 87: 762
4. Friedrich EG, Wilkinson EJ (1982) The vulva. Pathology of the female genital tract. Springer, Berlin Heidelberg New York pp 36-51
5. Green TH Jr, Ulfelder H, Meigs JV (1958) Epidermoid carcinoma of the vulva. Am J Obstet Gynecol 75: 834
6. Grimmer H (1974) Gut- und bösartige Erkrankungen der Vulva. Grosse, Berlin
7. Hillemanns HG (1981) Das fortgeschrittene Genitalkarzinom, das inkurable Karzinom, das Karzinomrezidiv. Allgemeiner Teil. Vulvakarzinom. Zervixkarzinom. In: Schwalm H, Döderlein G, Wulf K-H (Hrsg) Klinik der Frauenheilkunde, Bd 7. Urban & Schwarzenberg, München Wien Baltimore, S 1-207

8. Hillemanns HG (1989) Endstadium spezifischer inkurabler Tumoren. In: Schmidt-Matthiesen H, Wulf K-H (Hrsg) Spezielle gynäkologische Onkologie II, 2. Aufl. Urban & Schwarzenberg, München Wien Baltimore, S 353-390
9. Hillemanns HG, Hilgrath M (1986) Praeneoplasien und Malignome der Vulva. In: Schmidt-Matthiesen H (Hrsg) Spezielle gynäkologische Onkologie I. Klinik der Frauenheilkunde und Geburtshilfe, Bd 11. Urban & Schwarzenberg, München Wien Baltimore, S 71-126
10. Huber H (1959) Das primäre Karzinom der Vulva. Arch Gynecol 179: 1
11. Janovski NA (1968) Erkrankungen der Vulva. In: Schwalm H, Döderlein G, Wulf K-H (Hrsg) Klinik der Frauenheilkunde und Geburtshilfe, Bd 7. Urban & Schwarzenberg, München Wien Baltimore
12. Jeffcoate TNA, Woodcock AS (1961) Premalignant conditions of the vulva with particular reference to chronic epithelian dystophies. Br Med J 2: 127
13. Käser O, Ikle FA, Hirsch HA (1983) Atlas der gynäkologischen Operationen. 2. Aufl, Thieme, Stuttgart New York
14. Knapstein P, Friedberg V (1981) Plastische Eingriffe an Vulva und Vagina. Gynäkologe 14: 42
15. Knapstein P-G, Mahlke M, Poleska W, Zeuner W (1986) Wiederherstellungschirurgie im Bereich der Vulva. In: Zander J, Baltzer J (Hrsg) Erkrankungen der Vulva. Urban & Schwarzenberg, München, S 185-191
16. Limburg H (1972) Die Tumoren der Vulva. In: Handbuch der speziellen pathologischen Anatomie und Histologie, Bd VII, Teil 4. Springer, Berlin Heidelberg New York, S 569-726
17. Marghescu S (1986) Lichen sclerosus et atrophicus (LSA). In: Zander J, Balzer J (Hrsg) Erkrankungen der Vulva. Urban & Schwarzenberg, München Wien Baltimore
18. Ober KG, Meinrenken H (1964) Gynäkologische Operationen. Springer, Berlin Heidelberg New York
19. Parsons L, Ulfelder H (1968) An atlas of pelvic operations. Saunders, Philadelphia London Toronto
20. Petterson F (ed) (1988) Annual report on the results of treatment in gynecological cancer, vol 20. Radiumhemmet, Stockholm
21. Podratz KC, Gaffey TA, Symmonds RE, Johansen KL, O'Brien PC (1983) Carcinoma of the vulva. Analysis of treatment and suvival. Obstet Gynecol 61: 63
22. Schmidt-Matthiesen H (1986) Die operative Behandlung des Vulva-Karzinoms. In: Zander J, Baltzer J (Hrsg) Erkrankungen der Vulva. Urban & Schwarzenberg, München Wien Baltimore
23. Stegner H (1983) Vor- und Frühstadien des Vulvakarzinoms. Mitteilungsbl der AGO 4: 8
24. Way S (1960) Carcinoma of the vulva. Am J Obstet Gynecol 79: 692-697
25. Way S (1966) Carcinoma of the vulva. The problem of recurrence. In: Lewis GC, Wentz WB, Jaffe RM (eds) New concepts in gynecological oncology. Davis, Philadelphia pp 417-421
26. Way S, Hennigan M (1966) The late results of extended radical vulvectomy for carcinoma of the vulva. J Obstet Gynecol Br Emp 73: 594
27. Weghaupt K (1971) Das Vulvakarzinom. Geburtshilfe Frauenheilkd 31: 1164
28. Weghaupt W (1986) Elektrokoagulation und Elektroresektion der Vulva. In: Zander J, Baltzer J (Hrsg) Erkrankungen der Vulva. Urban & Schwarzenberg, München Wien Baltimore
29. Wharton JT (1986) Der heutige Stand der Therapie eines invasiven Plattenepithelkarzinoms der Vulva in den USA. In: Zander J, Baltzer J (Hrsg) Erkrankungen der Vulva. Urban & Schwarzenberg, München Wien Baltimore
30. Wilkinson EJ, Rico MJ, Pierson KK (1982) Microinvasive carcinoma of the vulva. Int J Gynecol Pathol 1: 29
31. Wimhöfer H, Zeitz H (1958) Klinik, Therapie und Heilungsergebnisse des Vulvakarzinoms. Geburtshilfe Frauenheilkd 18: 232-237
32. Zur Hausen H, Gissmann L, Schlehofer JR (1981) Viruses in the etiology of human genital cancer. Prog Med Virol, vol 30, Karger, Basel pp 170-186

19 Tumoren des endokrinen Systems

P. THUL

Hormonproduzierende Tumore des Bauchraums sind selten. Die Inzidenz dieser Tumoren liegt bei einem Patienten pro 200 000 Einwohnern pro Jahr. Gastrinome werden bei einer Person pro 2 Mio. pro Jahr gefunden, Vipome bei einer Person pro 10 Mio. pro Jahr, Glukagonome bei einer Person pro 20 Mio. pro Jahr. Somatostatinome sind extreme Raritäten [29, 64].

Die histologische Untersuchung von endokrinen Pankreastumoren hat gezeigt, daß sie aus verschiedenen peptidproduzierenden Zelltypen bestehen können. Auch können dann erhöhte Plasmaspiegel von mehr als einem Hormon gefunden werden. Der vorwiegende Zelltyp bestimmt das klinische Syndrom [49, 50, 51]. Zwanzig bis vierzig Prozent der Inselzelltumoren sind nicht hormonaktiv, obwohl sich bei der histologischen Untersuchung endokrine Zellen finden lassen. Fünfundachtzig Prozent der Karzinoidtumoren entwickeln sich im Gastrointestinaltrakt, 10% in der Lunge, meist als Bronchialkarzinoide, und der Rest an verschiedenen Organen wie Larynx, Thymus, Niere, Ovar, Prostata und Haut [12].

Bei der Mehrzahl der endokrinen Pankreastumoren kann die Malignität nicht aufgrund histologischer Kriterien vorhergesagt werden. Ausnahmen sind seltene gering differenzierte und schnell wachsende Neoplasmen, deren endokrine Struktur mit konventionellen histologischen Verfahren kaum entdeckt werden kann. Für alle anderen langsam wachsenden Tumoren ist das einzige eindeutige Kriterium der Malignität die Infiltration der umgebenden Organe oder die Metastasierung in die regionären Lymphknoten oder in die Leber. Um die benigne Natur eines Tumors festzustellen, ist eine langdauernde klinische Nachbeobachtung erforderlich, da Metastasen oft erst viele Jahre nach Entfernung des Primärtumors auftreten [26].

Maligne endokrine Pankreastumoren treten bevorzugt im Zusammenhang mit bestimmten Syndromen auf. Bei einer Metastasierung sind in über 90% der Fälle die regionären Lymphknoten parapankreatisch und an der Leberpforte sowie die Leber betroffen, während Metastasen anderer Lokalisationen sehr selten sind. Die mittlere Überlebenszeit bei nachgewiesener Malignität beträgt 4 Jahre, wobei einzelne Verläufe bis zu 19 Jahre mitgeteilt wurden [30].

Obwohl jeder der darmhormonproduzierenden Tumoren sich unterschiedlich verhält und spezielle Therapieprogramme erfordert, sind die Prinzipien der chirurgischen Therapie für sämtliche Tumoren gleich. Diese Prinzipien sind:

1. Feststellung der histologischen Diagnose;
2. Behandlung der Symptome;

3. Verhütung der hormon- bzw. tumorbedingten Komplikationen;
4. Beseitigung des Tumors.

Wynick [69] untersuchte über eine 5-Jahres-Periode den Krankheitsverlauf von Patienten, die wegen endokrin aktiver Pankreastumoren operiert worden waren. Bei 24 dieser Patienten, entsprechend 6,8%, traten im Mittel nach 19 Monaten erneut klinische Symptome auf. Es zeigten sich Bilder von anderen endokrinen Tumoren als den ursprünglich operierten. Dreizehn der Patienten entwickelten eine Hypergastrinämie, 5 davon verstarben an einer gastrointestinalen Perforation bzw. Blutung, von den 24 Patienten verstarben 22, nachdem sich eine erneute endokrine Aktivität bemerkbar machte.

Mit Ausnahme der Insulome sind endokrine Tumoren des Pankreas in der Regel maligne; bei einer großen Anzahl der Patienten sind zur Zeit der Diagnosestellung Metastasen vorhanden, die eine kurative Chirurgie ausschließen. Aufgrund neuer palliativer Therapien, wie der Gabe von Streptozotocin und Fluorouracil, H_2-Blokkern, Octreotid (SMS 201-995) und Okklusion der Leberarterien, werden längere Überlebenszeiten gesehen. Diese Patienten leben lange genug, daß sich ein zweites oder selbst ein drittes hormonelles Syndrom mit neuen und möglicherweise fatalen klinischen Symptomen entwickeln kann. Das Wissen um diese Möglichkeit erlaubt eine Therapie, wodurch Morbidität und Mortalität insbesondere bei Patienten mit Hypergastrinämie gesenkt werden können. Es besteht deshalb die Forderung, nach der Diagnose eines endokrinen Pankreastumors regelmäßige Hormonbestimmungen durchzuführen, wenigstens einmal im Jahr, besser noch alle 6 Monate bis zum Lebensende [69].

19.1 Karzinoid

Karzinoide sind verhältnismäßig seltene Tumoren. Etwa 30% aller Tumoren im Dünndarm sind Karzinoide. Sie treten vorwiegend im Ileum auf. Karzinoide wachsen sehr langsam; obwohl Lymphknoten- und Lebermetastasen spät auftreten, sind sie meistens bereits vorhanden, wenn die Diagnose gestellt wird. Metastasen treten in der Leber, im Knochen und in der Lunge auf. Die Klinik des Karzinoids ist gekennzeichnet durch die Sekretion von Serotonin (5-Hydroxytryptamin), dessen Abbauprodukt im Urin als 5-Hydroxyindolessigsäure nachgewiesen wird. Außerdem werden Kinine und Histamine ausgeschieden. Symptome sind wäßrige Stühle, fleckförmige Rötung im Gesicht, Palpitationen und Zyanose.

Das Karzinoidsyndrom tritt nur bei 6% der Fälle auf, wenn der Tumor auf den Dünndarm beschränkt ist, und nur in 45% der Fälle mit Lebermetastasen. Klinische Symptome sind selten, wenn keine Metastasierung vorliegt.

Bei Karzinoiden ist die Frequenz von Metastasen proportional der Tumorgröße. Sind die Tumoren kleiner als 1 cm im Durchmesser, haben 19% der Patienten Lymphknotenmetastasen. Sechzig Prozent aller intestinalen Karzinoidtumoren haben bereits zum Zeitpunkt der Diagnosestellung metastasiert. Gastroduodenale Karzinoide metastasieren selten, wenn sie nicht größer als 1 cm im Durchmesser sind.

Das Karzinoid ist der häufigste Tumor der Appendix. Metastasen des Appendixkarzinoids sind sehr selten und reichen meistens nicht über die regionären Lymphknoten hinaus. Das Adenokarzinoid der Appendix metastasiert in etwa 20% der Fälle, hingegen ist die Prognose beim tubulären und adenoiden Karzinoid sehr gut.

Karzinoide des Dickdarms sind sehr selten. Sie sind in der Regel klein und messen selten mehr als 2 cm im Durchmesser. In diesem Fall können sich Lymphknotenmetastasen ergeben. Die Angaben zur Überlebenszeit schwanken stark. Die 5-Jahres-Überlebenszeit liegt bei 50%; falls der Tumor die Serosa erreicht, liegt sie bei 5%, bei alleinigem Befall der Mukosa bei 85%.

Die Überlebensrate von Patienten mit Karzinoiden hängt von der Wachstumsrate des Tumors und der Präsenz von Metastasen, die 5-Jahres-Überlebensrate auch vom Sitz des Primärtumors ab (Tabelle 1). Sie beträgt 99% für Karzinoide der Appendix unabhängig vom Stadium, 75% für Karzinoide des Dünndarms, aber nur 54%, wenn alle Stadien betrachtet werden.

Bei der zweifelhaften Prognose der Karzinoide ist die chirurgische Entfernung des Tumors erforderlich. Chirurgische Maßnahmen spielen eine eingeschränkte Rolle in der Behandlung des Karzinoidsyndroms, mehr als 90% der Patienten haben eine ausgedehnte Metastasierung, und eine kurative Chirurgie ist deshalb nur in einzelnen Fällen möglich, wenn ein isolierter Tumor z. B. an den Ovarien oder der Leber vorliegt. Eine Besserung der Symptomatik kann durch Tumorresektion, insbesondere bei großen Tumoren der Leber, erreicht werden. Chirurgische Maßnahmen, die lediglich den Primärtumor entfernen, sind nicht angebracht bei Patienten mit ausgedehnter Metastasierung, solange nicht lokale Probleme wie intestinale Obstruktion, Bronchialobstruktion oder Blutungen auftreten. Eingriffe an den Herzklappen können in einzelnen Fällen indiziert sein [37]. Partielle Leberresektionen erscheinen sinnvoll, wenn die langsam wachsenden Lebermetastasen nur in einem Leberlappen lokalisiert sind [2].

Andererseits lassen sich endokrine Tumoren konservativ behandeln [1]. Somatostatin und seine langwirkenden Analoge sind in den vergangenen Jahren erfolgreich eingesetzt worden, um die Hormonsekretion verschiedener endokriner Tumoren zu unterdrücken und die klinischen Symptome, insbesondere spontanes Flushing, zu verringern. Flushing läßt sich vermeiden durch Infusion von Somatostatin oder sub-

Tabelle 1. Fünfjahresüberlebensraten bei Patienten mit Karzinoiden. Sammelstatistik, 2837 Fälle. (Nach [2])

Lokalisation	Stadium			
	lokal	regionär %	diffus	alle
Magen	93	23	-	52
Dünndarm	75	59	19	54
Appendix	100	100	27	99
Kolon	77	65	17	52
Rektum	92	44	7	83
Lungen	96	71	11	87
Alle Lokalisationen	94	64	18	82

kutane Injektion des Somatostatinanalogons SMS 201-995. Auch eine Verbesserung der wäßrigen Diarrhö bei Karzinoidpatienten wurde nach intravenöser Infusion von Somatostatin oder subkutaner Injektion von SMS 201-995 beobachtet [21].

Eine erfolgreiche Behandlung mit Methysergid, Cyproheptadin und Ketanserin ist nicht ohne Risiken, insbesondere verursacht Methysergid eine retroperitoneale und kardiale Fibrose [20, 37].

19.1.1 Chemotherapie

Zur Karzinoidtherapie ist eine große Zahl von Substanzen versucht worden, sowohl einzeln als auch in Kombination (Tabellen 2 und 3) [19, 25, 45]. Die am häufigsten angewendeten Kombinationen sind Streptozotocin und 5-Fluorouracil oder Streptozotocin, 5-Fluorouracil und Doxorubicin. Die Ansprechrate auf diese Therapieschemata ist bei Bronchial- und Dünndarmkarzinoiden gering, während Karzinoide des Vorderdarms gut reagieren. Die Response-Rate auf Einzelsubstanzen variiert zwischen 0 und 25%, bei Kombinationstherapie zwischen 22% und 40%, jedoch hatte die Therapie nur einen geringen Effekt auf die Symptomatik [44]. Eine selektive Gabe in die A. hepatica propria zeigte keinen Effekt [46].

Tabelle 2. Monochemotherapie bei Karzinoiden

Substanz	Ansprechrate		
	Patienten		Autor/Jahr
	n	[%]	
Doxorubicin	33	21	Moertel [39] 1983
5-Fluorouracil	19	26	Moertel [39] 1983
Dacarbazin	15	13	van Hazel [67] 1983
Actinomycin D	17	6	van Hazel [67] 1983
Cisplatin	15	7	Moertel [47] 1986
Streptozotocin	6	16	Moertel [39] 1983

Tabelle 3. Auf Streptozotocin basierendes Chemotherapieregime für Karzinoide

Regime	Ansprechrate		
	Patienten		Autor/Jahr
	n	[%]	
Streptozotocin[a] + 5-Fluorouracil	43	33	Moertel [39] 1983
Streptozotoxin[b] + Zyklophosphamid	47	26	Moertel [40] 1979
Streptozotoxin + 5-Fluorouracil	80	23	Engstrom [18] 1984
5-Fluorouracil + Doxorubicin + Zyklophosphamid + Streptozotocin	20	35	Bukowski [6] 1983
Streptozotoxin + Doxorubicin	10	40	Kelsen [24] 1982

[a] Streptozotocin in 5-Tage-Zyklen alle 6 Wochen.
[b] Streptozotocin in 5-Tage-Zyklen alle 10 Wochen.

Tabelle 4. Medikamentöse Therapie des Karzinoidsyndroms

Substanz	Dosierung	Reduktion von	
		Flush	Diarrhö
Phenoxybenzamin-HCl	10-30 mg/Tag	Ja	Nein
Chlorpromazin	10-25 mg/8 h	Ja	Nein
5-Hydroxytryptamin-Synthesehemmer			
Methyldopa	4-6 g/Tag	(Ja)	Nein
Parachlorphenylalanin	0,5-1 g/6 h	(Ja)	Ja
5-Hydroxytryptamin-Rezeptorantagonisten			
Cyproheptadin-HCl	4-8 mg/6 h	Nein	Ja
Ketanserin	40-160 mg/Tag	(Ja)	Ja
Methysergid	3-8 mg/Tag	Nein	Ja
Histaminantagonisten			
Diphenhydramin-HCl und	50 und		
Cimetidin	300 mg/6 h	Ja	Nein
Andere			
Prednisolon	10-20 mg/Tag	Ja	Nein
Tamoxifen	40 mg/Tag	(Ja)	(Ja)
Leukozyteninterferon	10 Mio. E/4 h	Ja	Ja
Somatostatin	500 µg/h i.v.	Ja	Ja
SMS 201-995	150 µg/8 h	Ja	Ja

19.1.2 Symptomatische Therapie des Karzinoidsyndroms

Die Patienten sollten jegliche Faktoren meiden, die die Symptome verstärken, seien es Alkohol, scharfe Gewürze oder Anstrengung. Die Diät sollte adäquat im Gehalt an Tryptophan und Nikotinsäure sein. Eine Diarrhö kann mit Kodeinphosphat oder, wenn das distale Ileum reseziert ist, mit Colestyramin behandelt werden. Asthma kann erfolgreich mit Aminophyllin oder dem β_2-adrenergen Agonisten Albuterol therapiert werden. Diuretika sollten bei Herzinsuffizienz verordnet werden.

Gegen Flushing und Durchfälle ist eine große Anzahl von Medikamenten vorgeschlagen worden (Tabelle 4). Ein im allgemeinen gangbarer Weg ist die Gabe von Cyproheptadin und, wenn die Symptome fortbestehen, Methysergid oder Parachlorphenylalanin, obwohl das letztere beim Langzeitgebrauch toxisch wirkt [62]. Keines dieser Medikamente hat eine ausreichende Wirkung auf die Flushsymptomatik. Die einzige Substanz, die den Flush beeinflussen kann, ist SMS 201-995. [32].

19.1.3 Interferontherapie

Oberg [48] hat über eine Studie mit Leukozytenalphainterferon an 30 Patienten berichtet. Bei 70% kam es zu einer Besserung der Flushsymptomatik, bei 35% der Patienten besserte sich die Diarrhö. Die Hydroxyindolessigsäureausscheidung im Urin war rückläufig, normalisierte sich jedoch in 42% der Fälle nicht. Nebenwirkungen von Interferon sind Müdigkeit und Knochenmarkdepression, jedoch kann es auch

Antitumorwirkung haben. In einem Kollektiv von 36 Patienten mit metastasierenden Karzinoiden trat bei 4 Patienten (11%) eine Reduktion der Tumormasse auf. Die Remissionen hielten 24 Monate an.

19.2 Insulom

Seit der ersten Beschreibung einer Resektion eines Inselzelltumors im Jahre 1927 wurde in der Literatur über ungefähr 1500 Fälle berichtet. Da die klinischen Symptome in der Regel neuropsychiatrischer Art sind, werden diese Tumoren häufig sehr spät entdeckt. Das mittlere Intervall zwischen Beginn der Symptome und Diagnosestellung beträgt annähernd 7 Jahre [64].

Insulome verhalten sich überwiegend gutartig, nur etwa 5% bis maximal 15% sind maligne entartet und gehen mit Metastasen in den regionären Lymphknoten und der Leber einher [30, 56]. Inselzellkarzinome wurden im Krankengut von Kümmerle [30] bei 26% der Patienten mit Inselzelltumoren gesehen. Die Prognose der malignen Inselzelltumoren ist mit einer durchschnittlichen Überlebenszeit von 3-4 Jahren wesentlich günstiger als die der Karzinome des exokrinen Pankreas. Trotz Metastasierung ist ein operatives Vorgehen von Nutzen, um beim hormonaktiven Tumor die Symptomatik durch Reduktion zu mildern und einen besseren Ausgangspunkt für eine Chemotherapie zu schaffen [30]. Kurative Eingriffe sind nur selten möglich, da in der Regel Lebermetastasen vorliegen. Beschränkt sich der Tumor auf die Bauchspeicheldrüse, und hat er lediglich regionäre Lymphknotenmetastasen gesetzt, erfolgt bei einer Lokalisation im Kopfbereich die Duodenopankreatektomie, bei Lage im Pankreaskorpus bzw. -schwanz die Linksresektion. Eine Lymphadenektomie der regionären Lymphknotenstationen ist anzustreben. Ist wegen Lebermetastasen ein kurativer Eingriff nicht möglich, so ist das weitere Vorgehen davon abhängig, ob der Tumor hormonaktiv oder -inaktiv ist. Kann mit einer palliativen Operation die Hormonproduktion nicht ausreichend unterdrückt werden, und sind antihormonale Substanzen wie Diazoxid ineffektiv, kann Streptozotocin versucht werden [30] (Tabelle 5).

Sobald sich Lebermetastasen gebildet haben, die gelegentlich zystisch verändert sein können, ist die Exzision des Primärtumors indiziert [52]. Die Entfernung von Metastasen erscheint in gewissen Grenzen ratsam. Eine evtl. notwendige Lobektomie der linken Leber zum Zeitpunkt der Pankreasoperation wird empfohlen. Für

Tabelle 5. Chemotherapie bei Inselzellkarzinomen

Regime	Patienten		Autor	Jahr
	n	[%]		
Streptozotocin	17	(41)	Moertel [42]	1971
Doxorubicin	20[a]	(20)	Moertel [43]	1982
Chlorozotocin	13	(53)	Bukowski [6, 7]	1983
Streptozotocin + 5-Fluorouracil	40	(63)	Moertel [41]	1980

[a] Vorbehandelte Patienten.

Metastasen im rechten Leberlappen wird die lokale Exzision oder sehr selten die Segmentektomie empfohlen. Die Ligatur der A. hepatica propria ist nicht indiziert, wenn eine systemische und regionale Chemotherapie möglich ist [52]. Da Lebermetastasen des Insuloms sehr langsam wachsen, wird die Resektion von größeren Leberanteilen mit einem erhöhten Morbiditätsrisiko nicht als ratsam angesehen, solange keine Chemotherapie versucht wurde. Zeigt sich nach einer systemischen Chemotherapie mit Streptozotocin kein Erfolg, wird die Exzision der Metastasen oder die Tumorreduktion vorgeschlagen, des weiteren die Plazierung eines Katheters in der A. gastroduodenalis zur regionalen Chemotherapie [52].

19.3. Glukagonom

Seit der Erstbeschreibung 1966 ist über 90 Glukagonome berichtet worden [38]. Das Glukagonomsyndrom ist charakterisiert durch ein nekrolytisches, migratorisches Exanthem, eine Stomatitis, eine Glossitis, eine normochrome, normozytäre Anämie, einen milden Diabetes und die Tendenz zu Thrombosen und neuropsychiatrischen Veränderungen. Zum Zeitpunkt der Diagnosestellung sind 75% der Tumoren größer als 5 cm und finden sich vermehrt im Pankreaskörper und -schwanz. Mehr als die Hälfte ist zu diesem Zeitpunkt invasiv gewachsen oder hat Metastasen gesetzt.

Eine kurative Behandlung ist nur im Einzelfall möglich. Neben dem lokal inoperablen Tumor finden sich bei der Hälfte der Patienten bereits Lebermetastasen. Die Tumorreduktion schafft günstige Voraussetzungen für eine effektive Chemotherapie und führt im Einzelfall zu Symptomfreiheit über Monate. Die malignen Glukagonome sind langsam wachsende Tumoren mit geringer Progredienz und guter Prognose trotz bereits eingetretener Metastasierung. Nach Entfernung der Hauptmasse des Tumors kommt es zu einer schlagartigen Besserung der Symptome [64].

Zur symptomatischen konservativen Behandlung stehen lokale Steroide und Antibiotika sowie die Applikation von ultraviolettem Licht bei Hautveränderungen zur Verfügung.

Wenn eine chirurgische Therapie nicht machbar ist und eine Leberarterienembolisation stattgefunden hat oder die Pfortader okkludiert ist, ist eine Chemotherapie indiziert (Tabelle 6). Die Gabe von Streptozotocin kann bei einzelnen Patienten zu einer lang dauernden Remission führen [11, 41]. Dreiundsechzig Prozent der Tumoren sprechen auf die Kombination Streptozotocin /Fluorouracil an, dies ist deutlich günstiger als unter alleiniger Streptozotocingabe (36%). Die Medikation ist nephrotoxisch, so daß mit einem Nierenversagen zu rechen ist [41].

Tabelle 6. Chemotherapie beim Glukagonom

Substanz	Autor	Jahr
Streptozotocin	Ch'ng [11]	1986
Streptozotocin + 5-Fluorouracil	Moertel [41]	1980
Dacarbazin	Kvols [31]	1987
DTIC	Strauss [63]	1979

Aufgrund der Seltenheit der Tumoren besteht nicht die Möglichkeit, durch Studien klare Richtlinien für eine Chemotherapie zu erarbeiten. Die Mitteilungen bleiben somit Einzelbeobachtungen.

Von Strauss [63] wird eine Chemotherapie mit Dimethyltriazenoimidazolcarboxamid (DTIC) vorgeschlagen, sowohl bei Patienten, bei denen der Tumor nicht reseziert werden konnte, als auch zur Nachbehandlung [22].

Dacarbazin wurde in die Therapie eingeführt, nachdem eine Tumorregression bei einem Glukagonom, nach erfolgloser Therapie mit Streptozotocin, gesehen worden war. Die Substanz wird als das Mittel der Wahl beim malignen Glukagonom angesehen [31].

Somatostatin wird eine physiologische Rolle bei der Inhibierung der Glukagonfreisetzung zugeschrieben. Infusionen von Somatostatin beim Glukagonom führten zu einer reduzierten Glukagonsekretion. Der Effekt war jedoch kurz dauernd, und es wurde eine lang wirksame Substanz gesucht. Die Synthese des Somatostatinanalogons, Octreotid (SMS 201-995) hat die Therapie des Glukagonoms grundlegend verändert. Die Patienten können die Substanz selbst subkutan injizieren. Nebenwirkungen sind abdominale Beschwerden, gelegentlich Diarrhö und Beeinträchtigung des Glukosestoffwechsels.

Bei einer Dosis von 2 mal 50 µg/Tag subkutan kommt es zu einem raschen Abfall des Glukagonspiegels und zu einer Besserung der klinischen Symptomatik. Auslaßversuche führten jedoch zu einem rapiden Anstieg des Glukagons [3, 4].

19.4 Gastrinom

Das Magenantrum und der erste Teil des Zwölffingerdarms sind der Hauptsitz von G-Zellen. Jedoch hat die Mehrzahl der 3000 Gastrinome, die im Zollinger-Ellison-Tumorregister erfaßt worden sind, ihren Sitz in der Bauchspeicheldrüse, wo postnatal in der Regel keine G-Zellen gefunden werden [70]. Nur 6 Fälle von Hypergastrinämie und peptischen Ulzera sind im Zusammenhang mit einer Hyper- oder Neoplasie des Magens beschrieben worden [10].

Im Gegensatz zu Gastrinomen des Pankreas sind Gastrinome des Duodenums häufig solitär. Lediglich in 25% der Fälle haben sie zum Zeitpunkt der Diagnosestellung Metastasen gesetzt. Ursache des Zollinger-Ellison-Syndroms ist in 15-25% der Fälle ein Duodenaltumor. Ektope Tumoren am Milzhilus, an der Magenwand, am Mesenterium und an der Leber sind eher selten, scheinen jedoch eine bessere Prognose als Gastrinome der Bauchspeicheldrüse zu haben.

Etwa 60% der Gastrinome sind zum Zeitpunkt der Operation maligne entartet. Dabei sind ca. 11% noch lokal begrenzt, während 50-80% bereits metastasiert haben [30].

Derzeit besteht keine einhellige Meinung zur Therapie des Gastrinoms bzw. des Zollinger-Ellison-Syndroms. Eine Umfrage zur aktuellen Therapie des Zollinger-Ellison-Syndroms an 126 amerikanischen Kliniken hat ergeben, daß sämtliche Chirurgen, die die Fragen beantwortet haben, die Exzision des Gastrinoms fordern [16, 36, 54]. Ist der Primärtumor nicht resektabel, stellt die Gastrektomie bei Patienten mit Zollinger-Ellison-Syndrom und multipler endokriner Neoplasie die Methode der

Wahl dar [23, 35]. Die Entfernung des Zielorgans und damit der Gastrinaktivität vermindert die Symptome und verbessert die Prognose durch Verhinderung fataler Komplikationen der Ulzera.

Die multiple endokrine Typ-I-Adenomatose ist genetisch determiniert, so daß eine Heilung bisher nicht möglich ist. Die totale Pankreatektomie kann lediglich eine Komponente heilen, trotzdem kann die Exzision des Insuloms zu einer lang dauernden Remission führen. Eine sichere Überwachung des Patienten und seiner Familie ist erforderlich. Wenn das Insulom erfolgreich entfernt werden kann, ist keine weitere Therapie des Pankreas erforderlich, solange der Tumor nicht erneut auftritt.

Untersuchungen über mehrere Generationen haben ergeben, daß jede Maßnahme nur palliativen Charakter hat. Palliative Therapien wie Embolisation der A. hepatica propria, Gabe von Interferon, Injektion von Streptozotocin können zeitweilige Besserung bringen. Aufgrund der ernsten Prognose wird als palliative Maßnahme bei dieser erblichen Erkrankung die totale Pankreatektomie vorgeschlagen, wenn in der Familie durch dieses Leiden eine hohe Morbidität und Mortalität bestehen [65].

Gastrinome im Pankreas haben zum Zeitpunkt der Operation häufig bereits Metastasen gesetzt. Entschließt man sich zum operativen Vorgehen, so ist zu differenzieren, ob die Metastasen ein überraschender intraoperativer Befund sind und in Abweichung zu den präoperativen Untersuchungen stehen oder ob operiert werden muß, da Kontraindikationen eine Dauertherapie mit H_2-Blockern ausschließen. Bei Vorliegen von Metastasen ist allein die Entfernung des Erfolgsorgans des Gastrins sinnvoll [30]. Die Gastrektomie beim Zollinger-Ellison-Syndrom muß nicht im radikalen Sinne der Tumorchirurgie des Magens erfolgen, d.h. es muß keine En-bloc-Resektion einschließlich Splenektomie vorgenommen werden, es muß vielmehr die vollständige Entfernung der Magenschleimhaut garantiert sein. Komplikationen mit Ulkusentstehung und Anastomoseninsuffizienz sind die Folgen einer inkompletten Resektion. Die postoperativen Komplikationen werden gemindert, wenn auf die Splenektomie und die Pankreaslinksresektion zusätzlich zur Gastrektomie verzichtet wird. Das Ausmaß der Magenresektion beeinflußt signifikant die Überlebenszeit beim metastasierenden Gastrinom.

Ellison u. Wilson [17] berichten über 60 Patienten, die wegen eines Zollinger-Ellison-Syndroms operiert wurden. Trotz Metastasen bei 56% der Patienten zum Zeitpunkt der Operation betrug die 5-Jahres-Überlebensrate 44% und die 10-Jahres-Überlebensrate 40%. In einem zweiten Kollektiv von 35 Patienten betrug bei den Operierten die 5-Jahres-Überlebensrate 82%, die 10-Jahres-Überlebensrate 64%. Langzeitüberlebensraten waren selbst bei Leber- und Lymphknotenmetastasen zu beobachten [14]. Durch eine Resektion der Tumoren konnte die durchschnittliche Überlebensrate um 6,2 Jahre gegenüber einem medikamentös behandelten Kollektiv verbessert werden. Es erscheint deshalb nicht gerechtfertigt, bei nachgewiesenem Gastrinom lediglich H_2-Blocker zu geben, um das Ulkusleiden unter Kontrolle zu halten.

Becker [2] hält bei solitären Tumoren eine lokale Exzision, die den Kriterien der Tumorchirurgie genügen muß, für ausreichend. Bei Tumoren des Pankreaskopfs sollte lediglich die lokale Exzision bzw. Enukleation des Tumors angestrebt werden. Eine Duodenopankreatektomie erscheint Becker nicht gerechtfertigt, da das Verfahren nur in Einzelfällen eine Heilung herbeiführt. Bei 36 Patienten konnte lediglich

Tabelle 7. Prognose des Zollinger-Ellison-Syndroms. (Nach [2])

Wachstum	Patienten n	5-Jahres-Überlebensrate [%]
Tumor ohne Metastasen	64	59,3
Tumor mit Metastasen	86	47,6
Duodenaltumor	12	83,4
Gesamt	162	54,9

4mal eine Normalisierung der Serumgastrinspiegel erreicht werden. Die Indikation für eine totale Gastrektomie besteht, wenn eine konsequente konservative Therapie nicht zum Ausheilen der peptischen Läsion bzw. zum Verschwinden der säureinduzierten Diarrhöen führt (Tabelle 7).

Jüngst ist über eine erfolgreiche Behandlung des malignen Gastrinoms mit dem Somatostatinanalogon SMS 201-995 berichtet worden [5]. Diese Substanz scheint beim Gastrinom ebenso wie bei anderen endokrinen Pankreastumoren zur palliativen Therapie geeignet zu sein [33, 34].

19.5 Vipom

Das Vipomsyndrom wurde erstmals 1958 von Verner und Morrison [68] beschrieben. Es ist gekennzeichnet durch Diarrhö, Hypovolämie, Azidose, Hypokaliämie, Achlorhydrie oder Hypochlorhydrie, in einzelnen Fällen durch Hypokalzämie, Hypomagnesiämie, Hyperglykämie, vergrößerte Gallenblase und eine vermehrte Sekretion der Speichel- und Tränendrüsen. Zum Zeitpunkt der Diagnosestellung haben die Symptome in der Regel bereits 3 Jahre bestanden, und Metastasen werden bei mehr als 50% der Fälle gefunden. Nierenversagen und Herzstillstand infolge des Wasser- und Salzverlusts sowie der Azidose führen zum Tod [28].

Die Prognose muß in den einzelnen Fällen zurückhaltend beurteilt werden, da die durchschnittliche Überlebenszeit bei malignen Vipomen nur 1 Jahr nach Diagnosestellung beträgt.

Beim malignen Vipom muß die größtmögliche operative Radikalität angestrebt werden, um die Diarrhöen unter Kontrolle zu bringen. Die Empfehlungen dazu reichen von der partiellen Duodenopankreatektomie bis zur regionalen Pankreatektomie [53]. Da 3/4 der Verner-Morrison-Tumoren im Pankreaskorpus oder -schwanz lokalisiert sind, ist die distale Pankreatektomie die adäquate Therapie.

Beim benignen Vipom gelingt es nicht selten, durch Exzision des Tumors eine Heilung herbeizuführen. Als palliative Maßnahme kommt eine Regulierung des Wasser-Elektrolyt-Haushalts in Betracht. Als antihormonelle Therapie wird die Gabe von Glukokortikoiden empfohlen [2], ebenso Somatostatin in der Dosierung von 150-250 μg/h [55].

Findet sich zum Zeitpunkt der diagnostischen Laparotomie eine Metastasierung, sollte das Ziel der Operation eine erhebliche Tumorreduktion sein, da sich da-

Tabelle 8. Chemotherapie bei Vipomen

Regime	Patienten n	Remission n	Autor	Jahr
Streptozotocin	2	0	Ch'ng [11]	1986
Streptozotocin	1	1	Charleux [9]	1982
Streptozotocin + 5-Fluorouracil	1	0	Sagmann [57]	1986
Streptozotocin + 5-Fluorouracil	1	0	Santangelo [58]	1985
Adriamycin, DTIC	1	0	Santangelo [58]	1985
Streptozotocin	1	1	Kraenzlin [27]	1984
Streptozotocin + 5-Fluorouracil	1	0	Kraenzlin [27]	1985
Streptozotocin + Fluorouracil	1	0	Maton [37]	1985
Dacarbazin + Chlorozotocin	1	0	Maton [37]	1985

durch die klinische Symptomatik zurückbilden kann. Liegt eine ausgedehnte Metastasierung in die Leber vor, kommt eine zytostatische Behandlung mit Streptozotocin und 5-Fluorouracil in Betracht [2].

Eine Tumorentfernung einschließlich der regionären Lymphknoten ist anzustreben. Bei Patienten mit lokal nichtresektablen Tumoren oder Lebermetastasen hat sich die Tumorreduktion zur Symptomkontrolle und zur Vorbereitung auf eine Chemotherapie als sinnvoll erwiesen.

Im Falle von Lebermetastasen wird die Embolisation vorgeschlagen. Die Injektion von feinen Partikeln, gefolgt von größeren Partikeln, scheint die Metastasen zu zerstören, während die Leberfunktion nicht beeinträchtigt wird.

Vipome reagieren sensibel auf Streptozotocin, die Remissionsrate liegt höher als 90% und hält für Jahre an. Dacarbazin und 5-Fluorouracil haben sich ebenfalls als effektiv erwiesen (Tabelle 8).

Einzelne Fallberichte deuten auf eine Wirksamkeit von Indometacin, Lithiumkarbonat, Trifluorperacin, Clonidin, Metoclopramid, Loperamid und Steroiden hin. Die Substanzen können die Durchfälle stoppen oder lindern.

Zur Symptomkontrolle wie auch zur Tumortherapie wird sowohl die Gabe von Somatostatin als auch des Somatostatinanalogons SMS 201-995 vorgeschlagen [55].

Das Somatostatinanalogon SMS 201-995 ist bei einer Reihe von Patienten in der Zwischenzeit erfolgreich eingesetzt worden. Die Substanz scheint nach einigen Monaten eine Tumorregression herbeizuführen. Ebenso wie beim Somatostatin erfolgt die Gabe kontinuierlich intravenös in der Dosierung 1 µg/kg/h [59, 60] oder 2mal täglich 50 µg [57].

Selbst nach erfolgloser Chemotherapie und Radiatio wurden mit der Substanz ein Abfall des vasointestinalen Peptids auf Normalwerte erreicht und eine teilweise mehrjährige Überlebenszeit erzielt [15, 27, 29, 37, 59].

19.6 Somatostatinom

Somatostatinome der Bauchspeicheldrüse sind maligne, solitär und rasch wachsend. Sie metastasieren frühzeitig, primär in die Leber, selten in Lymphknoten und Knochen [29, 61]. Ohne Metastasen ist die Duodenopankreatektomie die adäquate

Therapie. Wenn Metastasen eine Tumorresektion ausschließen, erscheint eine Tumorreduktion zur Kontrolle der Symptome sinnvoll. Die Prognose von Patienten mit derartigen Tumoren ist schlecht, die Überlebensraten betragen wenige Monate [64].

19.7 Chemotherapie

Von Kvols [31] wird darauf hingewiesen, daß die neuroendokrinen Tumoren, obwohl sie von derselben Zelle abszustammen scheinen, erhebliche Unterschiede in ihrem Verhalten gegen Chemotherapeutika zeigen. Creutzfeldt et al. [12] beobachteten gleichfalls, daß Inselzelltumoren auf Chemotherapie verschieden reagieren, so ist z. B. Streptozotocin in nahezu allen Fällen mit Vipomen effektiv; andererseits zeigt es nur in 10% der Fälle mit malignen Insulinomen, zumindestens beim ersten Behandlungszyklus, eine Wirkung, die bei Gastrinomen gänzlich fehlt.

Die zahlreichen in der Onkologie gebräuchlichen Zytostatika bzw. Zytostatikakombinationen haben sich in der Behandlung endokriner metastasierender Pankreastumoren nicht bewährt. Partielle Therapieerfolge wurden mit Streptozotocin erzielt, insbesondere in Kombination mit 5-Fluorouracil beim metastasierenden Insulinom, Gastrinom, Glukagonom und Verner-Morrison-Syndrom, während der Einsatz beim Karzinoidsyndrom weniger günstige Ergebnisse erbracht hat (Tabelle 9) [42]. Die Überlegenheit einer intraarteriell über einen Zöliakakatheter verabreichten Streptozotocinapplikation gegenüber der intravenösen Anwendung ist nicht erwiesen.

Das unterschiedliche biologische Verhalten metastasierender endokriner Tumoren erfordert häufig eine individuelle Behandlung. Eine aggressive Therapie sollte nicht bei Patienten im Frühstadium eines metastasierenden Karzinoids angewendet werden, wenn keine Tumorsymptome bestehen. Beschwerden, die die tägliche Aktivität deutlich beeinträchtigen, sollten behandelt werden. Ein prognostisch schlechtes Zeichen beim Karzinoid ist der Anstieg der Hydroxyindolessigsäure im Urin auf mehr als 150 mg/24 h oder die Entwicklung von kardialen Symptomen. In gleicher Weise kann bei Patienten mit Symptomen aufgrund von metastasierenden endokrinen Pankreastumoren mit einer Chemotherapie abgewartet werden, bis die Symptome nicht mehr durch Medikamente beherrscht werden können [31]. Zur Erfolgskon-

Tabelle 9. Streptozotocinbehandlung metastasierender endokriner Tumoeren. (Nach [2])

Art des Tumors	Patientenzahl n	Ansprechrate n
Insulom	10	9
Vipom	5	5
Glukanogom	3	2
Gastrinom	3	0
Karzinoid	8	0
Gesamt	29	16

trolle der Chemotherapie fehlte bisher ein Maß. Die Anwesenheit von Tumorprodukten im Serum oder im Urin und die nun mögliche Bestimmung dieser Substanzen erlauben eine Kontrolle der Chemotherapie. Häufig korreliert das Absinken der Tumorprodukte im Serum mit einem Rückgang der Symptome.

19.8 Embolisation der A. hepatica propria

Lebertumoren erhalten ihre hauptsächliche Blutversorgung aus der Leberarterie, während Parenchymzellen überwiegend aus der Pfortader versorgt werden. Nehmen Lebermetastasen an Größe zu, werden die umgebenden Portalgefäße durch die Tumormasse verschlossen, und der Tumor wird über die Arterie ernährt. Eine intraarterielle Chemotherapie von Lebertumoren über Leberarterienkatheter ist bereits in den frühen 60er Jahren beschrieben worden. Mehrere unkontrollierte Studien haben gezeigt, daß es bei 75% der Patienten mit Karzinoiden zu einer Reduzierung der Flushsymptomatik und der Durchfälle kommt und daß auch ein Abfall der 5-Hydroxyindolessigsäure-Ausscheidung gemessen werden kann [37].

Dieser Rückgang der Symptomatik hält Monate an, und eine erneute Embolisation ist evtl. erforderlich. Diese kann mit ernsten Komplikationen wie Gallenblaseninfarkt, Leberabszeß, Septikämie und Karzinoidkrise verbunden sein.

Bisher liegen keine kontrollierten Studien über den Effekt der Embolisation auf Tumorwachstum und -ausdehnung vor. Obwohl sie zu einer beträchtlichen Tumornekrose führt, besteht noch keine genaue Kenntnis darüber, ob es durch Embolisation allein zu einer Lebensverlängerung kommt. Von Moertel [46] wird über Erfahrungen an 21 Patienten mit Embolisation und nachfolgender Chemotherapie mit Doxorubicin, Dacarbazin, Streptozotocin und Fluorouracil berichtet, unter der es zu einer Remission der Symptome für im Mittel 24 Monate kam, während eine alleinige Embolisation zu einer Remission von im Mittel 7 Monaten führte.

Nach temporärer Okklusion mit einem Ballonkatheter und intraarterieller Chemotherapie kann eine dramatische Besserung der Symptome auftreten.

Vor jeder Embolisation ist eine Angiographie der Leber durchzuführen. Zur Embolisation können Gelfoambruchstücke, rostfreie Stahlspiralen oder Polyvinylalkoholschaumpartikel (Ivalon) mit einem Durchmesser von 0,25-0,59 mm benutzt werden. Bei der Verwendung von Ivalonschwämmen ist von Carrasco [8] die Kombination mit dehydriertem Alkohol vorgeschlagen worden. Des weiteren befürwortet er die gleichzeitige intrahepatische Infusion von Chemotherapeutika. Nebenwirkung der Embolisation kann die Hormonfreisetzung aus dem Tumor sein, was beim Gastrinom zu einer Ulkusblutung führen kann [8].

Inwieweit eine Chemoembolisation in Zukunft eine Verbesserung der Therapie bringen wird, ist noch offen.

19.9 Strahlentherapie

Eine Bestrahlung der Leber mit Dosen von 30 Gy wird gewöhnlich gut toleriert. Schäden der Leber sind selten bei Dosen bis zu 35 Gy, wenn die Einzelfraktionen weniger als 2 Gy betragen. Diese Therapie wird für sämtliche Patienten mit metastasierenden endokrinen Pankreastumoren vorgeschlagen, da es zu langanhaltender Besserung der Symptomatik kommen kann [66].

Die Embolisation der Leberarterien und die gleichzeitige Bestrahlung haben in einzelnen Fällen zu lang dauernden Remissionen geführt.

Literatur

1. Arnold R (1983) Nichtinsulinproduzierende Tumoren des Pankreas. Klinik, Diagnostik und konservative Therapie. In: Kümmerle F, Rückert K (Hrsg) Chirurgie des endokrinen Pankreas. Thieme, Stuttgart
2. Becker HD (1987) Endokrine Tumoren des gastro-enteropankreatischen (GEP) Systems (außer Insulinom und MEN-Syndrome). In: Röher H-D (Hrsg) Endokrine Chirurgie. Thieme, Stuttgart
3. Bloom SR, Polak J (1987) Glucagonoma syndrome. Am J Med 83 (Suppl 5b):25-35
4. Boden G, Ryan GL, Eisenschmid JL, Shelmet JJ, Owen OE (1986) Treatment of inoperable glucagonom with the long-acting somatostatin analogue SMS 201-995. N Engl J Med 314: 1686-1689
5. Buck M, Kvols LK (1987) Rebound hypergastrinemia after cessation of a somatostatin analogue (SMS 201-995) in malignant gastrinoma. Am J Med 82 (Suppl 5b): 92-95
6. Bukowski RM, McCracken JD, Balcerzak SP, Fabian CJ (1983) Phase II study of chlorozotocin in islet cell carcinoma. A Southwest Oncology Group Study. Cancer Chemother Pharmacol 11: 48-50
7. Bukowski RM, Stephens R, Oishi N, Petersen R, Chen T (1983) Phase II trials of 5-FU adriamycin cyclophosphamide and streptozotocin (FAC-S) in metastatic carcinoid. Proc Am Soc Clin Oncol 2: 130
8. Carrasco CH, Chuang VP, Wallace S (1983) Apudomas metastatic to the liver: Treatment by hepatic artery embolization. Radiology 149: 79-83
9. Charleux H (1982) Syndrome de Verner Morrison, cholera endocrine ou vipome? Nouv Presse Med 11: 859-862
10. Chejfec G, Falkmer S, Askensten U, Grimelius L, Gould VE (1988) Neuroendocrine tumors of the gastrointestinal tract. Pathol Res Pract 183: 143-154
11. Ch'ng JLC, Anderson JV, Williams SJ, Carr DH, Bloom SR (1986) Remission of symptoms during long-term treatment of metastatic pancreatic endocrine tumours with long acting somatostatin analogue. Br Med J 292: 981-982
12. Creutzfeld W, Stöckmann F (1987) Carcinoids and carcinoid syndrome. Am J Med 82 (Suppl 5b): 5-15
13. Creutzfeldt W, Lembcke B, Fölsch UR, Schleser S (1987) Effect of somatostatin analogue (SMS 201-995. Sandostatin) on pancreatic secretion in humans. Am J Med 82 (Suppl 5b):49-53
14. Delcore R, Cheung LY, Friesen SR (1988) Outcome of lymph node involvement in patients with the Zollinger-Ellison syndrome. Ann Surg 208: 291-298
15. Edwards CA, Cann PA, Read NW, Holdsworth CD (1986) The effect of somatostatin analogue SMS 201-995 on fluid and electrolyte transport in a patient with secretory diarrhoea. Scand J Gastroenterol 21 (Suppl 119): 259
16. Ellison EC, Carey LC, Sparks J et al. (1987) Early surgical treatment of gastrinoma. Am J Med 82 (Suppl 5b): 17-23
17. Ellison EH, Wilson SD (1964) The Zollinger-Ellison syndrome: A reappraisal and evaluation of 260 registered cases. Ann Surg 160: 512
18. Engstrom PF, Lavin PT, Moertel CG, Folsch E, Douglas HO (1984) Streptozotocin plus fluorouracil versus doxorubicin therapy for metastatic carcinoid tumor. J Clin Oncol 2: 1255-1259

19. Frame J, Kelsen D, Kemeny N, Chen E, Niedzwiecki D, Heelan R, Lippermann R (1988) A phase II trial of streptozotocin and adriamycin in advanced APUD tumors. Am J Clin Oncol 490-495
20. Harris AL, Smith IE (1982) Regression of carcinoid tumor with cyproheptadine. Br Med J 285: 475
21. Houten van AA, Nortier JWR, Vendrik CPJ (1988) Successful symptomatic treatment of malignant carcinoid syndrome with the somatostatin analogue SMS 201-995. Neth J Med 32: 194-198
22. Jaffe BM (1987) Surgery for gut hormone-producing tumors. Am J Med 82 (Suppl 5b): 68-75
23. Jensen RT, Gardner JD, Raufman JP, Pendol SJ, Doppman JL, Collen MJ (1983) Zollinger-Ellison syndrome: current concepts and management. Ann Intern Med 98: 59
24. Kelsen DP, Cheng E, Kemeny N, Magill GB, Yagoda A (1982) Streptozotocin and adriamycin in the treatment of APUD tumors (carcinoid islett cell and medullary carcinomas of the thyroid). Proc Am Assoc Cancer Res 23: 433
25. Kessinger A, Foley JF, Lemon HM (1983) Therapy of malignant APUD cell tumors. Cancer 51: 790
26. Klöppel G, Heitz PU (1988) Pancreatic endocrine tumors. Pathol Res Pract 183: 155-168
27. Kraenzlin ME, Ch'ng JLC, Wood SM, Carr DH, Bloom SR (1985) Long-term treatment of a VI-Poma with somatostatin analogue resulting in remission of symptoms and possible shrinkage of metastases. Gastroenterology 88: 185-187
28. Krejs GJ (1987) VIPoma syndrome. Am J Med 82 (Suppl 5b):37-47
29. Krejs GJ, Orci L, Conlon M et al. (1979) Somatostatinoma syndrome. Biochemical morphologic and clinical features. N Engl J Med 301: 285
30. Kümmerle F, Rückert K (1983) Chirurgie des endokrinen Pankreas. In: Kümmerle F, Rückert K (Hrsg) Chirurgie des endokrinen Pankreas. Thieme, Stuttgart
31. Kvols LK, Buck M (1987) Chemotherapy of metastatic carcinoid and islet cell tumors. Am J Med 82 (Suppl 5b): 77-83
32. Kvols LK, Martin JK, Marsh HM, Moertel CG (1985) Carcinoid crisis rapid reversal of life-threatening hypotension with a somatostatin analogue. N Engl J Med 313: 1229
33. Kvols LK, Schutt AJ, Buck M, Rubin J, Moertel CG (1986) Treatment of metastatic islet cell carcinomas with a long-acting somatostatin analogue (SMS 201-995). Proc Am Soc Clin Oncol 5: 85
34. Kvols LK, Maples W, Rubin J, O'Connell MJ, Schutt AJ, Moertel CG (1987) Treatment of metastatic insulin-procuding islet cell carcinomas with long-acting somatostatin analogue (abstr). Am Assoc Cancer Res 28: 201
35. Luttwak EM, Saltz NJ (1988) The progressive Zollinger-Ellison syndrome in multiple endocrine neoplasia. Surg Gynecol Obstet 167: 415-419
36. Malagelada JR, Edis AJ, Adson MA, van Heerden JA, Go VLW (1983) Medical and surgical options in the management of patients with gastrinoma. Gastroenterology 84: 1524
37. Maton PN, O'Dorisio TM, Howe BA et al. (1985) Effect of a long-acting somatostatin analogue (SMS 201-995) in a patient with pancreatic cholera. N Engl J Med 312: 17-21
38. McGavran MH, Unger RH, Recant L (1966) A glucagon secreting alpha cell carcinoma of the pancreas. N Engl J Med 274: 1408
39. Moertel CG (1983) Treatment of the carcinoid tumor and the malignant carcinoid syndrom. J Clin Oncol 1: 727-740
40. Moertel CG, Hanley JA (1979) Combination chemotherapy trials in metastatic carcinoid tumor and the malignat carcinoid syndrom. Cancer Clin Trials 2: 327-334
41. Moertel CG, Hanley JA, Johnson LA (1980) Streptozotocin plus fluorouracil in the treatment of advanced islet-cell carcinoma. N Engl J Med 303: 1189-1194
42. Moertel CG, Reitemeier RJ, Schutt AJ, Hahn RG (1971) Phase II study of streptozotocin (NSC-85998) in the treatment of advanced gastrointestinal cancer. Cancer Chemother Rep 55: 303-307
43. Moertel CG, Lavin PT, Hahn RG (1982) Phase II trial of doxorubicin therapy for advanced islet cell carcinoma. Cancer Treat Rep 66: 1567-1569
44. Moertel CG, Engstrom PF, Schutt AJ (1984) Tamoxifen therapy for metastatic carcinoid tumor: a negative study. Ann Intern Med 100: 531-532
45. Moertel CG, O'Connell MJ, Reitemeier RJ, Rubin J (1984) An evaluation of combined cyclophosphamide and methotrexate therapy in the treatment of metastatic carcinoid tumor and the malignant carcinoid syndrom. Cancer Treat Rep 68: 665-667

46. Moertel DG, May GR, Martin JK, Rubin J, Schutt AJ (1985) Sequential hepatic artery occlusion (HOA) and chemotherapy for metastatic carcinoid tumor and islett cell carcinoma (ICC). Proc Am Soc Clin Oncol 4: 80
47. Moertel CG, Rubin J, O'Connell MJ (1986) A phase II study of cisplatin therapy in patients with metastatic carcinoid syndrom. Cancer Treat Rep 70: 1459-1560
48. Oberg K, Funa K, Alm GV (1983) Effects of leukocyte interferon on clinical symptoms and hormone levels in patients with mid-gut carcinoid tumors and carcinoid syndrome. N Engl J Med 309: 129-133
49. O'Dorisio TM, Mekhjian HS, Ellison EC, O„Dorisio MS, Gaginella TS, Woltering EA (1987) Role of peptide radioimmunoassay in understanding peptide-peptide interaction and clinical expression of gasteroenteropancreatic endocrine tumors. Am J Med 82 (Suppl 5b): 60-67
50. Pearse AG (1969) The cytochemistry and ultrastructure of polypeptide hormone producing cells of the APUD series and the embryologic, physiologic and pathologic implications of the concept. J Histochem Cytochem 17: 303-313
51. Pearse AGE, Polak J (1971) Neural crest origin of the endocrine polypeptide (APUD) cells of the gastrointestinal tract and pancreas. Gut 12: 783
52. Proye C (1987) Surgical strategy in insulinoma of adults. Acta Chir Scand 153: 481-491
53. Rosenberger J, Stock W, Kotthoff B (1979) Das Inselzellkarzinom - eine Ursache des Verner-Morrison-Syndroms. Leber Magen Darm 9: 6-10
54. Rothenberg RE, Radulescu OV, Laraja RD, Lobbato VJ (1987) The surgical treatment of the Zollinger-Ellison syndrome: An update. Am Surg 53: 573-574
55. Rushone A, Rene E, Chayvialle JA et al. (1984) Effect of somatostatin on diarrhea and on small intestinal water and electrolyte secretion. Scand J Gastroenterol 19: 526
56. Rückert K (1987) Hyperinsulinismus. In: Röher H-D (Hrsg) Endokrine Chirurgie 125. Thieme, Stuttgart New York
57. Sagman U, Fine S (1986) Demonstration of tumor regression with somatostatin analogue (SMS 201-995) in a patient with pancreatic cholera. Can J Physiol Pharmacol 64: 66
58. Santangelo WC, Thomas O'DM, Jong KG, Gene S, Krejs GJ (1985) Pancreatic cholera syndrome: effect of a synthetic somatostatin analog on intestinal water and ion transport. Ann Intern Med 103: 363-367
59. Santangelo WC, Strickland AJ, Ducore JM, Krejs GJ (1986) Long-term treatment of a child with pancreatic cholera syndrome with somatostatin analog (SMS 201-995). Can J Physiol Pharmacol 64: 66
60. Santangelo WC, Dueno MI, Krejs GJ (1987) Pseudopancreatic cholera syndrome: effect off a synthetic somatostatin analogue, SMS 201-995. Am J Med 82 (Suppl 5b): 84-87
61. Schusdziarra V, Grube D, Seifert H et al. (1983) Somatostatinoma syndrome. Clinical, morphological and metabolic features and therapeutic aspects. Klin Wochenschr 61: 681
62. Stathopoulous GP, Karvountzis GG, Yiotis J (1981) Tamoxifen in carcinoid syndrome. N Engl J Med 305: 52
63. Strauss GM, Weitzmann SA, Aoki TT (1979) Dimethyltriazenoimidazole carboximide therapy of malignant glucagonoma. Ann Intern Med 90: 57-58
64. Thul P, Grundmann R, Pichlmaier H (1986) Zur Prognose abdomineller Apudome. In: Rothmund M, Kümmerle F (Hrsg) Chirurgie endokriner Organe. Urban & Schwarzenberg, München S 147-156
65. Tisell LE, Ahlman H, Jansson S, Grimelius L (1988) Total pancreatectomy in the MEN-1 syndrom. Br J Surg 75: 154-157
66. Tochner ZA, Kinsella TJ, Glatstein E (1985) Hepatic irradiation in the management of metastatic hormone-secreting tumors. Cancer 56: 20-24
67. van Hazel GA, Rubin J, Moertel CG (1983) Treatment of metastatic carcinoid tumor with dactinomycin or dacarbazine. Cancer Treat Rep 67: 583-585
68. Verner JV, Morrison AB (1958) Islet-cell tumor and a syndrom of refractory watery diarrhea and hypokalemia. Am J Med 25: 374
69. Wynick D, Williams SJ, Bloom SR (1988) Symptomatic secondary hormone syndromes in patients with established malignant pancreatic endocrine tumors. N Engl J Med 319: 605-607
70. Zollinger RM, Ellison EH (1955) Primary peptic ulcerations of the jejunum and associated with islet cell tumors of the pancreas. Ann Surg 142: 709

20 Onkologische Notfälle

H. W. Keller

Onkologische Notfallsituationen können durch die lokalen, direkten Auswirkungen des Tumorwachstums entstehen (Ileus, Atemwegsobstruktion, Vena-cava-superior-Syndrom etc.) oder aber aufgrund systemischer Auswirkungen des Tumorleidens auftreten. Während die lokalen Probleme in den einzelnen Organen bzw. Organsystemen gewidmeten Kapiteln abgehandelt werden, erfolgt hier eine Darstellung der gefährlichen metabolischen und toxischen paraneoplastischen Erscheinungen. Dabei wurden aus der Vielzahl der möglichen Stoffwechselstörungen diejenigen zur Beschreibung ausgesucht, die als Notfallsituation von klinischer Bedeutung sein können. Ein Anspruch auf Vollständigkeit kann wegen der Heterogenität neoplastischer Erscheinungen nicht erhoben werden.

20.1 Hyperkalzämie

Fast jeder 6. Krebspatient entwickelt im Verlauf seiner Krankheit irgendwann eine Hyperkalzämie. Solide Tumoren, aber auch Lymphome und Leukämien können ursächlich zugrunde liegen. Obwohl in der Mehrzahl der Fälle Knochenmetastasen vorhanden sind, korrelieren Stadium und Ausbreitung der Erkrankung nicht mit dem Anstieg des Blutkalziumspiegels [8, 12]. Meistens wird die Hyperkalzämie durch eine gesteigerte Knochenresorption ausgelöst. Aktivität und Proliferation des Osteoklasten können durch die Metastase selbst, aber auch indirekt durch ektope Hormone (Parathormon, Prostaglandin) gesteigert werden [1, 10]. Die ektope Sekretion von Parathormon oder parathormonartigen Substanzen wird besonders häufig bei Hypernephromen und Hepatomen, beim Phäochromozytom, beim Ovarialkarzinom sowie beim Plattenepithelkarzinom in Mund oder Speiseröhre beobachtet [1, 13]. Bei den hämatologischen Erkrankungen scheint ein Peptid, der sog. osteoklastenaktivierende Faktor, hauptsächlich für den Knochenabbau verantwortlich zu sein [1, 2, 10, 11].

Erste unspezifische Symptome der Hyperkalzämie sind Müdigkeit, Anorexie, Übelkeit, Polyurie, Polydipsie und Völlegefühl. Mit steigendem Kalziumspiegel stellen sich dann Erbrechen und Obstipation ein. Renale und intestinale Flüssigkeitsverluste führen zum Volumenmangel, der zusammen mit der direkten Schädigung der Nierenzellen ein irreversibles Nierenversagen mit metabolischer Azidose auslösen kann. Ein akuter Anstieg der Blutkalziumkonzentration kann durch Arrhythmie, Extrasystolen oder Bradykardie zum plötzlichen Herztod führen. Auch neurologische Erscheinungen wie Muskelschwäche, Apathie und Hyporeflexie sind typisch. Eine ausgeprägte Hyperkalzämie kann auch über psychotische Zustände, Bewußtseinstrübung und Koma zum Tode führen [4, 5, 9]. Zur Ausbildung chronischer Schäden der Hyperkalzämie, die denen des Hyperparathyreoidismus gleichen, kommt es gewöhnlich wegen der kurzen Lebenserwartung der Patienten nicht mehr.

Differentialdiagnostisch sind ein Hyperparathyreoidismus und eine Paget-Krankheit auszuschließen. Ein langsam progredienter Verlauf bei längerer Anamnese der Hyperkalzämie (z. B. Nierensteine) spricht eher für eine benigne Genese. Die aufgrund der entsprechenden Symptomatik bei bekanntem Tumorleiden durchzuführenden Laboruntersuchungen sollten neben der Elektrolytanalyse die Nierenfunktionsparameter, die Serumaktivität der alkalischen Phosphatase und eine Plasmaproteinanalyse (Paraproteinämie oder Hypalbuminämie können zu Fehlinterpretationen des Serumkalziumspiegels führen) beinhalten. Diagnostisch hilfreich sind auch die typischen EKG-Veränderungen mit verminderter Q-T-Zeit und ektopischen Arrhythmien.

Die Tumorexstirpation, oder zumindest eine wesentliche Tumorreduktion, ist der einzige Ansatz zur Erzielung einer langfristigen Besserung der tumorbedingten Hyperkalzämie. Bei fortgeschrittenem Tumorleiden ist das oft nicht mehr möglich, so daß nur eine symptomatische Therapie übrig bleibt. Aber auch bei effektiver antineoplastischer Behandlung sind meistens zusätzlich therapeutische Maßnahmen zur Senkung des erhöhten Kalziumspiegels erforderlich. Hier ist die erste und einfachste Maßnahme bei den meist exsikkierten Patienten die Steigerung der Diurese durch orale (2–4 l über die normale Aufnahme in 24 h) oder parenterale Flüssigkeitszufuhr (3000 ml NaCl 0,9% in 5–10 h bei gleichzeitiger Restriktion der Kalziumzufuhr. Läßt sich der Serumkalziumspiegel dadurch nicht innerhalb von 1–2 Tagen unter 15 mg/100 ml senken, so kann bei laufender Kontrolle von Flüssigkeitsbilanz, Serumelektrolyten und zentralem Venendruck die intravenöse Flüssigkeitsgabe auf 5–6 l gesteigert werden. Furosemid hat auch starke kalziuretische Wirkung und kann zusätzlich bis zu einer Dosis von 80 mg alle 2 h gegeben werden. Sinkt der Kalziumspiegel trotz dieser Maßnahmen nicht genügend, oder muß die Flüssigkeitsgabe wegen kardiopulmonaler Probleme reduziert werden, so ist mit der Phosphatgabe oral oder parenteral (1–2 g Phosphor als Bikarbonat oder Kaliumphosphat) eine Hemmung des Knochenumsatzes zu erreichen und damit praktisch immer eine mindestens 24–48 h anhaltende Kalziumsenkung zu erzielen [3]. Durch die Erhöhung des Kalzium-Phosphor-Produkts besteht dabei jedoch die Gefahr metastatischer Verkalkungen, insbesondere bei Niereninsuffizienz und Wiederholung der Phosphatgabe [3]. Kalzitonin hemmt die Knochenresorption und kann somit auch zur Senkung des Blutkalziumspiegels eingesetzt werden. Die Wirkung des Polypeptids ist von der Höhe des Knochenumsatzes abhängig. Der wiederum korreliert aber nicht unbedingt mit dem Ausmaß der Hyperkalzämie [3]. Außerdem läßt nach mehrtägiger Anwendung die metabolische Wirkung des Hormons nach. Da Kalzitonin frei von toxischen Nebenwirkungen ist und seine Wirkung u.U. rasch eintritt, kann es besonders hilfreich bei Herz- oder Nierenversagen sein.

Besonders effektiv und oft auch dann noch wirksam, wenn andere Mittel versagt haben, ist das Zytostatikum Mithramycin [3, 5]. Es hemmt direkt die osteoklastische Knochenresorption. In einer Dosierung von 25 µg/kg KG wird es entweder als Bolus oder als Tropfinfusion über 4 h verabreicht. Mit dem Abfall des Kalziumspiegels ist innerhalb von 36 h zu rechnen, die Wirkung kann bis 1 Woche lang anhalten. Bei Wiederanstieg der Kalziumkonzentration kann die Gabe wiederholt werden. Nachteilig sind die Toxizität und die nicht sicher vorhersehbare Wirkungsdauer. Die Nebenwirkungen korrelieren mit der Verabreichungsfrequenz und der Gesamtdosis. Übelkeit und Erbrechen, aber auch Thrombopenie, hämorrhagische Diathese und Leberfunktionsstörungen mit Transaminasenanstieg bis hin zur Leberzellnekrose wurden ebenso beobachtet wie Nierenfunktionsstörungen [7].

Über die Indikation zur Glukokortikoidgabe herrscht keine einheitliche Meinung, jedoch kann z.B. Prednison in Kombination mit den anderen genannten Substanzen insbesondere bei hämatologischen Krankheiten, aber auch beim Mammakarzinom in einer Dosierung von bis zu 100 mg/Tag zur Senkung des Kalziumspiegels beitragen. Als letzte Möglichkeit bleibt schließlich noch der Einsatz der Hämodialyse in akuten hyperkalzämischen Krisen. Langfristig ist die Dialyse jedoch wenig nützlich, weil dadurch nicht die ursächlich zugrundeliegende Steigerung der Knochenresorption unterdrückt wird. Im übrigen läßt sich fast immer mit den anderen genannten Methoden langfristig eine ausreichende Einstellung des Kalziumspiegels erreichen.

20.2 Hypokalzämie

Verschiedene Konstellationen können bei Tumorpatienten zur Hypokalzämie führen:

1. Ein Magnesiumdefizit aufgrund langfristiger parenteraler Ernährung oder längerer Darmsekretableitung beeinträchtigt die Parathormonwirkung am Skelett.
2. Das rasche Abheilen lytischer Knochenmetastasen bei effektiver endokriner Therapie des Mammakarzinoms führt zu einem gesteigerten Kalziumverbrauch.
3. Die massive Kalziumaufnahme beim sehr seltenen kalzifizierenden Chondrosarkom.
4. Die Beeinträchtigung der Produktion von 1,25-Cholekalziferol durch einen Tumor.
5. Ein Tumorlysesyndrom (Einzelheiten s. Kap. II.20.4).

Typischerweise äußert sich die Hypokalzämie mit tetanischen Erscheinungen. Parästhesie, Muskelkrämpfe, Laryngospasmus und sogar Bewußtseinsstörungen sind möglich.

Differentialdiagnostisch sind andere Ursachen einer Tetanie wie Hyperventilation oder anhaltendes Erbrechen mit nachfolgender schwerer Alkalose auszuschließen. Die Diagnose wird durch die Blutkalziumspiegelanalyse gestellt.

Die Therapie besteht im Akutstadium in der parenteralen Kalziumsubstitution. Bei langfristiger parenteraler Ernährung ist eine ausreichende Spurenelementgabe zu berücksichtigen. Bei Patienten mit heilenden Knochenmetastasen ist die prophylaktische orale Kalziumgabe zu erwägen.

20.3 Hyperurikämie

Die vermehrte Produktion bei gesteigertem Zellumsatz oder die vermehrte Freisetzung durch massiven Zellzerfall bei Chemo- oder Strahlentherapie liegen der Hyperurikämie zugrunde. Besondere Gefahr droht in derartigen Situationen den Nieren, da Harnsäurekristalle im distalen Tubulus ausfallen und dadurch über eine intrarenale Obstruktion zum akuten Nierenversagen führen können [4].

Die Diagnose ist einfach aufgrund des Blutspiegels zu stellen. Oft führen aber erst Komplikationen wie Nierenversagen, Harnsäuresteinbildung oder Gichtanfall zur Diagnose. Bei jedem Tumorkranken sollte daher an die eventuelle Erhöhung des Harnsäurespiegels gedacht werden, damit therapeutische Maßnahmen vor Manifestation eines Nierenschadens eingeleitet werden können. Therapeutisch ist für eine ausreichende Flüssigkeitszufuhr (und -ausscheidung) zu sorgen. Bei Harnsäurespiegeln über 9 mg/dl ist Allopurinol (300-400 mg/Tag) einzusetzen und für eine Alkalisierung des Harns mit beispielsweise Kalium-Natrium-Hydrogenzitrat (z.B. Uralyt U bis 4mal 2,5 g/Tag) zu sorgen. Auch die Gabe von Kolchizin (2mal 0,6 mg/Tag) kann insbesondere bei Patienten mit vorher bekannter Stoffwechselstörung das Auftreten akuter Exazerbationen verhindern.

20.4 Tumorzerfallssyndrom

Hyperurikämisches Nierenversagen und lebensbedrohliche Hyperkaliämie sind typische Erscheinungen eines akuten Tumorzellzerfalls. Ein gleichzeitig bestehender massiver Anstieg des Blutphosphatspiegels kann gelegentlich eine fatale Hypokalzämie verursachen [4]. Hauptsächlich sind Patienten unter effektiver antineoplastischer Therapie eines malignen Lymphoms oder einer myeloproliferativen Erkrankung gefährdet, jedoch wurden derartige Erscheinungen auch beim kleinzelligen Bronchialkarzinom beobachtet [15].

Das Syndrom entwickelt sich typischerweise innerhalb von 1-5 Tagen nach Beginn der Chemotherapie. Hervorragende Symptome sind akutes Nierenversagen, Herzrhythmusstörungen und neuromuskuläre Erscheinungen. Das Nierenversagen ist besonders katastrophal, weil dadurch die Ausscheidung der vermehrt anfallenden Elektrolyte, insbesondere von Kalium und Phosphat, verhindert wird. Bei potentiell gefährdeten Patienten ist daher immer auf eine ausreichende Diurese zu achten. Als oft einzig lebensrettende Maßnahme ist frühzeitig die Hämodialyse einzusetzen. Dadurch können die Serumspiegel von Harnsäure, Harnstoff, Kalium und Phosphat rasch gesenkt werden. Eine Kalziuminfusion ist immer dann angezeigt, wenn Symptome der Hypokalzämie wie Herzrhythmusstörungen, Muskelkrämpfe oder Tetanie auftreten [4, 9].

20.5 Laktatazidose

Ein Anstieg des Milchsäurespiegels im Blut ist auch bei Tumorpatienten gewöhnlich die Folge eines Kreislaufschocks mit inadäquater Gewebsperfusion. Eine Laktatazidose tritt gelegentlich aber auch als paraneoplastische Erscheinung bei Leukämie, Lymphom oder verschiedenen soliden Tumoren in Lunge, Brust, Kolon oder Knochen auf [4]. Pathogenetisch liegt meist eine gesteigerte Glykolyse im Tumorgewebe mit vermehrtem Laktatanfall und gestörtem Laktatumsatz in einer metastatisch infiltrierten Leber zugrunde.

Sofern nicht die Schocksymptomatik im Vordergrund des klinischen Bilds steht, fällt bei den Patienten v.a. die Hyperventilation auf. Zusätzlich können Schwäche, Anorexie, Erbrechen oder Bewußtseinsstörungen auftreten. Der Zustand kann als chronische Azidose für längere Zeit bestehen bleiben, oft führt er aber progressiv zum Tode. Zur Diagnosesicherung ist die Blutlaktatspiegelbestimmung zu aufwendig. Sie ist außerdem vielen Fehlermöglichkeiten unterworfen. Auch die Blut-pH-Messung ist nicht eindeutig zu interpretieren, da Störungen im Säure-Basen-Haushalt, besonders eine respiratorische Alkalose, parallel zur Milchsäureanhäufung auftreten können. Einen indirekten Hinweis liefert ein eventueller Anionenmangel im Serum [4]. Wenn Urämie, Ketonämie oder Intoxikationen (Alkohol, Salizylate etc.) ausgeschlossen sind, kommt praktisch nur noch die Laktatazidose ursächlich in Frage. Die genannten Kriterien reichen für eine Arbeitsdiagnose zur Ableitung therapeutischer Konsequenzen. Dabei ist zuerst für stabile Kreislaufverhältnisse zu sorgen.

Ferner ist mit der Gabe von Natriumbikarbonat (zu verabreichende Menge in mval: 0,3 × Basendefizit × kg KG) der direkte Ausgleich des Blutspiegels möglich. Eine Überflutung des Extrazellularraums mit Natrium ist aber ebenso wie ein zu rascher Abfall des Serumkaliumspiegels durch zu rasche Bikarbonatinfusion zu vermeiden. Außerdem ist zu berücksichtigen, daß die Alkalisierung eine Dissoziationskurvenverschiebung von Hämoxyglobin nach links verursacht und somit die Sauerstoffabgabe im Gewebe verschlechtert wird [4]. Da unter der parenteralen Gabe von Fruktose und Sorbit die Laktatproduktion in der Leber möglicherweise gesteigert wird, sind diese Substanzen in der parenteralen Ernährung von Patienten mit Laktatazidose zu vermeiden.

20.6 Hyponatriämie

Beim Tumorpatienten können verschiedene Ursachen zum Absinken des Blutnatriumspiegels führen (Tabelle 1). Bei geringer Hyponatriämie treten Anorexie, Übelkeit, Erbrechen und gelegentlich Muskelkrämpfe auf. Vermehrte Müdigkeit, Somnolenz, Gereiztheit und Gedächtnisschwäche sind nicht selten. Ein rascher Abfall der Natriumkonzentration im Serum kann neurologische und psychotische Symptome von Lethargie bis Koma hervorrufen.

Diagnostisch ist eine exakte Erfassung des Hydrationsstatus mit Bestimmung von Blut- und Urinosmolarität sowie der Elektrolytspiegel und der Nierenfunktion

Tabelle 1. Ursachen der Hyponatriämie bei Tumorpatienten. (In Anlehnung an [5])

I. Chronische Hyponatriämie
- a. Vermehrte ADH-Sekretion
- b. Glukokortikoidmangel
- c. Chronisches Nierenversagen

II. Akute Wasserintoxikation
- a. Überinfusion
- b. Extrarenale Natriumverluste

III. Vermehrte renale Verluste
- a. Diuretikaüberdosierung
- b. Mineralokortikoidkangel
- c. Mannitinfusion
- d. Hyperglykämie

IV. Pseudohyponatriämie
- a. Hyperproteinämie
- b. Hyperlipidämie

unbedingt notwendig. Dadurch kann auch eine vermehrte Produktion von antidiuretischem Hormon (ADH) ausgeschlossen werden.

Sofern keine spezifische Therapie der auslösenden Ursache möglich ist, bleibt nur der Versuch, je nach Hydrationszustand durch Flüssigkeitsrestriktion oder die Gabe von Natriumchloridlösung den Wasser- und Elektrolythaushalt zu normalisieren. Bei inadäquater Sekretion von antidiuretischem Hormon gibt es darüber hinaus einige zusätzliche therapeutische Ansätze. Eine Erhöhung des ADH-Spiegels im Blut wurde bei verschiedenen Neoplasien beobachtet, am häufigsten beim kleinzelligen Bronchialkarzinom [5, 9]. Die gesteigerte Hormonproduktion ist immer dann zu diskutieren, wenn eine zu niedrige Serumnatriumkonzentration bei gleichzeitig nicht maximal verdünntem Urin mit einem spezifischen Gewicht von beispielsweise über 1,003 vorliegt. Fast beweisenden Charakter hat eine über oder nur wenig unter dem entsprechenden Plasmawert liegende Urinosmolarität [5, 9]. Abgesehen von einer effektiven antineoplatischen Therapie ist die erste therapeutische Maßnahme bei erhöhtem ADH-Spiegel die Flüssigkeitsrestriktion auf etwa 1 l/Tag. Durch die Gabe von Lithiumkarbonat (z.B. 2mal 450 mg/Tag) oder Demeclozyklin (800-1000 mg/Tag) kann die Begrenzung der Flüssigkeitszufuhr überflüssig werden [14]. Die Medikamente sind jedoch nephrotoxisch, so daß eine vorsichtigere Dosierung bei bekanntem Nierenschaden oder gleichzeitiger Gabe anderer potentiell nierenschädigender Drogen notwendig ist. Bei extremer Hyponatriämie mit Werten unter 110 mval/l ist die sofortige parenterale Zufuhr hyper- oder isotoner Salzlösungen, evtl. in Kombination mit Furosemid zur Erzielung einer überschießenden Wasserdiurese, angezeigt.

Schema 1. Symptomatik und Diagnose paraneoplastischer Syndrome

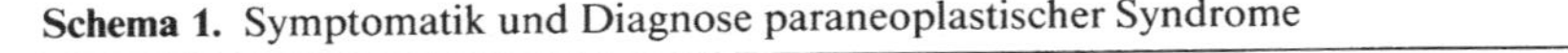

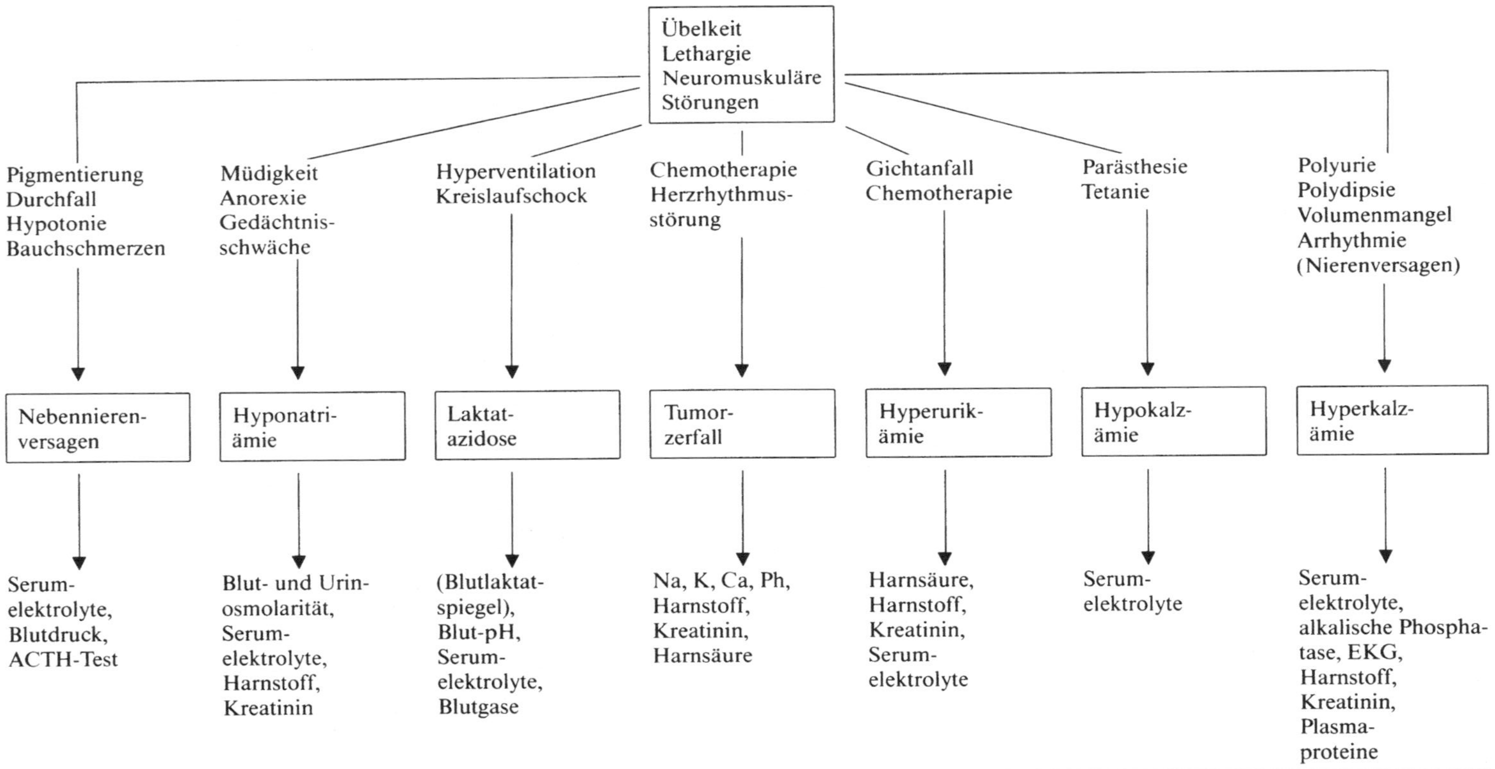

Übelkeit
Lethargie
Neuromuskuläre
Störungen

Symptome	Syndrom	Diagnose
Pigmentierung Durchfall Hypotonie Bauchschmerzen	Nebennieren-versagen	Serum-elektrolyte, Blutdruck, ACTH-Test
Müdigkeit Anorexie Gedächtnis-schwäche	Hyponatri-ämie	Blut- und Urin-osmolarität, Serum-elektrolyte, Harnstoff, Kreatinin
Hyperventilation Kreislaufschock	Laktat-azidose	(Blutlaktat-spiegel), Blut-pH, Serum-elektrolyte, Blutgase
Chemotherapie Herzrhythmus-störung	Tumor-zerfall	Na, K, Ca, Ph, Harnstoff, Kreatinin, Harnsäure
Gichtanfall Chemotherapie	Hyperurik-ämie	Harnsäure, Harnstoff, Kreatinin, Serum-elektrolyte
Parästhesie Tetanie	Hypokalz-ämie	Serum-elektrolyte
Polyurie Polydipsie Volumenmangel Arrhythmie (Nierenversagen)	Hyperkalz-ämie	Serum-elektrolyte, alkalische Phospha-tase, EKG, Harnstoff, Kreatinin, Plasma-proteine

20.7 Nebennierenrindenversagen

Die metastatische Nebenniereninfiltration kann häufiger als der primäre Tumorbefall zu einem kompletten Organversagen mit den typischen Zeichen der Addison-Krankheit führen. Trotz des relativ häufigen Befalls der Nebennieren bei Lungen-, Mamma-, Nieren-, Magen- und Pankreaskarzinomen oder beim malignen Melanom ist ihr tumorbedingter Ausfall aber eher selten, da 90% des Organs zerstört sein müssen, bevor eine Unterfunktion resultiert [4]. Klinisch äußert sich der Defekt in allgemeiner Schwäche, vermehrter Melaninpigmentierung von Haut und Schleimhäuten, Gewichtsverlust, Übelkeit, Erbrechen, Hypotonie, Bauchschmerzen oder Durchfall. Hyponatriämie mit Hyperkaliämie und metabolischer Azidose ohne wesentliches Anionendefizit ist typisch [4]. Die Diagnose kann durch Feststellen einer inadäquaten Kortisolfreisetzung nach ACTH-Gabe gesichert werden.

Die Behandlung besteht in der Kortisonsubstitution. Kortisonazetat oder Hydrokortison werden in einer Erhaltungsdosis von 37,5 mg/Tag (morgens 25 mg, abends 12,5 mg) gegeben. Zusätzlich müssen die Mineralokortikoide substituiert werden (z. B. Desoxykortikosteron in Deptoform i.m. oder Fluorohydrokortisonazetat 0,1-0,2 mg/Tag oral) [6]. Körpergewicht, Blutdruck, Blutzucker und Serumelektrolyte sind bei der Therapie regelmäßig zu kontrollieren, um eine Unterdosierung der Glukokortikoide (Hypoglykämie, Adynamie) oder eine Überdosierung der Mineralokortikoide (Hypokaliämie, Ödeme, Hypertonie) zu vermeiden. Bei der akuten Nebennierenrindenunterfunktion werden 200-300 mg Hydrokortison, gelöst in physiologischer Kochsalzlösung, innerhalb von 24 h verabreicht. Bei eingetretener Verbesserung kann die Dosis dann in den nachfolgenden Tagen reduziert werden. Auf eine ausreichende Glukosezufuhr und den Ausgleich des Wasser- und Elektrolythaushalts ist zu achten. Ist die Hydrokortisondosis auf unter 100 mg/Tag reduziert, wird es notwendig, auch Mineralokortikoide zu applizieren.

Die voher beschriebenen Stoffwechselstörungen äußern sich z. T. mit recht ähnlichen Symptomen, so daß eine Differenzierung Schwierigkeiten bereiten kann. Übelkeit, Erbrechen, Schwäche, Lethargie, neuromuskuläre Erscheinungen und (kompensiertes) Nierenversagen sind darüber hinaus typische Begleiterscheinungen eines fortgeschrittenen Tumorleidens, insbesondere bei Chemotherapie. Eine Differenzierung der Ursachen ist aber notwendig, da sich evtl. mit geringem therapeutischen Aufwand die Beschwerden der Patienten lindern lassen. Schema 1 ist als diagnostischer Wegweiser zur Vereinfachung der differentialdiagnostischen Überlegungen gedacht.

Literatur

1. Besorb A, Caro JF (1978) Mechanisms of hypercalcemia in malignancy. Cancer 41: 2276-2285
2. Bockman RS (1980) Hypercalcemia in malignancy. Clin Endocrinol Metab 9: 317-333
3. Dambacher MA, Haas HG (1983) Epithelkörperchen. In: Riecker G, Buchborn E, Gross R et al. (Hrsg) Therapie innerer Krankheiten. 5. Aufl. Springer, Berlin Heidelberg New York, S 472-476
4. Fields ALA, Josse RG, Bergsagel DE (1985) Metabolic emergencies. In: DeVita VT, Hellman S, Rosenberg SA (eds) Cancer 2nd edn. Lippincott, Philadelphia, pp 1866-1881
5. Glower DJ, Glick JH (1985) Oncologic emergencies and special complications. In: Calabresi P, Schein PS, Rosenberg SA (eds) Medical oncology. Macmillan, New York, pp 1261-1326

6. Karl HJ, Engelhardt D (1983) Nebenniere. In: Riecker G, Buchborn E, Gross R et al. (Hrsg) Therapie Innerer Krankheiten. 5. Aufl. Springer, Berlin Heidelberg New york, S 485-489
7. Kennedy BJ (1970) Metabolic and toxic effects of mithramycin during tumortherapy. Am J Med 49: 494-503
8. Lofferty FW (1966) Pseudohyperparathyreoidism. Medicine 45: 247-260
9. Lowitz BB (1985) Paraneoplastic syndromes. In: Hastel CM (ed) Cancer treatment. 2nd edn. Saunders, Philadelphia, pp 901-910
10. Mundy GR (1978) Calcium and cancer. Life Sci 23: 1735 - 1744
11. Mundy GR, Raisz LG, Cooper RA, Schechter G, Salmon SE (1974) Evidence for the secretion of an osteoclast stimulating factor in myeloma. N Engl J Med 291: 1041-1046
12. Ralston S, Fogelman I, Jardner MD (1982) Hypercalcemia and metastatic bone disease: Is there a causal link? Lancet I: 903-905
13. Skrabenek P, McPortlin J, Powell D (1980) Tumor hypercalcemia and ectopic hyperparathyreoidism. Medicine 59: 262-282
14. Trump DJ (1981) Serious hyponatremia in patients with cancer. Cancer 47: 2908-2912
15. Vogelzang NJ, Helimark RA, Nath KA (1983) Tumor lysis syndrome after induction chemotherapy of small cell bronchogenic carcinoma. JAMA 249: 513-519

III Anhang

Soziale und karitative Hilfen

B. Eichler

Bei der Zusammenstellung bundesweiter Einrichtungen sozialer Hilfen für Krebskranke und deren Angehörige (Stand: März 1989) wurden jene erfaßt, die dem niedergelassenen Arzt eine spezifische Hilfe für seinen ambulanten Tumorpatienten bieten.

Auf stationäre Einrichtungen, onkologische Arbeitskreise, allgemeine Hilfsangebote sowie die mannigfaltigen Beratungsstellen der Freien Wohlfahrtsverbände und Kommunen wurde daher verzichtet, lediglich die Dach- bzw. Landesverbände finden Erwähnung.

Um eine möglichst einfache, wohnortnahe Vermittlung von Hilfe zu ermöglichen, wurden die Angebote nach Postleitzahlen geordnet.

Am Schluß sind - stellvertretend für alle Mitglieder - einige Kontaktadressen von Mitgliedern der verschiedenen Krebsselbsthilfegruppen zu finden, die alle durch das Leben mit ihrer eigenen Krebskrankheit anderen Menschen wertvolle Hilfe geben können.

Ihnen sei für die Bereitschaft, auch über ihre örtliche Zuständigkeit hinaus persönlich und vermittelnd weiterzuhelfen, an dieser Stelle gedankt.

PLZ W-1000		Tel.
W-1000 Berlin 31	Deutsches Rotes Kreuz (DRK) Landesverband Bundesallee 41	030/850050
W-1000 Berlin 45	Deutsche Krebsgesellschaft Berlin e.V. Königsberger Str. 36a	030/7729090
W-1000 Berlin 47	Bundesverband der Kehlkopflosen e.V. Herr Heinz Thiel Stachelbeerweg 18	030/6013322
W-1000 Berlin 20	Selbsthilfegruppe brustamputierter Frauen Spandau Frau Helga Eddington Schönwalder Str. 55	030/3359569
W-1000 Berlin 31 (Zehlendorf)	Selbsthilfegruppe für Krebs im Albrecht-Achilles-Haus Frau Marina Schnurre Albrecht-Achilles-Str. 65	030/8914049 priv. 8035347

PLZ W-1000		Tel.
Deutsche Ileostomie-Colostomie-Urostomie-Vereinigung e. V. (ILCO)		
W-1000 Berlin 13	Herr Werner Groß Jungfernheideweg 8	030/3814539
W-1000 Berlin 47	Frau Edith Schubert Schlosserweg 74	030/6043927
Verband der Kehlkopflosen e. V.		
W-1000 Berlin 47	Herr Hugo Schulz Geflügelsteig 7	030/6635507
Kontaktstelle Arbeitskreis der Pankreatektomierten e. V. (AdP)		
W-1000 Berlin 47	Herr Dieter Braatz Kabelpfuhlweg 9	030/7039639

PLZ W-2000		Tel.
W-2000 Hamburg 1	Genesendenhilfe e. V. Steindamm 87	040/246976
W-2000 Hamburg 76	Hamburger Landesverband zur Krebsbekämpfung und Krebsforschung Lerchenfeld 14	040/4604222 oder 4684270
W-2300 Kiel	Landesverband Schleswig-Holsteinische Krebsgesellschaft e. V. Olshausenstr. 40/60	0431/94294
W-2300 Kiel	Deutsches Rotes Kreuz (DRK) Landesverband Brunswiker Str. 33	0431/51190
W-2800 Bremen	Interessengemeinschaft der Krebsnachsorge Land Bremen Landwehrstr. 60	0421/3963066
W-2800 Bremen	Landesverband Bremen für Krebsbekämpfung und Krebsforschung St. Jürgen-Straße	0421/325169
Frauenselbsthilfe nach Krebs e. V.		
W-2000 Hamburg 20	Frau Ursula Nelle-Rublack Loogepl. 16	040/481512
W-2300 Kiel 14	Frau Christa Zwiener Dietrichsdorfer Höhe 6	0431/201830
W-2980 Norden	Frau Annegret Haasche Ulrichstr. 8	04931/12479
Deutsche Ileostomie-Colostomie-Urostomie-Vereinigung e. V. (ILCO)		
W-2000 Hamburg 50	Frau Elfriede Fritzel Alsenstr. 3	040/857191
W-2160 Stade	Frau Erika Schwerdtfeger *(überregional für Urostomieträger)* Distelweg 7 a	04141/81295
W-2392 Glücksburg	Herr Heinz Fricke Rathausstr. 7 a	04631/1491

PLZ W-2000		Tel.
Deutsche Ileostomie-Colostomie-Urostomie-Vereinigung e.V. (ILCO) (Fortsetzung)		
W-2800 Bremen 1	Frau Elisabeth Kulenkampff Hans-Thoma-Str. 27	0421/344548
W-2900 Oldenburg	Herr Horst Pelz Im Wiesengrund 4	0441/57724
Verband der Kehlkopflosen e.V.		
W-2050 Hamburg 72	Herr Ludwig Hadardt Vom-Berge-Weg 5 d	040/6433509
W-2300 Kiel 14	Herr Conrad Braun Allgäuer Str. 8	0431/782230
W-2800 Bremen 1	Herr Fritz Jurgeleit Hamburger Str. 210	0421/492587
Kontaktstelle Arbeitskreis der Pankreatektomierten e.V. (AdP)		
W-2110 Buchholz	Frau Miranda Blohm Bürgermeister-Adolf-Meyer-Str. 28	04181/33334

PLZ W-3000		Tel.
W-3000 Hannover 1	Arbeitsgemeinschaft für Krebsbekämpfung des Landes Niedersachsen e.V. Ellernstr. 36	0511/815091 oder 815092
Frauenselbsthilfe nach Krebs e.V.		
W-3180 Wolfsburg 1	Frau Dagmar Evers Am Mühlengraben 22	05361/21853
W-3400 Göttingen	Frau Wilma Hampe Auf dem Greite 22	0551/92793
W-3424 St. Andreasberg	Frau Elly Wiegand Auf der Höhe 30	05582/1016
Deutsche Ileostomie-Colostomie-Urostomie-Vereinigung e.V. (ILCO)		
W-3200 Hildesheim	Frau Johanna Klages Boelckestr. 13	05121/56700
W-3300 Braunschweig	Herr Herrmann Theune Weizenbleek 7	0531/329537
W-3400 Göttingen	Herr Rüdiger von Massow Ruhstrathöhe 10	0551/792903
Verband der Kehlkopflosen e.V.		
W-3100 Celle	Herr Günter Debusmann Wittinger Str. 62	05141/35090
W-3501 Zierenberg 2	Herr Ernst Rogler Bahnhofstr. 50	05606/3767
Kontaktstelle Arbeitskreis der Pankreatektomierten e.V. (AdP)		
Bisher noch kein Ansprechpartner, s. Bundesgeschäftsstelle unter PLZ W-6000		

PLZ W-4000		Tel.
W-4000 Düsseldorf 1	Gesellschaft zur Bekämpfung der Krebskrankheiten NRW e. V. (GBK) Kettwiger Str. 6	0211/7336655
W-4000 Düsseldorf 1	Deutsches Rotes Kreuz (DRK) Landesverband Auf'm Hennekamp 71	0211/3104-0
W-4100 Duisburg 1	Krebsnachsorgegruppen im Landessportbund NRW e. V. Friedrich-Alfred-Str. 25	0203/7381-01
W-4400 Münster	Deutsches Rotes Kreuz (DRK) Landesverband Sperlichstr. 25	0251/7986-133
W-4630 Bochum	Arbeitsgemeinschaft für Krebsbekämpfung der Träger der gesetzl. Kranken- und Rentenversicherung im Land NRW Königsallee 175	0243/7780
W-4660 Gelsenkirchen-Buer	Bundesverband der Kehlkopflosen e. V. Herr Artur Mehring Obererle 65	0209/592282
Frauenselbsthilfe nach Krebs e. V.		
W-4000 Düsseldorf 1	Kontaktstelle Kirchfeldstr. 149	0211/341709
W-4240 Emmerich	Frau Alida Wagner Normannstr. 16	02822/51109
W-4300 Essen	Kontaktstelle Camillo-Sitte-Platz 3	0201/265656
W-4500 Osnabrück	Frau Erika Sieker Overbergstr. 17	0541/586634
W-4600 Dortmund 30	Frau Judith Tittmann Frohenort 8	0231/467978
W-4800 Bielefeld	Kontaktstelle Alfred-Bozi-Str. 10	0521/520010
Deutsche Ileostomie-Colostomie-Urostomie-Vereinigung e. V. (ILCO)		
W-4000 Düsseldorf 1	Frau Ilse Becker Vollmerswerther Str. 214	0211/153358
W-4600 Dortmund 70	Frau Rita Brehm Bärenbruch 39	0231/613983
Verband der Kehlkopflosen e. V.		
W-4630 Bochum 6	Herr Reinhard Jäkel Laarwiese 22	02327/31079
W-4600 Dortmund 14	Herr Alfred Kirsch Deitertstr. 1	0231/231254
Kontaktstelle Arbeitskreis der Pankreatektomierten e. V. (AdP)		
W-4047 Dormagen 1	Herr Wolfgang Heyden Ostpreußenallee 8	02106/42329

PLZ W-5000		Tel.
W-5000 Köln 91	Bundeszentrale für gesundheitliche Aufklärung Postfach 91 01 52	0221/8992-1
W-5300 Bonn 1	Deutsche Krebshilfe e. V. Thomas-Mann-Str. 40	0228/72990-0
W-5300 Bonn 1	Deutsches Rotes Kreuz (DRK) Präsidium Friedrich-Ebert-Allee 71	0228/541-1
W-5300 Bonn 1	Arbeiterwohlfahrt e. V. (AWO) Bundesverband Oppelner Str. 130	0228/6685-0
W-5400 Koblenz	Krebsgesellschaft Rheinland-Pfalz e. V. Schloßstr. 8	0261/31047 oder 31048
W-5630 Bad Nauheim	Krebsgesellschaft Hessen Carl-Oelemann-Weg 4	060/322917
Frauenselbsthilfe nach Krebs e. V.		
W-5000 Köln 90	Frau Anneliese Heller Klingerstr. 9	02203/52168
W-5100 Aachen	Kontaktstelle Vaalser Str. 108	0241/870013
W-5300 Bonn	Frau Elisabeth Simons Engelbertstr. 19	0228/625749
W-5307 Wachtberg-Pech	Frau Dr. Monika Hochbaum Compbachweg 21 a	0228/325997
W-5950 Finnentrop 13	Frau Irmgard Schmidt Lenscheider Str. 44	02395/1292
Deutsche Ileostomie-Colostomie-Urostomie-Vereinigung e. V. (ILCO)		
W-5100 Aachen	*Koordinationsstelle junger Stomaträger* Frau Maria Haß Hörnstieg 1	0241/81344
W-5628 Heiligenhaus	Herr Götz Freyse Lahnstr. 13	02056/21288
W-5800 Hagen 5	Herr Hans Breitfeld Buchenweg 11	02334/51338
Verband der Kehlkopflosen e. V.		
W-5060 Bergisch-Gladbach	Herr Erich Köllen Am Zuckerberg 11	02202/57601
W-5500 Trier	Herr Matthias Millen Am Irscherhof 21	0651/37568
Kontaktstelle Arbeitskreis der Pankreatektomierten e. V. (AdP)		
W-5900 Siegen	Frau Adelheid Feil Haubergstr. 24	0271/311926

PLZ W-6000		Tel.
W-6000 Frankfurt 1	Bundesarbeitsgemeinschaft für Rehabilitation (BAR) Eysseneckstr. 55	069/1522-0
W-6000 Frankfurt 70	Deutsche Krebsgesellschaft e. V. Paul-Ehrlich-Str. 41	069/639166
W-6000 Frankfurt 71	Deutscher Paritätischer Wohlfahrtsverband (DPWV) Heinrich-Hoffmann-Str. 3	069/6706-1
W-6500 Mainz	Deutsches Rotes Kreuz (DRK) Landesverband Mitternachtsgasse 6	06131/232141
W-6600 Saarbrücken	Deutsches Rotes Kreuz (DRK) Landesverband Wilhelm-Heinrich-Str. 7-9	0681/55065
W-6600 Saarbrücken 3	Landesverband Saarland für Krebsbekämpfung und Krebsforschung e. V. Faktoreistr. 4	0681/4003271
W-6600 Saarbrücken	Bundesgeschäftsstelle Arbeitskreis der Pankreatektomierten e. V. Herr Dr. Hans Böhler Dr. Schönemann-Str. 13	0681/585474 oder 31837
W-6800 Mannheim 1	Bundesverband Frauenselbsthilfe nach Krebs e. V. B 6, 10/11	0621/24434
W-6900 Heidelberg 1	Krebsinformationsdienst (KID) Deutsches Krebsforschungszentrum Tumorzentrum Heidelberg Postfach 101949	06221/410121 oder 4841
Frauenselbsthilfe nach Krebs e. V.		
W-6238 Hofheim	Frau Margret Oberbacher Rheingaustr. 21	06192/8131
W-6250 Limburg-Dietkirchen	Frau Maria Muth Rötherstr. 4	06431/73296
W-6457 Maintal 4	Frau Hildegard Röll Feldbergring 30	06181/83215
W-6711 Beindersheim	Frau Hannelore Gardlo Richard-Wagner-Str. 29	06233/72655
W-6835 Brühl	Frau Emmy Becker Bussardstr. 6	06202/73916 oder 73958
Deutsche Ileostomie-Colostomie-Urostomie-Vereinigung e. V. (ILCO)		
W-6000 Frankfurt 60	Herr Werner Wittke Wöllstadter Str. 17	069/459403
W-6742 Herxheim-Hayna	Herr Alfred Herrmann Im Rosengarten 1	07276/490
Verband der Kehlkopflosen e. V.		
W-6000 Frankfurt 56	Herr Gustav Geib Am Buchbaum 10	06101/41948

PLZ W-6000		Tel.
Verband der Kehlkopflosen e. V. (Fortsetzung)		
W-6440 Bebra 1	Herr Hans Friedrich Nemnich Luisenstr. 20	06622/1823 und 2945
W-6605 Bildstock	Herr Hans Theobald Lilienstr. 46	06897/87198
Kontaktstelle Arbeitskreis der Pankreatektomierten e. V. (AdP)		
W-6940 Weinheim	Herr Heinrich Brescher Römerstr. 1	06201/68251

PLZ W-7000		Tel.
W-7000 Stuttgart	Diakonisches Werk der Evangelischen Kirche in Deutschland (EKD) Postfach 476 Stafflenbergstr. 76	0711/2159-0
W-7000 Stuttgart 40	Deutsches Rotes Kreuz (DRK) Landesverband Badstr. 41	0711/55050
W-7000 Stuttgart 50	Krebsverband Baden-Württemberg e. V. Adalbert-Stifter-Str. 105	0711/8482856
W-7800 Freiburg i. Br.	Deutscher Caritas-Verband Lorenz-Werthmann-Haus Karlstr. 40	0761/200-0
W-7821 Feldberg 1	Deutsche Gesellschaft für Lymphologie Haslachstr. 37	07655/8009255
Frauenselbsthilfe nach Krebs e. V.		
W-7000 Stuttgart 1	Frau Lieselotte Gersdorff Immenhover Str. 42	0711/609823
W-7277 Wildberg	Frau Irmgard Schmidt Schönbronner Weg 41	07054/2121
W-7400 Tübingen	Frau Friedel Aust Jürgensenstr. 30	07071/81702
W-7750 Konstanz	Frau Marga Wettstein Stettiner Str. 7	07531/77337
W-7922 Herbrechtingen	Frau Annemarie Goller Kreuzgasse 1/1	07324/2236
Deutsche Ileostomie-Colostomie-Urostomie-Vereinigung e. V. (ILCO)		
W-7000 Stuttgart 1	Kontaktstelle Böblinger Str. 96	0711/6405702
W-7000 Stuttgart 1	Herr Dr. Hans Schluge Hauptmannsreute 110	0711/634054
Verband der Kehlkopflosen e. V.		
W-7000 Stuttgart 40	Herr Hans Krause Nußdorfer Str. 12	0711/823519

PLZ W-7000		Tel.
Verband der Kehlkopflosen e. V. (Fortsetzung)		
W-7505 Ettlingen 6	Herr Hubertus Kempfer Beierbachstr. 3	07243/91465
Kontaktstelle Arbeitskreis der Pankreatektomierten e. V. (AdP)		
W-7153 Weissach im Tal	Herr Manfred Lechner Rieslingweg 13	07191/54836

PLZ W-8000		Tel.
W-8000 München 2	Bayrische Krebsgesellschaft e. V. Frau Dr. Andres Tumblinger Str. 4	089/531175
W-8000 München 86	Bayrisches Rotes Kreuz Holbeinstr. 11	089/9241-0
W-8050 Freising	Bundesverband Deutsche Ileostomie-Colostomie-Urostomie-Vereinigung e. V. Herr Dr. Gerhard Englert Kepserstr. 50	08161/84909 oder 84911
Frauenselbsthilfe nach Krebs e. V.		
W-8972 Sonthofen	Frau Helga Klepper Herderstr. 4	08321/3884
Psychosoziale Krebsberatungsstellen der Bayrischen Krebsgesellschaft e. V.		
W-8390 Passau	Städtisches Krankenhaus Bischof-Piligrim-Str. 1	0851/5300-2268
W-8500 Nürnberg	Gesundheitsamt Burgstr. 4	0911/163669
W-8700 Würzburg	Grombühlstr. 29/I	0931/286696
W-8900 Augsburg	Wilhelm-Löhe-Haus Inneres Pfaffengäßchen 12	0821/3204-165
Deutsche Ileostomie-Colostomie-Urostomie-Vereinigung e. V. (ILCO)		
W-8024 Deisenhofen	Herr Otto Fink Hohenwaldstr. 25 a	089/6131857
W-8500 Nürnberg	Herr Jupp Wutz Zochastr. 9	0911/572338
W-8900 Augsburg	Herr Friedrich Plank Watzmannstr. 27 a	0821/663075
Verband der Kehlkopflosen e. V.		
W-8043 Unterföhring	Herr Werner Herold Ahornstr. 38	089/9504622
W-8500 Nürnberg	Herr Peter Keltsch Engelhardsgasse 15	0911/550200
Kontaktstelle Arbeitskreis der Pankreatektomierten e. V. (AdP)		
W-8013 Haar/ Kreis München	Frau Heide Günther Waldluststr. 48	089/466593

Sachverzeichnis